# ANATOMIE DES MENSCHEN

## EIN LEHRBUCH FÜR STUDIERENDE UND ÄRZTE

VON

### HERMANN BRAUS

WEIL. O. Ö. PROFESSOR AN DER UNIVERSITÄT
DIREKTOR DER ANATOMIE WÜRZBURG

VIERTER BAND

## PERIPHERE LEITUNGSBAHNEN II
## HAUT UND SINNESORGANE
## VEGETATIVES NERVENSYSTEM

FORTGEFÜHRT VON

### CURT ELZE

O. Ö. PROFESSOR AN DER UNIVERSITÄT
DIREKTOR DER ANATOMIE WÜRZBURG

MIT 315 ZUM TEIL FARBIGEN ABBILDUNGEN

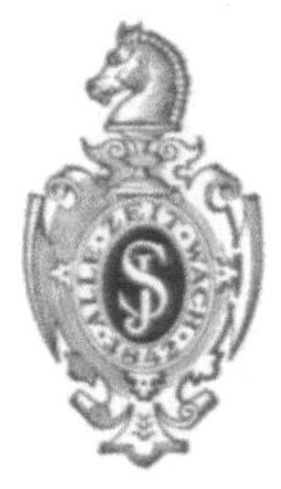

BERLIN · VERLAG VON JULIUS SPRINGER · 1940

ISBN 978-3-642-89294-3          ISBN 978-3-642-91150-7 (eBook)
DOI 10.1007/978-3-642-91150-7



Softcover reprint of the hardcover 1st edition 1940

# Vorwort.

Für den vorliegenden Band hat Hermann Braus ein Manuskript hinterlassen, das die peripheren Leitungsbahnen von Rumpf und oberer Extremität behandelt (bis S. 165). Zum großen Teil ist diese erste Niederschrift noch von ihm selbst überarbeitet worden. Trotzdem konnte ich sie in der vorliegenden Form nicht unverändert lassen. Vor allem forderte der Grundgedanke des ganzen Buches und besonders die Anlage des vorliegenden Manuskriptes unabweislich die Berücksichtigung der inzwischen bekannt gewordenen neuen Beobachtungen über das periphere Nervensystem am lebenden Menschen. Ich habe deshalb vor allem die Befunde von Otfried Foerster eingearbeitet und möchte damit zugleich an meinem Teile dem hervorragenden Breslauer Neurologen den Dank abgestattet haben, den ihm die Anatomie für seine grundlegenden anatomisch ausgerichteten Untersuchungen über das gesamte Nervensystem am lebenden Menschen schuldet.

Mit der Darstellung für die obere Extremität war die für die untere vorgeschrieben. Für alles Weitere fehlte trotz einer Anzahl druckfertiger Abbildungen jeglicher Anhaltspunkt, soweit er sich nicht aus der Gesamtanlage des Werkes ergab. Die Nerven des Kopfes hätte Braus vermutlich anders behandelt als ich es getan habe. Im Sinne der Gegenbaur-Fürbringerschen Auffassung hätte er wohl für den Kopf den gleichen Grundplan angenommen wie für den Rumpf, wenn er auch gewiß nicht so weit gegangen wäre wie Andere, einen Augenmuskelnerven als ventrale Wurzel eines Trigeminusastes hinzustellen. Ich hielt es nicht für zulässig, auch nur den geringsten Teil eines verkappten Restes der Wirbeltheorie des Schädels weiterhin beizuhalten. Ich habe den grundsätzlichen morphologischen Unterschied zwischen Kopf und übrigem Körper betont und bewußt eine andere Anordnung des Stoffes gewählt als für Rumpf und Extremitäten.

Die neuartige Darstellung, die Braus, wie im 1. und 2. Bande, so auch im hinterlassenen Manuskript gegeben hatte, verpflichtete mich, auch für die frei zu bearbeitenden Abschnitte nicht einfach die hergebrachte Art der systematischen Anatomie zu übernehmen, sondern alles neu durchzuarbeiten. Der Kundige wird wie in den übrigen Bänden in der Anordnung des Stoffes und im Stoff selber manches Neue finden. Bei dem vegetativen Nervensystem ermöglichten die Beobachtungen von O. Foerster über die Tierbefunde hinauszugehen und zu einem umfassenden Überblick gerade für den Menschen zu gelangen.

Die neuen anatomischen Namen habe ich bis auf einige wenige Ausnahmen durchgehends angewendet. Da dieses Buch sich außer an Studierende auch an Ärzte wendet, denen nur die früheren Namen geläufig sind, habe ich diese bei erheblicheren Änderungen in Klammern hinzugesetzt, z. B. N. fibularis (N. peronaeus), A. facialis (A. maxillaris externa). Im übrigen habe ich, besonders für die Besitzer der 3 ersten Bände, eine Gegenüberstellung der neuen und alten Namen am Schlusse des Bandes angefügt unter Weglassung aller derjenigen Einzelheiten, die nur für die Anatomen selbst Bedeutung haben können.

Die Seitenverweise auf Bd. 1 und 2, deren zweite Auflagen mit den ersten nicht übereinstimmen, sind jeweils für beide Auflagen gegeben (Bd. 2, S. 627, 632).

Die Seitenzahlen in gewöhnlichem Druck beziehen sich auf die 1., die in Kursivdruck auf die 2. Auflage. — Die von BRAUS druckfertig hinterlassenen Abbildungen sind mit Br. signiert, die von mir hinzugefügten mit E. Beide Signaturen unter einer Abbildung bedeuten, daß eine Skizze von BRAUS vorlag, die ich durchgearbeitet habe, um sie danach ausführen zu lassen.

BRAUS hatte die Absicht im Vorwort des Schlußbandes allen zu danken, die unmittelbar oder mittelbar irgendwie an seinem Werke mitgearbeitet haben oder ihm behilflich gewesen sind. Jedoch hat er kein Verzeichnis hinterlassen, so daß ich niemand mit Namen nennen kann. Ich muß daher bitten sich mit dem Bewußtsein zu begnügen, daß BRAUS die Förderer seines Werkes nicht vergessen wollte.

Auch mir ist bei meiner Arbeit mannigfache Unterstützung zuteil geworden, ohne daß ich, wie es bei wissenschaftlicher Arbeit geht, immer im einzelnen zu sagen vermöchte, wem ich diese oder jene Anregung und Hinweisung verdanke. Mögen also auch diese Förderer des Werkes es nicht als Undank auslegen, wenn ihre Namen nicht genannt werden. Nur denen, welche mir unmittelbar greifbare Hilfe geleistet haben, sei ausdrücklich Dank gesagt: Professor v. HAYEK und Dozent Dr. BLECHSCHMIDT in Würzburg, Dozent Dr. FREERKSEN in Kiel und ERNST LEVIN, Lektor für Zeichnen an der Universität Gießen. Manche Abbildung stammt noch von dem inzwischen verstorbenen AUGUST VIERLING. In seinem Anteil an dem BRAUSSCHEN Werke hat er sich selbst das ehrendste Denkmal gesetzt. — Mein besonderer Dank gebührt dem Verleger, Herrn Dr. FERDINAND SPRINGER. Allen Schwierigkeiten zum Trotz hat er diesen Band in der gleichen Güte ausgestattet wie die vorhergehenden und vor allem hat er ein Opfer an Langmut und Geduld gebracht, ohne welches das Werk von HERMANN BRAUS ein Torso geblieben wäre.

Äußere Umstände haben mir die vielseitige Hilfe versagt, deren sich HERMANN BRAUS in Heidelberg hatte erfreuen dürfen. Um so mehr fühle ich mich dem Manne verpflichtet, in dessen strenger Schule ich das Rüstzeug für meine anatomische Arbeit erwerben durfte. Ihm, der in seinem 80. Jahre noch unermüdlich selber an der Arbeit ist, sei in dankbarer Verehrung dieser Band gewidmet:

Ferdinand Hochstetter.

Würzburg, 10. Oktober 1940.                                    C. ELZE.

# Inhaltsverzeichnis.

## Periphere Leitungsbahnen.

### Zweiter Teil: Verlauf der Gefäße und Nerven im Körper.

## Haut und Sinnesorgane (Ästhesiologie).

# Periphere Leitungsbahnen.

## Zweiter Teil: Verlauf der Gefäße und Nerven im Körper.

# A. Allgemeines.

### Cerebrospinale, sympathische und parasympathische periphere Nerven.

Die peripheren Leitungsbahnen, deren normativen Verlauf wir hier behandeln, umfassen die Gefäße auf ihrem Wege vom Herzen durch den Körper und zum Herzen zurück (Arterien und Venen), die Lymphgefäße und bestimmte Nerven außerhalb des Rückenmarkes und Gehirns. Die letzteren heißen cerebrospinale Nerven, weil die zugehörigen Ganglienzellen im Gehirn oder im Rückenmark und in dessen Spinalganglien liegen. Es gibt auch noch zahlreiche andere peripher gelegene Nerven; sie heißen sympathische Nerven (Sympathicus). Sie haben zwar auch Ganglienzellen, welche zentral liegen wie bei den anderen, aber sie unterscheiden sich von jenen durch solche Ganglienzellen, welche in den peripheren Verlauf eingestreut sind, und zwar entweder nahe der Wirbelsäule oder auf dem ganzen Verlauf bis zu den äußersten Verästelungen dieser Nerven. Die peripheren cerebrospinalen Nerven sind Kabel, welche aus den Neuriten je einer einzigen Ganglienzelle bestehen. Die Ganglienzelle mit ihrem Neurit heißt Neuron. Die sympathischen Nerven bestehen aus zwei Neuren, nämlich außer dem zentralen Neuron, auf welches die cerebrospinalen Nerven beschränkt sind, noch aus einem für sie spezifischen peripheren Neuron (deshalb auch sympathisches Neuron genannt). Es gibt allerdings unter den cerebrospinalen Nerven auch solche, deren Fasern zum Teil aus zwei Neuren bestehen, wie die sympathischen Nerven: man nennt sie parasympathische Nerven (Parasympathicus).

Den Sympathicus und den Parasympathicus werden wir nicht hier, sondern erst am Schluß im Zusammenhang besprechen.

### Verweis auf die Histologie und die mikroskopische Anatomie der Nerven.

Auch bei den cerebrospinalen Nerven sehen wir ab von den feineren Beziehungen zu den Ganglienzellen und von dem mikroskopischen Aufbau der Nerven selbst. Darüber ist in der Einleitung zu den Zentralorganen im Zusammenhang gehandelt worden (Bd. 3, S. 21). Hier genügt es, für das Verständnis dieses Abschnittes zu wiederholen, daß die Neuriten, welche von einer Markscheide und einer SCHWANNschen Scheide (Neurilemm) umgeben werden, Achsenzylinder heißen, weil sie in der Achse dieser Hüllen (oder nur einer von ihnen) liegen. Die einzelne Nervenfaser besteht also aus Achsenzylinder und Hülle. Viele einzelne Nervenfasern sind zu feinen Bündeln gesammelt, die durch Bindegewebe in sich zusammengehalten und gemeinsam umhüllt sind. Viele solcher Bündelchen sind zu gröberen Bündeln vereinigt (Bd. 3, Abb. S. 20). Das Ganze heißt Nerv. Dicke Nerven bestehen aus zahlreichen groben Bündeln, dünne Nerven aus wenigen. Mit dem Messer und mit unbewaffnetem Auge lassen sich die Nerven als Ganzes aus dem umgebenden

Bindegewebe herauslösen. Das Zerfasern in die einzelnen Bündel dagegen gelingt nur unter Vergrößerungen und bei besonderer Behandlung der Nerven mit Reagenzien, aber auch dann nur sehr schwer und oft nur auf kurze Strecken. Im folgenden schildern wir den Verlauf der peripheren Nerven soweit er

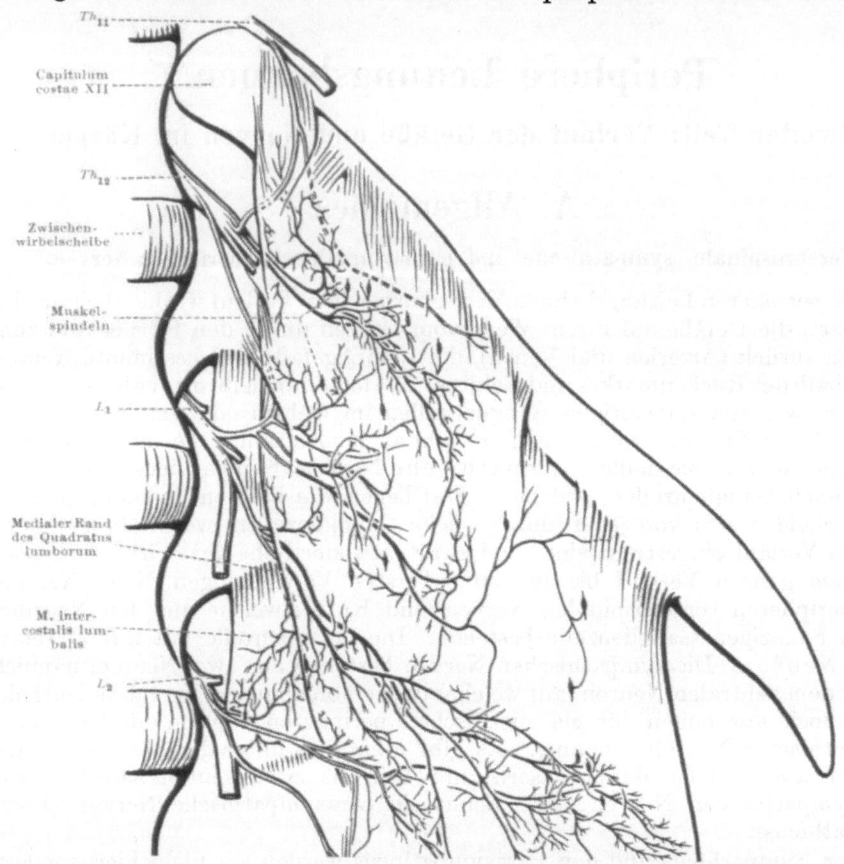


Abb. 1. **Intramuskulärer Verlauf der Nerven im kranialen Teil des M.** quadratus lumborum und in einem M. intercostalis lumbalis. (Aus P. Eisler: Muskeln des Stammes, Fig. 5. Jena 1912. — E.)

präparatorisch festgestellt werden kann, also bis zum Eintritt in die Muskeln bzw. in die Lederhaut.

Nach dem Eintritt in den Muskel teilt sich der Nerv in Äste, welche im Perimysium noch mehr oder weniger weit verlaufen, ehe sie in die Muskelbündel selbst eintreten. Dieser intramuskuläre Verlauf ist zum größten Teile nur durch Präparation unter der Lupe festzustellen. Jeder Muskel zeigt ein besonderes Bild seines intramuskulären Nervenverlaufes. Als typisch für alle kann gelten, daß, wenigstens in den plurisegmentalen Muskeln, die Nervenäste vielfach schlingenförmig sich verbinden, also einen intramuskulären Plexus bilden. Abb. S. 2 mag als Beispiel dienen.

Die feinsten Ausläufer der motorischen Nerven in den Muskeln und der sensiblen Nerven in der Haut sind nur mit dem Mikroskop zu erkennen. Doch ist es auf mannigfaltige Weise gelungen, den Verlauf der Nervenfaser von der Ganglienzelle bis zu den Aufsplitterungen der Neuriten in der Peripherie zu erkennen. Auch in dieser Sache sei auf Bd. 3 verwiesen.

## Die Regeln des Gefäß- und Nervenverlaufes, gemeinsame Betrachtungsweise.

Der feinere Bau der Gefäße und der Bau des Herzens ist im allgemeinen Teil der peripheren Leitungsbahnen in Bd. 2 behandelt. Die Gefäße und Nerven sind sehr häufig dicht nebeneinander gelegen. Nicht ohne inneren Grund. Am deutlichsten ist dieses bei den Gliedmaßen erkennbar, wo die Leitungsbahnen zwischen Knochen und Muskeln eingebettet liegen. Die Nerven laufen Gefahr, gegen die Knochen gedrückt zu werden, sei es von außen her oder durch Anspannung der umgebenden Muskeln. Die als „Einschlafen" einer Extremität oder eines Abschnittes (Fuß) allbekannten Empfindungen, beweisen die Schädlichkeit eines solchen Vorkommens. Gefäße können in ähnlicher Weise gedrückt und dadurch kann der Blutstrom in ihnen gestoppt werden (Unterdrückung des Radialpulses durch maximale passive Beugung im Ellbogengelenk, ADELMANNsche Blutstillung). Durch die Art des Verlaufes werden im allgemeinen solche Einwirkungen vermieden, indem die am wenigsten gefährdeten Lücken im Aufbau des Bewegungsapparates von den peripheren Leitungsbahnen eingenommen werden; in Bd. 1 wurde bereits an verschiedenen Stellen darauf aufmerksam gemacht (z. B. Bd. 1, S. 239, *220*, Abb. S. 237, *219*, Sulcus n. radialis). Bei den Eingeweiden handelt es sich vielfach darum, daß die Leitungsbahnen in den Achsen der Drehungen liegen (Bd. 2, Abb. S. 236, *240*, 241, *245*), weil nur dadurch eine Eingeweideverlagerung ohne Drosselung der Blutzufuhr möglich ist. Da Nerven und Gefäße in ähnlicher Weise gegen Druck oder sonstige schädliche Beeinflussung seitens der näheren oder entfernteren Umwelt empfindlich sind, so geraten sie durch die Verlagerung an relativ geschützte Stellen von selbst in größte Nähe zueinander, falls sie nicht schon von Anbeginn nahe beieinander liegen. An ganz gesicherten Stellen z. B. im Brustraum, der nach außen durch den Rippenkäfig umschlossen ist, sind die großen Gefäße, und zwar Arterien, Venen und Lymphgefäße (Ductus thoracicus) untereinander und gegen die Nerven verhältnismäßig selbständig gelagert, indem jedes seinen eigenen Weg gehen konnte. Ähnliches gilt für den Kopf, der abgesehen von den in nur geringem Ausmaße erfolgenden Bewegungen des Unterkiefers in sich unbeweglich ist.

In Ergänzung dieser allgemeinen Bemerkungen über die Lagerung der Blut- und Nervenbahnen mag im einzelnen noch folgendes festgestellt werden: Die größeren Arterienstämme laufen stets über die Beugeseite der Gelenke oder jedenfalls derart zum Gelenk, daß sie bei dessen Bewegungen keiner Dehnung ausgesetzt sind, die zur Abflachung des kreisrunden Rohres und dadurch zur Strömungsbehinderung führen würde. Bei den Gelenken, welche eine Beugung bis zu einem spitzen Winkel erlauben (Schulter-, Ellenbogen-, Kniegelenk), wobei die Arterie geknickt und der Blutstrom abgedrosselt werden könnte, liegt die Arterie soweit vom Gelenk entfernt in dem fetterfüllten Raum zwischen den Muskeln eingelagert, daß sie auch bei äußerster spitzwinkliger Beugung des Gelenkes nur einen sanften Bogen macht, für dessen Zustandekommen ihre Längsspannung (Bd. 2, S. 610, *615*) eine wichtige Rolle spielt: Die Längsspannung zieht das Arterienrohr vom Gelenk weg und verhindert seine Knickung (Abb. S. 4). Die Lagerung des Arterienstammes an der Beugeseite der Gelenke ist für die störungslose Blutströmung offenbar von so entscheidender Bedeutung, daß bei grundsätzlicher Stellungs- und Bewegungsänderung eines Gelenkes die dadurch gefährdete Arterienbahn aufgegeben und durch eine neue, ungefährdete ersetzt wird. Nur so ist es verständlich, daß z. B. der Arterienstamm der unteren Extremität, der bei Amphibien und Sauropsiden mit dem N. ischiadicus dorsal vom Hüftgelenk verläuft (A. ischiadica), bei den Säugetieren am Oberschenkel durch

die über die Beugefläche des Hüftgelenkes geführte A. femoralis ersetzt ist
(vgl. S. 192). Mit der Stellungs- und Bewegungsänderung des Beckens und des
Oberschenkels geht die Umlegung der Arterienbahn einher. Hingegen behält der Nervus
ischiadicus seinen alten Verlauf dorsal vom

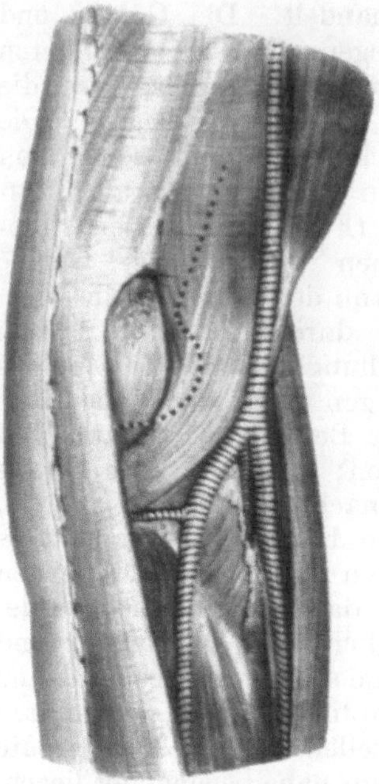

Abb. 2 a.                                              Abb. 2 b.

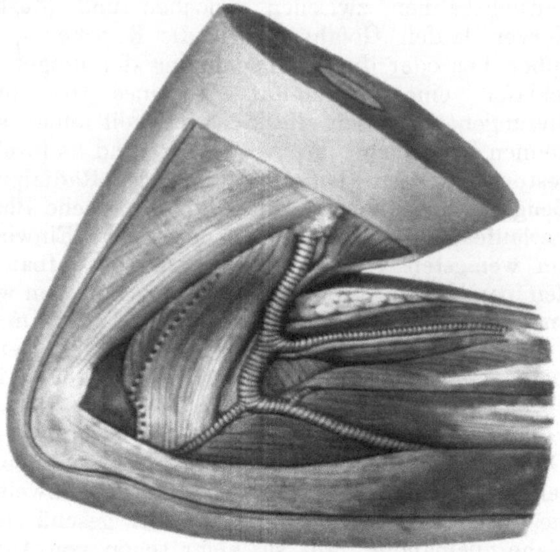

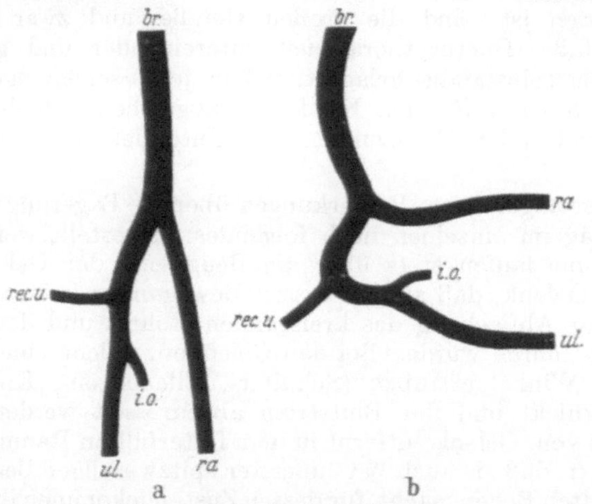

br. A. brachialis
i.o. A. interossea
ra. A. radialis
rec.u. A. recurrens ulnaris
ul. A. ulnaris

Abb. 2 c.
Abb. 2 a—c. Verhalten der A. cubitalis bei gestrecktem Arm (a) und bei gebeugtem Arm (b).
c: die Arterien aus a und b für sich gezeichnet. Punktierte Linie im M. brachialis: Trochlea humeri.
(Aus v. HAYEK: Z. Anat. 105, Abb. 5a und b, 6. — E.)

Hüftgelenk bei. Es ist dies zugleich einer von den zahlreichen Befunden,
welche zeigen, daß in Phylo- und Ontogenese die peripheren Nerven sehr
viel konservativer sind als die peripheren Gefäße. Weitgehende Umbildungen,
wie sie z. B. zur endgültigen Gestaltung der Hauptgefäßstämme führen (S. 10
u. 18), kommen im Nervensystem nicht vor.

Wir werden für jeden Körperabschnitt die peripheren Gefäße und Nerven gemeinsam behandeln. Nur bei den großen Gefäßstämmen des Rumpfes ist eine Ausnahme nötig, weil sie die eben erwähnte Eigenbestimmung ihrer Lage haben. Wie sie entstanden ist, läßt sich beim menschlichen Embryo analysieren. Bei den übrigen Gefäßen und Nerven, besonders bei denjenigen der Gliedmaßen, wird sich die normative Bestimmung der Lage, soweit sie gemeinsam und soweit sie verschieden ist, zu einem Einblick in die dem ganzen Aufbau zugrunde liegenden Bedingungen erheben. Auch hier würde die systematische Betrachtung jedes einzelnen Bestandteiles der peripheren Leitungsbahnen (Arterien für sich, Venen für sich, Nerven für sich) nicht zu dem eigentlich Wichtigen hinleiten, nämlich die biologische Bedeutung des Zusammenseins oder Getrenntseins dieser Teile zu begreifen.

Für den Arzt kommt es in erster Linie darauf an zu wissen, wie sich die einzelnen Gefäßarten zueinander und zu den Nerven verhalten, ähnlich wie ein Baumeister wissen muß, wie in einem Hause die verschiedenen Arten von Leitungen angebracht sind, und wie sie zueinander liegen. Durchdringt etwa ein Geschoß den Körper, so ist von der Lage der Gefäße und Nerven in gemeinsamen oder getrennten Strecken der Leitungsbahnen die Art ihrer Verletzung abhängig. Um Merkpunkte zu gewinnen, die von außen her beim Lebenden feststellbar sind, orientieren wir uns vorwiegend nach den Knochen (Abb. S. 124 u. a.). Selbstverständlich ist es für das Eingehen bei Operationen sehr wichtig, auch die Lage zu den benachbarten Muskeln zu kennen. Aber für das Wichtigste, nämlich sich die Gefäß- und Nervenverläufe gleichsam durch die Haut hindurch anschaulich machen zu können, muß die Lage zu den Knochen besonders gut gekannt sein. Auch die Stellen, an welchen man den Puls der Arterien beim Lebenden fühlen kann, oder an welchen man Nervenstämme durch Drücken oder elektrisch reizen kann, sind dazu zweckdienlich.

Wie die einzelnen Teile des Bewegungsapparates (Knochen, Bänder, Muskeln) biologisch zusammengehören, so auch die Bestandteile der Leitungsbahnen. In dieser biologischen Zusammengehörigkeit werden wir sie im Nachfolgenden behandeln. Für die Darstellung der einzelnen Gefäßarten und peripheren Nerven als einzelne Systeme werden wir uns auf geeignete Tabellen beschränken, wie bei den Muskeln, Knochen usw. Die Übersicht wird dadurch gewinnen und das Wichtigste besser hervortreten.

Die Lymphgefäße behandeln wir im Zusammenhang mit den regionären Lymphknoten (Bd. 2, S. 577, *582*) in einem besonderen Kapitel nach Schluß der übrigen Leitungsbahnen. Nur bei den Hauptstämmen der Leitungsbahnen im Rumpf wird auch der Hauptlymphgang, Ductus thoracicus, mit berücksichtigt werden.

# B. Leitungsbahnen des Rumpfes.

## 1. Die Entstehung der großen Gefäßstämme des Rumpfes.

Wirft man einen Blick auf ein mit bunten Farben injiziertes Gefäßpräparat der hinteren Rumpfwand (Abb. S. 22, so fällt sofort auf, daß es sich um longitudinale asymmetrische Gefäßstämme handelt. Der linksseitige Stamm ist eine Arterie, die Hauptschlagader des Körpers, Aorta (rot), welche fast den ganzen Rumpf als ein einheitliches Rohr durchzieht; rechts liegen die großen Hohlvenen (violett), die zwar in zwei Hauptstämme geteilt sind: Vena cava cranialis (superior) und Vena cava caudalis (inferior), aber nur durch den rechten Vorhof des Herzens voneinander getrennt, im übrigen in einer senkrechten Linie wie die Aorta verlaufen. Rechts neben der Aorta liegt der Ductus thoracicus für die Lymphe aus der unteren Körperhälfte. Das arterielle Blut und die Lymphe werden durch die Brust- und Bauchhöhle, je von einem einheitlichen Gang geleitet; in der Aorta fließt das Blut caudalwärts, in dem Ductus thoracicus fließt die Lymphe kranialwärts. Das venöse Blut strömt nach dem Herzen aus der Körperhälfte oberhalb des Herzens caudalwärts; in der Körperhälfte unterhalb des Herzens fließt es kranialwärts. Von den kleineren Venen-

stämmen, welche ähnlich der Aorta und dem Ductus thoracicus durch Brust-
und Bauchhöhle verlaufen, wollen wir zunächst absehen; sie treten gegen
die in 2 Stockwerke getrennten Hauptvenenstämme ganz zurück. Auch die
Pfortader, eine große Vene des Leberkreislaufes ist unpaar.

So einfach diese Anordnung der großen Gefäßstämme des Rumpfes aussieht,
so wenig ist sie es ihrer Entstehung nach. Vielmehr liegt hier einer der charakteristischen Fälle nachträglicher Vereinfachung vor. Anstatt der jetzigen Aorta

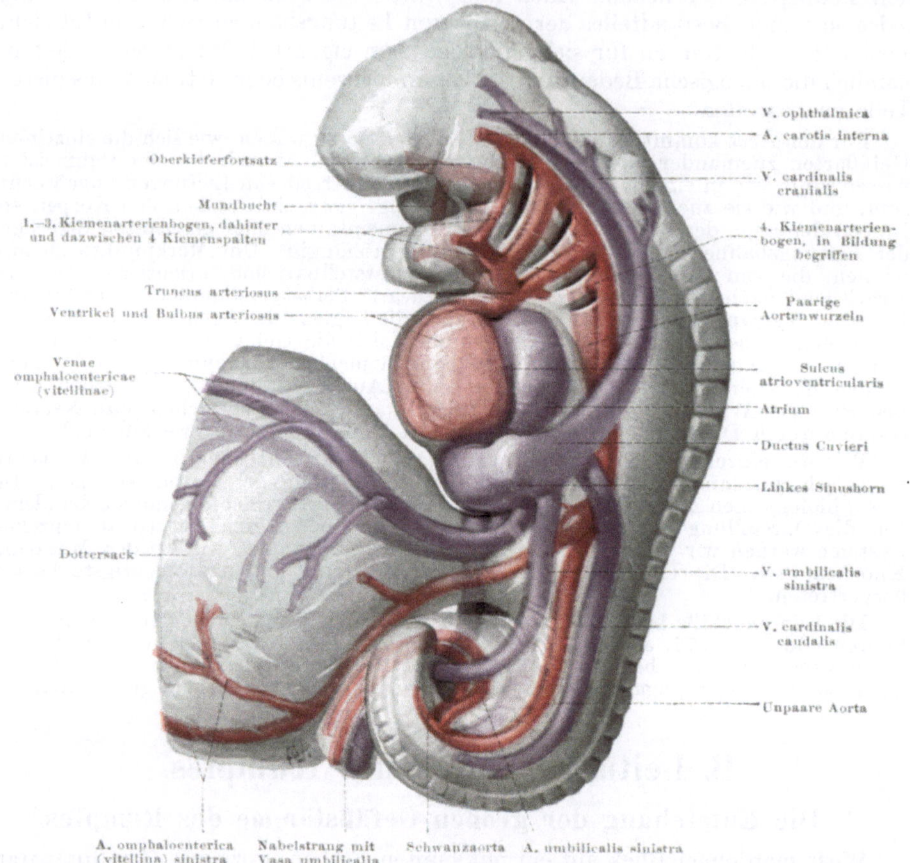


Abb. 3. **Blutgefäße eines menschlichen Embryo** (mit Benutzung der Hisschen Modelle). Die Kiemenarterienbögen liegen innerhalb der Branchialbogen und wie diese zwischen je 2 Kiemenspalten. — Br.

und der beiden Hohlvenen sind anfänglich paarige, bilateral symmetrische
Gefäßbahnen für die Arterien und für die Venen beim Embryo angelegt. Sie
werden erst durch allmähliche Umformungen asymmetrisch. Der Prozeß besteht
nicht in einer einfachen Verschmelzung von rechts und links, wie bei den anfänglich gesonderten beiden Herzanlagen, deren Paarigkeit vorübergehend durch die
Art der Entstehung der Keimscheibe bedingt ist (Bd. 2, S. 659, *663*). Es bleiben
vielmehr linksseitige oder rechtsseitige Teile voll erhalten, während ihr Gegenüber
atrophiert. Der endgültige Zustand weicht daher nicht selten von der Norm
ab, indem auf dem langen Entwicklungsweg nicht der gewöhnliche Gang ein-
geschlagen wird, sondern irgendeine Abart auftritt, die beim Menschen als Varietät
bezeichnet wird, bei gewissen Tieren dagegen die Norm darstellt.

Bei den großen Gefäßstämmen ist eine für die Blutbeförderung wichtige Spezialform erreicht, welche große einheitliche Röhrenleitungen statt vieler stark verzweigter Systeme, die wir sonst im Körper bei den Leitungsbahnen finden, geschaffen hat. Beim Embryo sehen wir statt ihrer noch jetzt viel kompliziertere Formen. Indem wir von ihnen ausgehen, verfolgen wir eine besondere Art von Höchstentwicklung des Gefäßwuchses, die in dieser Art und Weise bei den Hauptgefäßstämmen ihren eigenen Weg geht.

### a) Die 6 Paare Kiemenarterien und ihre Schicksale.

Bei einem menschlichen Embryo von etwa 8 Ursegmenten, welcher sich von der Keimscheibe abzuheben beginnt, laufen durch den ganzen Körper zu beiden Seiten der Chorda 2 Aorten (Abb. Nr. 4). In einem etwas älteren Stadium

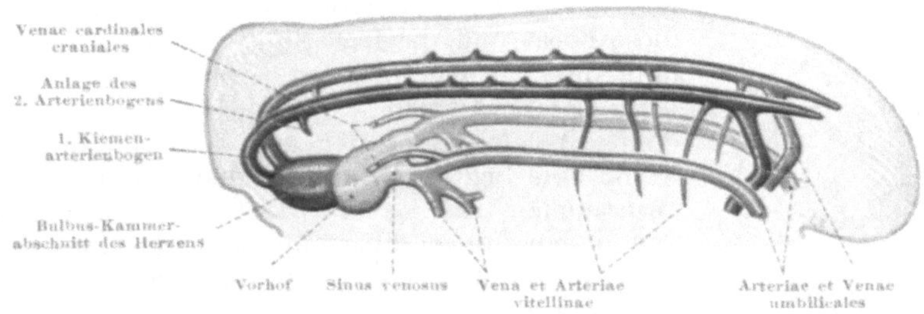


Abb. 4. Blutgefäße eines menschlichen Embryo von 8 Ursegmenten. Vergr. etwa 50:1.
[Schematisiert nach VEIT u. ESCH: Z. Anat. 63 (1922). — Br. — E.]

sieht man noch die beiden vorderen Enden getrennt, während sich caudalwärts beide Aorten eine Strecke weit zu einem unpaaren Gefäß vereinigt haben (Abb. Nr. 5). Das Blut wird vom Herzen aus durch jede der beiden

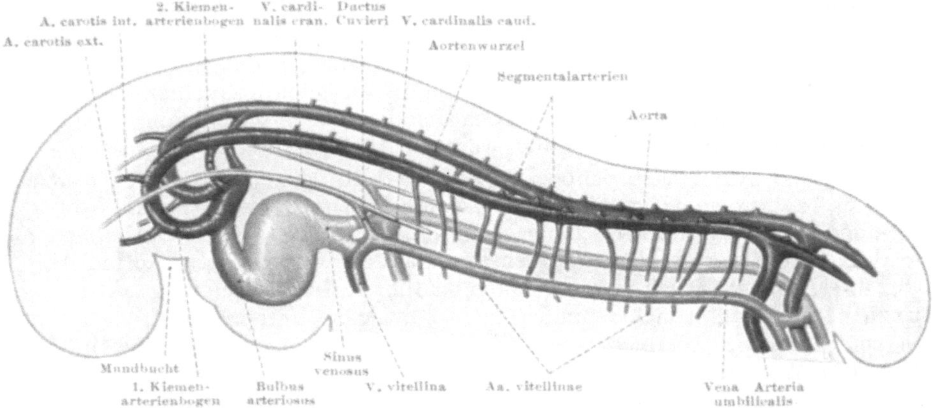


Abb. 5. Blutgefäße eines menschlichen Embryo von 20 Ursegmenten. Vergr. etwa 35:1. (Schematisiert nach DAVIS: Contrib. to Embryol. XV, Washington 1923. — Br. — E.).

Aorten, solange sie ihrer ganzen Länge nach paarig sind, jederseits durch den 1. Kiemenbogen geleitet. Dieser Teil hat die Form einer Stockzwinge, er heißt: 1. Kiemenarterienbogen (Abb. Nr. 4). An den ersten schließt sich beiderseits je ein zweiter, dritter usw. an, bis schließlich 6 linke und 6 rechte entstanden sind (Abb. 7, S. 10). Die beiden vordersten Paare sind bereits in Rückbildung begriffen, wenn die hintersten entstehen. Am flüchtigsten ist das 5. Bogenpaar. Es entsteht etwas später als das 6. Paar und besteht in voller Ausbildung nur während einiger Stunden, höchstens Tage des ganzen Embryonallebens (bei Embryonen von etwa 5—6 mm größter Länge).

Während bei den wasseratmenden Tieren die meisten Bogenpaare zeitlebens bestehen bleiben und der Kiemenatmung dienen (Abb. S. 8), ist bei den Landtieren mit dem Fortfall der Kiemenatmung auch das System der primitiven Kiemenarterien vereinfacht und zu reinen Leitungszwecken umgewandelt. In Abb. 7, S. 10 ist das in Abb. S. 6 dargestellte System der Arterienbögen des menschlichen Embryo in der Ansicht von vorn (ventral) schematisch wiedergegeben. Abb. 8, S. 10 gibt ein Bild, in welchem das atrophierende 1., 2. und 5. Bogenpaar weggelassen und diejenigen Teile des ganzen Systems, welche dauernd bestehen bleiben, rot ausgemalt sind. Aus dem linken 4. Bogen geht der endgültige Aortenbogen, Arcus aortae, hervor, welcher zeitlebens diese Form und die Lage links von der Mittellinie des Körpers bewahrt (Abb. S. 22). Wie beim Embryo geht vom Herzen ein vorn (ventral) gelegenes Stück aus, Aorta ascendens. Sie liegt im vorderen Mediastinum der Brusthöhle. Als Arcus setzt sie sich über den linken Lungenhilus hinweg in das hintere Mediastinum fort und läuft in ihm dorsal, wie die embryonalen Aorten, längs der Wirbelsäule caudalwärts: Aorta descendens. Ihr Anfangsstück entspricht der linken Aorta allein, die Fortsetzung ist aus den paarigen Aorten zu einem unpaaren Gefäß verschmolzen. Die Aorta im ganzen gleicht einem Hirtenstabe

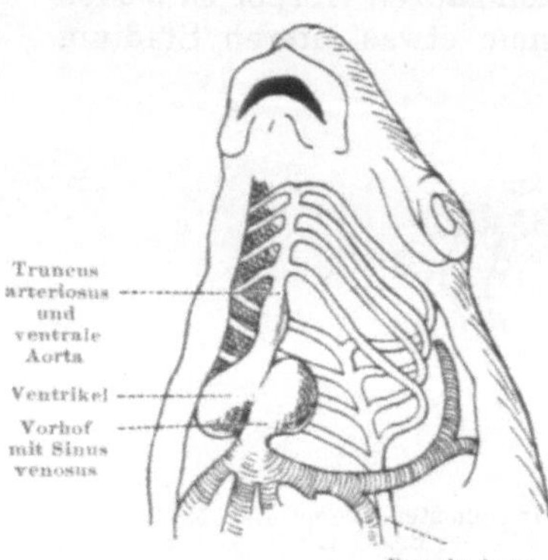


Abb. 6. Schema der Kiemengefäße, Knochenfisch. (Aus HESSE-DOFLEIN, Bd. 1, S. 435. — Br.)

(Abb. S. 22); sie leitet das Blut vom Herzen durch den ganzen Rumpf als einheitliches großes Rohr mit möglichst geringem Reibungswiderstand.

Die sog. „Äste" des Arcus aortae

Die Reste der übrigen Kiemenarterienbögen des Embryo bleiben gegenüber dem endgültigen Arcus aortae so sehr im Wachstum zurück, daß sie den Eindruck von Ästen des letzteren machen, obgleich sie ursprünglich untereinander gleichwertig waren und noch jetzt bei kiemenatmenden Tieren gleichmäßig zum An- und Abtransport des Blutes benutzt werden (Abb. S. 8).

Die 6 Paar Kiemenarterienbogen (Abb. 7, S. 10) gehen aus dem Truncus arteriosus bzw. je einem ventralen Längsgefäß hervor, der ventralen Aorta, und münden je in ein dorsales Längsgefäß ein, die dorsale Aorta. Die beiden dorsalen Aorten verschmelzen später miteinander zur unpaaren Aorta (Abb. S. 6). Die Abschnitte vor ihrer Vereinigung führen die Bezeichnung „Aortenwurzeln". Die ursprünglich im Halsgebiet gelegene Vereinigungsstelle findet sich später im Brustbereich, teils infolge des Descensus cordis, teils infolge sekundärer Wiederaufspaltung des Anfangteiles der unpaaren Aorta.

Aorta ventralis und Aorta dorsalis erhalten schon sehr frühzeitig je eine Fortsetzung nach vorn, durch welche dem in der Entwicklung vorauseilenden Kopfe Blut zugeführt wird, und zwar dem Gehirn von der dorsalen, dem Gesichtsteil von der ventralen Aorta her (Abb. S. 6).

Diese Fortsetzungen werden zur Arteria carotis interna und externa. Die Carotis interna kommt bei der Entwicklung des Schädels zusamt dem Gehirn in das Innere der Schädelhöhle zu liegen, die Carotis externa bleibt außerhalb der Schädelhöhle. Daher die Bezeichnungen Carotis „interna" und „externa".

Von jeder dorsalen Aorta geht später das Stück zwischen den Einmündungen des 3. und 4. Kiemenarterienbogens zugrunde (Abb. 8, S. 10, grau). Der vordere Abschnitt (Carotis interna) wird dann vom 3. Bogen gespeist, der damit zum Anfangsstück der Carotis interna geworden ist (Abb. S. 10, rot). Danach wird der 3. Bogen als Carotisbogen bezeichnet. Carotis interna und externa gehen nunmehr aus einem gemeinsamen Stamm, der Aorta ventralis, hervor (x bis xx in Abb. 8, S. 10), welcher Carotis communis genannt wird. Bei dem Descensus cordis wird dieser Stamm sehr stark verlängert (Abb. 8b, S. 10, Abb. S. 12) und bleibt auch weiterhin ohne Äste. Der Anfangsbogen der Carotis wird gewöhnlich bis zur Unkenntlichkeit ausgeglichen. Jedoch kann gelegentlich eine kandelaberartige statt spitzwinklige Teilung der Carotis communis an den ursprünglichen Zustand erinnern.

Die Überführung des streng symmetrischen Systems der Kiemenarterien in den endgültigen asymmetrischen Zustand erfolgt durch das Zusammenwirken einer Anzahl verschiedenartiger Faktoren: Descensus cordis („Wachstumsverschiebungen"), Verödung einzelner Strombahnen, Aufspaltung einheitlicher Gefäßrohre in zwei, Verschiebung („Wanderung") von „Ästen" längs der „Stämme". Die dynamischen Faktoren des Blutstromes spielen nur für die besondere Ausgestaltung von Wand und Lichtung der einzelnen Rohre eine Rolle, die morphologischen Umbildungen selbst sind stammesgeschichtlich erblich festgelegt. Von den 6 Paar Kiemenarterienbogen bleiben nur 2 Paar (das 3. und 4.) ganz, 1 (das 6.) teilweise erhalten. Das 1. und 2. Bogenpaar geht meist schon zugrunde, ehe das 6. fertig gebildet ist, von dem 5. Paar wurde bereits gesagt, daß es nur während einiger Stunden oder Tage des ganzen Embryonallebens als vollständige und durchströmte Röhren vorhanden ist. Vom 2. Bogen bleibt zunächst noch das dorsale Ende erhalten als Anfangsstück einer Arterie, welche durch eines der Gehörknöchelchen, den Stapes, hindurch geht: A. stapedia. Ihr Endgebiet wird später von der Carotis externa übernommen, sie selbst geht dann zugrunde. Jedoch kann sie als eine sehr seltene Varietät auch beim Erwachsenen erhalten bleiben.

Das 6. Paar gewinnt alsbald eine Sonderstellung. Jeder 6. Bogen erhält einen sekundären Ast, welcher in die Lungenanlage einwächst, Ramus pulmonalis. Danach wird der 6. Bogen „Pulmonalisbogen" genannt. Der rechte Pulmonalisbogen geht jenseits des Abganges des R. pulmonalis dexter vollständig zugrunde (Abb. 8, S. 10, hellgrau), der linke bleibt bis zur Geburt als Ductus arteriosus Botalli erhalten (Abb. S. 10, dunkelgrau), welcher die Hauptmasse des Blutes aus der rechten Herzkammer unmittelbar in die Aorta und damit in den Körper führt, unter Umgehung der noch funktionslosen Lunge. Nach der Geburt verödet er zu einem bindegewebigen Strange, der Chorda ductus arteriosi (Ligamentum arteriosum Botalli, Bd. 2, Abb. S. 640, *644*).

Vor allem aber wird das 6. Bogenpaar von allen übrigen dadurch abgetrennt, daß der Truncus arteriosus (Abb. 7, S. 10) durch eine in leichter Schraubendrehung herzwärts wachsende Scheidewand in 2 Rohre aufgespalten wird, von denen das ventrale, im Anschluß an die rechte Herzkammer, lediglich das 6. Bogenpaar speist, das dorsale, im Anschluß an die linke Herzkammer, alle übrigen (Abb. 8, S. 10). Damit sind aus dem Truncus arteriosus die Art. pulmonalis und die Aorta ascendens gebildet (Abb. S. 12); vgl. Bd. 2, S. 633, *638*). Bei den Fischen bleibt der Truncus arteriosus zeitlebens einheitlich (Abb. S. 8).

Der Arcus aortae geht aus dem linken 4. Bogen hervor, der deshalb Aortabogen genannt werden kann. Der rechte 4. Bogen nebst einem Stück der rechten Aortenwurzel wird zum Anfangsteil der Arterie der rechten oberen Extremität, der A. subclavia dextra, der Rest der rechten Aortenwurzel geht zugrunde (Abb. 8, S. 10). Die A. subclavia selbst ist eine segmentale Arterie, ein segmentaler

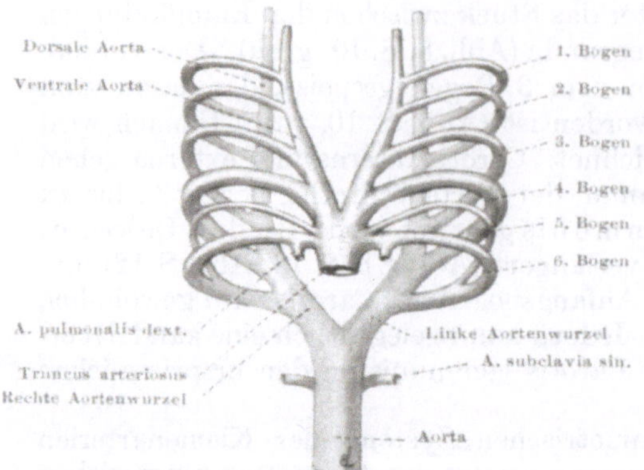


Abb. 7.

Abb. 7—10. Schemata für die Umbildung der 6 Paar Kiemenarterienbögen. Ansicht von ventral. Nach HOCHSTETTER, etwas verändert. Die erhalten bleibenden Strombahnen rot bzw. dunkelgrau. In Abb. 8—10 die beiden ersten Bögen weggelassen.  a embryonaler, b fertiger Zustand. Abb. 8 normaler Entwicklungsgang, Abb. 9 und 10 typische Varietäten. Abb. 10b nach Präparat d. Anatom. Inst. Rostock. — Br. — E.

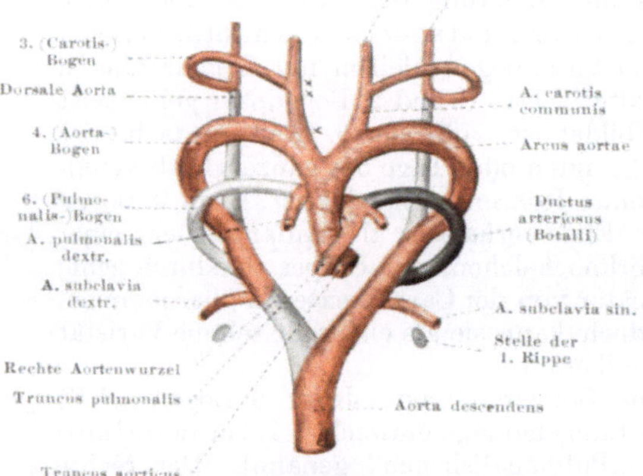


Abb. 8 a.

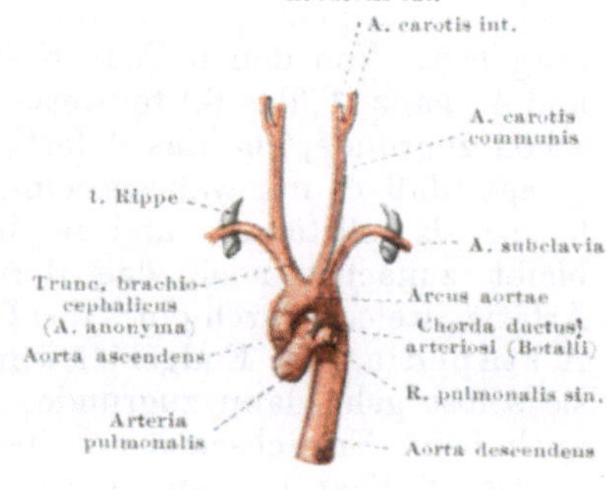


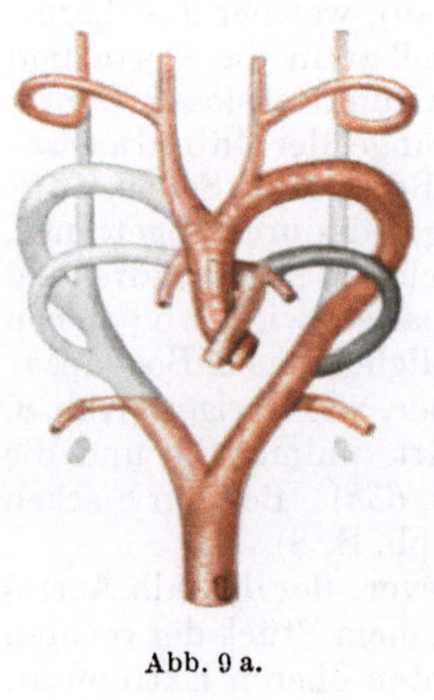

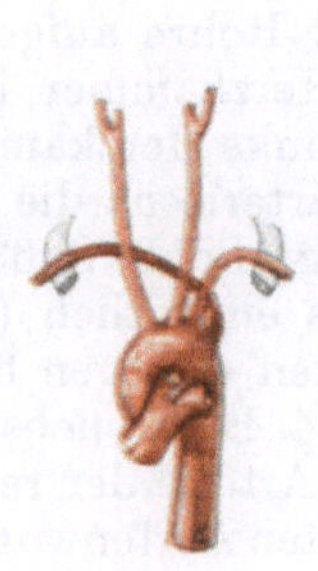

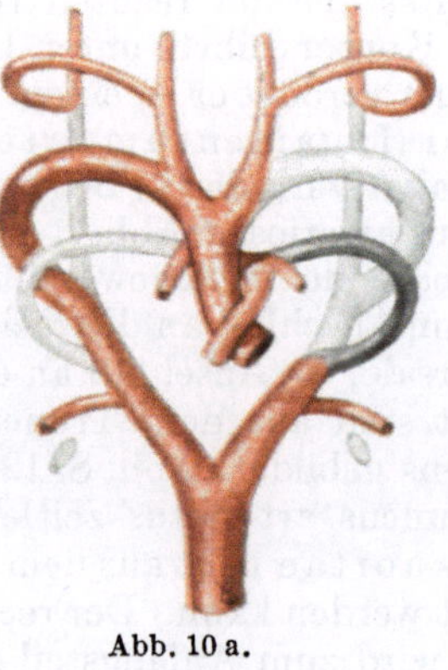

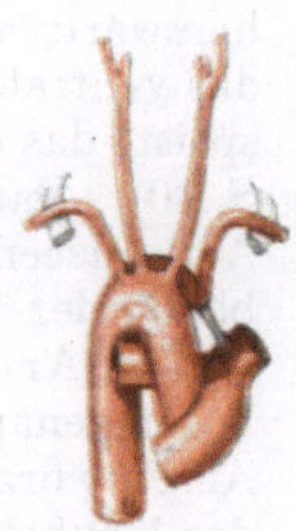

Abb. 9 a.                                    Abb. 10 a.

Abb. 9 b.                                    Abb. 10 b.

Ast der dorsalen Aorta. Schon sehr frühzeitig sprossen aus der Wand der dorsalen Aorta im Bereiche des segmental gegliederten Körpers, also von der Occipitalregion des Schädels caudalwärts, in strenger Abfolge feine Äste aus (Abb. S. 7), welche zwischen je 2 Ursegmenten zum Nervenrohr (Rückenmark) ziehen, später auch in der Körperwand sich verzweigen. Es werden so viel solcher Äste gebildet als Ursegmente vorhanden sind, also 3 occipitale, 7 cervicale, 12 thorakale usw. Die beiden ersten occipitalen Segmentalarterien, welche die Wurzeln des N. hypoglossus begleiten („Hypoglossusarterien"), werden bald wieder zurückgebildet, so daß dann als erste segmentale Arterie der ganzen Reihe die 3. Occipitalarterie erscheint, welche zwischen 3. und 4. Ursegment

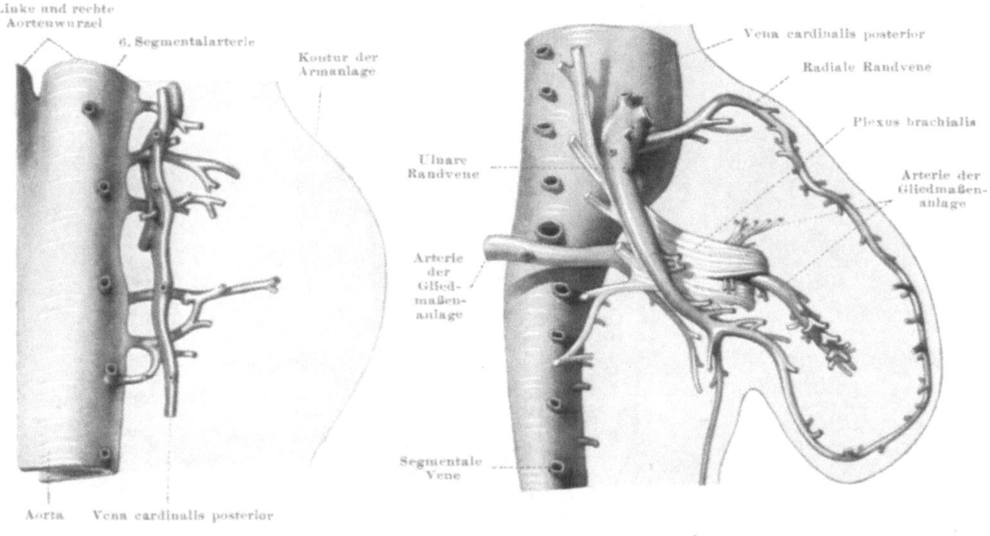


Abb. 11a und b. Entwicklung der Armgefäße, Vordergliedmaße von Mäuseembryonen. Ansicht von dorsal. [Nach GOEPPERT: Morph. Jahrb. 40, Taf. VI, 3, Taf. VII, 4 (1910). — Br.]

verläuft, also später zwischen Os occipitale und Atlas. Man bezeichnet sie gewöhnlich, wie den von ihr begleiteten 1. Rückenmarksnerven, nicht als Occipitalarterie bzw. Occipitalnerv, sondern als 1. Cervicalarterie, so daß bei 7 Halssegmenten statt 7 Arterien und 7 Nerven deren 8 gezählt werden. Im folgenden wird für die Arterien die richtige Zählung, also 7 cervicale und 1 occipitale Arterie beibehalten (vgl. Abb. S. 61). Die Extremitäten, als zunächst lappen-, dann stielförmige Körperwandbildungen, werden von segmentalen Arterien versorgt. Zunächst treten mehrere von ihnen in die Extremitätenanlage ein, in die obere entsprechend ihrer Lage (Abb. S. 11) cervicale Arterien. Diese gehen dann bis auf eine zugrunde, die als Art. subclavia erhalten bleibt. In der Regel wird die 6. Cervicalarterie zur Subclavia, also diejenige, welche zwischen 6. und 7. Halssegment verläuft (Abb. S. 57), doch kann es ausnahmsweise, wenn auch sehr selten, die 5. oder die 7. sein. Die kranial von der Subclavia entspringenden Segmentalarterien verlieren, wie noch gezeigt werden wird (S. 59), durch Ausbildung einer Längsanastomose (A. vertebralis) ihre Ursprünge aus den dorsalen Aorten, so daß dann die Subclavien als deren erste Äste erscheinen (Abb. S. 61). Mit der Massenentwicklung der Extremitäten werden sie zu mächtigen Stämmen, so daß ihre ursprüngliche segmentale Natur völlig verwischt wird.

Kehren wir jetzt zum Schicksal der 4. Kiemenarterienbogen zurück: der linke wird zum Arcus aortae, die anschließende Aortenwurzel zum Beginn der Aorta descendens mit dem Ursprung der Subclavia sinistra (Abb. 8, S. 10), der rechte nebst einem Stück der rechten Aortenwurzel wird zum Anfangsteil der Subclavia dextra.

Aus dem Vergleich zwischen rechts und links geht hervor, daß die Subclavien einander morphologisch nicht gleichwertig sind, daß die linke reine Segmental-

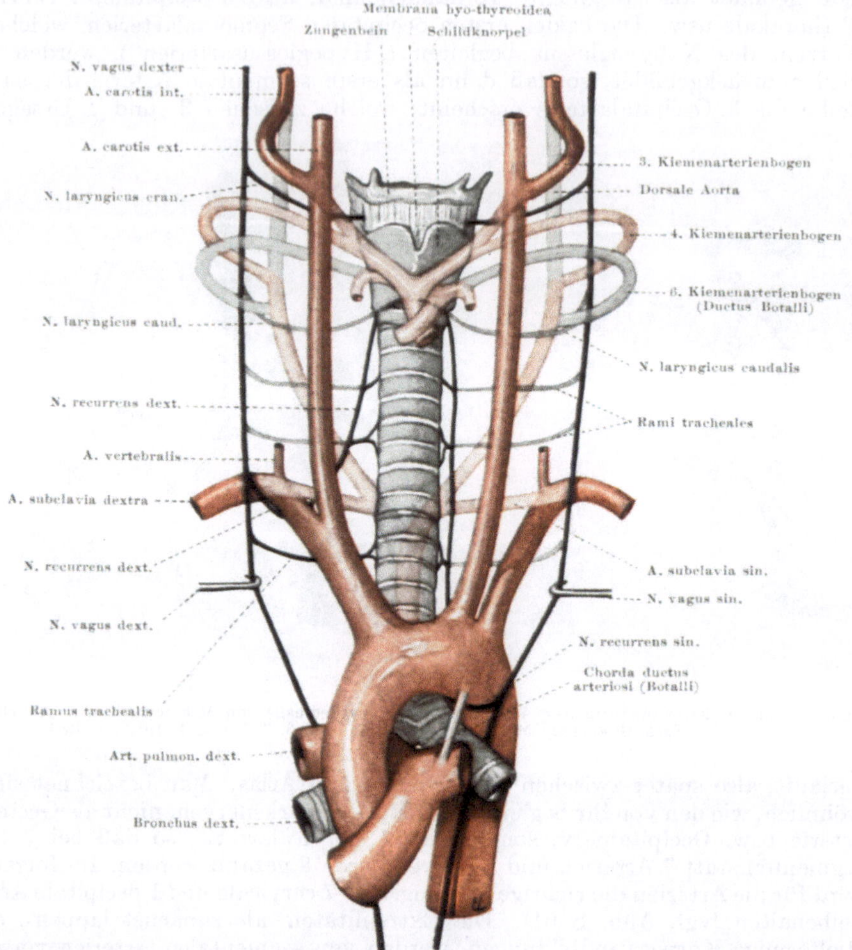


Abb. 12. Descensus der 4. und 6. Kiemenarterienbögen und Bildung des N. recurrens vagi. Gefäße und Vagusäste vor dem Descensus grau bzw. blaßrot (vgl. Abb. 8a, S. 10), nach dem Descensus rot bzw. schwarz. — E.

arterie ist, während die rechte die 4. Kiemenarterie und ein Stück Aortenwurzel enthält (Abb. S. 60 u. 61).

Mit den geschilderten Umbildungen ist die endgültige Astfolge des Arcus aortae hergestellt. Verfolgen wir in Abb. 8, S. 10 die Aorta vom Herzen aus, so entspringen aus ihr 3 Äste: 1. ein gemeinsamer Stamm für Carotis communis dextra und Subclavia dextra, Truncus brachiocephalicus oder A. anonyma, 2. die Carotis communis sinistra, 3. die Subclavia sinistra. Kranial von letzterer mündet der Ductus arteriosus (Botalli) in die Aorta ein. Beim Erwachsenen sind diese Gefäße an der Aorta näher aneinander gelegen (Abb. S. 59 u. 60). Dies wird

erreicht durch „Wanderung" der Subclavia sinistra und des Ductus Botalli
gegen die Carotis sinistra hin. Wahrscheinlich spielt hierbei der Descensus
cordis eine Rolle, durch den auch die Subclavien ihre typische Bogenform erhalten (Abb. S. 10): sie werden durch 1. Rippe und Pleurakuppel festgehalten,
während ihr Ursprung mit dem Arcus aortae und dem Herzen caudalwärts
rückt. Durch diese Vorgänge werden die ursprünglichen gegenseitigen Beziehungen der großen Gefäße zueinander vollkommen verändert. Doch ermöglichen es typische Varietäten der Entwicklung, auch am ausgebildeten
Zustand die einander entsprechenden Stellen festzustellen, wie es in Abb. S. 60
u. 61 geschehen ist.

Der allgemeine Ausgangstypus des geschilderten Entwicklungsganges, welcher
in der Norm zu einem so vereinfachten Endergebnis führt, variiert kaum, wohl
dagegen kann der Verlauf und damit das Endergebnis
von der Norm in mannigfacher Weise abweichen.
Verwunderlich ist dabei die Konstanz des Ausgangstypus deshalb, weil man sich fragen wird, warum die
Entwicklung der großen Arterien eines jeden Menschen
immer wieder mit dem ganzen System der Kiemenarterienbögen beginnt, da doch eine Kiemenatmung
für den Embryo im Mutterleib ausgeschlossen ist.
Vermutlich muß der historische Gang deshalb von
seinem alten Ausgangspunkt, der jetzt noch bei Haifischen realisiert ist, rekapituliert werden, weil die
Kiemenbögen als Ausgangsstätten der Organe, welche
aus ihnen entstehen, unentbehrlich sind zur Ordnung
und Bereitstellung der Bildungsmaterialien, so wie bei
einem Hausbau die Baumaterialien am Bauplatz aus
ihren Herstellungsorten vereinigt und aufgeschichtet
werden. Die Gefäße der Kiemenbögen werden also
zusammen mit dem ganzen System und zur Ernährung
desselben angelegt. Ist einmal diese Grundlage geschaffen und einmal der Stein ins Rollen gebracht,
so kann er auf dem weiten Wege der Umbildungen
bis zum fertigen Zustand der alten Bahn folgen oder
aber in mannigfacher Weise, wenn auch nur in relativ

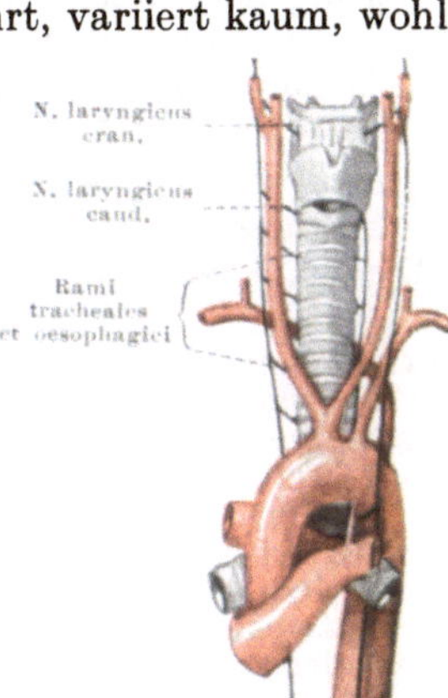



Atavistische Varianten des Arcus aortae und seiner Äste

Abb. 13. Typischer Verlauf des N. laryngicus caudalis dexter und der Rr. tracheales (et oesophagici) bei abnormem Ursprung der A. subclavia dextra (vgl. Abb. 9, S. 10). Etwas schematisiert. Die beiden Carotiden entspringen gemeinsam aus dem Arcus aortae: Truncus bicaroticus. — E.

seltenen Fällen in erheblichem Maße, davon abweichen. Solche Varianten
des Entwicklungsganges benutzen zum Teil die frühembryonalen Strombetten
des Blutes, welche eigentlich versiegen sollten: atavistische Varietäten.
Sie sind sozusagen Naturexperimente, die noch beim fertigen Menschen
zeigen, wie er als Embryo aussah. Stellt man alle bekannten Varianten
dieser Art zusammen, so kann man den frühembryonalen Zustand rekon-
struieren, ebenso wie man vielfach vergleichend-anatomisch aus den verschiedenen Anordnungen der fertigen Aorta bei Tieren den zugrunde liegenden
ursprünglichen Typus ablesen kann. Das charakteristischste Beispiel dieser
Art ist der Befund bei vielen Reptilien und bei allen Vögeln. Dort ist statt
des linken 4. Bogens der rechte 4. Bogen zum Arcus aortae geworden. Genau
das gleiche kommt als seltene Varietät beim Menschen vor (Abb. 10, S. 10).
Man darf solche Fälle, obgleich das Bild der Aorta sich spiegelbildlich zur Norm
verhält, nicht mit einem Situs inversus verwechseln. Denn das Herz ist nicht
spiegelbildlich entwickelt, es ist vielmehr aus der bilateral symmetrischen Anlage
der Kiemenarterienbögen rechts anstatt links bevorzugt.

Eine große Seltenheit ist die Persistenz sowohl des rechten wie des linken
4. Bogens. Dann umgreift der Anfang der Aorta mit einem Ring die Speiseröhre,

und nur die Aorta descendens ist unpaar, entsprechend dem Grundschema, wenn man sich in ihm statt der vielen Bogenpaare nur eines (das 4.) vorstellt.

Wird die rechte A. subclavia nicht wie gewöhnlich aus dem ventralen Teil des rechten 4. Bogens gespeist, sondern versiegt dieser, so bleibt die dorsale Verbindung mit der rechten Aorta erhalten und liefert das Blut für den rechten Arm auf anfangs rückläufigem Wege (Abb. 9 a, S. 10). Die daraus resultierende endgültige Form ist daran zu erkennen, daß es keinen Truncus brachiocephalicus gibt, sondern 4 Äste des Arcus aortae in folgender Reihenfolge: A. carotis communis dextra, A. carotis communis sinistra, A. subclavia sinistra, A. subclavia dextra (Abb. 9 b, S. 10). Die A. subclavia dextra entspringt also nicht rechts sondern links. Sie ist längs des Aortenstammes so weit kranial „gewandert", daß ihr Ursprung gegenüber dem Ductus bzw. Ligamentum Botalli zu stehen kommt. Sie läuft dorsal vom Oesophagus zu ihrer Seite und verhält sich von da ab genau so wie bei typischem Ursprung. Aus der geschilderten Entstehungsgeschichte wird der absonderliche Verlauf verständlich. Die abnorme A. subclavia dextra bedingt eine schräg nach rechts aufwärts ziehende rinnenförmige Eindellung der dorsalen Wand der Speiseröhre und kann zum Schluckhindernis werden („Dysphagia lusoria").

Mit dieser Varietät des Ursprunges der Subclavia dextra als letztem Ast des Aortenbogens geht regelmäßig eine Varietät eines Astes des rechten N. vagus einher, des N. recurrens, dessen Ende als N. laryngicus caudalis die inneren Muskeln des Kehlkopfes versorgt. Der Halsteil des N. vagus gibt jederseits 2 Äste an den Kehlkopf (N. laryngicus cran. et caud.) und eine Anzahl Äste an Trachea und Oesophagus ab, welche in früher Embryonalzeit selbständig aus dem Vagus entspringen (Abb. S. 12). Der N. laryngicus caudalis verläuft dabei wie die folgenden Rami tracheales caudal vom 6. Kiemenarterienbogen nach medial. Beim Descensus des Herzens und der letzten Kiemenarterien werden deshalb der N. laryngicus caudalis und die Rami tracheales vom 6. Bogen caudalwärts mitgenommen und auf einen Stamm vereinigt, der dann um den Ductus Botalli als Derivat des 6. Bogens herum nach medial und rückläufig zu Trachea und Kehlkopf zieht: N. recurrens (Abb. S. 12, links). Auf der rechten Seite, wo der 6. Bogen (und ebenso der 5.) zugrunde geht und nur der 4. erhalten bleibt, nimmt dieser den N. laryngeus inferior und die Rami tracheales mit. Der rechte N. recurrens geht daher beim Erwachsenen um das Anfangsstück der A. subclavia herum, das aus dem 4. Bogen hervorgegangen ist (Abb. S. 12, rechts). Wird nun bei abnormem Entwicklungsgange auf der rechten Seite nicht der 4. Kiemenarterienbogen zum Anfangsstück der Subclavia, sondern das caudale Stück der rechten Aortenwurzel (Abb. 9 a, S. 10), so fällt mit dem 4. Bogen das Moment weg, welches den N. laryngicus caudalis zum Recurrens macht. Wenn also beim Erwachsenen die Subclavia dextra als letzter Ast des Aortenbogens entspringt (Abb. 9 b, S. 10), so fehlt auf der rechten Seite der N. recurrens, und der N. laryngeus inferior und die Rami tracheales et oesophagici entspringen unmittelbar aus dem Stamm des N. vagus und ziehen ohne Umweg unmittelbar zu ihren Verbreitungsgebieten (Abb. S. 13).

Von den mannigfachen anderen Varietäten des Arcus aortae und seiner Äste, welche auf Abweichungen von der typischen Umbildung des Kiemenarteriensystems beruhen, sei nur noch eine analysiert, welche neuerdings klinisch und röntgenologisch bedeutungsvoll geworden ist (Abb. 10, S. 10). Bei normal gebautem und gelagertem Herzen ist der Arcus aortae nach rechts gewendet und zeigt folgende Äste (vom Herzen her betrachtet): 1. Carotis sinistra, 2. Carotis dextra, 3. Subclavia dextra, 4. Subclavia sinistra. Insofern könnte es das einfache Spiegelbild zur vorhin beschriebenen Varietät sein (Abb. 9 b, S. 10). Aber die als letzter Ast entspringende Subclavia sinistra zeigt ein sehr eigentümliches Verhalten: ihr kurzes Ursprungsstück, das hinter dem Oesophagus liegt und eine tiefe Delle in seiner Rückwand erzeugt, ist weit und plump, und verjüngt sich plötzlich unter scharfer Abbiegung zur typischen Weite der Subclavia (Abb. 10 b, S. 10). An dem Scheitel des Winkels setzt das Ligamentum Botalli an. Die entwicklungsgeschichtliche Erklärung gibt Abb. 10 a, S. 10: die rot getönten Gefäßbahnen geben das Spiegelbild zu Abb. 9 a, S. 10. Die Abweichung beruht darin, daß der 6. Bogen nicht auch spiegelbildlich, auf der rechten Seite, zum Ductus Botalli ausgestaltet worden ist, sondern wie in der Norm auf der linken Seite.

Andere typische Varietäten der Entwicklung werden bei der Art. vertebralis erörtert werden (S. 61).

Nur wenige Säugetiere zeigen die gleiche Astfolge des Arcus aortae wie der Mensch, bei den meisten ist die Zahl der Äste geringer. Die verbreitetste Form ist diejenige, bei welcher der Aortenbogen 2 Äste abgibt: 1. einen gemeinsamen Stamm für Subclavia dextra und beide Carotiden, 2. die Subclavia sinistra (z. B. Schwein, Raubtiere, viele Affen). Andere Säugetiere (z. B. Pferd, Wiederkäuer) haben nur 1 Ast des Aortenbogens. Aus diesem einen Ast entspringen jederseits die Subclavia und die Carotis. Das Kiemenarteriensystem ist bei allen diesen Formen also noch weiter umgebildet worden als beim Menschen und zwar hauptsächlich dadurch, daß über den genau wie beim Menschen stattfindenden Entwicklungsgang (Abb. S. 10) hinaus entweder die Carotis sinistra allein ihren Ursprung auf den Truncus brachiocephalicus verlagert, auf ihn „wandert", oder außer ihr auch noch die Subclavia sinistra. Solche „Wanderung" machen ja auch beim Menschen die Subclavia sinistra und der Ductus Botalli durch (vgl. ihre gegenseitige Lage in Abb. 8 a u. b, S. 10). Abnormerweise kann sie über das gewöhnliche Maß hinausgeführt werden und ergibt dann die progressiven Varianten des Aortenbogens und seiner Äste, also Formen, wie sie bei Säugetieren als Norm gefunden werden. Die häufigste solche auf ungewöhnlicher „Wanderung" beruhende Varietät ist der Ursprung der beiden Carotiden aus einem gemeinsamen Stamm, Truncus bicaroticus, wie er in Abb. S. 13 dargestellt ist.

Progressive Varianten

Einen dritten Typus von Varietäten des Aortenbogens neben den atavistischen und progressiven stellt die A. thyreoidea ima dar, ein dünner, meist zwischen Anonyma und Carotis sinistra entspringender Ast, welcher zur Schilddrüse zieht. Er ist eine Neubildung, welche unabhängig von der Umgestaltung des Kiemenarteriensystems gelegentlich auftritt.

## b) Die Herkunft der Venenstämme.

Von den primitiven Venen, aus welchen sich die endgültigen Venenstämme des Menschen herleiten, bleibt sehr wenig übrig. Sie stehen zum großen Teil in engster Beziehung zu den Anhängen des Embryo (Dottersack und Placenta, Abb. S. 6 u. 7), welche nur für den Fetus im Mutterleib von Bedeutung sind und dafür von Generation zu Generation immer wieder angelegt werden, aber mit diesen Anhängen verschwinden. Wir werden deshalb nur die Haupttatsachen, die für den endgültigen Zustand wichtig sind, aus dem im übrigen sehr verwickelten Entwicklungsgeschehen herausschälen. Von Bedeutung ist die Entwicklung der Venenstämme für den fertigen Zustand deshalb, weil von hier aus zu verstehen ist, daß die vereinheitlichten Endformen nach einer langen Entwicklung rechts im Körper liegen. Da nämlich das Pfortadersystem der Leber eine große Rolle spielt für die Endgestaltung der Venenstämme, so werden von den paarig im embryonalen Körper liegenden primitiven Venen (Abb. S. 7) die rechtsseitigen bevorzugt; denn Leber und Magen teilen sich so in den Bauchhöhlenraum, daß die Leber mehr rechts, der Magen mehr links zu liegen kommt.

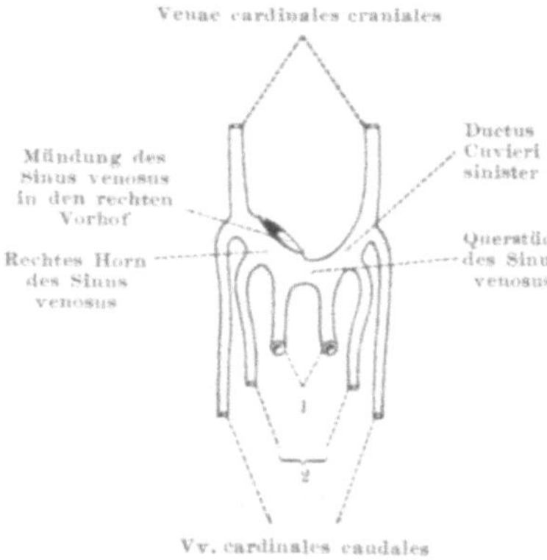

Die Rechtslage der Hauptstämme



Abb. 14. Sinus venosus des Herzens mit seinen Zuflüssen in frühembryonaler Zeit. (Schema, in Anlehnung an HOCHSTETTER: HERTWIGS Handbuch der Entwicklung, Bd. III, 2, Fig. 161. — Br.)

Durch die experimentellen Ermittlungen über den künstlichen Situs inversus
bei Amphibien ist bekannt, daß bei diesen Tieren die Drehung der Herzschleife
und die Lage des Sinus venosus in der Regel durch die asymmetrische Entwicklung
der Leber bestimmt wird. Der hier zu
schildernde Umbau der primitiven Venen
beim Menschen ist für den Regelfall damit
in Einklang zu bringen, jedoch haben die
neueren Untersuchungen über den Situs
inversus beim Menschen ergeben, daß jedes
Organ und jeder große Gefäßstamm für
sich allein und unabhängig von den anderen
die inverse Lage zeigen kann.

Das kennzeichnende Entwicklungs-
stadium der Gefäße der Leber, des
Pfortaderkreislaufes, möchte ich an der
nebenstehenden schematisierten Abbildung erläutern. Man vergegenwärtige
sich zunächst, daß das primitive Venensystem (Abb. S. 6) besteht aus:

1. zwei Dottervenen, Venae vitel-
linae s. omphalo-entericae, welche
das Blut vom Dottersack zum Herzen
führen;

2. zwei Placentarvenen, Venae umbilicales;

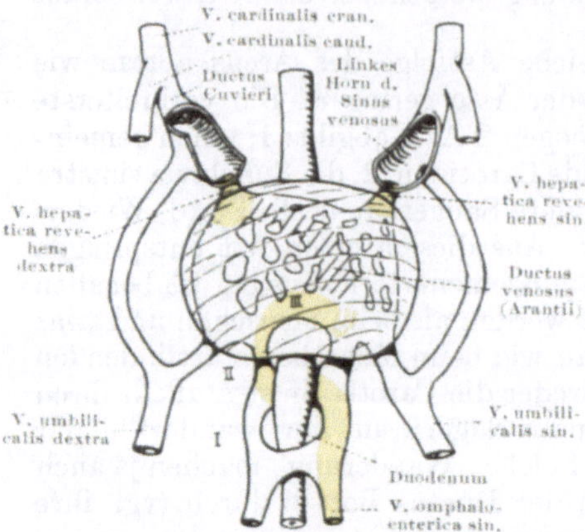


Abb. 15. Leberanlage eines jungen menschlichen Embryo, durchsichtig gedacht, von ventral. Schema. Weite Bluträume zwischen den noch
wenig entwickelten Leberzellbalken (als rundliche
Inseln in den Bluträumen dargestellt). I, II, III
die Queranastomosen zwischen den Vv. omphalo-
entericae. [Mit Benutzung von INGALLS: Arch.
mikrosk. Anat. 70, Fig. 12 (1907). — Br. — E.]

3. zwei Venae cardinales crani-
alis (anteriores) und zwei Venae cardinales caudales (posteriores), welche im
Körper des Embryo liegen: die ersteren führen das Blut aus dem vorderen Teil
des embryonalen Körpers, die letzteren aus seinem hinteren Teil dem Herzen zu.

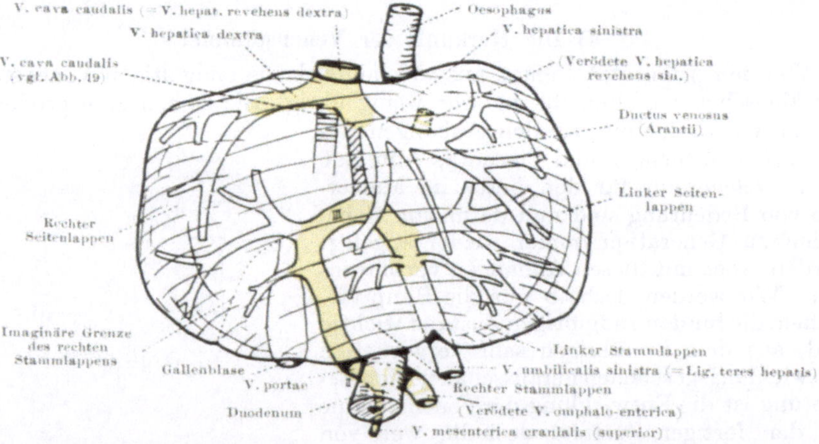


Abb. 16. Leber nach der Geburt, durchsichtig gedacht, von ventral. Schema. Farbig die gleichen Strombahnen wie in Abb. 15. [Nach Bd. 2, Abb. S. 311, 316 und MALL: Amer. J. Anat. 5, Fig. 28 (1906). — Br. — E.]

Die beiden Venae cardinales einer jeden Körperseite vereinigen sich zum unpaaren Ductus Cuvieri, der das Blut in das betreffende Horn des Sinus venosus
leitet. In Abb. S. 15 ist der Sinus venosus des Herzens, in welchen die
8 genannten Venen münden, von der ventralen Seite gezeichnet, je 4 Venen
ergießen ihr Blut in das rechte und in das linke Sinushorn. In Abb. 15, S. 16
ist der Sinus bei einem älteren Embryo herausgenommen, die beiden Sinus-
hörner sind stehen geblieben. Von ihnen wird später das rechte in den

rechten Vorhof des Herzens aufgenommen. Denn nur von den rechtsseitigen Venenstämmen wird das Blut des Gesamtkörpers dem Herzen zugeleitet. Von den linksseitigen bleibt ein Rest übrig (Sinus coronarius und Vena obliqua atrii sinistri Marshalli des Herzens, Bd. 2, S. 671, *675*); im übrigen veröden sie, dagegen werden ihre Äste, welche das Blut immer noch leiten, den rechtsseitigen Venenstämmen zugeführt. Schließlich bleiben nur 2 Öffnungen für die Hauptstämme im rechten Vorhof des Herzens übrig. Die beiden endgültigen Hauptstämme, welche das gesamte Körperblut durch diese Öffnungen dem Herzen zuführen, sind die **Vena cava cranialis (superior)** und die **Vena cava caudalis (inferior).**

Die Vena cava caudalis (inferior) ist zum Teil eine völlig neue Strombahn, deren Entstehung die Umbildungen vorausgehen, durch welche das paarige Venensystem der Leber in die unpaare V. portae (V. hepatica advehens) und in die Venae hepaticae (revehentes) übergeführt wird. Indem in die Venae omphalo-entericae kurz vor ihrer Einmündung in den Sinus venosus die Zellbalken der Leberanlage eindringen, werden diese Venen eine Strecke weit in ein Netz von Gefäßen aufgeteilt (Abb. S. 16). Die in dieses Netz hineinführenden Stämme der Venae omphalo-entericae werden nun als **Venae hepaticae advehentes** bezeichnet, die aus ihm zum Herzen führenden als **Venae hepaticae revehentes**. Von diesen paarigen Venae advehentes et revehentes bleiben nur die rechtsseitigen erhalten. Die linke Vena revehens verödet, ihr Blut fließt innerhalb der Leber der rechten V. revehens zu, die damit

Entstehung<br>der Vena<br>cava cau-<br>dalis und<br>Vena portae

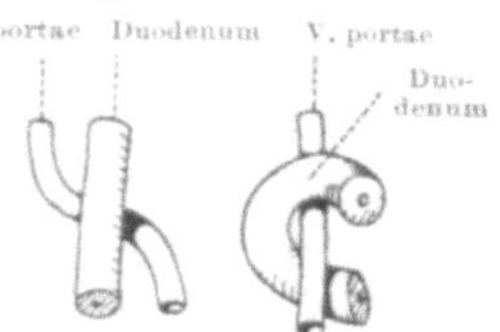


Abb. 17. **Gegenseitiges Verhalten von V. portae und Duodenum in embryonaler und späterer Zeit. Schema. — Br.**

zum alleinigen Abfluß des Blutes aus der Leber in das Herz wird (Abb. S. 16). Später wird ihr Stamm in die Vena cava caudalis einbezogen, so daß die Äste, die Venae hepaticae (revehentes) des Erwachsenen, selbständig in die V. cava caudalis einmünden (Abb. S. 22, 79). — Der Verödung der linken Vena hepatica advehens geht die Bildung von 3 Anastomosen zwischen den beiden Dottervenen voraus, welche zwei Ringe um den Darm bilden (Abb. S. 16, I, II, III). Damit ist die Grundlage für die Überführung der paarigen Venae advehentes in den unpaaren Zustand der **Vena portae** gegeben (Abb. S. 16). Die so gebildete unpaare Vene zieht zunächst im Bogen dorsal von dem noch gestreckten Darm vorüber, später biegt sich der Darm bei der Bildung der Duodenumschleife, und das Gefäß streckt sich (Abb. S. 17). Der Verlauf des Stammes der Vena portae beim Erwachsenen dorsal vom Anfangsteil des Duodenums, und der Vena mesenterica cran. (sup.) ventral vom Endabschnitt des Duodenum (Abb. S. 79) rührt von diesem Entwicklungsgange der Ringbildung der Dottervenen um den Darm her.

Da die Leber beim Embryo ähnlich, wenngleich in beschränktem Umfange, wie beim Erwachsenen die Aufgabe der Verarbeitung und Speicherung der Nährstoffe hat, so wird ihr das Blut außer aus dem Dottersack auch aus der Placenta zugeführt: die **Venae umbilicales** gewinnen Anschluß an das Gefäßnetz der Leber (Abb. S. 16). Nachdem im Bauchstiel die beiden Nabelvenen durch Anastomosen in Verbindung gesetzt sind (Abb. S. 7), geht die rechte bald vollständig zugrunde und die linke bleibt innerhalb des Nabelstranges allein erhalten, doch verödet ihr Endstück, welches in das linke Sinushorn des Herzens mündete. Das ganze Placentarblut strömt dann in das Gefäßnetz der Leber (Abb. S. 16). Durch Erweiterung von Anteilen dieses Netzes im Anschluß an die nun alleinige V. umbilicalis (sinistra) wird innerhalb der Leber eine weite Strombahn gebildet, welche den größten Teil des Placentarblutes unmittelbar zur Vena hepatica revehens führt, der **Ductus venosus (Arantii)**

(Abb. S. 16, schraffiert). Später wird auf noch nicht bekannte Weise der Ductus Arantii an die Außenfläche der Leber verlagert und liegt in der linken Sagittalfurche. Er verödet nach der Geburt mit der Nabelvene und wird zur Chorda ductus venosi (Lig. Arantii) wie die Nabelvene zur Chorda venae umbilicalis (Lig. teres hepatis). Seine Entwicklung im Anschluß an die V. umbilicalis bringt es mit sich, daß er vom linken Ast der Pfortader ausgeht (III in Abb. 16).

Von dem Endstück der rechten Dottervene, der V. hepatica revehens dextra, bzw. von benachbarten Teilen des Lebergefäßnetzes sproßt die Anlage der

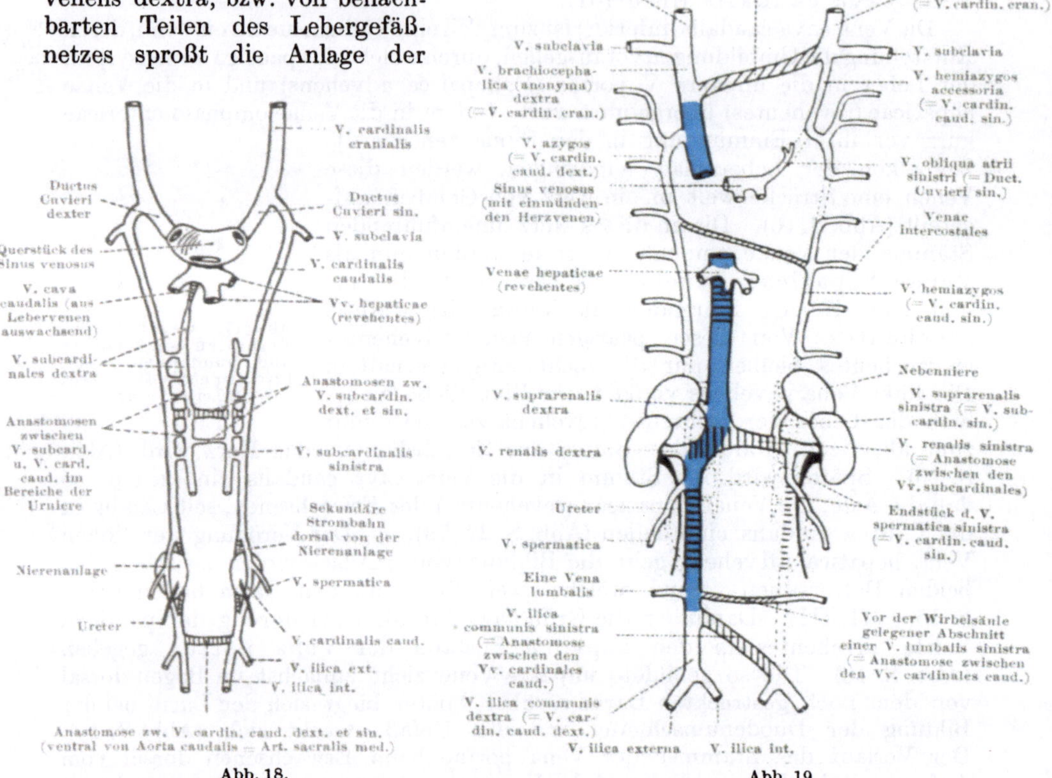


Abb. 18.                                      Abb. 19.

Abb. 18. Schema der Vv. cardinales et subcardinales. Sekundäre Strombahnen schraffiert. — Br. — E.
Abb. 19. Schema der Entwicklung der V. cava cranialis et caudalis.
Schraffuren wie in Abb. 18. — Br. — E.

Vena cava caudalis (inferior) caudalwärts aus (Abb. Nr. 18, quer schraffiert) und verbindet sich mit der rechten Vena subcardinalis.

Die Venae subcardinales (Abb. Nr. 18) sind paarige, medial von den Urnieren liegende Gefäßstämmchen, welche durch einige Seitenästchen durch die Urniere hindurch mit Ästchen der Venae cardinales posteriores verbunden sind: Venae renales advehentes et revehentes. Sie vermitteln einen Pfortaderkreislauf der Urniere, der z. B. bei Amphibien zeitlebens besteht. Beim menschlichen Embryo werden außerdem in dieser Höhe ventral, sehr viel seltener dorsal von der Aorta Querverbindungen zwischen den Subkardinalvenen gebildet. Eine davon weitet sich soweit aus, daß dem Blut aus dem distalen Teil der Vena cardinalis posterior sinistra der Weg in die Vena subcardinalis dextra geöffnet wird (Abb. Nr. 18, senkrecht schraffiert).

Dadurch wird das kraniale Stück der rechten Subkardinalvene zu einem Abschnitt der V. cava caudalis (Abb. S. 18 zwischen Quer- und Längsschraffierung), und auch das rechte Stück der Queranastomose wird in die Bahn der Cava caudalis einbezogen (Abb. S. 18, längsschraffiert). Der Hauptteil der Queranastomose wird zur linken Nierenvene, während die linke Subkardinalvene bis auf die Endstücke der V. suprarenalis und der V. spermatica zugrunde geht.

Der Abschnitt der Cava caudalis caudal von der Queranastomose der Subkardinalvenen, also caudal von der Einmündung der Nierenvenen, geht aus der Vena cardinalis caudalis dextra hervor (Abb. S. 18). Die beiden hinteren Kardinalvenen sind im Gebiete der Urnieren durch die Subkardinalvenen und ihre Anastomosen miteinander und mit der Cava caudalis in Verbindung gesetzt worden. Sie werden nun in dieser Höhe in ihrer Kontinuität unterbrochen. Ihre kranialen Abschnitte werden zu den Vv. thoracicae longitudinales, V. azygos und hemiazygos, zwischen denen sich noch eine oder mehrere spätere Queranastomosen ausbilden (Abb. S. 18, schräg schraffiert), so daß das Blut aus der V. hemiazygos zum Teil in die V. azygos geführt wird. Kranial von dieser Anastomose wird die Hemiazygos nochmals unterbrochen, was zur Entstehung der V. hemiazygos accessoria führt. Oberhalb des Gebietes der Urnieren bzw. Nieren bleiben also die paarigen Venae cardinales caudales mit geringen Veränderungen als Azygos und Hemiazygos erhalten. Im caudalen Abschnitt aber wird ein unpaarer Zustand dadurch herbeigeführt, daß die linke Kardinalvene verödet, nachdem eine Verbindung zur rechten gebildet worden ist, welche das Blut aus linker Beckenhälfte und linker unterer Extremität zur rechten Kardinalvene führt: V. ilica communis sinistra (Abb. S. 18, senkrecht schraffiert). Die lumbalen segmentalen Venen der linken Seite gewinnen eigene neue Verbindungen zur rechten Kardinalvene (Abb. S. 18, schräg schraffiert), die nunmehr zum caudalen Abschnitt der Cava caudalis geworden ist.

Der einheitliche Stamm der V. cava caudalis (Abb. S. 22) ist also entwicklungsgeschichtlich aus Anteilen sehr verschiedener Venen aufgebaut worden (Abb. S. 18): caudal von den Nierenvenen aus der rechten V. cardinalis caudalis, anschließend aus einem Stück der Queranastomose zwischen den Subkardinalvenen (senkrecht schraffiert), dann der V. subcardinalis dextra, dann dem aus dem Lebergefäßnetz ausgesproßten Stück (quer schraffiert) und schließlich, jenseits der Einmündung der Venae hepaticae, aus der Vena omphalo-enterica dextra (Vena hepatica revehens dextra, vgl. Abb. S. 16).

Tatsächlich ist dieses Mosaik noch um einen Stein reicher insofern als die V. cardinalis caudalis caudal von den Nierenvenen noch eine Umbildung erfahren hat. Die ursprüngliche Strombahn der hinteren Kardinalvene läuft ventral von der Nierenanlage. Es wird jedoch eine zweite Bahn dorsal gebildet, so daß die Nierenanlage in einem Venenring liegt (Abb. 18, S. 18). Erhalten bleibt der neue dorsale Bogen des Ringes (in den Abbildungen quer schraffiert), während der ventrale obliteriert bis auf eine kleine kraniale Strecke, die zu einem Stück der V. spermatica wird.

Aus der geschilderten Entwicklung erklären sich die Varietäten der Vena portae und der Vena cava caudalis, ähnlich wie die des Arcus aortae aus abnormer Umbildung der embryonalen Gefäßbahnen: der Verlauf der Pfortader ventral vom Duodenum und andere ungewöhnliche Umbildungen der 3 Venenringe um den Darm, die linksseitige Cava caudalis, die Paarigkeit des Abschnittes caudal von den Nierenvenen, das völlige Fehlen der Cava caudalis mit Erhaltenbleiben der rechten Kardinalvene (V. azygos) als Hauptvenenstamm des Rumpfes u. a. Aus dem Ausbleiben der Bildung des Venenringes um die Nierenanlage erklärt sich die seltene Varietät, daß der Ureter dorsal von der Cava caudalis verläuft und zwischen dieser und der Aorta abdominalis nach ventral hervortritt.

V. azygos und hemiazygos scheinen nicht immer unmittelbar aus den hinteren Kardinalvenen hervorzugehen, sondern wenigstens streckenweise als neue Bahnen gebildet zu werden, so jedenfalls dann, wenn beim Erwachsenen statt der paarigen Gefäße nur ein unpaares gefunden wird, das in die Cava cranialis an der gewöhnlichen Stelle der Azygos einmündet.

*Entstehung der Vena cava cranialis* Die **Vena cava cranialis (superior)** geht aus der rechten Vena cardinalis anterior bzw. dem rechten Ductus Cuvieri hervor. Entsprechend dem Voranschreiten des Kopfes in der frühen Embryonalentwicklung tritt die Vena cardinalis cranialis früher auf als die V. cardinalis caudalis (Abb. S. 7). Beide vereinigen sich dann vor der Einmündung in das Herz zu einem gemeinsamen Stamm, dem **Ductus Cuvieri** (Abb. S. 6). Der Hauptvenenstamm, der das Blut aus der oberen Extremität zurückführt, die **Vena subclavia**, mündet anfänglich in die hintere Kardinalvene (Abb. 18, S. 18), „wandert" aber später auf die vordere Kardinalvene über (Abb. 19, S. 18). Aus dem kranial von dieser neuen Einmündungsstelle gelegenen Teil der V. cardinalis anterior geht nach mancherlei Umformungen im Kopfgebiet die Hauptvene des Halses hervor, die **V. jugularis interna**. Durch eine Querverbindung zwischen den beiden vorderen Kardinalvenen (Abb. 19, S. 18, schräg schraffiert), wird das Blut aus linker V. jugularis und subclavia in die rechte Kardinalvene geleitet, womit deren Endstück mit dem Ductus Cuvieri zur **Vena cava cranialis (superior)** wird. Im fertigen Zustand (Abb. S. 22) vereinigen sich jederseits Vena jugularis interna und Vena subclavia zur **Vena brachiocephalica** oder **anonyma**, welche rechts einem Stück der Vena cardinalis anterior, links der Queranastomose zwischen den Kardinalvenen entspricht. Die Vereinigungsstelle von Jugularis und Subclavia führt die Bezeichnung „Venenwinkel", **Angulus venosus**. In seiner Nähe mündet die erst spät gebildete V. jugularis externa.

Der Endabschnitt der linken V. cardinalis caudalis bis zur Vereinigung mit der V. cardinalis cranialis kann nach der Ausbildung der Queranastomose zwischen den beiden Kardinalvenen erhalten bleiben als Mündungsabschnitt der V. hemiazygos accessoria (Abb. S. 27). Der linke Ductus Cuvieri wird zu der kleinen **Vena obliqua atrii sinistri (Marshalli)** zurückgebildet (s. Bd. 2, S. 627, *632*).

Abnormer Entwicklungsgang führt zum Erhaltenbleiben der linken vorderen Kardinalvene bis zum Herzen (**V. cava cranialis sinistra**) oder zu links- statt rechtsseitiger V. cava cranialis.

Bei den verschiedenen Säugetieren ist das Verhalten der großen Venenstämme sehr verschieden. Einige gehen, wie bei der Ausbildung der Äste des Aortenbogens, über die Entwicklung beim Menschen hinaus, andere bewahren primitivere Verhältnisse.

*Entstehung der Lungenvenen* Mit der Entwicklung der Lungenanlage und der Arteria pulmonalis bildet sich auch ein Abfluß des der Lungenanlage zufließenden Blutes. Die Ästchen fließen frühzeitig zu einem gemeinsamen Stämmchen mit einer Mündungsstelle in den linken Vorhof des Herzens ein (Bd. 2, Abb. S. 629, *634*). Doch bleibt es nicht dabei, sondern später wird die unpaare Strecke in die Vorhofswand mit einbezogen, die sich auf diese Weise vergrößert. Je nachdem der Prozeß halt macht, wenn die Vena pulmonalis bis zur Teilung in 2 Äste einbezogen ist, oder fortschreitet, bis jeder von diesen Ästen sich abermals gabelt, münden 2 oder 4 oder noch mehr getrennte Venae pulmonales in den linken Vorhof (Bd. 2, S. 657, *661*).

Beim Menschen existiert in sehr seltenen Ausnahmefällen nur **eine** Mündungsstelle der Vena pulmonalis im linken Vorhof. Dies ist als Hemmungsbildung aufzufassen. Die erste Anlage bleibt erhalten, die Vergrößerung der linken Vorhofswand auf Kosten der Vena pulmonalis ist ausgeblieben. Bei den Monotremen bleibt dieser Zustand zeitlebens. Bei den übrigen Säugern sind alle Etappen des Vergrößerungsprozesses bei einzelnen Vertretern bis heute erhalten. Der menschliche Embryo durchläuft sie hintereinander und macht individuell an verschiedenen Stellen halt.

Bei Amphibienembryonen ist noch die älteste Einmündungsstelle der Vena pulmonalis entdeckt worden: sie befindet sich im Sinus venosus und wird erst nachträglich von dort auf den linken Vorhof verschoben.

## 2. Lage, Gestalt und Struktur der großen Gefäßstämme des Rumpfes.

Auf Grund des Überblickes über die Entstehung der Gefäßstämme des Rumpfes, welchen wir uns im 1. Kapitel verschafft haben, haben wir feststellen können, daß die größten Blutgefäße und der größte Lymphgang des Körpers in Form von eng vergesellschafteten Längskanälen in der Mitte des Rumpfes vor der Wirbelsäule verlaufen (Abb. S. 22). Daß diese Anordnung das Endprodukt eines langen Entwicklungsganges ist, und wie sie aus paarigen und teilweise in der seitlichen Rumpfwand des Embryo liegenden Bahnen hervorgegangen ist, darauf ist hier nicht mehr zurückzukommen. Aber es sei hervorgehoben, wie günstig die Lage für den aufrechten Gang und Stand des Menschen ist. Schon beim Vierfüßler ist die Lage entlang und nahe der Wirbelsäule bei den mannigfachsten Körperkrümmungen als Schutz gegen Zerrungen vorteilhaft. Beim Menschen kommt das starke Vorspringen der Wirbelsäule in das Innere seiner Körperhöhlen hinzu, was zum Gefolge hat, daß die großen Gefäßstämme im Bereiche des beweglichsten Abschnittes der Wirbelsäule fast zentral zu liegen kommen (Bd. 2, Abb. S. 205, 345, *206, 350*). Die großen Wege sind daher so kurz wie nur möglich (die Länge der Aorta ist nicht größer als die Entfernung von der Incisura jugularis sterni bis zum Nabel). In der unteren Hohlvene erwächst der Bewegung des Blutes beim aufrechten Stand allerdings ein gewisser Nachteil, da es außer durch die Saugkraft des Herzens bei der Systole und des Thorax bei der Inspiration nur durch Klappen und durch die Einwirkung der Muskeln entgegen der Schwere gehoben werden kann. Daher auch das gelegentliche Versagen des Blutabflusses aus den Hautvenen des Unterschenkels und das Auftreten von „Krampfadern" bei Menschen, welche viel stehen, z. B. Wäscherinnen, Bäckern usw. Aber in der Norm wird diese Schwierigkeit bei den Venen der unteren Körperhälfte überwunden. Die Venen des Kopfes und der Arme haben beim aufrechten Gehen und Stehen den Vorteil der Schwerkraft für die Blutbewegung für sich. Für die Arterien hat die Lage zur Schwerkraft nicht die Bedeutung, weil der Druck, unter welchem sich das Blut in ihnen vorwärtsbewegt, weit größer ist als bei den Venen, in deren herznahen Stämmen sogar negativer Druck herrscht.

Die Hauptschlagader des Körpers, Aorta, ist am Lebenden zum Teil im Röntgenschatten, zum Teil durch das Abtasten ihrer Pulsation direkt zu erkennen; zahlreiche indirekte Merkpunkte aus ihrer Umgebung tragen dazu bei, ihre Lage und Form auch beim unversehrten Körper festzustellen. Sie wird eingeteilt in: Aorta ascendens, Arcus aortae, Aorta descendens: letztere hat einen in der Brusthöhle und einen in der Bauchhöhle gelegenen Abschnitt: Aorta thoracica und Aorta abdominalis. Der Weg aus der Brust- in die Bauchhöhle führt durch den Hiatus aorticus des Zwerchfelles (Abb. S. 22, weiße Linie, Bd. 1, Abb. S. 183, *166*). Das hirtenstabähnliche Rohr steigt im vorderen Mediastinum in die Höhe und erreicht bei gesunden kräftigen Menschen hinter dem Brustbein in der Medianebene des Körpers mit der höchsten Scheitelhöhe des Arcus einen Punkt, der beim Lebenden 2—3 cm unterhalb der inneren Schlüsselbeingelenke liegt (Abb. S. 59). Man sieht bei der gewöhnlichen Röntgendurchleuchtung besonders die Stelle im Herzschatten, in welcher sich der Aortenbogen aus dem vorderen Mediastinum in das hintere wendet. Hier fallen die Röntgenstrahlen bei Durchleuchtung in der Medianebene ungefähr in die Ebene, in welcher sich der Arcus befindet (Bd. 2, Abb. S. 188, *189, 214* u. 680, *684*, Ausbuchtung I des linken Herzkonturs). Bei allgemeiner Senkung der Eingeweide, besonders bei alten Leuten, kann er viel tiefer stehen. Vom Ende des Arcus ab geht das Gefäß seiner ganzen Länge nach fast gradlinig bis

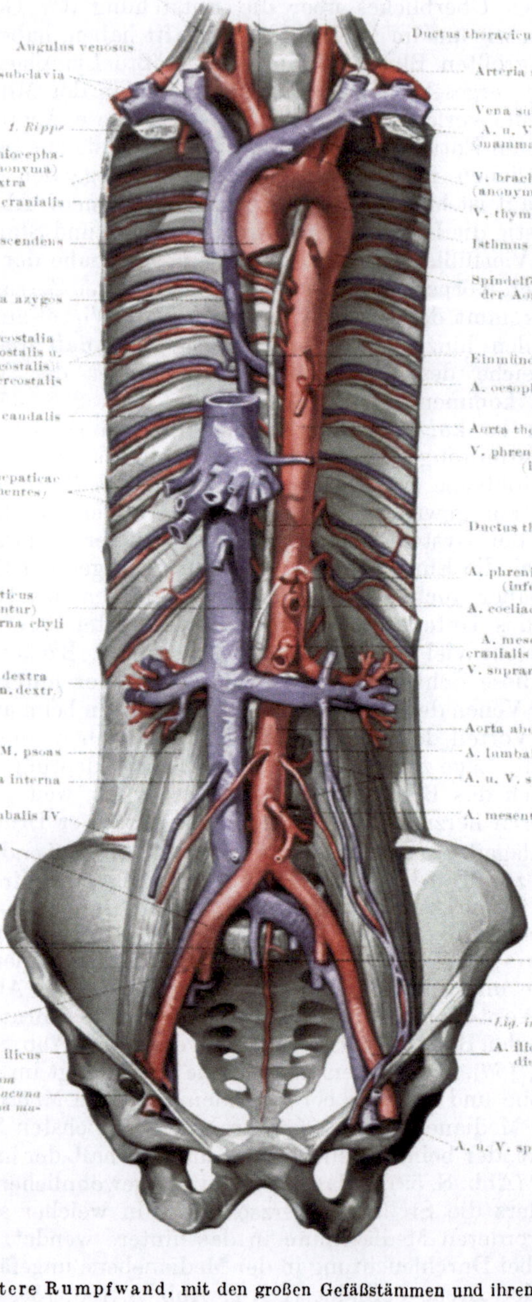

Abb. 20. Hintere Rumpfwand, mit den großen Gefäßstämmen und ihren Ästen. — Br.

vor den 4. Lendenwirbel abwärts und hat noch eine feine Fortsetzung darüber hinaus in der Aorta caudalis (A. sacralis media), welche bei geschwänzten

Tieren den ganzen Schwanz entlang als Schwanzaorta, beim Menschen bis zum Ende seiner Wirbelsäule fortgesetzt ist. Da beim Menschen die Aorta caudalis nur sehr dünn ist, sind die beiden Arteriae ilicae communes für die Fortsetzung der Aorta gehalten worden; in Wirklichkeit sind sie nur Äste, welche das Blut zu Becken und unteren Extremitäten führen, in der Art, wie die beiden Arteriae subclaviae das Blut den Armen zuleiten. Die Äste sind größer geworden als die jetzt verkümmerte ursprüngliche Fortsetzung der Aorta in die Schwanzarterie, und so spricht man von einer Bifurkation des Stammes vor dem 4. Lendenwirbel. Diese Stelle projiziert sich nach vorn ungefähr auf den Nabel, sie liegt nur ein wenig unterhalb und links von ihm.

Während bei der Brustaorta der Rippenkorb das Abtasten der Pulsation verhindert, ist bei nicht zu fetten Menschen der Puls der Bauchaorta zu fühlen, wenn man bei erschlafften Bauchdecken im Liegen vorsichtig die vordere Bauchwand eindrückt und das Gefäß gegen die Wirbelsäule drängt. Durch starken Druck mit den Fingern oder mit besonderen Pelotten läßt sich der Blutstrom durch Kompression der Bauchaorta gegen die Wirbel so stark drosseln, daß die Arterien der unteren Extremität für Operationen blutleer gemacht oder die Blutung während der Lösung der Placenta bei der gebärenden Frau fast ganz vermieden werden kann.

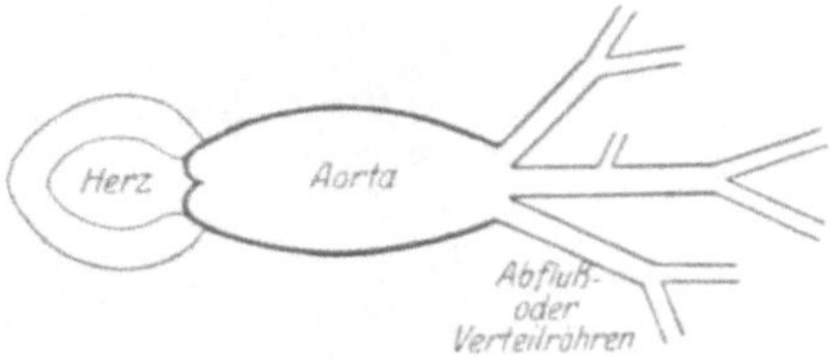

Die Brustaorta weicht ziemlich stark nach links aus, liegt aber immer noch vor den Wirbeln (auf der linken Hälfte in einer flachen Eindellung der Wirbelkörper, Impressio aortica), mit zunehmendem Alter kommt sie mehr nach links



Abb. 21. Herz, Windkessel und Verteiler. [Aus PETERSEN: Roux's Arch. 106, 16 (1925).] - Br.

neben die Wirbelsäule zu liegen. Die Bauchaorta nähert sich immer mehr der Medianebene und erreicht sie fast völlig an ihrer „Bifurkation" (Abb. S. 22).

Die aus dem Körper herausgenommene Aorta ist kürzer und weiter als sie in situ ist; sie ist im Körper wie alle Arterien längs und radiär gedehnt, so daß ihre elastischen Elemente dauernd gespannt sind. Die radiäre Dehnung wird durch den Seitendruck des Blutes bewirkt, die Längsspannung ist durch Wachstumsverschiedenheiten bedingt: die Aorta bleibt gegenüber der Rumpfwand im Wachstum zurück (ähnlich wie das Rückenmark), was beim Erwachsenen seinen Ausdruck darin findet, daß die ursprünglich von der Aorta rechtwinklig abgehenden Segmentalarterien im Brustbereich rückläufig geworden sind (Art. intercostales, Abb. S. 60). Das strömende Blut wirkt verlängernd auf das durchströmte Rohr. Dem hält die Längsspannung das Gleichgewicht. Mit abnehmender Elastizität der Wand bei zunehmendem Alter erhält die rohrverlängernde Wirkung der Blutströmung das Übergewicht: die Längsspannung verschwindet, das Aortenrohr wird verlängert. Daher seine spätere Lage neben statt vor der Brustwirbelsäule und in Fällen hochgradiger Verlängerung ihr geschlängelter Verlauf.

Die zahlreichen elastischen Häute und Fasern der Aorta sind in der Tunica media untermischt mit glatter Ringmuskulatur, welche mächtiger ist, als man bei reinen Elastinfärbungen vermuten sollte. Das elastische und muskulöse Gewebe zusammen können so stark ausweichen, daß die Aorta das vom linken Herzen ausgestoßene Blutquantum aufnehmen und dann weiter befördern kann, wie von einem Windkessel (oder von dem zweiten Ballon eines Sprays) die komprimierte Luft aufgenommen und weiter distal gepreßt wird (Abb. S. 23). Die Windkesselfunktion wird nicht nur von der gespannten Aortenwand vollzogen, sondern die großen Äste können mitbeteiligt werden, wenn es sich um große Blutmengen und starke Spannungen für die Fortbewegung des Blutes handelt. Das aus dem Herzen herausschießende Blut tritt stoßweise in die Aorta ein, wird dort gesammelt und fließt von da aus im kontinuierlichen

Strom in die übrigen Gefäße hinein. Die Gefäße sind Verteiler des in der Aorta gesammelten Blutes (Abb. S. 23). Ihre Wand ist durch eine dicke Ringmuskulatur dahin gebaut, den Blutstrom zu blockieren oder freizugeben, d. h. sich so einzustellen, daß jedes Organ die von Fall zu Fall benötigte Blutmenge erhält,

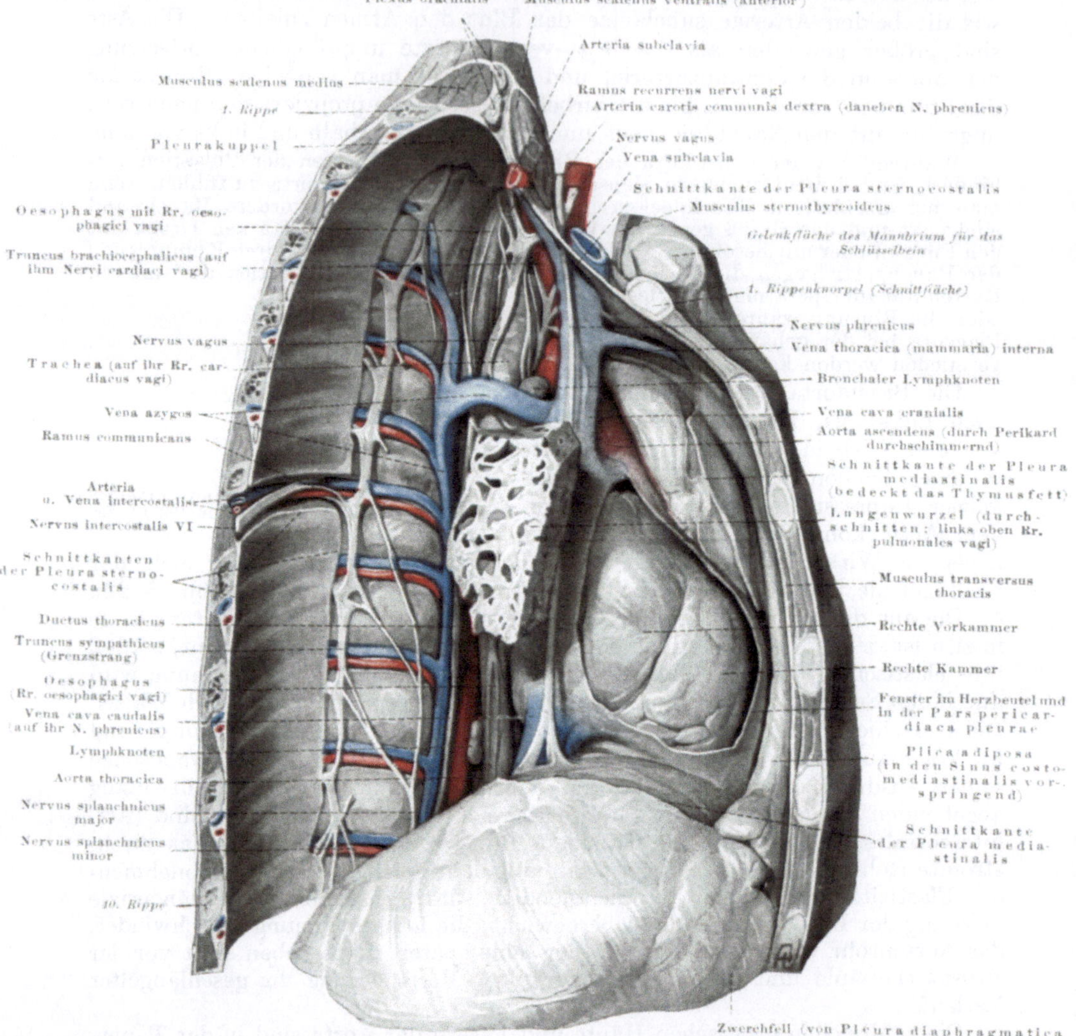


Abb. 22. **Gefäße und Nerven im Mediastinum.** Rechte Thoraxwand und Pleura mediastinalis entfernt, rechte Lunge nahe der Wurzel abgeschnitten. — Br.

während das Sammelbecken der Aorta unter einer so starken Wandspannung stehen muß, daß das Blut in ununterbrochenem Strom bis in die Peripherie getrieben wird. Man hat die contractilen Elemente in der Aortenwand Spannungsmuskulatur, die in den Verteilern Stellmuskulatur genannt.

Die elastischen Fasern in der Aortenwand dehnen sich mit der Freiheit eines Grades. Die gedehnten Fasern und Häute wirken an sich rein passiv auf den Inhalt der Aorta. Eine genauere Betrachtung lehrt, daß die glatte Muskulatur, welche durch den Sympathicus aktiv innerviert wird, eine Dehnung von zwei Freiheitsgraden ermöglicht, daß aber außerdem der eine Grad der Freiheit der elastischen Grundsubstanz durch die gleichsam hineingespickten glatten Muskeln um einen weiteren Grad vermehrt wird, sobald die Muskeln durch ihre Innervation gespannt werden und nun Verstärkungen in den Lücken des elastischen Grundnetzes darstellen.

Die drei Äste des Arcus aortae haben eine Spannungsmuskulatur, werden also in der Regel ähnlich benutzt wie die Aorta. Die Grenze zwischen Spannungs- und Stellmuskulatur ist nirgends scharf.

Über Einzelheiten der Aorta s. Tabelle S. 96.

Während die Aorta aus dem Herzen ein gleichmäßig sauerstoff- und nähr- *Die beiden Hohlvenen Abb. S. 22, 24, 79* stoffhaltiges Blut erhält, das durch ihre Äste an alle Organe verteilt wird, befindet sich in den beiden Hauptvenenstämmen sehr verschiedenes Blut, welches erst im rechten Herzen gemischt wird, ehe es der Lunge zuströmt. Die untere Hohlvene enthält alle Stoffe, welche die Leber, nachdem sie sie aus dem Pfortaderblut entnommen, verarbeitet und gespeichert hat, an den Organismus abgibt. Sie enthält ferner die Hormone des Pankreas, der Nebennieren, der Paraganglien und der Keimdrüsen. In der oberen Hohlvene hingegen sind die Fette enthalten, die ihr durch den Ductus thoracicus zugeführt werden, außerdem die Hormone von Schilddrüse und Epithelkörperchen, Carotisdrüse, Hypophyse. So wird denn die Einheitlichkeit der Zusammensetzung des Venenblutes erst im Herzen erreicht.

Die obere Hohlvene, Vena cava cranialis (superior), Abb. S. 22, geht aus ihren beiden großen Zuflüssen, der Vena brachiocephalica (anonyma) dextra und Vena brachiocephalica (anonyma) sinistra, am unteren Rand des rechten obersten Rippenknorpels hervor. Sie liegt im vorderen Mediastinum, bedeckt von dem Thymusfettkörper, im 1. und 2. Intercostalraum der rechten Körperseite, ist leicht nach außen konvex und mündet hinter dem Ansatz des 3. rechten Rippenknorpels am Brustbein in den rechten Vorhof (Abb. S. 24).

Auf diesem etwa 7,5 cm langen Wege mündet in sie als einziges größeres Gefäß die V. thoracica longitudinalis dextra, V. azygos, welche ihrerseits das Blut aus der V. thoracica longitudinalis sin., V. hemiazygos empfängt (Abb. S. 24, 27). Ohne diese beiden Venen, welche ursprünglich selbständige Gefäße waren und nachträglich zu bloßen Ästen der Vena cava caudalis herabgesunken sind (S. 19), wäre das Zuflußgebiet der oberen Hohlvene das gleiche, welches sein Blut von den 3 großen Ästen des Arcus aortae erhält, nämlich die obere Körperhälfte: Hals, Kopf und obere Extremitäten. Aber die Vena azygos und die Vena hemiazygos leiten außerdem Blut aus der Brustwand und einem Teil der Bauchwand der oberen Hohlvene zu, aus Gebieten, welche nicht von den drei Arcusästen der Aorta, sondern von der Aorta descendens aus ihr Blut empfangen. Der Abfluß zur oberen Hohlvene ist freilich nicht obligatorisch, sondern die Vena azygos und hemiazygos haben Verbindungen unterhalb des Zwerchfelles mit Ästen der unteren Hohlvene, so daß das Blut gelegentlich auch dahin gelangen kann. Die Vena azygos und hemiazygos betrachten wir daher als einen Zwischenstock zwischen der oberen und der unteren Hohlvene.

Die untere Hohlvene, Vena cava caudalis (inferior), bildet sich aus den beiden großen Abflüssen des venösen Blutes des Beckens und der unteren Extremitäten, Venae iliacae communes, vor der Zwischenwirbelscheibe zwischen 4. und 5. Lendenwirbel, etwas tiefer als die Bifurkation der Aorta (Abb. S. 22). Das Gefäß liegt rechts von der Aorta vor der rechten Hälfte der Wirbelkörper und dem rechten Zwerchfellpfeiler in einem besonderen Kanal der hinteren Leberfläche und passiert das Zwerchfell in einer ihm eigenen Öffnung. Es liegt mit einer ganz kurzen Strecke oberhalb des Zwerchfelles innerhalb des Herzbeutels, wo es in den rechten Vorhof mündet (Abb. S. 24). Die ganze Länge beträgt 22—25 cm, also das Dreifache oder mehr der Länge der oberen Hohlvene. Die bisher beschriebene Strecke nimmt von beiden Seiten Venenäste auf, denen eigentümlich ist, daß sie das Blut aus den von paarigen Ästen der Aorta abdominalis versorgten Gebieten aufnehmen: aus den unteren Extremitäten, dem Becken, der Bauchwand und den beim Erwachsenen oder beim Embryo der Bauchwand anliegenden paarigen Eingeweiden, nämlich den Nebennieren, den Nieren, Hoden bzw. Eierstöcken.

Hier nennen wir auch die Pfortader, Vena portae (Vena hepatica advehens), welche zwar ihr Blut nicht selbständig in die Vena cava caudaulis ergießt, sondern der Leber zuleitet, von wo es durch die Venae hepaticae (revehentes) der Vena cava caudalis und damit dem Herzen zuströmt (Abb. S. 79). Das Pfortaderblut nimmt der Herkunft nach eine besondere Stellung ein, ist auch der unteren Hohlvene nur auf eine ganz kurze Strecke angeschlossen, weil es erst dicht unter dem Zwerchfell in sie mündet, also nur die $1^1/_2$—2 cm lange intrathorakale Strecke der Vena cava inferior mit benutzt (Abb. S. 24). Es stammt aus den unpaaren Eingeweiden der Bauchhöhle: Magen, Darm, Pankreas und Milz. Die Entstehung dieser Scheidung der Abflüsse von paarigen und unpaarigen Venen ist früher besprochen (S. 17). Die Pfortader wird aus 3 Hauptzuflüssen gespeist: Vena lienalis, V. mesenterica cranialis (superior) und V. mesenterica caudalis (inferior). Sie beginnt neben dem Kopf des Pankreas an der Einmündung der Vena mesenterica superior in den von den beiden anderen schon vorher gebildeten Venenstamm und erreicht bei einer Länge von etwa 7,5 cm im Ligamentum hepato-duodenale verlaufend die Leberpforte, wo sie sich in 2 Äste teilt: Ramus dexter und Ramus sinister (Abb. S. 79). Sie treten in die Leberlappen gleichen Namens ein. Anders wie alle anderen Venen verteilt die Pfortader das in ihr strömende Blut in zahlreiche feinste Äste auf (in die Capillaren oder richtiger in das venöse Wundernetz der Leber, Bd. 2, S. 320, *325*). Der Stamm ist zwischen zwei Capillarnetze eingeschaltet, von welchen das eine in der Darmwand, das andere in der Leber liegt. Aus dem letzteren sammeln sich die Lebervenen, Venae hepaticae (revehentes), welche das Blut der unteren Hohlvene zuführen und unmittelbar unter dem Foramen venae cavae des Zwerchfelles in sie münden (Abb. S. 22).

Die Pfortader verläuft im Ligamentum hepatoduodenale zusammen mit Art. hepatica und Ductus choledochus, von der hinteren Bauchhöhlenwand und der ihr zugehörigen Vena cava caudalis getrennt durch das Foramen Winslowi. Steckt man den Finger in dieses Loch, so hat man die untere Hohlvene hinter und die Pfortader vor dem Finger (Pfeil in Abb. S. 79, auch Bd. 2, Abb. S. 250, *254*), d. h. die Abflüsse des Blutes von den paarigen und unpaarigen Organen der unteren Körperhälfte sind durch den Finger getrennt. Die aus dem Magendarmkanal und aus der Milz abströmenden Blutmassen sind genötigt durch die Leber zu fließen, wo sie verarbeitet werden, ehe sie durch die Lebervenen und die untere Hohlvene in das Herz gelangen.

Über die Einzelheiten der Hohlvenen, der Vena azygos, hemiazygos und Vena portae s. Tabelle S. 101.

Ductus thoracicus

Der große Lymphgefäßstamm, Ductus thoracicus, wird auch Milchbrustgang genannt, wegen des milchigen Aussehens des Chylus, der die Fette in Emulsion enthaltenden Lymphe aus dem Darm. Er beginnt dicht unterhalb des Zwerchfelles mit einer Erweiterung, der Cisterna chyli, geht hinter der Aorta durch den Hiatus aorticus in das hintere Mediastinum und verläuft hinter Aorta thoracica mitten vor der Wirbelsäule aufwärts bis zum 5. oder 4. Brustwirbel (Abb. S. 22, 27). Zwischen den Wirbelkörpern und dem Lymphstamm queren die rechten Intercostalarterien der Aorta nach rechts hinüber. Man muß sich bei der Präparation hüten, auf diese Gefäße einzugehen, bevor der Ductus thoracicus gesichert ist. Achtet man darauf, so kann man ihn sehr leicht finden und weiter nach oben verfolgen. Er verläßt die Wirbelsäule an der genannten Stelle, geht allmählich nach links und erreicht oberhalb der oberen Thoraxapertur von hinten her das äußere Halsdreieck. Er geht dort zwischen der Art. carotis communis sinistra und Art. subclavia sinistra aufwärts, biegt oberhalb der letzteren im Bogen nach ventral um und mündet von kranial

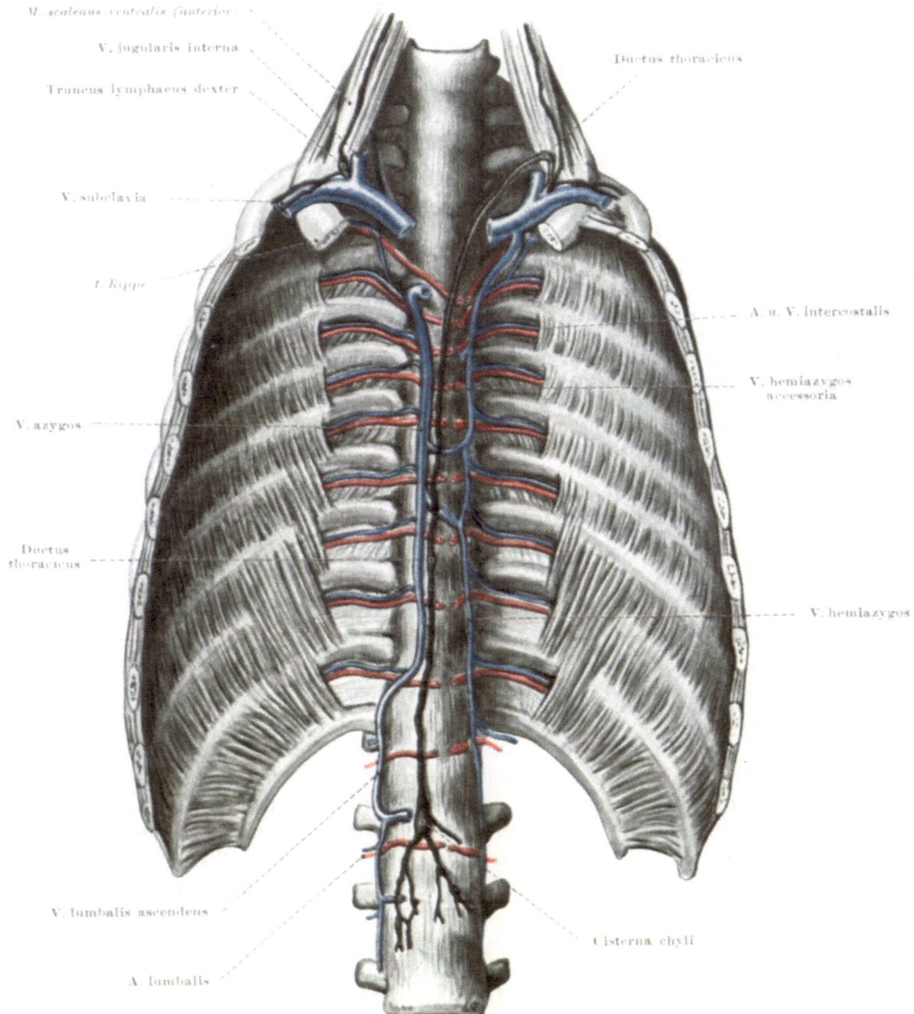


Abb. 23. Ductus thoracicus, Venae thoracicae longitudinalis (V. azygos et hemiazygos). — Br. — E.

in den Winkel zwischen Vena subclavia sinistra und Vena jugularis sinistra ein (Angulus venosus, Abb. S. 27). Die Mündung in die Vene ist durch eine Klappe (seltener ein Klappenpaar) gegen einen Übertritt von venösem Blut in den Lymphstamm gesichert. Auch gibt es Klappen im ganzen Hauptstamm, im Anfangs- und Endteil zahlreiche, in der Mitte weniger.

Der Ductus thoracicus nimmt durch die Cisterna chyli die Gesamtlymphe der unteren Körperhälfte in sich auf, ist also der einzige, und zwar unpaare Sammelgang für die Lymphe der unteren Körperhälfte. Aus der oberen Körperhälfte münden nur die Lymphgefäße der linken Körperseite in ihn ein, sofern sie nicht selbständige Einmündungen die Venen haben. Er leitet also die Lymphe der linken Kopf- und Halshälfte, des linken Armes, der linken Brusthälfte, aber aller Bauch- und Beckeneingeweide, der gesamten Bauch- und Beckenwand und beider Beine kopfwärts. Auf der rechten Seite gibt es oft einen entsprechenden, aber etwa nur 1—1,5 cm langen Gang, der im Angulus venosus dexter mündet: Truncus lymphaceus dexter. In ihn senken sich dicht vor seinem Eintritt in die Vene die Lymphstämmchen aus der rechten Hälfte des Brustkorbes, aus der rechten Kopfhälfte und aus dem rechten Arm ein, wenn sie nicht selbständig einmünden (Abb. S. 27). Doch können die 3 Zuflüsse auch getrennt in die Vena brachiocephalica dextra oder in ihre Äste münden. Ausnahmsweise kann der Ductus thoracicus den Weg nach rechts anstatt nach links nehmen (bei manchen Säugern ist das die Regel) oder beide Wege können gleichzeitig bestehen, so daß sich der große Brustlymphgang in der Höhe des 4. oder 5. Brustwirbels spitzwinklig in 2 Gänge teilt, von denen der eine im rechten, der andere im linken Angulus venosus mündet. Das andere (seltene) Extrem ist völliger Mangel eines ausgeprägten Stammes: statt seiner zieht ein langgestrecktes Netz von Lymphgefäßen vor der Wirbelsäule aufwärts bis zur beiderseitigen Mündung in die Venen. Bei vielen Tieren sind bei bestehendem Hauptstamm direkte Einmündungen von Lymphgefäßen des Mediastinum in ihn gefunden worden. Man kann aus den mitgeteilten verschiedenartigen Befunden schließen, daß der jetzige asymmetrische Hauptstamm an die Stelle zahlreicher feiner Stämme getreten ist und den Ablauf der Lymphe der unteren Körperhälfte nach der linken Seite monopolisiert hat. Von der oberen Körperhälfte ist ihm nur die linke Seite tributär. Immerhin hat die Lymphe von $^3/_4$ des Körpers statt vieler gleichwertiger Mündungen in das Venensystem nur eine größere behalten. Rechts hat sich für die rechte obere Körperhälfte in der Regel der Ductus lymphaticus dexter als selbständiger, wenn auch viel kleinerer Lymphgang herausgebildet. Auch seine Mündung ist durch eine Klappe vor dem Eintritt venösen Blutes gesichert. Ich verweise auf die Darstellung des Lymphgefäßsystems und seine Entstehung. Dort werden auch die Zuflüsse der Lymphe zu dem großen Sammelgang genauer beschrieben. Über andere Beziehungen der Lymphbahn s. Lymphknoten und Milz (Bd. 2, S. 571ff., *576 ff.*).

## 3. Die Verteilung der Leitungsbahnen im Rumpf.

Formgleichheit der Blut- und Nervenverteilung     An die Aorta, welche das Blut vom Herzen aufnimmt, und wie ein Windkessel das aus dem Herzen stoßweise ausgetriebene Blut im kontinuierlichen Strahl weitertreibt, schließen sich die Verteiler an (Abb. S. 23). Sie leiten das arterielle Blut auf bestimmten Wegen zu den einzelnen Territorien, welche es zu versorgen hat. Von dort aus kehrt es zu den Venen zurück und ergießt sich in die verschiedenen Hauptvenenstämme, die es zum Herzen zurückführen. Die Arterien und Venenverteilung erfolgt auf annähernd den gleichen Wegen, d. h. die zu- und ableitenden Gefäße liegen im allgemeinen nebeneinander. Auch die Nerven nehmen einen ähnlichen Weg. In Abb. S. 29 ist zum Vergleich auf der rechten Seite eines schematischen Querschnittes durch den Rumpf die Blutverteilung, auf der linken Seite die Nervenverteilung eingetragen (in Wirklichkeit liegen natürlich beide auf jeder Seite, die Venen denke man sich als Begleitung der Arterien hinzu); man kann sich an der Abbildung leicht überzeugen, wie ähnlich in der Art der Lage und Verteilung Gefäße und Nerven im allgemeinen gestaltet sind. Das Verhalten ist ganz anders wie bei den großen Gefäßstämmen, von denen jeder seine besondere Lage und Form hat, dabei wohl einem anderen Gefäß benachbart sein kann, aber immer nur streckenweise und nicht wegen einer identischen oder nahezu identischen Gesamtform mit ihm. Im einzelnen gibt es allerdings auch bei den Verteilern viele Abweichungen, welche wir weiter unten zu berücksichtigen haben werden; aber die allgemeine Regel, welche wir durch den Plan unserer Stoffeinteilung unterstreichen, ist doch die, daß die Verteilung der Gefäße und Nerven formgleich ist. So wenigstens im Bereich des Rumpfes und der Extremitäten, also den ursprünglich segmental gegliederten Gebieten. Dem Kopf- und Kiemengebiet liegt ein anderer Bauplan zugrunde.

Auch die Lymphgefäße, welche in den Ductus thoracicus und den Ductus lymphaceus dexter münden, folgen in zahlreichen, netzförmig verbundenen Ästchen den Blutgefäßen. Doch gehe ich hier nicht auf dieselben näher ein, weil beim Lymphgefäßsystem die Lage und Beziehung zu den eingeschalteten Lymphknoten von besonderer Wichtigkeit ist („regionäre Lymphknoten", Bd. 2, S. 577, 582). Das Lymphgefäßsystem wird deshalb in einem besonderen Abschnitt behandelt werden.

Beim Nervensystem ist ganz ähnlich wie bei den Gefäßen ein Unterschied zwischen Stamm und Verteilern zu machen; nur die Verteilung der Nervenreize Die Rückenmarksnerven

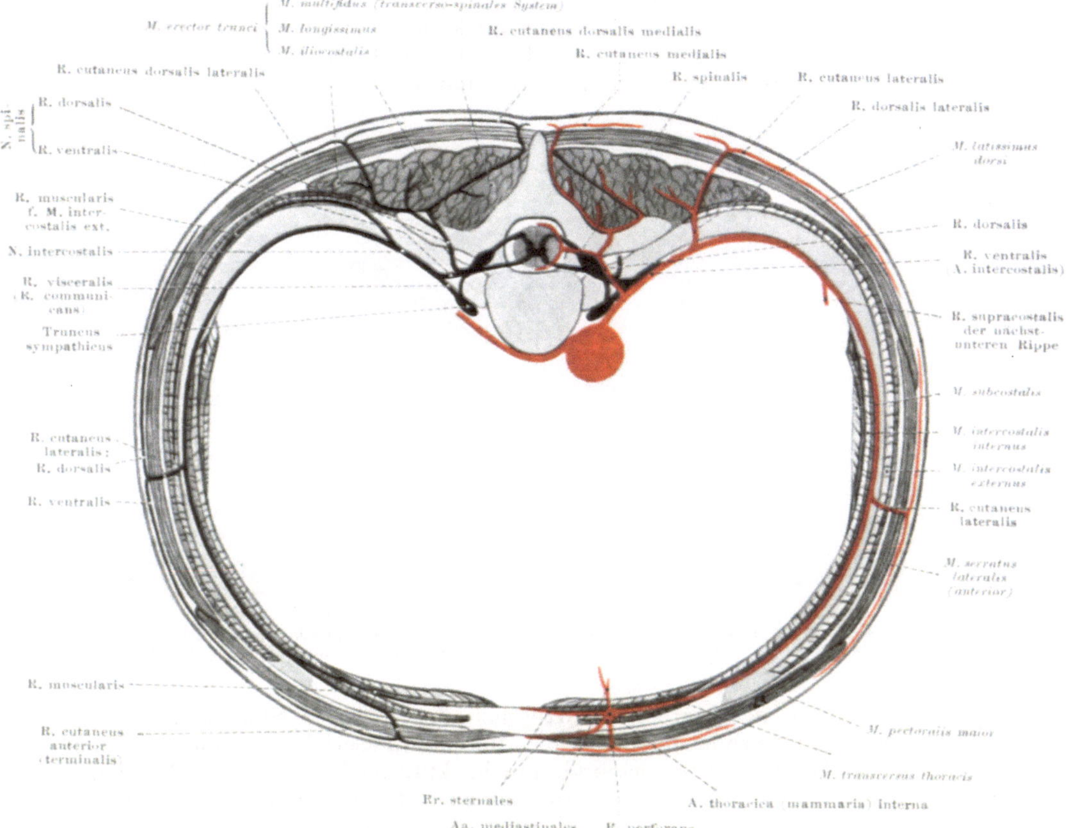


Abb. 24. Gefäß- und Nervenverteilung im Rumpf. Querschnitt des Körpers. Schema (im wesentlichen nach TOLDT-HOCHSTETTER, Anat. Atlas). Auf der einen Seite sind nur die Arterien, auf der anderen nur die Nerven gezeichnet. — Br. — E.

mittels der Spinalnerven ist entsprechend den übrigen Verteilern angeordnet. Das Rückenmark, welches den großen Stämmen der Gefäße verglichen werden kann, hat seine besondere Lage und Form. Es ähnelt noch am meisten der Aorta darin, daß es als einheitlicher Stamm durch den Rumpf hindurchläuft, aber innerhalb der Wirbelsäule, also durch die Wirbelsäule von der Aorta getrennt. Seine Besonderheiten und auch die feinere Struktur und Anordnung der ihm zugehörigen Rückenmarksnerven sind bei den Zentralorganen ausführlich behandelt worden (Bd. 3).

Aus jedem Zwischenwirbelloch der Wirbelsäule tritt ein Spinalnerv heraus (Abb. Bd. 3, S. 34), dazu jederseits einer zwischen Schädel und Atlas. Der letzte in der Reihe ist ein feiner Nerv zwischen 1. und 2. Steißwirbel bzw. den Rudimenten dieser Wirbel. Die Gesamtzahl dieser Nerven beträgt demnach

31 auf jeder Körperseite. Sie werden nach dem nächst höheren Wirbel benannt
außer bei der Halswirbelsäule, wo der erste zwischen Os occipitale und 1. Wirbel
liegt (also folgerecht als Occipitalnerv bezeichnet werden müßte, vgl. S. 11),
der letzte der zwischen 7. Halswirbel und 1. Brustwirbel austretende Nerv,
also der 8. in der Reihe ist. Wir zählen außer den 8 Halsnerven, Nervi cervicales
(C 1—C 8), 12 Brustnerven, Nervi thoracales (Th 1—12), 5 Lendennerven,
Nervi lumbales (L 1—5), 5 Kreuznerven, Nervi sacrales (S 1—5), 1 Steißnerv,
Nervus coccygeus (Cc), selten 2.

Jeder Spinalnerv hat einen ganz kurzen Stamm, der innerhalb des Zwischen-
wirbelloches gelegen ist. Vom Rückenmark aus empfängt er eine vordere und
eine hintere Wurzel, Radix ventralis und Radix dorsalis (Abb. S. 29,

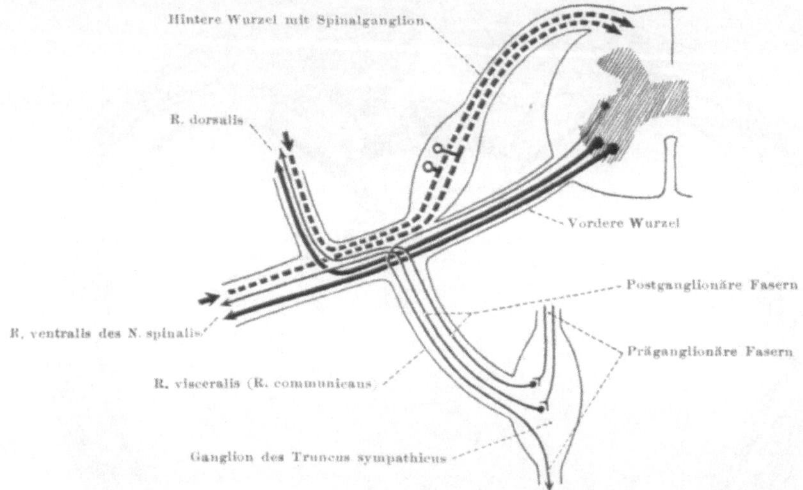


Abb. 25. Wurzeln und Äste eines Spinalnerven. Schema. Somatomotorische Fasern dick ausgezogen,
somatosensible gestrichelt, Sympathicusfasern (prä- und postganglionäre) dünn ausgezogen. — Br. — E.

Bd. 3, S. 32). An der hinteren Wurzel befindet sich das Spinalganglion, in
welchem die Ganglienzellen der sensiblen, afferenten Fasern liegen. Das Ganglion
reicht in das Foramen intervertebrale hinein, kurz nach seinem distalen Ende
vereinigt sich mit der aus ihm herauskommenden dorsalen Wurzel die ventrale,
deren Fasern aus motorischen Ganglienzellen im vorderen Teil des Rückenmarkes selbst hervorgehen (Abb. 30). Das Stämmchen des Spinalnervs, das
aus Fasern beider Wurzeln zusammengesetzt ist, teilt sich sofort in seine Äste
auf, so daß es nur $^1/_2$—1 cm lang, selten länger ist. Aber diese kurze Strecke
ist besonders wichtig und unentbehrlich, weil in ihr die Fasern der dorsalen und
ventralen Wurzeln so ausgetauscht werden, daß ein Ast, Ramus, nicht nur
Fasern einer Gattung enthält (motorische oder sensible), sondern daß in den
Hauptästen beide Gattungen (motorische und sensible) enthalten sind (Abb.
S. 30). Das Nervenstämmchen ist also als Hauptweichenanlage wie bei den
Gleisen eines Bahnhofs zu betrachten. Die 3 Äste eines jeden Spinalnerven
heißen: Ramus anterior s. ventralis, Ramus posterior s. dorsalis,
Ramus visceralis s. communicans. Der letztere gehört zum Sympathicus
Er leitet die Neuriten von solchen Rückenmarkszellen, welche in einer mitt-
leren Zone der grauen Substanz liegen, durch die vordere oder hintere Wurzel
der Peripherie zu (Abb. S. 30). Wir beschränken uns hier auf die durch
die vorderen Wurzeln verlaufenden Fasern, welche dem Grenzstrang des

Sympathicus und von dort den Eingeweiden zugeleitet werden (auf ersteres bezieht sich der Beiname communicans, auf letzteres der Beiname visceralis).

Außer den 3 genannten Ästen entsendet der N. spinalis einen feinen Ast durch das Foramen intervertebrale rückläufig in den Canalis vertebralis: R. meningicus (N. sinuvertebralis). Er gibt feinste Ästchen an Periost und Knochen, an den Plexus venosus und die Arterien des Wirbelkanals. Die einzelnen R. meningici stehen untereinander und mit denen der Gegenseite in Verbindung.

Die Spinalnerven sind metamer angeordnet, d. h. von Anbeginn an entsteht *Schema der Verteiler im Rumpf: parietale Äste* aus dem Rückenmark jederseits für jedes Ursegment ein Spinalnerv; die motorischen Fasern des Nervs gehören dem Myotom und die sensiblen Nerven dem Dermatom des betreffenden Ursegmentes an (Bd. 1, Abb. S. 26, *20*). Die Blutgefäße entstehen entsprechend, indem segmentale Äste der Hinterwand der Aorta (Abb. S. 7, 57) von beiden Seiten an das Rückenmark herangehen, Rami spinales. Bei den Blutgefäßen liegt der Beginn der Ästchen zunächst zwischen den Myotomen, bei den Nerven innerhalb der Myotome; dies ist im Zusammenhang mit der Umgliederung der Wirbelsäule zu verstehen (Bd. 1, S. 21, *28*), spielt aber für die späteren Zustände keine Rolle, da sich die Blutgefäße sehr früh auch in den Myotomen verzweigen und dann den Nervenzweigen überall eng anliegen. Gerade so wie die Arterien in metamerer Folge aus der Aorta hervorsprossen, so münden die entsprechenden Venen jederseits in metamerer Reihenfolge in die Venae cardinales craniales et caudales Die Hauptäste der segmentalen Blutgefäße und Nerven sind zum Rücken verlaufende Rr. posteriores s. dorsales und zur vorderen Rumpfwand verlaufende Rr. anteriores s. ventrales. Die letzteren sind in der Brustwand als metamere Gebilde besonders kenntlich, da die Rippen hier je einem Metamer entsprechen und also nach dem gleichen Grundschema gerichtet sind. Zwischen je 2 Rippen findet sich je 1 Arterie, 1 Vene und 1 Nerv: Zwischenrippengefäße und -nerven, Vasa intercostalia und Nervi intercostales (Abb. S. 27, 29). Diese Namen sind im Brustbereich synonym mit den oben genannten Rr. anteriores s. ventrales. Bei ihnen ist die Übereinstimmung der Lage der Verteiler im Rumpf am deutlichsten. Die segmentalen Nerven und Gefäße verteilen sich in der Rumpfwand und heißen deshalb Rami parietales.

Die Größe der segmentalen Äste der Arterien ändert sich im Laufe der Entwicklung so sehr, daß die frühesten Stämmchen später wie feinste Ästchen der späteren aussehen. Der Ramus spinalis zum Rückenmark ist zuerst da, dann entsteht der Ramus dorsalis und zuletzt der Ramus ventralis. Eine Zeitlang ist der R. spinalis der größte Ast, dann der R. dorsalis, schließlich der R. ventralis. Es ist üblich, im endgültigen Zustand die Rr. ventrales als selbständige Hauptäste zu behandeln. Man nennt sie im Brustkorb Arteriae intercostales und bezeichnet den Ramus dorsalis als Ast der A. intercostalis, den Ramus spinalis als Ast des R. dorsalis (Abb. S. 29). Eine andere Nomenklatur sagt, die Art. intercostalis teile sich in einen R. ventralis und einen R. dorsalis. Eine teilweise Berechtigung dazu liegt in dem Verhalten der Nerven: so wie der Nervus spinalis sich in den R. ventralis und dorsalis teilt, so auch die Art. intercostalis. Aber es ist eingebürgert, den R. ventralis als A. intercostalis schlechthin zu bezeichnen. Von den Spinalnerven geht je ein feinstes Ästchen — rückläufig — in den Rückgratkanal und versorgt die Hüllen des Rückenmarkes, dies ist ein zweifelloser Ast des R. dorsalis, R. meningicus. Die entsprechend liegenden Gefäße sind also auch Äste, welche nur wegen der Wichtigkeit der Ernährung der Rückenmarkanlage den Hauptstämmen in der Entwicklung vorangehen. Bei dem Ramus dorsalis liegt kein Anlaß vor, ihn als „Ast" der Intercostalarterie zu bezeichnen außer dem geringeren Durchmesser. Bei den Nerven wird trotz der geringeren Durchmesser der Ramus dorsalis dem Ramus ventralis gleichgeordnet. Dies sind Eigenmächtigkeiten der wissenschaftlichen Bezeichnungsweise, die üblich, aber sachlich ungerechtfertigt sind.

Zu den Eingeweiden begeben sich die Äste des Nervus sympathicus, welche *Viscerale Äste der Verteiler im Rumpf* durch die Rr. communicantes mit den Spinalnerven zusammenhängen (Abb. S. 30).

Diesen entsprechen Gefäße, welche aus der Vorderseite der Aorta austreten, Rami viscerales. Solange die Aorten paarig sind, gehen ebenfalls paarige Äste zum Darm (Abb. S. 7), jeweils aus der rechten Aorta zur rechten Darmwand und von der linken Aorta zur linken Darmwand. Wenn die beiden Aorten zu einer verschmolzen sind, bleiben die Äste anfangs noch paarig und werden später durch unpaare ersetzt (Abb. S. 57). Außer diesen zu den unpaaren Eingeweiden verlaufenden Ästen gibt es aber auch andere, welche ebenfalls zu Eingeweiden gehen, aber zu solchen, welche von vornherein der Rumpfwand angelagert sind, wie die Nieren, Nebennieren und Keimdrüsen. Sie heißen intermediäre Äste, weil sie zwischen den parietalen und visceralen gleichsam in der Mitte stehen. Ich rechne sie mit zu den visceralen Ästen. So unterscheide ich Rr. viscerales intermedii und Rr. viscerales proprii. Alle Blutgefäße dieser Art sind nicht metamer angeordnet wie die parietalen Gefäße. Ganz das gleiche ist bei den sympathischen Nerven der Fall. Bei der Entstehung des Bauchsitus hat sich gezeigt, wie durch die Drehungen des Darmrohres nur in den Achsen der entstehenden Schleifen Gefäße und Nerven übrig bleiben können. So bleiben in der Bauchhöhle an Stelle der anfänglich zahlreichen an den Magendarmkanal herantretenden Rr. viscerales proprii (Abb. S. 7) nur 3 übrig: Arteria coeliaca, A. mesenterica cranialis (superior) und A. mesenterica caudalis (inferior) (Abb. S. 57, 22). Die Venen verhalten sich entsprechend und haben die gleichen Namen. Den Gefäßen folgen die entsprechenden sympathischen Nervenäste als reich entwickelte Geflechte. Die Rr. viscerales intermedii sind ebenfalls anfänglich reich entwickelt, solange noch die Urniere fast durch die ganze Leibeshöhle zieht, und gehen in annähernd metamerer Reihenfolge an sie heran; der Abfluß vollzieht sich in ebensolchen Ästen zur hinteren Kardinalvene. Wenn die Nachniere und die Nebenniere an diese Stelle treten, die nur einen geringen Raum gegenüber der Urniere einnehmen (Bd. 2, Abb. S. 400, *405*), so vermindern sich entsprechend die Gefäße. Dasselbe gilt für die Äste zu den anfänglich langgestreckten, definitiv aber stark verkürzten Keimdrüsen. So gibt es beiderseits nur wenige endgültige Blutgefäße und sie begleitende sympathische Nervengeflechte der Art, welche wir Rr. viscerales intermedii nennen, nämlich: Aa. suprarenales, Aa. renales, Aa. spermaticae.

In der Brusthöhle entsprechen die zu den ortseigenen Organen des Mediastinum gehörenden Gefäße und Nerven den Rr. viscerales proprii (Aa. oesophageae, bronchiales). Die Lungen haben außer Ästchen, welche zu diesen gehören, noch die besondere Blutzufuhr durch die Lungenarterien und Blutabfuhr durch die Lungenvenen. Die Lungenarterien stammen von den Kiemenarterien ab (S. 9). Die Nerven für das Herz stammen zum Teil ebenso von Kiemennerven her und nehmen dort noch ihren Ausgangspunkt (die Vagusäste von den zum Kehlkopf gehörigen Rami laryngei).

Wenn in der Bauchhöhle das Mesenterium nachträglich in die Bauchwand einbezogen wird, z. B. bei der Anlagerung der Milz, des Duodenums, des auf- und absteigenden Colons an die Bauchwand, so bleiben die betreffenden Gefäße bei ihrem Abgang von der Aorta immer noch als unpaare Rami viscerales proprii erkennbar. Eingeweide dagegen, welche primär der Bauchwand zugehören, sich nachträglich in die Bauchhöhle vorbuchten, wie die Harnblase, und welche sogar in pathologischen Fällen beweglich werden können (Wanderniere), bleiben von dem primär beweglichen Darm oder den sekundär der Bauchwand einverleibten Organen dadurch unterschieden, daß die Gefäße paarig sind und auch sonst den Charakter der Rr. viscerales intermedii bewahren.

### a) Die Leitungsbahnen des Rückens.



Die Muskulatur des Rückens setzt sich aus autochthonen, dem Rücken von jeher eigenen Muskeln und darüber gelagerten, ursprünglich ortsfremden Extremitätenmuskeln und vorderen Rumpfmuskeln zusammen (Bd. 1, Abb. S. 31, *25*).

Die Nerven entsprechen genau diesem Aufbau, indem nur die autochthone Muskulatur (Erector trunci) von den Rr. dorsales der Spinalnerven versorgt wird (Abb. S. 29, 24). Auch die Rückenhaut wird sensibel von diesen innerviert. Die zwischen Haut und Erector trunci eingeschobenen Muskeln haben dagegen ihre eigenen Nerven, welche zu den Rr. ventrales gehören (denn Gliedmaßen und vordere Rumpfmuskulatur werden von diesen versorgt). Das Rückenmark und seine Häute sind von denselben Nerven versorgt wie die Haut und die autochthone Muskulatur des Rückens.

Das Gefäßsystem ist weniger konservativ. Die Rr. dorsales der Arterien und Venen verhalten sich im Rücken im allgemeinen und zum Rückenmark und dessen Häuten entsprechend den Nerven gleichen Namens (Abb. S. 29), aber sie versorgen auch die eingewanderten Muskeln, wo sie durch sie hindurchtreten, um an die Haut zu gelangen; bei den Nerven dagegen geht kein einziges Ästchen an die oberflächlichen Rückenmuskeln ab, obgleich sie wie die Gefäße durch dieselben hindurch zur Haut müssen (oberflächlich zum Erector trunci enthalten die Nerven keine musculo-motorischen Fasern).

Der Erector trunci zerfällt in zwei oberflächliche große Längszüge, Musculus iliocostalis und Musculus longissimus. Unter beiden liegt das transversospinale System. Nach dieser Anordnung richten sich die Leitungsbahnen, weil in den gröberen mit Bindegewebe gefüllten Spalten bei den Muskelbewegungen relative Ruhe herrscht (Abb. S. 34 links, die Gefäßäste liegen neben den Nervenästen, sie sind weggelassen). Die Rr. dorsales teilen sich nach Abgabe des R. meningicus zu den Rückenmarkshäuten in: Rami mediales und Rami laterales (Abb. S. 29). Die Rami laterales nehmen den Weg zwischen dem M. iliocostalis und M. longissimus nach der Rückenhaut zu. Die Rr. mediales laufen schräg nach medial über den M. multifidus und treten neben den Wirbeldornen an die Haut. Doch alternieren die beiden Nervenäste in der Art, daß am Hals und im Bereich des Schulterblattes die medialen Äste bis zur Haut vordringen, während sich die lateralen Äste innerhalb der Muskeln bereits erschöpfen; unterhalb des Schulterblattes bis zum Ende des Rückens gehen nur laterale Äste zur Haut (Grenzlinie zwischen medialen und lateralen Ästen schwarz gestrichelt in Abb. S. 34), die medialen versorgen lediglich Muskeln. Möglicherweise ist das verschiedene Verhalten darauf zurückzuführen, daß das Schulterblatt bei seinen Bewegungen laterale Äste, die zur Haut gehen, schädigen würde, und zwar im ganzen Bereich seiner Verschieblichkeit, während das fest mit der Wirbelsäule verbundene Becken keine Gefahr für die lateralen Äste bedeutet.

Die Hautäste verlaufen auf der tiefen Rückenfascie, gedeckt von der oberflächlichen Fascie und dem subcutanen Fettgewebe.

Die medialen Äste in der oberen Rückenhälfte breiten sich in der Haut so weit lateralwärts aus, daß sie dasselbe Gebiet versorgen, welches die lateralen Äste in der unteren Körperhälfte innervieren. Man kann das vergleichen mit dem Abfließen von Tinte in bisher weiße Partien eines Löschpapiers. Die experimentelle Embryologie hat bei Amphibienlarven dieses Fließen unmittelbar demonstrieren können. Schneidet man nämlich das Schwanzende der Larve einer Spezies, deren Ektoderm sehr wenig pigmentiert ist und gelblich aussieht, ab und heilt es an den Larvenkörper einer Spezies mit tiefschwarz pigmentiertem Ektoderm, deren Schwanzanlage vorher entfernt wurde, als Ersatz des verlorenen Schwanzendes an, so sieht man, daß Hautorgane mit schwarzem Pigment in den gelblich weißen Schwanz vordringen und dort natürlich sehr markant hervortreten. So kann, wie es scheint, auch beim menschlichen Embryo die Haut eines bestimmten Abschnittes sekundär ausfließen. Die betreffenden Hautnerven folgen diesem Vorgang, wie es auch bei jenen Experimenten an Amphibien beobachtet ist (an den Hautsinnesorganen und dem sie versorgenden

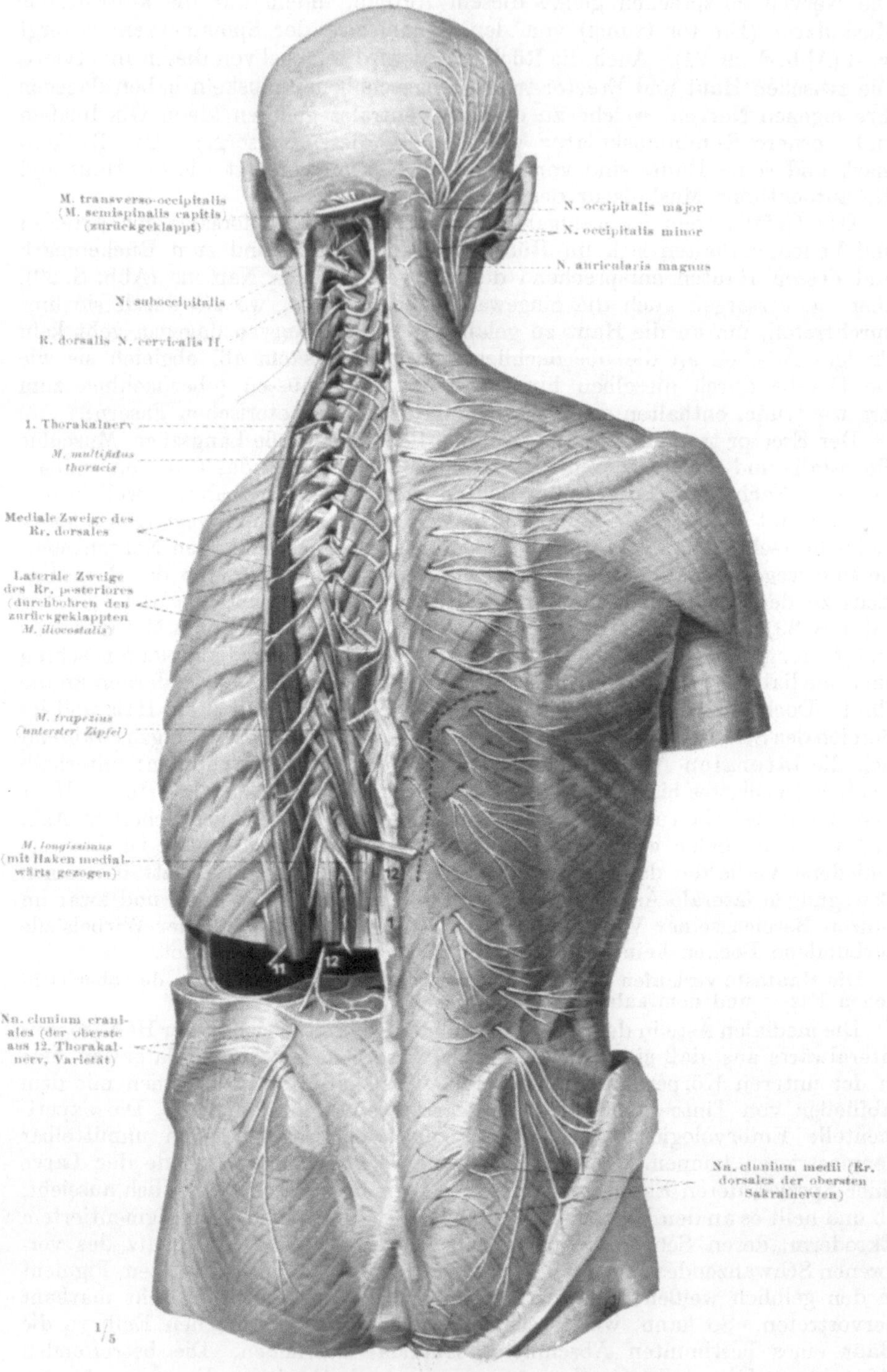


Abb. 26. Die Rami dorsales der Spinalnerven. Links die tiefen Äste, rechts nur die oberflächlichen. Die gestrichelte Linie rechts grenzt die medialen Äste gegen die lateralen ab. (Präparat von Dr. W. Schulze, Anat. Sammlung Heidelberg. — Br.)

Nervus lateralis des Nervus vagus). Bei unserem Rücken ist die Verschiebung zweifellos sekundär, wahrscheinlich bedingt durch die Verbreiterung des Rückens infolge der mit dem aufrechten Gange einhergehenden Verbreiterung des Thorax (Bd. 1, Abb. S. 299, *281*). Die Haut schiebt sich über Muskelgebiete, die ihr von Haus aus ganz fremd sind. So deckt die von den Rr. mediales versorgte Haut die von Rr. laterales innervierte Muskulatur, ja sie reicht bis auf die Schulter und die dort befindliche, ganz heterogene, von ventralen Nerven versorgte Extremitätenmuskulatur. Am klarsten ist dies bei dem N. occipitalis major, welcher anzeigt, daß die Rückenhaut am Kopf bis zum Scheitel vorgedrungen ist, und bei den Nn. clunium cranialis (superiores) et medii, deren Gebiet zum Gesäß gehört, also Muskeln der unteren Extremität deckt (Abb. S. 7).

Die Arterien, welche den Rücken versorgen, sind segmentale Arterien und kommen im Nacken von der A. vertebralis und der A. cervicalis profunda, im Brust- und Lendenanteil des Rückens aus den Arteriae intercostales (deren oberste ebenfalls aus der Arteria subclavia stammen, die meisten jedoch direkt aus der Aorta thoracica) und zu unterst aus den Arteriae lumbales (Ästen der Aorta abdominalis bzw. der Aorta caudalis sive A. sacralis media). Der Ramus dorsalis der genannten Gefäße (der sich bei der A. vertebralis und den Aa. lumbales genau so verhält wie bei den Aa. intercostales) folgt dem Ramus posterior des betreffenden Spinalnerven (Abb. S. 29). Zu ihnen kommen hinzu der R. lumbalis der A. iliolumbalis, die ihrerseits einer Intercostalarterie entspricht, die auf die Arteria ilica interna verschoben ist (Abb. S. 182). Zuletzt kommen die Äste der Arteria sacralis lateralis (S. 55). Jeder Ramus dorsalis oders ein Analogon teilt sich in einen Ramus medialis

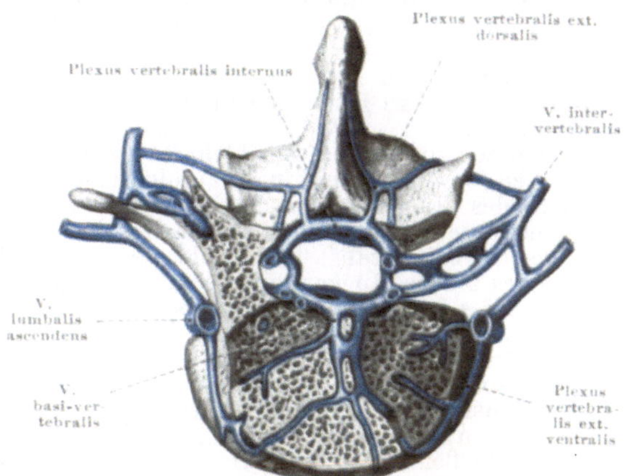



Abb. 27. Venen der Wirbelsäule, halbschematisch. Br. — E.

und Ramus lateralis. Sehr häufig entspringen die beiden Äste getrennt aus der Art. intercostalis, so daß aus dieser zwei Rr. dorsales abgehen, einer zwischen den Rippenköpfchen und ein zweiter weiter lateral, außen neben den Processus transversi der Brustwirbel. Der eine schließt sich dem R. medialis des Nervs an; er gibt den R. spinalis ab, der andere folgt dem R. lateralis des Nervs. Auch letzterer kann gelegentlich vom Ramus anterior nahe von dessen Beginn anstatt vom R. dorsalis abgehen. Solche Vorkommnisse sind als sekundäre Ursprungsverschiebungen aufzufassen. — Die Rami spinales geben Äste für die Rückenmarkshäute ab, Arteriae meningicae, und teilen sich in vordere und hintere Gefäße für das Rückenmark selbst, Arteriae spinales ventrales et dorsales (anteriores et posteriores); sie versorgen das Rückenmark und hängen nach oben zu mit den Arterien des Gehirns zusammen (s. Bd. 3, S. 210f.).

Die segmentalen Arterien und ihre Äste werden bis unter die Haut von Venen begleitet. Oberhalb der Rückenfascie bilden die Venen ein von den Arterien unabhängiges weitmaschiges subcutanes Netz wie am ganzen Rumpf. Die Venen der Wirbelsäule sind an der Außenfläche des Wirbels und im Innern des Wirbelkanals zu Geflechten angeordnet, den Plexus venosi vertebrales. Das Geflecht des Wirbelkanales, Plexus vertebralis internus, ist entsprechend jedem Wirbel ringförmig angeordnet (Abb. S. 35). Der hintere Bogen des Ringes liegt dem Wirbelbogen an, der vordere dem Wirbelkörper zwischen ihm und dem Ligamentum longitudinale dorsale. Die den einzelnen Wirbeln eingelagerten Ringe sind seitlich durch je eine doppelte Längsanastomose untereinander verbunden, die sich durch die ganze Länge des Wirbelkanales erstreckt. Zusammen mit Fettgewebe bildet der Plexus venosus internus das plastische Füllsel zwischen Duraschlauch des Rückenmarkes und Wand des Wirbelkanales. Der Abfluß des Blutes aus dem Plexus internus geschieht durch die Canales intervertebrales mittels dichter Geflechte, welche die Durascheiden der Spinalnerven begleiten und sich in die Venae intervertebrales fortsetzen, die ihrerseits in die Rami dorsales der segmentalen Venen münden. — In den Plexus venosus internus ergießen sich die Venen der Dura mater und ein Teil der Venen aus den Wirbelknochen, vor allem die Venae basivertebrales, welche aus der Dorsalfläche der Wirbelkörper austreten (Abb. S. 35), gedeckt vom Ligamentum longitudinale dorsale. Andere Venen des Wirbelkörpers treten auf dessen Vorderfläche aus, bilden den Plexus vertebralis externus ventralis, dessen Abflüsse in die Vena azygos bzw. die ihr entsprechenden Venen münden. Venen an der Außenfläche der Wirbelbögen und Dornfortsätze werden unter der Bezeichnung Plexus vertebralis externus dorsalis zusammengefaßt.

Die Rami mediales der dorsalen Äste der Spinalnerven durchbohren manchmal den M. iliocostalis, bevor sie an die Haut treten (Abb. S. 34). Dem ersten Spinalnerven fehlen oft sämtliche sensible Fasern, er ist rein motorisch und versorgt die kurzen Drehmuskelchen zwischen Schädel, Atlas und Epistropheus (Bd. 1, S. 91, 82); er heißt N. suboccipitalis (Abb. S. 34). Der zweite Spinalnerv hat einen um so größeren Hautast, N. occipitalis major, welcher die Haut des Hinterhauptes bis zum Scheitel versorgt. Er durchbricht dicht am Schädel den M. semispinalis und M. trapezius und gelangt etwa 3—4 cm von der Mittellinie entfernt dicht unter der Protuberantia occipitalis externa an die Haut (Abb. S. 34). Häufig sind ihm Fasern des 3. (oder sogar 4.) Spinalnervs durch eine Anastomose beigemischt. Es fehlen diesem Nerv keineswegs motorische Äste zu den oberen Nackenmuskeln, nur treten sie an Dicke gegenüber dem Hautast zurück und liegen auch versteckter als dieser.

Gerade so wie die sensiblen Rückennerven nach oben zu über den eigentlichen Rücken (bzw. Nacken) hinaus auf den Kopf ausgedehnt sind, so sind auch am anderen Ende des Rückens die sensiblen Rumpfnerven auf die untere Extremität übergetreten und versorgen dort das Gesäß. Denn der R. dorsalis des 12. Intercostalnervs (N. subcostalis) ist der letzte, dessen R. lateralis oberhalb des Darmbeinkammes an die Rückenhaut geht. Manchmal läuft er aber (in seltenen Fällen auch ein Ast des 11. Thorakalnervs) über den Knochen hinüber nach abwärts und erreicht die Haut des Gesäßes. Dies ist die Regel bei den entsprechenden Ästen der Nervi lumbales, jedoch nur bei den oberen drei. Die unteren zwei erreichen die Haut nicht, sondern erschöpfen sich wie die Rr. mediales der 4—5 unteren Intercostal- und sämtlichen Lumbalnerven mit ihren Muskelästen in dem Erector trunci. Alle sensiblen Anteile der Rr. dorsales, welche über die Crista iliaca hinüber zum Gesäß gehen, heißen Nervi clunium craniales (superiores) (Abb. S. 34, 200, 205).

Die Rr. laterales dorsales der Nervi sacrales treten durch die Foramina sacralia dorsalia des Kreuzbeins hindurch (Abb. S. 205). Die drei obersten Kreuzbeinnerven verzweigen sich an die unterste Partie des Erector und versorgen sie motorisch. Laterale sensible Äste gelangen an die Haut des Gesäßes als Nervi clunium medii s. dorsales (Abb. S. 34, 200). Sie unterscheiden sich von den Nn. clunium craniales dadurch, daß sie das Ligamentum sacrotuberosum und den Ursprung des M. glutaeus maximus durchbohren und nicht die Fascia lumbodorsalis wie jene. Von den beiden unteren Sacralnerven und dem Nervus coccygeus werden nur sensible dorsale Äste geliefert: Nervi anococcygici (Abb. S. 34); sie versorgen die Haut über dem Steißbein als Rudimente der viel ausgedehnteren Nervengeflechte für die Rückenseite des Schwanzes der geschwänzten Tiere.

Metamerie und Plexus, HEADsche Zonen des Rückens

Die dorsalen Äste der Spinalnerven, welche sich, wie beschrieben, an die Muskeln und an die Haut begeben, folgen in der primitiven Reihenfolge metamerer Nerven aufeinander, welche nach den Ursegmenten des embryonalen Körpers gerichtet sind (Bd. 1, S. 26, 20). Immerhin sind die einzelnen metameren Zonen nicht scharf voneinander getrennt. Man findet zwar in der Haut noch die alte Reihenfolge der Nerven, so daß die Zone, welche von Th 6 versorgt wird, gefolgt wird von einer Zone, deren Nerv Th 7 ist, dann folgt Th 8 usw. (Abb. S. 89, links: HEADsche Zonen). Aber die Grenzen dieser Zonen sind verwischt, denn die Äste benachbarter Nerven durchkreuzen sich wie in Typus A der Abb. S. 114. Denken wir uns nun, der Nerv in diesem Schema wäre der 6. Brustnerv, so wäre Zone Th 6 in Abb. S. 114 in ihrem oberen Abschnitt vom 5. und 6. Brustnerv, in ihrem unteren Abschnitt vom 6. und 7. Brustnerv versorgt (Überschichtung, „overlapping"). Für die Zone Th 6 ist lediglich charakteristisch, daß sie relativ die meisten Nervenfasern vom 6. Brustnerv empfängt, dagegen von Th 5 und Th 7 nur schwächere seitliche Äste. So bekommt Zone Th 5 die meisten Fasern vom 5. Brustnerv und Zone Th 7 die meisten Fasern vom 7. Brustnerv. Die in Abb. S. 89 links gezeichneten Zonen sollen also nicht bedeuten, daß sie ausschließlich von dem angegebenen Nerv versorgt werden, sondern nur überwiegend von ihm (vgl. auch S. 86ff. und Tabelle S. 91).

Es bleibt beim Rücken nicht bei bloßen Überkreuzungen der sich ausbreitenden Nervenästelungen, wie in Abb. S. 114, sondern es finden sich in dem Maße, wie sich begrenzte Muskelindividuen herausbilden, wirkliche Geflechte, Plexus, von Nerven. Sie zeichnen sich dadurch von den Durchkreuzungen von Nervenästchen aus, daß Brücken oder Schlingen von einem Nerv zum andern verlaufen (Abb. B S. 114), von welchen Ästchen ausgehen, die aus Anteilen verschiedener metamerer Nerven gemischt sind (vgl. Bd. 1, Abb. b und c S. 65, *56*). Wir haben im Rücken alle Übergänge von Muskelchen, welche nur von einem metameren Nerv versorgt werden, bis zu solchen, die aus Geflechten vieler Nerven innerviert sind (Bd. 1, S. 91ff., *82ff.*). In der Nackenregion sind die Verbindungen durch Brücken oder Schlingen, zwischen den motorischen Nerven besonders deutlich bei denjenigen, die in den M. transverso-occipitalis (M. semispinalis) eintreten (oberste 3—4 Cercivalnerven).

Auch in den Hautnerven kommt solche Schlingen- bzw. Plexusbildung vielfach vor. Die verbindenden Schlingen werden als „Anastomosen", manchenorts auch als „Ansae" bezeichnet.

Bei den Extremitätennerven ist die Plexusbildung von den Ästen der Nerven auf die Nervenstämme verlegt (Abb. C S. 114, vgl. auch Bd. 3, Abb. S. 63), doch kommen auch hier außerdem noch periphere Anastomosen vor (z. B. Abb. S. 145). In diesen Plexus der Extremitätennerven findet eine sehr ausgiebige Verteilung von Fasern der segmentalen Nervenstämme auf die peripheren Äste des Geflechtes statt. Eine Art Übergang zwischen dem peripheren Plexus der Nervenäste und dem zentralen Plexus der segmentalen Nervenstämme stellt der Plexus cervicalis dar mit seinen verhältnismäßig wenigen und einfachen Schlingenbildungen (vgl. Plexus cervicalis und brachialis bzw. lumbo-sacralis in Abb. S. 44 u. 45). Soweit es sich um motorische Nervenfasern handelt, ist die Plexusbildung vorwiegend durch den Aufbau der meisten Muskelindividuen aus dem Material mehrerer Segmente, aus mehreren Myotomen, bedingt. Für die sensiblen Fasern kommt wohl in Betracht, daß gegenüber dem „overlapping" (Abb. A S. 114) eine Vereinfachung der peripheren Leitungsbahnen ermöglicht ist, derart, daß statt vieler einzelner Kabel weniger zahlreiche gemischte Kabel verlegt sind (siehe z. B. den Anschluß der sensiblen Fasern des N. auriculotemporalis an die Äste des N. facialis). Mag der Grund der Geflechtbildung sein welcher auch immer, der Erfolg für das lebendige Geschehen ist deutlich: im segmental innervierten Gebiet ist jede Hautpartie und fast jeder Muskel von Nervenfasern verschiedener Segmente versorgt. Die Reizung eines noch so kleinen Hautbezirkes wird auf verschiedene Segmente des Rückenmarks und die zugehörigen Muskeln übertragen. Zugleich ist eine weitgehende Sicherung der Funktion bei Ausfall einzelner segmentaler Nerven und Nervenfasern gegeben.

Eine Ausnahme von der regelmäßigen metameren Folge der sensiblen Hautzonen (HEADsche Zonen) machen die von den Rr. dorsales der letzten Cervical- und der letzten Lumbalnerven versorgten Gebiete. Bei den Lumbalnerven haben wir oben bereits erwähnt, daß der 4. und 5. die Haut des Rückens nicht erreicht. Es folgt also auf die HEADsche Zone L 3 sofort S 1 (manchmal auch L 5; es kann ausnahmsweise L 4 einen Hautast haben, dann fehlen solche von L 5 und S 1; Abb. S. 49). Die Lücke in der metameren Reihenfolge fehlt nie; sie besteht aus 2 Zonen (oder nur einer). Ein ähnlicher Hiatus liegt zwischen Zone C 6 bzw. C 5 und Th 1 (bzw. C 8); denn die Rr. dorsales der untersten Cervicalnerven haben keine sensiblen Äste. Auch diese Lücke fehlt nie (Abb. S. 89); sie besteht aus 2 (bzw. 1—3) Zonen. Die beiden Lücken am Ende des Nackens und am Beginn des Beckens entsprechen den Entstehungsorten der oberen und unteren Extremität. An diesen Stellen entwickeln sich die Rr. ventrales für die wichtigsten Extremitätennerven so überwiegend, daß die Rr. ventrales ganz geopfert werden; auch an den übrigen nicht zu den Extremitäten gehenden Ästen der Rr. ventrales ist die Reduktion bemerkbar, wenn sie dort auch nicht zum völligen Verlust geführt hat (S. 40).

## b) Die Leitungsbahnen der Brustwand inklusive Zwerchfell.

Als besonders charakteristisches Beispiel für die Versorgung der vorderen Körperwand stellen wir die Brustwand voran; bei ihr ist in der Einlagerung der Rippen eine regelmäßige Folge von Skeletstücken augenfällig, denen die Leitungsbahnen angepaßt sind. Als Nerven für diese Gegend haben wir die 12 Thorakal- oder Brustnerven kennen gelernt (S. 30). Der Ramus ventralis des 1. Brustnervs verläuft im 1. Zwischenrippenraum, der R. ventralis des 2. im 2. Zwischenrippenraum usw. Der 12. liegt unterhalb der 12. Rippe, deshalb Nervus subcostalis genannt (Abb. S. 204), die vorhergehenden heißen Nervi intercostales I—XI. Ganz entsprechend liegen und heißen die Gefäße, so

Das Gefäß-<br>nerven-<br>bündel der<br>Zwischen-<br>rippen-<br>räume

daß wir Arteriae intercostales I—XI, und Venae intercostales I—XI
und je eine Arteria und Vena subcostalis unterscheiden. Sie liegen
zwischen den Rippenkörpern in der Reihenfolge: Vene, Arterie, Nerv. Die Vene
liegt am geschütztesten, sie wird nach außen durch den unteren Knochenrand der Außenfläche der Rippe überdeckt, welcher den Sulcus costae
(inferior) begrenzt. Die Arterie liegt gerade im Niveau des Rippenknochen-
randes, beide Gefäße werden bei Verletzungen, welche den Zwischenrippenraum
von außen treffen, verschont, während der Nerv ungeschützt liegt, allerdings
bei Stichverletzungen leicht ausweicht und deshalb verschont bleiben kann.
Dies gilt für Schädigungen, welche den Brustkorb in der Axillarlinie oder
in ihrer Nähe treffen. Denn die beschriebene Lagerung der Gefäße und Nerven
zueinander und zu den Rippen ist vorn und hinten davon eine andere. Wir
verfolgen, um dies zu verstehen, zunächst im einzelnen die Blutbahn.

Von den 11 Intercostalarterien stammen nur 9 aus der Aorta, Arteriae
intercostales aorticae. Die oberste verläuft durch den 3. Zwischenrippenraum (Abb. S. 60). Der erste und zweite Zwischenrippenraum haben besondere
Intercostalarterien, Äste der Arteria intercostalis suprema, welche aus der
Arteria subclavia entspringt (Truncus costocervicalis, Abb. S. 59). Sie entsprechen in ihrem Verlauf den aus der Aorta entspringenden Intercostalgefäßen,
ihr Ursprung jedoch ist beim embryonalen Hinabrücken des Herzens in den
Brustraum auf die Arteria subclavia verlegt worden. Bei den Venen ist der
Prozeß der gleiche: es mündet die Vena intercostalis suprema, welche das Blut
aus den beiden obersten Zwischenrippenräumen ableitet, in die Vena brachiocephalica, V. anonyma (dextra bzw. sinistra).

Die aus der Aorta entspringenden Intercostalarterien liegen mit ihren Mündungen an der Hinterwand der Aorta in 2 parallelen, dicht nebeneinander
liegenden Reihen. In seltenen Fällen kann ein Paar Intercostalarterien, statt
getrennt mit zwei Öffnungen, aus einem unpaaren kleinen Stämmchen mit
einer Öffnung entspringen. Man sieht die Ursprünge erst, wenn man die Brustaorta aufschneidet oder wenn man sie ganz wegnimmt (Abb. S. 27). Nur die
linksseitigen Gefäße erreichen sehr bald ihren Zwischenrippenraum, die oberen,
indem sie stark in die Höhe steigen (bis zur Höhe eines Wirbels, Abb. S. 60),
die unteren weniger schräg, schließlich in rein querem Verlauf. Die rechtsseitigen Intercostalarterien müssen über den größten Teil der Vorderfläche der
Wirbel hinüberziehen und liegen dabei zwischen den Knochen einerseits und
dem Ductus thoracicus und Vena azygos andererseits, lateral zwischen dem
Grenzstrang des N. sympathicus (Abb. S. 24) und den Rippenköpfchen (auch
linkerseits). Die entsprechenden Intercostalvenen münden in die Vena azygos
der rechten Körperseite und in die Vena hemiazygos bzw. hemiazygos accessoria der linken Körperseite (Abb. S. 27).

Eine jede Arteria intercostalis liegt anfangs in einem osteofibrösen Kanal,
der ventral von dem dünnen, rein aponeurotischen Teil des Musculus intercostalis internus und der Pleura geschlossen wird. Diese Stelle ist zwar sehr
versteckt und durch die dicke Rückenmuskulatur gedeckt, aber gefährdet durch
Schädigungen von innen her (Pleura). Sobald das Muskelfleisch des genannten
Muskels beginnt, steigt von der bisher zentral liegenden Arterie die eigentliche
Fortsetzung, die Arteria intercostalis, bis in die Höhe des unteren Randes des
nächst höheren Rippenkörpers hinauf, weil das Gefäß nicht so schräg abwärts
verläuft wie die Rippen. Von hier ab liegt sie im Muskelfleisch des M. intercostalis internus (das Muskelblatt, welches außen vom Gefäßnervenbündel
liegt, heißt auch M. intercostalis intermedius, Abb. S. 29). Diese Lage behält
die Arteria intercostalis, indem sie die Muskeln mit Seitenästchen speist, vom
Angulus costae bis zur Axillarlinie bei. Ein langer dünner Seitenast, welcher

kurz vor dem Eintritt in das Muskelfleisch abgeht, erreicht die nächst untere Rippe und folgt dem oberen Rand derselben: Ramus supracostalis. Der Hauptstamm am unteren Rand der nächst höheren Rippe wird deshalb auch A. infracostalis genannt; beide Arterien sind immer vorhanden (Abb. S. 59); in den obersten Intercostalräumen werden sie von der A. intercostalis suprema geliefert (Abb. S. 60); der Nervus intercostalis liegt zwischen den beiden Arterien.

Zwischen den Zacken des Musculus serratus lateralis (anterior) und an den unteren Rippen zwischen den Zacken des Musculus latissimus dorsi treten Hautästchen der Aa. intercostales hindurch, von welchen je einer vom Hauptgefäß (A. infracostalis) durch den M. intercostalis externus der seitlichen Brustwand hindurchtritt: Ramus cutaneus lateralis (Abb. S. 29). Er teilt sich in einen nach vorne zur Brustwand und einen nach hinten gegen den Rücken zu laufenden Ast: R. ventralis und R. dorsalis; der letztere schließt an die Hautgefäße des Rückens (Endverzweigungen des R. lateralis) an. Bei der Frau sind besonders groß die Zweige, welche von hinten an die Milchdrüse herangehen, Rr. mammarii externi laterales. Von vorn kann Blut der Intercostalarterien an die Haut gelangen durch Ästchen, welche neben dem Brustbein an sie herantreten (Abb. S. 29, 59). Am deutlichsten ist der Unterschied bei der Frau, da bei ihr auch diese Hautästchen, soweit sie zur Milchdrüse gehen, erweitert sind und den Namen Rr. mammarii externi mediales tragen. Näheres weiter unten bei der Arteria thoracica (mammaria) interna (S. 41).

Bei den untersten Rippen, welche das Brustbein nicht erreichen, überqueren die Intercostalarterien den Rippenbogen bzw. treten zwischen den freien Rippenenden ohne weiteres in die weichen Bauchdecken ein. Sie liegen zwischen dem M. obliquus internus und dem M. transversus abdominis (also an entsprechenden Stellen wie in der Brustwand, Bd. 1, S. 152, *137*).

Die Venen und Nerven haben den gleichen Verlauf in den Zwischenrippenräumen wie die Hauptstämme der Arterien (Aa. infracostales). Während die Venen die gleichen Beziehungen zur Vena mammaria interna haben, wie die Intercostalarterien zur gleichnamigen Arterie (auf welche S. 41 eingegangen wird), haben die Nerven in der Gegend des Brustbeins ihr distales Ende erreicht. Sie sind gemischt, soweit die Intercostalmuskeln reichen; die Rr. cutanei laterales, welche zwischen den Zacken des M. serratus hindurchtreten, und die Rr. cutanei ventrales, welche neben dem Brustbein die Zwischenrippenräume durchbohren, sind rein sensibel. In Abb. S. 89 ist die Grenze zwischen den Hautgebieten der Rr. dorsales der Rückenmarksnerven und der Rr. cutanei laterales eingetragen. Sie verläuft der Länge nach über die Mitte des Schulterblattes. Die Schulterhaut zerfällt danach in 3 verschiedene Gebiete: eines, das vom Hals herstammt (Nervi supraclaviculares s. supraacromiales, S. 70) ein zur Brusthaut gehörendes (Rr. cutanei laterales) und eines, das dem Rücken selbst angehört (Rr. dorsales). In Abb. S. 88 ist die Grenze zwischen den Hautgebieten der Rr. cutanei laterales und Rr. cutanei ventrales der Intercostalnerven eingetragen. Sie entspricht der Lage der Brustwarze. Diese Grenzen für die Nerven gelten ebenso für die Blutgefäße. Beim Weibe versorgen die Rr. ventrales von medial, die Rr. laterales von lateral her die Brust, wie oben für die Arterien geschildert wurde.

Daher können sich Neuralgien der Intercostalnerven Th 3 und Th 4 bei der Frau als Schmerzen von manchmal sehr heftiger Natur in der Brustdrüse äußern (Mastodynie). Da die unteren Intercostalnerven wie die Arterien zum Bauche schräg abwärts steigen, so ist der größere Teil der vorderen Bauchwand von den Brustnerven (7.—12.) versorgt (Abb. S. 88), wir kommen bei der Bauchwand darauf zurück.

Dem Gebiet eines Intercostalnervs entsprechend kann der zugehörige Hautstreifen erkrankt sein („Gürtelrose"). Schädigungen, welche aus der Nachbarschaft

auf den Nerv übergreifen, können eine „Intercostalneuralgie" erzeugen, z. B. Lungenerkrankungen. Am gefährdesten ist der Nerv, wie oben beschrieben, ehe er zwischen
die Muskeln eintritt, wo er also außer von der dünnen Aponeurose des M. intercostalis internus nur von der Pleura bedeckt ist (Abb. S. 24).

Wie beim Rücken werden nur die autochthonen Muskeln der Brustwand von
den ihr zugehörigen Nervi intercostales versorgt, nicht die sekundär aufgelagerten
Muskeln der oberen Extremität (Mm. pectorales, M. serratus lateralis usw.). Da
die Hautäste durch diese hindurchtreten, so werden sie auch als Rr. perforantes
bezeichnet (Rr. cutanei laterales et ventrales); die lateralen perforieren meistens an
zwei getrennten Stellen zwischen den Serratuszacken, ihr R. dorsalis tritt etwas
weiter nach hinten aus der Fascie heraus als der R. ventralis; man verwechsele
nicht den R. anterior des R. lateralis mit dem Endast des N. intercostalis, welcher
neben dem Brustbein perforiert und ebenfalls R. ventralis genannt wird, besser
R. ventralis (anterior) terminalis.

Die Musculi intercostales, Mm. subcostales und der M. transversus thoracis werden
von den motorischen Ästen der Intercostalnerven versorgt; auch gehen zum Rücken
Ästchen zu den Musculi serrati dorsales und zu den Musculi transversocostalis (levatores costarum), welche erst sekundär an den Rücken gelangt sind (Bd. 1, S. 106, *93* u.
S. 158, *142*). Die meisten Musculi intercostales externi werden nur von einem Intercostalnerv innerviert, einige von ihnen, ferner alle Musculi intercostales interni,
subcostales und die Zacken des M. transversus thoracis sind nicht mehr streng
metamer, sondern zwei oder mehrere Spinalnerven geben feine Ästchen an sie, welche
die Innenseite der Rippen überkreuzen (Bd. 1, S. 154—158, *139—142*). Hier wie in
der Haut haben wir die gleichen Umbildungen wie im Rücken. Abb. S. 87 zeigt
die Lagerung der HEADschen Zonen, welche wie im Rücken nicht streng metamer
zu denken sind, sondern welche in sich aus sich überdeckenden metameren Nervenregionen bestehen (sog. „overlapping", Abb. S. 88, Th 2 und Th 3, und Tabelle S. 91).

Beziehung<br>zur oberen<br>Extremität<br>(Plexus<br>brachialis) Da die obere Extremität als ein Auswuchs der vorderen Rumpfwand entsteht,
so wird sie mit Blutgefäßen und Nervenästchen der Entstehungsstelle versorgt,
d. h. die Rr. laterales der Intercostalgefäße und -nerven werden zu Extremitätengefäßen und -nerven. Darüber mehr bei der Beschreibung der Leitungsbahnen des
Armes (S. 107). Doch erstrecken sich die Beziehungen der Extremität auch auf
die obere Brust- und die Halsregion, da die Basis beim Embryo in der Richtung
von kranial nach caudal relativ ausgedehnter ist als später. Die lappenförmige
Extremität des Embryo (Bd. 1, Abb. S. 29, *22*) ragt in die vorderen Metameren der
Brustregion hinein, während der spätere verschmälerte Stiel, der Oberarm, eine
eingeengte Basis hat. Es äußert sich dies im fertigen Zustand der 3—4 obersten
Brustnerven darin, daß Th 2 (und oft auch Th 3, seltener Th 4) den Ramus dorsalis
seines Ramus cutaneus lateralis zur Extremität sendet, Nervus intercostobrachialis. Er tritt zwischen den Zacken des M. serratus aus ganz wie die entsprechenden Äste der folgenden Intercostalnerven (Abb. S. 44, vgl. Th 3 mit Th 4). Der
R. dorsalis verbleibt dann nicht beim Rumpf, sondern verläuft durch die Achselhöhle
zum Oberarm (Abb. S. 109). An der Haut des Armes breitet sich der Nervus intercostobrachialis also innen und hinten am Oberarm als selbständige Zone aus (Abb. S. 142)
oder mit der eines Astes aus dem Plexus brachialis vereinigt [Nervus cutaneus brachii
ulnaris (medialis), S. 147]. Beim 1. Brustnerv ist der zur Extremität gehende ursprüngliche Seitenast so stark vergrößert, indem er dem Wachstum der Gliedmaßen entsprechend außerordentlich viel dicker wurde, daß jetzt der eigentliche Hauptstamm
wie ein Ästchen ihm anhängt (Abb. S. 44); der ursprüngliche Seitenast ist sekundär
zum Hauptstamm geworden, er setzt den 1. Thorakalnerv in die Extremität fort.
Zum Unterschied vom Nervus intercostobrachialis, der reiner Hautnerv ist, ist er
Haut- und Muskelnerv. Wir gehen beim Plexus brachialis auf ihn ein. Er kann
verstärkt sein durch eine Anastomose mit dem 2. Thorakalnerv, der in diesem
Fall nicht nur mit dem Nervus intercostobrachialis, sondern auch mit dem Plexus
brachialis in die Extremität gelangt und dort entweder auch rein sensibel oder aber
gemischt ist. Der eigentliche primäre Hauptstamm, der sekundär zum Anhang
des Plexus brachialis geworden ist, Ramus intercostalis des 1. Brustnervs, geht
in den ersten Zwischenrippenraum und erschöpft sich dort in den Muskeln; er kann
noch einen Ramus ventralis terminalis haben zur Brusthaut dicht unter dem inneren
Schlüsselbeingelenk (Abb. S. 88).

Hiatus der<br>HEADschen<br>Zonen Da das Hautgebiet der unteren Cervicalnerven regelmäßig ganz auf die obere
Extremität übernommen wird, so besteht auch an der Grenze zwischen Hals und
Brust ein Hiatus in den HEADschen Zonen [zwischen C 6 (sogar C 4) und C 8, Th 1
oder Th 2, d. h. es können 4—5 Zonen fehlen, Abb. S. 88].

Vasa<br>thoracica<br>interna Die Intercostalnerven endigen, indem sie dicht neben dem Brustbein perforieren, mit terminalen Hautästchen. Die Arterien und Venen der Zwischenrippenräume verbinden sich jedoch neben dem Brustbein mit den **Vasa thoracica (mammaria) interna** (Abb. S. 29, 59). Das arterielle Blut eines jeden Zwischenrippenraumes hat daher zwei Zuflüsse und das venöse Blut zwei Abflüsse. Das erste kann, außer auf dem Weg, den wir zuerst betrachteten (von der Aorta bzw. A. intercostalis suprema), durch die A. thoracica interna auch aus der Arteria subclavia in den Zwischenrippenraum gelangen. Sie verläßt den Bogen, welchen die Subclavia beschreibt, an dessen konkaver Seite (Abb. S. 59), nach vorn zu bedeckt von der Vena brachiocephalica, und liegt hinter den knorpligen Rippen etwa $1^1/_2$ cm vom Brustbeinrand entfernt. Sie ist zwischen die Rippenknorpel und den Musculus transversus thoracis eingeschlossen (Bd. 1, Abb. S. 155, *140*). Hinter dem Knorpel der 7. Rippe teilt sie sich in 2 Endäste, **Arteria epigastrica cranialis** und **Arteria musculophrenica**. Der ersteren werden wir in der Bauchwand wieder begegnen. Die zweite geht zum Zwerchfell und zu den unteren Intercostalräumen.

Die oberen Intercostalräume (1—6) erhalten aus der A. mammaria interna je zwei schwache Intercostalarterien (einen etwas dickeren Ramus infracostalis und einen etwas dünneren R. supracostalis, Abb. S. 59), welche mit den beiden von hinten her kommenden Ästen anastomosieren. Zu diesem Zweck durchbohren die letzteren das Muskelfleisch des Musculus intercostalis internus und gelangen so zwischen diesen und den Musculus transversus thoracis, wo sich die A. thoracica interna mit ihren Seitenästchen befindet. Obgleich diese Gefäße (auch die begleitenden Venen) ein kleines Kaliber haben, können sie doch bei Stichverletzungen zu nicht unerheblichen Blutungen in die Brusthöhle hinein führen, weil bei der Inspiration Blut aus ihnen gleichsam in diese hineingesaugt wird.

Ein jeder Zwischenrippenraum ist von einem doppelten Arterienbogen durchzogen, der von vorn und von hinten mit arteriellem Blut gespeist wird. Außerdem aber stehen die Aa. thoracica internae durch feine **Rami sternales** vor und hinter dem Brustbein netzförmig miteinander in Verbindung (Abb. S. 29, 59). Sie ermöglichen einen Ausgleich zwischen rechts und links und bilden außer den Bögen mit doppeltem Zufluß noch eine weitere Sicherung für eine auskömmliche Versorgung der Brustwand mit Sauerstoff und Nährmaterial. Auf die Ästchen der Rr. sternales, welche in das vordere Mediastinum abzweigen, ist bei den visceralen Gefäßen des Brustraumes zurückzukommen (**Arteriae mediastinales ventrales, Arteriae thymicae, Arteria pericardiacophrenica**, Tabelle S. 170). Hier interessieren uns noch perforierende Ästchen der A. thoracica interna, welche neben dem Brustbein durch die Muskeln hindurch zur Haut gehen, indem sie mit den Endästen der Intercostalnerven verlaufen (**Rami cutanei ventrales terminales**). Sie gehen aber nicht nur zur Haut wie die sensiblen Nerven, welche sie begleiten, sondern sie versorgen auch die den Intercostalmuskeln aufgelagerten Brustmuskeln. Wir stellen Analoges wie beim Rücken fest, wo auch die Nerven konservativ die alten Beziehungen zur autochthonen Rückenmuskulatur bewahren und keine neuen zu den aufgelagerten Extremitätenmuskeln eingehen, während die Gefäße dies tun. Die perforierenden Äste des 3.—5. Intercostalraumes gelangen beim Weibe als **Rr. mammarii externi** von medial her zur Brustdrüse (s. S. 39).

Die A. thoracica interna wird von zwei Begleitvenen eingefaßt: **Venae thoracicae (mammariae) internae**, welche alle Äste der Arterie in Zweizahl begleiten. Kurz vor der Einmündung in die Vena anonyma der betreffenden Körperseite wird die Vene unpaar und liegt in der Regel medial von der Arterie. Dies ist der vordere Abfluß des venösen Blutes aus den Zwischenrippenräumen. Der hintere Abfluß führt durch die unpaaren Begleitvenen der Intercostalarterien rechts nach der Vena azygos und links nach der Vena hemiazygos bzw.

V. hemiazygos accessoria und vermittels dieser in die Vena cava superior oder Vena brachiocephalica sinistra. Während das arterielle Blut, wie wir sahen, zwei Quellen entstammt, der Aorta thoracica und A. subclavia, kehrt das venöse Blut in ein Sammelbecken zurück: in die Vena cava craniales bzw. deren nächste Nachbarschaft, die Venae brachiocephalicae.

Auch bei den Venen sind die beiderseitigen Rr. sternales hinter dem Brustbein durch Geflechte verbunden, so daß bei Hindernissen das Blut der rechten Körperseite nach links abfließen kann und umgekehrt. Bei Arterien und Venen gehen von den Rr. perforantes der Rr. sternales feine Geflechte vor das Brustbein. Das Periost dieses Knochens ist durch feine Gefäßnetze allseitig umhüllt und sehr gut mit Blut versorgt, ebenso die Rippen seitens der oberhalb und unterhalb einer jeden verlaufenden Gefäßkränze. Diese Knochen sind besonders leicht regenerationsfähig. Wird eine Rippe reseziert mit Erhaltung des Periosts, so kann von diesem aus das verlorene Stück formgetreu reproduziert werden.

Die Unterbindung der Vasa mammaria, z. B. bei Verletzungen der Gefäße durch Stichwunden kann in den oberen 3 Intercostalräumen (am besten im zweiten) bequem ausgeführt werden; der M. transversus thoracis, der fleischig oder rein sehnig unter den Gefäßen liegt, zeigt an, daß die Pleura zwar in der Nähe liegt, aber noch nicht gefährdet ist, solange der Muskel unverletzt ist.

Zwerchfell, Nervus phrenicus Das zwischen Brust und Bauch eingeschaltete Zwerchfell ist gleichzeitig Boden der Brust- und Dach der Bauchhöhle. Wir vervollständigen die Schilderung der Leitungsbahnen der Brustwand und beginnen diejenige der Bauchhöhle, indem wir an dieser Stelle das Zwerchfell besprechen. Es erhält sowohl von der Brust wie vom Bauch her Gefäße, auch sensible Nerven; motorisch dagegen wird es ausschließlich vom Halse aus versorgt (Plexus cervicalis, S. 68), also von der Stelle aus, an welcher das Zwerchfell entstand, ehe seine Anlage mit dem Descensus cordis in die Brusthöhle hineingelangte (Bd. 1, S. 195, *179*). Der Ast der Halsnerven, welcher den Zwerchfellmuskel versorgt, heißt Nervus phrenicus (Abb. S. 24). An ihm ist der Ramus ventralis des 4. Cervicalnervs immer, aber nicht allein, beteiligt; die Nachbarnerven sind in variabler Zahl, Stärke und Reihenfolge mit dem Ast des 4. Cervicalnervs kombiniert („Nebenphrenicus" S. 69). Der Nerv ist nicht rein motorisch, sondern gemischt, d. h. sensible aufsteigende Nervenfasern gelangen von dem Zwerchfell und den parietalen Pleurablättern (insbesondere von der Pleura mediastinalis ventralis), vom Perikard und von den Eingeweiden der Brust- und Bauchhöhle auf dem Wege des Nervus phrenicus zum Halsteil des Rückenmarks (S. 544). Sehr charakteristisch ist, daß Gefäße den Nerv begleiten, welche aus der A. thoracica interna kommen, also viel näher dem jetzigen Standort des Zwerchfells entspringen als die Muskelnerven, welche an dem früheren Entstehungsort am Halse festhalten. Wir haben dieses verschiedene Verhalten von Nerven und Gefäßen schon mehrfach bei Rücken und Brust festgestellt. Die Äste der Vasa mammaria zum Zwerchfell sind die A. pericardiacophrenica und zwei Begleitvenen gleichen Namens; bei der Leiche sind besonders die Venen an ihrem Blutgehalt kenntlich und zur Auffindung des Nervs, den sie beiderseits begleiten, dienlich.

Außer diesen Gefäßen, welche den Weg des Phrenicus innehalten, gehen andere zum Teil mit sensiblen Ästchen der Spinalnerven für die Pleura (Th 9 bis Th 11) vergesellschaftet zum Zwerchfell; an die der Brusthöhle zugewendete Oberfläche gehen außer Vasa musculophrenica aus den Vasa thoracica interna, welche von vorn kommen, Ästchen der Aorta thoracica bzw. Vena cava caudalis, welche Vasa phrenica thoracica (superiora) heißen und von hinten kommen bzw. nach hinten gehen; an die der Bauchhöhle zugewendete Oberfläche treten die Vasa phrenica abdominalia (inferiora), welche ebenfalls von hinten kommen oder gehen und zwar aus der Aorta abdominalis abzweigen (Abb. S. 76) bzw. in die Vena cava caudalis münden. Alle genannten Gefäßbahnen bestehen aus einer Arterie und zwei Begleitvenen. Sämtliche Gefäße des Zwerchfelles anastomosieren miteinander durch den Muskel oder seine Sehne hindurch, außerdem hängen die rechts- und die linksseitigen zusammen. Die Versorgung ist an Zahl und Richtung reichlicher als bei den Zwischenrippenräumen, denn zu den von vorn und hinten kommenden Bahnen gesellt sich vorn noch der durch den Nervus phrenicus gekennzeichnete Weg hinzu, und hinten sind die subpleurale und subperitoneale Fläche gesondert beschickt. Man erinnere sich dabei, daß der Zwerchfellmuskel außer dem Herzmuskel der arbeitsamste im Körper ist, weil er das Perpetuum mobile der Atmung zu bedienen hat; die Natur verweigert dem, der arbeitet, nicht die nötige Nahrung, wie überall an der reichlichen Anordnung und mehrfachen Sicherung von Leitungsbahnen viel gebrauchter Organe festzustellen ist.

Der Nervus phrenicus verläuft am Hals auf dem M. scalenus ventralis (anterior) abwärts (Abb. S. 59, 70). Da der Muskel einen schrägen, der Nerv einen geraden Weg nach unten verfolgt, kreuzen sie sich, so daß der Phrenicus, der am Außenrande des Scalenus beginnt, schließlich am Innenrande unten die Pleurakuppel erreicht. Er tritt hier zwischen Arteria und Vena subclavia hindurch und kreuzt den Ursprung der A. mammaria aus der A. subclavia. Dann liegt er im vorderen Mediastinum, unter der Pleura mediastinalis und weiter unten zwischen dieser und dem (parietalen) Perikard eingeschlossen. Beide Phrenici befinden sich vor (ventral von) der Lungenwurzel. Der rechte liegt anfangs auf der Vena cava cranialis, dann der Lungenwurzel etwas näher als der linke, schließlich auf der Vena cava caudalis (Abb. S. 24). Der linke Phrenicus ist durch das Herz so nach hinten gedrängt, daß er erst sichtbar wird, wenn man den Herzbeutel dreht und nach rechts herumlegt; außerdem wird durch das nach links besonders vorspringende Herz sein Abstand von der Lungenwurzel vergrößert, wodurch das verschiedene Verhalten zum Lungenhilus zwischen rechts und links verständlich ist. Beide Phrenici geben, am Zwerchfell angelangt, im rechten Winkel zahlreiche Äste ab, welche teils an der Brusthöhlenfläche ausgebreitet sind (subpleural), teils nach Durchbohrung des Zwerchfelles auf der Bauchhöhlenseite (subperitoneal).

Die Äste des Phrenicus sind: a) motorische zum Zwerchfell und sensible zur Pleura parietalis (Pars diaphragmatica und Pars mediastinalis), und zum Perikard, b) sensible zum Peritonealüberzug der Leber und zum Peritonaeum der vorderen Bauchwand unterhalb des Sternums, außerdem Äste zur V. cava caudalis. Die unter a) genannten entspringen aus dem Hauptnerv oberhalb des Zwerchfelles, die unter b) genannten nach Durchbohrung des Zwerchfelles und nach Verbindung der Ästchen mit dem Plexus diaphragmaticus s. phrenicus. Der letztere stammt aus dem Sympathicus und Parasympathicus, aus Ästchen, welche aus dem Plexus coeliacus und den Nervi splanchnici in Begleitung der Vasa phrenica abdominalia an die Bauchseite des Zwerchfelles gelangen. Das rechte Geflecht ist stärker als das linke; in ihm findet sich ein sympathisches Ganglion phrenicum.

Die Arteria musculophrenica aus der A. thoracica interna und die begleitenden Venen gleichen Namens folgen dem Ursprung der Zwerchfellzacken und der Zacken des Musculus transversus abdominis (Bd. 1, Abb. S. 155, *140*, rechts) an deren Brustseite (subpleural), ebenso die sensiblen Ästchen des 9.—11. Brustnervs.

Die Begleitvenen der A. pericardiacophrenica münden häufig direkt in die Vena brachiocephalica anstatt in die Vena thoracica interna.

### c) Leitungsbahnen der Bauchwand.

Ich knüpfe bei der Analyse der Leitungsbahnen für die weichen Bauchdecken an das über die Gefäßnervenbündel der unteren Rippenzwischenräume Gesagte an (S. 37 ff.). Denn sie sind nichts anderes als die Fortsetzungen jener. Die nicht mit dem Brustbein verbundenen Rippen (8.—12.) sind theoretisch den Vollrippen gleich, nur in der Bauchwand gelegen, daher auch Bauchrippen, Costae abdominales s. arcuariae genannt. Die Lendengegend hat ebenfalls Rippenrudimente, welche aber bis auf Fortsätze an den Lendenwirbeln (Processus costarii) zurückgebildet sind (Bd. 1, S. 81, *70*). Die „weichen" Bauchdecken haben keine Skeletstützen, wodurch die Beweglichkeit des Körpers freier und die spezifische Tätigkeit der „Bauchpresse" möglich wird (Bd. 1, S. 184, *167*). Man denke sich also die früher beschriebenen Zwischenrippenräume ohne Rippen. Dann bleiben die Gefäßnervenbündel in gleichen Abständen so liegen, wie sie beim Vorhandensein von Rippen liegen würden. Die Muskeln der Zwischenrippenräume gehen Veränderungen ein, da die von Skeletstücken fixierten Grenzen fehlen. Aber die „schrägen" und „geraden" Bauchmuskeln liegen ebenso zu den Gefäßnervenbündeln wie in den Zwischenrippenräumen, wenn man die genetisch einander entsprechenden Muskeln berücksichtigt (S. 38). Von den „schrägen" (richtiger „breiten") Bauchmuskeln überlagern der Transversus abdominis die Innenseite und der Obliquus abdominis externus die Außenseite des Brustkorbes;

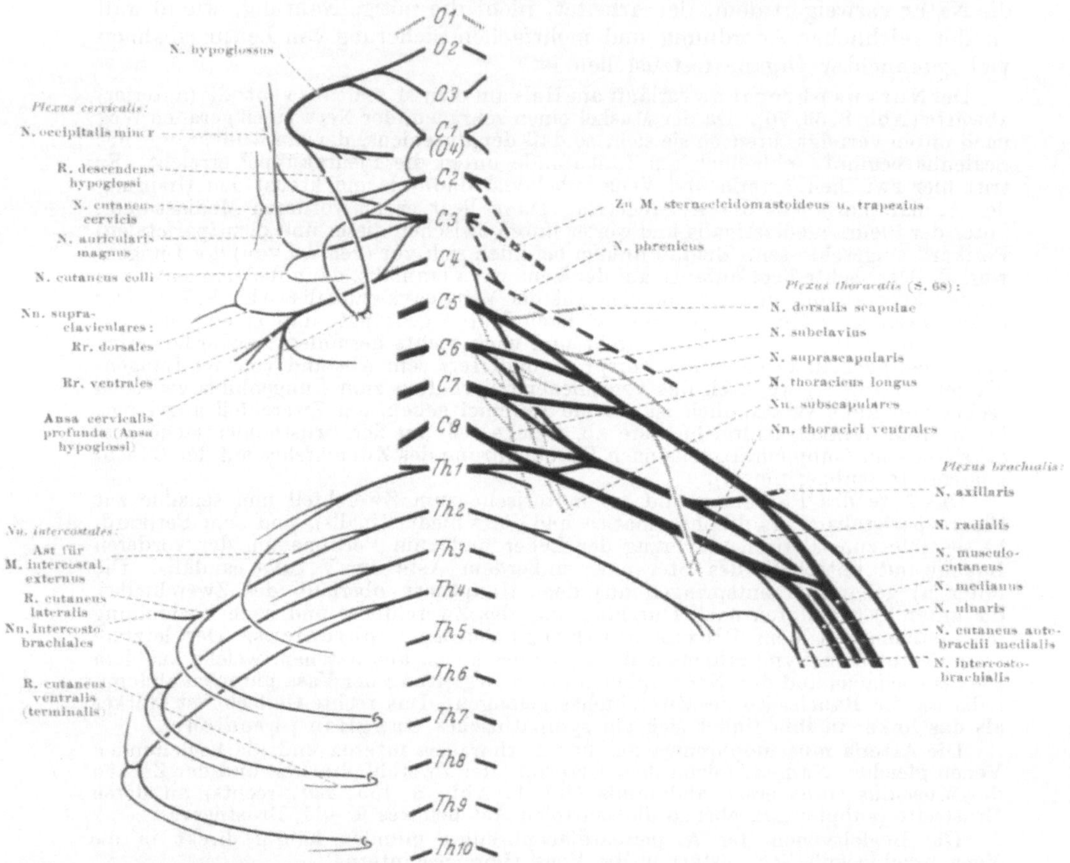


Abb. 28 und 29. Schema der Rumpfwand- und der Extremitätennerven. Abb. 28. Obere Körperhälfte.

nur der Obliquus abdominis internus ist dem unteren Brustkorbrand so angepaßt, daß er mit ihm abschneidet. In die beiden ersteren gehen die Nerven Th 5—Th 12 bzw. L 1 (Transversus L 2) und die ihnen zugesellten Blutgefäße hinein, während der Internus von Th 10—L 2 versorgt wird. Auch der „gerade" (richtiger „lange") Bauchmuskel, der Rectus abdominis, welcher den Brustkorb bis zur 5. Rippe überlagert, ist entsprechend versorgt (von Nerv Th 7 oder Th 6—Th 12 oder L 1, ausnahmsweise aufsteigend bis Th 5; über seine Gefäße siehe weiter unten). Soweit also diese Muskeln denjenigen Zwischenrippenräumen aufgelagert sind, welche mit Vollrippen begrenzt sind, gehen Muskelästchen der betreffenden Intercostalgefäße bzw. -nerven durch die Intercostalmuskeln hindurch und versorgen auch die Bauchmuskeln. Wo die

Intercostalmuskeln aufhören, erstrecken sich die entsprechenden Gefäßnerven-
bahnen (Th 8—Th 12) kontinuierlich zwischen die Bauchmuskeln (zwischen
Obliquus internus und Transversus abdominis), erreichen den Rectus abdominis
und gehen mit Muskelästchen in ihn hinein. So kommt es, daß der Außenrand
des Rectus von nicht weniger als 12—25 einzelnen Ästchen besetzt sein kann

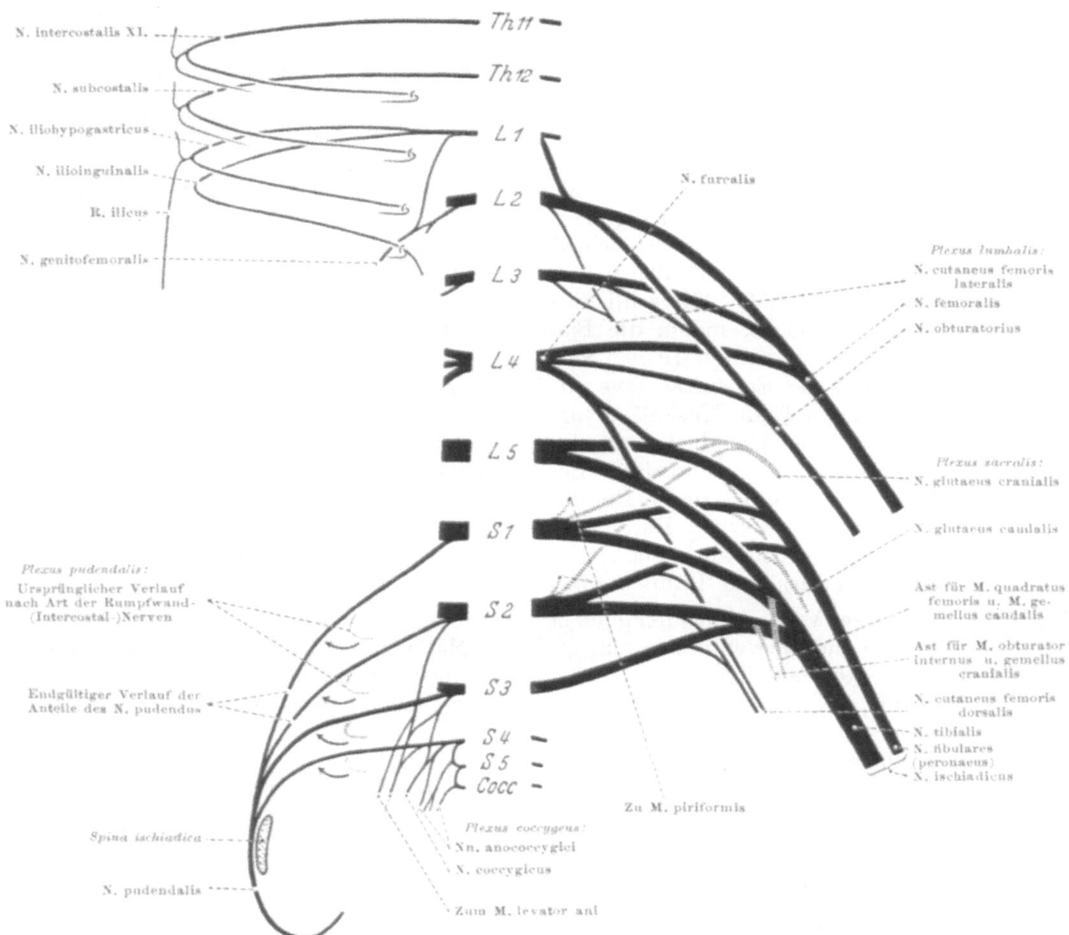


Abb. 29. Untere Körperhälfte. — E. (Nach Einzelskizzen von BRAUS kombiniert.)

(zu 6—8 segmentalen Nerven gehörig). Die Inscriptiones tendineae sind nicht
Grenzen zwischen metameren Stücken, dafür sind ihrer viel zu wenige. Die
Muskeln zwischen zwei Inskriptionen sind vielmehr von Ästen mehrerer Metameren zusammen versorgt. Die Blutgefäße, Arterien und Venen, nehmen den
gleichen Weg wie die Nerven. Wie es aber in der vorderen Brustwand noch
einen besonderen Weg für das Blut in den Vasa thoracica interna gibt, so auch
in den Bauchdecken. Die A. thoracica interna setzt sich mit einem ihrer Endäste, der A. epigastrica cranialis, in die vordere Bauchwand fort. Sie ist
der obere Teil der Längsanastomose in der vorderen Rumpfwand. Der untere
Teil heißt in der systematischen Anatomie A. epigastrica caudalis (Abb.
S. 190). Sie entspringt von der A. ilica externa und liegt auf der Innenseite

des M. rectus, nach der Bauchhöhle zu bedeckt von der Fascia transversalis und dem Peritonaeum (Bd. 1, Abb. S. 191, *173*), oberhalb der Linea semicircularis (Douglasi) vom hinteren Blatt der Rectusscheide. Die Aa. epigastricae cranialis et caudalis anastomosieren miteinander innerhalb des Muskelfleisches des Rectus in Nabelhöhe. Sie sind von je zwei gleichnamigen Venen begleitet. Indem die letzten Ästchen der Intercostalgefäße des 8.—11. Zwischenrippenraumes und das Subcostalgefäß mit den Endästen jederseits die A. epigastrica cranialis bzw. caudalis erreichen, verhalten sie sich gerade so zu ihr wie im Thorax zu den Vasa thoracica, deren einer Endast die genannte Arterie ist. Wir werden sehen, daß die Lumbalgefäße sich ganz entsprechend anschließen.

Die Zonen der Hautinnervation bekunden in ihrer serialen Reihenfolge die gleiche Metamerie wie die geschilderten Muskelinnervationen (Abb. S. 88). Der Subcostalnerv (Th 12) hat wie alle vorhergehenden einen Ramus cutaneus lateralis, der wie in der Brust in einen vorderen und hinteren Unterast zerfällt (blau in Abb. S. 205). Er schließt mit dem oberen Beckenrand ab oder überschreitet ihn sogar, indem die Bauchhaut wie beim Rücken über die Crista ilica hinaus vordringt (Abb. S. 34). Der Ramus cutaneus ventralis terminalis des Subcostalnervs (in Abb. S. 204 u. 205 schwarz gezeichnet, weil er vor seinem Ende Muskeläste an die Bauchmuskulatur abgibt) versorgt die Bauchhaut über dem Rectus oberhalb des Schamberges. Nur eine kleine Zone der vorderen Bauchwand über den Geschlechtsorganen bleibt für den entsprechenden Hautast des 1. Lumbalnervs frei (Abb. S. 88). In Abb. S. 89 ist die Grenzlinie zwischen Rami cutanei dorsales der Spinalnerven und Rami laterales derselben angegeben, in Abb. S. 88 die Grenze zwischen Rami cutanei laterales und Rami cutanei ventrales terminales.

Aus dem Vorhergehenden geht bereits per exclusionem hervor, daß die Lumbalgefäße und -nerven nur in sehr geringem Maße an der Versorgung der weichen Bauchdecken beteiligt sind. Denn die Leitungsbahnen der Thoraxwand decken fast alles. Wir haben bei den Muskeln als einzigen in Betracht kommenden Nerven den 1. Lumbalnerv bezeichnet (L 1). Die übrigen 4 Lumbalnerven (und ebenso die Blutgefäße, die ihnen zugesellt sind, die Aa. lumbales, Abb. S. 204) erreichen die vordere Bauchwand nicht. Von den Hautnerven kommt nur ein ganz kleiner Bezirk, der von Rr. ventrales terminales von L 1 versorgt wird, in der Linea alba am oberen Beckenrand in Betracht (Abb. S. 88). Die sensible Zone der Lumbalnerven ist also in der vorderen Bauchwand noch eingeschränkter als die motorische, ebenso das Gebiet der Hautgefäße aus den Lumbalarterien und -venen.

Eine bemerkenswerte Ausnahme machen die Muskeln der hinteren Bauchwand (M. quadratus lumborum und die laterale [ventrale] Gruppe der Mm. intertransversarii, Bd. 1, S. 182, *165*). Sie haben ihre autochthone Versorgung rein bewahrt, denn sie erhalten ihre Nerven und ihr Blut aus den Rr. ventrales der Lumbalnerven und -gefäße (der Quadratus ist aus Nerv Th 12, L 1—L 3, die Intercostales lumborum (lateralen Intertransversarii) sind aus L 1—L 5 beschickt, Abb. S. 2). Die zuführenden Blutgefäße sind die Arteriae lumbales I—V. Diese Arterien versorgen auch den M. iliopsoas, einen Extremitätenmuskel. Auch die A. iliolumbalis aus der A. ilica interna (hypogastrica) (Abb. S. 182), welche sich hauptsächlich im Rücken verbreitet und sich darin den Rr. dorsales der Lumbalarterien anschließt, hat Ästchen an den Quadratus lumborum. Die Venae lumbales leiten das Blut aus den Regionen, welche von den gleichnamigen Arterien beschickt werden, in die Wurzeln der Vena azygos und hemiazygos ab, welche im Bauch als Vv. lumbales ascendentes bezeichnet werden, außerdem aber auch in die Vena cava inferior (Abb. S. 27).

Von den Arteriae lumbales gehen außer zur Bauchwand auch Zweige zur Fettkapsel der Niere, zur Kapsel der Leber und zum Zwerchfell (mit der dort erwähnten A. phrenica abdominalis).

Beteiligung der Lumbalgefäße und -nerven an der Versorgung der Bauchwand

Die Erklärung für den Ersatz der Lumbalnerven durch Thorakalnerven in der vorderen Bauchwand ergibt sich aus den Beziehungen der ersteren zur Hintergliedmaße. Am vorderen Ende der Brust beobachten wir, daß Th 1 einen sehr starken Anteil an der Vordergliedmaße gewonnen hat, und daß der ursprüngliche Hauptstamm, der 1. Intercostalnerv, wie ein (manchmal stark rudimentärer) Ast des in den Plexus brachialis einbezogenen Teiles aussieht. Bei den Lumbalnerven sind alle von L 1 an in die Extremität einbezogen (Abb. S. 45).

Von L 2 ab sind alle folgenden Lumbalnerven nicht nur mit ihren Anteilen am Plexus lumbalis, sondern auch mit den Resten der Hauptstämme der Extremität tributär geworden (Abb. S. 45, linke Körperseite). Was darunter verstanden ist, werden wir am besten am ersten Lumbalnerven und am Nervus subcostalis (Th 12) kennen lernen, welche Übergangsnerven darstellen.

Der Ramus cutaneus lateralis von L 1 müßte analog den gleichnamigen Ästen der Intercostalnerven an die Haut der Weiche gehen. Er biegt aber über den Beckenkamm hinüber und heißt deshalb Ramus ilicus. Sehr häufig tun dasselbe kleine Ästchen des Nervus subcostalis (Abb. S. 204), die ausnahmsweise auch sehr groß sein können. Der Prozeß ist der gleiche wie bei den Rr. dorsales dieser Nerven, welche als Nn. clunium craniales auf das Gesäß übergewandert sind (S. 36). Die ehemalige Bauchhaut, welche von den auf L 1 folgenden Lumbalnerven versorgt wird, ist so sehr in die Extremität einbezogen, daß gar nichts mehr für die Bauchwand selbst übrig bleibt (nur auf Abkömmlingen des Bauches wie den Hüllen des Samenstranges sind Reste erhalten). Der Unterschied gegenüber den Beziehungen zur vorderen Extremität ist der, daß dort die Hauptstämme als Intercostalnerv Th 2, Th 3 usw. erhalten bleiben, während bei L 2—L 5 nur Hautnerven zur Extremität Repräsentanten der ursprünglichen Hauptstämme der Rumpfwand sind. Beim Arm findet man diese Nerven nur in der oberen Hälfte des Oberarmes und zwar an der caudalen Seite (postaxial, Bd. 1, S. 301, *283*). Beim Bein reichen sie bis an das Knie und zwar auf der kranialen Seite des Oberschenkels (präaxial). Sie sind reine Hautnerven. Die in den Nervus femoralis und N. obturatorius des Oberschenkels eingehenden Anteile der Nerven L 3—L 4 sind gemischt: sensibel und motorisch.

Wir werden uns mit den Anteilen der Lumbalnerven am eigentlichen Extremitätenplexus erst bei den unteren Gliedmaßen beschäftigen (S. 181). Davon abgesehen haben die Rr. ventrales der einzelnen Lumbalnerven ihre eigenen Namen. Diese sind in folgender Weise aufzufassen:

Der Ramus ventralis von L 1 hat, wie wir sahen, ein sensibles Analogon des R. cutaneus lateralis und des R. cutaneus anterior terminalis. Seine motorischen Äste versorgen die caudalste Partie der breiten Bauchmuskeln, oft auch des Rectus abdominis, den M. pyramidalis und M. quadratus lumborum. Man findet gelegentlich den Nerv als einzigen Stamm auf den Nervus subcostalis folgen. Statt dieses atavistischen Zustandes ist er gewöhnlich in 2 Äste der ganzen Länge nach gespalten. Der obere von beiden heißt: Nervus iliohypogastricus, der untere Nervus ilioinguinalis (Abb. S. 204). Man würde sie für 2 metamere Nerven halten, wenn sie nicht aus dem gleichen Foramen intervertebrale herauskämen (zwischen 1. und 2. Lendenwirbel). Sie gehen durch das Fleisch des M. psoas hindurch, werden an dessen lateralem Ende frei, steigen schräg über die Vorderfläche des M. quadratus lumborum und verlaufen zwischen M. obliquus abdominis internus und M. transversus abdominis auf die Linea alba zu. Innerhalb des Psoas verbindet sich mit dem oberen Ast eine Abzweigung von Th 12, während vom unteren Ast eine Abzweigung zu L 2 abgeht, auf welche dort zurückzukommen ist. Der obere Ast übernimmt den R. cutaneus lateralis (Ramus ilicus) für sich allein, er behält auch seinen Verlauf in der Unterbauchgegend zu den Muskeln; deshalb auch sein Name: Nervus ilio-hypogastricus; sehr oft geht sein R. ventralis terminalis verloren. Der untere Ast hat gewöhnlich keinen R. cutaneus lateralis, aber immer einen besonders entwickelten R. ventralis terminalis, nämlich einen Hautast zur Inguinalgegend, deshalb der Name: N. ilio-inguinalis. Er verläuft etwas weiter caudal als der N. iliohypogastricus und folgt vorn dem Leistenband (Abb. S. 204).

Ein wenig lateral vom äußeren Leistenring oder durch diesen selbst hindurch tritt der sensible Endast zur Haut über dem Samenstrang und läuft bis zum Hodensack abwärts (Rr. scrotales ventrales). Auf dem Wege längs dem Samenstrang anastomosieren feine Ästchen mit solchen des R. genitalis (spermaticus externus, s. den folgenden Nerv). Beim Weibe gehen entsprechende Ästchen mit dem Ligamentum teres uteri zu den großen Schamlippen.

Die Aufteilung des R. ventralis von L 1 unterliegt zahlreichen Varianten. Sucht man nach den ursprünglichen Ästen eines Intercostalnervs, so wird man sie bei L 1 wiederfinden, wie sehr auch im einzelnen der N. iliohypogastricus und der N. ilioguinalis vom üblichen Verlauf abweichen mögen.

Der Ramus ventralis von L 2 ist ebenfalls in 2 Äste längsgeteilt: der obere verbindet sich mit einer Abzweigung von L 1, Nervus genitofemoralis (aus L 1 und L 2), der untere verbindet sich gewöhnlich mit einer Abzweigung von L 3, Nervus cutaneus femoris lateralis (aus L 2 und L 3, seltener aus L 2 allein, Abb. S. 45). Der Nervus genitofemoralis verbreitet sich auf der den äußeren Geschlechtsorganen zugewendeten Seite des Oberschenkels und den äußeren Genitalien selbst (Abb. S. 198). Er verläuft möglichst gerade auf diese Gegend hin, tritt zwar durch den M. psoas hindurch, aber nicht bis zu dessem lateralem Rand; er erscheint vielmehr auf der Vorderfläche des Psoas und ist immer daran zu erkennen (Abb. S. 204). Der N. cutaneus femoris lateralis dagegen behält den Weg zum lateralen Rand des Psoas bei und erreicht auf diesem alten Wege sein Endgebiet am schnellsten. In manchen Fällen geht er oberhalb des Leistenbandes zur Haut des Oberschenkels. In der Regel aber ist sein Stamm unter das Leistenband in die laterale Ecke der Lacuna musculorum hineinverlagert. Sein Austritt aus der Fascia lata des Oberschenkels liegt unterhalb der Spina ilica ventralis (anterior superior) und erfolgt oft mit 2—3 getrennten Ästen. Er verbreitet sich stets an der ganzen Außenfläche der Haut des Oberschenkels bis zum Knie (Abb. S. 198). — Der Nervus genitofemoralis ist für sich nochmals längs gespalten. Oft schon im Muskelfleisch des Psoas, manchmal erst nach seinem Austritt aus demselben teilt er sich in den R. femoralis (lumboinguinalis) und R. genitalis (spermaticus externus). Der letztere behält die alte Lage zum Leistenband bei: er liegt über (kranial von) dem Band, d. h. in der Bauchwand als echter Bauchnerv. Der erstere dagegen hat wie der N. cutaneus femoris lateralis die Grenze von Bauch und Bein durchbrochen und liegt jetzt unter dem Leistenband in der Lacuna vasorum, von wo er durch das Foramen ovale oder etwas lateral davon durch ein eigenes Loch in der Fascia lata in die Haut der Leistengegend des Oberschenkels gelangt. Sein Hautgebiet schließt an dasjenige des N. cutaneus femoris lateralis an (Abb. S. 88). Weiter medial grenzt an das vorige das Hautgebiet des N. ilioinguinalis und des R. genitalis aus dem N. genitofemoralis an, denn wie oben erwähnt, folgt auch der R. genitalis dem Samenstrang beim Manne (bzw. der Chorda utero-inguinalis, dem Ligamentum teres uteri bei der Frau). Er tritt regelmäßig aus dem äußeren Leistenring aus, medial vom Samenstrang, versorgt den M. cremaster, einen Abkömmling der schrägen Bauchmuskeln, und dokumentiert sich dadurch als echtes Analogon eines Intercostalnervs. Seine sensiblen Ästchen bilden mit denjenigen des M. ilioinguinalis um den Samenstrang herum einen Plexus (Abb. S. 198) und laufen zum Hodensack abwärts (Rr. scrotales ventrales). Von hinten her treten Endäste eines ganz anderen Nervs vom Damm aus an den Hodensack bzw. die großen Schamlippen (Nn. scrotales dorsales, aus N. pudendus communis, Abb. S. 52).

Der Ramus ventralis von L 3 enthält von dem alten Hauptstamm nur noch den oben erwähnten Anteil zum N. cutaneus femoris lateralis. Andere Nerven als die genannten Rumpfnerven aus L 1—L 3 gehen nicht an die Haut des Oberschenkels. So sind bei L 4 und L 5 alle entsprechenden Äste verschwunden, die Nerven sind vollständig dem eigentlichen Extremitätenplexus tributär geworden und erschöpfen sich an den Beiträgen, die sie für die Bildung des N. femoralis, Nervus obturatorius usw. liefern, kommen also lediglich der unteren Extremität zugute.

Die hier besprochenen Nerven sind, wenn sie auch zur Haut der Gliedmaße gehen, immer noch an Abkömmlingen der Bauchwand selbst beteiligt. Sie verlaufen auch größtenteils noch oberhalb des Leistenbandes, also in der eigentlichen Bauchwand. Nur der R. femoralis des Genito femoralis (N. lumboinguinalis) und Nervus cutaneus femoris lateralis durchbohren das Leistenband, oder haben es meistens unterschritten und sind dadurch ganz in die Extremität eingetreten. Der primäre Verlauf oberhalb des Leistenbandes ist aber genetisch und in atavistischen Varianten bei beiden Nerven noch erkennbar und unterscheidet sich von den echten Extremitätennerven, welche von Anbeginn an der Gliedmaße zugehören, deshalb auch von jeher und immer unterhalb des Leistenbandes verlaufen.

## d) Die Leitungsbahnen des Rumpfendes (Damm).

Das Rumpfende unseres Körpers hat hochgradige Änderungen erfahren, wie wir am menschlichen Embryo am Vorhandensein eines Schwanzstummels (Abb. S. 57) und beim Erwachsenen an den Resten und Modifikationen von ehemaligen Schwanzmuskeln (beim Damm, Bd. 2, S. 466, *471*) erkannt haben. Trotzdem sind in der Haut die an die Rücken- und Bauchwand anschließenden metameren Zonen noch erkennbar. Beim Rücken wurde bereits ausgeführt, daß bis zur Steißspitze Rami dorsales der Spinalnerven regelmäßig aufeinander folgen mit Ausnahme einer Lücke zwischen L 3 und S 1, welche dem Ursprung der unteren Gliedmaße entspricht. Beim Bauch liegt dieser Hiatus zwischen L 1 und S 2 (manchmal auch S 1). Die Strecke, welche caudal vom Hiatus bis zur Schwanzspitze reicht, wird an der ventralen Körperseite von den äußeren Geschlechtsorganen und vom Damm eingenommen und reicht bis zur Spitze des Schwanzstummels bzw. der Steißbeinspitze des Erwachsenen (Abb. S. 49). Sie wird in Form von typischen HEADschen Zonen von Rami ventrales der betreffenden Spinalnerven versorgt. Die letzte Zone erhält mehrere Hautästchen, Nervi anococcygici (Abb. S. 34), die aus Rr. dorsales und Rr. ventrales vom 4. und 5. Sacralnerv und vom Steißnerv (S 4, S 5, Cocc.) zusammengesetzt und schon beim Rücken besprochen sind. Die Haut des Dammes, des Hodensackes und des Penis, welche

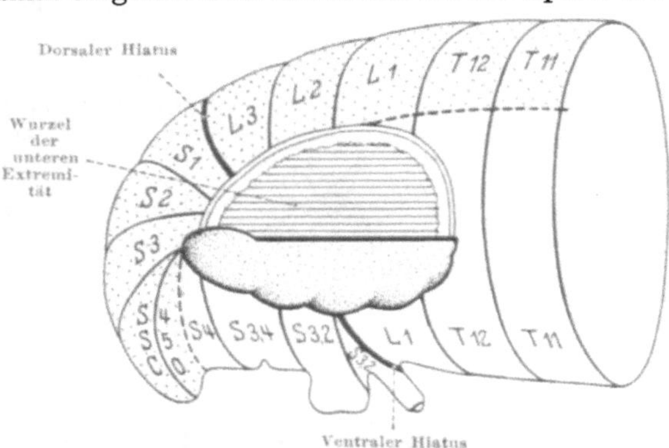


Abb. 30. Segmentale Hautzonen des Rumpfendes. Gebiet der Rr. dorsales punktiert.
(Nach CUNNINGHAM: Textbook of Anatomy. — Br. — E.)

nach vorn an den Nervus ilioinguinalis (aus L 1) anschließt, enthält die Hautbezirke der an die Nervi anococcygici anschließenden Rami ventrales von mehr vorn gelegenen Sacralnerven, nämlich S 4, S 4—3, S 3—2 und manchmal auch S 1. Da auch die Haut des Penisrückens zu ihnen gehört, so liegt die Lücke zwischen S 2 (bzw. S 1) und L 1 an der Stelle, wo das männliche Glied an die Leistengegend anstößt (Abb. S. 49, bei der Frau zwischen Scham und Schamberg).

So klar die metamere Reihenfolge der Hautinnervation noch auf die alte Zugehörigkeit zur vorderen Rumpfwand hinweist, so sehr sind die Nervenverläufe im einzelnen von dem primitiven Schema abgewichen. Aber nach dem, was wir im Vorhergehenden bei den Leitungsbahnen der vorderen Bauchwand und den Rami ventrales der Lumbalnerven feststellen konnten, wird es nicht schwer sein, auch diese Abweichungen zu verstehen. Am wenigsten verändert sind diejenigen Nervenanteile, welche das Steißbeingeflecht, den Plexus coccygicus, formen. Sie sind Rr. ventrales von S 4, S 5 und Co, welche ursprünglich wie die Intercostalnerven isoliert aufeinanderfolgen (wie in Abb. S. 45). Die Muskeläste dieser Nerven haben sich zu einem Geflecht verbunden, welches im Inneren des Beckens auf der Oberfläche des Musculus levator ani und Musculus coccygicus zu finden ist (Abb. S. 182, der Plexus coccygicus ist hier sehr ausgeprägt, aber nicht besonders bezeichnet) und diese Muskeln innerviert (auch den M. sacrococcygicus ventralis). Einzelne sensible Ästchen, welche wahrscheinlich als Rami cutanei laterales zu identifizieren sind, gehen an die Haut und gehören zu den bereits erwähnten Nervi anococcygici. Der Plexus coccygicus ist nichts anderes als ein Konglomerat von 3 verstümmelten Spinalnerven, welche bei geschwänzten Tieren noch eine große Ausbreitung an der Ventralseite des Schwanzes haben (an seiner Haut und an seinen Muskeln).

Der Plexus pudendalis stammt aus den Rr. ventrales der vorhergehenden Spinalnerven, manchmal S 1, regelmäßig S 2, S 3, S 4; S 4 ist also sowohl diesem Nerv wie dem Plexus coccygicus tributär (Abb. S. 45). Der 1.—3. Sacralnerv versorgt mit seinen Rr. ventrales hauptsächlich die unteren Gliedmaßen (Abb. S. 45, rechts vom Beschauer). Wir erkennen hier dasselbe Verhalten wie bei Th 1. So wie dort der ursprüngliche Seitenast zum Hauptast

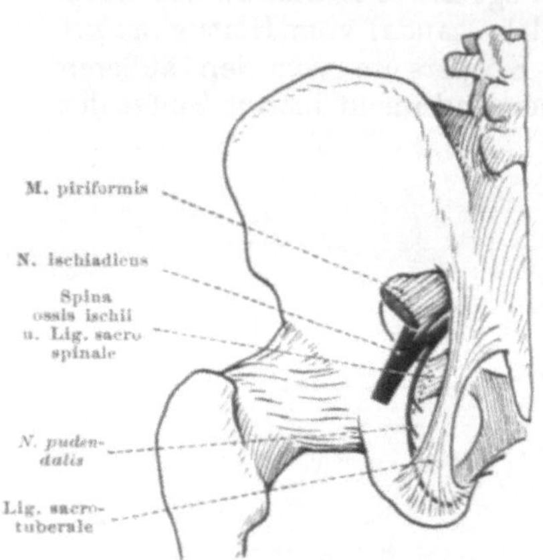



Abb. 31. Verlauf des N. pudendalis um den Sitzbeinstachel. — Br. — E.

und Bestandteil des Plexus brachialis geworden ist, so sind große Anteile von S 1, S 2 und S 3 in den Plexus sacralis eingetreten. Sie beteiligen sich am Aufbau des Nervus fibularis (peronaeus) und Nervus tibialis und werden beim Plexus lumbosacralis für die untere Extremität besprochen werden (S. 85, 180). Die Reste dieser Spinalnerven, welche bei der Brust die Intercostalnerven formen, bleiben im Ballen als Plexus pudendalis erhalten. Es ist deshalb kein Wunder, daß der Plexus pudendalis mit dem Plexus sacralis eng verbunden zu sein pflegt (Abb. S. 182). Denn beide gehören den gleichen Spinalnerven an (S 1—S 3), S 4 tritt allerdings nur in den einen von beiden ein. Der Ramus ventralis von S 4 ist ähnlich der Spaltung von L 1 in zwei Äste getrennt, von welchen der eine zum Plexus pudendalis, der andere zum Plexus coccygicus gehört, aber kein Ast verläuft in die Gliedmaße, außer in Ausnahmefällen.

So ist hiernach der Plexus pudendalis aus Spinalnerven zusammengesetzt, welche sich im Prinzip wie Th 1, Th 2, Th 3 verhalten, da ihre ursprünglichen Hautäste (wie die Intercostalnerven) die vordere Rumpfwand versorgen, die wir am Rumpfende im Damm wieder erkennen. Sie sind primitiver als die Rr. ventrales der Lendennerven, die in der vorderen Rumpfwand größtenteils durch Thorakalnerven ersetzt, während sie selbst in die untere Gliedmaße eingetreten sind. Dagegen gibt es beim Plexus pudendalis eine Komplikation, welche bei jenen zwar vorkommt und auch mit der unteren Gliedmaße zusammenhängt, aber längst nicht so scharf ausgeprägt ist wie beim Plexus pudendalis: die Lendennerven liegen kranial vom Becken. Ihre Rr. ventrales kommen zwar mit ihm in Kollision, weichen aber aus und durchbohren gelegentlich das Leistenband (Varietät beim N. cutaneus femoris lateralis). Beim wichtigsten Ast des Plexus pudendalis, dem Nervus pudendalis communis, läßt sich am schärfsten erkennen, daß ihm durch das Becken ein sehr eigenartiger Verlauf aufgezwungen ist. Seine Austrittstellen aus dem Kreuzbein fallen gerade in das Gebiet, innerhalb dessen das Becken an der Wirbelsäule Anschluß gefunden hat (Bd. 1, S. 455, *435*). Als nun im Zusammenhang mit der besonderen Festigung dieses Anschlusses durch Kreuzhüftbänder, die für den aufrechten Gang notwendig wurden, ein besonderer Knochenauswuchs des Beckens, die Spina ossis ischii, Spina ischiadica, entstand (Bd. 1, Abb. S. 462, *442*), wurde der Nervus pudendalis mitgenommen (Abb. S. 45), während Ursprungsgebiet und Endgebiet an Ort und Stelle blieben. Er tritt zunächst aus dem Inneren des Beckens durch das Foramen ischiadicum majus, erreicht dann dorsal vom Sitzbeinstachel das Foramen ischiadicum minus und gelangt durch dieses zum Damm (Abb. S. 50). Da das Foramen ischiadicum majus durch den Musculus piriformis fast völlig ausgestopft wird, so gerät der Nerv (mit den begleitenden Gefäßen) in den infrapiriformen Spalt (Abb. S. 205). Im Foramen ischiadicum minus liegt er medial zu dem dieses Loch ausfüllenden Musculus obturator internus und ist dort mit den begleitenden Gefäßen in die Fascie dieses Muskels eingeschlossen (Abb. S. 205, links und S. 182; s. ALCOCKscher Kanal, Abb. S. 52).

Nachdem der Nervus pudendalis nach diesem eigenartigen Umweg die Fossa ischiorectalis und damit sein altes Endgebiet, den Damm, erreicht hat, gibt er zahlreiche Äste ab, welche entweder wie die Endäste des Nervs rein sensibel, oder welche gemischt sind. Die sensiblen Äste versorgen die Haut des Afters, des Dammes, des Hodensackes und des Penis (Abb. S. 52; beim Weibe die großen Schamlippen und die Klitoris). Auf sie sind die meisten HEADschen Zonen der Abb. S. 49 zurückzuführen; nur die letzte caudalste gehört dem Plexus coccygicus an. Dieser liegt weiter caudal in der Haut als der Plexus pudendalis. Die motorischen Äste des N. pudendalis gehen an diejenigen Dammuskeln, welche aus dem Sphincter cloacae abgeleitet werden (an den M. sphincter ani externus und das muskulöse Diaphragma urogenitale bei beiden Geschlechtern, an die Muskeln des Gliedes beim Manne und der Scham beim Weibe (Bd. 2, S. 472, *477* u. S. 535, *541*).

Beim Verlaufe des N. pudendalis und der Vasa pudendalia ist zu unterscheiden zwischen der Beziehung zum Bänderbecken und zum Beckeninnenraum. Der Nerv tritt aus dem ersteren aus durch den infrapiriformen Spalt des Foramen ischiadicum majus und tritt wieder in dasselbe ein durch das Foramen ischiadicum minus. Während er aber vor dem Austritt aus dem Bänderbecken oberhalb des Beckenbodens dem Beckeninnenraum anliegt und dem Peritonaeum sehr nahe kommt oder von ihm berührt wird, gelangt er bei seinem Rücktritt unter den Beckenboden in die Fossa ischiorectalis (Abb. S. 182).

Wir können nach der Anordnung der Innervation die beiden Gruppen der Dammuskeln klar unterscheiden. Sie entwickeln sich beim Embryo aus getrennten Muskelblastemen. Das eine von ihnen, welches den Sphincter cloacae und seine Derivate liefert, tritt früher mit dem Afterende des Dammes in Verbindung als das andere, welches erst auf dem Umwege über den Komplex gewisser Schwanzmuskeln der geschwänzten Tiere und deren Umwandlungen beim aufrechten Gang diese Beziehung gewinnt (Bd. 2, S. 466, *471*).

Beim Eintritt des N. pudendalis in die Fossa ischiorectalis liegt er anfangs im ALCOCKSCHEN Kanal. Innerhalb desselben gehen gewöhnlich ab der N. analis (N. haemorrhoidalis inferior) für den After, die Nervi perineales für den Damm und die Nervi scrotales (s. labiales) posteriores für den Hodensack (bzw. großen Schamlippen). Sie sind manchmal in einem Stamm vereinigt (Abb. S. 52, rechts; es kann sich dann zu dem oberflächlichen Ast zum Damm noch ein zweiter, tiefer liegender gesellen), oder aber ganz getrennt. Am häufigsten gehen die Rr. perineales und scrotales posteriores gemeinsam ab. Der oder die Äste durchbohren die Fascia obturatoria, durchqueren das Fett, welches die Fossa ischiorectalis ausfüllt, und erreichen mit sensiblen Endästen die Haut des Afters, des Dammes und Hodensackes bzw. der großen Schamlippen. Hodensack und Schamlippen werden also von vorn vom R. genitalis des N. genitofemoralis (N. spermaticus ext.) und N. ilioinguinalis versorgt, von hinten vom N. pudendus (Nervi scrotales s. labiales anteriores et posteriores). Motorische Äste des Nerven, welche die Fascia obturatoria separat durchbohren, versorgen den Sphincter ani externus, den Transversus perinei superficialis, Bulbo- und Ischiocavernosus. Es ist präparatorisch nicht schwer, diese Äste im Fett der Fossa ischiorectalis bei einiger Aufmerksamkeit zu finden und von ihnen aus in die Tiefe zur Fascia obturatoria vorzudringen. Die R. scrotales posteriores verlaufen meist oberflächlich vom M. transversus perinei superficialis und überkreuzen ihn.

Der eigentliche Stamm des Nervus pudendalis wird erst sichtbar, wenn man den ALCOCKschen Kanal eröffnet (Abb. S. 52, links vom Beschauer). Es geschieht dies am leichtesten vom distalen Verlauf des Nervs aus, indem man ihn proximalwärts gegen das Foramen ischiadicum minus zu aufdeckt und ihm folgend die Fascie zerschneidet. Er liegt stets in der Tiefe, unter dem M. transversus perinei superficialis. Er gibt motorische Äste an den Transversus perinei profundus, in dessen

Muskelfleisch er eingebettet liegt, und an den Sphincter urethrae membranaceae. Sensible Äste erhalten von ihm die Schleimhaut der männlichen Harnröhre (bzw. Scheide), außerdem erhält Äste das Schwammgewebe des unpaaren Schwellkörpers. Das Ende des N. pudendalis ist rein sensibel. Es liegt dicht neben dem Schambein (Bd. 2, Abb. S. 475, *480*) und geht kranial vom Musculus ischiocavernosus an den Rücken des männlichen Gliedes (Abb. S. 198). Dort heißt es Nervus dorsalis penis (beim Weibe gehen entsprechende sensible Endästchen zur Klitoris, Nervus dorsalis clitoridis). Über die Lage und den Verlauf am Penisrücken siehe Bd. 2,

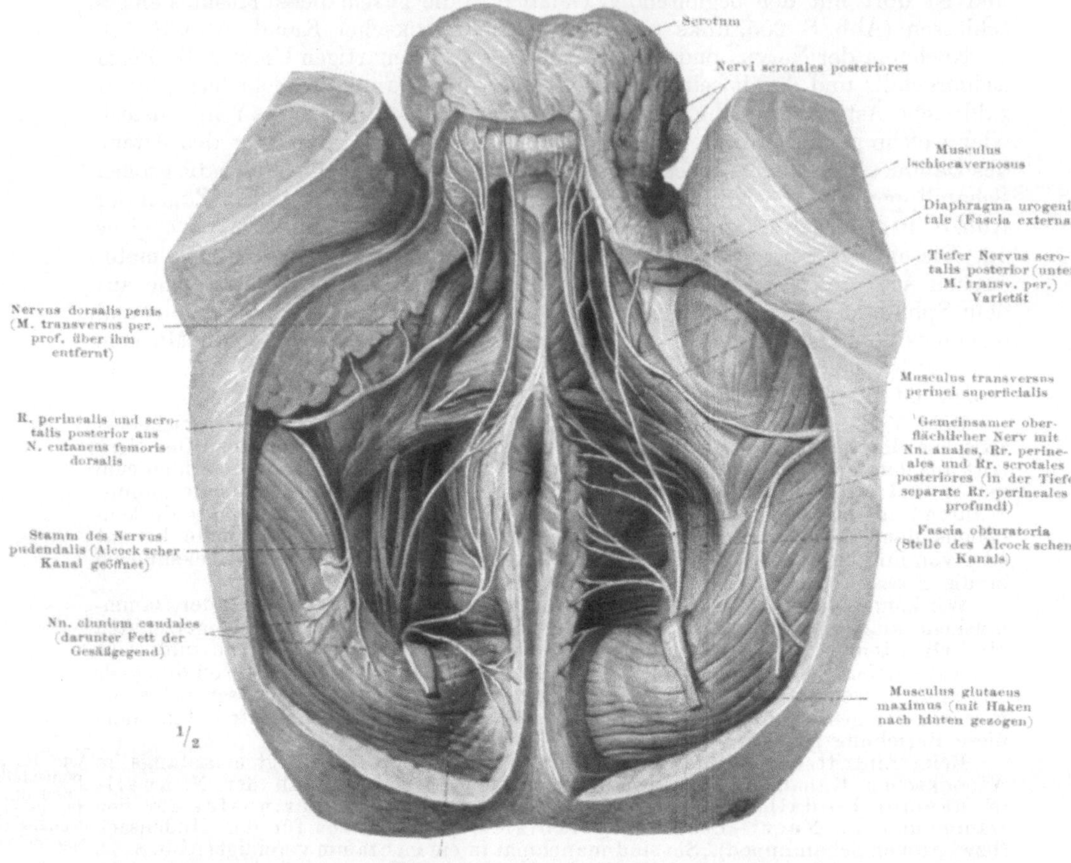



Abb. 32. **Nerven des männlichen Dammes.** Körper in Rückenlage, Oberschenkel in die Höhe geschlagen und gespreizt, Hodensack bauchwärts gezogen. Der ALCOCKsche Kanal ist rechts vom Beschauer geschlossen, links geöffnet. — Br.

S. 452, *457*. Ein Ästchen am Beginn des N. dorsalis penis dringt in das Corpus cavernosum penis ein und versorgt das Schwellgewebe. Zahlreiche folgende Ästchen gehen vom Rücken des Penis um den Schaft herum bis auf die Gegenseite. Aus dem Plexus pudendalis gehen außer dem Hauptast, dem N. pudendalis communis, noch separate Äste in sehr verschiedener Menge und Anordnung hervor. Sie gehen in der Regel aus dem Plexus hervor, bevor der Nervus pudendalis geformt ist, und zwar vor dessen Austritt aus dem Foramen ischiadicum majus (Nervi rectales craniales (haemorrhoidales medii) zum Enddarm oberhalb des Beckenbodens, Nervi vesicales caudales zum Boden der Harnblase, Nervi vaginales zur Scheide; s. vegetatives Nervensystem). Erst nach ihrem Abgang wird der Rest des Plexus zum platten Nervus pudendalis verdichtet. Doch kommt es nicht selten vor, daß Äste des N. pudendalis, anstatt von diesem Nerv aus, direkt aus dem Plexus abgehen, vor allem die Nervi anales (haemorrhoidales inferiores) zum Teil oder ganz. Andererseits können Äste der Sacralnerven, die an sich mit dem N. pudendalis nichts zu tun haben, eine Strecke lang ihm angeschlossen sein, z. B. der in Abb. S. 205 gezeichnete Ramus cutaneus lateralis, welcher das Ligamentum sacrotuberale durchbricht und aus Rr. dorsales von S 2 und S 3 stammt. In diesem Fall hat der N. pudendalis scheinbar einen N. cutaneus perforans, der ihm aber nur beigesellt ist.

Der Plexus lumbosacralis ist ein Geflecht von Nerven, welches vom 1. Lendennerv (L 1) bzw. vom Nervus subcostalis (Th 12) bis zum 3. Kreuzbeinnerv (S 3) herabreicht. Er besteht nur aus Rr. ventrales dieser Nerven (Abb. S. 45). Nach der Steißspitze reihen sich an der Plexus pudendalis und Plexus coccygicus, welche ebenfalls nur aus Rr. anteriores stammen und vom 3. Kreuznerv bis zum Steißnerv reichen (S 3 — Cocc.). Sie sind äußerlich weder voneinander noch vom Plexus lumbosacralis scharf getrennt. Im Vorhergehenden sind der Plexus pudendalis und der Plexus coccygicus mit allen Ästen dargestellt und analysiert. Sie gehören lediglich dem Rumpfe an, und zwar speziell dem in besonderer Weise umgewandelten Rumpfende.

Der Plexus lumbosacralis läßt sich in Unterabteilungen zerlegen, welche zwar äußerlich auch nicht scharf voneinander gesondert sind, aber doch durch ihre innere Struktur und durch ihre Beziehung zur unteren Gliedmaße sich scharf voneinander scheiden lassen. Wir haben bereits hervorgehoben, daß vom 2. oder 3. Lendennerv an Teile dieses und aller folgenden Nerven des Plexus lumbosacralis an das Bein gehen (Abb. S. 88, L 1—S 1; Abb. S. 89, L 2—S 3). Der 4. Lendennerv hat eine besondere Stellung in dieser Serie. Sein R. anterior gabelt sich durch Längsspaltung in 3 Äste, deshalb auch Nervus furcalis, Gabelnerv, genannt (Abb. S. 45); je ein Abschnitt von L 4 gelangt zum Nervus femoralis und Nervus obturatorius des Beines, von welchen bei diesem zu handeln ist. Dieser kraniale Abschnitt von L 4 ist mit den Rr. ventrales von (Th 12) L 1—L 3 zum Plexus lumbalis vereinigt. Der andere Abschnitt von L 4 gelangt zum Nervus fibularis (peronaeus) und Nervus tibialis des Beines, welche gewöhnlich als Nervus ischiadicus zusammengefaßt sind. Auch sie sind erst bei den unteren Gliedmaßen zu analysieren. Dieser caudale Abschnitt von L 4 ist mit den Rr. ventrales von L 5—S 3 zum Plexus sacralis vereinigt.

Charakteristisch für den Plexus lumbalis ist, wie wir im Vorstehenden sahen (S. 47), daß die ursprünglichen Hauptstämme der betreffenden Spinalnerven umgewandelte Rumpf-(Intercostal)nerven sind, welche sich an die wirklichen Intercostalnerven des Körpers anreihen und an das unterste Ende des Bauches oder Abkömmlinge der untersten Bauchwand verlaufen (Nervus subcostalis, Nervus iliohypogastricus, Nervus ilioinguinalis), ja teilweise oder ganz in die Haut des Oberschenkels gelangt sein können (N. genitofemoralis, N. cutaneus femoris lateralis). Charakteristisch für den Plexus sacralis ist, daß die ursprünglichen Hauptstämme der betreffenden Spinalnerven umgewandelte Rumpfnerven sind, welche an den Damm gehen (Abb. S. 45).

Überblicken wir die von Th 12 bis Cocc. reichenden Nervengeflechte, so sind der Plexus lumbalis und Plexus sacralis der ventralen Rumpfwand und der unteren Extremität tributär, und zwar beide sehr verschiedenen, scharf getrennten Bezirken der Rumpfwand (s. den ventralen und dorsalen „Hiatus" in Abb. S. 49). Der Plexus pudendalis und Plexus coccygicus sind nur der Rumpfwand abgabepflichtig, und zwar jeder einem bestimmten Bezirke des Rumpfendes. Weil sie nichts mit der Extremität zu tun haben, werden sie auch in der Benennung vom Plexus lumbosacralis gesondert, der die beiden der Gliedmaße tributären Geflechte zusammenfaßt. Es wäre ein großer Fehler zu glauben, daß der Plexus lumbosacralis ausschließlich zur Gliedmaße ginge.

Indem wir die zur Gliedmaße gehörigen Teile bei den Leitungsbahnen der unteren Extremität analysieren, wohin sie gehören, zerlegen wir den anscheinend einheitlichen Plexus lumbalis und Plexus sacralis in rein genetisch scharf gesonderte Teile.

Wir verfahren also ähnlich, wie wir es etwa im 1. Bande bei den Schultermuskeln getan haben, die wir nach ihrer genetischen Entstehung und nicht nach ihrer jetzigen Lagerung unterschieden haben. Die Beziehungen zu den Endorganen der motorischen Nerven in den Muskeln und der sensiblen Nerven in den Hautzonen treten dadurch bei den Nervengeflechten scharf hervor. Wir werden besonders bei dem Plexus cervicobrachialis am Halse sehen, daß Muskeln und Nerven dadurch in ihren natürlichen Gruppierungen und Beziehungen zur Anschauung kommen.

*Nerven-tabellen* Die systematische Aufzählung der Geflechte und ihrer Äste nimmt auf diese genetischen inneren Gruppierungen, welche für das Verständnis am wichtigsten sind, keine Rücksicht. Ich füge in den beigegebenen Tabellen (S. 106, 175, 221) eine systematische Aufzählung aller Äste eines jeden Nervengeflechtes bei, weil sie sehr bequem zum Nachschlagen und unentbehrlich bei der Präparation an der Leiche sind. Jedem Nerv ist die Seite dieses Bandes hinzugefügt, wo Näheres über ihn zu finden ist. Die Beschreibungen im Text sind vielfach durch die in den Tabellen gegebenen Notizen ergänzt. Man wird also beim Plexus lumbosacralis alle aus diesem Geflecht hervorgehenden Nerven finden, sowohl diejenigen, welche jetzt oder wenigstens ursprünglich auf den Rumpf beschränkt waren, wie alle zur Gliedmaße gehenden Nerven.

*Varietäten in der segmentalen Zusammensetzung des Plexus* Die Zusammensetzung des Plexus lumbosacralis (und des Plexus brachialis) aus Rr. ventrales der Spinalnerven ist nicht immer die gleiche. Wir werden bei den Anteilen, welche die Gliedmaße versorgen, darauf zurückkommen. Es können zwei Nervi furcales bestehen, und zwar statt L 4 entweder L 4 und L 5 oder L 4 und L 3. Diese und viele andere Varietäten des Nervengeflechtes gehen sämtlich in der gleichen Richtung wie die Varietäten der Wirbelsäule und weisen darauf hin, daß es sich nicht um getrennte Nerven- oder Wirbelvarietäten handelt, sondern um Varietäten der ganzen Segmente mit ihren Neuro- und Sklerotomen (aber auch mit den Myo- und Angiotomen).

Den Beginn der Geflechtbildung haben wir bei Rami dorsales im Rücken kennen gelernt, wo primitive Stufen zeitlebens bestehen bleiben (S. 37). Einfache Schlingen, Ansae, wie dort sind auch im Plexus lumbosacralis, Plexus pudendalis und Plexus coccygicus häufig. Aber durch die Beziehung zur Gliedmaße steigern sich die Geflechte dem Grade der Verschränkung ihrer Fasern nach beträchtlich. Es wird die Ursache aus der Entstehungsgeschichte des Plexus ersichtlich. Wir werden darauf eingehen, wenn wir den Plexus cervicobrachialis im nächsten Abschnitt kennen gelernt und damit auch das Geflecht für die obere Gliedmaße studiert haben.

*Gefäße des Dammes* Die Arteria pudendalis interna mit zwei gleichnamigen Venen besorgt jederseits die Blutzu- und -abfuhr des Dammes und der äußeren Genitalien. Sie ist besonders wichtig für die Schwellkörper der letzteren und wegen ihrer Bedeutung für die Erektion bei diesen ausführlich erläutert (Bd. 2, S. 444, *449*, 451, *456*). Wir gehen hier auf die Strombahn selbst ein und unterschieden wie beim gleichnamigen Nerven eine Strecke innerhalb des Beckens, Pars pelvina, eine zweite, welche außen am Becken um den Sitzbeinstachel herumführt, Pars circumspinalis, und eine dritte innerhalb der Fossa ischiorectalis, Pars ischiorectalis (Abb. S. 182, 205). Die Pars pelvina überkreuzt den Plexus sacralis der Nerven, die beiden anderen Teile schließen sich genau dem Nervus pudendus an, so daß hier von einer näheren Schilderung abgesehen werden kann. Auf dem Verlauf durch den ALCOCK-schen Kanal werden analog den Nervenzweigen Arterienäste zum After, Damm, Hodensack (bzw. Schamlippen) abgegeben. Sie heißen A. analis (A. haemorrhoidalis inferior), A. perinei, Aa. scrotales (labiales) posteriores. Die Fortsetzung des Stammes begibt sich an das männliche Glied, A. penis (beim Weibe A. clitoridis). Von ihr geht ein medialwärts verlaufendes Ästchen zum unpaaren Schwellkörper und zur Schleimhaut der männlichen Harnröhre (bzw. Bulbi vestibuli und Scheide bei der Frau), die A. bulbi et urethrae (A. bulbourethralis, manchmal als 2 selbständige Ästchen). Ein lateralwärts verlaufender Ast geht zum paarigen Schwellkörper, A. profunda penis s. clitoridis und der Endast der A. penis zum Rücken des männlichen Gliedes, A. dorsalis penis s. clitoridis. Die Venenäste haben den gleichen Verlauf und Namen, doch sind die Anfänge der Venen, aus welchen die Vena pudendalis interna das Blut in das Becken zurückleitet zu dichtmaschigen Geflechten erweitert

(Bd. 2, Abb. S. 441, *446*, 475, *480*, Text S. 451, *456*, unten), Plexus diaphragmaticus urogenitalis und Plexus pudendalis.

Wie bei den Nerven gehören auch Arteriae und Venae scrotales s. labiales anteriores zu den äußeren Geschlechtsorganen, sie kommen von vorn her aus den Aa. pudendales externae der A. femoralis (Abb. S. 190, 204), bzw. kehren in die gleichnamigen Venen zurück.

In der Regel anastomosiert die Arteria obturatoria vor ihrem Austritt aus dem Foramen obturatum mit der Arteria pudendalis interna (Abb. S. 182; die Anastomose liegt vorn neben der Symphyse, ist in der Abbildung aber nicht beschriftet). Ist die Anastomose erweitert, so kann sie als A. pudendalis accessoria die eigentliche Pudenda ganz oder teilweise ersetzen. Es kann aber auch ein Gefäß von der Pars pelvina der A. pudendalis interna abgehen und auf der dem Beckeninneren zugewendeten Seite des M. levator ani verlaufen. Eine solche A. pudendalis accessoria ist bei niederen Säugetieren die Regel und wird, da sie die Blase mitversorgt, als A. urogenitalis bezeichnet (beim Ameisenigel und Halbaffen). Sie kann ausnahmsweise auch beim Menschen die eigentliche Pudendalis ganz oder teilweise ersetzen.

Beim Rücken haben wir gesehen, daß sich an die Rr. dorsales der Intercostalgefäße caudalwärts in metamerer Reihenfolge die Rr. dorsales der Lendengefäße bis zur A. und V. lumbalis ima anschließen. Die letztere ist auf den Beginn der Aorta caudalis (A. sacralis media) verschoben (Abb. S. 204). Sie entspricht einer segmentalen Arterie vom Typus der A. intercostalis. Der R. dorsalis einer solchen ist vorhanden und geht zum Rücken, der Stamm geht unter dem M. psoas lateralwärts und kommt vor dem M. ilicus wieder zum Vorschein (Abb. S. 204, rechte Körperseite). Seitenästchen verzweigen sich in den schrägen Bauchmuskeln, welche Zwischenrippenmuskeln entsprechen, die meisten versorgen jedoch die inneren Beckenmuskeln selbst, d. h. Gliedmaßenmuskeln, welche die Hüftbeingrube besetzt halten (den M. iliopsoas). Die in der Reihe folgende Segmentalarterie ist die A. iliolumbalis, deren Ursprung gewöhnlich aber bis auf die A. ilica interna (A. hypogastrica) verschoben ist (Abb. S. 204). Sie hat einen R. lumbalis, der zwischen dem Querfortsatz des letzten Lendenwirbels und dem Os sacrum zum Rücken verläuft, dem R. dorsalis des Typus einer Intercostalarterie entspricht und auch im Rücken an den R. dorsalis der A. lumbalis ima anschließt (S. 35), oder falls dieser fehlt, ihn ersetzt. Der Stamm der Arterie, Ramus ilicus genannt, weil er unter dem Psoas her zum M. ilicus verläuft, ist ganz in diese beiden Extremitätenmuskeln aufgegangen. — Die folgenden Segmentalgefäße sind ebenfalls vorhanden. Sie kommen als ganz schwache Seitenästchen aus der Fortsetzung der Aorta, der Aorta caudalis (A. sacralis media, Abb. S. 204). Aber sie sind größtenteils in ihrem weiteren Verlauf ersetzt durch die Arteriae sacrales laterales. Die Arteria sacralis lateralis hat ihren Ursprung in der Regel aus der A. ilica interna. Ein jeder ihrer Seitenäste dringt in ein Foramen sacrale pelvinum (anterius) ein, gibt einen Ramus spinalis zum Inhalt des Rückgratkanals und tritt zum Foramen sacrale dorsale aus, um sich im serialen Anschluß an die Lendenarterien und den R. lumbalis der A. iliolumbalis im Rücken zu verzweigen (S. 35). Da die Partes laterales des Kreuzbeines Rippenrudimenten entstammen (Bd. 1, S. 81, *70*), so entsprechen die Äste der A. sacralis lateralis in ihrem Verlauf zum Rücken ganz den Rr. dorsales von richtigen Intercostalarterien im Brustbereich; das wird insbesondere bewiesen durch die seriale Reihenfolge, in welcher sie an die Lendenarterien anschließen. Die Venen folgen in doppelter Zahl den beschriebenen Arterien.

Die A. sacralis lateralis besteht sehr häufig aus 2 oder mehreren Ästen, die getrennt aus dem Stamm oder aus Ästen der A. ilica interna kommen, z. B. aus der A. glutaea cranialis (Abb. S. 182). Manchmal sind die Seitenästchen der Aorta caudalis nicht so rudimentär wie gewöhnlich, sondern sie dringen statt der Äste der A. sacralis lateralis bis in den Rücken vor, haben also noch richtige Rr. dorsales. Die Rr. ventrales, d. h. die ursprünglichen Stämme der Intercostalarterien, gehen von der Aorta caudalis fast immer bis zu den Ästchen der A. sacralis lateralis und anastomosieren mit ihnen. Variationen der verschiedensten Art kommen vor. Immer reicht die dünne Aorta caudalis abwärts bis zur Steißbeinspitze. Hier schließt die Steißdrüse an (Bd. 2, S. 398, *403*).

*Veränderte und verschobene Rumpfgefäße, Gefäßtabellen*

Wir haben im Vorhergehenden gesehen, daß Ästchen der Vasa ilica communia nichts anderes sind als ehemalige Rumpfgefäße, während die Hauptäste dieser Gefäße zu der unteren Extremität gehören. Wie bei den Nerven ergibt sich daraus, daß wir einen Teil der Leitungsbahnen, zu welchen diese Gefäße beitragen, beim Rumpfe, einen Teil bei den Gliedmaßen behandeln, um das biologisch Zusammengehörige nicht zu trennen. In besonderen Tabellen werden die Seitenäste in einer anderen Art zusammengestellt, indem wir das eine Mal alle Äste der Aorta, wie man sie beim menschlichen Körper findet, aufzählen und charakterisieren, ohne ihren weiteren Verlauf zu den Endorganen zu berücksichtigen (Tabelle S. 96), ebenso zählen wir die direkten Venenzuflüsse zu den größeren Körpervenen auf (Tabelle S. 100). In gesonderten Tabellen werden für Arterien und Venen, die von den großen Stämmen abgehenden oder ihnen zufließenden Hauptäste (Extremitäten-, Hals- und Kopfgefäße) aufgeführt (S. 169, 217, 300). Darunter finden sich zahlreiche ehemalige Rumpfgefäße, deren Ursprung oder Mündung nur sekundär verschoben ist und die deshalb wie Extremitäten-, Hals- oder Kopfgefäße aussehen, ohne es in Wirklichkeit zu sein. Da wir die Hauptwichtigkeit darin erblicken, wie die Endgebiete versorgt werden, orientieren wir im Text die Leitungsbahnen (Nerven sowohl wie Gefäße) nach diesen, also im vorliegenden Fall nach dem Rumpfe. Die beigegebenen Tabellen sollen zur Ergänzung dienen und manches durch kurze Diagnosen vervollständigen, was bei der fortlaufenden Beschreibung zu sehr ermüden würde. Sie sind von besonderem Vorteil für die Präparation an der Leiche.

### e) Äquivalente der Rumpfleitungsbahnen am Halse.

*Rumpfzugehörige und rumpffremde Leitungsbahnen*

Beim Bewegungsapparat lernten wir bereits am Halse, welcher phylo- und ontogenetisch erst spät auftritt, ein sehr eigenartiges Verwerfungsgebiet kennen, in welchem sich Muskeln der ventralen Rumpfwand mit Kopf- bzw. Kiemenmuskeln in- und durcheinander geschoben haben (Bd. 1, S. 194, *178*). Da die Muskeln an ihren Nerven wie an Ariadnefäden hängen, welche den Verschiebungen der einzelnen Muskelindividuen folgen, so ist klar, daß wir im Halsgebiet Rumpfnerven für die Abkömmlinge der Rumpfwandmuskeln und Kiemennerven für diejenigen der Kiemenmuskeln antreffen müssen. Bei den Gefäßen ist dies nicht so konstant wie bei den Nerven, aber auch bei ihnen ist der Ausgangspunkt für die Entwicklung des ganzen Systems der gleiche. Von den gesamten Leitungsbahnen werden wir an dieser Stelle nur diejenigen behandeln, welche den Leitungsbahnen der Rumpfwand entsprechen, während wir in einem späteren Kapitel, welches die Leitungsbahnen des Kopfes behandelt, auf die in den Hals eintretenden Leitungsbahnen, die zu Kiemennerven und -gefäßen gehören, zurückkommen werden.

Von den Gefäßen am Halse gehören beiderseits die Arteria carotis communis mit ihren sämtlichen Ästen zum Kopf- bzw. Kiemenbereich, ebenfalls die Vena jugularis interna und superficialis dorsalis. Die A. subclavia ist jedoch ursprüngliches segmentales, also Rumpfgefäß (S. 11 u. Abb. S. 11). Die Äste der Vasa subclavia am Halse gehören also mit zu den Leitungsbahnen der Rumpfwand und werden hier behandelt (soweit sie nicht zu den Halseingeweiden gehen, S. 62). Die übrigen Gefäße werden später bei den Leitungsbahnen des Kopfes berücksichtigt. Diese Anordnung des Stoffes entspricht der beim Bewegungsapparat durchgeführten Disposition. Bei der Präparation der Leiche wird zweckmäßig das äußere Halsdreieck, in welchem die A. subclavia liegt, mit zur Brust und oberen Extremität gerechnet, das innere Halsdreieck mit zum Kopf.

*Längsverlauf statt des ursprünglichen Querverlaufs*

Die zur ventralen Rumpfwand gehörigen Leitungsbahnen am Hals sind hochgradig umgewandelt gegenüber dem ursprünglichen Typus der sie bildenden Nerven und Gefäße, der am reinsten bei den Intercostalgefäßen und -nerven des fertigen Körpers erhalten ist (Abb. S. 59, *44*). Wir besprechen dieselben zuletzt von den Rumpfleitungen, weil durch die Umwandlungen, welche wir in der Bauchwand und am Rumpfende festgestellt haben, ein klares Verständnis für die sekundären Veränderungen am Halse gewonnen werden kann. Insbesondere

der zugrunde liegende Typus der Nerven, welche anfänglich in ganz gleicher
Folge und Art den Metameren des embryonalen Körpers entsprechen, wird durch
Geflechtbildungen äußerlich verwischt. Am Hals sind Hauptstämme, wie bei
den Brustnerven in reiner Form die Intercostalnerven, nirgendswo mehr zu
erkennen; auch Abkömmlinge, welche sich als Abkömmlinge solcher ent-
schleiern lassen wie die Lendennerven (z. B. N. iliohypogastricus, N. ilioinguinalis usw.), finden sich nicht; dagegen ist wie bei den Sacral- und Coccygeal-
nerven aus Umwandlungen von Ästen der ursprünglichen Hauptstämme ein

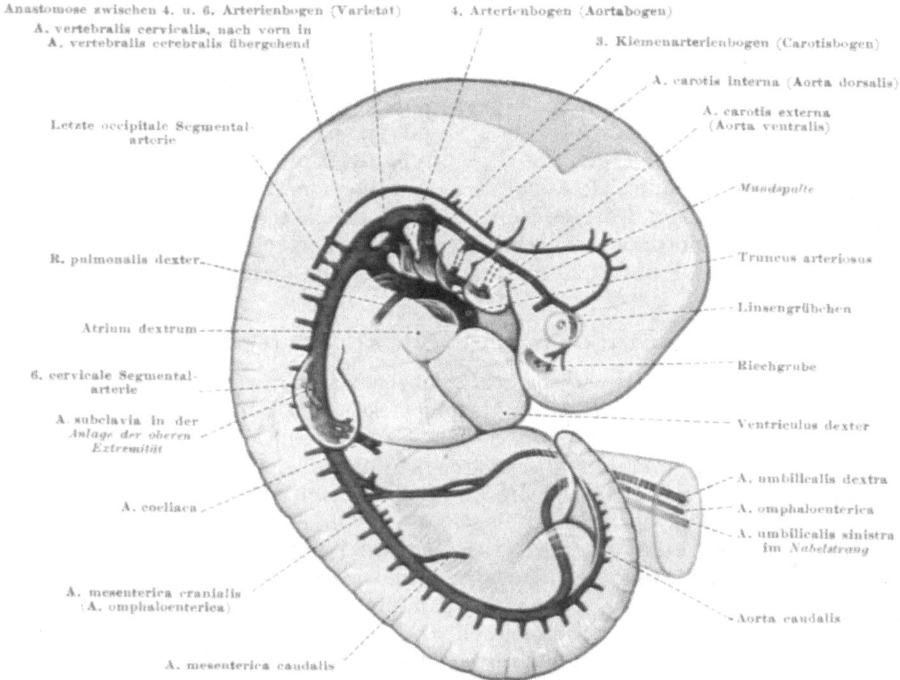


Abb. 33. **Arterien eines menschlichen Embryo** von etwa 7 mm größter Länge. Längsanastomose zwischen
den occipitalen und cervicalen Segmentarterien (A. vertebralis) in Bildung begriffen. (Nach Toldt-Hochstetter: Anatom. Atlas, Bd. 2, 15. Aufl., S. 608. — E.)

Geflecht entstanden, welches statt in querer Richtung hauptsächlich längs der
Wirbelsäule parallel verläuft (Abb. S. 44). Wie wir noch sehen werden, sind
die Beziehungen der Rumpfwandmuskeln zum Schultergürtel ursächlich dafür
verantwortlich zu machen, daß so hochgradige Lageveränderungen bei den
Rumpfnerven des Halses eingetreten sind wie sonst nirgendswo, auch nicht am
Rumpfende (truncofugale Verschiebungen der Muskeln, Bd. 1, S. 33, *27*). Der
Abgang von Anteilen der Halsnerven und der obersten Brustnerven (C 4—Th 1)
an die obere Gliedmaße direkt ist prinzipiell bei Th 1 besprochen (S. 40) und
ist in ganz der gleichen Weise bei Th 12—L 3 bei der Abgabe von Anteilen dieser
Nerven an die untere Gliedmaße besprochen worden (S. 47).

Doch ist diese Ursache nicht die einzige, sondern eine Rolle spielt auch die
Verlagerung des Herzens von seiner ursprünglichen Lage am Kopf und Hals
in die Brusthöhle, Descensus cordis. Am deutlichsten ist dieser Einfluß
bei den Arterien des Halses. Wir wissen, daß der Aortenbogen, Arcus aortae,
der ursprüngliche 4. linke Kiemenarterienbogen ist (Abb. S. 10). Indem er
mit dem Herzen caudalwärts verschoben wird, werden die segmentalen,

querverlaufenden Äste der Aorta durch einen Längsstamm verbunden (A. vertebralis), um den Zufluß aus der Aorta nicht zu verlieren (Abb. S. 57, 59). Dieser Längsstamm rückt vom Aortenbogen auf die A. subclavia, aber nur scheinbar, denn der Teil der A. subclavia, aus dem er entspringt, ist eine Intercostalarterie, im gegebenen Falle die 6. cervicale Segmentalarterie (ihr entspricht Nerv C 7, vgl. S. 11); sie ist also der erste Aortenast in der Reihe, welcher seinen primitiven Ursprung aus der Aorta behält, während die vorhergehenden, soweit sie überhaupt erhalten bleiben, sich des Sammelgefäßes bedienen müssen, um auf dem Wege über das ursprüngliche 6. segmentale Halsgefäß Blut aus der Aorta zu erhalten. So wird aus dem Querverlauf vieler einzelner Äste ein kontinuierliches Längsgefäß. Dieser Prozeß wiederholt sich an den ersten Intercostalarterien (A. intercostalis suprema, Abb. S. 60). Unter dem Einfluß des Descensus des Herzens ist auch die Kopfarterie, A. carotis communis, in die Länge gezogen worden; ebenso die Kopfvenen: Vena jugularis interna et superficialis dorsalis (externa). So kommt es, daß der Hals ganz besonders reich an längsverlaufenden Gefäßbahnen ist. Querumschnürungen des Halses wie beim Erhängten oder Erdrosselten, sind alt beliebte Mittel der Justiz, des Mörders oder Selbstmörders, um lebenswichtige Bahnen schnell einzuengen oder ganz zu verlegen und dadurch den Betroffenen zu betäuben und zu töten.

### α) Die rumpfzugehörigen Blutbahnen des Halses.

Die Äste der A. subclavia im allgemeinen

Die Arteria subclavia ist ein großkalibriges Gefäß, welches das Blut dem Arm zuführt. Sie liegt im äußeren Halsdreieck und ist in dessen Tiefe vom M. scalenus ventralis bedeckt (Abb. S. 59). Sie tritt am lateralen Rand dieses Muskels, zwischen ihm und dem M. scalenus medius, aus den Halsmuskeln hervor (sog. Scalenuslücke, Bd. 1, S. 202, *185*). Sofort nach dem Austritt erreicht die A. subclavia die 1. Rippe und liegt auf ihr in einer seichten Delle des Knochens, dem Sulcus arteriae subclaviae, dorsal vom Tuberculum Lisfranci, der Ansatzstelle des M. scalenus ventralis. Sie tritt dann unter die Clavicula und wird jenseits dieser nicht mehr Subclavia, sondern Axillaris genannt. Die beiden Namen bezeichnen aber nur die verschiedene Lage des gleichen Gefäßes, wie etwa ein Strom je nach dem Land, durch das er fließt, einen anderen Namen haben kann. Subclavia und Axillaris sind also die gleiche, für den Arm bestimmte Strombahn. Wir kommen dort auf sie zurück.

Der Name Subclavia leitet sich davon ab, daß das Gefäß hier unmittelbar unter der Clavicula und dem unter der Clavicula befindlichen Musculus subclavius liegt (Abb. Bd. 1, S. 254, *236*). Drückt man das Schlüsselbein abwärts gegen den Rumpf und nähert man es dadurch der 1. Rippe, so wird die Arterie wie zwischen die beiden Branchen einer Schere genommen und zugequetscht. Man kann sich durch gleichzeitige Kontrolle des Radialpulses an der üblichen Stelle leicht überzeugen, daß der Puls verschwindet, weil nicht genügend viel Blut in den Arm hineingelangt: erste Nothilfe bei Unglücksfällen, Zerreißungen des Arms usw.

Ein Teil der Äste der A. subclavia ist dem beschriebenen Verlauf des Gefäßes nur nachträglich zugesellt. Sie waren ursprünglich selbständige segmentale Äste der Aorta wie die Intercostalgefäße des Brustkorbes und sind nach dem Schema der Abb. S. 61 infolge des Descensus des Herzens auf die Subclavia gelangt. Wir unterscheiden 5 oder mehr Äste, von denen die meisten vor dem Durchtritt durch die Scalenuslücke aus der Subclavia entspringen, deren nur einer, die A. transversa colli, nach vollzogenem Durchtritt die Subclavia verläßt. (Diese kann ausnahmsweise fehlen und durch einen der anderen Äste ersetzt sein.) Von den in Abb. S. 59 dargestellten Ästen (Beschreibung in Tabelle S. 170ff.) gehören nicht alle der vorderen Rumpfwand an, sondern auch der Nacken wird von ihnen mitversorgt. Also auch Rr. dorsales sind

unter ihnen zu suchen. Wir analysieren die Äste einzeln und teilen sie ein
in absteigende, aufsteigende und querlaufende Äste.

Die absteigenden Äste, Truncus costocervicalis (mit A. intercostalis
suprema und A. cervicalis profunda) und A. thoracica (mammaria) sind bereits
bei der vorderen Brustwand und beim Nacken besprochen, wohin sie gehören.

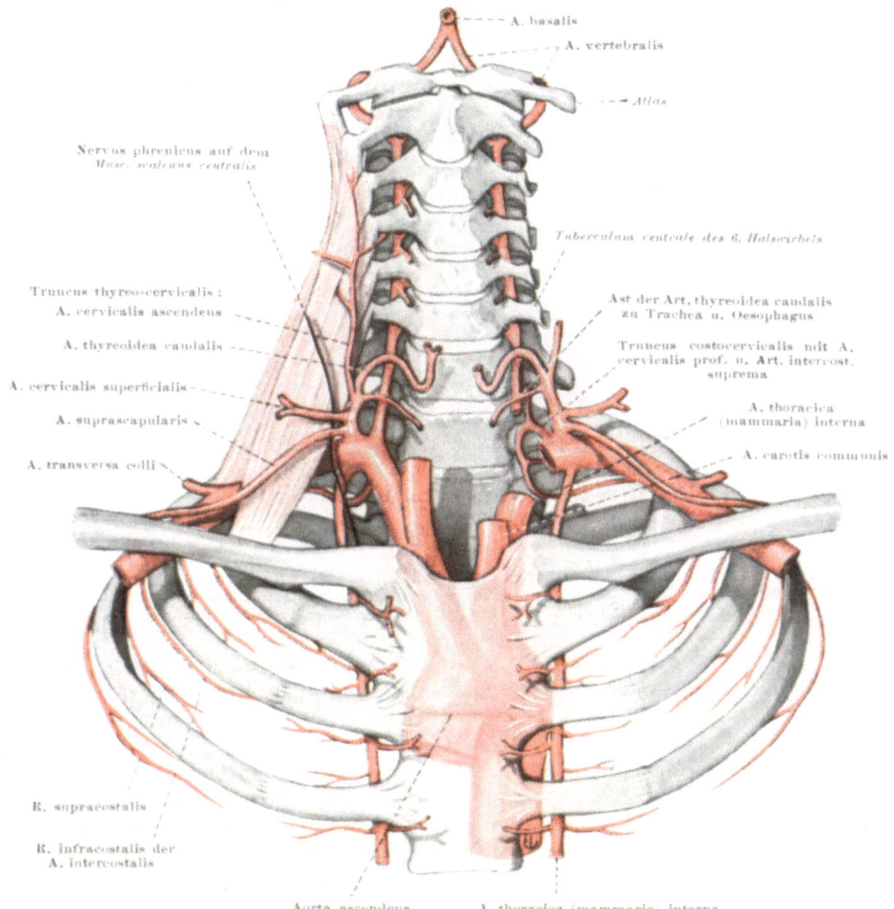


Abb. 34. **Arteria subclavia und ihre Äste.** Aus der linken A. subclavia ein Stück herausgeschnitten, um
die A. intercostalis suprema zu zeigen. — Br. — E.

Der zuerst abgehende und bedeutendste von allen Subclaviaästen ist die Auf-<br>steigende<br>Subclavia-<br>äste Arteria vertebralis (Abb. S. 59, 60). Sie entspringt am Subclaviabogen, kurz vor dessen höchster Höhe, an der Hinterwand des Gefäßes. Ihr senkrecht aufsteigender Verlauf, der sich vom 6. Halswirbel ab aufwärts innerhalb der Querfortsätze aller Halswirbel vollzieht (in den Foramina costotransversaria), ist besonders charakteristisch für die Umwandlung von einseitigen querverlaufenden Segmentalarterien in ein längsverlaufendes Gefäß. Die Segmentalarterien bestehen beim ersten Auftreten nur aus den späteren Rami dorsales und insbesondere deren Rami spinales, die später im Rückgratkanal liegen. Zu dieser Zeit vereinigen sich die cranialen Segmentalarterien bis zur 6. cervicalen durch eine Längsanastomose; beim Auftreten der Querfortsätze der Halswirbel wird dieses Gefäß zwischen dem Processus transversus und dem Rippenrudiment in das Foramen costotransversarium eingeschlossen, deshalb A. vertebralis cervicalis genannt (Abb. S. 57). Bei einer Reihe

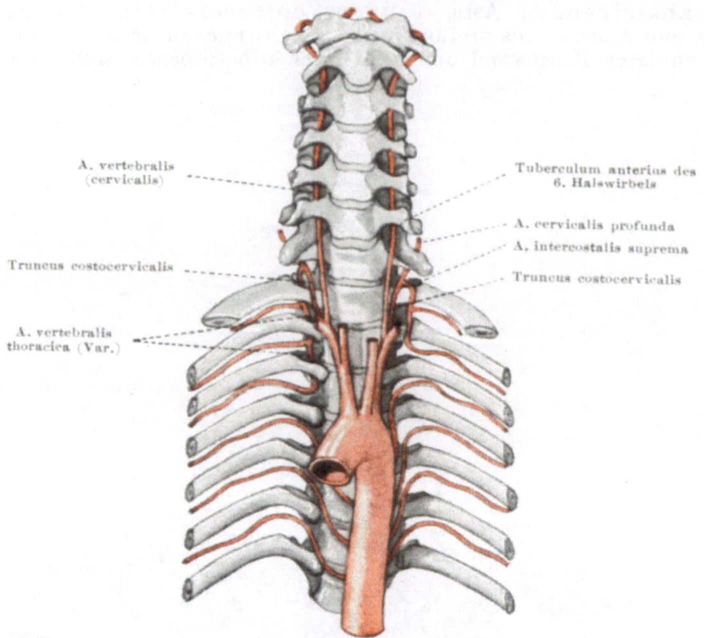


Abb. 35. Die Längsverbindungen der segmentalen Cervical- und oberen Thorakalarterien, A. vertebralis (cervicalis et thoracica), A. intercostalis suprema. Stark aufsteigender Verlauf der oberen aus der Aorta entspringenden Thorakal- (Intercostal-) Arterien. — E.

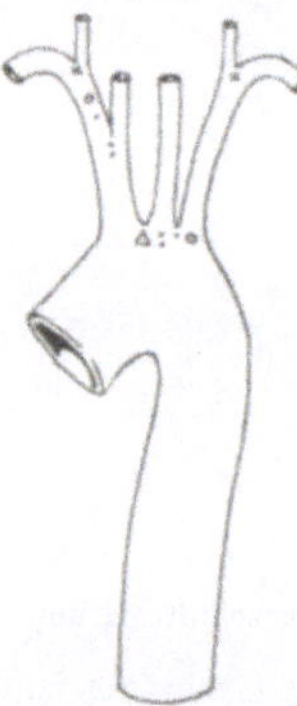

Abb. 36. Asymmetrie des Arcus aortae und seiner Äste (Abb. 35), aus der symmetrischen Anlage (Abb. 37) hervorgegangen. Die genetisch gleichen Stellen mit gleichen Zeichen versehen wie in Abb. 37. — E.

von Säugetieren, vor allem bei den Mardern, erstreckt sich die Längsanastomose auch auf den Beginn des Brustkorbes, A. vertebralis thoracica. Beim menschlichen Embryo kommt sie gelegentlich vor (Abb. S. 62) und bleibt auch in seltenen Fällen bei Erwachsenen. Dort liegt sie zwischen dem Querfortsatz des betreffenden Wirbels und der ihm angelegten Rippe, also an analoger Stelle wie bei den Halswirbeln (Abb. S. 60, rechte Körperseite). Im Kopf entsteht von der A. carotis interna aus jederseits die nach hinten verlaufende A. vertebralis cerebralis (Abb. S. 57), welche sich mit der A. vertebralis cervicalis verbindet. Die A. vertebralis cervicalis behält beim Descensus des Herzens durch Verlust ihrer Zuflüsse aus der Aorta nach dem in Abb. S. 61 wiedergegebenem Schema nur noch die Verbindung mit der Subclavia, das Blut aus der Subclavia kann dann durch Vermittlung der A. vertebralis cervicalis das Kleinhirn und einen Teil des Großhirns versorgen. Für die endgültige A. vertebralis am Halse ergibt sich, daß ihr Eintritt in das Foramen costotransversarium in der Regel dem Ramus dorsalis der 6. Cervicalarterie entspricht (d. h. dem Ramus spinalis, der zwischen 6. und 7. Halswirbel in den Wirbelkanal gelangt). Der Stamm der Arterie erreicht erst das Rückgratinnere, wenn er alle Querfortsatzlöcher inklusive Atlas passiert hat: er biegt hinter der Massa lateralis des Atlas in einem besonderen Sulcus arteriae vertebralis (Bd. 1, Abb. S. 117, *104*) im Bogen um die Gelenkhöcker für den Schädel herum (Abb. S. 60) und durchbohrt dann die Membrana atlanto-occipitalis (Abb. S. 237), welche das Innere der Wirbelsäule in der Schädelwirbelgrenze austapeziert. Infolge ihrer Länge ist die endgültige A. vertebralis das schönste Beispiel für die Umwandlung zahlreicher Quergefäße der Aorta nach Art von Abb. S. 61 in ein einziges Längsgefäß.

Aus dem Entwicklungsgange der A. vertebralis erklären sich ihre Variationen beim Erwachsenen. Die häufigste Varietät besteht darin, daß die A. vertebralis zwischen Carotis sinistra und Subclavia sinistra aus dem Arcus aortae entspringt und in das Querfortsatzloch des 5. oder 4. Halswirbels eintritt. Dies erklärt sich daraus, daß die Längsanastomose zwischen den segmentalen Arterien nicht bis

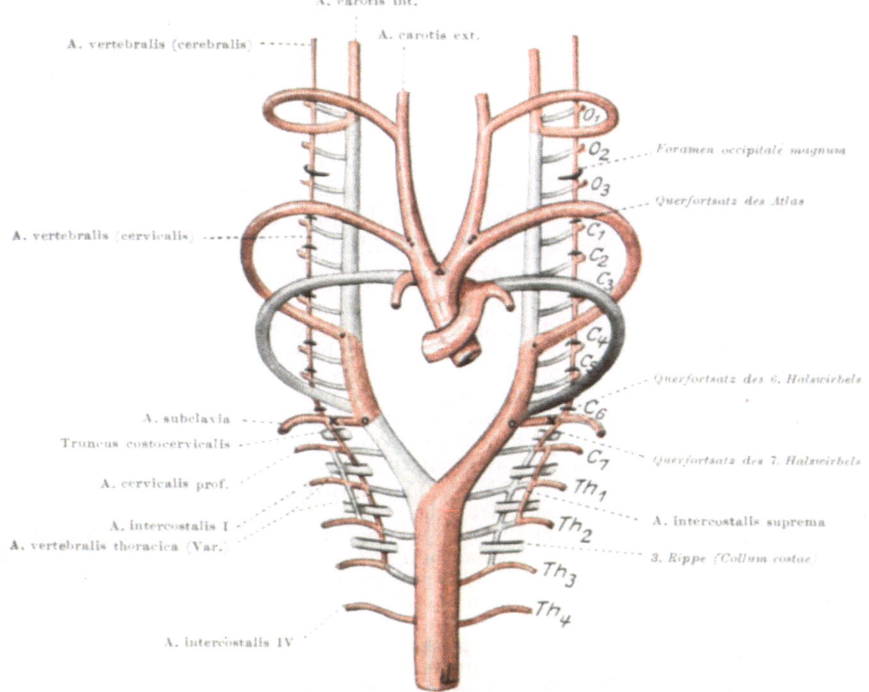


Abb. 37. Schema für die Entwicklung der in Abb. 35 dargestellten Arterien. $O_{1, 2, 3}$ occipitale Segmentalarterien, $C_{1-7}$ cervicale, $Th_{1-4}$ thorakale Segmentalarterien. — E.

zur künftigen Arteria subclavia geführt worden ist, sondern nur bis zur 5. oder 4. Cervicalarterie (vgl. Abb. S. 57 u. S. 61). Tritt dies auf der rechten Körperseite ein, so muß die A. vertebralis aus dem Anfangsstück der Subclavia, welcher der linken Aortenwurzel entspricht, entspringen (an der Stelle des einfachen Punktes in Abb. S. 60), also näher der Carotis dextra als gewöhnlich. Bleiben von den ursprünglichen segmentalen Arterien bei Ausbildung der Längsanastomose zwei statt wie gewöhnlich einer erhalten, so ergibt sich das Bild der zweiwurzligen A. vertebralis; aus dem Schema Abb. S. 60 u. 61 ist zu ersehen, wo diese Wurzeln entspringen müssen (aus Subclavia und Arcus aortae oder beide aus letzterem), und in welche Querfortsatzlöcher sie eintreten müssen. — Tritt eine aus der A. subclavia entspringende A. vertebralis in den Querfortsatz des 5. oder 7. Halswirbels ein, so ist daraus zu schließen, daß in diesem Falle die Subclavia nicht aus der 6., sondern aus der 5. bzw. 7. Cervicalarterie hervorgegangen ist.

Von der A. vertebralis gehen die segmentalen Rr. spinales durch die Foramina intervertebralia zum Rückenmark und kleinere vordere Ästchen, welche zwischen den Halswirbeln austreten, als Rr. musculares zu den tiefen Halsmuskeln vor der Wirbelsäule (Abb. S. 59). Über die Äste zum Gehirn s. S. 170 u. Abb. S. 285.

Beim Kaninchen, Menschen u. a. besteht eine A. vertebralis thoracica nur beim Embryo (Abb. S. 62); es bildet sich außerdem eine A. intercostalis suprema (Abb. S. 60). Die erstere liegt dorsal vom Hals der obersten Rippen, die letztere

ventral davon. Die A. intercostalis suprema geht in den endgültigen Zustand
über, die A. vertebralis thoracica verschwindet ganz außer in seltenen Ausnahmefällen (Abb S. 60, rechte Seite).

Der Truncus thyreocervicalis (Abb. S. 59) ist der gemeinsame Ursprung von 4 Arterien, die auch getrennt aus der Subclavia entspringen können:
A. thyreoidea caudalis (inferior), A. cervicalis ascendens, A. cervicalis superficialis, A. suprascapularis. Am häufigsten entspringt die
A. suprascapularis separat aus der Subclavia, am seltensten die A. cervicalis
superficialis. Diese beiden Gefäße sind keine Längsgefäße wie die übrigen
Äste, sondern Quergefäße wie die A. transversa colli. Wir behandeln sie mit
der letzteren zusammen.

Die A. cervicalis ascendens verläuft auf der Vorderseite des M. scalenus anterior
(Abb. S. 59). Ein Ast des Plexus cervicalis, der Nervus phrenicus, ist durch
dieselbe Ursache wie die Gefäße, nämlich den
Descensus des Herzens, in die Länge gezogen.
So ist es nicht wunderbar, daß er auf dem
M. scalenus ventralis parallel der A. cervicalis as-
cendens verläuft (lateral von ihr mit wenigem
Abstand) und ähnlich wie die Arterie die Wurzeln
des Armnervengeflechts überquert.

Die Cervicalis ascendens versorgt nicht nur
die Mm. scaleni, welche den Intercostalmuskeln entsprechen, sondern gibt auch Rr. spinales zum Rückenmark ab und Ästchen, welche bis zur Rachenmusku-
latur gelangen (Rr. profundi). Eines von ihnen kann
zwischen 4. und 5. Halswirbel als Konkurrent der
A. cervicalis profunda beträchtliche Größe erlangen.
Die anderen sind unwesentlich.

Die A. thyreoidea caudalis steigt ebenfalls
aufwärts, biegt aber in der Höhe des 6. Halswirbels
medialwärts zum unteren Pol der Schilddrüse ab.
Der wiederum aufsteigende Endast erreicht den Kehlkopf, A. laryngica caudalis. Die Schilddrüse und

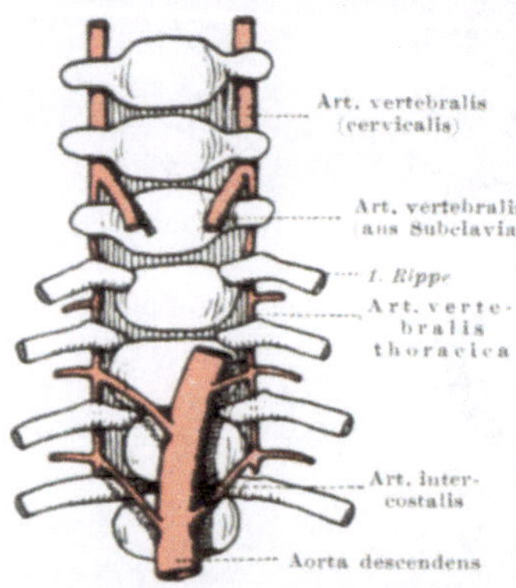


Abb. 38. Arteria vertebralis thoracica bei einem menschlichen Embryo, Kopflänge etwa 7 mm. (Nach
KRASSNIG: Anat. H. 1913, 578. — Br.)

der Kehlkopf gehören zu den Kopfeingeweiden. Wir verschieben deshalb die Beschreibung ihrer Leitungsbahnen auf den Kopf. An dem medialwärts gerichteten
Bogen der Thyreoidea caudalis kann das Gefäß gegen den CHASSAIGNACschen
Höcker des 6. Halswirbels gedrängt und komprimiert werden. Bei starker Kompression der Carotis an dieser Stelle (Bd. 1, S. 85, 73) ereignet sich dies automatisch
von selbst und bedroht die Epithelkörperchen, welche an den Ästen der Arterie
hängen und von ihr mit Blut gespeist werden. — Neben der A. thyreoidea caudalis
kann eine unpaare, unmittelbar aus dem Arcus aortae entspringende A. thyreoidea ima die Schilddrüse versorgen helfen.

Querver-
laufende
Subclavia-
äste

Die querverlaufenden, transversalen Äste der Subclavia sind die 2 bereits
genannten, gewöhnlich aus dem Truncus thyreocervicalis hervorgehenden
Arterien: A. cervicalis superficialis und A. suprascapularis (Abb.
S. 59, 132). Dazu kommt als 3. transversales Gefäß die stets separat entspringende
A. transversa colli, die aber manchmal ganz fehlt und durch entsprechende
Äste der A. cervicalis superficialis oder der A. suprascapularis ersetzt wird.
Der quere Verlauf erinnert an den Querverlauf der ursprünglichen segmentalen
Gefäße. Dieser ist von den 3 Gefäßen nicht einfach übernommen, sondern in
analoger Weise weitergebildet, weil sie Beziehungen zum Schultergürtel gewonnen haben. Die Entstehungsgeschichte ihrer Teilnahme an der Extremi-
tätenversorgung läuft parallel derjenigen der Nerven. Hierfür ist höchst
charakteristisch, daß nur die querverlaufenden Subclaviaäste von Nerven
begleitet werden (Nervus dorsalis scapulae und Nervus suprascapularis). Man
könnte von ihnen mit einer gewissen Berechtigung als von truncofugalen
Arterien sprechen (vgl. S. 67).

Um die Transversa colli und Cervicalis superficialis auseinanderzuhalten, achte man auf ihr Verhalten zum M. scalenus ventralis: die Transversa unterkreuzt ihn (meist entspringt sie erst jenseits der Scalenuslücke), die Cervicalis überkreuzt ihn. Die Suprascapularis hat die gleiche Lage zum Scalenus wie die Cervicalis superficialis, unterscheidet sich also von der Transversa colli durch das gleiche Merkmal wie die Cervicalis, aber im weiteren Verlauf folgt die Suprascapularis dem Schlüsselbein, erreicht so die Incisura scapulae und verläuft über das Ligamentum transversum hinüber (während der Nervus suprascapularis unter dem Ligamentum durch die Incisura hindurchtritt, Abb. S. 132). — Die Endgebiete der Transversa colli und Cervicalis superficialis liegen am Nacken in dem Muskelkomplex, welcher zu den ventralen Rumpfmuskeln und Kopfmuskeln gehört und erst nachträglich mit dem Schulterblatt in Beziehung getreten und mit diesem auf den Rücken verlagert worden ist: M. levator scapulae, M. rhomboides, M. supraspinatus, M. trapezius. Die Cervicalis geht mehr oberflächlich und kranial, die Transversa colli mehr in der Tiefe und caudalwärts anschließend an dieses Gebiet. Weiter anschließend an der Schulter folgt das Gebiet der Suprascapularis (Abb. S. 133). Da alle drei mit ihren Verästelungen in Verbindung stehen, so kann in nicht seltenen Fällen der Anfangsteil der Transversa colli fehlen, ihr Endgebiet von der Cervicalis übernommen werden. Umgekehrt kann durch Rückbildung des Anfangsteiles der Cervicalis deren Endgebiet in das der Transversa colli einbezogen werden. Viel seltener fehlt die Anfangsstrecke der Suprascapularis, dann ist deren Endgebiet dem der Transversa colli angeschlossen. Die Entscheidung darüber, welcher Fall vorliegt, ist nach der Anfangsstrecke der 3 Gefäße zu treffen. — Das Endgebiet der Cervicalis superficialis liegt zwischen Trapezius und Levator scapulae, also oberflächlich zum letztgenannten Muskel. Bei der Transversa colli liegt es unter ihm (nur ausnahmsweise liegt die Transversa colli oberflächlich zum Levator scapulae). Bei ihrem Austritt aus der Scalenuslücke durchbohrt die Transversa colli in der Regel den Plexus brachialis (Abb. S. 132), ausnahmsweise liegt sie ganz in der Tiefe hinter ihm. Sie teilt sich in einen Ramus ascendens, der zwischen Splenius und Levator scapulae bis gegen die Schädelbasis verläuft, und in einen Ramus descendens (Abb. S. 133), der der Basis scapulae entlang unter dem M. rhomboides verläuft und an der unteren Schulterblattecke mit anderen Arterien anastomosiert (vor allem mit der A. thoracodorsalis). Ein Ast von ihr durchbohrt den Rhomboides und teilt ihn in eine Pars minor und Pars major. — Das Endgebiet der Suprascapularis erschöpft sich nach dem Eintritt in die Fossa supra spinam in dieser und in der Fossa infra spinam In letzterer anastomosiert sie mit der A. circumflexa scapulae aus der A. axillaris (Abb. S. 133). Selten verläuft die Arterie mit dem Nervus suprascapularis durch die Incisura scapulae, also unter dem Ligamentum transversum scapulae (superius), dagegen immer mit dem genannten Nerven unter dem „Ligamentum transversum scapulae inferius", indem sie von der Fossa supraspinata aus, in der sie unter dem gleichnamigen Muskel liegt, der muskelfreien Strecke auf dem Collum scapulae folgt. Ästchen der A. suprascapularis treten in das Rete acromiale ein, das bei der Gliedmaße beschrieben wird (S. 149).

Das von den vorgenannten Subclaviaästen der Halsregion zugeleitete Blut strömt aus seinem Verbreitungsgebiet in den Muskeln und in der Haut des Halses und Nackens zurück in Venen, welche vielfach die gleichnamigen Arterien begleiten. Doch entspricht einzig die Vena transversa colli in der Regel dem ganzen Verlauf der gleichnamigen Arterie und mündet entsprechend in die Vena subclavia. Die übrigen weichen regelmäßig gegen die Mündung hin von den gleichnamigen Arterien ab; die einen ergießen das Blut in die Vena brachiocephalica, die anderen in die Vena jugularis interna oder superficialis. Auch sonst gibt es zahlreiche Unterschiede der Venen des Halses gegen die gleichnamigen Arterien. So ist, um ein Beispiel zu nennen, die Vena thyreoidea caudalis nicht paarig wie die Arterie, sondern am untersten Rande der Schilddrüse liegt ein venöser Plexus thyreoideus impar, welchem auch die Venen des Mediastinum tributär sind (S. 102), und aus welchem eine Vena thyreoidea ima in die Venae brachiocephalicae an ihrem Vereinigungswinkel mündet (außerdem kleine paarige Ästchen hauptsächlich in die linke, auch in die rechte Brachiocephalica). Das Verhalten der übrigen Venen ist äußerst wechselnd.

Der Stamm der Vena subclavia nimmt hauptsächlich das Blut aus der oberen Extremität auf, was bei dieser zu beschreiben ist. Er liegt ventral vom M. scalenus

anterior und ist sowohl mit der 1. Rippe im Sulcus venae subclaviae wie mit
der Fascie des M. subclavius, also indirekt mit dem Schlüsselbein verbunden.
Wird das Schlüsselbein von der 1. Rippe wegbewegt und der Spalt zwischen
beiden Knochen erweitert, so wird die Lichtung der Vena subclavia wie ein
Blasebalg erweitert und der Ablauf des Blutes in ihr gegen das Herz zu erleichtert.
Diese saugende Wirkung ist für alle ihr angeschlossenen Venen günstig (besonders
für das venöse Blut des Armes), kann aber schädlich wirken, wenn eine der
Venen eröffnet wird, so daß durch die Öffnung atmosphärische Luft in die Subclavia und in Herz und Lungen gelangt. Die Insertion des M. scalenus ventralis
zwischen Arteria und Vena subclavia kann man am Tuberculum scaleni, das
von außen tastbar ist, feststellen.

Die Vena subclavia nimmt außer dem Blut aus der oberen Extremität (Fortsetzung der Vena axillaris) mitunter die Vena jugularis superficialis aus dem
Kopfe auf (S. 299). Statt der Vena transversa colli kann auch die paarige Vena
suprascapularis in sie münden, doch können auch beide sich in die Vena jugularis
superficialis ergießen, so daß die Vena subclavia ganz ohne Zuflüsse der Venen ist,
welche die Äste der A. subclavia begleiten.

Die Vena vertebralis ist doppelt und oft durch zahlreiche Anastomosen der beiden
Stämmchen zu einem Plexus erweitert, welcher die gleichnamige Arterie im Canalis
transversarius durch die Querfortsätze der Halswirbel begleitet. Die Vene geht
gewöhnlich durch das Foramen transversarium des 7. Halswirbels, den sie allein —
ohne die A. vertebralis — passiert und mündet endlich in die Vena anonyma. —
Vor den Querfortsätzen der Halswirbelsäule sammeln sich kleine Muskelästchen
zu einer Vena cervicalis „ascendens" (entsprechend der gleichnamigen Arterie,
aber in Wirklichkeit mit descendentem Verlauf) und vor den Wirbelkörpern zu den
Plexus venosi vertebrales ventrales (s. S. 36). Beide münden in die Vena vertebralis kurz vor deren Mündung in die Brachiocephalica. Auch die Venen des Nackens
münden dort durch Vermittlung einer mächtigen Vena cervicalis profunda,
welche der gleichnamigen Arterie entspricht, ebenso mündet in sie häufig das
Venenblut des oberen Intercostalraumes. Die Vena vertebralis ist daher ein Sammelgefäß für viel ausgedehntere Gebiete als dasjenige, welches die A. vertebralis versorgt. Sie umfaßt mit das Gebiet der A. cervicalis ascendens und des Truncus costocervicalis. — Daß die Vena thoracica (mammaria) interna in die Brachiocephalica
mündet, wurde bereits erwähnt (S. 41).

## β) Die rumpfzugehörigen Nervenbahnen des Halses.

Segmentale<br>Zonen<br>am HalsUntersucht man die Reihenfolge der segmentalen Zonen am Hals, so ergibt
sich keine so regelmäßige Folge wie bei den Nackennerven. Dort sahen wir
sensible dorsale Äste von C 2—C 6 (bzw. C 5) in der Reihenfolge ihres Austrittes
aus der Wirbelsäule an die Nacken(und Kopf-)haut treten. Auf C 6 (bzw. C4, 5)
folgt eine Lücke aus mehreren Zonen (gewöhnlich 2, s. S. 40); denn gewöhnlich
geht nicht der nächstfolgende Halsnerv an die Haut, sondern erst der erste
Brustnerv. Ein solcher Hiatus existiert auch am Hals. Vom Kiefer ab nach
dem Schlüsselbein zu bis etwa zur Mitte des Manubrium sterni oder weiter
caudalwärts breiten sich ventrale Äste des 2.—4. Halsnervs aus (Abb. S. 88,
in diesem Fall lediglich des 3. Halsnervs), wobei gewöhnlich der 2. Nerv mit
dem 3. die obere Hälfte, der 3. mit dem 4. die untere Hälfte der Halshaut innerviert. Die erste Zone an der Brust wird vom 1. (bzw. 2.) Brustnerv versorgt.
Die Lücke umfaßt den 5.—8. Halsnerv, manchmal auch noch den 1. Brustnerv,
also 4 bzw. 5 Zonen, gelegentlich weniger. Betrachten wir das Schema der
Halsnerven auf S. 44, so zeigt sich, daß es sich bei diesen Nerven um diejenigen handelt, welche die obere Extremität versorgen. Bei Th 1 hatten wir
feststellen können, daß gelegentlich der Hautast fehlt, weil die Hauptmasse des
Nervenstammes dem Arm tributär geworden ist und nichts mehr für die Haut
übrig bleibt. Bei C 5—C 8 ist das zur Regel geworden. Die ursprünglich von den
Rr. ventrales terminales und laterales beschickten HEADschen Zonen sind verschwunden und an ihre Stelle sind weiter kranial gelegene (C 2—4) getreten,

welche sogar in das eigentliche Brustgebiet eindringen und die segmentalen Zonen der Brust vom Schlüsselbein weg caudalwärts verdrängen.

Wie beim Ramus dorsalis des 1. Halsnerven in der Regel kein Hautast vorhanden ist (N. suboccipitalis, S. 36), so fehlt auch dem ventralen Aste das sensible Element. Die HEADschen Zonen beginnen am Hals, wie oben erwähnt, mit C 2. Aber der Nervenstamm fehlt nicht ganz, sondern seine Ästchen versorgen — dicht nach dem Austritt aus der Spalte zwischen Schädel und Atlas — einige der tiefen Halsmuskeln (M. rectus capitis ventralis und M. longus capitis). Der Rest vereinigt sich mit dem N. hypoglossus (Abb. S. 44). Der 12. Gehirnnerv stammt selbst von ehemaligen Spinalnerven ab, von Nerv a, b, c (Occ. 1—3); von diesen geht in der Regel der vorderste, Nerv a, zugrunde; Nerv b und c treten noch durch getrennte Löcher der Dura mater des Schädels hindurch, sind aber im knöchernen Schädel selbst gewöhnlich in dem einheitlichen Canalis hypoglossi vereinigt, nur selten in 2 Kanälen getrennt; vom Austritt aus dem Schädel ab bilden sie den einheitlichen Nervenstamm des Nervus hypoglossus, der als letzter Nerv aus dem Schädel heraustritt und deshalb als letzter Gehirnnerv bezeichnet und gerechnet wird: 12. Gehirnnerv, XII. Scheinbar tritt das von C 1 (und C 2) gebildete Nervenstämmchen in ihn ein. Man kann es jedoch vom Nervus hypoglossus ablösen und sich überzeugen, daß die ersten Äste, welche vom Nervus hypoglossus abgehen, gar keine echten Hypoglossusäste sind (also nicht aus Nerv b und c stammen), sondern daß sie die Fortsetzungen von C 1 und C 2 sind. Diese Äste sind: der Ramus descendens „hypoglossi", der Ramus thyreohyoideus und R. geniohyoideus (Abb. S. 244). Die beiden letzteren versorgen die beiden gleichnamigen Muskeln (der Ramus geniohyoideus erhält gelegentlich auch ein Ästchen aus dem echten N. hypoglossus). Der N. hypoglossus selbst, Nerv (a +) b + c, geht ausschließlich in das Zungenfleisch (Abb. S. 279). Der Ramus descendens hypoglossi ist, wie die beiden anderen vom Hypoglossus abgehenden, ihm nur scheinbar angehörigen Äste, ein Muskelnerv für das Rectussystem des Halses. Aber er vereinigt sich, bevor er die von ihm versorgten Muskeln erreicht, mit dem Nervus cervicalis descendens, der seinen Beinamen trägt, weil er unmittelbar aus den Halsnerven kommt (C 2 + C 3, Abb. S. 44). Die Vereinigung beider Rr. descendentes heißt Ansa hypoglossi (in Wirklichkeit hat sie mit dem N. hypoglossus nichts zu tun). Sie ist eine Nervenschlinge oder -brücke zwischen segmentalen Nerven nach Art der zahlreichen Beispiele dieser Art, die wir in ihrer primitivsten Form noch jetzt im Rücken vorfinden (Abb. S. 114, Typus B). Sie ist nur besonders groß und deutlich. Deshalb tritt sie mehr als die meisten übrigen hervor und wird besonders benannt. Aus ihr gehen Ästchen zu sämtlichen noch übrigen Muskeln des Rectussystems des Halses (M. sternohyoideus, M. omohyoideus, M. sternothyreoideus). Zu den unteren Zungenbeinmuskeln (infrahyal) gehört noch der M. thyreohyoideus, der, wie wir oben sahen, von einem scheinbaren Ast des Hypoglossus selbst versorgt wird; die oberen Zungenbeinmuskeln besitzen nur ein dem Rectussystem angehöriges Individuum, den M. geniohyoideus, dessen gleichnamiger Nerv die gleiche Herkunft hat. Es ergibt sich für das Rectussystem des Halses eine seriale Reihenfolge von motorischen Nerven, die mit C 1 beginnt und mit C 3 endigt. Die betreffenden Nerven werden den Rectusmuskeln auf dem Wege über den Hypoglossus oder über die Ansa hypoglossi zugeführt, ohne dem Hypoglossus selbst zuzugehören. Wenn Fasern des N. hypoglossus (Nerv b + c) wirklich in den Ast zum M. geniohyoideus eintreten (was gewöhnlich nicht der Fall ist), so beweisen sie eine Nervenschlinge zwischen Nerv c und C 1, die den regelmäßigen analogen Verbindungen zwischen C 1 und C 2, C 2 und C 3 usw. entspricht. Da die Zungenmuskulatur eine Fortsetzung des Rectussystems des Halses in den Kopf hinein

Nervus<br>hypoglossus<br>und Ansa<br>hypoglossi

ist, so ist ein solcher Nervenast vom echten Hypoglossus zu einem Rectusmuskel ein atavistischer Rest (vgl. Bd. 1, S. 203, *186*; Bd. 2, S. 73, *73*).

Die übrigen Bestandteile des Intercostalnerventypus

Die Scalenusgruppe der Halsmuskeln (Bd. 1, S. 201, *184*) ist ein Rest der seitlichen Muskeln der vorderen Rumpfwand, also der im Bauch als besondere Individuen auftretenden platten oder schrägen Bauchmuskeln. Die Halsnerven geben auch diesen Muskeln motorische Ästchen ab und ebenfalls an die tiefen Halsmuskeln, welche subvertebral liegen (Bd. 1, S. 208, *191*), wie wir bereits beim ersten Halsnerv sahen. Während aber die Nervenäste zum Rectussystem mit C 3 endigen, erstrecken sich die Ästchen zu den Mm. scaleni (M. scalenus ventralis, medius und dorsalis) von C 4 bis auf C 8 (bzw. Th 1) und die Nervenäste zur Longusgruppe (M. longus capitis und M. longus colli) von C 2—C 6. Der M. serratus dorsalis cranialis ist zum Teil ein früherer Halsmuskel, der nachträglich auf den Rücken vorgedrungen ist und daher außer von Th 1—4 auch von C 8 versorgt wird (Ramus ventralis, nicht dorsalis).

Erinnern wir uns des Typus der Intercostalnerven (Abb. S. 29, 44), so haben wir in den beschriebenen motorischen Ästen der Halsnerven typische Bestandteile von solchen in serialer Reihenfolge vor uns. Auch die Hautäste der Intercostalnerven haben ihr Analogon bei den Halsnerven. Wir haben dies bereits bei den HEADschen Zonen gesehen. Die zu diesen Zonen gelangenden Äste haben noch zum Teil den queren Verlauf eines typischen Intercostalnervs; C 3 beispielsweise sendet den Nervus cutaneus colli an die Haut des Halses (Abb. S. 256, 264), seine Endäste reichen bis an die Mittellinie des Halses, ganz so wie die Rr. ventrales terminales der Brust- und Lendennerven bis an die Körpermitte vordringen. Andere Hautnerven des Halses haben sich kranial- und caudalwärts ausgedehnt und sind außerdem mit der Halshaut dorsalwärts verschoben. Ähnliche Verlagerungen haben wir bei der Rückenhaut kennen gelernt, die auf das Hinterhaupt bis zum Scheitel und auf das Gesäß übergreift. Beim Hals gibt es einen N. auricularis magnus (aus C 3) und einen N. occipitalis minor (aus C 2 und C 3, Abb. S. 256, 264), die, wie die Namen sagen, das Ohr und die Hinterhauptgegend versorgen und dort an das Gebiet des N. occipitalis major (aus Rr. dorsales von C 2 bzw. C 2 und C 3) anschließen (Abb. S. 34). Auch durch vordere Äste von Spinalnerven wird also das Verbreitungsgebiet der Kopfnerven an der Haut des Kopfes eingeengt (Abb. S. 256).

Abweichungen vom Rumpfnerventypus (Nervus phrenicus, Nervi thoracici, in Abb. S. 44)

Die auffallendste Abweichung der Halsnerven vom Typus der Intercostalnerven ist der Nervus phrenicus. Die Erklärung liegt darin, daß ein Teil der Halsmuskeln in die Leibeshöhle gelangt ist und dort den Zwerchfellmuskel bildet (Bd. 1, S. 195, *178*). Ein Rest der Anlage für die Muskulatur des Zwerchfells ist am Hals hängen geblieben; sie wird zum Musculus subclavius (versorgt von C 5). Aus C 3, C 4, C 5 vereinigen sich Ästchen zum N. phrenicus, der außer der gemeinsamen Wurzel aus C 5 auch sonstige Verbindungen mit dem Nerv des M. subclavius hat. Auf später zu beschreibendem Wege (S. 69) erreicht der N. phrenicus die Brusthöhle und durch diese hindurch das Zwerchfell.

Der M. subclavius ist Zwillingsmuskel des Zwerchfells und gehört selbst zur oberen Extremität; denn er inseriert am Schlüsselbein, dem ventralen Abschnitt des Schultergürtels. Die Schultergürtelmuskeln, welche mit dem M. subclavius zusammen eine besondere Gruppe von Gliedmaßenmuskeln bilden (M. thoracici, Bd. 1, Tabelle S. 231, *213*) haben eine gemeinsame Abstammung und Entwicklung, die nur der Schulter zukommt, dagegen der unteren Gliedmaße (Becken) fehlt. Daher finden wir auch im Plexus lumbosacralis keine ähnlichen Nerven. Die Nervi thoracici, wie wir die motorischen Äste zu der gleichnamigen Muskelgruppe zusammenfassend nennen wollen, sind etwas den Halsnerven eigenes, die allerdings leicht aus Abweichungen ähnlicher Art bei anderen Spinalnerven zu verstehen sind. Die obere Extremität liegt wie die untere im Beginn ihrer Entstehung ganz im Bereich der ventralen Rumpfwand. Die eigentlichen Extremitätenmuskeln werden in beiden Gliedmaßen infolgedessen von den ventralen Ästen der Spinalnerven, den Intercostalnerven, versorgt (Abb. S. 44). Diese Muskeln können sich über den Schultergürtel hinaus auf

den Rumpf zu ausdehnen (Pfeile in Abb. S. 67) und sich über die Rumpfmuskeln hinwegschieben, z. B. der M. latissimus über die autochthonen Rückenmuskeln hinweg bis zum Becken, der M. pectoralis über die Intercostalmuskeln
hinweg bis zum Brustbein. Wir nennen sie bei der oberen Extremität Mm.
brachiales (Bd. 1, Tabelle S. 231, *213*) und sagen, sie schieben zum Teil
ihre Ursprünge zum Schultergürtel truncopetal auf die Rumpfwand fort.
Ihnen gegenüber steht die Gruppe der Mm. thoracici, welche — in gerade
umgekehrter Richtung — vom Rumpfe aus den Schultergürtel erreicht, indem
sie truncofugal wächst. Es gibt in beiden Gruppen dorsale und ventrale
Muskeln. Bei den Mm. thoracici inserieren die Mm. thoracici dorsales am
dorsalen Teile des Schultergürtels, der Scapula; die Mm. thoracici ventrales
inserieren am ventralen Teil des Schultergürtels, der Clavicula (Abb. S. 67).

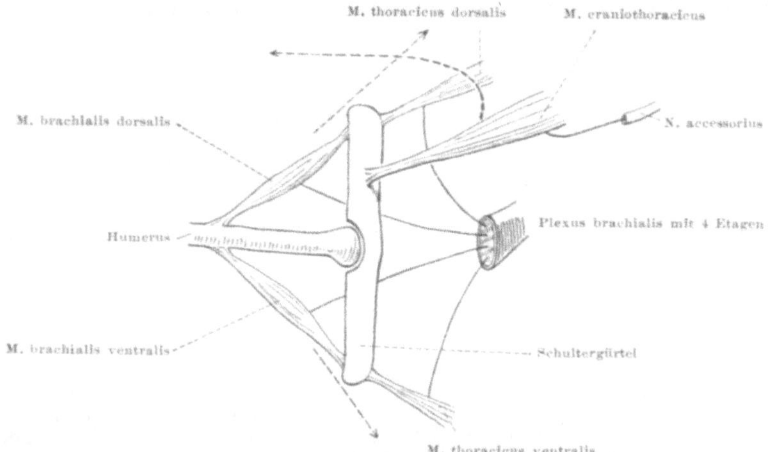


Abb. 39. **Fünf verschiedene Muskeltypen und Nerventypen der Schulter. Schema.** — Br.

Der einzige Repräsentant der letzteren beim Menschen ist der M. subclavius; zu
den Mm. thoracici dorsales gehören: 1. der M. levator scapulae, 2. der M. rhomboides, 3. der M. serratus lateralis (anterior), versorgt von dem Nervus dorsalis scapulae (für 1 und 2) und dem Nervus thoracicus longus (für 3,
Abb. S. 44). Es gesellen sich zu diesen beiden Nerven noch Spinalnerven-
ästchen zum M. trapezius und zum M. sternocleidomastoideus hinzu,
d. h. zu Muskeln, welche ihrer Herkunft nach zum Kopf gehören, aber durch
die Vermischung von Kopf- und Rumpfmaterial zu einem Mischtypus geworden sind, Musculi craniothoracici (Abb. S. 67, der Kopfnerv für
sie ist der Nervus accessorius, XI; bei Accessoriuslähmung funktioniert
die oberste Partie des M. trapezius beim Heben der Schulter sehr gut, weil
sie hauptsächlich Fasern der Spinalnerven enthält).

Fassen wir die Wurzeln der genannten Nervi thoracici zusammen,
die sich aus Abb. S. 44 ablesen lassen (Nervi thoracici, schraffiert und gestrichelt), so ergibt sich eine Beteiligung von C 2—C 8. Dies ist ein sehr auffallender Unterschied gegenüber den Nervi brachiales, die lediglich aus C 5
bis Th 1 entspringen. Die letzteren entsprechen in craniocaudaler Richtung
genau der Größe der Anheftungslinie, welche die primitive Basis des Extremi-
tätenlappens mit dem Rumpf verbindet (dem vom 5. Halsnerv versorgten
Myotom bis zu dem vom 1. Brustnerv versorgten Myotom, Summa 5 Myotomen,
Abb. S. 67). Die den betreffenden Intercostalnerven zugehörigen Extremitätennerven gelangen durch die langgestreckte Anheftungslinie des Glied-

5*

maßenlappens in diesen hinein und werden dann später, wenn der Lappen sich zum Stiel verengt, zu dem Plexus brachialis verdichtet (Abb. S. 11, 44, C 5—Th 1). Die Nervi thoracici dagegen sind nicht an die Anheftungslinie der freien Gliedmaße gebunden, sondern sie treten an den in die Rumpfwand eingebetteten Gliedmaßengürtel heran und rekrutieren sich daher aus einem viel größeren Bereich von Nerven, C 2—C 8.

Zu dem Plexus brachialis kommen nachträglich noch Hautästchen der Brusthaut hinzu, die sich auf den Oberarm vorschiebt, der Nervus intercostobrachialis (S. 40). Solche truncofugalen sensiblen Nerven kommen bei beiden Extremitäten vor, doch finden sich truncofugale motorische Nerven nur bei der oberen Gliedmaße (Nervi thoracici).

Näheres über die Schultermuskeln und ihre Einteilungen siehe in Bd. 1, S. 230, *212ff*. Um Mißverständnissen zu begegnen, sei hier besonders hervorgehoben, daß die Mm. und Nn. thoracici dorsales und brachiales dorsales nichts mit den autochthonen Rückenmuskeln und Hautzonen zu tun haben. Sie bezeichnen nur dorsale Untergruppen von den thorakalen und brachialen Hauptgruppen, welche letztere zur ventralen Rumpfwand gehören. In der Extremität findet man ausnahmslos Abkömmlinge von Nerven, welche den Rr. intercostales am übrigen Rumpf entsprechen. Auch wenn Gliedmaßenmuskeln sich ganz auf den Rücken verschoben haben, wie von den Mm. thoracici die Mm. rhomboides, levator scapulae, oder von den Mm. brachiales der M. latissimus, so stammen sie doch von der ventralen Rumpfwand ab und liegen auch jetzt noch beim menschlichen Embryo dort.

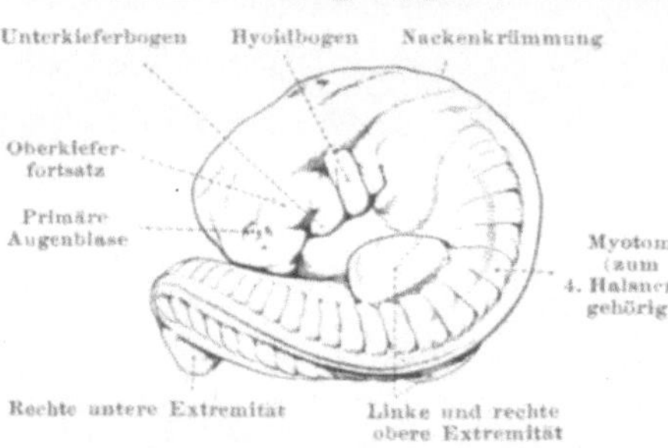


Abb. 40. Anlage der oberen Extremität bei einem menschlichen Embryo von 4,02 mm größter Länge (s. Bd. 1, Abb. S. 295, *276*). — Br.

Indem der Nervus phrenicus mit dem Nerv für den M. subclavius teilweise gleichen Ursprungs ist, besteht eine genetisch-topographische Beziehung des Zwerchfellmuskels zu der Gruppe der Mm. thoracales ventrales der Gliedmaße. Dies ist so zu verstehen, daß das Zwerchfell seine Muskeln speziell aus dieser Gruppe des Halsmaterials empfing, bedeutet aber nicht, daß das Zwerchfell zum Arm eine besondere Beziehung hat.

Wie bei den Kreuznerven Äste als Nervus pudendalis abschwenken, um eine besondere Muskelgruppe im Damm zu versorgen, so ist bei den Halsnerven die Entstehung der Nervi thoracici als Absonderung für den Schultergürtel zu verstehen.

**Der Plexus cervicobrachialis und sein Aufbau** Das Halsbrustgeflecht der vorderen Spinalnervenäste setzt sich aus drei verschiedenen Bestandteilen zusammen. Nur zwei von ihnen sind im Namen genannt, nämlich der Plexus cervicalis (aus C 1—C 4) und der Plexus brachialis (aus C 5—Th 1). Diese beiden sind sehr häufig gegeneinander scharf begrenzt, so daß man also sagen kann, die Cervicalnerven verteilen sich zu gleichen Teilen auf die beiden genannten Geflechte, nämlich der 1.—4. Cervicalnerv senden Äste zum Plexus cervicalis, der 5.—8. Cervicalnerv (und der 1. Thorakalnerv) zum Plexus brachialis. Unter Plexus „brachialis" sind hier in ganz speziellem Sinne die für die „freien" Gliedmaße bestimmten Nerven gemeint, nicht die „thorakalen" Nerven im Sinne unserer Unterscheidung in Bd. 1 und im vorausgehenden Abschnitt unseres Buches. Was im Namen Plexus cervicobrachialis nicht zum Ausdruck kommt, nämlich der Bestand des Geflechtes an Thorakalnerven, ist das vereinigende Band für die beiden Geflechte. Wir nennen sie Plexus „thoracicus". Beteiligt sind C 2—8, also außer dem Anfangs- und Endnerv des gesamten Geflechtes (C 1 und Th 1) sämtliche Bestandteile desselben (Abb. S. 44).

Die drei Abteilungen des Geflechtes können wegen der engen Durchkreuzung der verschiedenartigen Bestandteile nur dann klar gegeneinander abgesetzt werden, wenn man durch vorsichtige Präparation alle Äste des Plexus durchverfolgt hat. Im folgenden betrachten wir die erste von ihnen und berücksichtigen besonders die Lage der Äste zu der Umgebung.

Der Plexus cervicalis versorgt mit seinen sensiblen Ästen die Haut des Halses, von da aufsteigend einen großen Teil der Haut des Hinterkopfes und von da absteigend einen Teil der Brust und der Schulterhaut. Die motorischen Äste des Plexus cervicalis sind für die Halsmuskulatur bestimmt, soweit sie rumpfzugehörig ist (S. 66). Es heben sich heraus von motorischen Ästen die Ansa hypoglossi und der N. phrenicus. Motorische Äste des Plexus cervicalis

Die Ansa hypoglossi, Ansa cervicalis profunda (Abb. S. 244), setzt sich zusammen aus einem vom N. hypoglossus absteigenden R. descendens nervi hypoglossi und aus einem N. cervicalis descendens, wie S. 65 beschrieben. Der erstere stammt in Wirklichkeit auch aus den Cervicalnerven, und zwar in der Regel aus C 1 und C 2, welche sich auf eine Strecke dem Stamm des Hypoglossus beigesellen, ohne sich mit ihm zu vermischen. Diese Mitläufer des Hypoglossus verlassen ihn früher oder später, um ihr Endgebiet, den M. geniohyoideus, M. thyreohyoideus und die untere Zungenbeinmuskulatur zu erreichen. Der R. descendens hypoglossi ist der erste dieser sich vom Stamme des Hypoglossus wieder ablösenden Nervenäste; er hat die unteren Zungenbeinmuskeln zu versorgen. Sein Abgang vom Stamme des Hypoglossus liegt an der Stelle, wo dieser die Arteria carotis interna kreuzt, und findet sich von da absteigend vorn auf der Scheide der Arteria carotis communis. Der N. cervicalis descendens kommt aus dem 2. und 3., manchmal auch 2.—4. Cervicalnerv, tritt um die Vena jugularis interna dorsalwärts herum oder zwischen dieser Vene und der Arteria carotis communis hindurch und erreicht auf diese Weise den R. descendens hypoglossi. Die beiden Rr. descendentes vereinigen sich zu einer Schlinge, Ansa hypoglossi, d. h. die von dieser Schlinge ausgehenden Äste sind aus Bestandteilen beider Rr. descendentes zusammengesetzt (aus C 1—C 3 bzw. C 4). Sie sind sämtlich motorisch und gehen zum M. sternohyoideus, M. omohyoideus (zum oberen und zum unteren Bauch getrennt) und zum M. sternothyreoideus.

Der Ramus descendens hypoglossi kann eine Strecke weit dem Stamm des N. vagus angeschlossen sein und als dessen Ast erscheinen. Das Fehlen der Ansa hypoglossi ist sehr selten.

Der N. phrenicus ist ebenfalls früher beschrieben (S. 43, 66). Es ist hier nochmals hervorzuheben, daß er hauptsächlich aus dem 4. Cervicalnerv entspringt, aber mit geringeren Anteilen auch aus den beiden benachbarten Spinalnerven (C 3, C 5). Der N. phrenicus zieht auf dem M. scalenus ventralis abwärts (Abb. S. 59), erreicht zwischen Arteria und Vena subclavia hindurch die Brust und, in der Pars ventralis des Mediastinum absteigend, das Zwerchfell, dessen motorische Innervation ihm allein obliegt. Über das weitere Verhalten im Mediastinum und zum Zwerchfell siehe S. 43. Sehr häufig zweigt sich der Anteil aus C 5 erst unmittelbar vor dessen Vereinigung mit C 6 jenseits der Scalenuslücke oder erst vom N. subclavius ab (Abb. S. 70). Dieser „Nebenphrenicus" verläuft gewöhnlich unter der Vena subclavia über die 1. Rippe und vereinigt sich etwas unterhalb der oberen Thoraxapertur mit dem Stamm des Phrenicus. Im einzelnen ist die Variabilität sehr groß, wofür Abb. S. 70 noch ein Beispiel gebe. Die chirurgischen Eingriffe zur völligen Ausschaltung des Phrenicus nehmen darauf Rücksicht (radikale Phrenicotomie, Phrenicusexhairese).

Die sensiblen Äste des Plexus cervicalis heißen N. occipitalis minor, N. auricularis magnus, N. cutaneus colli (Abb. S. 264), N. cutaneus cervicis, Nn. supraclaviculares ventrales, medii et dorsales (Abb. S. 128). Alle gelangen an die Haut, indem sie am hinteren Rande des M. sternocleidomastoideus etwa in der Mitte des Halses hervortreten und sich von da aus fächerförmig nach oben, vorne, hinten und unten ausbreiten. Der einzige, welcher Sensible Äste des Plexus cervicalis die ursprüngliche Lage beibehalten hat, ist der N. cutaneus colli, welcher vom Platysma bedeckt der Mittellinie des Halses zuläuft. Seine Ästchen treten, ohne das Platysma zu versorgen, zwischen dessen Bündeln hindurch und erreichen so die Haut des Halses. Der motorische Nerv, welcher das Platysma versorgt, ist der R. colli des N. facialis, der ebenfalls sich unter dem Platysma verzweigt und sich mit den Ästchen des sensiblen R. colli der Cervicalnerven zu einem Geflecht verbindet (Ansa cervicalis superficialis). Ähnliches wird uns beim Kopf, bei den Verbindungen zwischen den motorischen Facialisästen und sensiblen Trigeminusästen begegnen. Die aus solchen

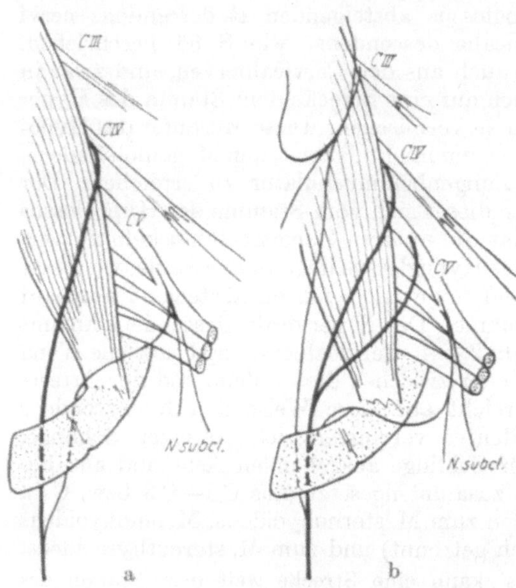


Abb. 41 a u. b. Phrenicus mit Nebenphrenicus. a Phrenicus aus CIV zieht über M. scalenus ventralis und vereinigt sich mit Nebenphrenicus aus N. subclavius (aus CV) unterhalb der 1. Rippe (punktiert). b Phrenicus entspricht mit drei Wurzeln aus Ansa cervicalis profunda (CIII), aus CIV und CV, Nebenphrenicus aus N. subclavius (aus CV). [Aus GOETZE: Arch. klin. Chir. 134, Abb. 5 und 13 (1925). — E.]

Geflechten hervorgehenden Ästchen sind gemischter Natur, doch erreichen regelmäßig die motorischen Fasern lediglich die Muskulatur und die sensiblen lediglich die Haut. Der N. auricularis magnus, dessen Äste zum Teil in die Ohrspeicheldrüse eingebettet sein können, erreicht die Haut am Kieferwinkel und das Ohr (Abb. S. 256, 264), besonders die Hinterseite der Ohrmuschel (Abb. S. 34). Der N. occipitalis minor versorgt das anschließende Gebiet des Hinterkopfes bis zu dem vom N. occipitalis major (dorsaler Hautnerv, S. 36) versorgten Gebiet (Abb. S. 34) und nach abwärts, mit dem horizontal nach rückwärts laufenden N. cutaneus cervicis, die Haut über dem lateralen Rande des Trapezius bis an das Gebiet des obersten N. supraclavicularis dorsalis (Abb. S. 89). Sie gehören zu Hautabschnitten, die wie Muskeln von der ventralen Körperfläche abgewichen und in das dorsale Gebiet gelangt sind (S. 67). Der N. occipitalis minor kann durch den vorderen Rand des M. trapezius verlaufen (Bd. 1, Abb. S. 751, 728). Noch stärker abgewichen von der ursprünglichen Lage, wenn auch zumeist in der ventralen Körperfläche verblieben, sind die Hautgebiete, welche von den Nn. supraclaviculares versorgt werden. Sie durchbrechen das Platysma dicht ober- oder unterhalb des Schlüsselbeins und reichen unter Umständen bis gegen die Brustwarzen hin, ein Zeichen dafür, daß Bestandteile der Haut des Halses weit in die Brustgegend hinein vorgedrungen sind und sich mit der eigentlichen Brusthaut (Innervation durch Intercostalnerven) vermischt haben. Aber zu diesem vorderen Bestand der genannten Nerven, den Rr. supraclaviculares ventrales, gesellen sich noch Rr. supraclaviculares medii et dorsales, die anstatt nach vorne, seitlich über die Schulter und dorsalwärts bis auf den Rücken gelangen und an der Innervation der Schultergegend beteiligt sind (Abb. S. 142). Nach ihrem Verlauf werden sie auch Nn. supraacromiales genannt. Über der Scapula und ihrer Muskulatur liegen drei verschiedene Hautgebiete (Abb. S. 89), die versorgt sind 1. von den hier genannten Nn. supraclaviculares dorsales (bis zur Spina scapulae reichend), 2. von den Rr. dorsales der Spinalnerven (medial über der Fossa infra spinam, 3. den Rr. cutanei laterales der Intercostalnerven (lateral über der Fossa infra spinam, die Grenze zwischen 2. und 3. ist in Abb. S. 89 gestrichelt).

Die sensiblen Äste des Plexus cervicalis können mit den Rr. cutanei laterales der Intercostalnerven (S. 39) verglichen werden, und zwar der N. auricularis magnus, N. cutanei colli und Nn. supraclaviculares ventrales mit deren vorderen, der N. occipitalis minor, N. cutaneus cervicis und die Nn. supraclaviculares dorsales mit deren hinteren Ästen.

Sämtliche Äste des Plexus thoracicus sind motorisch.

Der N. dorsalis scapulae (Abb. S. 44) erhält Zuflüsse aus (C 3) C 4 und C 5. Er durchbohrt in der Regel als einheitlicher Nerv den M. scalenus medius und gelangt von dessen Vorderfläche an die Innenfläche des M. levator scapulae, versorgt diesen und erreicht in seinem ferneren Verlauf mit dem Ramus descendens der A. profunda colli den M. rhomboides. Er steigt auf der Innenfläche des letzteren abwärts und dringt sukzessive in den M. rhomboides minor und M. rhomboides major ein.

Gelegentlich durchbohrt er den M. levator scapulae, gelangt also, anstatt von vornherein, erst nachträglich an dessen Innenfläche.

Der N. thoracicus longus (Abb. S. 44, 133) setzt sich aus Fasern von C 5 bis C 8 zusammen. Er durchsetzt ebenfalls in der Regel den M. scalenus medius (meistens mit 2 getrennten Strängen) und gibt bereits oberhalb des Schlüsselbeins Äste an die oberste Zacke des M. serratus lateralis (anterior) ab. Er liegt innen vom Gesamtplexus. Sein Hauptstamm verläuft gerade abwärts in der Axillarlinie auf der äußeren Fläche des M. serratus lateralis bis gegen dessen unteren Rand hin. Dabei dringen Seitenästchen nach dorsal in alle Zacken des Serratus ein und versorgen den Muskel in seiner ganzen Ausdehnung, in der Weise, daß die oberste Portion von C 5 allein, die unterste von C 7 und C 8 inserviert wird. C 6 ist über den ganzen Muskel verbreitet.

Mit den spinalen Nervenästchen zum M. trapezius und zum M. sternocleidomastoideus bilden die beiden genannten Nerven einen Komplex, der auch als Nn. thoracici dorsales zusammengefaßt wird. Die von ihnen versorgten Muskeln sind genetisch ein einheitliches Material, welches erst nachträglich in die einzelnen Muskeln aufgespalten wird (Mm. thoracici dorsales, Beziehung zu den Mm. scaleni, Bd. 1, S. 262, 245). Zahlreiche Varianten kommen dadurch zustande, daß sich die einzelnen Individuen nicht immer an der gleichen Stelle gegeneinander abgrenzen, sondern daß manchmal Material, welches gewöhnlich dem einem zufallen würde, einem anderen Individuum einverleibt wird.

Der N. subclavius entspringt aus dem 5. Cervicalnerv, läuft über den unteren Teil des M. scalenus ventralis medial- und abwärts zu dem gleichnamigen Muskel und ist gewöhnlich dabei mit dem N. phrenicus verbunden (S. 66, Abb. S. 70).

Der Plexus brachialis enthält außer den Hauptästen zur „freien" Gliedmaße auch solche, welche zu Schultermuskeln verlaufen. Auch sie sind sämtlich motorisch. Die von ihnen versorgten Muskeln sind nachträglich von dem Schultergürtel auf den Rumpf übergewandert (truncopetal) und haben dort unter Umständen eine größere Ausdehnung erlangt als die Thorakalmuskeln, welche in umgekehrter Richtung (truncofugal) vom Rumpf nach der Gliedmaße aberrierten. Das beste Beispiel ist der M. latissimus dorsi. Indem truncopetale und truncofugale Muskeln in engste Nachbarschaft miteinander gerieten, vermischten sie sich so, daß nur an der Art ihrer Innervation ihre ursprüngliche Zugehörigkeit erkannt werden kann.

Alle Äste des Plexus brachialis tauchen erst jenseits des Schlüsselbeines als selbständige Nerven aus dem Halsbrustnervengeflecht auf, während die Äste des Plexus thoracicus bereits vor dem Schlüsselbein abzweigen. Die letzteren nennt man supraclaviculare, die ersteren infraclaviculare Äste. Für Stichverletzungen, für die elektrische Reizung u. a. m. ist die Unterscheidung wesentlich. Die zu den Schulter- und Brustmuskeln gehenden Äste des Plexus brachialis, deren Endgebiete erst sekundär auf den Rumpf verlegt sind, behalten ihren infraclavicularen Abgang bei.

Es kommen vom Plexus brachialis in Betracht:

1. Die Nn. thoracici ventrales. Sie sind so genannt im Gegensatz zu den obenerwähnten Nn. thoracici dorsales, denn sie gehen zu Muskeln, welche lediglich auf der Vorderwand des Brustkorbs liegen, während die anderen auf dem Rücken und an der seitlichen Brustwand angeordnet sind. Es handelt sich um 2—3 Äste aus C 5—C 8 und manchmal auch aus Th 1. Ein Ast geht vor, ein Ast hinter der Arteria subclavia zwischen erster Rippe und M. subclavius hindurch. Der vordere Ast teilt sich in zwei Zweige, von denen der eine lateral um den Stamm der A. thoracoacromialis herumläuft. Sie durchbohren die Fascia coracocleidopectoralis und gelangen so zur Unterfläche des M. pectoralis major, den sie derart versorgen, daß die Pars clavicularis Fasern hauptsächlich aus C 6 (und C 5) erhält, die Pars sternocostalis aus C 6 und C 7, ihr caudaler Abschnitt und die Pars abdominalis aus C 8 und Th 1. Der vordere Ast verbindet sich durch eine Schlinge mit dem unter der Subclavia laufenden hinteren Äste, welcher in die Unterfläche des M. pectoralis minor eintritt und diesen versorgt, aber auch mit durch den Muskel hindurchtretenden oder um seinen lateralen Rand herumziehenden Zweigen den caudalen Teil des Pectoralis major.

2. Der N. suprascapularis. Er entspringt aus C 5 und C 6, verläuft längs dem M. omohyoideus und hinter diesem bis zu der Incisura scapulae und unter dem Ligamentum transversum scapulae (superius) hindurch in die Fossa supra spinam (Abb. S. 133). Er versorgt den M. supraspinatus mit Ästchen, der Stamm jedoch liegt der Scapulae an und erreicht auf der von Muskeln freien Straße (Bd. 1, Abb. S. 237, *219*) um den Hals des Schulterblattes herum die Fossa infra spinam. Die Enden des Nerven verzweigen sich in dem M. infra spinam. Feine Ästchen gehen zur Kapsel des Schultergelenkes.

3. Die Nn. subscapulares. Sie stammen aus C 5—C 8. Die drei von ihnen versorgten Muskeln sind der M. subscapularis, M. teres major und M. latissimus dorsi. Sie werden in der Reihenfolge, in der sie in craniocaudaler Richtung aufeinanderfolgen, auch von den einzelnen Wurzelfäden der Nn. subscapulares versorgt, und zwar von 2—3 Nervenstämmchen, die eine wechselnde metamere Zusammensetzung haben.

Derjenige Ast des N. subscapularis, welcher den M. latissimus dorsi und teres major versorgt, trägt auch den besonderen Namen N. thoracodorsalis. Er liegt im Plexus brachialis am meisten dorsal. Die Art, wie sich die Nn. subscapulares von dem Plexus brachialis absondern, wechselt im übrigen sehr stark.

Die Äste des Plexus brachialis, welche zur „freien“ Gliedmaße gehen, werden bei der oberen Extremität dargestellt werden. Der N. axillaris, welcher zu ihnen gehört, versorgt den M. teres minor und den M. deltoides. Seine motorischen Distrikte sind also ebenfalls bereits zum Teil im Schultergürtel gelegen und in engster Nachbarschaft zu den Enddistrikten der hier beschriebenen Äste des Plexus brachialis. Die Grenze ist aber immer ganz scharf, so daß der M. infra spinam und der M. teres minor, auch wenn das Muskelfleisch beider miteinander verschmolzen ist, doch an ihrer Innervation erkennbar bleiben (Bd. 1, S. 240, *222*).

### f) Die Leitungsbahnen der Körperhöhlen.

Wir betrachten hier die Leitungsbahnen der Brust-, Bauch- und Beckenhöhle gemeinsam, indem wir zunächst die Gefäßbahnen und dann die Nervenbahnen berücksichtigen.

### α) Viscerale Gefäße des Brustinneren.

Zum Brustinneren rechnen wir das Mediastinum mit den ihm eingelagerten Organen (Herz, große Blutgefäße, Thymus, Speiseröhre, Luftröhre usw.) und die beiden Lungen. Die Gefäße und Nerven, welche diese Organe versorgen, heißen visceral.

Das Herz wird nicht von dem Blut, welches durch seine Höhlen hindurch-fließt und von ihm durch den Körper hindurchgepumpt wird, ernährt, sondern es wird, wie die Blutgefäße ihr Blut von besonderen Vasa vasorum empfangen, durch ein von seiner Oberfläche in das Innere vordringendes, besonderes Gefäß-system ernährt, die Kranzgefäße, Vasa coronaria. Es gibt zwei Aa. coro-nariae cordis, eine dextra und sinistra, welche aus den beiden vorderen Sinus Valsalvae der Aorta entspringen. Die Herzvenen sammeln sich hauptsächlich in der Vena magna cordis, welche in den Sinus coronarius übergeht, den Rest des Sinus venosus. Ich verweise auf die Beschreibung dieser Gefäße in Bd. 2, S. 670—672, *674—676*.

Die Lungen haben wie das Herz zwei verschiedenartige Blutverläufe. Der eine befördert das Nutzblut für den Körper. Dieses Blut wird in der Lunge arterialisiert und dadurch für den ganzen Körper ein Vehikel für den Sauerstoff, der zu den Lebensprozessen in allen Zellen und Zellderivaten unentbehrlich ist. Es wird von der A. pulmonalis in die Lungen hineintransportiert und durch die Venae pulmonales dem Herzen wieder zugeführt. Man nennt diese Gefäße deshalb auch Vasa publica pulmonum. Die anderen, nämlich die Aa. und Vv. bronchales, dienen lediglich der Ernährung des Lungengewebes selbst, Vasa privata. Dieses Nährblut entspricht dem Blut in den Kranzgefäßen des Herzens, während das Nutzblut dem Blut entspricht, welches durch die Höhlen des Herzens hindurchgepumpt wird, ohne daß es den Herzmuskel zu ernähren vermag. Während aber beim Herzen beide Blutarten scharf vonein-ander getrennt sind, ist bei den Lungen wenigstens teilweise ein Zusammenhang vorhanden, so daß gewisse Bestandteile des arteriellen Blutes aus den Bronchal-arterien in die Pulmonalvenen anstatt in die Bronchalvenen abfließen. Die Zweige der Pulmonalarterie sind nicht durch Anastomosen verbunden, sind Endarterien. Ich verweise auf die ausführliche Darstellung der Pulmonal- und Bronchalgefäße in Bd. 2, S. 201—203, *202—204*.

Auf Abb. S. 22 ist der Ursprung einer A. bronchalis aus der Aorta dar-gestellt. Diese versorgt vorwiegend den linken Bronchus und seine Verzwei-gungen. Die Arterie für den rechten Bronchus entspringt häufig aus der 3. oder 4. rechten A. intercostalis.

Das Mediastinum enthält außer dem Herzen, dessen Kranzgefäße oben genannt sind, noch eine Reihe von Organen, welche kleine Arterien aus der Aorta empfangen, Aa. oesophagicae (Abb. S. 22) und Aa. mediastinales dor-sales. Alle variieren sehr nach Ursprung und Verbreitung. Zum Brustteil der Speiseröhre gehen 3—7 unpaare separate Ästchen aus der vorderen Wand der Aorta thoracica. Vom Magen her treten Rami oesophagici der A. gastrica sinistra an die Speiseröhre und anastomosieren mit den Rr. oesophagici der Aorta thoracica. Die in das übrige hintere Mediastinum sich verzweigenden Ästchen kommen teils aus der Aorta unmittelbar, teils aus Intercostalarterien, oder sie sind Ästchen der eben genannten Aa. oesophagicae aus der Aorta. Die meisten gehen an die Lymphknoten des hinteren Mediastinums, manche auch an die Hinterwand des Herzbeutels, Rr. pericardiaci. Diejenigen von ihnen, welche bis zum Zwerchfell absteigen und den vertebralen Teil dieses Muskels versorgen, heißen Aa. phrenicae thoracicae (superiores) und gehören somit zu den Gefäßen der Brusthöhlenwandung (s. Aa. thoracicae (mammariae) internae und Aa. phrenicae abdominales).

In das vordere Mediastinum gehen Ästchen der beiden Aa. thoracicae (mammariae) internae, Aa. mediastinales ventrales; die gehen an die Vorderwand des Herzbeutels, Rr. pericardiaci, an die Luftröhre, Rr. tracheales und an die Thymusdrüse, Rr. thymici. Besonders lang pflegt eine beiderseits hoch oben in der Brust abgehende A. pericardiaco-phrenica zu sein, welche den N. phrenicus bis zum Zwerchfell begleitet, unterwegs an das Mediastinum Ästchen abgibt, aber im wesentlichen das Zwerchfell, also einen Bestandteil der Brusthöhlenwandung, versorgt.

Die den Arterien des Mediastinums entsprechenden Venen münden nach hinten zu in die Vena azygos bzw. hemiazygos und nach vorne zu in die Venae thoracicae (mammariae). Die Venen am unteren Ende der Speiseröhre haben Verbindungen mit den Magenvenen und dadurch mit der Vena portae (Abb. S. 79). Abnorme Stauungen im Pfortadergebiet bedingen varicenartige Erweiterungen und Schlängelungen der submukösen Venen der Speiseröhre, die mit dem Oesophagoskop zu erkennen sind.

### β) Viscerale Gefäße des Bauchinneren.

Vasa visceralia propria et intermedia     Wir haben früher die Gefäße des Bauchinneren eingeteilt in Rr. viscerales intermedii und Rr. viscerales proprii (S. 32). Zu den ersteren gehören die paarigen Äste der Aorta abdominalis. Sie verlaufen zu den primären Bauchwandorganen, nämlich den Nieren, Nebennieren und Keimdrüsen, und heißen Aa. suprarenales, renales, spermaticae internae (testiculares et ovaricae). Die entsprechenden Venen münden in die Vena cava caudalis bzw. in die V. renalis sinistra. Zu den Aa. viscerales propriae gehören die unpaaren Äste der Aorta abdominalis. Sie verlaufen zu dem Magendarmkanal und zu den zugehörigen großen Drüsen, mögen dieselben ihre ursprüngliche Lage frei in der Leibeshöhle beibehalten oder sich nachträglich der Bauchwand angeschmiegt haben und damit wandständig geworden sein. Sie heißen A. coeliaca, A. mesenterica cranialis und A. mesenterica caudalis. Die entsprechenden Venen haben ihren eigenen Abfluß, nämlich in die Pfortader, Vena portae.

Wir besprechen im folgenden die einzelnen Organe der Bauchhöhle und die ihnen zugeteilten Gefäßbahnen.

Gefäße der Nieren und Nebennieren     Unterhalb des Zwerchfelles gehen von der Aorta abdominalis zunächst ab die Aa. phrenicae abdominales (Abb. S. 22, 85), welche ihrem Hauptverlauf nach zum Zwerchfell, also zur Wandung der Bauchhöhle (und zur Wandung der Brusthöhle) gehören. Aber Ästchen von ihnen, die Aa. suprarenales craniales (Abb. S. 85) begeben sich, wie der Name sagt, zur Nebenniere. Von der Aorta direkt verläuft die A. suprarenalis media zur Nebenniere. Als drittes Gefäß gelangt ein Ast der A. renalis zur Nebenniere, der R. suprarenalis (caudalis). So ist dieses inkretorische Organ jederseits aus dem Gebiet von nicht weniger als drei Gefäßen versorgt. Das feinere Verhalten ist in Bd. 2, S. 396, *401* geschildert. Das venöse Blut sammelt sich in einer einzigen Vene, der Vena centralis, und fließt von dort in das Stromgebiet der Vena cava caudalis ab (Abb. S. 18, 22, Bd. 2, S. 369, *374*).

Die für die Nieren bestimmten Arterien, Aa. renales, gehen unmittelbar von der Aorta abdominalis ab (Abb. S. 22, Bd. 2, Abb. S. 369, *374*). Die Aa. renales haben wegen der Ausscheidungsprozesse in den Nieren von allen paarigen Ästen der Bauchaorta weitaus das größte Kaliber. Es gehen nicht nur Äste in den Nierenhilus hinein, sondern immer auch Ästchen zum Nierenbecken, zum Anfangsteil des Ureters und in das Fett der Umgebung der Niere (Bd. 2, Abb. S. 366, *371*). Von dem Ast zur Nebenniere wurde bereits oben berichtet. Das feinere Verhalten der Gefäße ist in Bd. 2, S. 365, *370 ff.* geschildert. Die zur Niere selbst gehenden Äste und ihre Verzweigungen sind Endarterien.

Die V. renalis zieht caudal und etwas ventral von der Arterie zur Vena cava caudalis (Abb. S. 22). Die linke Vena renalis ist beträchtlich länger als die rechte, aus entwicklungsgeschichtlichen Gründen: Sie enthält die Queranastomose zwischen den beiden Kardinalvenen (Abb. S. 18). Aus diesem Grunde nimmt sie auch die Vena spermatica (interna) und die V. suprarenalis auf, die rechts unmittelbar in die Cava caudalis einmünden (Abb. S. 19). In seltenen Fällen zieht die Vena renalis sinistra dorsal statt wie gewöhnlich ventral von der Aorta zur Cava.

Die Arteria renalis zeigt häufig Varietäten. Ein Ast kann statt im Hilus an anderer Stelle, etwa am oberen oder unteren Pol, in das Parenchym eintreten (Bd. 2, Abb. S. 366, *371*) und versorgt entsprechend seinem Charakter als Endarterie einen kegelförmigen Bezirk des Parenchyms. Solcher Eintritt an abnormer Stelle ist fast die Regel beim Vorhandensein von 2 getrennt aus der Aorta entspringenden Arterien für eine Niere, wobei die Stämme überkreuzt sein können derart, daß die kranial aus der Aorta entspringende Arterie den caudalen Teil der Niere, die caudal entspringende den kranialen versorgt. Angeboren dystopische Nieren, die ihren Ascensus aus dem Becken nicht vollendet haben, ebenso die Hufeisennieren erhalten meist mehrere Arterien aus dem caudalen Teil der Aorta, aus der Ilica communis oder ihren großen Ästen. Dies erklärt sich daraus, daß die Nierenanlage während ihres Ascensus von mehreren Arterien versorgt wird, die jeweils in derjenigen Höhe aus der Aorta entspringen, welche die im Ascensus begriffene Niere erreicht hat. In dem Maße wie die Niere höher wandert, kommen neue, kranialere Äste hinzu und gehen die caudalen zugrunde.

Der Hoden des Mannes und der Eierstock der Frau werden von Arterien versorgt, die an der Stelle entspringen, wo beim Embryo die Keimdrüsenanlage jeweils bei ihrem Descensus liegt. Erhalten bleibt die A. spermatica interna (testicularis bzw. ovarica). Der Abgang von der Aorta abdominalis liegt unmittelbar unterhalb des Abganges der A. renalis (Abb. S. 22). Beim Mann läuft das Gefäß auf dem M. psoas abwärts bis zum abdominalen Leistenring und durch den Leistenkanal hindurch im Samenstrang zum Hoden und Nebenhoden. Bei der Frau ist der Verlauf der A. ovarica ein kürzerer, indem der Weg, anstatt nach außen, in die Beckenhöhle hinein genommen wird, wohin der Eierstock bei seinem Descensus gelangt ist. Wegen des Details verweise ich auf Bd. 2, S. 407, *412*; 438, *443*; 500, *505*. Die Venen verlaufen bei beiden Geschlechtern mit den Arterien und haben ihnen entsprechende Namen. Bei der Frau nehmen sie ihren Ursprung aus dem Plexus venosus des Ovariums (Abb. S. 82). Beim Mann bilden sie innerhalb des Samenstranges ein dichtes Geflecht erweiterter und geschlängelter Venen, den Plexus pampiniformis. Nach dem Durchtritt durch den Leistenkanal liegen nur noch zwei Begleitvenen zu seiten der A. spermatica interna, die sich dann weiter oben zu einer einzigen verbinden. Links mündet sie in die V. renalis, und zwar fast unter einem rechten Winkel, rechts unmittelbar in die Vena cava caudalis unter spitzem Winkel (vgl. Abb. S. 22). Aus der rechtwinkligen Einmündung resultiert, daß das venöse Blut des linken Hodens weniger leicht abfließen kann wie das des rechten und sich infolgedessen leichter im Hodensack und Samenstrang staut (Varicocele).

*Gefäße der Keimdrüsen*

Die A. ovarica versorgt außer dem Ovarium noch einen Teil der Tube und anastomosiert regelmäßig mit Ästen der A. uterina. Die in das Ovarium eintretenden Ästchen sind wie die Arterien des Myometriums korkzieherartig gewundene typische Rankenarterien, Aa. helicinae.

Auf ihrem langen Wege an der hinteren Bauchwand geben die Aa. spermaticae internae zu benachbarten Gebilden feine Ästchen ab (z. B. zum Ureter). Ihr Ursprung erfolgt gelegentlich aus der A. renalis.

Von den 3 unpaaren Arterien der Aorta abdominalis entspringt die A. coeliaca als die oberste, am Austritt der Aorta abdominalis aus dem Hiatus des Zwerchfells, und zwar noch innerhalb der Zwerchfellpfeiler unmittelbar unter dem Abgang der paarigen Aa. phrenicae abdominales und oberhalb des kranialen

*Versorgung des Magens, Duodenums und Pankreaskopfes (3 Äste und 3 Bogen der A. coeliaca)*

Randes des Pankreas (Abb. S. 22, 76). Die A. coeliaca wird auch **Tripus coelia-**
**cus Halleri** genannt, denn ihr ganz kurzer Stamm von höchstens 12 mm
Länge zerfällt unmittelbar in 3 Äste: die dünne A. gastrica sinistra, die
A. hepatica communis und A. lienalis. Die letztere ist die stärkste.

Wir besprechen hier zunächst nur diejenigen von der A. coeliaca versorgten
Gefäßbahnen, welche für den Magen, das Duodenum und den Pankreaskopf
bestimmt sind (sämtliche Äste der A. coeliaca sind in Tabelle S. 99 zusammengestellt). Die genannten Organe werden von 3 Arterienbogen versorgt, jeder
erhält von beiden Enden her einen Zufluß und ist daher doppelt gesichert.

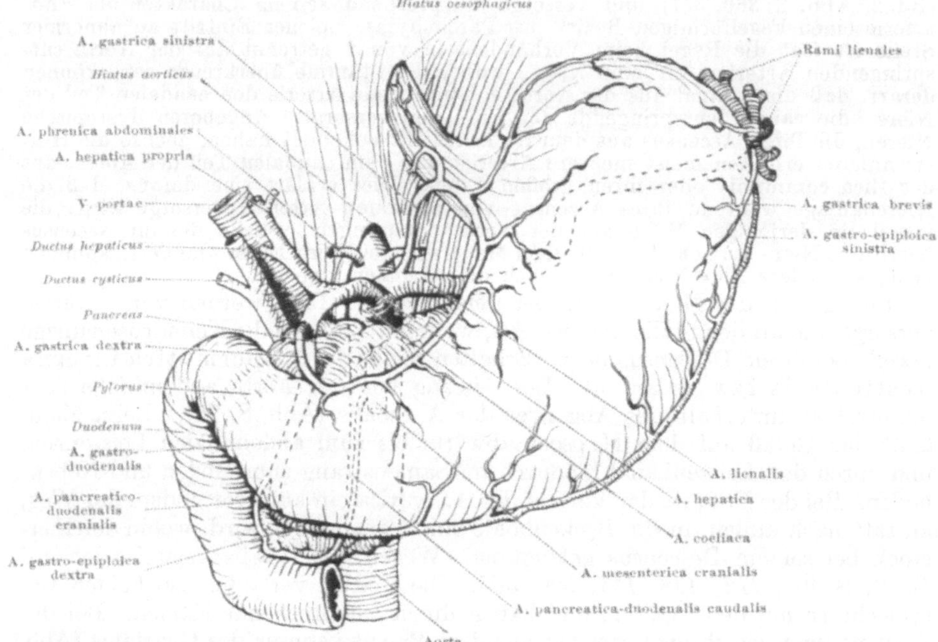


Abb. 42. Arteria coeliaca und die 3 Arterienbögen an Magen und Duodenum. — Br.

Auf diese Weise wird wie beim Darm allenthalben (Abb. S. 77) auch bei den
genannten Organen eine Gefäßanastomose zustande gebracht, welche der
Beweglichkeit derselben entsprechend in allen Fällen für eine genügende Blutzufuhr zu sorgen vermag. Während beim Darm das arterielle Blut nur vom
Mesenterialansatz aus zufließt, ist bei dem Magen je ein Arcus an der Curvatura
major und an der Curvatura minor gelegen (Abb. S. 76). Ästchen gehen von
beiden Bogen je an die Vorder- und Hinterfläche des Magens und anastomosieren dort miteinander. Der dritte Arcus geht an den Kopf des Pankreas. —
Von den 3 Ästen der A. coeliaca spaltet sich die A. hepatica communis in
2 Unteräste, die A. hepatica propria, welche nur für die Leber bestimmt ist,
und die A. gastroduodenalis, von welcher uns hier drei ihrer Unteräste
interessieren. Jeder von diesen 3 Unterästen schließt einen der drei genannten
Arcus, und zwar verbindet sich die A. gastrica dextra längs der kleinen
Kurvatur des Magens mit der A. gastrica sinistra, welche direkt aus der A. coeliaca
kommt; die A. gastro-epiploica dextra, ebenfalls ein Unterast der A. gastroduodenalis, verbindet sich mit der A. gastro-epiploica sinistra, einem Ast der
A. lienalis (die A. lienalis ist wie die A. gastrica sinistra ein selbständiger Ast

der A. coeliaca); der dritte Unterast der A. gastroduodenalis ist die A. pancreaticoduodenalis cranialis, der einzige von den dreien, welcher nicht mit
Ästen der A. coeliaca, sondern mit einem Ast der A. mesenterica cranialis zu
einem Bogen verbunden ist. Dieser Ast heißt A. pancreaticoduodenalis caudalis
(Abb. S. 76).

Die feinere Verteilung der Arterien am Magen ist in Bd. 2, S. 234, *238* geschildert.

Das Duodenum hat auf seiner Vorder- und Hinterfläche Arterienäste, welche
von der ursprünglichen Ansatzstelle des Mesoduodenum und dem dort befindlichen

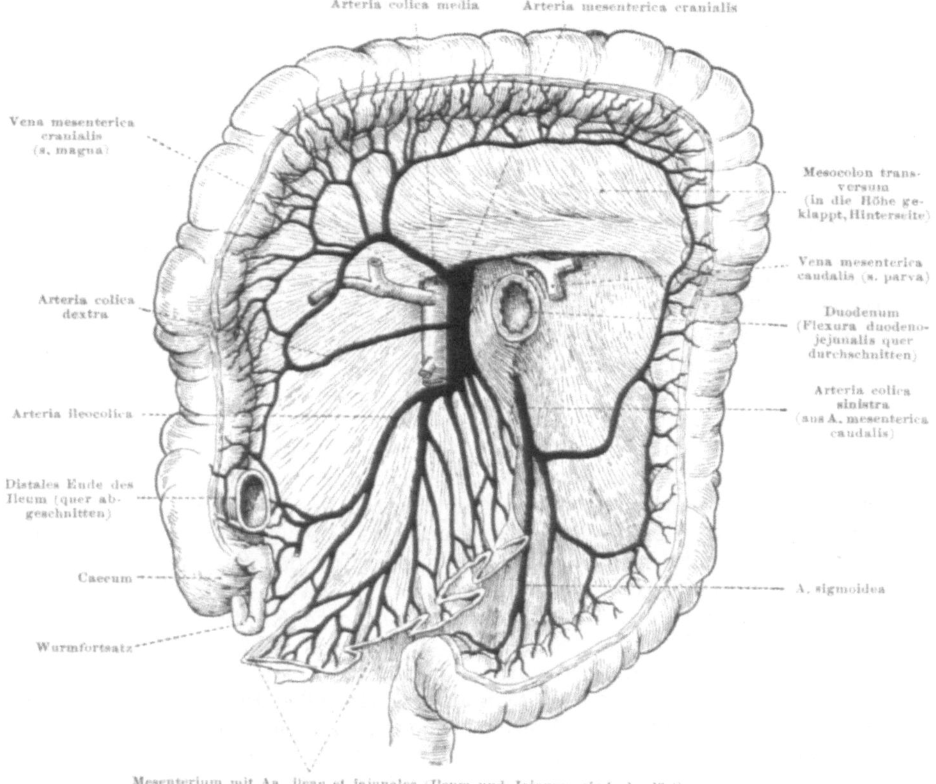


Abb. 43. **Arteria mesenterica cranialis et caudalis.** Der Dickdarm ist erhalten, der Dünndarm
abgetragen, aber sein Gekröse ist stehen geblieben. Arterien **schwarz,** Venenstämme hell. — Br.

Bogen der beiden Aa. pancreaticoduodenales ausgehen. Die obere Hälfte des
Duodenum wird hauptsächlich aus der A. coeliaca, die untere aus der A. mesenterica cranialis versorgt.

Das Pankreas außer dem Pankreaskopf wird von der A. lienalis versorgt,
welche hinter dem Pankreas längs seinem oberen Rand zur Milz verläuft und auf
ihrem Wege kleine Rr. pancreatici in die Rückseite und in den oberen Rand
der Bauchspeicheldrüse hineinsendet. Diese anastomosieren mit den Ästchen der
beiden Aa. pancreaticoduodenales.

Die A. mesenterica cranialis entspringt aus dem vorderen Umfang der
Bauchaorta sehr nahe unterhalb der A. coeliaca, ja sie kann in Ausnahmefällen
mit der letzteren gleichen Ursprung haben. Immer aber tritt sie dorsal vom
Pankreaskörper an das Mesenterium, und zwar zwischen unterem Pankreasrand
und Pars caudalis (horizontalis inferior) des Duodenums. Dabei verläuft sie
über den Processus uncinatus (Pankreaskopf) hinüber. Das Pankreas liegt also

Blutzufuhr<br>zum Darm.<br>Aa. mesen<br>tericae

zwischen A. coeliaca und A. mesenterica cranialis wie in einem Astwinkel eingezwängt (Bd. 2, Abb. S. 254, *258*). Die A. mesenterica cranialis verzweigt sich mit 10—16 Ästchen an das Mesenterium des Dünndarms, versorgt also Jejunum und Ileum mit Rr. jejunales et ilei (Abb. S. 77). Noch ehe diese abgehen, verläßt den Stamm ein kleines rückläufiges Gefäß, die bereits im vorhergehenden Abschnitt erwähnte A. pancreaticoduodenalis caudalis. Der Stamm selbst verläuft längs der Wurzel des Mesenterium bis gegen die rechte Fossa ilica hin. Während die genannten Dünndarmäste nach der linken Körperseite zu sich wenden, gehen nach rechts zu vom Stamme ab Äste für den Dickdarm, welche diesen bis zur Flexura coli sinistra versorgen. Sie sind viel weniger zahlreich als die Dünndarmäste und liegen infolgedessen viel weiter auseinander. Gewöhnlich gibt es drei: A. ileocolica, A. colica dextra, A. colica media (Abb. S. 77). Doch fehlt die A. colica dextra in etwa der Hälfte der Fälle und wird durch einen Ast der A. colica media ersetzt, welcher nach abwärts bis zur A. ileocolica herabreicht. Sämtliche Dünndarm- und Dickdarmäste sind miteinander durch Anastomosen in Arkadenform verbunden. Diese Arkaden hängen am Beginn des Jejunum mit den Arterien des Duodenum und an der Flexura coli sinistra mit der A. mesenterica caudalis zusammen, so daß das gesamte Darmblut überall gegeneinander ausgetauscht werden kann und Abknickungen des Darmes selbst durch Druckwirkungen aus der Umgebung die Blutzufuhr nicht beengen, solange nicht abnorme Verschlingungen des Darmes dazukommen. Die Arkaden sind am Dünndarm am zahlreichsten und oft in mehreren Etagen übereinander gelegen, während sie am Dickdarm sehr viel weitmaschiger sind und namentlich im Gekröse des Quercolons weite gefäßfreie Felder umschließen, welche der Chirurg benutzt, um vom unteren Bauchsitus aus künstlich in den oberen Situs vorzudringen, um etwa eine Dünndarmschlinge in die hintere Magenwand einzunähen (Gastroenterostomia retrocolica, Bd. 2, S. 253, *257*). Die A. ileocolica versorgt den Endteil des Ileum, das Caecum und den Beginn des Colon ascendens. Ein besonderes Ästchen der für das Caecum bestimmten Zweige setzt sich längs dem Wurmfortsatz fort, A. appendicularis.

Die A. mesenterica caudalis hat ein viel geringeres Kaliber als die A. mesenterica cranialis, da sie nur einen Teil des Dickdarms (von der Flexura colica sinistra ab) versorgt, während die A. mesenterica cranialis außer dem übrigen Dickdarm noch fast dem ganzen Dünndarm arterielles Blut zuzuführen hat. Sie entspringt ebenfalls von der Vorderseite der Bauchaorta, aber unterhalb des Duodenum (Abb. S. 22, in der Regel in der Höhe des 3. Lendenwirbels). Sie verläuft in dem an die hintere Bauchwand angelöteten Mesocolon descendens nach der linken Bauchhälfte zu und gibt nach oben ab die A. colica sinistra, welche sich an der Flexura coli sinistra mit der A. colica media verbindet, nach unten zu die A. sigmoidea, welche zu dem gleichnamigen Dickdarmabschnitt verläuft, und endlich die A. rectalis (haemorrhoidalis) cranialis für den Mastdarm.

Der Mastdarm wird außer von der A. rectalis (haemorrhoidalis) cranialis, welche in der Bauchhöhle retroperitoneal zu ihm hinabsteigt, noch von der A. rectalis caudalis (haemorrhoidalis media, aus dem Beckeninneren) und der A. analis (haemorrhoidalis inferior, vom Damm aus) mit Blut versehen. Hierüber und über die Blutzufuhr zu der Harnblase und zu den inneren Geschlechtsorganen siehe S. 83.

Ausnahmsweise kann die A. colica sinistra aus der A. mesenterica cranialis entspringen oder umgekehrt die A. colica media aus der A. mesenterica caudalis.

Blutzufuhr zur Leber.<br>Vena portac, Arteria hepatica

Die Venen, welche das gesamte vom Magendarmkanal zurückströmende Blut aufnehmen, gehören sämtlich zur Pfortader, Vena portae, Vena hepatica advehens. So gelangen die Abbauprodukte von Eiweiß und Kohlehydraten, welche im Darm aufgenommen werden, durch die Pfortader in die Leber und werden dort weiter verarbeitet. Ihnen angeschlossen ist das Eisen, welches durch die V. lienalis von der Milz zur Leber transportiert wird, so daß auf diese

Weise die Zerfallsprodukte der roten Blutkörperchen der Leber zugeführt werden. Die Zuflüsse der Vena portae bestehen aus drei großen Stämmen, der

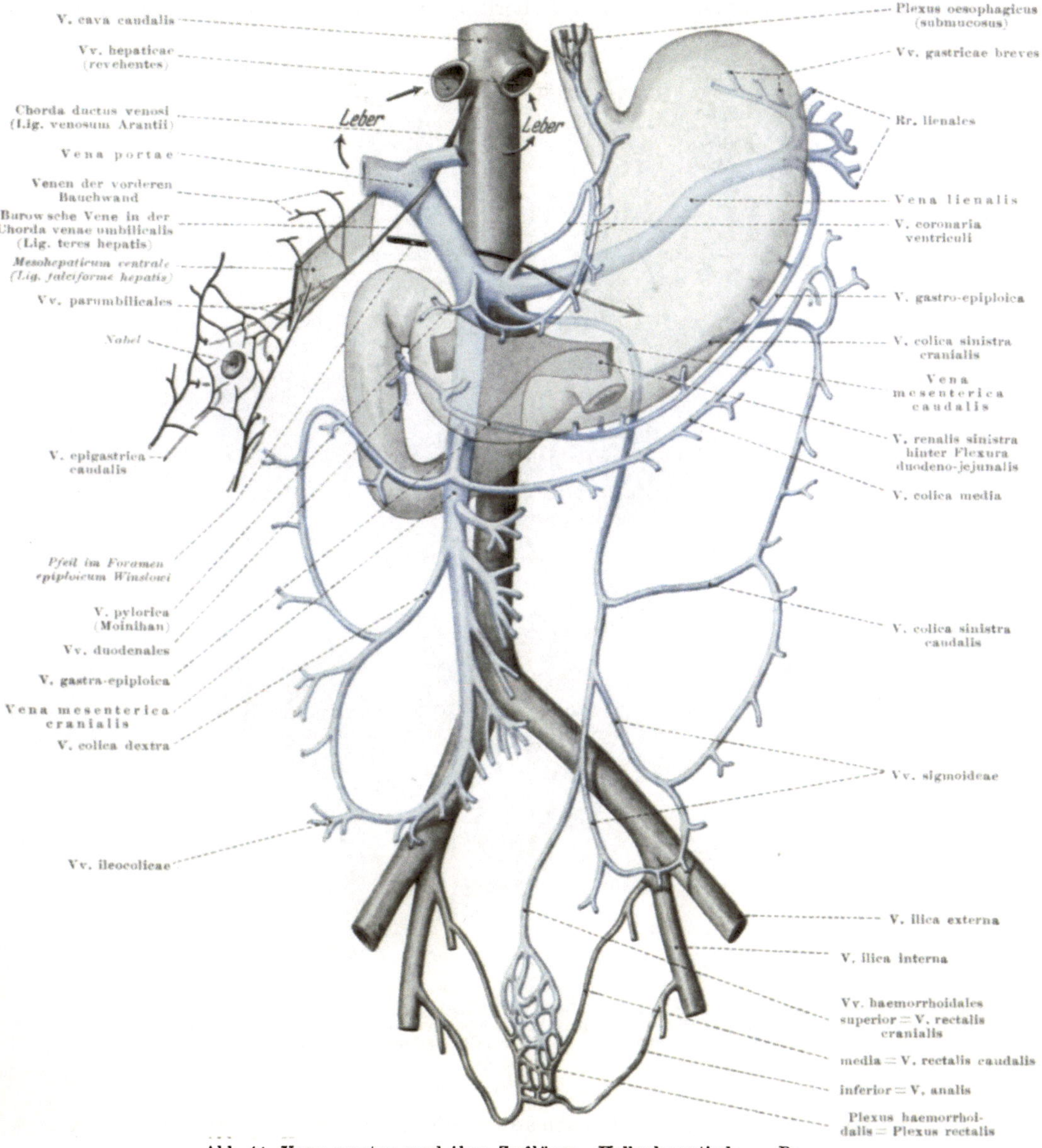

Abb. 44. Vena portae und ihre Zuflüsse. Halbschematisch. — Br.

V. lienalis, der V. mesenterica cranialis seu magna und der V. mesenterica caudalis seu parva (Abb. S. 79). Die V. mesenterica caudalis mündet in die V. lienalis, ehe diese sich mit der V. mesenterica cranialis vereinigt. Die genannten Stämme entsprechen sonst in ihrer Lage den gleichnamigen Arterien, ihre Äste geleiten in der Einzahl die Äste der Arterien. Die Venen des Magens, Duodenums und Pankreas fließen getrennt in die Vena portae, die A. coeliaca

hat also kein ihr entsprechendes Sammelgefäß unter den Ästen der Vena portae;
nur der eine ihrer Stämme, die A. lienalis hat in der V. lienalis ihr Analogon.
Beim Eintritt in die Leber teilt sich die V. portae in 2 Äste, R. dexter und
sinister, die in die entsprechenden Leberlappen eintreten; das Blut sammelt

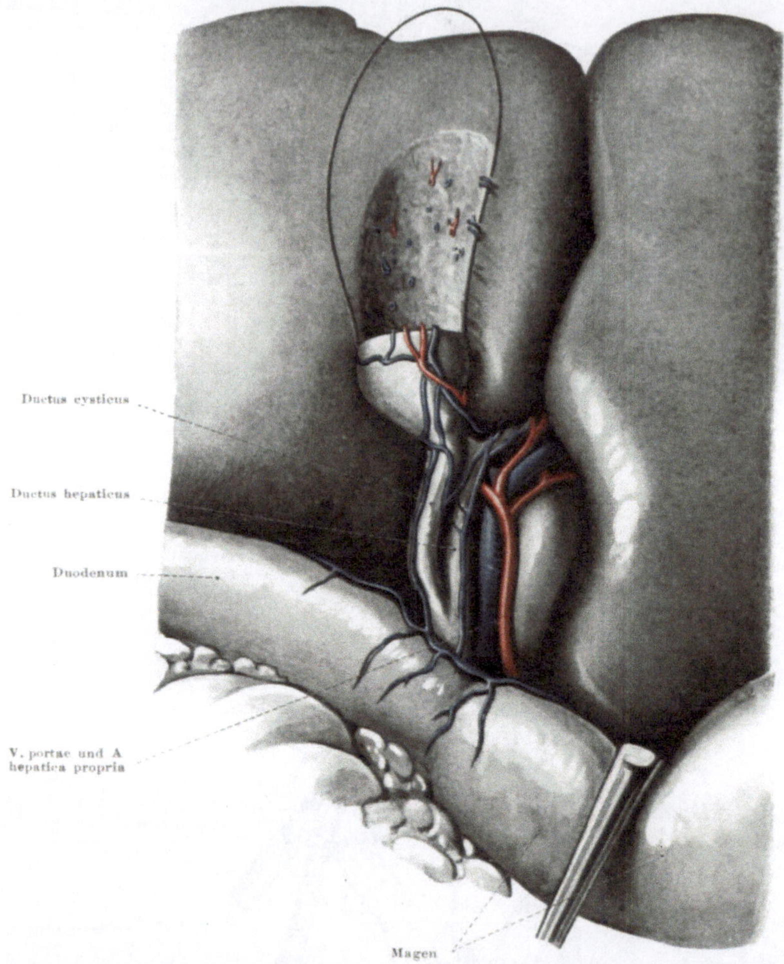


Abb. 45. Arterien und Venen der Gallenwege. Gallenblase größtenteils entfernt, um die Fossa vesicae
felleae und die in ihrem Bereiche von der Gallenblase unmittelbar in die Leber eintretenden Arterien- und Venenäste zu zeigen. In Anlehnung an PETRÉN, Ture, Die Venen der Gallenblase, Akadem. Abhandlung. Stockholm
1933. — E.

sich aus der Leber in den Vv. hepaticae (revehentes), welche in die Vena cava
caudalis münden (S. 17, Abb. S. 22).

Für die Leber sind die in sie eintretenden Pfortaderäste Vasa publica,
d. h. das ihr auf diesem Wege zugeführte Blut kommt dem ganzen Körper
zugute und ist zu vergleichen dem Blut in den Herzhöhlen und in den Pulmonal-
gefäßen der Lunge. Außerdem aber hat die Leber Vasa privata. Ihr Parenchym
wird lebendig erhalten durch die Stoffe, welche die A. hepatica propria
ihr zuführt. Unterbrechung dieser Zufuhr, etwa durch Unterbindung der A. hepatica, hat den Untergang der Leber zur Folge. Von der V. portae her kann sie

nicht ausreichend ernährt werden. Die A. hepatica propria ist der eine Hauptzweig der A. hepatica communis, eines der 3 Hauptäste der A. coeliaca. Sie verläuft im Ligamentum hepatoduodenale (zusammen mit dem Ductus choledochus und der V. portae, Abb. S. 80 und Bd. 2, S. 250, *254*), dringt an der Leberpforte in das Leberparenchym ein und bis in die einzelnen Leberläppchen vor. Über das nähere Verhalten der Gefäße innerhalb der Leber s. Bd. 2, S. 319, *324*. Innerhalb der Leberläppchen münden die Äste der Leberarterie in das venöse Wundernetz der Pfortaderäste, so daß die aus den Wundernetzen sich sammelnden Lebervenen sowohl das Blut aus der Pfortader wie aus der Leberarterie abführen.

In seltenen Fällen entspringt die A. hepatica propria aus der A. mesenterica cranialis statt aus der Coeliaca. Sie verläuft dann im Ligamentum hepatoduodenale rechts von der Vena portae und dorsal vom Ductus choledochus, nicht links neben ihm wie gewöhnlich. Häufiger ist der Fall, daß die beiden Äste der A. hepatica der rechte und linke, getrennt entspringen: der linke aus der Coeliaca, der rechte aus der A. mesenterica cranialis. Im Ligamentum hepatoduodenale liegt dann die eine an der typischen Stelle links neben Choledochus, die andere rechts neben der Pfortader.

Von der A. hepatica, gewöhnlich von ihrem R. dexter, geht die A. vesicae felleae zur Gallenblase (Abb. S. 80). Sie teilt sich am Hals der Gallenblase in 2 Äste, die als R. ventralis und dorsalis bezeichnet werden. Der erstere verläuft auf der freien Fläche der Gallenblase und versorgt diese und ihren rechten Rand, der letztere verläuft am linken Rande, weiterhin zwischen Gallenblase und Fossa vesicae felleae der Leber, versorgt den linken Rand und die der Leber anliegende Fläche der Gallenblase, gibt aber auch feine Ästchen zur Leber ab. — Die Venen der Gallenblase (Abb. S. 80) laufen unabhängig von den Arterien, sie treten von seltenen Ausnahmen abgesehen, unmittelbar in das Leberparenchym ein, wo sie sich in Capillaren auflösen. Sie münden nicht in die Pfortader oder ihre Äste (die Angaben in Bd. 2, S. 336, *341* sind entsprechend zu berichtigen). Das gleiche gilt in der Regel für die Venen des Halses der Gallenblase, des Ductus cysticus, hepaticus und choledochus, welche regelmäßig mit Venen des Duodenums anastomosieren. Die Venen der freien Fläche der Gallenblase treten zu einem oder mehreren Stämmchen vereinigt am linken Gallenblasenrande in die Leber ein, die Venen der der Leber angehefteten Fläche unmittelbar in die Fossa vesicae felleae (Abb. S. 80).

Die Venen der Gallenblase gehören zu den sog. akzessorischen Pfortadern. Darunter versteht man Venen, welche außer der eigentlichen Pfortader unmittelbar in das Leberparenchym eintreten. Es sind unbedeutende Venenstämmchen, welche aus dem Omentum minus, dem Bauchfellüberzug der Leber, dem Ligamentum coronarium hepatis, der unteren Zwerchfellfläche im Bereiche des Verwachsungsfeldes mit der Leber jeweils in die Leber und in das Capillarnetz der Leberläppchen eingehen. Die bedeutungsvollsten sind die Vv. parumbilicales (SAPPEYsche Venen, Abb. S. 79). Sie sammeln sich aus den Hautvenen in der Umgebung des Nabels und aus dem Gebiet der Vv. epigastricae caudales in den Bauchdecken zur Seite des Nabels und vereinigen sich im Mesohepaticum ventrale (Lig. falcif. hepat.) gewöhnlich zu 2 Venenbahnen, welche zu seiten der Chorda venae umbilicalis (Lig. teres hep.) verlaufend in der linken Sagittalfurche oder auch in der Querfurche die Leber erreichen. Die linke von ihnen kann in der Nähe der Leber in die Chorda venae umbil. eintreten, die von da ab wegsam bleibt und wie die frühere V. umbilicalis in den linken Pfortaderast eintreten. Diese linke V. parumbilicalis wird auch als BUROWsche Vene bezeichnet. — Durch die Vv. parumbilicales steht das Gebiet der Pfortader mit den Venen der Bauchdecken in Verbindung. Bei Stauungen im Pfortadergebiet kann es dadurch zur Erweiterung und Schlängelung der Bauchvenen in der Umgebung des Nabels kommen (Caput medusae).

Außer dieser Verbindung mit den Venen der Bauchwand hat die Pfortader noch zwei weitere Verbindungen mit den Körpervenen, und zwar in ihren Wurzelgebieten am unteren Ende des Oesophagus (S. 74) und des Rectum (S. 83), also am Anfang und Ende des Magendarmkanals (Abb. S. 79).

Die A. lienalis, der größte Ast des Tripus Halleri (A. coeliaca) läuft längs dem oberen Rande des Pankreas, streckenweise in einer Furche der Drüse, und erreicht auf diesem Wege den Hilus der Milz, wo sie sich in 5—8 Endäste verzweigt, welche alle vom Hilus aus in das Organ hineingelangen. Über die feinere Verteilung innerhalb der Milz und über den Rückfluß zur V. lienalis und in die V. portae s. Bd. 2.

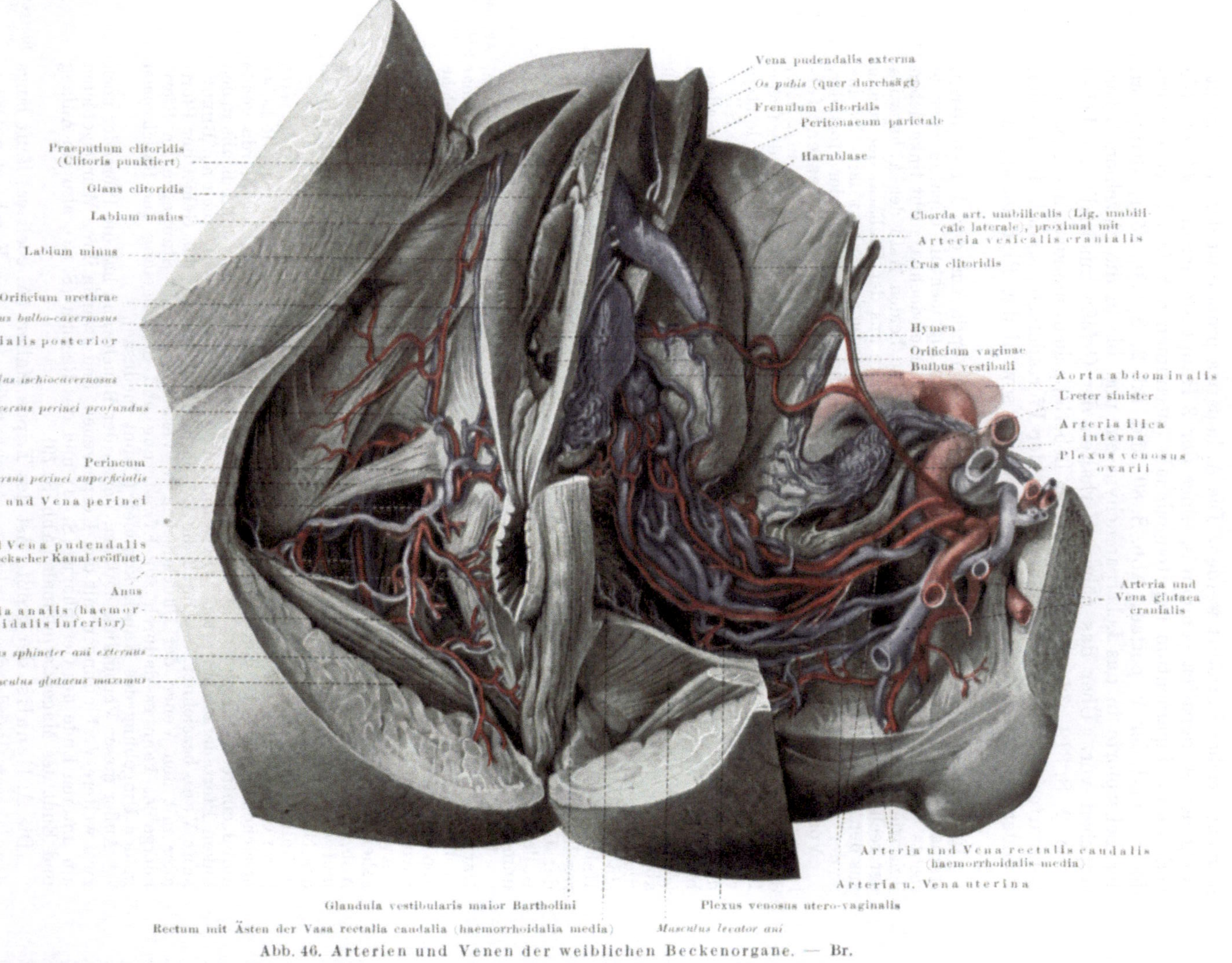


Abb. 46. Arterien und Venen der weiblichen Beckenorgane. — Br.

Die **Vena lienalis** läuft caudal von der Arterie und ist tiefer in das Pankreas hineingesenkt als die Arterie (Bd. 2, Abb. S. 282, *287*). Infolgedessen wird beim perforierenden Magengeschwür von der hinteren Magenwand her eher die A. lienalis arrodiert als die Vene, die durch die ganze Dicke der Drüse vom Magen getrennt ist; eine Blutung der A. lienalis pflegt tödlich zu sein zum Unterschied von Blutungen der Magengefäße selbst, die gewöhnlich von selbst zum Stillstand kommen.

Da, wo die Vasa lienalia den Milzhilus erreichen, liegen sie vor der linken Nebenniere und eventuell am oberen Pol der linken Niere. Auf dem Wege hinter dem Pankreas gibt die Arterie die bereits erwähnten Ästchen für das Pankreas ab, **Rr. pancreatici**, und an der Stelle, wo sie am Schwanz des Pankreas angelangt ist, die **Aa. gastricae breves** zum Fundus des Magens sowie die größere **A. gastroepiploica sinistra**, welche der Curvatura major des Magens folgt (Abb. S. 76). Die Venen gleichen Namens münden entsprechend in die V. lienalis (Abb. S. 79).

### γ) Viscerale Gefäße des Beckeninneren.

Außer der **A. rectalis cranialis** (haemorrhoid. sup.), welche von der A. mesenterica caudalis abgeht und aus der Bauchhöhle retroperitoneal bis zum Mastdarm herabsteigt, gibt es noch eine **A. rectalis caudalis** (haemorrhoid. med.), welche aus der A. ilica interna im kleinen Becken entspringt und über der dem Beckeninneren zugewendeten Fläche des M. levator ani an die Seite des Mastdarms herantritt (Abb. S. 192). Sie anastomosiert nach oben mit der vorgenannten, nach unten mit Ästchen der **A. analis** (haemorrhoid. inf.), die aus der A. pudendalis interna stammt, zum After verläuft und von dort aus an dem Mastdarm in die Höhe zieht (S. 54). Über die feinere Verteilung am Mastdarm s. Bd. 2, S. 296, *301*. Das venöse Blut aus dem Mastdarm fließt auf drei den Arterien entsprechenden Wegen ab: durch die V. rectalis cranialis und damit zur Pfortader (Abb. S. 79), durch die V. rectalis caudalis und V. analis zur V. ilica interna oder einem ihrer Äste bzw. zur V. pudenda interna (Abb. S. 82) und damit zur V. cava caudalis. Im Bereiche des Mastdarmes besteht also eine der Verbindungen zwischen dem Pfortader- und Körpervenengebiet (vgl. S. 81).

*Blutzufuhr zum Mastdarm. Vasa rectalia*

Außer zum Mastdarm gibt die A. rectalis caudalis Äste an den M. levator ani, an die Harnblase, beim Mann an die Samenblase und Prostata. Sie anastomosiert mit der A. vesicalis caudalis.

Die **A. vesicalis cranialis**, die sich am oberen Pol der Harnblase subperitonaeal verbreitet, ist ursprünglich ein Ästchen der **A. umbilicalis**, welche beim Fetus das Blut von der A. ilica interna jederseits durch den Nabel und durch den Nabelstrang der Placenta zuführt. Nach der Geburt verödet dieses Gefäß und bleibt nur als Chorda a. umbilicalis (Lig. vesico-umbil. lat.) übrig. Der ursprüngliche Seitenast bleibt allein wegsam und führt dauernd das arterielle Blut der Harnblase zu (Abb. S. 82). Mit seinen Zweigen anastomosiert die **A. vesicalis caudalis**, ein in Ursprung und Verlauf sehr variables Gefäß, welches ebenfalls aus der A. ilica interna entspringt (meistens mit der folgenden gemeinsam) und zum Boden der Harnblase, außerdem beim Manne zur Samenblase und Prostata, bei der Frau zur Vagina gelangt.

*Blutzufuhr zur Harnblase (Aa. vesicales, A. umbilicalis)*

Die **A. deferentialis** geht meistens gemeinsam mit der A. vesicalis caudalis ab als ein sehr feines Gefäß, das zum Ductus deferens verläuft und mit diesem bis zum Hoden gelangt und dort mit der A. spermatica interna anastomosiert. Es kann also bei Unterbindung der eigentlichen Hodenarterie von diesem Gefäß aus der Hoden hinreichend versorgt werden; doch ist dies nicht sicher (Bd. 2, S. 407, *412*).

*Blutzufuhr zu den inneren Geschlechtskanälen (A. deferentialis, A. uterina)*

Die A. uterina (Abb. S. 82) entspringt entweder allein oder gemeinsam
mit einem der Blasengefäße aus der A. ilica interna. Über ihren Verlauf, ihre
Lage zum Ureter und ihre Äste am Uterus vgl. Bd. 2, S. 520, *526*. Sie versorgt
den Ureter, die Vagina und vor allem den Uterus selbst, mit dem Ramus tubarius
die Tube und mit dem Ramus ovaricus das Ovarium, an dessen Hilus sie mit
der A. ovarica (aus der Aorta abdominalis, S. 75) anastomosiert. Sie ist während
der Schwangerschaft außerordentlich erweitert, da sie den vergrößerten Uterus
nicht nur, sondern auch die Blutlacunen, in denen die Zotten des Chorions
schwimmen, zu versorgen und also die Gase und gelösten Substanzen für den
Gas- und Stoffwechsel des Embryos zu liefern hat. Aber auch während der
Menstruation sind die beiden Aa. uterinae mit allen ihren Ästen strotzend gefüllt
und selbst in der intermenstruellen Lebensperiode ist ihr Kaliber weit größer als
das der A. deferentialis des Mannes.

Die den genannten Arterien des Beckeninneren entsprechenden Venen
bilden mächtige Geflechte (Abb. S. 82). Man unterscheidet einen Plexus
vesicalis (Bd. 2, S. 391, *396*) und einen Plexus uterovaginalis (Bd. 2,
S. 520, *526*). Diese Plexus, zu denen sich auch der venöse Plexus pudendalis
(S. 55) gesellt, münden schließlich in die V. ilica interna oder in einen ihrer
Hauptäste.

### δ) Die visceralen Nerven der Leibeshöhlen: Äste des Sympathicus und Parasympathicus.

Viscerale<br>Brust-<br>nerven

Wir haben in diesem Abschnitt nicht den feineren Aufbau der visceralen
Nerven zu besprechen, der von dem der Spinalnerven abweicht. Es ist über
prä- und postganglionäre Bestandteile dieser Nerven bereits auf S. 30 einiges
vorausgeschickt. Die Einzelheiten werden erst im Kapitel „Vegetatives Nervensystem" beschrieben werden. Hier handelt es sich nur um die periphere
Leitungsbahn in ihrem Verlauf. Es ist nötig, deshalb an dieser Stelle darauf
einzugehen, weil die visceralen Nerven, Sympathicus und Parasympathicus,
den Blutgefäßen eng angeschlossen sind und in der Regel mit den Geflechten
die Blutgefäße umgeben.

In der Brusthöhle finden sich in typischer Reihenfolge von jedem Brustnerven ausgehend die Rr. communicantes seu viscerales, welche sich zum Grenzstrang des Sympathicus verbinden (Abb. S. 24, 510). Von ihm aus verlaufen
Ästchen in die Pars dorsalis des Mediastinum und verzweigen sich dort zu den
mediastinalen Organen und zu den beiden Lungen. Zwei größere Äste, der
N. splanchnicus major und minor, gehen caudalwärts durch das Zwerchfell
hindurch und erreichen so die Bauchhöhle, wo wir ihnen wieder begegnen werden.
Dafür kommen vom Hals her Äste des am Hals gelegenen Grenzstranges, die in
das Mediastinum hineingelangen und sich dort an der Versorgung der Brust-
organe beteiligen, z. B. die sympathischen Äste für das Herz, Nn. accelerantes.
Der N. vagus, der X. Gehirnnerv, ist der parasympathische Nerv, welcher
innerhalb der Brusthöhle zum Herzen gelangt und zu der Speiseröhre, Trachea
und zu den Lungen. Alle genannten visceralen Nerven bilden in den einzelnen
Organen Geflechte, in welchen die sie zusammensetzenden Elemente fast unentwirrbar verschlungen sind, und folgen den Gefäßbahnen in ihnen.

Viscerale<br>Bauch- und<br>Becken-<br>nerven

Nachdem der Grenzstrang das Zwerchfell passiert hat, gibt er Ästchen ab
an die intra- und retroperitonealen Organe der Bauchhöhle, wozu diejenigen
Äste kommen, welche als N. splanchnicus major und minor beiderseits vom
Brustteil des Grenzstranges sich abzweigen und selbständig durch das Zwerchfell hindurchtreten. Endlich kommt hinzu der parasympathische N. vagus
mit seinen Ästen, die mit dem Oesophagus in die Bauchhöhle eintreten und

nachher sich mit den sympathischen Ästen zu einem dichten Geflecht verbinden. An das Gebiet des N. vagus schließt sich das des N. pelvicus an, der aus den Rr. viscerales aus S 3 und S 4 gebildet wird. In Abb. S. 85 ist für den Erwachsenen dargestellt, wie außerordentlich dicht dieses Geflecht von Nerven

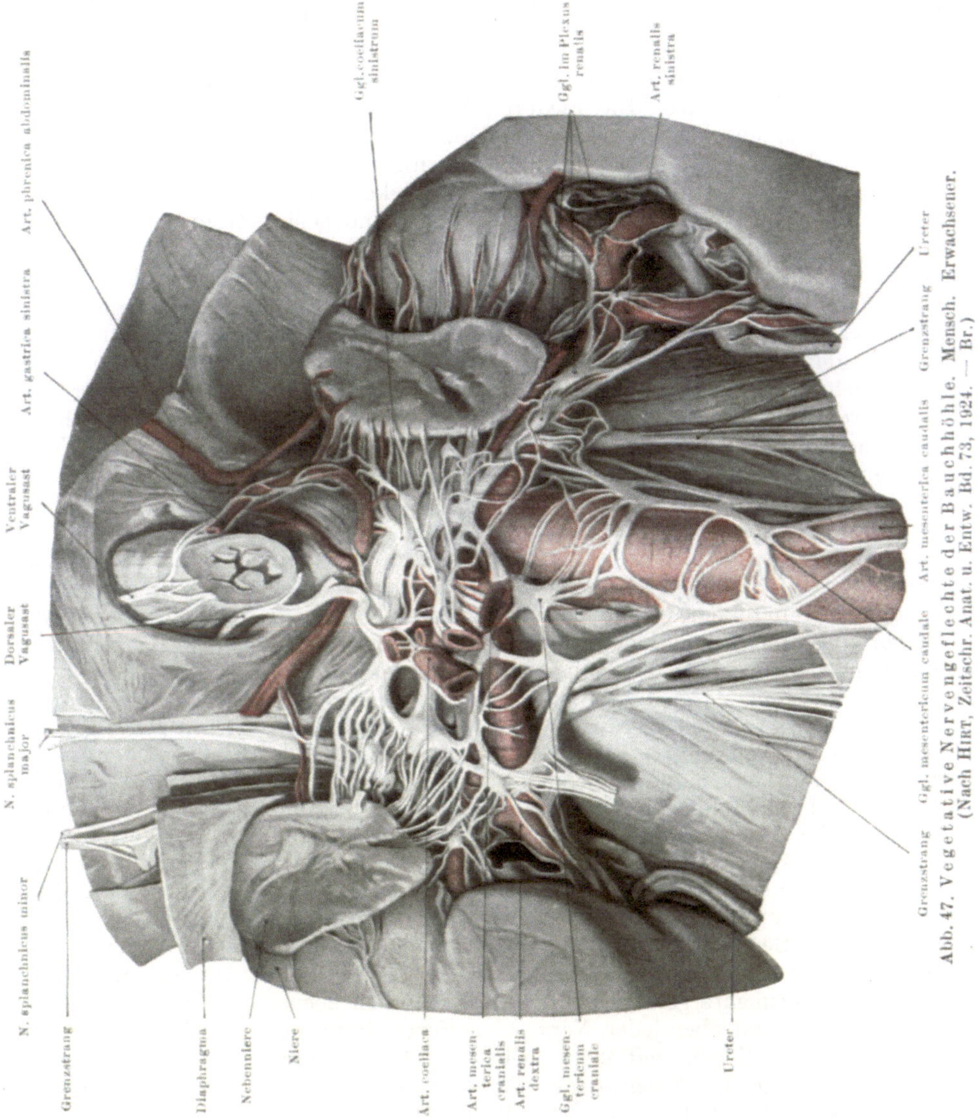


Abb. 47. Vegetative Nervengeflechte der Bauchhöhle. Mensch. Erwachsener. (Nach HIRT, Zeitschr. Anat. u. Entw. Bd. 73, 1924. — Br.)

ist, das sich um den Ursprung der A. coeliaca, der A. mesenterica cranialis und vor den Aa. renales ausbreitet und sich dann längs der Aorta abdominalis bis in das kleine Becken hinein fortsetzt. Es wird dauernd durch den Zutritt von Ästen verlängert, die aus dem sympathischen Grenzstrang der Lumbal- und Sacralregion sich ihm zugesellen. Man nennt die zu beiden Seiten der A. coeliaca liegenden knotenförmigen Verdickungen (in welche zahlreiche sympathische

Ganglienzellen eingelagert sind) Ganglion coeliacum. Um die A. mesenterica cranialis und um die A. mesenterica caudalis herum liegen die gleichnamigen Ganglien. Das vor der Nierenarterie liegende Geflecht wird Plexus renalis mit Ganglion renale genannt. In das kleine Becken tritt der Plexus hypogastricus.

## 4. Allgemeine Metamerie des Rumpfes.

Sichtbare und versteckte Metamerie

Eine Gliederung des Körpers in hintereinander liegende gleichwertige Stücke kommt bei manchen Wirbellosen (z. B. Würmern) vor, ist aber bei keinem Wirbeltier durchgeführt. Die niederen Wirbeltiere, wie der Amphioxus oder der Axolotl, haben zwar eine weitgehende metamere Gliederung der Muskulatur, aber beim Menschen sind davon nur an wenigen Stellen des Körpers Spuren zurückgeblieben. Im allgemeinen sind die Muskeln aus mehreren Metameren, oft aus vielen zusammengesetzt; beim Embryo sind noch getrennte Metameren vorhanden (Ursegmente, Somiten, Abb. S. 68), aber sie verbinden sich miteinander und lassen Muskelindividuen polymerer Natur entstehen. Die Wirbelsäule ist nicht unmittelbar aus metameren Knorpel- oder Knochenanhäufungen hervorgegangen, sie steht aber in einem indirekten Zusammenhang mit der anfänglichen Metamerie der Muskeln beim Embryo (Bd. 1, S. 28, *21*). Ein deutlicher Rest einer ursprünglichen metameren Gliederung des Körpers ist die Zusammensetzung des peripheren Nervensystems aus einzelnen Spinalnerven. Jeder Spinalnerv gehört ursprünglich zu einem Metamer. Die Stelle, wo der Spinalnerv sich bildet (an der Grenze zwischen zwei Wirbeln oder zwei Analogen von Wirbeln), bleibt bei jedem Wirbeltier zeitlebens bestehen, mag sich der Nerv auch peripher von dieser Stelle aus noch so weit ausdehnen und verzweigen. Innerhalb des zentralen Nervensystems selbst ist eine Einteilung in metamere Stücke niemals vorhanden (Bd. 3, S. 2/3), wohl aber gehört ein Stück des Rückenmarks, in welches die dorsale Wurzel eines Spinalnervs sich einsenkt und aus welcher die ventrale Wurzel desselben Spinalnervs heraustritt, einem Metamer des Körpers zu. Man kann sich also das Rückenmark aufgebaut denken aus einzelnen segmentalen Stücken mit imaginären Grenzen. Beim Gehirn liegen die Verhältnisse grundsätzlich anders. Soweit es Nerven empfängt und abgibt („Hirnnerven") gehört es demjenigen Teil unseres Körpers zu, der von Beginn der Embryonalentwicklung an niemals eine metamere Gliederung aufgewiesen hat. Es bleibt also dabei, daß lediglich die Stelle, wo der Spinalnerv zu einem Stamm zusammengeschlossen ist, eben die Stelle, wo er die Wirbelsäule passiert (Foramen intervertebrale), sichtbar die Metamerie des Körpers zum Ausdruck bringt. Überall sonst ist die Metamerie so verwischt, daß man sie nur mit Hilfe der Versorgung durch Spinalnerven indirekt sichtbar machen kann. In der Embryonalzeit beginnt die sichtbare Segmentierung mit der Gliederung des Mesoderms in Ursegmente. Ihr folgt die Entwicklung der segmentalen Nerven, und zwar abhängig von ihr, wie Experimente gelehrt haben, und sicherlich ebenso die der segmentalen Gefäße. Während aber jeder Nerv seine Verbindung mit dem Ursegment und seinen Abkömmlingen zeitlebens behält (z. B. N. phrenicus), ist dies beim Gefäßsystem nur im Bereiche der Rumpfwand der Fall, im übrigen werden die ursprünglichen Bahnen größtenteils durch neue hämodynamisch günstigere ersetzt, oder es werden ganz neue Blutbahnen gebildet. Der Stamm der Subclavia z. B. ist ein altes segmentales Gefäß, alle Äste aber, Truncus thyreocervicalis, A. vertebralis, die Armarterien sind Neubildungen. Das Gefäßsystem wird nach den hämodynamischen Erfordernissen ausgestaltet, von der ursprünglichen Anordnung bleibt nur erhalten, was diesen Erfordernissen nicht entgegensteht, alles übrige wird um- oder neugebildet. Im peripheren Nervensystem spielt bei der hohen Leitungsgeschwindigkeit (120 m/sec) der physikalische Faktor für die Ausgestaltung keine Rolle, und die alten segmentalen Bindungen werden beibehalten.

Die Abhängigkeit der Entwicklung der segmentalen Nerven und Arterien von den Ursegmenten bringt es mit sich, daß bei den Varianten in der Weiterbildung der Ursegmente bzw. ihrer Sklerotom- und Myotomanteile, die zu Varietäten der Wirbelsäule und der Segmentzugehörigkeit der Muskeln führen, stets auch die segmentalen Nerven und Gefäße beteiligt sind. Es variiert immer das ganze Segment mit allen seinen Anteilen (Segmentvariationen). Daraus erklärt sich, daß die Muskeln nicht immer von den gleichen segmentalen Nerven versorgt werden und daß die Angaben darüber nicht immer übereinstimmen.

Am Rumpf ist die Metamerie, soweit sie bei unserem Körper überhaupt noch erkennbar ist, am leichtesten festzustellen. Auch bei den Gliedmaßen ist sie nachzuweisen, wie wir noch sehen werden. Aber sie ist dort in ganz bestimmter Weise weiter umgestaltet, so daß die Verhältnisse erst deutbar werden, wenn die einfacheren beim Rumpf bekannt sind. Die Frage hat nicht nur historische Bedeutung, sondern sie besitzt nicht geringes Interesse für die Praxis. Denn wenn wir die Ausbreitung eines Spinalnervs, dessen metamere Stellung in der Serie aller übrigen Spinalnerven fest fixiert ist durch den Punkt, an welchem er die Wirbelsäule passiert (Foramen intervertebrale), peripherwärts verfolgen, so können wir daran wie an einem Ariadnefaden die Wege bestimmen, welche die ursprünglichen Bestandteile seines Metamers genommen haben. Es hat sich nun herausgestellt, daß sich die sensiblen Nerven in der Haut des ganzen Rumpfes so verhalten, daß die von ihnen versorgten Zonen die alte Reihenfolge innehalten, daher auch Dermatome genannt (Abb. S. 87).

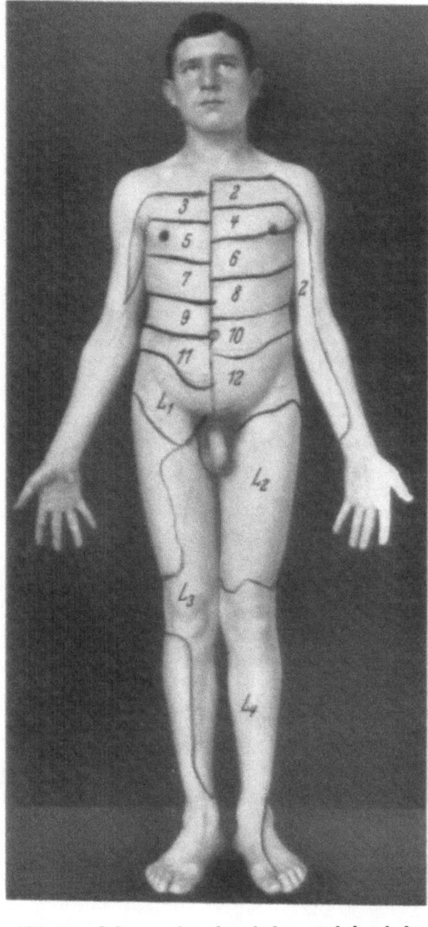


Übereinstimmung der sensiblen und motorischen Zonen

Abb. 48. Schema der thorakalen und lumbalen Dermatome. (Aus O. FOERSTER: Handbuch der Neurologie, herausgeg. von BUMKE-FOERSTER, Bd. 5, S. 253. — E.)

Aber auch die Versorgung der Muskeln mit motorischen Nerven ist die gleiche, sobald man die Äste eines jeden Spinalnervs bis in die letzten Endigungen an den Muskeln verfolgt. Am Rumpf liegt auch an vielen Stellen der Hautbezirk eines Spinalnervs genau über dem Muskelbezirk desselben Nervs. So sind z. B. der M. rectus abdominis und die Bauchhaut über ihm in gleichen Etappen von Th 6—Th 12 (L 1) versorgt. Darauf beruht die rasche Reaktion der Bauchmuskulatur auf Reize, z. B. auf eine Verletzung oder auch nur schnelle Abkühlung der Haut der vorderen Bauchwand: die Muskulatur zieht sich bretthart zusammen und versteift die weiche Bauchdecke, so daß die Eingeweide dadurch geschützt sind. In diesem Fall läuft der Reflexbogen, welcher die sensiblen Reize in der Haut aufnimmt, sie dem Rückenmark zuführt und von dort aus die Muskulatur in Erregung setzt, durch die gleichen Spinalnerven. In anderen Fällen haben sich die Dermatome gegen die Muskulatur stark verschoben, z. B. bei den obersten

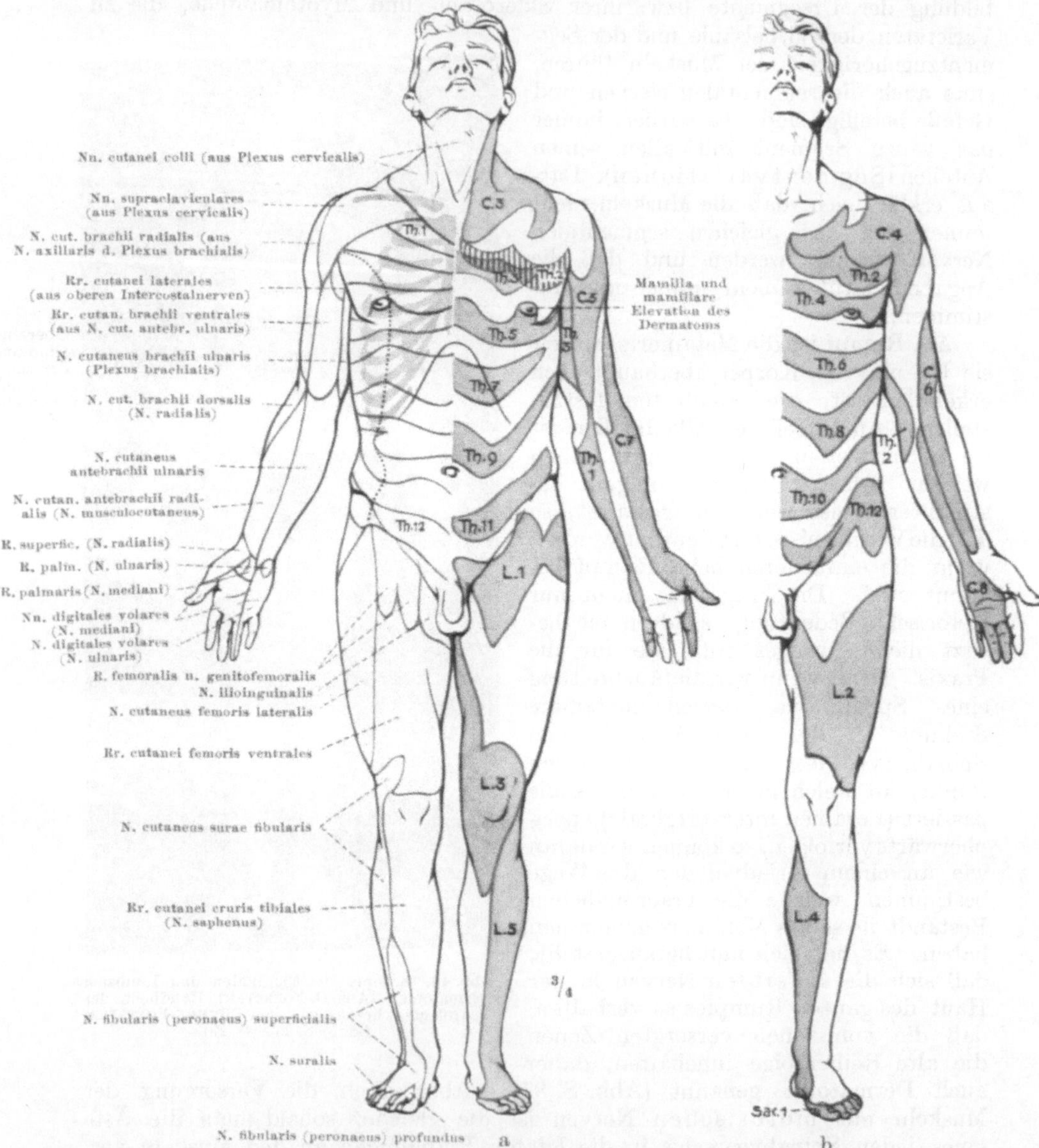


Abb. 49 a—d. HEADsche Zonen (Dermatome) und sensible Nervenendgebiete der Haut. Linke Körper-Grenze zwischen R. cutaneus lateralis und ventralis, in Abb. 49 d Grenze zwischen R. lateralis und R. dorsalis. Abb. S. 87.) —

und untersten Nerven der Rückenhaut, die auf den Kopf bzw. auf das Gesäß gewandert sind, so daß die Zuleitung zum Rückenmark von ganz anderen Nerven besorgt wird, als denjenigen, welche die unter der betreffenden Hautstelle befindlichen Muskeln zu erregen vermögen. Der M. glutaeus medius z. B. wird von L 4, L 5, S 1 innerviert, die über ihm liegende Haut von Th 12

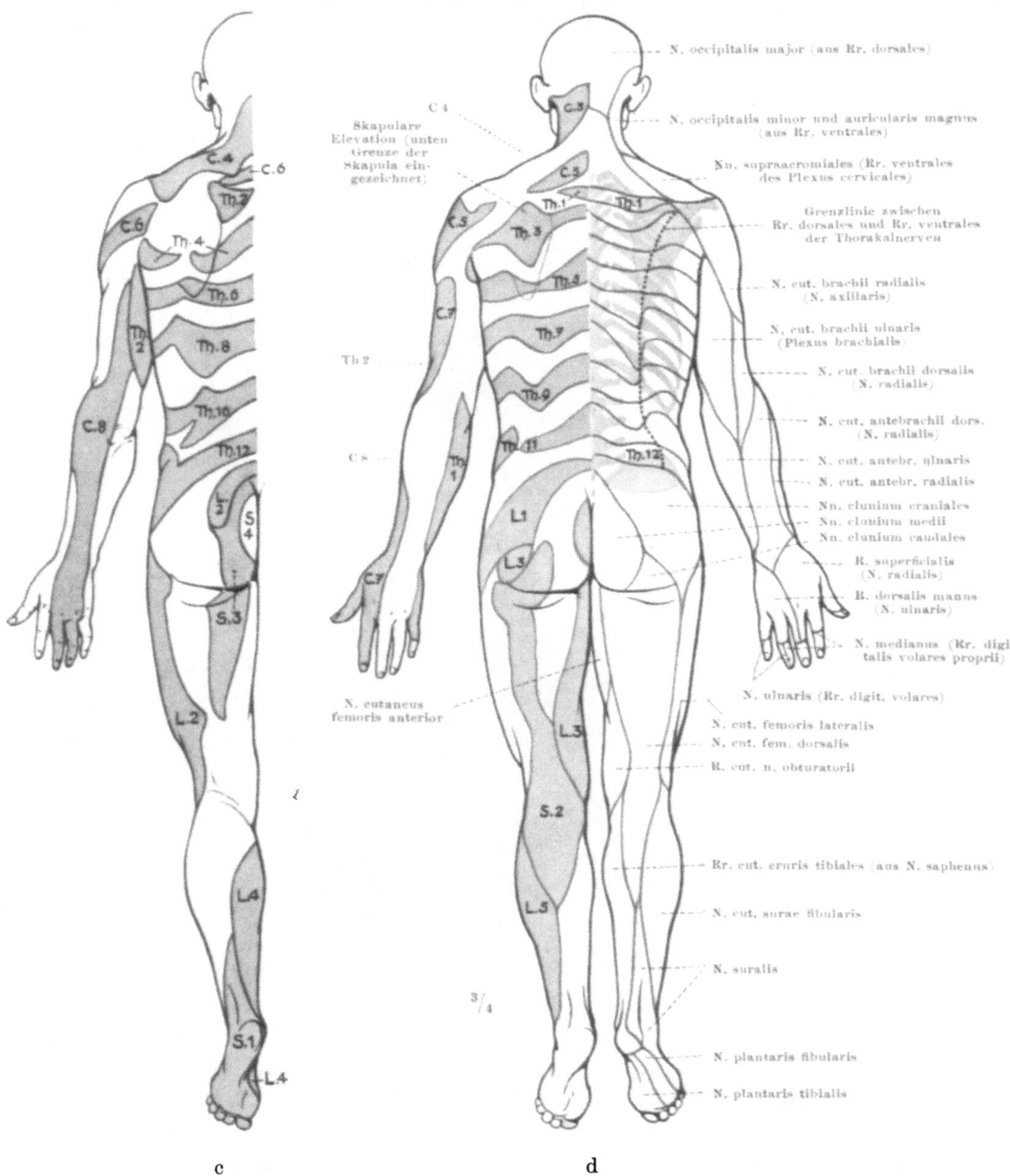



hälfte: HEADsche Zonen, rechte Körperhälfte: Endgebiete der Hautnerven. Punktierte Linie: in Abb. 49 a Beispiel für Überlagerung zweier Dermatome („overlapping") in Abb. 49 a bei Th 2 und Th 3 (vgl. auch Br. (a und c), E. (b und d).

und L 1. Außerdem wird die Haut des Gesäßes, soweit nicht Extremitätennerven beteiligt sind, von Rr. dorsales der Lenden- und Kreuznerven versorgt, während die unter diesem Hautbezirk liegende Muskulatur zu der unteren Extremität gehört und vom Plexus lumbosacralis, also von Rr. ventrales innerviert wird.

Beziehung der sympathischen zur spinalen Komponente bei den Rumpfmetameren

Die Sperre der weichen Bauchdecken wird nicht nur ausgelöst, wenn ein starker Reiz die Bauchhaut trifft, sondern die Bauchwand wird auch dann starr,

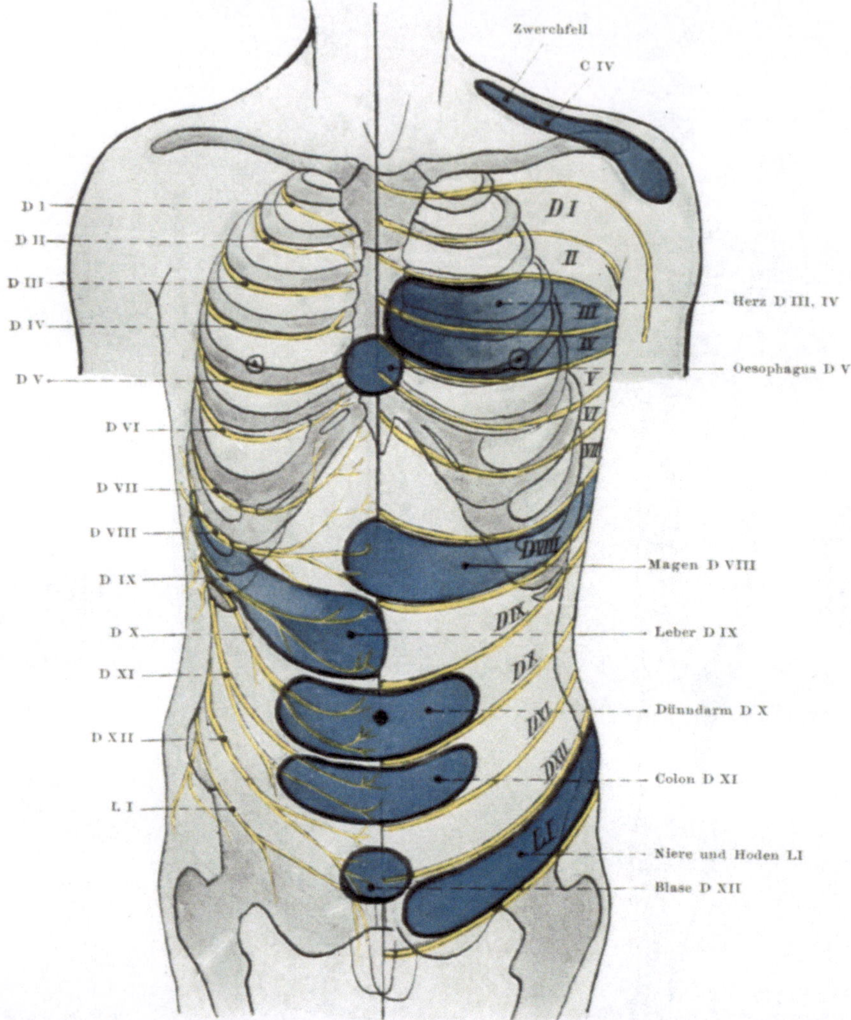


Abb. 50. Beziehungen der Intercostalnervenausbreitung zu den Eingeweiden, nach HEAD.  Schema.
Rechte Körperseite: Nn. intercostales, linke: segmentale Hautzonen.
(Aus TREVES-KEITH: Chirurgische Anatomie S. 242.  Berlin: Julius Springer 1914. — Br.)

wenn die Baucheingeweide im Inneren verletzt werden oder gereizt sind.  Sehr bekannt ist dieses Phänomen beim Beginn der Blinddarmentzündung (sog. „Défense“).  Aus diesen und ähnlichen Erscheinungen kann man schließen, daß die sympathischen Nervenäste eines Metamers (viscerale Nerven) einen Reiz auf die spinalen Äste desselben Metamers zu übertragen vermögen.  Die Nervenbahn, welche vom Darm oder anderen Eingeweiden zum Spinalnervenstamm und zum Rückenmark hinführt (afferente Bahn), ist allerdings anatomisch nicht genau in allen Einzelheiten bekannt, aber die klinischen Beobachtungen sind so eindringlich, daß für die wichtigsten Organe in den Körperhöhlen derjenige Hautbezirk ermittelt werden konnte, welcher dem betreffenden inneren Organ entspricht, indem die visceralen Nerven des betreffenden Eingeweides ihre Reize auf die spinalen Nervenäste des betreffenden Hautbezirkes übertragen und dadurch die Erscheinung der erhöhten Schmerzempfindlichkeit an der Oberfläche des Körpers auslösen (HEADsche Zonen, Tabelle S. 525). Diese hyperalgetischen Zonen stimmen innerhalb der Grenzen individueller Variabilität mit den segmentalen Zonen überein. Insofern kann man HEADsche Zonen

Ausbreitung des R. dorsalis von Th<sub>6</sub> in Erector trunci<br>und Rückehhaut.

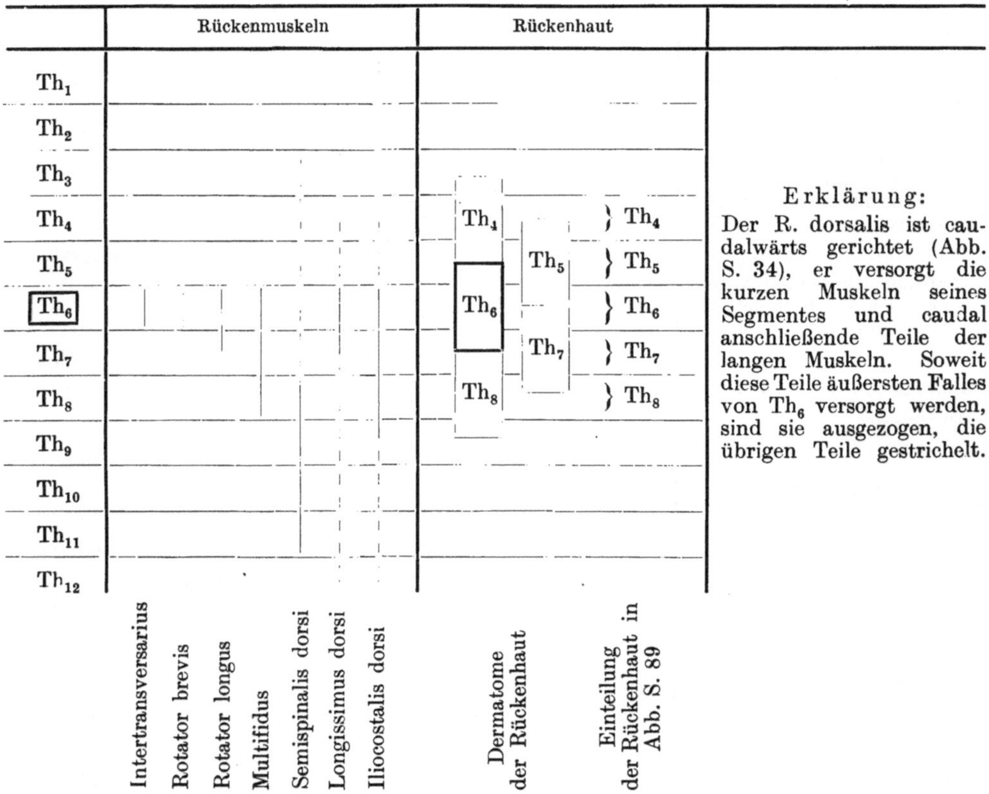

Erklärung:
Der R. dorsalis ist caudalwärts gerichtet (Abb. S. 34), er versorgt die kurzen Muskeln seines Segmentes und caudal anschließende Teile der langen Muskeln. Soweit diese Teile äußersten Falles von Th₆ versorgt werden, sind sie ausgezogen, die übrigen Teile gestrichelt.

Columns of the diagram (muscles, left to right): Intertransversarius, Rotator brevis, Rotator longus, Multifidus, Semispinalis dorsi, Longissimus dorsi, Iliocostalis dorsi. Skin columns: Dermatome der Rückenhaut, Einteilung der Rückenhaut in Abb. S. 89.

und segmentale Zonen (Dermatome) gleichsetzen. Eines der deutlichsten Beispiele für den nervösen Zusammenhang zwischen Eingeweiden und Körperwand ist der Phantomtumor zwischen der 2. und 3. Zwischensehne des linken M. rectus abdominis, der manchmal als Frühsymptom eines Magenkrebses beobachtet wurde (Bd. 1, S. 181, *169*). Wie in diesem Fall, so ist auch in anderen die metamere Beziehung in der Tiefe verborgener Organe zu leicht kontrollierbaren oberflächlichen Bezirken, seien es Schmerzen in der Haut oder Kontraktionen in der oberflächlichen Muskulatur, für die Klinik äußerst wichtig. Die anatomischen Wege, welche diese Beziehungen zwischen Eingeweiden und Haut bzw. Muskulatur vermitteln, sind früher nur bei Tieren aus Experimenten bekannt gewesen, neuerdings aber auch für den Menschen

**Metamere Bezüge der ventrolateralen**
(Mit Ausnahme der eigentlichen

I. Aus dem Plexus

a) Tiefe

| | C1 | C2 | C3 | C4 | C5 | C6 | C7 | C8 | Th1 | Th2 | Th3 | Th4 | Th5 |
|---|---|---|---|---|---|---|---|---|---|---|---|---|---|
| M. rectus capitis ventralis | $C_1$ | $(C_2)$ | | | | | | | | | | | |
| M. rectus capitis lateralis | $C_1$ | | | | | | | | | | | | |
| M. longus capitis | $C_1$ | $C_2$ | $C_3$ | | | | | | | | | | |
| M. longus colli | | $C_2$ | $C_3$ | $C_4$ | $C_5$ | $C_6$ | | | | | | | |
| Mm. intertransversarii ventr. | | $C_2$ | $C_3$ | $C_4$ | $C_5$ | $C_6$ | $C_7$ | | | | | | |

b) Seitliche und

| | C1 | C2 | C3 | C4 | C5 | C6 | C7 | C8 | Th1 | Th2 | Th3 | Th4 | Th5 |
|---|---|---|---|---|---|---|---|---|---|---|---|---|---|
| M. sternothyreoideus | $C_1$ | $C_2$ | $C_3$ | $(C_4)$ | | | | | | | | | |
| M. thyreohyoideus | $C_1$ | $C_2$ | | | | | | | | | | | |
| M. sternohyoideus | $C_1$ | $C_2$ | $C_3$ | | | | | | | | | | |
| M. omohyoideus | $C_1$ | $C_2$ | $C_3$ | | | | | | | | | | |
| M. geniohyoideus | $C_1$ | $C_2$ | | | | | | | | | | | |
| M. scalenus ventralis | | | | $(C_4)$ | $C_5$ | $C_6$ | $C_7$ | $(C_8)$ | | | | | |
| M. scalenus medius | | | $(C_3)$ | $C_4$ | $C_5$ | $C_6$ | $C_7$ | $C_8$ | | | | | |
| M. scalenus dorsalis | | | | | | | $C_7$ | $C_8$ | | | | | |

c) Thorakale

| | C1 | C2 | C3 | C4 | C5 | C6 | C7 | C8 | Th1 | Th2 | Th3 | Th4 | Th5 |
|---|---|---|---|---|---|---|---|---|---|---|---|---|---|
| M. rhomboides | | | | $(C_4)$ | $C_5$ | $(C_6)$ | | | | | | | |
| M. levator scapulae | | $(C_2)$ | $C_3$ | $C_4$ | $(C_5)$ | | | | | | | | |
| M. serratus lateralis (ant.) | | | | | $C_5$ | $C_6$ | $C_7$ | $(C_8)$ | | | | | |
| M. subclavius | | | | $(C_4)$ | $C_5$ | $(C_6)$ | | | | | | | |

d) Kraniothorakale

| | C1 | C2 | C3 | C4 | C5 | C6 | C7 | C8 | Th1 | Th2 | Th3 | Th4 | Th5 |
|---|---|---|---|---|---|---|---|---|---|---|---|---|---|
| M. trapezius (thorakaler Anteil) | | $C_2$ | $C_3$ | $C_4$ | | | | | | | | | |
| M. sternocleidomastoideus (thorakaler Anteil) | | $C_2$ | | | | | | | | | | | |

e) In den Brustkorb

| | C1 | C2 | C3 | C4 | C5 | C6 | C7 | C8 | Th1 | Th2 | Th3 | Th4 | Th5 |
|---|---|---|---|---|---|---|---|---|---|---|---|---|---|
| Diaphragma | | | $(C_3)$ | $C_4$ | $C_5$ | $(C_6)$ | | | | | | | |

II. Aus einzelnen Intercostalnerven und aus

a) Eigentliche

| | C1 | C2 | C3 | C4 | C5 | C6 | C7 | C8 | Th1 | Th2 | Th3 | Th4 | Th5 |
|---|---|---|---|---|---|---|---|---|---|---|---|---|---|
| M. transversus thoracis | | | | | | | | | | $Th_2$ | $Th_3$ | $Th_4$ | $Th_5$ |
| Mm. subcostales | | | | | | | | | | | | $Th_4$ | $Th_5$ |
| Mm. intercostales interni | | | | | | | | | $Th_1$ | $Th_2$ | $Th_3$ | $Th_4$ | $Th_5$ |
| Mm. intercostales externi | | | | | | | | | $Th_1$ | $Th_2$ | $Th_3$ | $Th_4$ | $Th_5$ |

b) Rückenmuskeln von

| | C1 | C2 | C3 | C4 | C5 | C6 | C7 | C8 | Th1 | Th2 | Th3 | Th4 | Th5 |
|---|---|---|---|---|---|---|---|---|---|---|---|---|---|
| Mm. levatores costarum | | | | | | | | $C_8$ | $Th_1$ | $Th_2$ | $Th_3$ | $Th_4$ | $Th_5$ |
| M. serratus dorsalis cranialis | | | | | | | | $C_8$ | $Th_1$ | $Th_2$ | $Th_3$ | $Th_4$ | |
| M. serratus dorsalis caudalis | | | | | | | | | | | | | |
| Mm. intertransversarii laterales der Lendenwirbel | | | | | | | | | | | | | |

c) Eigentliche

| | C1 | C2 | C3 | C4 | C5 | C6 | C7 | C8 | Th1 | Th2 | Th3 | Th4 | Th5 |
|---|---|---|---|---|---|---|---|---|---|---|---|---|---|
| M. transversus abdominis | | | | | | | | | | | | | $Th_5$ |
| M. obliquus abdominis internus | | | | | | | | | | | | | |
| M. obliquus abdominis externus | | | | | | | | | | | | | $Th_5$ |
| M. rectus abdominis | | | | | | | | | | | | | $Th_5$ |
| M. pyramidalis | | | | | | | | | | | | | |
| M. quadratus lumborum | | | | | | | | | | | | | |
| M. cremaster des Mannes | | | | | | | | | | | | | |

III. Aus dem

| | C1 | C2 | C3 | C4 | C5 | C6 | C7 | C8 | Th1 | Th2 | Th3 | Th4 | Th5 |
|---|---|---|---|---|---|---|---|---|---|---|---|---|---|
| M. sphincter ani externus | | | | | | | | | | | | | |
| Diaphragma urogenitale | | | | | | | | | | | | | |
| Muskeln des Gliedes bzw. der Scham | | | | | | | | | | | | | |

IV. Aus dem

| | C1 | C2 | C3 | C4 | C5 | C6 | C7 | C8 | Th1 | Th2 | Th3 | Th4 | Th5 |
|---|---|---|---|---|---|---|---|---|---|---|---|---|---|
| M. levator ani | | | | | | | | | | | | | |
| M. coccygicus | | | | | | | | | | | | | |
| M. sacrococcygicus ventralis | | | | | | | | | | | | | |

**Rumpfmuskeln und ihrer Abkömmlinge.**

Extremitätenmuskeln.)

cervicobrachialis.

Halsmuskeln.

vordere Halsmuskeln.

Gliedmaßenmuskeln.

Gliedmaßenmuskeln.

eingewanderte Halsmuskeln.

den obersten Wurzeln des Plexus lumbalis.

Brustmuskeln.

| Th_6 | | | | | |
|------|------|------|------|------|------|
| Th_6 | Th_7 | Th_8 | Th_9 | Th_10 | Th_11 |
| Th_6 | Th_7 | Th_8 | Th_9 | Th_10 | Th_11 |
| Th_6 | Th_7 | Th_8 | Th_9 | Th_10 | Th_11 |

ventraler Abkunft.

| Th_6 | Th_7 | Th_8 | Th_9 | Th_10 | Th_11 | | | | |
|------|------|------|------|-------|-------|------|------|------|------|
| . | . | . | Th_9 | Th_10 | Th_11 | | | | |
| . | . | . | . | . | . | $L_1$ | $L_2$ | $L_3$ | $L_4$ |

Bauchmuskeln.

| Th_6 | Th_7 | Th_8 | Th_9 | Th_10 | Th_11 | Th_12 | $L_1$ | $L_2$ | |
|------|------|------|------|-------|-------|-------|-------|-------|-------|
| . | . | (Th_8 | Th_9) | Th_10 | Th_11 | Th_12 | $L_1$ | $(L_2)$ | |
| Th_6 | Th_7 | Th_8 | Th_9 | Th_10 | Th_11 | Th_12 | $(L_1)$ | | |
| Th_6 | Th_7 | Th_8 | Th_9 | Th_10 | Th_11 | Th_12 | $L_1$ | | |
| . | . | . | . | . | (Th_11) | Th_12 | $L_1$ | $(L_2)$ | |
| . | . | . | . | . | . | Th_12 | $L_1$ | $L_2$ | $L_3$ |
| . | . | . | . | . | . | . | $L_1$ | $L_2$ | |

Plexus pudendalis.

| | | | | | | | | | | $S_3$ | $S_4$ |
|---|---|---|---|---|---|---|---|---|---|-------|-------|
| | | | | | | | | | | $S_3$ | |
| | | | | | | | | | | $S_3$ | |

Plexus coccygeus.

| | | | | | | | | | $(S_2)$ | $S_3$ | $S_4$ | |
|---|---|---|---|---|---|---|---|---|---------|-------|-------|---------|
| | | | | | | | | | $(S_2)$ | $S_3$ | $S_4$ | $(S_5)$ |
| | | | | | | | | | | | $S_4$ | $S_5$ |

aus klinischen Beobachtungen, besonders bei Operationen an den Spinalnervenwurzeln, weitgehend sichergestellt (vgl. dazu den Abschnitt Vegetatives Nervensystem).

Sekundäre Ausbreitung der Rumpfmetameren Wir haben bei den Rr. dorsales der Spinalnerven und ihrer Ausbreitung im Rücken gesehen, daß es zwar noch Muskeln gibt, die nur von einem einzigen Spinalnerven versorgt werden, wie das dem Prinzip nach bei allen Muskeln ursprünglich der Fall ist, z. B. auch beim menschlichen Embryo innerhalb der Somiten, aber die meisten Rückenmuskeln sind entstanden dadurch, daß das Material von mehreren Somiten sich miteinander verband und plurisegmentale Muskeln hervorbrachte, die von ebensovielen Spinalnerven versorgt werden, als Somiten an ihrem Aufbau beteiligt waren. Ein jeder von diesen Spinalnerven breitet sich in den Muskelindividuen aus, in denen sich die beteiligten Spinalnerven miteinander durchflechten (Bd. 1, Abb. S. 65, 56). In der beifolgenden Tabelle (S. 91) ist für den R. dorsalis des 6. Thorakalnervs angegeben, an welchen Muskeln des Rückens er beteiligt ist. Man sieht, daß die kurzen der Wirbelsäule zunächst liegenden Muskelchen von ihm allein versorgt werden, die langen zu einem über mehrere Segmente erstreckten Teile. In der Tabelle ist außerdem die Ausbreitung in der Haut des Rückens angegeben, die sich in der Regel über drei Dermatome (HEADsche Zonen) erstreckt, anstatt nur über das eine ursprüngliche. Daher kommt es, daß, wenn ein Spinalnerv durchschnitten wird (z. B. Th 6), die beiden Nachbarn (Th 5 und Th 7) sein Dermatom noch genügend versorgen, so daß kein sensibler Ausfall in der Oberfläche eintritt (vgl. Tabelle). Wohl aber kann durch Zerstörung der beiden Nachbarnerven (Th 5 und Th 7) das Ausbreitungsgebiet des Nervs zwischen ihnen (Th 6) deutlich gemacht werden, weil seine Fasern auch ohne die seiner Nachbarn genügen, um alle Empfindungen der peripheren Zone dem Zentralorgan zuzuleiten.

In einer zweiten Tabelle, S. 92/93, welche die Versorgung der ventrolateralen Muskeln des Rumpfes durch die segmentalen Nerven der einzelnen Muskelindividuen angibt, ist zu verfolgen, wie sich die einzelnen Spinalnerven mit ihren Rr. ventrales zu den motorischen Endgebieten dieser Äste verzweigen. Betrachten wir z. B. auch hier die Ausbreitung des 6. Thorakalnervs, so sehen wir, daß er sich nicht sehr verschieden verhält von seinem R. dorsalis, den wir im Rücken verfolgten. Der Hautbezirk von Th 6 ist in Abb. S. 87 zu erkennen. Anders ist es bei solchen Spinalnerven, deren Ausbreitungsgebiet sich gegenüber dem ursprünglichen Zustand außerordentlich verbreitert, ja geradezu in getrennte Distrikte verzettelt hat, z. B. bei dem 5. Cervicalnerv. Fast regelmäßig ist dieser Nerv auch an der Innervation des Zwerchfells beteiligt. Danach ergibt sich für die ventrolateralen Muskeln, die er versorgt, folgende Übersicht (in Klammern die Muskeln, welche häufig, aber nicht regelmäßig von C 5 versorgt werden):

Ausbreitung des R. ventralis von C 5.

| | |
|---|---|
| M. longus colli, | M. supra spinam, |
| M. intertransversarius ventralis zwischen | M. infra spinam, |
|    5. und 6. Halswirbel, | M. deltoides, |
| M. scalenus ventralis, | (M. pectoralis major), |
| M. scalenus medius, | M. teres minor, |
| M. rhomboides, | (M. subscapularis), |
| M. serratus lateralis (anterior), | (M. coracobrachialis), |
| (M. levator scapulae), | (M. biceps), |
| M. subclavius, | (M. brachialis), |
| Diaphragma, | (M. brachioradialis), |
| | (M. supinator). |

Die in der zweiten Reihe genannten Muskeln sind in der Tabelle der ventrolateralen Rumpfmuskulatur (S. 92) nicht genannt, weil sie eigentliche Extremitätenmuskeln sind (Mm. brachiales S. 67). — Außerdem geht C 5 mit seinem Ramus ventralis an die Haut des Oberarms (Abb. S. 89).

Geradeso wie die anatomische Analyse gezeigt hat, welche Ausbreitung die einzelnen Metameren durch die sekundäre Verlagerung der motorischen oder sensiblen Endgebiete erlitten haben, kann man von diesen peripheren Distrikten aus rückschließend bestimmen, wie sich die ihnen zugehörigen Spinalnervenstämme beim Passieren der Wirbelsäule oder die zugehörigen Zentren im Rückenmark verhalten.

Am bekanntesten in dieser Hinsicht ist das sog. Gürtelgefühl, welches entsprechend der Lage eines Spinalnervs am Rumpf auftritt, wenn seine dorsale Wurzel und das ihr zugehörige Spinalganglion gereizt sind, z. B. durch den Druck einer Geschwulst. Ein diffuser Schmerz wird dann in dem ganzen Dermatom, in dem Endgebiet der sensiblen Äste reifenförmig um den Rumpf herum auf der betreffenden Seite gefunden.

Für die ärztliche Diagnostik sind am charakteristischsten die Veränderungen an den Gliedmaßen, von welchen wir noch im einzelnen zu handeln haben werden. Eine, die sog. DUCHENNE-ERBsche Lähmung, ist am längsten bekannt und ist der Ausgangspunkt für die Anwendung der metameren Einteilung des Körpers auf die klinische Diagnostik. Wenn an einer bestimmten Stelle, oberhalb des Schlüsselbeins am sog. ERBschen Punkt, ein Druck ausgeübt wird, so wird dadurch eine Gruppe von Muskeln gelähmt oder geschädigt, welche vom 5. und 6. Cervicalnerv versorgt wird (die Muskeln entsprechen im wesentlichen denen in der Tabelle S. 94, da die von C 6 versorgten Muskeln fast alle auch von C 5 innerviert werden). Dieses Syndrom von Muskellähmungen kann nicht durch einen einzelnen peripheren Nervenast bewirkt werden, denn der N. musculocutaneus (s. obere Extremität) würde, wenn er geschädigt wird, wohl den M. biceps lähmen können, es würde auch gleichzeitig der M. coracobrachialis und der M. brachialis des Oberarms betroffen sein können, nie aber der M. brachioradialis, der von einem ganz anderen peripheren Nerv, nämlich dem N. radialis versorgt wird. In ähnlicher Weise sind alle zu einem einzelnen der genannten Muskeln gehörigen peripheren Nerven wohl imstande andere Muskeln zu lähmen, nie aber in solcher Anordnung, wie sie tatsächlich bei der DUCHENNE-ERBsche Lähmung eintritt. Dagegen entspricht dieser Komplex von Muskeln genau demjenigen Bezirk, welcher zu dem ursprünglichen 5. bzw. 6. Halsmetamer gehört und der sich sekundär auf die Schulter, den Oberarm und sogar auf den Unterarm verzettelt hat.

Neuerdings ist ein in diesem Zusammenhang charakteristischer Reflex entdeckt worden, auf den wir eingehen, um zu zeigen, auf welche Weise die metamere Anordnung dem Arzt gestattet, gleichsam in das verborgenste Innere des unverletzten Körpers hineinzusehen. Klopft man auf die Symphyse des Beckens (Os pubis), so kann man vom Periost aus eine gleichzeitige Zuckung der Muskeln der weichen Bauchdecken nahe dem POUPARTschen Bande und der Innenseite des Oberschenkels (Adductorengruppe) auslösen. Die ersteren werden von den letzten Brustnerven versorgt (Th 11 und Th 12, eventuell auch L 1, Tabelle S. 92), die letzteren von den oberen Lendennerven (L 2, L 3, L 4, Tabelle S. 233). Das Auftreten des Reflexes beweist, daß von der betreffenden Perioststelle aus sensible Fasern zu den untersten Brust- und obersten Lendennerven verlaufen und von dort in das Rückenmark gelangen. In der grauen Substanz der entsprechenden Rückenmarkssegmente wird der Reiz auf motorische Nerven übertragen und erzeugt so die Kontraktion der genannten Muskeln. Bleibt nun beim Beklopfen der Symphyse die Zuckung am Oberschenkel aus, während sich die Kontraktion an der unteren Bauchgegend normal einstellt, so ist das ein Zeichen, daß im oberen Lendenmark eine Störung besteht (z. B. ein Entzündungsherd der grauen Substanz: Poliomyelitis); bleibt umgekehrt die Kontraktion des Bauches aus und besteht die Zuckung der Adductoren bei Auslösung des Reflexes weiter, so sitzt der Herd im unteren Brustmark. Dieses einfache Mittel veranschaulicht, wie wichtig die Metamerie für die Praxis sein kann.

## Tabelle der Rumpfarterien.

### I. Lungenkreislauf.

Lungenschlagader, Arteria pulmonalis (S. 73) (enthält venöses Blut): geht aus Conus arteriosus der rechten Kammer hervor, durch drei Klappentaschen gegen den Conus verschließbar. 3 Erweiterungen entsprechend den Klappen, Sinus a. pulmonalis Valsalvae. Länge 5—6 cm. Ist der ganzen Länge nach eingeschlossen in den Herzbeutel. T-förmige Teilung in Höhe des linken 2. Intercostalraumes (4. bzw. 5. Brustwirbelkörpers) in 2 Endäste.

Rechte Lungenschlagader, Ramus pulmonalis dexter: geht fast rechtwinklig vom Stamm ab zur rechten Lunge, liegt hinter der Aorta ascendens, hinter der Vena cava cranialis und vor dem rechten Bronchus, ist länger und weiter als der folgende:

Linke Lungenschlagader, Ramus pulmonalis sinister: geht fast rechtwinklig vom Stamm ab zur linken Lunge, mit voriger fast in gleicher Horizontalebene gelegen, aber etwas höher, kürzer und etwas enger, liegt unterhalb des Aortenbogens, vor der Aorta descendens und dem linken Bronchus.

Chorda ductus arteriosi (Lig. arteriosum Botalli): ein bindegewebiger Strang; er entspringt an der Ventralfläche der linken Lungenarterie nächst der Teilungsstelle des Stammes der Lungenarterie und endigt am Arcus aortae gegenüber und etwas unterhalb des Ursprunges der A. subclavia sinistra. Er ist eingeschlossen in den Ansatz des Herzbeutels an der Aorta und Lungenarterie. Vor der Geburt ist das Botallosche Band ein offenes Gefäß (Ductus, Gang) und setzt den Stamm der Lungenarterie fort, die beiden späteren Lungenschlagadern sind ursprünglich kleine Seitenzweige, welche nur wenig Blut in die fetale Lunge führen. Die Hauptmasse des Blutes aus der rechten Kammer gelangt dagegen durch den Botalloschen Gang in die Aorta des Fetus. Der fetale Lungenkreislauf ist daher mit dem Körperkreislauf in weiter Verbindung. Nach der Geburt verödet die Kommunikation (nach einem Monat ist der Ductus noch durchgängig), die Lunge kann vom ersten Atemzug ab nicht mehr vom Blut umgangen werden (Bd. II, S. 637, 642). Medial vom Ligamentum Botalli liegt zwischen Pulmonalis und Aorta der oberflächliche Plexus cardiacus, lateral von ihm der linke Ramus recurrens des N. vagus.

### II. Körperkreislauf.

#### 1. Der Hauptstamm.

Hauptschlagader, Aorta: Wird unterteilt in Aorta ascendens, Arcus aortae, Aorta descendens; letztere liegt teils in der Brusthöhle, Aorta thoracica, teils in der Bauchhöhle, Aorta abdominalis. Die Fortsetzung der Aorta vom 4. Lendenwirbel ab ist die dünne Aorta caudalis, Arteria sacralis media (bei geschwänzten Tieren entsprechend mächtiger).

Aorta ascendens (S. 21): Beginnt an den Taschenklappen des Conus arteriosus der linken Kammer und reicht bis zum Ansatz des Herzbeutels. Bis zum 50. Lebensjahre etwas enger als die Arteria pulmonalis, von da ab weiter. Wandung etwa zu gleichen Teilen aus elastischem und muskulärem Gewebe zusammengesetzt.

Lage: Anfänglich hinter dem linken Brustbeinrand, dann emporsteigend bis zum rechten Brustbeinrand am 2. Sternocostalgelenk. Die Arteria pulmonalis liegt anfänglich vor der Aorta ascendens, in höheren Niveaus links von ihr; rechts von der Aorta ascendens die Vena cava cranialis, vor ihr das an Stelle der Thymus getretene Fett mit Thymusresten; hinter der Aorta ascendens liegt der Sinus transversus pericardii und dahinter die Vorderwand des linken Vorhofes. Länge 50—56 cm.

Bulbus aortae: unmittelbar oberhalb der 3 Taschenklappen ist die Aorta erweitert über ihren sonstigen Durchmesser hinaus. Die Erweiterung setzt sich zusammen aus:

Sinus Valsalvae: 3 Ausweitungen, welche den 3 Taschenklappen entsprechen.

Sinus quartus: An der lateralen (rechten) Wand oberhalb der Sinus Valsalvae ist die Aorta ascendens ein wenig ausgeweitet, weil diese Stelle vom Hauptstoß des Blutes bei jeder Systole des Herzens getroffen wird. Prädilektionsstelle für Aneurysmen (pathologische Erweiterungen).

Aortenbogen; Arcus aortae (S. 21): Hervorgegangen aus dem linken 4. Kiemenarterienbogen, verbindet die Aorta ascendens mit der Aorta descendens, liegt hinter dem Manubrium sterni, der Scheitelpunkt befindet sich 2—3 cm unterhalb der Articulationes sternoclaviculares, der Bogen erreicht die Wirbelsäule am 4. und 5. Brustwirbel (Impressio aortica) und geht hier in die Aorta descendens

über. Rechts vom Bogen liegt die Luftröhre, der linke Rand der Speiseröhre und
der Ductus thoracicus. Vor ihm liegt die Vena brachiocephalica sinistra und die linke
Pleura mediastinalis mit der ihr eng anliegenden linken Lunge. — Bei dem fast
sagittalen Verlauf des Bogens vom vorderen in das hintere Mediastinum legen sich
von vorn nach hinten an ihn an der linke Nervus phrenicus, Herzäste des linken
Nervus vagus und Sympathicus, der Stamm des linken Nervus vagus. Über die
Lage zu den Ästen der Pulmonalarterie siehe oben (Lungenkreislauf). — Der
Durchmesser ist im allgemeinen der gleiche wie bei der Aorta descendens (28 mm),
beim Lebenden meßbar, wenn die Speiseröhre mit Kontrastbrei gefüllt wird und
im Röntgenbild der Abstand des linken Randes dieses Schattens vom linken
Rand des Herzschattens (Ausbuchtung I des linken Herzkonturs, Bd. II, Abb.
S. 680, *684*) bestimmt wird. Länge 45—50 mm.

Isthmus aortae: Nach dem Abgang der drei großen Äste, welche von der Konvexität des Arcus abgehen und viel Blut aufnehmen, dem Truncus brachiocephalicus, Arteria carotis communis sinistra und Arteria subclavia sinistra, wird
der Durchmesser geringer: Bogenenge. Beim Fetus erweitert sich die Aorta
sofort wieder, weil durch den Ductus arteriosus Botalli eine neue Auffüllung der
Aorta eintritt. Beim Erwachsenen bleibt der Durchmesser im Anfang der Aorta
descendens fast der gleiche. Doch ist nicht selten eine hämodynamisch bedingte
spindelige Erweiterung jenseits des Isthmus erkennbar, Aortenspindel.

Aorta thoracica: Der in der Brusthöhle (im hinteren Mediastinum) gelegene
Teil der Aorta descendens, reicht vom unteren Rand des 4. Brustwirbels bis zum
Hiatus aorticus des Zwerchfells (gegenüber dem 12. Brustwirbel). Der Durchmesser
vermindert sich nur wenig, weil nur kleine Äste von diesem Teil der Aorta abgehen. Länge 17,5—20 cm. Lage: hinter ihr die Vena hemiazygos, Vena hemiazygos accessoria und die Wirbelsäule, der 4.—6. Brustwirbel meist mit je einer
durch die anliegende Aorta bedingten Delle auf der linken Seite: Impressio
aortica (manchmal auch der 7. Wirbel, selten der 8.). Der Aorta thoracica liegen
ventral an von oben nach unten die Wurzel der linken Lunge, der Herzbeutel
und innen davon der linke Vorhof, die Speiseröhre mit ihrem Nervengeflecht
(Nervus vagus) und die Zwerchfellschenkel (letztere trennen sie vom Lobus caudatus der Leber).

Aorta septa (sehr seltene Varietät): Falls sich die Scheidewand zwischen der beim
Embryo regelmäßig vorhandenen Aorta dextra und sinistra erhält, anstatt wie
gewöhnlich beim Verwachsen beider zu verschwinden, ist die Aorta descendens
äußerlich einheitlich, innerlich aber der Länge nach geteilt. Aortennarbe:
streifenförmige Verdickung der Intima, in Höhe der ersten von der Aorta entspringenden rechten Intercostalarterien, und zwar etwas rechts von diesen. An
kindlichen Aorten deutlicher als an erwachsenen. Herkunft und Bedeutung nicht
näher bekannt.

Aorta abdominalis: Reicht vom Hiatus aorticus des Zwerchfells (in Höhe
des letzten Brustwirbels) bis zum 4. Lendenwirbelkörper. Der Durchmesser sinkt
nach Abgang der ersten großen Äste (A. coeliaca, A. mesenterica cranialis et
caudalis, Aa. renales) um etwa 4 mm, behält dieses Maß und verengert sich am
Ende durch Abgabe der A. ilicae communes plötzlich zu der dünnen Aorta caudalis. — Lage: rechts von der Bauchaorta liegt die Cisterna chyli und der rechte
Zwerchfellpfeiler, weiter unten die Vena cava caudalis, links von ihr der linke
Zwerchfellpfeiler. Vor ihr kreuzt über sie hinüber: zunächst das Pankreas, dann
der aufsteigende Schenkel des Duodenums, die Wurzel des Mesenterium, die Vene
der linken Niere und schließlich wird sie vom Bauchfell bedeckt.

Musculus phrenico-aorticus: Von der Umgebung des Hiatus aorticus laufen bei
einzelnen Individuen Muskelzüge zur Bauchaorta.

Schwanz- oder Beckenaorta, Aorta caudalis, Arteria sacralis media: Beginn
am 4. Lendenwirbel, Verlauf vor dem Kreuzbein, Ende an der Spitze des Os
coccygis. Ursprünglich Fortsetzung der Aorta, rückgebildetes kleines Gefäß von
großer Konstanz. Anfang auf die Dorsalseite der Bauchaorta gerückt, beginnt
beim Kind erst am 5. Lendenwirbel.


**2. Die direkten Äste der Aorta** (die ehemaligen, jetzt nicht mehr aus der Aorta
entspringenden Äste sind in Tab. S. 171 verzeichnet).

### a) Äste der Aorta ascendens.

A. coronaria (cordis) dextra et sinistra, Kranzarterien des Herzens (S. 73).
Sie entspringen aus den beiden vorderen Sinus aortae (Valsalvae) in Höhe oder
unmittelbar oberhalb der freien Ränder der Semilunarklappen. Varietäten der
Zahl und des Ursprungs sind selten. — Die rechte Kranzarterie, gewöhnlich die

stärkere, zieht zwischen Conus arteriosus der rechten Kammer und rechtem Herzohr nach vorn in den Sulcus coronarius, in welchem sie, anfänglich vom rechten Herzohr gedeckt, nach rückwärts verläuft. Sie versorgt mit zahlreichen kleineren und größeren Ästen den rechten Ventrikel vom Conus arteriosus an, schickt den Ramus interventricularis (descendens) entlang dem Sulcus interventricularis dorsalis und versorgt durch diesen und ihren Endast Teile des linken Ventrikels und die Rückfläche des linken Vorhofs. — Die linke Kranzarterie zieht zwischen dem Ursprung der A. pulmonalis und dem linken Herzohr nach vorn und teilt sich noch hinter der A. pulmonalis in den Ramus interventricularis (descendens), der in dem Sulcus interventricularis ventralis nach abwärts verläuft und die anliegenden Teile der beiden Ventrikel versorgt, und in den Ramus circumflexus, der vom linken Herzohr gedeckt im Sulcus coronarius nach rückwärts zieht und linken Ventrikel und Vorderfläche des linken Vorhofs mit Zweigen beschickt. — In Verästelung und Ausbreitungsgebieten zeigen die Kranzarterien mannigfache Varietäten. Allenthalben sind sie durch präcapillare Anastomosen miteinander und ihre Äste untereinander verbunden. Im allgemeinen kann man als Verbreitungsgebiet der A. coronaria dextra annehmen: den ganzen rechten Ventrikel mit Ausnahme eines schmalen Gebietes neben dem Sulcus interventricularis ventralis, einen großen Teil der Rückfläche des linken Ventrikels einschließlich seines septalen Papillarmuskels, einen schmalen Streifen des Septum ventriculorum an der Hinterwand. Die A. coronaria sinistra versorgt die übrigen Teile der Kammern und ihrer Scheidewand, zum Teil auch den vorderen Papillarmuskel der rechten Kammer. — Die Stämme des Reizleitungssystems (Sinusknoten, Hissches Bündel, Tawarascher Knoten) werden von der rechten Kranzarterie versorgt, die Kammerschenkel jeweils von beiden Kranzarterien.

### b) Äste des Arcus aortae.

Tr. brachiocephalicus, A. carotis sinistra, A. subclavia sinistra, die großen Äste des Arcus aortae, s. Tab. S. 169 bzw. S. 300.

Chorda ductus arteriosi, Ligamentum arteriosum Botalli s. Tab. S. 96.

Varietäten: Die Dreizahl der Äste des Arcus aortae kann vermindert sein (sehr selten) oder vermehrt. Abnorme Äste: A. subclavia dextra als letzter Ast des Aortenbogens (S. 14), A. vertebralis (S. 61), A. thyreoidea ima, ein kleines Gefäß, das zwischen Tr. brachiocephalicus und A. carotis sinistra entspringt und zur Schilddrüse zieht. Truncus bicaroticus (S. 15). Der Aortenbogen kann nach rechts statt nach links gewendet (S. 13) oder beiderseits vorhanden sein (S. 13).

### c) Parietale Äste der Aorta descendens.

Arteriae intercostales III—XII (S. 38). Die beiden (oder 3) ersten Intercostalräume werden von der A. intercostalis suprema versorgt, Tab. S. 171. Ursprung in einer rechten und linken, nach abwärts etwas konvergierenden Reihe an der Dorsalwand der Aorta. Gelegentlich entspringen rechte und linke Intercostalarterie aus einem kurzen gemeinsamen Stämmchen statt getrennt. Die untersten Intercostalarterien verlaufen quer, die oberen mehr und mehr aufsteigend (Abb. S. 27). Die rechten ziehen infolge der Linkslage der Aorta über die Wirbelsäule nach rechts hinüber. — Astfolge (Abb. S. 29): 1. R. dorsalis medialis et lateralis zur Rückenmuskulatur (Ri. musculares) und zur Rückenhaut (R. cutaneus dorsalis medialis et lateralis). Der R. dorsalis medialis sendet in den Canalis vertebralis den R. spinalis mit Ästen für die Wirbel und ihr Periost, für den N. spinalis, sein Spinalganglion, seine vordere und hintere Wurzel, für das Rückenmark und seine Hüllen. — 2. R. ventralis (A. intercostalis im engeren Sinne), teilt sich vor dem hinteren Rande des M. intercostalis internus in 2 Zweige, deren stärkerer cranialer mit der zugehörigen Rippe verläuft, Stamm der A. intercostalis (auch R. infracostalis genannt), der caudale längs des Cranialrandes der caudal folgenden Rippe, R. supracostalis s. caudalis (Abb. S. 59). Der R. infracostalis entsendet den R. cutaneus lateralis zur Haut der seitlichen Brustwand. Beide verbinden sich vorn mit den entsprechenden Ästen der A. thoracica (mammaria) interna (Tab. S. 170). Die vorderen Äste der Ri. cutanei laterales heißen im Bereiche der Brustdrüse Ri. mammarii externi laterales. Der Endast der A. intercostalis (R. infracostalis) setzt sich neben dem Sternum mit der A. thoracica (mammaria) interna (Tab. S. 170) in Verbindung.

Rr. pericardiaci, Ri. mediastinales, feine Ästchen vom ventralen Umfang der Aorta thoracica zum Mediastinum und Herzbeutel. Die untersten verbreiten sich als Aa. phrenicae thoracicae (superiores) auf der Lendenportion des Zwerchfells.

A. phrenica abdominalis (inferior), paariges, unmittelbar unterhalb des Hiatus aorticus entspringendes Gefäß, Hauptarterie des Zwerchfells, an dessen Unterfläche

gelegen. Anastomosiert mit den kleinen, die sternalen und costalen Ursprungszacken des Zwerchfells versorgenden Ästchen der Intercostalarterien und mittels
den Muskel durchbohrender Zweige mit den Arterien des Herzbeutels. Mit Rr.
suprarenales beteiligen sich die Zwerchfellarterien an der Versorgung der Nebennieren. Die rechte schickt auch Ästchen zur Leber (durch das Lig. supensorium
hepatis) und zum Pankreas, die linke zur Pars abdominalis des Oesophagus.

Arteriae lumbales I—V (die 5. aus der Aorta caudalis entspringend). Astfolge
wie bei den Intercostalarterien. Verlauf der Rr. ventrales zwischen M. transversus
und M. obliquus abdominis externus. Ventrale Verbindung mit A. epigastrica
caudalis (Tab. S. 218).

Arteriae sacrales s. Tab. S. 217.

### d) Viscerale Äste der Aorta thoracica.

A. bronchales, gewöhnlich zwei (die dextra meist aus der A. intercostalis III
kommend) ziehen mit den Bronchen in die Lungen und versorgen die Wand des
Bronchalbaumes.

Aa. oesophagicae ziehen im spitzen Winkel abwärts zur Speiseröhre.

### e) Viscerale Äste der Aorta abdominalis.
### Unpaare Äste.

A. coeliaca (S. 75) teilt sich unmittelbar nach ihrem Ursprung dicht unter dem
Zwerchfell in ihre Äste auf:

1. A. gastrica sinistra gelangt in der Nähe der Cardia auf die kleine Kurvatur,
   von wo aus Rr. oesophagici an den unteren Teil der Speiseröhre gelangen,
   und zieht längs der kleinen Kurvatur abwärts der A. gastrica dextra (aus der
   A. hepatica) entgegen, mit der sie sich verbindet.
2. A. hepatica communis zieht nach Aufspaltung als A. hepatica propria
   in der Pars hepatoduodenalis des Omentum minus zum Leberhilus, als A. gastroduodenalis zum Magen und Pankreas.
   Die A. hepatica propria tritt ventral von der V. portae in die Drüse ein,
   um mit einem R. dexter und sinister die entsprechenden Leberlappen zu versorgen. Der R. dexter entsendet an die Gallenblase die A. vesicae felleae
   (cystica). Vor dem Eintritt in die Leber gibt die Hepatica propria die A.
   gastrica dextra ab, die sich am Pylorus zur kleinen Kurvatur wendet, an
   der sie sich mit der A. gastrica sinistra verbindet und mit reicher Verästelung
   auf die Magenflächen gelangt.
   Die A. gastroduodenalis zieht zur Hinterfläche des Pylorus und spaltet
   sich in die A. pancreatico-duodenalis cran. und die A. gastro-epiploica
   dextra auf, liegt zwischen dem Pankreaskopf und dem Duodenum und versorgt beide Organe mit Rr. pancreatici bzw. duodenales. Sie anastomosiert mit
   Ästen der A. pancreaticoduodenalis caud. (aus der A. mesenterica cran.).
   Die A. gastro-epiploica dextra läuft an der großen Kurvatur des Magens entlang, um sich mit der A. gastro-epiploica sinistra (aus der A. lienalis) zu verbinden.
3. A. lienalis zieht am oberen Rande des Pankreas zur Milz, teilt sich aber vor
   Eintritt in das Organ in mehrere Äste für benachbarte Gebiete auf:
   a) Rr. pancreatici ziehen in wechselnder Zahl ins Pankreas.
   b) A. gastro-epiploica sinistra zieht der großen Kurvatur entlang der A.
      gastro-epiploica dextra entgegen, mit der zusammen die Versorgung der
      Magenwand und des Omentum majus erfolgt.
   c) Aa. gastricae breves ziehen in wechselnder Zahl zum Fornix des Magens.
   d) Rr. lienales treten in wechselnder Zahl und Stärke in den Milzhilus ein.

A. mesenterica cranialis (S. 77) geht in Höhe des ersten Lumbalwirbels als
starkes Gefäß aus der Aorta hervor und tritt hinter dem Pankreas in das Mesenterium ein. Das Gefäß macht einen leicht nach links gewendeten Bogen und
gibt von dessen Konvexität zahlreiche Äste (Aa. jejunales, Aa. ileae) an die betreffenden Darmteile ab unter Bildung zahlreicher Arkaden. Von der konkaven
Seite aus geht gleich nach dem Ursprung des Gefäßes ab die

1. A. pancreatico-duodenalis caud., die zwischen Pankreas und Duodenum
   aufsteigt und sich mit der A. pancreaticoduodenalis cran. verbindet.
2. A. colica media zweigt sich bogenförmig im Mesocolon transversum auf und
   versorgt das Colon transversum unter Verbindung mit Nachbargefäßen.
3. A. colica dextra entspringt etwas weiter distalwärts als die vorige und verteilt sich vor allem im Colon ascendens.

7*

4. **A. ileocolica** zieht schräg abwärts zum Caecum unter Aufteilung in einen
R. colicus (gelangt zum Col. ascendens und verbindet sich mit den Bögen
der A. colica dextra; ein kleines Ästchen zieht als A. appendicularis zur
Appendix vermiformis) und einen R. ileus, der zum Endstück des Ileums
kommt und in direkter Fortsetzung einen Bogen mit dem Endast der A.
mesenterica cran. herstellt.

**A. mesenterica caudalis** (S. 78) entspringt in Höhe des 3. oder 4. Lendenwirbels
und zieht im spitzen Winkel abwärts. Sie versorgt das Colon von der linken
Hälfte des Colon transversum aus. Ihre Äste sind:

1. **A. colica sinistra** bildet meist nur einen ganz kurzen Stamm, der sich sofort
aufteilt in einen
R. ascendens steigt steil auf und geht Verbindungen mit den Bögen aus
der A. colica media ein; und in einen
R. descendens tritt besonders mit den Verzweigungen des Aa. sigmoideae
in Beziehung und versorgt mit diesen zusammen das Sigmoid.
2. **Aa. sigmoideae** ziehen zum Sigmoid unter Verbindung mit den Zweigen des
R. descendens aus der A. colica sinistra.
3. **A. rectalis cranialis** (haemorrhoidalis sup.) kann als Endast der A. mesenterica caud. bezeichnet werden. Sie gelangt hinter dem Rectum in das kleine
Becken, teilt sich meist in zwei Äste, die zu beiden Seiten am Rectum abwärts ziehen und in gegenseitiger Verbindung kleiner Zweige miteinander diesen
Darmabschnitt versorgen. Sie gelangen bis zum Sphincter ani int. herunter.

### Paarige Äste.

4. **A. suprarenalis media** (S. 74) entspringt unmittelbar unter der A. mesenterica cran. und zieht zur Nebenniere.
5. **A. renalis** (S. 74) geht fast rechtwinklig aus der Aorta hervor und zieht dorsal
von den sie begleitenden Venen zum Nierenhilus. Vor dem Eintritt in das
Organ zweigen sich Äste als Rami suprarenales zur Nebenniere ab, wie
auch mehrere Ästchen zur Capsula adiposa der Niere gelangen.
6. **A. spermatica (interna)** entspringt unterhalb der A. renalis und zieht auf
dem M. psoas schräg abwärts über den Ureter und die A. ilica ext. hinweg
und tritt durch den Leistenkanal in das Skrotum als A. testicularis. Anastomosen bestehen mit der A. m. cremasteris (spermatica ext.) (aus der Epigastrica
caud.) und mit der A. deferentialis (aus der A. ilica interna). Das entsprechende
Gefäß bei der Frau ist die A. ovarica, die unter der Plica suspensoria ovarii
in die Plica lata (Lig. latum) eintretend sich sowohl in der Keimdrüse selbst
verteilt als auch unter Verbindung mit der A. uterina die Tube versorgt.

### Tabelle der Rumpfvenen.
#### I. Lungenkreislauf.

**Lungenvenen, Venae pulmonales** (S. 73) (enthalten arterielles Blut): Klappenlos, jederseits zwei, eine obere und untere, V. pulmonalis dextra (sinistra)
cranialis et caudalis, rechts oft noch eine mittlere. Vermehrung der Zahl der
selbständig in den linken Vorhof mündenden Lungenvenen kommt dadurch
zustande, daß die Venenstämme bis zu den Verästelungen in die Vorhofswand
einbezogen werden. Verlauf vom Lungenhilus zum linken Vorhof fast rein quer,
die rechten, etwas längeren ziehen dorsal vom rechten Vorhof. — Die Lungenvenen nehmen innerhalb der Lunge Bronchalvenen auf, außerhalb noch feine
Mediastinalvenen. Als sehr seltene Varietät kommt die Einmündung einer
Lungenvene oder eines Astes in die V. brachiocephalica oder eine andere herznahe
Vene des Körperkreislaufes vor. Die rechtsseitigen Varietäten dieser Art sind
stets mit schweren Mißbildungen vergesellschaftet, die linksseitigen bestehen
meist für sich allein.

### II. Körperkreislauf.
#### 1. Herzvenen (Bd. II, S. 671, *675*).

**Sinus coronarius,** 2—3 cm lang, in der linken hinteren Kranzfurche, in den
rechten Vorhof unterhalb der V. cava caudalis übergehend, mit Wand aus Herz-
muskulatur. Rest des Sinus venosus, soweit dieser nicht in den rechten Vorhof
einbezogen ist. Also nicht eine Vene, sondern ein Herzabschnitt. Grenze gegen
die V. cordis magna äußerlich gegeben durch Einmündung der V. obliqua atrii
sinistri. — Das Sinus coronarius nimmt fast sämtliche Herzvenen auf, nur

wenige münden selbständig in den rechten Vorhof. Feinste Venen münden unmittelbar in die Binnenräume des Herzens, s. Vv. cordis minimae.

**Vena cordis magna**, große (linke) Kranzvene, beginnt in der vorderen Längs-furche (V. interventricularis ventralis), erreicht unter dem linken Herzohr die Kranzfurche und zieht in ihr auf die Rückseite zum Sinus coronarius, in den sie unmittelbar übergeht. Innen findet sich an der Grenze wohl immer eine voll entwickelte oder rudimentäre Klappe.

**Vena cordis parva**, kleine (rechte) Kranzvene, unbedeutendes Gefäß in der hinteren rechten Kranzfurche nach links zum Sinus coronarius ziehend, unmittel-bar vor seinem Übergang in den rechten Vorhof. Das Endstück durch Einmünden der V. cordis media stark erweitert.

**V. interventricularis dorsalis, Vena cordis media**, in der hinteren Längs-furche gelegen, Gegenstück zur V. cordis magna, mit der sie um die Herzspitze herum in der Incisura apicis cordis anastomosiert. Die V. interventric. dors. steigt zur rechten hinteren Kranzfurche auf, mündet in die V. cordis parva, deren Endstück sie mächtig erweitert, und durch diese in den Sinus coronarius.

**Vena dorsalis (posterior) ventriculi sinistri** steigt am Margo obtusus des linken Ventrikels auf zur V. cordis magna.

**Venae ventrales (anteriores) ventriculi dextri**, mehrere verschieden starke Venen auf der Vorder- und Seitenfläche des rechten Ventrikels. Sie steigen zum Sulcus coronarius auf und münden unabhängig voneinander unmittelbar in den rechten Vorhof. An der Einmündungsstelle jeweils eine Klappe.

**Vena obliqua atrii sinistri (Marshalli)**, Rest des Ductus Cuvieri sinister bzw. der linken oberen Hohlvene: Beginnt zwischen Basis des linken Herzohres und linker oberer Lungenvene in der Plica venae cavae sinistrae, läuft schräg über die Rückfläche des linken Vorhofs, nimmt Venen vom linken Vorhof her auf und mündet in den Sinus coronarius, dessen Beginn durch diese Einmündung gekennzeichnet ist.

**Venae cordis minimae (Thebesii)**, feinste Venen des Herzmuskels, welche unmittelbar in die Vorhöfe und Kammern einmünden. Die Mündungsöffnungen sind zum Teil mit bloßem Auge sichtbar, Foramina venarum minimarum.

## 2. Hohlvenen.

**Obere Hohlvene, Vena cava cranialis (superior)** (S. 25), 5—6 cm lang, unter dem rechten Sternalrande neben der Aorta ascendens im vorderen Media-stinum zum rechten Vorhof absteigend. Ursprungsgebiet entsprechend A. carotis communis, A. subclavia und Aorta thoracica, also obere Körperhälfte. Entsteht hinter dem Knorpel der rechten 1. Rippe durch Zusammenfluß der V. brachiocephalica (anonyma) dextra und sinistra.

**Vena brachiocephalica (anonyma) dextra et sinistra**, wird hinter dem sternalen Ende der Clavicula und dem Ansatz der M. sternocleido-mastoideus gebildet durch Zusammentritt von V. jugularis interna (entsprechend A. carotis communis) und V. subclavia (entsprechend A. subclavia). Der nach lateral offene spitze Vereinigungswinkel heißt Venenwinkel am Halse, Angulus venosus. Die V. brachiocephalica dextra, etwa 1,5 cm lang, läuft in kranio-caudaler Richtung, die der V. jugularis interna fortsetzend, die V. brachiocephalica sinistra, etwa 5 cm lang, zieht hinter dem Manubrium sterni ventral von den großen Ästen des Arcus aortae schräg nach rechts abwärts. — Im Falle einer sog. linken oberen Hohlvene (Erhaltenbleiben des embryonalen paarigen Zustandes) zieht die V. brachiocephalica jederseits selbständig vor dem Lungenstiel zum Sinus venosus bzw. rechten Vorhof. Am linken Vorhof fehlt dann natürlich die Plica venae cavae sinistrae und die V. obliqua. — Von der Einmündung der V. azygos bzw. hemiazygos an entsprechen die Endstücke der Vv. brachio-cephalicae dem Ductus Cuvieri dexter et sinister.

**Vena azygos und hemiazygos** (S. 25), V. thoracica longitudinalis dextra et sinistra (entsprechend Aorta thoracica), beginnen jederseits als V. lumbalis ascendens zur Seite der Lendenwirbelsäule, bedeckt vom M. psoas maior, ziehen durch den Lendenteil des Zwerchfells in die Brusthöhle, wo sie im hinteren Mediastinum vor den Wirbelkörpern in der Längsrichtung kranialwärts laufen. Der linke Stamm, V. hemiazygos, pflegt in Höhe etwa des 8. Brustwirbels durch eine oder zwei schräg über die Wirbelsäule laufende Anastomosen mit dem rechten Stamm, V. azygos, in Verbindung zu stehen. Dieser, durch den Zufluß von links mächtiger geworden, steigt weiterhin bis zum 3. Brustwirbel empor, biegt hier nach ventral um und gelangt kranial von der rechten Lungenwurzel in die V. cava cranialis, kurz vor deren Eintritt in den Herzbeutel. Der schwächere linke Venenstamm pflegt wie der rechte ununterbrochen auch über die Anastomose hinaus weiterzuziehen und mündet in die V. brachiocephalica sinistra. Das Stück kranial von der Anastomose wird V. hemiazygos accessoria genannt. Untere Hohlvene, Vena cava caudalis (inferior) (S. 25), entsteht am 4. Lendenwirbel durch Zusammenfluß der beiden Venae ilicae communes, zieht vor der Wirbelsäule rechts neben der Aorta kranialwärts und an der Dorsalfläche der Leber (Fossa venae cavae) empor zum Zwerchfell, das sie im Foramen venae cavae durchsetzt, um zum rechten Vorhof zu gelangen. Das Endstück oberhalb des Zwerchfells ist nur etwa 1 cm lang und liegt innerhalb des Perikards. Das Ursprungsgebiet der V. cava caudalis entspricht der Ausbreitung der paarigen Äste der Aorta abdominalis (den unpaaren ist die V. portae zugehörig). — Varietäten der V. cava caudalis sind nicht ganz selten. Der caudal von den Nierenvenen gelegene infrarenale Abschnitt kann entsprechend der paarigen Anlage verdoppelt sein. Der suprarenale Abschnitt kann fehlen und durch die persistenten Kardinalvenen (V. azygos und hemiazygos) ersetzt sein; die Venae hepaticae (revehentes) münden dann unmittelbar in den rechten Vorhof. Im einzelnen ist das Bild entsprechend der verwickelten Entstehung der V. cava caudalis (S. 18) sehr verschieden.

### 3. Pfortader.

Pfortader, Vena portae, V. hepatica advehens, S. 78, entspricht den unpaaren Ästen der Aorta abdominalis, d. h. den Darmarterien, entsteht dorsal vom Pankreaskopf aus der V. mesenterica cranialis und V. lienalis. Der etwa 5 cm lange Stamm zieht im Lig. hepatoduodenale zur Leberpforte, teilt sich hier in einen rechten und linken Ast für rechten und linken Leberlappen. An den caudalen Umfang des linken Astes tritt die Chorda venae umbil. (Lig. teres hepatis), der Rest der Nabelvene; von seinem kranialen zieht die Chorda ductus venosi (Lig. venosum) zur V. cava caud., der Rest des Ductus venosus Arantii, der intrahepatischen Fortsetzung der V. umbilicalis.

Akzessorische Pfortadern, Venen, welche wie die Pfortader unmittelbar in die Leber eintreten: Venae parumbilicales (S. 81) und kleine Venen der Gallenblase (S. 81), wohl auch des Zwerchfells (durch das Lig. coronarium zur Leber ziehend).

Anastomosen zwischen Ästen der Pfortader und Körpervenen, also zwischen Pfortader- und Körperkreislauf: Regelmäßig im Bereiche der Pars abdominalis oesophagi und des Rectum (Plexus rectalis), durch die paraumbilikalen Venen und durch die feinen Venen der Gekröswurzel (Radix mesenterii), welche sowohl mit Venen im Gekröse (Pfortaderästen) als auch mit Venen der hinteren Bauchwand in Verbindung stehen.

### a) Zuflüsse der Vv. brachiocephalicae (anonymae).

*Parietale Zuflüsse.*

Vena vertebralis begleitet die A. vertebralis durch den Kanal der Querfortsätze der Halswirbel, nimmt einen Teil der Abflüsse der Plexus venosi vertebrales der Halswirbel und damit der Vv. spinales auf. Tritt entweder entsprechend der Arterie aus dem 6. Halswirbel aus, oder aber erst aus dem 7.; in letzterem Falle vereinigt sie sich vor der Einmündung in die V. brachiocephalica mit der

Vena cervicalis profunda: Entspricht der gleichnamigen Arterie, läuft meist mit dieser unter dem M. transverso-occipitalis (semispinalis capitis), wurzelt im Bereiche von Hinterhaupt und Atlas in Verbindung mit den dort laufenden Venen (V. occipitalis, vertebralis u. a.) in dem mächtigen Plexus venosus suboccipitalis an der Unterfläche des M. transverso-occipitalis, nimmt weiterhin die Venae intervertebrales aus den Zwischenwirbellöchern auf und gelangt zwischen Querfortsatz des 7. Hals- und 1. Brustwirbels zur V. vertebralis bzw. unmittelbar zur V. brachiocephalica.

Vena thoracica interna, V. mammaria interna, mit der gleichnamigen Arterie verlaufend und aus deren Verbreitungsgebiet sich sammelnd, also aus ventraler Thorax- und Bauchwand, daher einer der Abflüsse der oberflächlichen Venen des Bauches, Vv. subcutaneae abdominis.

*Viscerale Zuflüsse.*

Venae thyreoideae caudales, 2—3 gänsekielstarke, vor der Trachea nach abwärts laufende Venen, untereinander zum Plexus thyreoideus impar verbunden. Hauptabfluß aus der Gland. thyreoidea (neben Vv. thyreoideae craniales), zugleich aus Pharynx, Oesophagus, Kehlkopf, Trachea.

Venae mediastinales, thymicae, tracheales, bronchales, oesophagicae, kleine Venen aus den Organen des Mediastinalraumes.

b) Zuflüsse der V. azygos und hemiazygos (Vv. thoracicae longit.).

*Parietale Zuflüsse.*

Venae intercostales, entsprechend den Aa. intercostales, die zwölfte auch V. subcostalis genannt. Rr. dorsales sammeln das Blut aus Rückenmuskein und dem weitmaschigen Venengeflecht der Rückenhaut, Rr. spinales aus dem Rückenmark und den Plexus venosi vertebrales. Die drei obersten Intercostalvenen pflegen sich zur V. intercostalis suprema zu vereinigen, die rechts zur Azygos absteigt, links zur Hemiazygos accessoria.

*Viscerale Zuflüsse.*

Venae oesophagicae, Vv. bronchales dorsales von Oesophagus und vom Lungenhilus.

c) Zuflüsse der V. cava caudalis.

*Parietale Zuflüsse (paarig).*

Venae ilicae communes s. S. 193.

Vena sacralis media, die kleine Begleitvene der Aorta caudalis (A. sacralis media), meist in die V. ilica communis sinistra einmündend.

Venae lumbales, die segmentalen Venen der Bauchwand.

Vena phrenica abdominalis (inferior), Vene der unteren Zwerchfellfläche, den gleichnamigen Arterien entsprechend.

*Viscerale Zuflüsse (paarig).*

Vena spermatica (interna), venöse Abflußbahn des Hodens bzw. Ovariums. Die an der Oberfläche des Hodens hervortretenden Venen sammeln sich dorsal vom Nebenhoden zu einem ausgedehnten Geflecht erweiterter und gewunden verlaufender Venen, Plexus pampiniformis, der mit dem Ductus deferens im Samenstrang aufwärts zieht. Noch vor dem Eintritt in den Leistenkanal vereinfacht sich das Geflecht zu einigen wenigen, in der Bauchhöhle schließlich zu einer einzigen Vene, die die A. spermatica begleitend in die V. cava caudalis mündet, links in die V. renalis. — Die Venen des Ovariums treten zum Plexus ovaricus in der Plica lata uteri zusammen, aus dem sich alsbald in der Plica suspensoria ovarii die V. spermatica (ovarica) entwickelt.

Vena renalis, die linke bedeutend länger als die rechte, ventral, selten dorsal von der Aorta nach rechts zur Cava hinüberziehend. Beide Vv. renales münden unter annähernd rechtem Winkel in die Cava.

Vena suprarenalis, die Centralvene der Nebenniere, deren einziger venöser Abfluß. Mündet rechts in die V. cava, links in die V. renalis.

Venae hepaticae (revehentes), an der Zwerchfellfläche der Leber unmittelbar aus dem Parynchym in die Cava eintretend. Gelegentlich treten auch kleinere Venae hepaticae revehentes im Bereiche der Fossa venae cavae in die Cava ein.

d) Zuflüsse der V. portae (unpaar).

Vena vesicae felleae (cystica) aus der Gallenblase und Ductus choledochus.

Vena coronaria ventriculi, an der kleinen Kurvatur des Magens, aus der Pars abdominalis oesophagi und Magen.

Vena mesenterica cranialis (superior), begleitet die gleichnamige Arterie. Sie nimmt auf

Venae intestinales aus Jejunum und Ileum.

Vena gastroepiploica dextra, an der großen Kurvatur des Magens, aus Magen und Omentum maius.

Venae pancreaticae aus dem Corpus pancreatis.

Vena ileocolica, Vv. colicae dextrae, V. colica media aus Ileocoecalgegend, Colon ascendens und Colon transversum.

Venae pancreatico-duodenales aus Duodenum und Caput pancreatis.

Venae duodenales, kleine selbständige Venen von der Pars cranialis und descendens des Duodenum zur V. mesenterica cranialis.

Vena lienalis geht hervor aus einer Anzahl Rr. lienales, die aus dem Hilus der Milz austreten. Die V. lienalis läuft in einer Furche der Dorsalfläche des Pankreas nach rechts und vereinigt sich mit der V. mesenterica cranialis zur V. portae. Sie nimmt auf

Venae gastricae breves vom Fornix ventriculi.

Vena gastro-epiploica sinistra, mit der V. gastro-epiploica dextra den Venenbogen an der großen Kurvatur des Magens bildend.

Vena mesenterica caudalis (inferior) begleitet zunächst die A. mesenterica caudalis, aus deren Gebiet sie das Blut sammelt, zieht dann weiter links nach aufwärts, biegt kranial von der Flexura duodenojejunalis nach rechts und mündet meist in die V. lienalis kurz vor deren Vereinigung mit der V. mesenterica cranialis. Ihre Zuflüsse sind

Vena colica sinistra vom Colon descendens,

Venae sigmoideae vom Colon sigmoideum,

Vena rectalis cranialis (V. haemorrhoidalis superior) aus dem Plexus rectalis (haemorrhoidalis) in der Wand des Rectum. Durch Vermittlung des Plexus Zusammenhang mit den Körpervenen (Gebiet der V. ilica).

## Tabelle der Rami dorsales (posteriores) der Spinalnerven (S. 33).

Versorgungsgebiet: M. erector trunci (Rr. musculares), Haut des Rückens bis zu der in Abb. S. 89 punktierten Grenze (Rr. cutanei). — Jeder R. dorsalis teilt sich in einen R. medialis (hauptsächlich für die transverso-spinalen und spinalen Anteile des Erector trunci), und einen R. lateralis (hauptsächlich für Iliocostalis und Longissimus). Die Hautäste werden bis etwa Th 6 vorwiegend von den R. medialis, dann von den Rr. laterales abgegeben (Abb. S. 34). Das Hautgebiet reicht vom Scheitel (C 2) bis zum Steißbein (S 5, Co). Von der Spina scapulae bis zur Crista ilica liegt das Gebiet von Th 1 — Th 12. Gelegentlich ist der Hautast eines der Nerven sehr klein, sein Gebiet wird dann von den Nachbarnerven übernommen.

1. Rami dorsales der N. cervicales.

C 1, N. suboccipitalis (S. 36) in vielen Fällen reiner Muskelnerv, dann ohne Spinalganglion und hintere Wurzel, darin dem spino-occipitalen N. hypoglossus ähnlich. Verläuft zwischen Os occipitale und Atlas, müßte also folgerecht als N. occipitalis statt cervicalis benannt werden. Tritt in dem Suboccipitaldreieck (M. rectus capitis major, M. obliquus capitis et atlantis) gewöhnlich unter der Arteria vertebralis hervor und verzweigt sich in den genannten Muskeln (Abb. 34), im Longissimus capitis und Transverso-occipitalis. Ein Zweig des Astes für den M. rectus capitis major tritt über die Oberfläche dieses Muskels zum Rectus minor. Der Zweig zum Obliquus atlantis hat meist auf der Oberfläche des Muskels eine Verbindung mit C 2.

C 2, N. occipitalis major (S. 36), wesentlich stärker als der R. ventralis von C 2. Tritt am caudalen Rande des M. obliquus atlantis hervor, verläuft im Bogen unter dem M. transverso-occipitalis capitis medial- und aufwärts (Abb. S. 34); durchbohrt den Transverso-occipitalis und tritt unter einem Sehnenbogen im Ursprung des Trapezius, oft zusammen mit der Art. occipitalis, unter die Haut. Unterwegs gibt er Verbindungszweige zu C 1 und C 3 ab, Äste an M. longissimus, transverso-occipitalis und splenius capitis. Am Hinterhaupt haben seine Zweige Anastomosen mit Ästen des Plexus cervicalis, besonders mit dem N. occipitalis minor.

C 3. Sein R. cutaneus kann ausnahmsweise als N. occipitalis tertius bis zum Hinterhaupt reichen.

C 7 und C 8 haben gewöhnlich keine Hautzweige (vgl. Abb. S. 89).

2. Rr. dorsales der Nervi thoracici.

Über das Verhalten der Ri. cutanei mediales et laterales s. oben. Von den Rr. musculares ist hervorzuheben, daß außer den segmentzugehörigen Muskeln (s. Tab. S. 91) von allen Thorakalnerven versorgt wird der M. longissimus (unteres Ende des Long. cervicis, dann Long. dorsi, dieser auch noch von L 1 — L 4) und der ganze M. iliocostalis (auch Iliocostalis cervicis!). Hingegen wird der Semispinalis dorsi nur von Th 4 — Th 6, der Semispinalis lumborum nur von Th 11 und Th 12 versorgt. Th 12: sein R. cutaneus lateralis kann ausnahmsweise über die Crista ilica hinwegziehend bis zur Haut des Gesäßes reichen (Abb. S. 34).

3. Rr. dorsales der Nervi lumbales.

Die Rr. cutanei laterales von L 1 — L 3 versorgen als Nervi clunium craniales (S. 36) die Haut des Gesäßes etwa bis zur Mitte, lateralwärts bis gegen den Trochanter major. 1—2 von ihnen durchsetzen die Fascia lumbodorsalis dicht oberhalb der Crista ilica (Abb. S. 34), und verlaufen mitten im subcutanen Fettgewebe, 1 oder 2 tiefere treten über eine flache Delle der Crista ilica (Abb.

S. 205), durchbohren alsbald die Fascia glutaea und laufen eine Strecke weit auf dieser, ehe sie in das subcutane Fettgewebe eintreten. Die oberflächlichen und tiefen Nn. clunium craniales sind durch Anastomosen verbunden. — L 4 und L 5 sind meist reine Muskelnerven (vgl. Abb. S. 89).

4. **Rr. dorsales der Nervi sacrales.**
Sie treten durch die Foramina sacralia dorsalia aus. Ihre Rr. mediales verbinden sich untereinander und mit dem R. dorsalis des N. coccygicus zu einem auf der Rückfläche der Articulatio sacroilica gelegenen Geflecht, versorgen die Gelenkkapsel, den letzten Teil des M. multifidus und die Haut über dem Kreuz- und Steißbein bis zu dessen Spitze, dem Bereich des N. coccygicus. Die Rr. cutanei laterales von S 1 bis S 3 treten als Nn. clunium medii (S. 36) an die Haut neben dem Kreuzbein (Abb. S. 34).

## Tabelle der Rami ventrales (anteriores) der Spinalnerven.

1. **Nervi spino-occipitales,** die Nerven der 3 occipitalen Segmente, deren Sklerotome in die Hinterhauptsgegend des Schädels übernommen worden sind, wodurch der aus ihnen gebildete N. hypoglossus (S. 65) ein „Gehirnnerv" geworden ist. Die 3 occipitalen Nerven a, b, c haben in embryonaler Zeit hintere Wurzeln und Spinalganglien (wenigstens der 2. und 3.), verlieren sie aber regelmäßig. Der 1. Nerv (a) wird vollständig zurückgebildet. Es bleiben nur die Rami ventrales b und c übrig, die sich zum N. hypoglossus vereinigen, der die Zungenmuskulatur versorgt. Folgerecht müßte der N. cervicalis I als N. occipitalis IV (d) benannt werden, da er zwischen Os occipitale und 1. Halswirbel austritt. Er ähnelt dem N. hypoglossus darin, daß er nicht selten sein Spinalganglion mit hinterer Wurzel verliert. Die Zugehörigkeit des N. hypoglossus zu den segmentalen Nerven geht auch aus seiner Beteiligung an der Bildung des Plexus cervicalis (Tab. S. 107) hervor.

2. **Nervi cervicales.** Verlauf: Im Sulcus n. spinalis der Halswirbelquerfortsätze dorsal von der A. vertebralis, zwischen M. intertransversarius ventralis und dorsalis, weiterhin auf der ventralen Fläche des M. scalenus medius.
Jeder ventrale Ast (bis einschließlich C 8) gibt vor seiner weiteren Teilung kurze Rami musculares ab, für die Homologa der Musc. intercostales: für die Mm. intertransversarii ventrales (C 2 — C 7), die Mm. scaleni (C 4 — C 8) und den M. rectus capitis lateralis (C 1), ferner für den M. longus colli (C 2 bis C 6) et capitis (C 1 — C 3) und M. rectus capitis ventralis (C 1). Nach Abgabe dieser Rr. musculares treten die Nn. cervicales zusammen zur Bildung des Plexus cervicalis (Tab. S. 106) und Plexus brachialis (Tab. S. 175).

3. **Nervi thoracici s. intercostales I—XI bzw. N. subcostalis (XII).** Verlauf: ventral vom M. intercostalis externus bzw. intermedius, daher zunächst nur von Pleura bedeckt, später vom M. intercostalis internus, zusammen mit A. und V. intercostalis, und zwar caudal von ihnen. Im Bereiche der Rippen, welche das Sternum nicht erreichen, treten die Intercostalnerven unter den aufwärtsgebogenen Rippenknorpeln in die Bauchwand ein. Die letzten Intercostalnerven sind entsprechend der Kürze der Rippen und Zwischenrippenräume in der größten Länge ihres Verlaufs (zwischen M. transversus und M. obliquus internus) Nerven der Bauchwand.
Rami musculares: für M. intercostalis externus, intermedius et internus. Der Ast für den M. intercostalis externus zweigt sich schon am Beginn des Intercostalraumes ab und durchzieht diesen bis zum Rippenknorpel selbständig zwischen M. intercostalis externus und intermedius. Außer für den M. intercostalis externus gibt er die Äste ab für den M. serratus dorsalis cranialis (C 8 — Th 4) und caudalis (Th 9 — Th 11). M. intercostalis intermedius et internus (einschließlich Mm. subcostales und M. transversus thoracis) werden von den zwischen ihnen verlaufenden Stamm des N. intercostalis versorgt, der auch die Äste zur Pleura parietalis (zum Teil unter Durchsetzung des Zwerchfellursprungs) und weiterhin zum Peritonaeum parietale abgibt. Von den Nn. intercostales werden ferner versorgt die Mm. transversocostales (levatores costarum) und vor allem die Bauchmuskeln: M. rectus [Th (5) 6 — Th 12 (L 1)], obliquus externus (Th 5 — Th 12), obliquus internus (Th 10 — 12, L 1 — 2), und transversus [Th (5) 6 — Th 12, L 1 u. 2).
Rami cutanei (perforantes):
a) R. cutaneus (perforans) lateralis, der stärkste Ast der Intercostalnerven, tritt zwischen den Ursprungszacken des M. serratus lateralis (anterior) unter

die Fascie, stets schon geteilt in den Ramus ventralis et dorsalis, die nach
vorn absteigend und nach rückwärts aufsteigend alsbald die Fascie durchsetzen und präfascial weiterziehen. Sie versorgen die vordere, seitliche und
hintere Rumpfwand zwischen den in Abb. S. 88 u. 89 bezeichneten Linien.
Der R. cutaneus lateralis fehlt dem N. thoracicus I (s. Plexus brachialis, S. 40,
Abb. S. 44), der des 2., häufig auch des 3. Thorakalnervs ist auf den Arm
übernommen: N. intercosto-brachialis (S. 40), der des 12. Thorakalnervs (N. subcostalis) gibt häufig einen oder mehrere Zweige über den
Beckenkamm zur Haut über dem M. glutaeus medius vor dem Trochanter
major.

b) Ramus cutaneus (perforans) ventralis (terminalis), der Endast des
Intercostalnervs, dicht neben dem Sternum zur Haut tretend, bei den zum
M. rectus abdominis ziehenden Intercostalnerven den Muskel durchbohrend
oder um seinen medialen Rand herumbiegend und aus der Rectusscheide
austretend. Hautgebiet lateral durch die in Abb. S. 88 bezeichnete Linie
begrenzt, medial etwas über die Mittellinie hinausgreifend. — Der Ramus
cutaneus ventralis fehlt meist dem 1. Thorakalnerv, bei den den M. rectus
abdominis versorgenden ist er oft in Mehrzahl vorhanden.

4. Nervi lumbales et sacrales sind fast völlig in den Plexus lumbosacralis und
Plexus pudendus eingegangen (Tab. S. 221). Vorher geben L 1 — L 3 (und
Th 12) je 1—2 Äste zum M. quadratus lumborum und L 1 — L 5 jeweils zum
M. intertransversarius lateralis (intercostarius) der Lendenwirbel, d. h. also an
Homologa der Intercostalmuskeln (ebenso wie die Nn. cervicales).

### Halsgeflecht (Plexus cervicalis).

Halsgeflecht, Plexus cervicalis (C 1 — C 4). Lage: auf der ventralen Fläche
des M. scalenus medius (Abb. S. 44).

a) Hautäste:

1. N. occipitalis minor (S. 66, 70). Tritt als einheitlicher Nerv, oft aber in
2 Nerven geteilt, oberhalb der Mitte des M. sternocleidomastoideus an dessen
hinterem Rande hervor, verläuft präfascial etwa längs diesem Rande zur
Gegend des Proc. mastoideus, teilt sich hier spitzwinkelig in seine Äste,
die an das Gebiet des N. occipitalis major (Tab. S. 104) anschließend bis
gegen den Scheitel aufsteigen. Anastomosen mit N. occipitalis major und
N. auricularis magnus stets vorhanden, ebenso mit dem Ast des N. facialis
für den M. occipitalis. — Ist die embryonale Reduktion des vorderen
Trapeziusrandes unvollkommen, so durchbohrt der Nerv diesen Muskel und
wird dadurch in seinem Verlauf nach rückwärts abgelenkt (Bd. 1, Abb. S. 751,
*728*).

2. N. auricularis magnus (S. 66, 70). Tritt unterhalb des vorigen in der
Mitte des M. sternocleidomastoideus um dessen hinteren Rand und zieht präfascial schräg über den Muskel gegen das Ohrläppchen, teilt sich in hintere
Äste für die Haut an der Rückfläche und des unteren Abschnittes der
Vorderfläche der Ohrmuschel und in vordere, zum Teil die Glandula parotis
durchsetzende Äste für die Haut über dem Kieferwinkel. Anastomosen
mit N. occipitalis minor und R. retroauricularis des N. facialis.

3. N. cutaneus colli (S. 66, 70). Tritt mit dem vorigen oder meist etwas unterhalb um den Rand des M. sternocleidomastoideus und läuft quer über
diesen unter dem Platysma nach vorn, teilt sich alsbald in einen stärkeren
oberen und einen schwächeren unteren Ast und versorgt die Haut des Halses
vom Rande des Unterkiefers bis an die Clavicula mit feinen Ästchen, die
das Platysma durchbohren. Das Platysma selbst wird vom Ramus colli
des N. facialis versorgt, mit dem der obere Ast des N. cutaneus colli gewöhnlich eine stärkere und mehrere schwächere Anastomosen eingeht, die unter
dem Namen Ansa cervicalis superficialis (S. 70, 266) zusammengefaßt
werden.

4. N. cutaneus cervicis (S. 70). Entspringt aus dem Plexus mit einem
der 3 vorgenannten Nerven, am häufigsten mit dem N. occipitalis minor
oder N. auricularis magnus (die sich gegenseitig in ihren Ästen und Ausbreitungsgebieten teilweise vertreten können), biegt aber nicht um den Rand
des M. sternocleidomastoideus herum, sondern zieht zunächst noch von
der Fascie gedeckt, nach rückwärts über den Rand des Trapezius. Er
versorgt die Haut der seitlichen Nackengegend, lateral anschließend an

die Rr. dorsales der Cervicalnerven. Er fehlt häufig und ist durch Zweige des N. occipitalis minor und der Nn. supraclaviculares dorsales (s. Nr. 5) ersetzt.

5. **Nervi supraclaviculares** (S. 70). Treten als Bündel unter dem hinteren Rande des M. sternocleidomastoideus etwa 1 cm unterhalb des N. cutaneus colli hervor, verlaufen zunächst noch unter der Fascie auf dem M. scalenus medius schräg nach abwärts. Die fächerförmig ausgebreiteten Zweige durch- setzen die Fascie und ziehen über die Clavicula und das Acromion zur Haut der obersten Brustgegend, der vorderen Wand der Achselhöhle und der Schultergegend. Man unterscheidet Nn. supraclaviculares ventrales, medii und dorsales (Nn. supraacromiales). Der vorderste Ast läuft am Hinterrande des M. sternocleidomastoideus nach abwärts und biegt ober- halb der Clavicula über den Muskel nach vorn zur Haut des Jugulum und über dem Manubrium sterni. Der rückwärtigste Ast zieht fast horizontal nach rückwärts und schließt an den N. cutaneus cervicis an (s. Nr. 4).

b) **Muskeläste.**

6. **Ansa cervicalis profunda, Ansa hypoglossi** (S. 65). Verbindung des spino-occipitalen N. hypoglossus (s. S. 105 Nr. 1) mit C 1 — C 3. C 1 ist mit dem N. hypoglossus und mit C 2 verbunden. Auf diesem Wege gelangen Fasern von C 1 in die Bahn von C 2 und des N. hypoglossus. Von C 2 geht ein Ast ab, der sich alsbald spitzwinkelig mit einem Ast von C 3 (selten auch von C 4) zum **Nervus cervicalis descendens** vereinigt, der also Fasern von C 1 — C 3 (C 4) führt. Dieser zieht neben der Vena jugularis interna nach abwärts und gelangt ventral von ihr bis etwa zur Höhe der Zwischensehne des M. omohyoideus. Hier vereinigt er sich in einem Bogen (Ansa) mit dem **Ramus descendens hypoglossi**, der den N. hypo- glossus etwa dort verläßt, wo dieser um die A. carotis interna außen herum- zieht, und der ventral von der A. carotis externa bzw. communis nach abwärts verläuft. Der R. descendens hypoglossi enthält nur zum geringeren Teil „absteigende" Fasern aus C 1 und C 2, in der Hauptsache aufsteigende aus dem N. cervicalis descendens. Von der Konvexität des Bogens der Ansa gehen die Äste ab für die beiden Bäuche des M. omohyoideus, für den M. sternohyoideus und M. sternothyreoideus. Die Cervicalfasern, die sich dem Stamm des N. hypoglossus angeschlossen haben, verlassen diesen als eigene Äste für den M. thyreohyoideus und M. geniohyoideus.

7. **Verbindungszweige zum N. accessorius** für den M. sternocleido- mastoideus (aus C 2) und M. trapezius (aus C 2 — C 4). Die Fasern aus C 2 gehen vom N. occipitalis minor ab und verbinden sich meist innerhalb des M. sternocleidomastoideus mit dem N. accessorius. Die Fasern aus C 3 und C 4, gelegentlich auch aus einem N. supraclavicularis abgehend, ver- laufen subfascial und erreichen den N. accessorius an der Unterfläche des M. trapezius nahe dem Angulus cranialis scapulae.

8. **Äste zum M. levator scapulae**, teils unmittelbar aus (C 2), C 3 und C 4, teils aus C 4 und C 5 durch Vermittlung des N. dorsalis scapulae (s. Plexus brachialis) (Tab. S. 175).

9. **N. phrenicus** (S. 67, 69). Stammt hauptsächlich aus C 4, meist auch noch aus C 3 und C 5. Die Fasern aus C 5 verlaufen häufig eine Strecke weit im N. subclavius (Tab. S. 175) und treten als „Nebenphrenicus" über den Ansatz des M. scalenus ventralis an der 1. Rippe hinweg zum Stamm des N. phrenicus. Dieser läuft ein kurzes Stück am lateralen Rande des M. scalenus ventralis, zieht dann schräg medialwärts über den Muskel hinweg, gelangt zwischen A. und V. subclavia zur Pleurakuppel und über diese in das Mediastinum, wo er vor der Lungenwurzel an die Seitenfläche des Herzbeutels tritt. Zwischen Perikard und Pleura pericardiaca gelangt er mit den Vasa pericardiaco-phrenica zum Zwerchfell, und zwar rechts lateral von der Vena cava caudalis, links hinter der Herzspitze. Er ist der alleinige motorische Nerv des Zwerchfells. Unterwegs gibt er feine Zweige an Perikard und Pleura. Das Ende des Phrenicus bilden jederseits **Rami (phrenico-) abdominales**, die das Zwerchfell durchsetzen und sich auf seiner Unter- fläche mit sympathischen Geflechten verbinden.

# C. Die Leitungsbahnen der oberen Extremität.

## 1. Allgemeines.

*Die erste Entstehung* Die obere Extremität bekommt ihre Nerven aus dem **Plexus brachialis**, der, wie wir sahen, aus C 5—Th 1 zusammengesetzt ist. Beteiligt sind lediglich die Rr. ventrales dieser Nerven, weil die Gliedmaße ihrer Entstehung nach dem ventrolateralen Rumpfgebiet entspricht (Bd. 1, Abb. S. 26, *20*). Feine Seitenästchen der Rr. ventrales werden, indem sie sich zugleich mit der Extremität selbst außerordentlich vergrößern, zu Hauptästen, und die ehemaligen Hauptäste werden zu Seitenästen oder verschwinden ganz, wie früher beschrieben wurde (S. 40). Während so die Extremität durch Nerven **polymer** (von mehreren Metameren) versorgt ist, ist sie durch Gefäße **monomer** (von einem Metamer) beschickt, denn es gibt zwischen den Stämmen des Plexus brachialis, die von der Achselhöhle aus in die Gliedmaße gelangen, nur **eine** das Blut zuführende Arterie, die Arteria subclavia und ihre Fortsetzung, die A. axillaris, und ebenso nur **eine** Vene, die V. axillaris und ihre Fortsetzung nach dem Herzen zu, die V. subclavia. Diese Einschränkung der Blutbahn auf je ein einziges Gefäß für den Zufluß wie für den Abfluß ist jedoch etwas Sekundäres. Ursprünglich wachsen mehrere segmentale Gefäße einzeln in die Extremität ein (Abb. S. 11). Sie werden im Laufe der Entwicklung zurückgebildet bis nur ein einziges übrigbleibt, nämlich die A. subclavia. Bei den meisten Säugetieren entspricht wie beim Menschen die A. subclavia der 6. Cervicalarterie, d. h. der zwischen dem 6. und 7. Ursegment bzw. Halswirbel verlaufenden Arterie. (Der mit ihr verlaufende Nerv wird als 7. Cervicalnerv gezählt, vgl. S. 30.) Es kann ausnahmsweise vorkommen, daß eine mehr kranial oder mehr caudal gelegene segmentale Arterie die spätere Hauptarterie der Gliedmaße liefert (S. 61), gewöhnlich aber ist es die genannte, während die Nachbararterien gänzlich verschwinden. Die Äste von mehreren segmentalen Arterien sind schließlich auf das eine Hauptgefäß konzentriert (Abb. S. 11), so daß die Gliedmaße eine scharf gesonderte Provinz einer einzigen segmentalen Arterie geworden ist und so auch zeitlebens verbleibt.

Würde beim Erwachsenen der Abgang der A. subclavia aus der Aorta bzw. aus dem Tr. brachiocephalicus verschlossen werden, so wäre die Extremität von der Blutzufuhr völlig abgeschlossen. Eine Unterbindung jedoch kommt in dieser Gegend nicht in Betracht und auf natürlichem Weg sind Unterbrechungen des Stromlaufs an dieser Stelle so selten, daß in Wirklichkeit die Blutzufuhr kaum je Schaden leidet, der nicht durch einen Kollateralkreislauf (Bd. 2, S. 616, *621*) ausgeglichen werden könnte.

Beim menschlichen Embryo gehen anfänglich die Nerven C 4—C 8 zur Extremitätenanlage. Später tritt Nerv C 4 aus, und Nerv Th 1 wird in die Anlage einbezogen. Diese seriale Verschiebung um ein Metamer in caudaler Richtung entspricht der caudal gerichteten Verschiebung der Extremität, mit der die Verkürzung des Rumpfes und der Verlust der Halsrippen zusammenhängt (Entstehung des Halses).

*Beziehung der Leitungsbahnen zum Milieu* So wie zwischen den Nervenbahnen und den Blutbahnen beim Ansatz der Gliedmaße an den Rumpf ursprünglich Korrespondenz besteht, die dann nachträglich verloren gegangen ist, so ist auch innerhalb der Gliedmaße an sehr vielen Stellen die Lageübereinstimmung zwischen beiden nachträglich verwischt. Veranlassung dazu gibt vor allem die Untergliederung der Gliedmaßen durch die Gelenke. An Stellen mit großem Bewegungsausmaß sind die Gefäße besonders gefährdet, weil sie leicht komprimiert oder überdehnt werden können und dadurch der Blutstrom behindert würde. Wir werfen einen Blick voraus auf das Bein. Sowohl in der Hüfte wie im Knie ist eine Beugung nur nach einer Seite möglich (bei der Hüfte, wenn das Bein gegen den Bauch zu emporgehoben wird, bei dem Knie, wenn der Unterschenkel nach hinten zu gebeugt wird). In der entgegengesetzten Richtung sind die Gelenke gesperrt (bei der Hüfte

durch das Ligamentum iliofemorale, beim Knie durch die äußeren und inneren
Kniebänder). Die A. femoralis an der Hüfte liegt auf der Beugeseite, d. h. vorn
vom Gelenk, die A. poplitea in der Kniekehle liegt ebenfalls auf der Beugeseite,
d. h. hinten vom Gelenk. Beide befinden sich also auf der mechanisch entsprechenden Stelle. Sie sind vor Überdehnung geschützt dadurch, daß das Gelenk

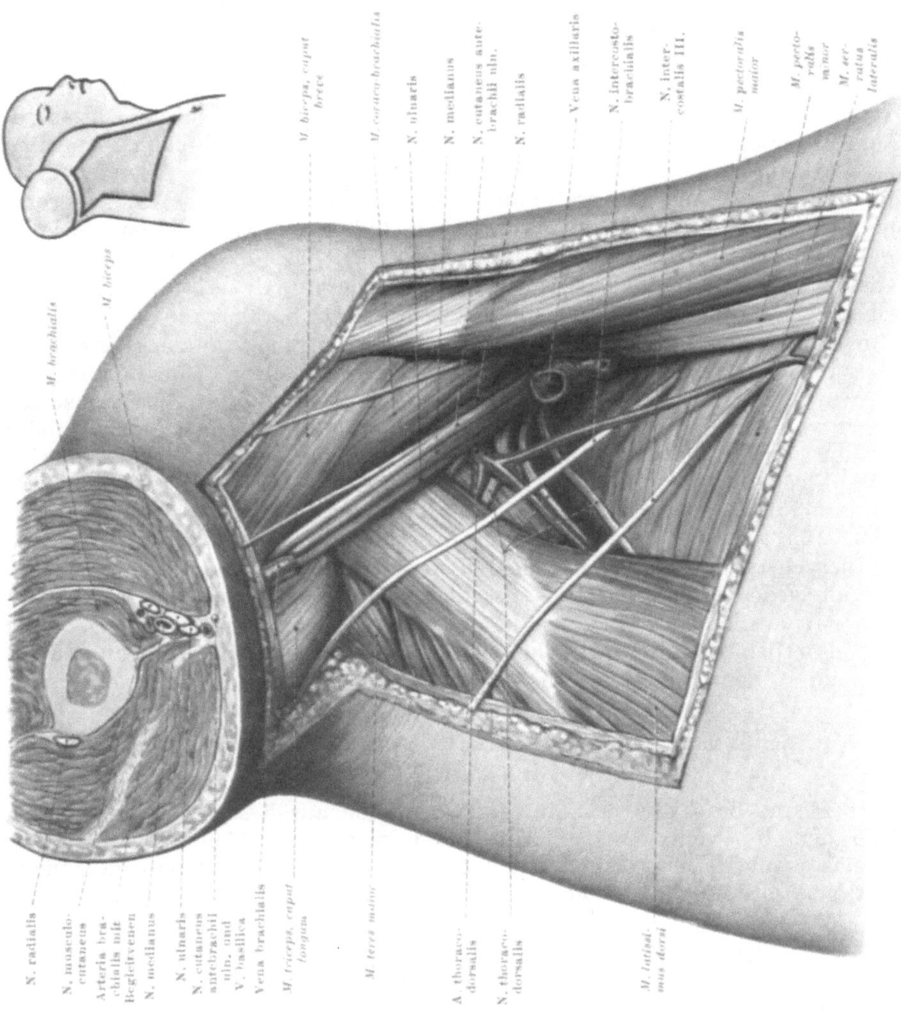


Abb. 51. Axillares Gefäßnervenbündel in situ. — E.

nach der entgegengesetzten Seite gesperrt ist. Die Stauung bzw. Abknickung
bei extremer Beugung ist verhindert durch die Längsspannung der Arterie
(S. 3): bei Fehlen der Längsspannung würde die Arterie spitzwinklig gebogen
oder geknickt werden, die Längsspannung gleicht den Knick zu einem sanften
Bogen aus. Die Knickung wäre aber trotz bestehender Längsspannung unver-
meidlich, wenn die Arterie etwa an der Gelenkkapsel des sich spitzwinklig
beugenden Gelenkes fixiert wäre. Dies wird niemals gefunden, vielmehr ist die
Arterie in ein plastisches Fettpolster verschieblich eingelagert, so daß sie sich

vom Gelenk entfernen kann (in der Kniekehle besonders deutlich). Die Entwicklungsgeschichte lehrt, wie bei der unteren Extremität geschildert werden wird, daß die Lage der Hauptstämme auf der Beugeseite der Gelenke nicht von vornherein besteht, sondern daß sie erst durch einen nachträglichen Umbau der Gefäßbahn zustande kommt. Wird in solchen Fällen die Blutbahn entsprechend dem Milieu umgebaut, so gilt das gleiche keineswegs für die Nerven. Diese behalten ihren ursprünglichen Verlauf bei, auch wenn die Gefäße ihn haben aufgeben müssen.

Ganz besonders charakteristisch ist das verschiedene Verhalten der Gefäße und der Nerven gegenüber den Membranae interosseae. Sowohl am Unterarm wie am Unterschenkel treten durch die Membrana interossea Gefäße aber keine Nerven hindurch. Der N. radialis biegt da, wo er von der Ellenbeuge an den Unterarm gelangt (R. profundus, Abb. S. 121), um den Radius herum, während die A. interossea dorsalis zwischen Radius und Ulna durch ein Loch in der Membrana interossea passiert (Abb. S. 137). Ebenso am Unterschenkel, wo der N. fibularis (peronaeus) um die Fibula herum, die A. tibialis ventralis durch die Membrana interossea hindurchgeht (Abb. S. 208).

Im allgemeinen liegen die peripheren Leitungsbahnen an der Extremität in den Lücken, welche zwischen den Muskeln frei bleiben. Von den Hauptstämmen, welche auf diese Weise durch das Muskelspiel nicht in Mitleidenschaft gezogen werden, gehen Ästchen aus, die sich zu den einzelnen Muskeln oder zur Haut begeben. Wenn sich die Muskeln zusammenziehen, oder wenn sich die Haut gegen ihre Unterlage verschiebt, so geben diese Ästchen genügend Spielraum für die Bewegungen, so daß die Hauptkabel dabei nicht gezerrt werden. Da wo Gelenke mit starken Ausschlägen passiert werden, sind die Hauptnervenstämme in ihrer Länge dem größten Ausschlag angepaßt und haben infolgedessen bei geringem Ausschlag einen leicht geschlängelten Verlauf, z. B. der N. medianus bei spitzwinklig gebeugtem Ellenbogen. Bei der Dehnung wird wesentlich das Bindegewebe zwischen den Nervenfasern beansprucht, das bis zu $\frac{1}{4}$ der Länge eines motorischen Nervs nachgeben kann.

## 2. Wurzeln, Nervenstränge und Einzelnerven des Plexus brachialis.

Die Umordnung der Wurzelfasern zu den Einzelnerven

Der Plexus brachialis besteht beim Menschen aus 5 segmentalen Nerven, welche den Rr. ventrales von C 5—Th 1 zugehören (Abb. S. 44). Diese Nervenäste gehen beim Embryo getrennt in die Extremitätenanlage hinein, im fertigen Zustande vereinigen sie sich zu Bündeln, welche gemeinsam mit der A. subclavia durch die Scalenuslücke zwischen M. scalenus ventralis und M. scalenus medius im äußeren Halsdreieck heraustreten (Abb. S. 132). Man kann den Plexus leicht oberhalb des Schlüsselbeines durch die Haut hindurch fühlen. Jenseits der Scalenuslücke werden drei Stämme formiert, welche in der Achselhöhle, und zwar bedeckt vom M. pectoralis minor, um die A. axillaris herum so geordnet sind, daß je einer zu seiten der A. axillaris liegt und einer hinter ihr (Abb. S. 111). Man nennt sie danach Fasciculus cranialis (radialis), Fasciculus caudalis (ulnaris) und Fasciculus dorsalis. Diese drei Fasciculi setzen sich aus den einzelnen segmentalen Nerven, welche in den Plexus hineingehen und welche wir als Wurzeln des Plexus bezeichnen, in der Weise zusammen, daß der Fasciculus cranialis nur aus den am meisten kranial gelegenen Wurzeln entsteht, der Fasciculus caudalis nur aus den am meisten caudal gelegenen Wurzeln, der Fasciculus dorsalis aus sämtlichen Wurzeln (im einzelnen vgl. Abb. S. 111). Schließlich gehen aus den drei genannten Strängen die eigentlichen Einzelnerven für die freie Extremität hervor, und zwar entsteht der N. medianus aus einer Schlinge, der sog. Medianusschlinge, die aus Anteilen des Fasciculus cranialis und des Fasciculus caudalis gebildet

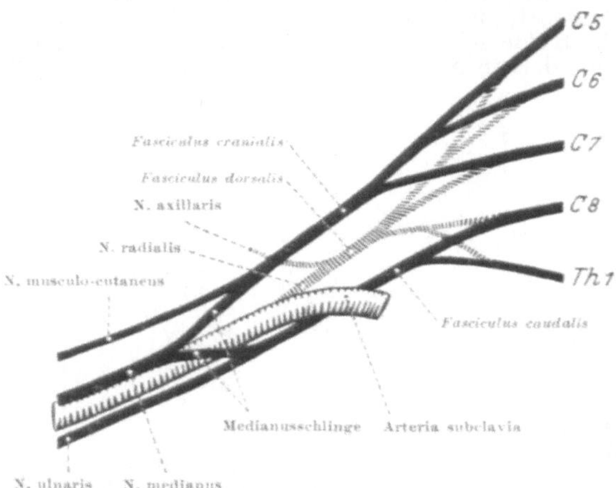


Abb. 52. Schema der Wurzeln und Hauptstämme des Plexus brachialis. Fasciculus posterior schraffiert. — Br.

wird (Abb. S. 111). Der Rest des Fasciculus cranialis wird zum N. musculo-cutaneus. Der Rest des Fasciculus caudalis wird zum größten Teil zum

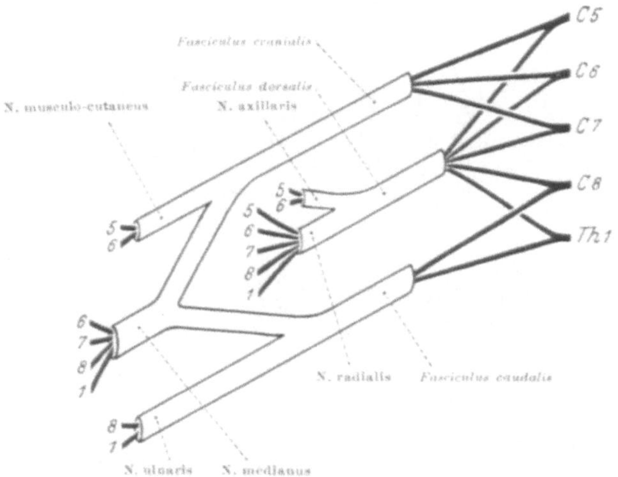


Abb. 53. Verteilung der segmentalen Wurzeln auf die Hauptstämme des Plexus brachialis. Schema. — Br.

N. ulnaris (zwei dünne Nervenäste, welche außerdem aus dem Rest hervorgehen, sind lediglich Hautnerven, N. cutaneus brachii ulnaris und N. cutaneus antebrachii ulnaris). Der Fasciculus dorsalis liefert den N. axillaris und den N. radialis.

Wenn man sagt, der Plexus brachialis zieht „durch die Achselhöhle" oder liegt „in der Achselhöhle", so ist das strenggenommen nicht richtig. Ein solches Bild bekommt man erst, wenn der axillare Fettkörper entfernt ist und alle Nerven und Gefäße einzeln freigelegt sind, wie es bei den Präparierübungen zu geschehen pflegt. Der Plexus selbst liegt an der Rückfläche des M. pectoralis minor (Abb. S. 132).

In den Bereich der Achselhöhle gelangen nur die aus dem Plexus hervorgehenden
Nervenstämme. Sie formieren zusammen mit A. und V. axillaris ein dicht geschlossenes Gefäßnervenbündel, das dem M. coracobrachialis und dem M. pectoralis minor
unmittelbar angelagert ist, also ganz an der cranialen Wand der Achselhöhle verläuft,
nicht aber durch die Höhle selber hindurch (Abb. S. 109). Man fühlt denn auch bei
erhobenem Arm den derben Nerven-Gefäßstrang unmittelbar unter der vorderen

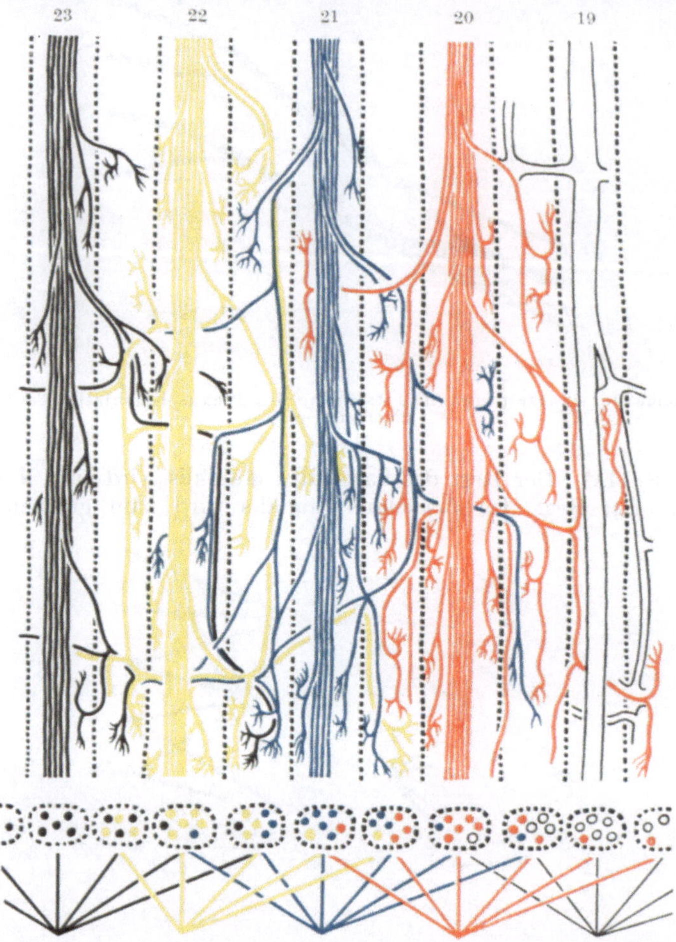


Abb. 54. Muskeln der Flosse eines Rochen mit Nerven der Flosse. Die einzelnen Nerven mit verschiedenen Farben. Darunter die Muskeln als Querschnitte. Innerhalb der Querschnitte ist schematisch
durch die verschiedene Anzahl der Punkte angegeben, wie verschieden stark die Versorgung durch Fasern
desselben Spinalnervs ist. Nach BRAUS: Jena. Z. Naturwiss. 47 (1911), Tafel 24. — Br.

Achselfalte, und nicht in der Achselhöhle. In dem Strang liegt die Vene am oberflächlichsten, die Arterie ist vollkommen von den Nervensträngen umschlossen
(Abb. S. 109) und wird erst sichtbar, wenn man die Nerven auseinander legt.

Entstehung der Um-ordnung, Haiflosse    Die eigentümliche Neuordnung, welche die Nerven innerhalb des Glied-
maßenplexus eingehen, wird ihrem Wesen nach am deutlichsten, wenn wir
damit die Einrichtungen der Extremitäten bei niederen wasserlebenden Tieren
vergleichen. Bei einem Rochen z. B. laufen die segmentalen Nerven, welche
in die Extremität eindringen, genau in der gleichen Weise innerhalb der Extremität getrennt weiter, wie sie an die Extremität herantreten (Abb. S. 112, Nerv
19—23). Die Stämme bilden also kein Geflecht wie bei den höheren Tieren
und beim Menschen, wohl aber bilden die Ästchen, welche von diesen Stämmen

aus in die Muskeln hineingehen, einen sehr dichten Plexus, der zwischen und innerhalb der Muskeln liegt und wodurch sich die einzelnen metameren Fasern reichlichst durchflechten.  Es ist also keineswegs jeder der vielen Muskelstreifen, welche bei einem Rochen die Gliedmaßenmuskulatur zusammensetzen, nur von einem Spinalnerven versorgt, sondern durch die Vermengung der Muskelästchen der einzelnen Nerven in dem genannten Plexus kommt es dazu, daß ein jeder Muskelstreifen von mehreren segmentalen Nerven innerviert wird.

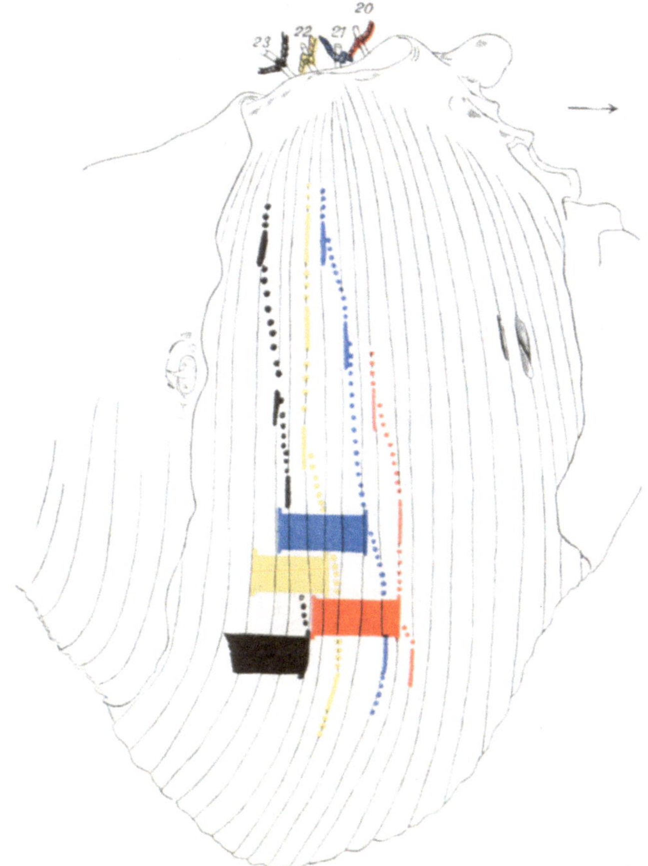

Abb. 55. Die Reizbezirke der Rochennerven, farbig angegeben. Die hier gezeichneten Flossenmuskeln sind in Abb. 54 durchsichtig gedacht, Konturen dort schwarz punktiert, hier das Bild der Oberfläche der Muskeln. Die Nerven und ihre Endbezirke mit den gleichen Farben wie in Abb. 54. (Nach BRAUS wie Abb. 54. — Br.)

Man kann dies präparatorisch bestimmen oder aber auch durch die elektrische Reizung, wie aus Abb. S. 113 hervorgeht.  Dort ist jeder der vier Nerven 20—23 beim lebenden narkotisierten Tier freigelegt und einzeln gereizt worden.  Jeder Nerv und sein motorisches Ausbreitungsgebiet ist mit einer besonderen Farbe markiert.  Die einzelnen Muskelstreifen gehen durch drei und mehr Zuckungsgebiete verschiedener Nerven hindurch, gehören also einer größeren Zahl von Metameren an.  Dieser Typus der Nervenverteilung entspricht Abb. B S. 114; im menschlichen Körper ist er an manchen Stellen des Rumpfes verwirklicht. Bei den Extremitäten der Fische, bei denen das Skelet zwar aus zahlreichen Skeletstrahlen besteht, die aber zu einer einheitlichen Platte verbunden sind, haben die Muskeln eine breite Verbindung mit dieser ihrer Basis, die zwischen den Muskeln und dem Skelet gelegenen Nervengeflechte können sich erhalten und der Zahl der Muskelstreifen entsprechend ganz besonders weiter entwickeln; die wellenartige Bewegung der Flosse ist keine Bedrohung der feinen Geflechte (Abb. S. 114).

Bei den landlebenden Tieren mit ihren dünnen und wenig zahlreichen Skeletstäben, die in besonderen Gelenken wie Hebelsysteme gegeneinander verstellbar sind, trennt sich das Geflecht. Ein Teil verbleibt innerhalb der Muskeln, der andere Teil verschwindet zwischen den Muskeln und dem Skelet und rückt proximalwärts nach dem Rumpf zu, wo nun das im Rumpf gelegene Geflecht

*Distaler und proximaler Plexus*

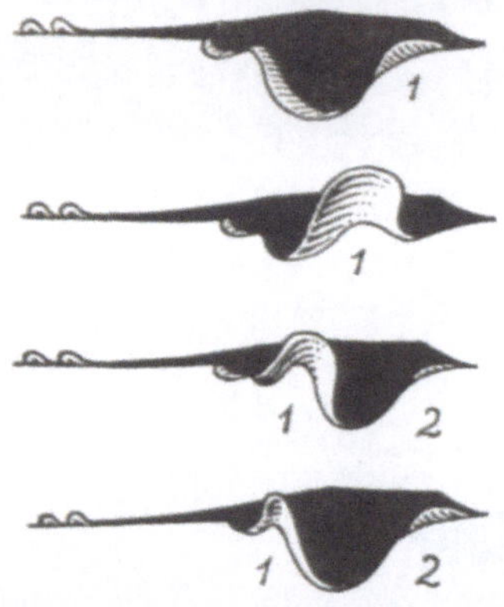

Abb. 56. Flossenbewegung eines Rochen, fortschreitende Welle (*1*), kinematrographiert. Nach MAREY, 4 Bilder aus einer Serie. (Aus HESSE-DOFLEIN: Bd. 1, S. 192. — Br.)

(Plexus brachialis) außerhalb der komplizierten Bewegungseinrichtungen des Hebelsystems gelegen und vor Zerrungen geschützt der Rumpfwand selbst eingelagert ist. Die zwischen den Muskeln der freien Gliedmaße ursprünglich liegenden Geflechte werden auf diese Weise ersetzt durch einfache Nervenstämme, die aber nicht segmental sind wie diejenigen bei den Flossen (Abb. C S. 114), sondern von denen jeder ein besonderes Gemisch von segmentalen Nerven besitzt, wie wir es bei den Extremitätennerven des Menschen im N. medianus, N. musculocutaneus, N. ulnaris, N. axillaris und N. radialis finden (Abb. S. 111). Andeutungen zu derartigen Umformungen finden wir bereits im Plexus cervicalis, aber die höchste Stufe ihrer Ausbildung ist erst in den freien Gliedmaßen, also beim Plexus brachialis (bzw. Plexus lumbosacralis) erreicht.

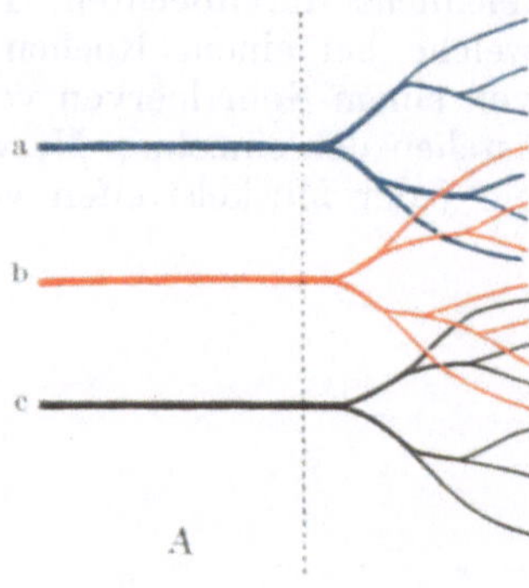

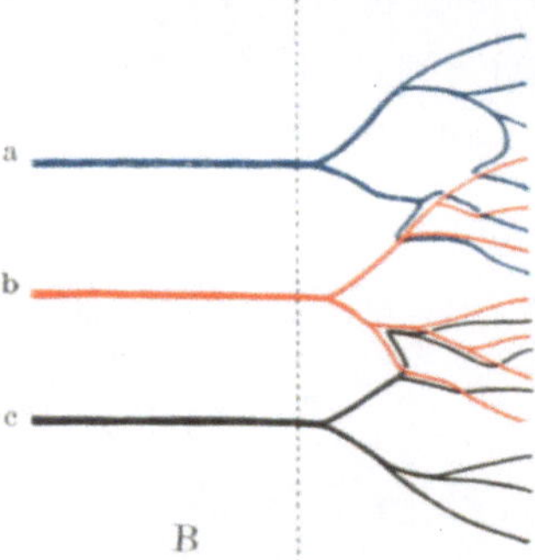

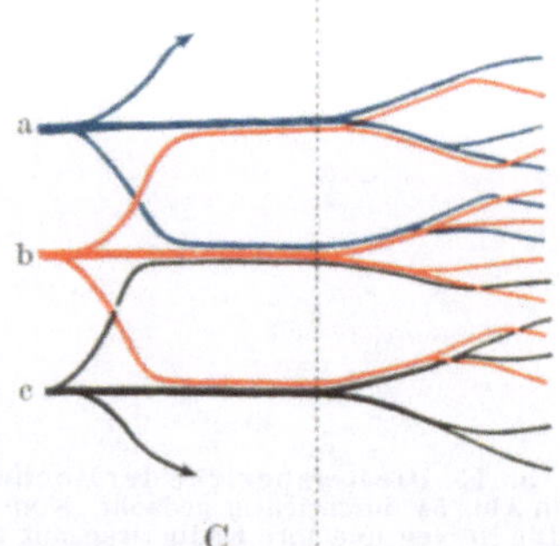

Abb. 57. Schemata von Nervengeflechten. 3 segmentale Nerven a, b, c und ihre Ausbreitungsgebiete. A Typus der reinen Überschichtung („Overlapping"), z. B. sensible Nerven des menschlichen Rückens. B Typus der distalen Geflechtbildung an den peripheren Ästen durch Nervenschlingen (Selachier-Typus). C Typus des proximalen Plexus der Stämme, z. B. Plexus brachialis. -Br.

## 3. Verlauf der einzelnen Leitungsbahnen des Armes und der Hand.

Jeder einzelne Spinalnervenast, welcher zur Extremität geht, hat sich ursprünglich in einen Ramus dorsalis und einen Ramus ventralis geteilt, von denen der eine zur Beugemuskulatur, der andere zu der Streckmuskulatur der Gliedmaße verläuft (Abb. Bd. 1, S. 301, 303, *282, 285*), zu den Mm. brachiales dorsales bzw. Mm. brachiales ventrales (Abb. Bd. 1, S. 230, *212*). Bei den Fischen ist das in typischer Weise durchgeführt, während bei den Landwirbeltieren die Verhältnisse durch die proximale Geflechtbildung einigermaßen verwischt, aber immer noch erkennbar sind. Bei Amphibien sieht man die Stelle, an welcher sich der Hauptstamm in die beiden Hauptäste teilt, die „Nervengabel", noch sehr deutlich. Bei den Säugetieren und beim Menschen entspricht dem ventralen Ast der Fasciculus ventralis (cranialis et caudalis) des Plexus brachialis, also der N. musculocutaneus, N. medianus und N. ulnaris (außerdem die früher bereits erwähnten Hautäste an der medialen Armseite). Dem dorsalen Ast entspricht der Fasciculus dorsalis, also der N. axillaris und der N. radialis (Abb. S. 111).

In den folgenden Abschnitten werden wir die einzelnen Hauptnerven in Form einer kurzen Übersicht über ihren Verlauf am Arm und an der Hand der Reihe nach beschreiben und zum Schluß eine ebensolche Darstellung der Gefäße hinzufügen. Eine Zusammenfassung wird dann erst ergeben, wie die einzelnen Leitungsbahnen an den Abschnitten der Gliedmaße zueinander gelegen sind. Über die Lage der Ästchen, welche zu den Muskeln (subfascial) oder zu der Haut (präfascial) verlaufen, wird erst zum Schluß berichtet werden.

Einteilung,<br>Hilfsmittel<br>der Lage-<br>bestimmung

Um eine Vorstellung zu geben von der Lage der Bahnen innerhalb der Gliedmaße, richten wir uns nach dem Skelet und nach einzelnen besonders wichtigen „Leitmuskeln". Da das Skelet für den Kundigen leicht nach bestimmten Merkpunkten abzutasten ist, so ergibt die Situation zu ihm eine sehr zweckmäßige Hilfe für die Orientierung, wozu beim Lebenden das Abfühlen des Pulses der Arterien kommt. Eine Vorstellung von dem Verlauf der Leitungsbahnen wird mit diesen Hilfsmitteln leicht durchführbar und ist für das Gedächtnis und für die Praxis am zweckmäßigsten. Für den Chirurgen kommen die viel einhergehenderen Lagebestimmungen nach der gesamten Muskulatur in Frage, auf die wir hier nur bei den einzelnen Gliedabschnitten in Kürze eingehen können. Ausführlicheres lehren die Bücher der topographischen und chirurgischen Anatomie.

Die Abb. S. 132, 204 usw. (in der Legende als „Situationsbild der Leitungsbahnen...." bezeichnet) sind nach Präparaten hergestellt, welche der Oberpräparator Dietz in Heidelberg nach den Angaben von Prof. Braus anfertigte. Die Gefäße der betreffenden Extremität wurden mit Teichmannscher Masse injiziert, die Gelenke fixiert und dann allmählich alle Muskeln entfernt. Dabei wurden die Gefäße und Nerven in situ mit Drahtstiften am Knochen befestigt. In den Zeichnungen sind die künstlichen Stützen der Leitungsbahnen weggelassen. Die Präparate sind in der anatomischen Sammlung zu Heidelberg aufbewahrt.

Die kurzen Nerven des Plexus brachialis, welche zu den von der Gliedmaße her auf den Schultergürtel vorgedrungenen truncopetalen Muskeln gehen, sind bereits auf S. 67, 71 behandelt. Wir beschränken uns hier auf die langen Nerven, deren Endgebiete der „freien" Gliedmaße selbst (Arm und Hand) angehören.

### a) Übersicht über die Lage und Ausbreitung der ventralen Hauptnerven.

N. musculo-<br>cutaneus<br>Abb. S. 44,<br>111,116,132,<br>128,142,162,<br>168,176

Der N. musculo-cutaneus, so genannt, weil er mit seinen Zweigen zunächst nur Muskeln, mit seinem Endast aber ein Hautgebiet versorgt, ist die Fortsetzung des Fasciculus cranialis des Plexus (Abb. S. 111) und liegt daher in der Achelhöhle am weitesten lateral. Sein Leitmuskel ist der M. coracobrachialis, den er in seinem mittleren Drittel in einem eigenen Kanal durchsetzt. Dadurch gelangt er zwischen den M. biceps und M. brachialis. Sein Endast tritt am lateralen Rande des Biceps oberhalb der Ellenbeuge hervor, durchbohrt die Fascie und verläuft präfascial weiter bis gegen das Handgelenk. Vor dem Eintritt in

8*

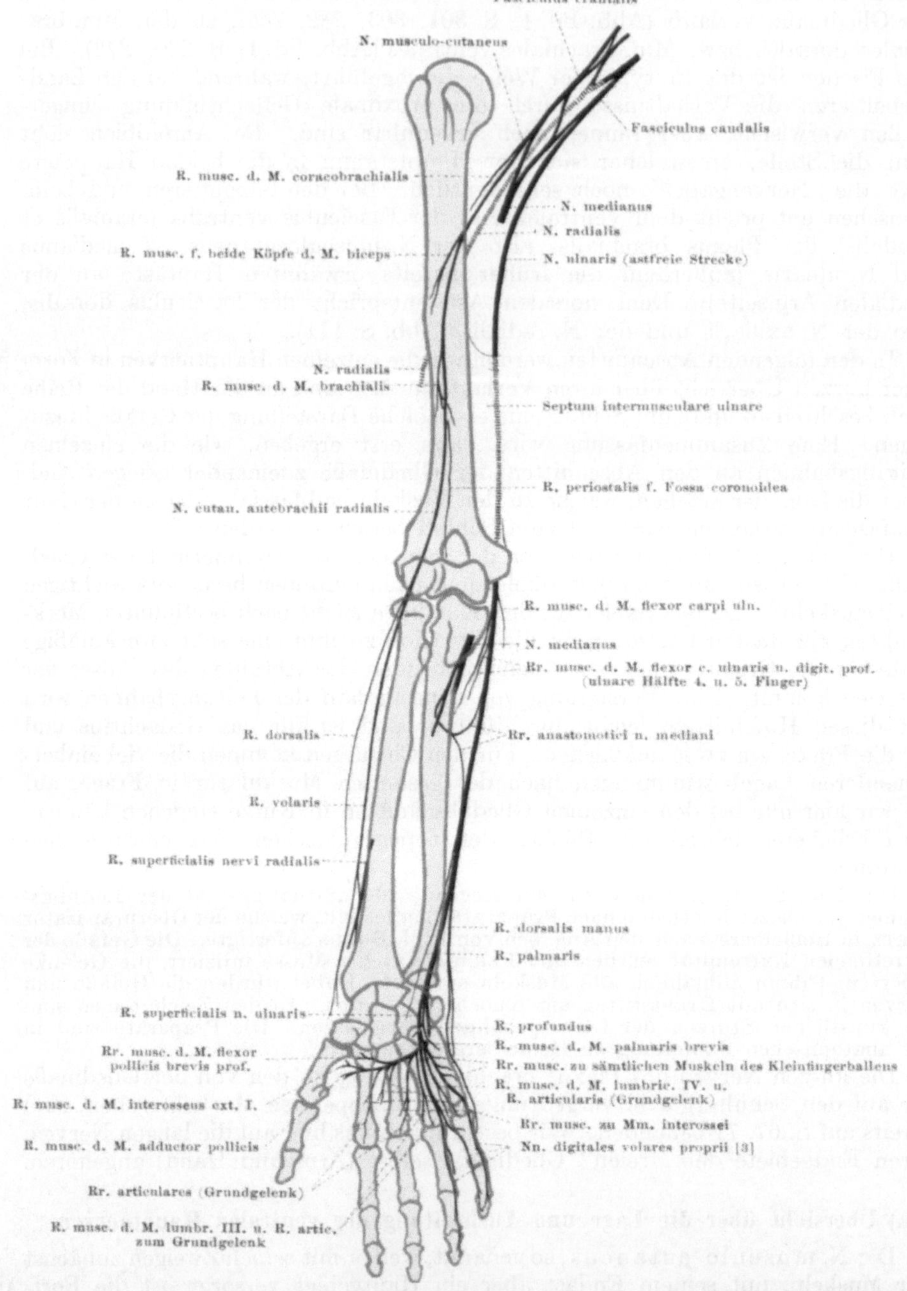


Abb. 58. **Nervus musculo-cutaneus und Nervus ulnaris.** Lage der Stämme und Äste zum Skelet der oberen Extremität. Die Abbildung ist ein Auszug aus Abb. S. 132, 136, und als Schlüssel zu diesen zu benutzen. — Br.

den M. coracobrachialis gibt der N. musculo-cutaneus den Zweig (manchmal auch mehrere) für diesen Muskel ab, nach dem Durchtritt die Äste für den langen und kurzen Kopf des M. biceps, eine Strecke weiter abwärts den für den M. brachialis. Er versorgt also außer dem Coracobrachialis die sämtlichen Beugemuskeln am Oberarm. Sein sensibler Endast, der N. cutaneus antebrachii radialis, innerviert die Haut am Radialrande des Unterarms (Abb. S. 88).

Der Nerv enthält Fasern aus C 5 und C 6. Diese Fasern können durch Vermittlung der „Medianusschlinge" (Abb. S. 111) sämtlich in die Bahn des N. medianus übertreten, so daß der N. musculo-cutaneus fehlt und seine Äste vom N. medianus übernommen werden. Häufiger ist der andere Fall, daß die dem N. medianus zugehörigen Fasern, noch eine Strecke weit dem N. musculo-cutaneus angeschlossen bleiben, statt sämtlich auf dem Wege der Medianusschlinge vom Fasciculus cranialis in den Medianus überzutreten. Dann erfolgt dieser Übertritt durch eine Anastomose, welche etwa in der Mitte des Oberarms unter dem M. biceps vom Musculo-cutaneus schräg zum Medianus zieht (vgl. auch N. medianus).

Der Mittelarmnerv, N. medianus, beginnt an der Medianusschlinge, die bei herabhängendem Arm unter dem M. pectoralis major und M. pectoralis minor versteckt liegt (Abb. S. 132). Bei erhobenem Arm wird die Schlinge infolge des Zurückweichens der Brustmuskeln allenfalls am unteren Rand des M. pectoralis major sichtbar. Der Stamm ist am Oberarm einheitlich und astfrei (Abb. S. 118). Er ist in die Rinne zwischen M. biceps und M. brachialis (Sulcus bicipitalis ulnaris) eingebettet und von der gemeinsamen Fascienhülle dieser beiden Muskeln überzogen. Projiziert man die Gefäße und Nerven des Oberarms in die Frontalebene, so liegt der N. medianus vor dem N. ulnaris (Abb. S. 132). Geht man dagegen von der Haut über dem Sulcus bicipitalis ulnaris auf die beiden Nerven auf dem kürzesten Wege ein, so ist die Lage natürlich eine andere; sie liegen dann nebeneinander (Näheres beim N. ulnaris). Beim Embryo ist die Lage des N. medianus eine andere als beim Erwachsenen; er liegt mehr ulnar, dem N. ulnaris sehr nahe und verbleibt auch später ausnahmsweise in dieser Lage, namentlich wenn ein Processus supracondyloideus des Humerus vorhanden ist (Bd. 1, Abb. S. *306*, 287). Zahlreiche Varianten verbinden die ursprüngliche mediale und die mehr der Mitte der Ellenbeuge sich nähernde definitive Lage durch die verschiedensten Zwischenstufen, die beim Erwachsenen ausnahmsweise bestehen bleiben können (Abb. S. 119).

N. medi-<br>anus<br>Abb. S. 44,<br>109,111,*118*,<br>119,125,*128*,<br>*132*,*136*,139,<br>162,164,165,<br>168, 177

In der Ellenbeuge durchsetzt der Nervenstamm den M. pronator teres (Abb. S. 136) und verläuft dann weiter zwischen dem M. flexor digitorum superficialis und M. flexor digitorum profundus auf die Handwurzel zu. Er ist auf diesem Wege mit der Unterfläche des M. flexor digitorum superficialis durch dessen Fascie verbunden, so daß der Nerv, wenn man diesen Muskel in die Höhe hebt, auf seiner Unterfläche hängen bleibt. Während er am Oberarm keinen einzigen Ast abgibt, versorgt er alle Beugemuskeln des Unterarms mit alleiniger Ausnahme des M. flexor carpi ulnaris und der ulnaren Hälfte des M. flexor digitorum profundus. Eine Anastomose mit dem N. ulnaris im oberen Drittel des Unterarmes kommt gelegentlich vor (Abb. S. 178). Durch diese können Fasern des N. medianus in die Bahn des N. ulnaris eindringen und die von dem N. ulnaris versorgten Beugemuskeln am Unterarm mitversorgen. Am Handgelenk liegt der Stamm des N. medianus zwischen der Sehne des M. flexor carpi radialis und der des M. palmaris longus (Abb. S. 136). Zum Eintritt in die Hohlhand benutzt er den Hohlhandkanal, Canalis carpi, und verbreitet sich in der Hand mit sensiblen Ästen für die Haut der Finger (Abb. S. 139) und motorischen für fast alle Muskeln des Daumenballens, sowie die beiden radialen Mm. lumbricales.

Der N. medianus bezieht seine Fasern aus C 6, C 7, C 8, Th 1 (vgl. Abb. S. 111). Ein Teil der für den N. musculo-cutaneus bestimmten Fasern kann vom Fasciculus lateralis des Plexus brachialis durch die „Medianusschlinge" in den N. medianus gelangen und wird dann etwa in der Mitte des Oberarms durch eine schräg vom Medianus zum Musculo-cutaneus ziehende Anastomose diesem zugeführt. In

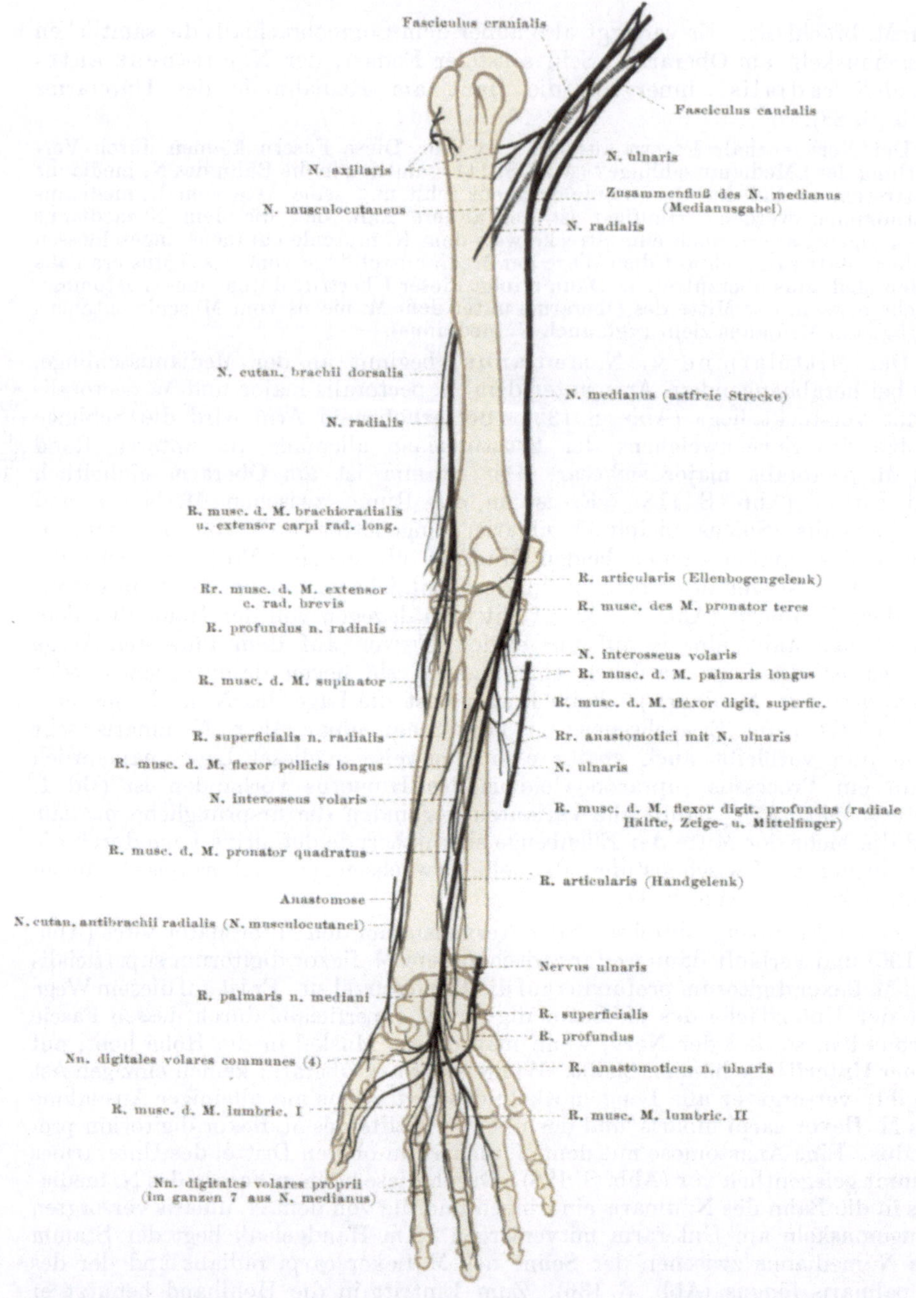



Abb. 59. **Nervus medianus, Teile des Nervus radialis und des Nervus ulnaris.** Lage der Stämme und Äste **zum Skelet der oberen Extremität.** Die Abbildung ist ein Auszug aus Abb. S. 132, 136, und als Schlüssel für diese zu benutzen. — Br.

N. ulnaris
Abb. S. 44,
109,111,*116,*
121,125,*132,*
*133,136,137,*
139,162,168,
178
seltenen Fällen können sämtliche Musculo-cutaneus-Fasern in der Bahn des Medianus laufen (s. N. musculo-cutaneus, S. 117).

Der Ellennerv, N. ulnaris, geht wie der N. medianus als ein astloser Strang durch den ganzen Oberarm hindurch und gibt nur Äste an Unterarm und Hand ab.

Er liegt am Oberarm hinter dem Septum intermusculare ulnare (Abb. S. 133) und am Ellenbogen dorsal vom Epicondylus ulnaris in einer Knochenrinne, Sulcus nervi ulnaris (Abb. S. 137); hier kann der Nerv leicht gegen den Humerus gedrängt und gequetscht werden (Druckpunkt des N. ulnaris, „Elektrisier-, Musikantenknochen" der Kinder). Unter dem Sehnenbogen zwischen den Ursprungsköpfen des M. flexor carpi ulnaris tritt er auf die Volarseite des Unterarmes und verläuft an der Unterfläche dieses seines Leitmuskels, zwischen ihm und dem M. flexor digitorum profundus, gegen das Handgelenk, im distalen Abschnitt des Unterarmes von der Sehne des M. flexor carpi ulnaris gedeckt. Er versorgt am Unterarm nur den M. flexor carpi ulnaris und den ulnaren Teil

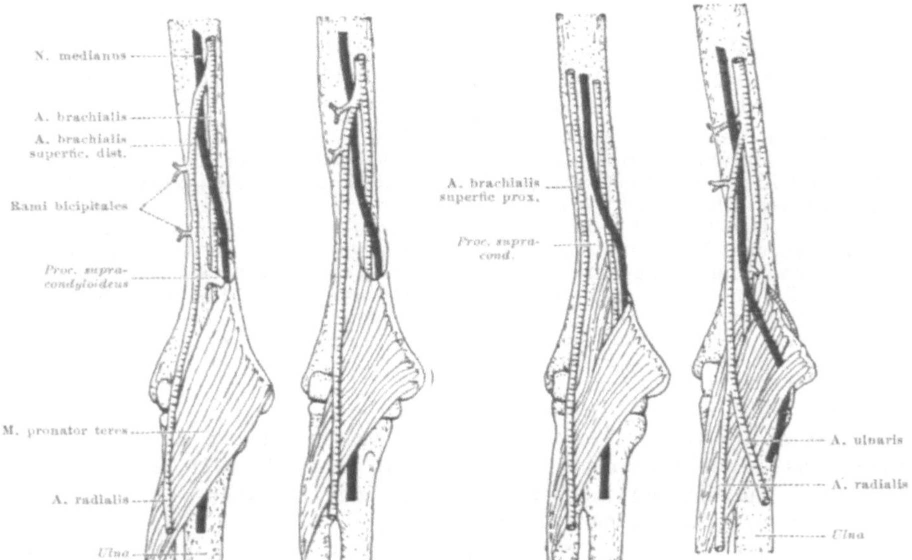



Abb. 60. **Varianten der Lage des Nervus medianus und der Arteria brachialis beim Erwachsenen.** (Aus A. Ruge: Präparierübungen, Bd. 2, S. 143. 1908. — Br.)

des M. flexor digitorum profundus. Die Hand erreicht er nicht durch den Hohlhandkanal hindurch wie der N. medianus, sondern über denselben hinweg. Er liegt zwischen dem Ligamentum carpi transversum und dem Ligamentum carpi volare (Bd. 1, Abb. S. 349, *329*), weiter distal bedeckt vom M. palmaris brevis. Bevor er in die Hand eintritt, meist schon etwa in der Mitte des Unterarmes, gibt er den sensiblen Ramus dorsalis ab (Abb. S. 121), welcher zwischen dem M. flexor carpi ulnaris und der Ulna dorsalwärts tritt und sich am Handrücken ausbreitet (Abb. S. 137). An der Hand teilt sich der N. ulnaris in einen R. superficialis und einen R. profundus. Der erstere ist sensibel und versorgt die Haut an der Volarseite des 5. und der ulnaren Hälfte des 4. Fingers (Abb. S. 139, 125). Der tiefe Ast begibt sich in die Tiefe der Hohlhand; er ist der wesentlichste motorische Nerv für die kurzen Handmuskeln, denn er versorgt sämtliche Muskeln des Kleinfingerballens, sämtliche Interossei, den M. adductor pollicis und den tiefen Kopf des Flexor brevis pollicis, sowie die beiden ulnaren Lumbricales. Da der N. medianus an der Volarseite der Hand sein Hauptausbreitungsgebiet an der Haut hat, der N. ulnaris aber wesentlich an den Muskeln, so überdeckt die Ausbreitung des N. medianus diejenige des N. ulnaris (Abb. S. 118, in Abb. S. 139, blau bzw. schwarz).

Der N. ulnaris bezieht seine Fasern aus C 8 und Th 1 (vgl. Abb. S. 111). Ausnahmsweise erhält er Fasern aus C 7 (für den M. flexor carpi ulnaris), die ihm auf dem Wege der Anastomose mit dem Medianus am Unterarm aus diesem zugeführt werden können, wahrscheinlich aber schon im Bereich des Plexus brachialis, indem der Nerv C 7 ausnahmsweise sowohl zum kranialen wie zum caudalen Faszikel des Plexus Fasern abgibt (vgl. S. 122).

### b) Übersicht über die Lage und Ausbreitung der dorsalen Hauptnerven.

N. axillaris
Abb. S. 44,
111,*121*,132,
*133*, 138

Der Nervus axillaris geht hoch oben in der Achselhöhle unmittelbar auf der Kapsel des Schultergelenkes um den Oberarmknochen nach hinten herum an den M. deltoides, an dessen Unterfläche er bis zum Vorderrand des Muskels verläuft (Abb. S. 138). Ehe er unter den Muskel tritt, gibt er einen Ast an den Hautbezirk, welcher den Muskel bedeckt, N. cutaneus brachii radialis (Abb. S. 133, 138). Außer dem M. deltoides wird auch der M. teres minor vom N. axillaris versorgt. Den Weg aus der Achselhöhle heraus nimmt der Nerv durch die laterale Achsellücke (Abb. S. 133).

Würde man den Nerv am hinteren Rande des M. deltoides durchschneiden, so wäre damit der ganze Muskel gelähmt. Infolgedessen ist für den Chirurgen der Ort der Wahl immer soweit wie möglich dem Vorderrand des M. deltoides zu gelegen, um vom Muskel selbst soviel wie möglich benutzbar zu lassen. Wird bei einer Auskugelung des Humeruskopfes der Nerv zerrissen, so ist dies erkennbar daran, daß die Haut über dem M. deltoides empfindungslos geworden ist, während das Gelenk im ganzen und seine Umgebung durch die Verletzung äußerst schmerzhaft sind. Der Arzt sollte nie unterlassen, dieses auffallende und auch dem Patienten sehr deutliche Symptom festzustellen, ehe er einzurenken beginnt, um sich davor zu schützen, später dafür verantwortlich gemacht zu werden, daß er etwa durch seine Repositionsversuche den Nerv zerrissen hätte (was bei brüsker Reposition auch tatsächlich eintreten kann).

Segmentbezüge des Nervus axillaris: C 5, C 6 (vgl. Abb. S. 111).

N. radialis
Abb. S. 44,
109,111,*118*,
*121*,128,132,
133,*136*,137,
139,162,164,
165, 168

Der Speichennerv, Nervus radialis, beschreibt um die Dorsalseite des Humerus herum eine langgezogene Spirale (Abb. S. 121, 133): er verläuft im Sulcus nervi radialis, der muskelfreien Rinne zwischen den Ursprüngen des Caput radiale und Caput ulnare des M. triceps (Bd. 1, Abb. S. 237, *219*). Durch das Caput radiale wird diese Rinne zu einem Kanal geschlossen. Auf dieser Strecke kann der N. radialis gegen den Knochen angepreßt werden, wenn z. B. der Oberarm auf die Lehne einer Bank gestützt und gleichzeitig durch den auf den Oberarm gelegten Kopf beschwert wird (z. B. bei einem im Rausch Eingeschlafenen); da der Nerv nicht ausweichen kann, wird er gegen den Knochen gequetscht und in seinem Leitungsvermögen geschädigt. Diese Stelle in der Mitte des Humerus heißt oberer Druckpunkt des N. radialis.

Sobald der Nerv das Septum intermusculare laterale erreicht hat, durchbricht er es (bzw. tritt über seinen oberen Rand) und gelangt dadurch auf die Beugeseite des Oberarms (Abb. S. 132). Etwa in der gleichen Höhe tritt auf der medialen Seite des Oberarms der N. ulnaris durch das Septum intermusculare ulnare auf die Streckseite des Oberarms (Abb. S. 133). Beide Nerven verhalten sich also entgegengesetzt: der N. ulnaris liegt nunmehr auf der Streckseite, der N. radialis auf der Beugeseite. Erst in der Gegend des Ellenbogengelenkes kehrt jeder auf die ursprüngliche Seite zurück. Bei forcierter Beugung im Ellenbogengelenk wird daher der N. ulnaris, bei forcierter Streckung der N. radialis (und N. medianus) gespannt. Im Falle krankhafter Überempfindlichkeit wird diese Spannung schmerzhaft.

Nach dem Durchtritt durch das Septum intermusculare radiale gelangt der N. radialis an die Innenfläche des M. brachioradialis, seines Leitmuskels. Jenseits des Ellenbogengelenkes teilt er sich in den sensiblen Ramus superficialis und den stärkeren Ramus profundus. Der Ramus superficialis behält die Lage zum M. brachioradialis bei bis gegen das untere Drittel des Radius hin.

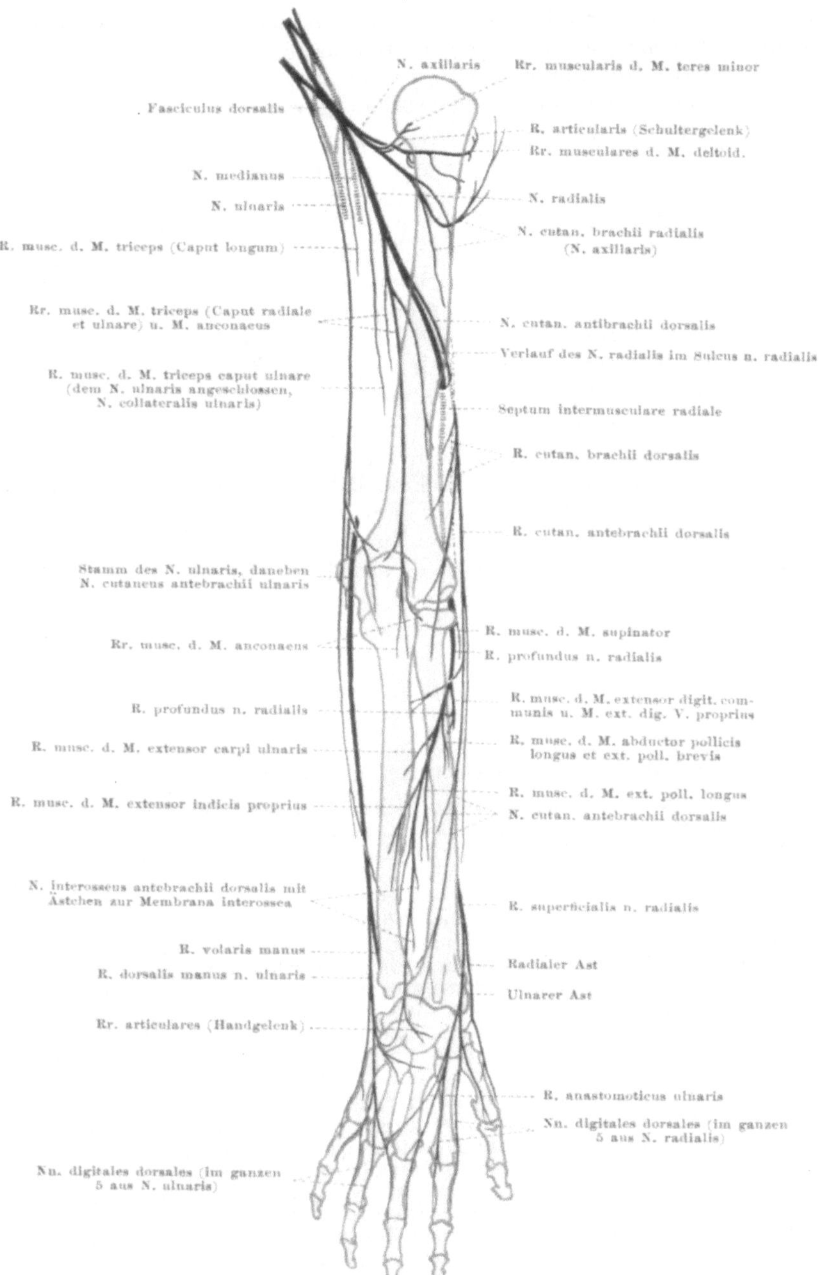


Abb. 61. **Nervus axillaris, Nervus radialis** und Teile des **Nervus ulnaris.** Lage der Stämme und Äste zum Skelet der oberen Extremität. Die Abbildung ist ein Auszug aus Abb. S. 133, 137, und als Schlüssel für diese zu benutzen. — Br.

Er liegt also auf der Vorderseite des Unterarms, begibt sich aber im unteren Drittel des Unterarms auf die Dorsalseite, indem er zwischen der Sehne des M. brachioradialis und dem Radius hindurchtritt (Abb. S. 136). An dieser

Stelle liegt der **untere Druckpunkt** des N. radialis, denn wenn die Haut des Unterarms von außen her gegen den Radius gepreßt wird (z. B. beim Schlafen auf einem harten Kopfkissen mit unter den Kopf geschlagenem Arm), so kann der R. superficialis gequetscht und geschädigt werden.

Der R. profundus verläßt am Ellenbogen den M. brachioradialis gegen die Tiefe zu, tritt in den M. supinatior ein und gelangt durch einen Kanal innerhalb von dessen Muskelfleisch schräg über Capitulum und Collum radii auf die Hinterseite des Radius (Abb. S. 121 u. S. 137). Er ist durch das unter ihm liegende Fleisch des M. supinator so gut unterpolstert, daß er, trotzdem er um den Knochen spiralig herumläuft, doch kaum je gegen ihn gedrückt und an dieser Stelle so gut wie nie gequetscht werden kann. Auf der Hinterseite des Unterarms tritt er nahe dem distalen Rande des M. supinator aus (Abb. S. 137) und splittert sich sofort, gedeckt von der medialen Gruppe der oberflächlichen Strecker, in seine Äste für die Streckmuskeln auf.

Der N. radialis versorgt sämtliche dorsalen Muskeln des Oberarms und Unterarms, auch diejenigen, welche so weit nach vorn geschoben sind, daß sie nur noch der Abkunft nach zu den Streckmuskeln gerechnet werden können (oberflächliche laterale Gruppe der Strecker am Unterarm: M. brachioradialis, M. extensor carpi radialis longus et brevis). Sein Hautgebiet liegt an der Rückfläche von Oberarm, Unterarm und Hand (Abb. S. 88, 89). Zur Hand gibt er lediglich Hautnerven.

Über den spiraligen Verlauf des N. radialis am Humerus und Radius s. Bd. 1, S. 300, *282*.

Als einziger Ast des Plexus brachialis bezieht der N. radialis seine Fasern aus sämtlichen zum Plexus vereinigten Nerven, also aus C 5—Th 1 (vgl. Abb. S. 111).

## c) Varietäten der Faserverteilung im Plexus brachialis.

Varietäten des Plexus brachialis

Entsprechend der stammesgeschichtlichen Caudalwärtsverschiebung der oberen Extremität kann der Plexus brachialis etwas mehr nach kranial bzw. caudal verschoben sein. Im ersteren Falle schickt C 4 einen größeren Anteil zum Plexus als in der Norm, im letzteren Falle kann Th 2 an der Bildung des Plexus beteiligt sein. Demgemäß ändern sich die Segmentbezüge der Muskeln und der Hautgebiete.

In seinem groben Aufbau weicht der Plexus sehr häufig von dem in Abb. S. 111 gegebenen Schema ab. Am häufigsten ist die Medianusschlinge „verdoppelt“ (vgl. Abb. S. 132) oder die drei Faszikel des Plexus werden abweichend formiert, indem z. B. der Nerv C 7, statt ganz in den Fasciculus cranialis einzugehen, sich teilt und sowohl zum Fasciculus cranialis wie caudalis Fasern abgibt. Fast regelmäßig gehen diese Varietäten in der Bildung des Plexus einher mit Varietäten im Verlauf und in der Verzweigung der A. axillaris bzw. brachialis, z. B. mit Ursprung der A. radialis oder ulnaris in der Achselhöhle.

Noch eine dritte Art von Varietäten ist hier zu erwähnen. Aus der vorstehenden Übersicht über Verlauf und Verbreitungsgebiete der Hauptnervenstämme geht hervor, daß eine strenge Scheidung besteht zwischen der Versorgung der Streck- und Beugeseite durch den Fasciculus dorsalis (N. radialis und N. axillaris) und die Fasciculi ventrales (N. musculo-cutaneus, N. medianus, N. ulnaris). Es kommt aber nicht selten vor, daß innerhalb des Plexus Fasern, welche für den dorsalen N. radialis bestimmt sind, sich in einen der ventralen Nerven sozusagen verirren, wie es ähnlich bei ventralen Nerven untereinander vorkommt (N. musculo-cutaneus und N. medianus, S. 117). So können Fasern für den M. brachialis in die Bahn des N. radialis gelangen, und der distale Abschnitt dieses Beugemuskels wird dann von einem Aste des Streckernerven, des N. radialis, innerviert. Oder umgekehrt können Fasern für das Caput ulnare des M. triceps im N. ulnaris verlaufen, so daß dieser ausnahmsweise am Oberarm einen Ast abgibt, und zwar an einen Radialismuskel. Solche Varietäten können das klinische Bild der Durchtrennung eines der Hauptstämme sehr irreführend beeinflussen: trotz totaler Durchtrennung des Fasciculus dorsalis (N. radialis und axillaris) kann das Caput ulnare des Triceps funktionstüchtig bleiben und damit das an sich zu erwartende Bild der totalen Tricepslähmung getrübt sein.

### d) Übersicht über Verlauf und Benennung der Hauptarterien.

Die Hauptschlagader des Armes verläuft lediglich auf der Beugeseite des Armes. Von der Achselhöhle bis zur Ellenbeuge ist sie ein einheitliches Gefäß, von der Ellenbeuge bis zur Hand ist sie in zwei Hauptstämme geteilt (Abb. S. 124). Man nennt, wie wir schon gesehen haben, das einheitliche Gefäß im äußeren Halsdreieck oberhalb des Schlüsselbeins, A. subclavia, in der Achselhöhle A. axillaris und seine Fortsetzung am Oberarm bis zur Ellenbeuge A. brachialis. Die Grenze zwischen A. subclavia und A. axillaris kann man dort ansetzen, wo die Arterie unter dem M. subclavius hervortritt. Zwischen A. axillaris und A. brachialis wird die Grenze gezogen durch den unteren Rand des M. pectoralis major, also durch die vordere Achselfalte. Die A. brachialis läuft am Oberarm zusammen mit dem N. medianus im Sulcus bicipitalis ulnaris. Der N. medianus läuft in einer langgezogenen Spirale um die Arterie herum, so daß er oben nach der Achselhöhle zu lateral von der Arterie, unten nach der Ellenbeuge zu ulnar von der Arterie gefunden wird. Der N. medianus liegt vor der A. brachialis (Abb. S. 162, 168), ausgenommen solche Fälle, in welchen er von einer oberflächlichen Arterie bedeckt wird, die ihrerseits die A. brachialis ersetzen kann und dann also gerade umgekehrt wie in der Norm nicht hinter dem Nerv, sondern vor ihm gefunden wird (Abb. S. 119).

*A. subclavia, axillaris, brachialis Abb. S. 111, 119, 124, 132, 133, 136, 162, 168*

Innerhalb der Ellenbeuge geht von der A. brachialis nach radialwärts die A. radialis ab. Die Arteria brachialis selbst erhält von da ab den Namen A. cubitalis. Doch ist diese nur ganz kurz. Sie teilt sich in ein kleines aber historisch bedeutsames Gefäß, das wegen seiner Lage auf dem Zwischenknochenband A. interossea heißt, während das Hauptgefäß die A. cubitalis fortsetzt und als A. ulnaris längs dem lateralen Rand des M. flexor carpi ulnaris bis zur Hand zu verfolgen ist (Abb. S. 136).

*A. cubitalis, A. radialis, A. ulnaris Abb. S. 124, 125, 132, 136, 137, 139, 162, 168*

Der M. pronator teres hat zur A. radialis und zur A. ulnaris eine sehr verschiedene Lage. Die A. radialis überkreuzt ihn, die A. ulnaris unterkreuzt ihn (Abb. S. 136). Wir können also die Lage der Arterien und Nerven zu diesem wichtigen Leitmuskel so formulieren: Die A. radialis mit dem R. superficialis des N. radialis geht über den M. pronator teres hinüber, der N. medianus geht zwischen den beiden Köpfen des M. pronator teres hindurch (zwischen Caput humerale und Caput ulnare) und die A. ulnaris geht unter dem M. pronator teres hindurch.

Die A. radialis folgt dem Vorderrand des M. brachioradialis als Leitmuskel und liegt an der Handwurzel an der bekannten Stelle, wo der Arzt den Puls fühlt, unmittelbar unter der Fascie des Unterarms zwischen der Sehne des M. abductor pollicis longus und des M. flexor carpi radialis und auf dem Ansatz des M. pronator quadratus. Die A. ulnaris gelangt längs ihres Leitmuskels, des M. flexor carpi ulnaris, der sie meistens ein wenig bedeckt, ebenfalls bis gegen die Handwurzel hin, liegt aber nicht so nahe der Fascie des Vorderarms, und ihr Puls ist deshalb meistens gar nicht, jedenfalls aber minder deutlich zu fühlen als derjenige der A. radialis. Beide Arterien nehmen einen ganz verschiedenen Weg zur Hand.

Die A. ulnaris bleibt auf der Volarseite, vermeidet den Hohlhandkanal, verläuft zusammen mit dem N. ulnaris über das Ligamentum carpi transversum hinweg und wird in ihrer oberflächlichen Lage gerade so wie der Nerv geschützt durch das Lig. carpi volare (Abb. S. 139, Bd. 1, Abb. S. 349, *329*) und den M. palmaris brevis. Die Arteria ulnaris teilt sich in der Hohlhand in einen oberflächlichen Ast, von dem die meisten Fingerarterien ausgehen und der sich mit einem oberflächlichen Ast der A. radialis zum oberflächlichen Hohlhandbogen verbindet, Arcus volaris superficialis. Der tiefe Ast der A. ulnaris verläuft mit dem tiefen Ast des N. ulnaris in der Tiefe der Hohlhand unter

*Arcus volaris superficialis et profundus Abb. S. 124, 125, 136, 137, 139*

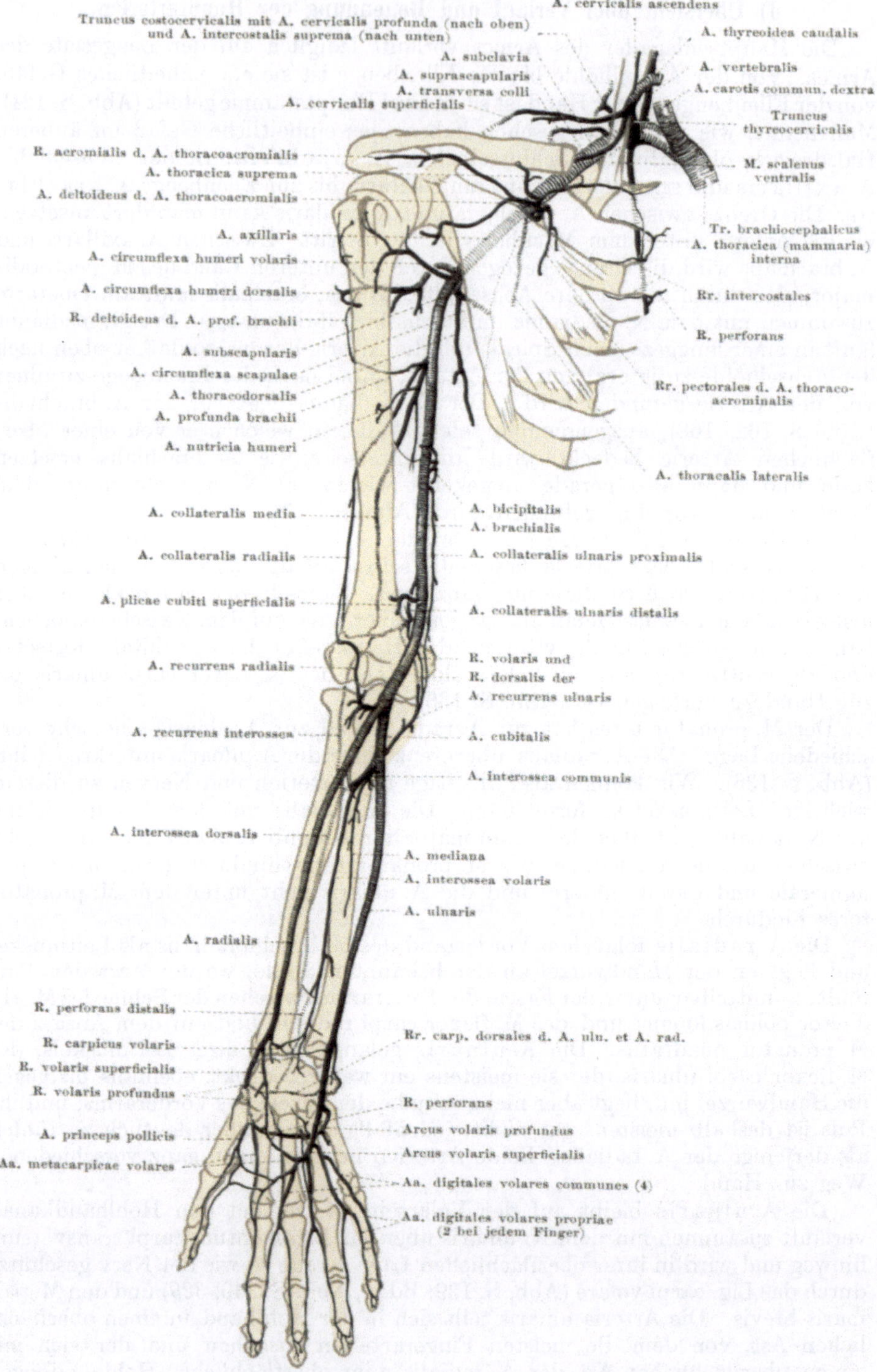


Abb. 62. Arterien der oberen Extremität. Lage zum Skelet. Auszug aus den Abb. S. 132, 135, 139. Diese Zeichnung mit ihrer Beschriftung ist als Schlüssel für die genannten Abbildungen zu benutzen. — Br.

den Sehnen der langen Fingerbeuger und verbindet sich dort mit dem Endast der A. radialis zum tiefen Hohlhandbogen, Arcus volaris profundus
(Abb. S. 139). Der oberflächliche Bogen liegt weiter distal als der tiefe;

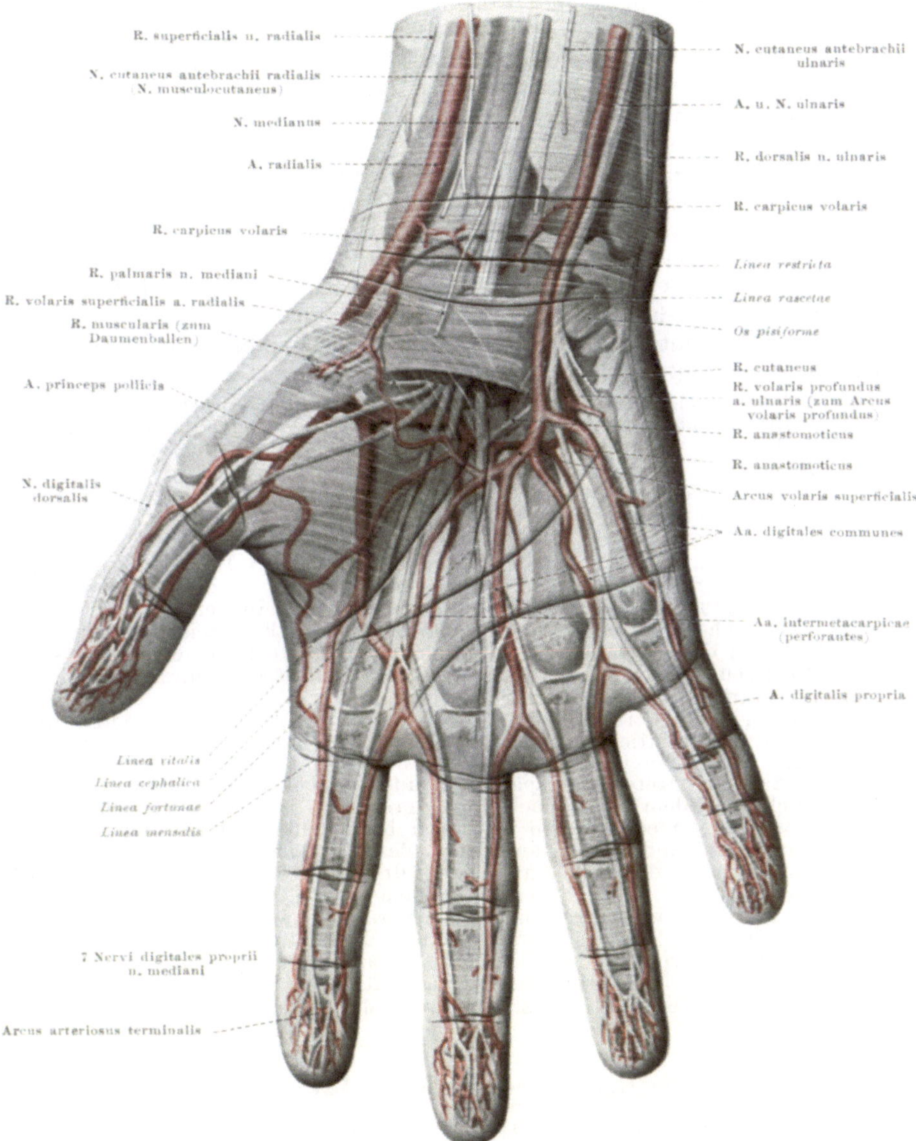


Abb. 63. Lage der Nerven und Arterien zu Handskelet und Handlinien. Nach Röntgenaufnahme
und Präparaten. — Br. — E.

ihre Lage kann man ziemlich genau nach den Hautlinien des Handtellers
bestimmen (Abb. S. 125).

Die A. radialis verläßt, um zur Hand zu gelangen, an der Stelle, wo man
ihren Puls fühlt, die Vorderseite der Handwurzel, tritt hakenförmig gebogen

unter den Sehnen des M. abductor pollicis longus und M. extensor pollicis brevis dorsalwärts in die Tiefe der Tabatière und gelangt von dort durch eine Lücke des M. interosseus dorsalis primus, also zwischen den beiden ersten Mittelhandknochen hindurch in die Hohlhand (Abb. S. 139, 139). Hier vereinigt sich die A. radialis mit dem tiefen Ast der A. ulnaris zum tiefen Hohlhandbogen.

Wenn wir den Verlauf der großen Armschlagader mit demjenigen der Armnerven vergleichen, so ist außer der Einheitlichkeit des Gefäßstammes, die, wie wir früher sahen, etwas Sekundäres ist, besonders auffallend der Mangel eines jeden Gefäßstammes auf der dorsalen Seite des Armes. Die Streckseite wird versorgt von Ästen, die von der Beugeseite an sie herantreten. So ist an der Streckseite des Oberarms die Gefäßbahn durch die A. profunda brachii repräsentiert, welche an der Innenseite des Oberarms von der A. brachialis abzweigt, mit dem N. radialis an die Rückseite des Oberarms tritt und mit ihm weiterläuft. An die Rückfläche des Unterarms geht ein Ast der A. interossea, welcher unterhalb des Ellenbogengelenkes zwischen Radius und Ulna die Membrana interossea durchsetzt (A. interossea dorsalis, Abb. S. 137) und ein weiterer Ast der A. interossea volaris, welcher die Membrana interossea am distalen Ende des Unterarms perforiert (Abb. S. 137).

Varietäten der A. brachialis und ihrer großen Äste

Varietäten der Armarterie sind eine häufige Erscheinung. Statt in der Achselhöhle durch die Medianusschlinge auf die Dorsalseite des N. medianus zu treten (Abb. S. 132) kann sie ihre ventrale Lage zum Plexus brachialis und zum N. medianus beibehalten und als A. brachialis superficialis vor statt hinter dem N. medianus am Oberarm verlaufen. Gelegentlich entspringt die A. ulnaris oder die A. radialis schon in der Achselhöhle in Höhe der Medianusschlinge: die A. brachialis tritt dann wie gewöhnlich durch die Schlinge auf die Dorsalseite des N. medianus, der abnorm entspringende Ast bleibt auf der Ventralseite („hoher Ursprung" der A. ulnaris bzw. radialis). Am Oberarm verlaufen dann zwei Arterienstämme mit dem N. medianus zwischen sich, worauf bei Unterbindungen der Arterie zu achten ist. Als „hoher Ursprung" der A. ulnaris bzw. radialis bezeichnet man auch die Fälle, in denen diese Arterien schon in der Mitte des Oberarms entspringt statt erst in der Ellenbeuge. Diese Varietät kann mit einem Processus supracondyloideus oder seinem Rudiment verbunden sein (Abb. S. 119a u. b).

Am Unterarm ist die A. interossea volaris die älteste Arterie, welche ursprünglich bei allen Landwirbeltieren allein das Blut gegen die Hand hintransportiert und auch beim Menschen in seltenen Fällen ihre alte Bedeutung bewahrt. Die A. radialis und ulnaris treten erst später auf und erringen ihre Vorherrschaft erst ganz allmählich, nachdem zuvor noch die A. mediana, ein beim Menschen ganz unbedeutendes den N. medianus am Unterarm begleitendes Ästchen, die A. interossea verdrängt hat, und zum Hauptgefäß des Unterarms geworden ist. Erst bei Halbaffen wird auch die A. mediana ersetzt durch die A. radialis und A. ulnaris, aber gelegentlich kommt sie noch beim Menschen als stattliches Gefäß vor. Beim menschlichen Embryo wird sie regelmäßig als vorübergehendes Stadium gefunden.

Statt der üblichen A. ulnaris, welche unter dem M. pronator teres verläuft, kommt als Varietät besonders bei „hohem Ursprung" eine A. ulnaris superficialis vor, welche über den M. pronator teres hinwegläuft (Abb. S. 119d).

Auf andere Varietäten des Hauptstromlaufes soll hier nicht eingegangen werden; sie sind sehr zahlreich.

### e) Die Hauptvenen der oberen Extremität.

Die Venen der oberen (und ebenso der unteren) Extremität sind in 2 Systemen angeordnet, einem oberflächlichen und einem tiefen. Die Grenze zwischen beiden ist durch die Fascia brachii bzw. antebrachii (Fascia lata bzw. cruris) gegeben. Die Venen des oberflächlichen Systems liegen oberhalb der Fascie im subcutanen Binde- und Fettgewebe, die des tiefen Systems unter der Fascie. Man bezeichnet die beiden Systeme deshalb als das der präfascialen oder subcutanen Venen (Hautvenen) und das der subfascialen oder tiefen Venen. Beide Systeme stehen ausgiebig miteinander in Verbindung durch Anastomosen, welche die Fascie durchbohren. Das Blut kann also beide Systeme benutzen oder auch vorwiegend nur das eine. Letzteres ist deutlich bei starker Muskeltätigkeit: die sich verdickenden Muskeln komprimieren die tiefen Venen, so daß in diesen die Blutströmung behindert ist, die Hauptmenge des Blutes strömt dann durch die Anastomosen in die Hautvenen, die deutlich anschwellen, und in diesen zentralwärts.

Alle Armvenen, die kleinen wie die großen, sind reichlich mit Venenklappen (Bd. 2, S. 612, *617*) ausgestattet, die teilweise oft schon durch die Haut hindurch infolge der leichten Ausbuchtung der Venenwand in ihrem Bereiche beim Lebenden sichtbar sind (Bd. 1, Abb. S. 336, *316*).

Die tiefen, subfascialen Venen begleiten in der Zweizahl die Arterien und ihre Äste (Begleitvenen, Venae comitantes). Durch quere Anastomosen sind die beiden Begleitvenen einer Arterie vielfältig miteinander verbunden. Die Begleitvenen der A. ulnaris und radialis gehen in die längs der A. brachialis verlaufende, oft nur einfache Vena brachialis über, die sich als Vena axillaris und Vena subclavia fortsetzt. Tiefe Venen

Die oberflächlichen, präfascialen oder Hautvenen bilden ein reiches Netzwerk aus groben Maschen, die von der Schulter zur Hand an Enge und Dichte zunehmen. Am Oberarm sind die Maschen weit, polygonal, die einzelnen Gefäße dünn (von den gleich zu besprechenden Hauptstämmen abgesehen), am Unterarm sind die Maschen enger, mehr in die Länge gezogen, die einzelnen Gefäße dicker. An der Beugeseite des Unterarms ist der Reichtum an Venen größer als an der Streckseite. An der Hand ist zwischen den festen Retinacula des subcutanen Gewebes der Vola ein sehr reiches Netz zierlicher Venen entwickelt, in dem lockeren subcutanen Gewebe des Handrückens und der Rücken- und Seitenfläche der Finger ist es gröber, und die einzelnen Venenbahnen haben größeres Kaliber. Hautvenen<br>Abb. S. 128

Außer in den Fingern und in der Vola manus sind die Hautvenen in 2 Stockwerken angeordnet. Das Netz größerer Venen und die großen Stämme liegen unmittelbar auf der Fascie, durch eine dünne Schicht lockeren Verschiebegewebes mit ihr verbunden. In dem Unterhautfettgewebe liegt ein zweites Netz aus viel zarteren Venen und mit viel weiteren Maschen. Bei stärkerer Entwicklung des subcutanen Fettpolsters ist diese Anordnung in 2 Stockwerken besonders deutlich, die sonst schon durch die Haut sichtbaren Stämme des tieferen Stockwerks sind dann ganz verborgen und selbst durch Stauung des Blutes mitunter nicht sichtbar zu machen, so besonders bei Säuglingen.

Von dem zierlichen Netz subcutaner Venen an der Volarseite der Hand und der Finger ist schon gesprochen worden. Es setzt sich unmittelbar in das Venennetz am Unterarm, an den Seitenrändern und an der Dorsalseite von Fingern und Hand fort. Das auf der Dorsalseite ausgebreitete Venennetz, Rete venosum dorsale beginnt an jedem Finger mit einem kleinen Bogen im Nagelfalz, aus dessen Konvexität ein kurzer unpaarer Venenstamm über der Mitte des Endgliedes hervorgeht, der sich unter den Hautfalten des Endgelenkes in das Netz des Fingerrückens aufzweigt. Aus diesem geht, meist in einem Bogen über dem Grundglied jedes Fingers beginnend, das Venennetz des Handrückens hervor, das mindestens zum Teil, bei alten Leuten ganz durch die Haut hindurch sichtbar ist. Die Variabilität von Mensch zu Mensch, aber auch beim selben Menschen zwischen rechts und links, die im ganzen System der Hautvenen besteht, ist hier sehr deutlich. Doch ist die Variabilität nicht einfach völlig willkürlich. Die Venen am rechten und linken Handrücken zeigen trotz ihrer Verschiedenheit einen bestimmten, für den Träger charakteristischen Typus, der erblich ist. Hautvenen<br>der Hand

Das Venennetz der Hand, das volare wie das dorsale, setzt sich in das Venennetz am Unterarm und dieses, wenn auch weniger ausgesprochen, am Oberarm fort. Schon am Handrücken, noch klarer am Unterarm und besonders am

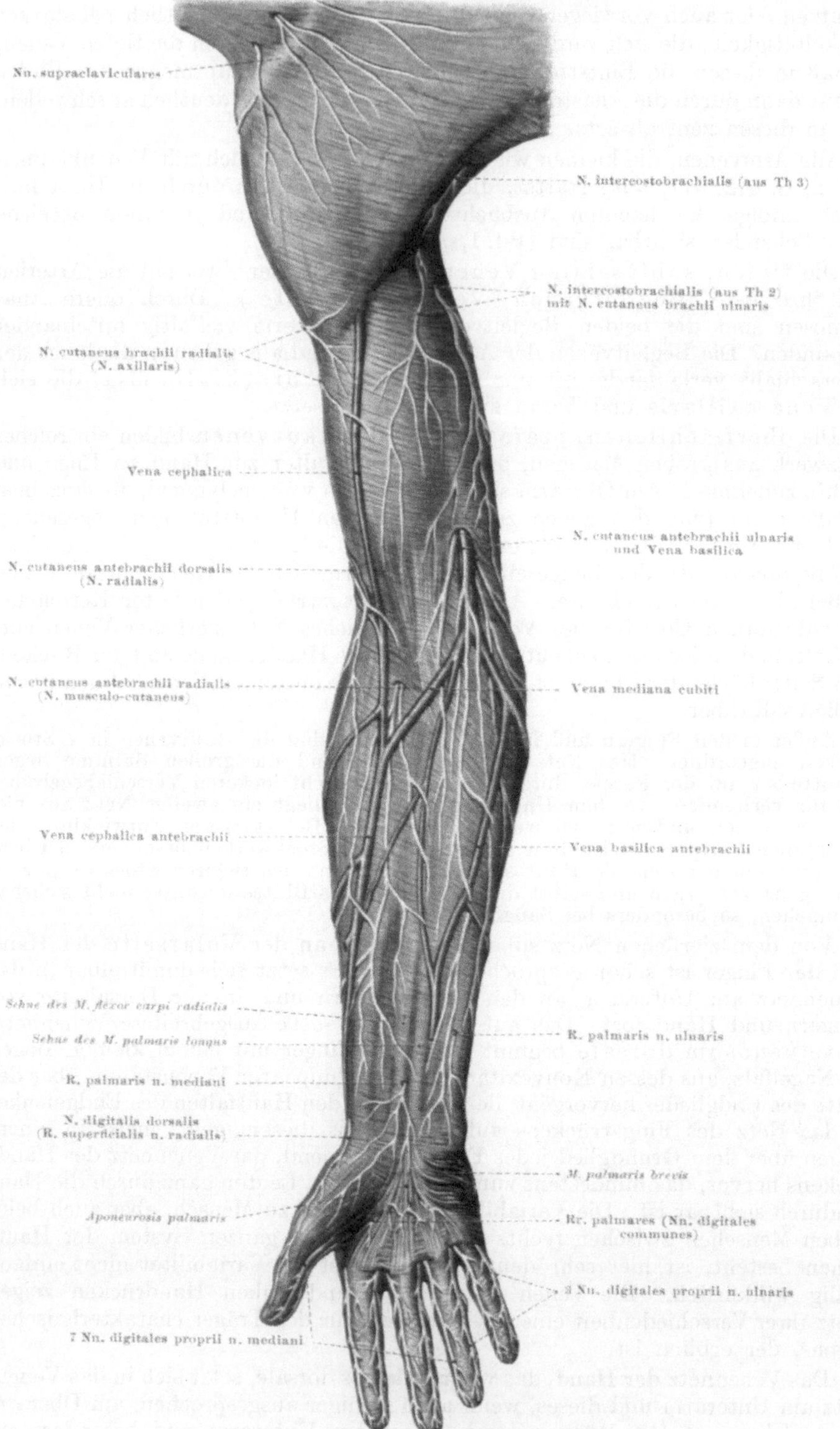


Abb. 64. Präfasciale Venenstämme und Nerven des Armes. (Umzeichnung aus RÜDINGER: Atlas des peripheren Nervensystems, Abb. XX. München 1861.) — E.

Oberarm sind deutlich in der Längsrichtung laufende größere Stämme in der tieferen Lage auf der Fascie entwickelt, welche von der Mitte des Unterarms an nur noch auf der Beugeseite liegen, und zwar je einer am ulnaren und radialen Rande, am Unterarm meist auch noch eine dritte Strombahn zwischen der ulnaren und radialen (Abb. S. 128).

Die ulnaren Stämme werden unter dem Namen Vena basilica antebrachii zusammengefaßt. Erst in der Gegend der Ellenbeuge vereinigen sie sich zu dem einheitlichen Stamme der Vena basilica brachii. Diese tritt etwa in der Mitte des Oberarms durch die Fascia brachii schräg hindurch und mündet alsbald in die V. brachialis, oft erst in die V. axillaris. Sie pflegt der stärkste der subcutanen Venenstämme am Arm zu sein. Vena basilica, cephalica, mediana Abb. S. 128

Die radialen Stämme, im unteren Drittel des Unterarms zum größten Teil noch auf der Dorsalseite gelegen, werden als V. cephalica antebrachii bezeichnet. Auch sie vereinigen sich in Höhe der Ellenbeuge zu einem einheitlichen Stamm, V. cephalica brachii, welcher in der Rinne lateral von der Bicepssehne und weiterhin im Sulcus bicipitalis radialis verläuft, dann in der Rinne zwischen M. deltoides und M. pectoralis major, nahe der Clavicula die Fascie durchsetzt und im Trigonum deltoideo-pectorale durch die Fascia coracocleido-pectoralis in die V. axillaris bzw. subclavia einmündet.

Die mittleren Venenstämme an der Volarseite des Unterarms, V. mediana antebrachii, vereinigen sich meist im oberen Drittel des Unterarms zu einem Stamme, der entweder in die V. basilica antebrachii einmündet oder sich in der Ellenbeuge Y-förmig in 2 Zweige teilt, von denen der eine zur V. basilica, der andere zur V. cephalica zieht. Sie werden als V. mediana basilica und V. mediana cephalica benannt.

Die hier gegebene Schilderung der Hauptvenenstämme stellt nur ein Schema dar, das zur groben Unterrichtung dienen soll. Im einzelnen ist die Anordnung sehr variabel, auch beim gleichen Menschen rechts und links verschieden. Die großen Stämme können sich gegenseitig mehr oder weniger vollständig ersetzen. Am häufigsten ist die Vena cephalica brachii nicht vollständig ausgebildet, sondern in der Mitte des Oberarms unterbrochen, oder fehlt im proximalen Abschnitt ganz. Das Blut strömt dann im vorhandenen distalen Abschnitt gegen die Ellenbeuge hin. Andererseits kann sie, statt im Trigonum deltoideo-pectorale in die V. axillaris zu münden, über die Clavicula hinwegziehen und erst im seitlichen Hausdreieck in die Tiefe treten. Sie kann in einer Furche der Clavicula verlaufen oder auch in einem Kanal die Clavicula durchsetzen. Varietäten

Wenn an der Extremitätenanlage die Handplatte kenntlich wird (Abb. S. 68), führt eine axial gelegene Arterie das Blut in die Extremität hinein. Sie zweigt sich in Capillaren auf, die in die Randvene einmünden, welche dem Rande der ganzen Extremitätenanlage folgt (Abb. S. 11, das Capillarnetz zwischen Arterie und Randvene ist nicht gezeichnet). Die am caudalen Rande der Extremität verlaufende ulnare Randvene bleibt erhalten und wird zu V. basilica, V. brachialis, V. axillaris; die im kranialen Rande verlaufende radiale Randvene geht wie die Vene im Rande der Handplatte frühzeitig völlig zugrunde und wird durch neue Venenbahnen ersetzt. Von den Venen der fertigen oberen Extremität leitet sich also nur der große Venenzug Basilica-Brachialis-Axillaris unmittelbar von dem ursprünglichen Zustande der Randvene her, alle übrigen Venen, sowohl Hautvenen wie die Begleitvenen der Arterien sind sekundäre Bildungen. Daraus erklärt sich ihre große Variabilität im Gegensatz zur Konstanz des alten Hauptvenenzuges. Entwicklung der Extremitätenvenen

Die V. axillaris erleidet während ihrer Ausbildung Verlagerungen, die zum Teil mit dem Descensus cordis zusammenhängen, aber hier nicht behandelt werden sollen. Es sei nur erwähnt, daß unter anderem sich daraus eine gelegentliche abnorme Lage der V. subclavia erklärt, nämlich die Verlagerung in die eigentliche Scalenuslücke hinein, wo sie dann gemeinsam mit der A. subclavia und dem Plexus brachialis gefunden wird (anstatt vor dem M. scalenus ventralis und vor dem Tuberculum scaleni der 1. Rippe).

Beim Embryo vereinigt sich mit der ulnaren Randvene eine in der seitlichen Rumpfwand gelegene Vene, die Seitenrumpfvene (Abb. S. 11). Sie bleibt erhalten als V. thoraco-epigastrica und ihre Fortsetzung, V. thoracica lateralis. Sie sind Hautvenen der seitlichen Rumpfwand, die in die V. axillaris einmünden.

# 4. Äste und Enden der Leitungsbahnen.

Prä- und
subfasciale
Äste

Auf dem ganzen Wege vom Plexus brachialis bis zu dem periphersten Ende gehen von den Extremitätennerven und von der Arterie Äste ab, welche, soweit sie zu den Muskeln gehen, subfascial, soweit sie die Haut versorgen, präfascial liegen. Die Venenstämme erhalten auf ihrem ganzen Verlauf Äste, welche in sie einmünden. Zwischen den Nerven und Gefäßbahnen bestehen gerade bei den Ästen zahlreiche Lageübereinstimmungen. Bei den Muskeln treten Nerven und Gefäße meistens an derselben Stelle ein bzw. aus, Area neurovascularis (Bd. 1, S. 67, *58*). Schon daraus geht hervor, wie eng die peripheren Enden der Äste der Leitungsbahnen aneinander gebunden sind. Bei der Haut folgen die Hautnerven gewöhnlich den Venen, was allerdings für die Lagebestimmung von geringer Bedeutung ist, da die Zahl der netzförmig verbundenen Venen außerordentlich groß und daher die Lageübereinstimmung mit einer der vielen Venen an sich wahrscheinlich ist. Wir werden zuerst die Nervenäste beschreiben, weil im Anschluß daran die Darstellung der Arterienäste sehr vereinfacht werden kann.

Innere
Topo-
graphie des
Nerven-
stammes

Die Äste eines Nerven lassen sich ein wenig in den Nervenstamm selbst als geschlossene Bündel hineinverfolgen („Astbahn" im Nervenstamm). Es ist zwar jede einzelne Nervenfaser selbständig, so daß der Bestand eines beliebigen Seitenastes bereits im Nervenstamme vorgebildet liegt; aber der Nervenstamm ist einem Kabel zu vergleichen, dessen einzelne Drähte sich erst kurz vor dem Abgang eines Seitenastes zu einem eignen Bündel zusammenfinden, während sie bis dahin im Querschnitt des Kabels verstreut liegen. Es gibt wohl nur eine Ausnahme, den N. ischiadicus am Oberschenkel. In ihm liegen zwei völlig getrennte Nerven, der N. fibularis (peronaeus) und N. tibialis, von denen jeder ein in sich geschlossenes Kabel ist. Beide Kabel sind nur durch Bindegewebe vereinigt und können leicht voneinander präparatorisch getrennt werden, ohne daß eines von beiden verletzt wird (sie sind auch bei einer bestimmten Varietät von Anfang an völlig getrennt). Reizt man in diesem Fall einen der beiden Nerven, so ist es dasselbe, wie wenn man den betreffenden Nerv nach seinem Abgang vom Stamme in der Kniekehle reizen würde. Bei allen übrigen Nerven, und so auch bei N. tibialis und N. fibularis selber, ist nur ein kurzer Bezirk vor dem Abgang des Astes dazu geeignet, den Ast so zu treffen, wie wenn er bereits vom Nervenstamme sich abgezweigt hätte. Die durch Bindegewebe umhüllten einzelnen Bündel eines Nerven (Bd. 3, Abb. S. 20) laufen nicht in gleicher Faserzusammensetzung durch die ganze Länge des Nerven hindurch. Es findet vielmehr ein reichlicher Faseraustausch zwischen den Bündeln statt, so daß Zahl und Zusammensetzung der Bündel in den verschiedenen Querschnitts-höhen des Nerven sehr verschieden ist („innere Plexusbildung des Nerven"). Allerdings ist die Länge der „Astbahn" im Nervenstamm für die verschiedenen Äste sehr verschieden, auch beim gleichen Nerven rechts und links beim gleichen Menschen. Sie kann fast Null, andererseits 20 cm und mehr sein.

## a) Subfasciale Nervenäste.

Ver-
schiedene
Bestand-
teile, Höhe
der Ab-
gangsstelle

Die Äste, welche von den Nerven abgehen und innerhalb der Gruppenfascie, welche die Armmuskeln umhüllt (Fascia brachii, F. antebrachii), endigen, begeben sich der überwiegenden Mehrzahl nach in die Muskeln, Rami musculares; nur wenige sehr feine Äste gehen an die Knochen und Gelenke (an das Periost und die Gelenkkapseln) oder an die Gefäßwände (auch der Arteriae nutriciae der Knochen). Die letzteren gehören zum vegetativen, sympathischen, alle übrigen zum animalen, cerebrospinalen Nervensystem. Die Rami musculares enthalten die motorischen, zentrifugalen Fasern, welche die Antriebe des Zentralnervensystems den Muskelfasern übermitteln. In sehr großer Zahl enthalten sie aber auch sensible, zentripetale Fasern, welche die intramuskulären Sinnesorgane (z. B. Muskel- und Sehnenspindeln) mit dem Zentralnervensystem verbinden. Die Äste zu Knochen und Gelenken leiten rein zentripetal, die zu den Gefäßwänden überwiegend, aber nicht ausschließlich zentrifugal.

Alle Äste eines Nerven gehen an ganz bestimmten Stellen vom Nervenstamm ab. Die Abgangsstellen liegen also in besonderen Höhen (Abb. S. 116, 176 u. ff.). Man kann danach den Verlauf eines Nervs in verschiedene Strecken einteilen. Die Grenze von zwei Strecken ist die Abgangsstelle des betreffenden Astes. Wird der Nerv am Stamme an irgendeiner Stelle geschädigt, so ist der Unterschied sehr groß, je nachdem die Schädigungsstelle oberhalb oder unterhalb des Abgangs eines bestimmten Astes gelegen ist. Der N. ulnaris beispielsweise gibt am Oberarm keine Äste ab, Unterbrechung des Nerven am Oberarm, auch am Epicondylus ulnaris humeri, führt also zu Lähmung des ganzen Ulnarisgebietes. Die für die Ulnarismuskeln am Unterarm bestimmten Äste verlassen den Stamm auf einer kurzen Strecke im Sulcus oder jenseits des Sulcus n. ulnaris, zunächst 1—2 Äste für den M. flexor carpi ulnaris, dann 1—2 Äste für den ulnaren Teil des M. flexor digitorum profundus (Abb. S. 116, 178). Die nächsten Muskeläste gehen erst neben dem Os pisiforme ab: vom R. profundus für den größten Teil der kurzen Handmuskeln. Auf der langen Zwischenstrecke entspringen, in individuell sehr wechselnder Höhe, 2 Hautäste, der R. dorsalis und R. palmaris. Wird nun der N. ulnaris etwa in der Mitte des Unterarms geschädigt, so bleiben die Ästchen für die genannten Unterarmmuskeln unversehrt und die von ihnen versorgten Muskeln können ganz normal bewegt werden, falls sie nicht selbst verletzt worden sind, die weiter distal abgehenden Äste zur Hand sind dagegen von der Schädigung voll getroffen, also der größte Teil der Muskulatur und ein großer Teil der Haut der Hand. Wird der N. ulnaris am Ellenbogen geschädigt, so sind auch die Unterarmmuskeln mitbetroffen. Da man an den Muskeln äußerlich am Lebenden erkennen kann, ob sie geschädigt sind, und daraus schließen kann, ob ihre Innervation unversehrt ist, so beruht für den Nervenarzt auf der Kenntnis der Astfolge eines Nervs die Möglichkeit, den Sitz von Nervenverletzungen oder -krankheiten genau zu bestimmen. Die moderne Neurologie der peripheren Nerven ist nichts anderes als angewandte Anatomie.

Die Erfahrungen der Nervenärzte bei Gesunden und Kranken haben der Anatomie sehr wertvolle Bestätigungen der zunächst durch die Präparation an der Leiche gewonnenen Erfahrungen gebracht, und besonders die ungeheuer zahlreichen Nervenverletzungen im Kriege haben für jeden einzelnen Nerv und seine Äste gelehrt, welche Ausfälle zu verzeichnen sind, wenn er ganz oder partiell zerstört ist. Ist nicht der ganze Stamm zerstört, sondern nur einer seiner Äste, oder ist der Stamm an einer Stelle in einer Höhenlage zerstört, welche unterhalb des Abgangs wichtiger Äste gelegen ist, so entstehen ganz bestimmte partielle („dissoziierte") Lähmungen, welche diagnostisch für den Sitz der Störung ganz besonders wichtig sind, und die dem Anatomen wiederum bedeutungsvoll sein müssen, weil sie gleichsam Experimente am Menschen sind und das zu beweisen vermögen, was aus der Leiche bisher nur erschlossen werden konnte.

Die vom Nervenstamm abgehenden Äste treten nicht sofort in ihren Muskel oder in ihr Hautgebiet ein, sondern erst nach kürzerem oder längerem Verlaufe. „Astabgangsfolge" und „Asteintrittsfolge" stimmen nicht überein (Abb. S. 176 u. ff.). Im allgemeinen ist es freilich so, daß je früher ein Ast vom Stamm entspringt, er auch desto früher in sein Erfolgsorgan eintritt. Doch gibt es davon viele typische Ausnahmen. Es ist wichtig daran zu denken, weil nach einer Verletzung des Nervenstammes die Zeit für die Funktionsrückkehr verschieden ist, je nach der Länge des Astes vom Stamm bis zum Erfolgsorgan. Die Regeneration der Nervenfasern braucht um so mehr Zeit, je länger der Weg ist, den die regenerierenden Fasern zurückzulegen haben. — Ein weiteres wichtiges Moment ist die verschiedene Empfindlichkeit der einzelnen Muskelbahnen in einem Nerven. Es ist z. B. bekannt, daß innerhalb des Ischiadicusstammes am Oberschenkel der N. tibialis nach starken Schädigungen noch relativ gut funktioniert, während der N. fibularis nach leichten Schädigungen bereits sehr schwer betroffen zu sein pflegt. Ähnliches findet in allen Nerven statt, so daß die Erfolgsorgane verschieden geschädigt sind, je nachdem ihre Nervenfasern von leicht oder schwer verletzlicher Art sind. Es gilt als Regel, daß eine Nervenbahn gegen Schädigungen (Druck einer Geschwulst oder Narbe, Injektion von Alkohol u. a.) um so empfindlicher ist, je größer ihre Länge vom Rückenmark bis zum Erfolgsorgan, und um so weniger empfindlich, je kleiner diese Länge, mit

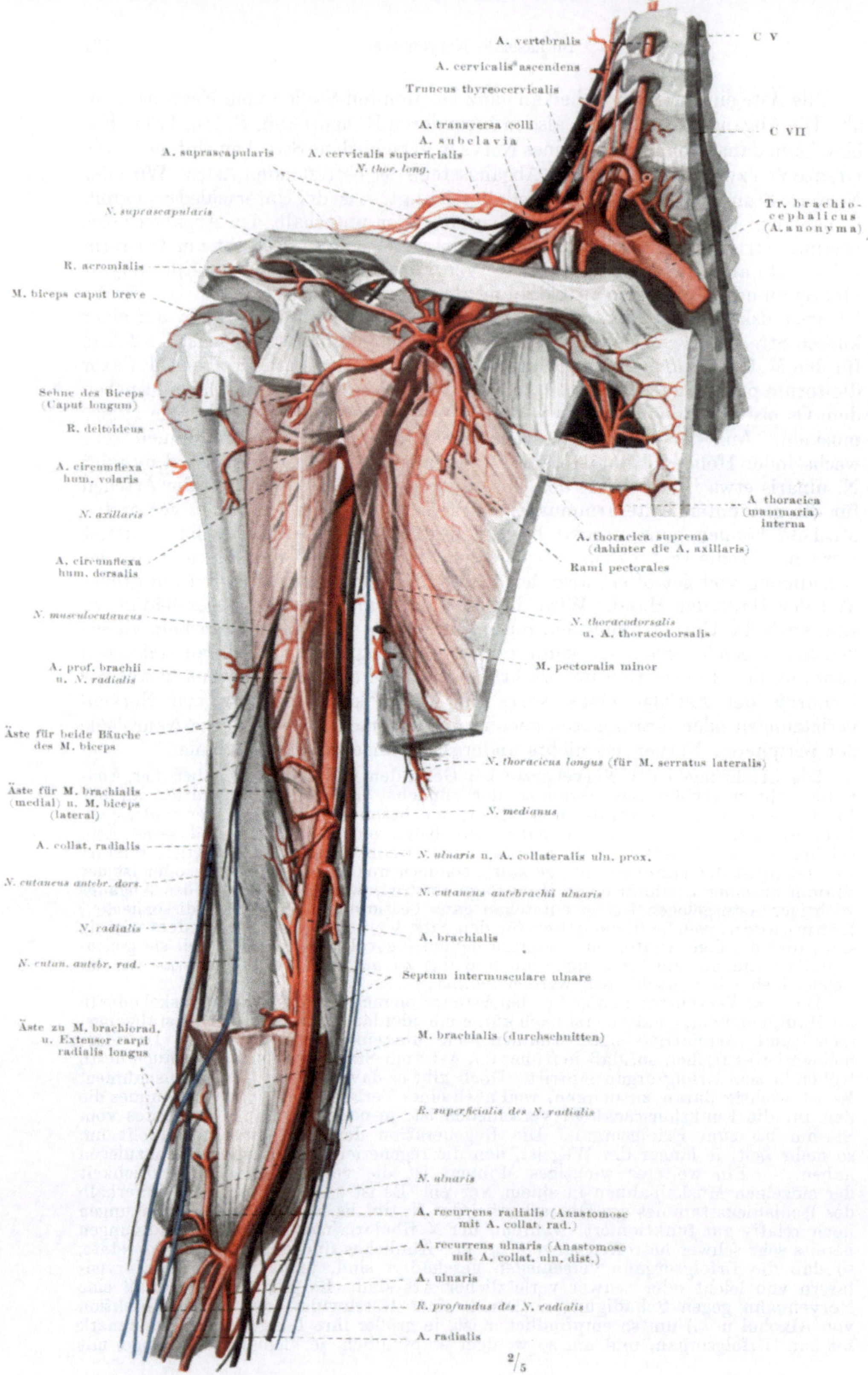


Abb. 65. Situationsbild der Leitungsbahnen der Schulter und des Oberarmes, Ventralansicht.
Subfasciale Nerven schwarz, präfasciale blau. Über die Entstehung dieses und der folgenden ähnlichen
Präparate s. S. 115. — Br.

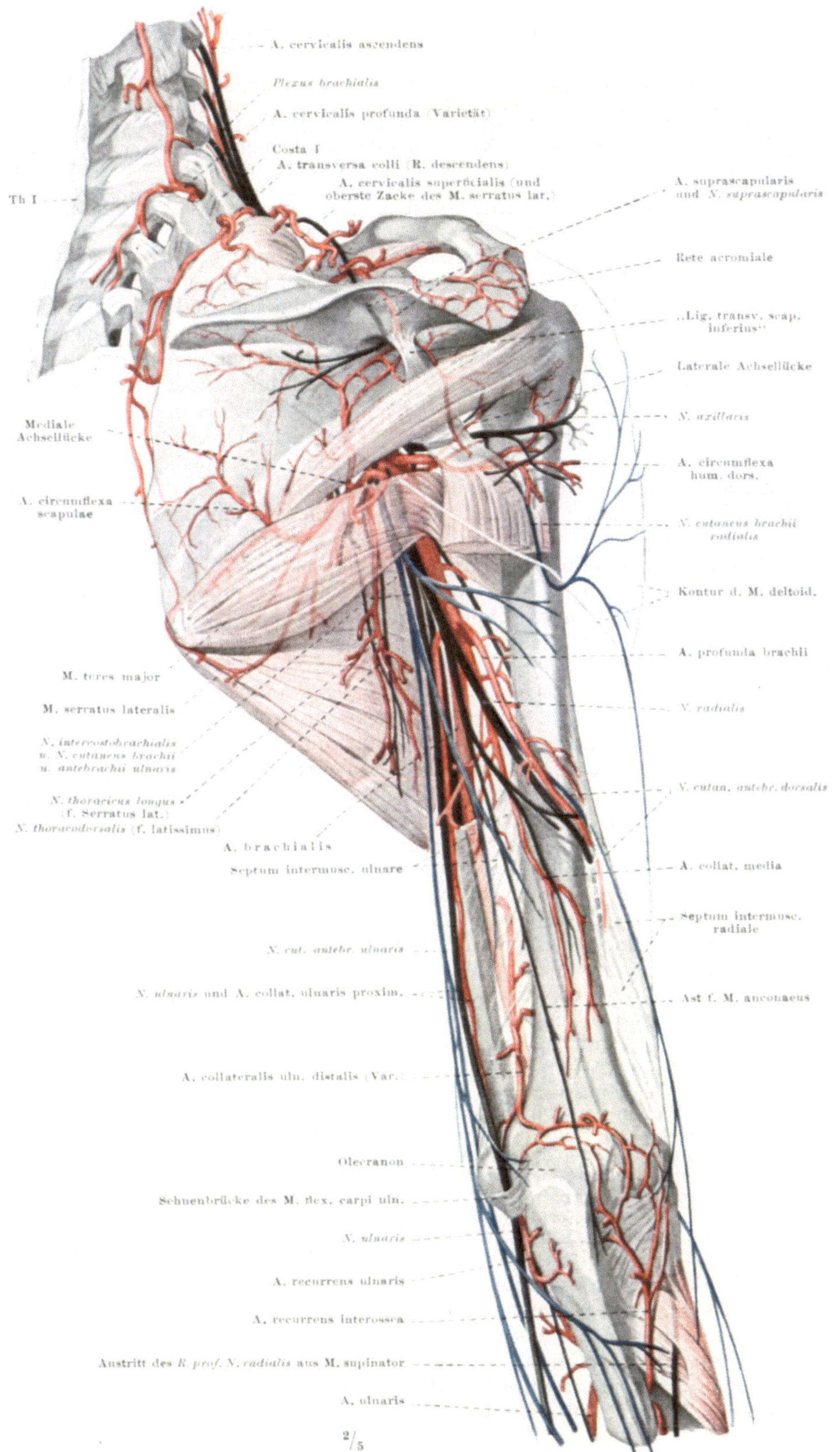


Abb. 66. Das gleiche Präparat wie Abb. 63, Dorsalansicht. — Br.

anderen Worten: im allgemeinen sind die Nervenbahnen für die distalen Muskeln früher und stärker von einer Schädigung betroffen als für die proximalen. Bei partiellen Lähmungen, die auf verschiedenen Höhenlagen der gesetzten Schädigungen beruhen, hat also die Verteilung der geschädigten Erfolgsorgane immer eine ganz bestimmte, der Anatomie der Nervenverästelung entsprechende Anordnung. Sie ist daran zu erkennen und als Beweismittel für die anatomische Forschung wichtig. Bei der hohen Differenzierung gerade der oberen Extremität sind die Astfolgen ihrer Nerven sehr lehrreich und bemerkenswert.

Muskel- und Gelenkäste des N. musculo-cutaneus Abb. S. 116, 132, 166, 176

Der Ast (oft auch mehrere Äste) für den M. coracobrachialis geht von dem Stamm des N. musculo-cutaneus ab, bevor er in den Kanal im Muskelfleisch eintritt. Es kann also, selbst wenn der Stamm innerhalb des Muskels durch einen Stich zerstört wird, der Muskel, falls er selbst nicht zu sehr gelitten hat, noch bewegt werden. Nach dem Durchtritt durch den M. coracobrachialis gehen sofort 1—2 Äste an die Unterfläche des M. biceps und treten dort getrennt in das Caput breve und in das Caput longum ein. Etwa in der Mitte des Oberarms geht der Ast für den M. brachialis ab, der sich in mehrere Zweige teilt, die sich absteigend in die Oberfläche des Muskels einsenken. Einer dieser Zweige entsendet den R. articularis cubiti, einen der Nerven für die volare Fläche der Kapsel des Ellenbogengelenkes. Er kann auch selbständig aus dem N. musculocutaneus entspringen, etwas distal vom Abgang des Astes für den M. brachialis. Außer der Gelenkkapsel versorgt der N. musculo-cutaneus das Periost fast der ganzen Vorderfläche des Humerus (Abb. S. 166). Der entsprechende R. periostalis humeri zweigt sich meist schon vor dem Eintritt des Nerven in den M. coracobrachialis ab, er schickt ein Ästchen mit der A. nutricia ins Innere des Knochens. Nach dem Abgang der Muskeläste ist der Stamm reiner Hautnerv und trägt den Namen N. cutaneus antebrachii radialis (s. präfasciale Nervenäste, S. 144). Eine Verletzung des N. musculo-cutaneus unterhalb der Mitte des Oberarms hat also keine Schädigung der Motilität im Gefolge, sondern lediglich eine sensible Störung, und zwar nicht am Oberarm, sondern am Unterarm.

Muskel- und Gelenkäste des N. medianus Abb. S. 118, 136, 177

Die obersten Äste des N. medianus zweigen sich erst in der Ellenbeuge dicht vor seinem Eintritt in den M. pronator teres ab. Ein ganzes Büschel von Muskelästen begibt sich von dieser Stelle an und etwas weiter distal innerhalb und unterhalb des M. pronator teres an die gesamten Beugemuskeln des Vorderarms mit Ausnahme des M. flexor carpi ulnaris und der ulnaren Hälfte des M. flexor digitorum profundus (Abb. S. 136). Doch hat einer von diesen Ästen häufig eine Anastomose mit dem Stamm des N. ulnaris, durch welche der M. flexor carpi ulnaris mit versorgt werden kann, so daß eine Verletzung des N. ulnaris am Unterarm scheinbar keine Schädigung bedeutet, ja es können sämtliche Handmuskeln Medianusfasern empfangen, die auf dem Wege der Anastomose in den Ulnarisstamm hineingelangt sind.

Freilich sind dann die sonst vom N. ulnaris versorgten Handmuskeln nur zum Teil vom N. medianus versorgt, zum Teil auch vom N. ulnaris wie gewöhnlich. Fällt in solchen Fällen der N. ulnaris fort, so versagen anfangs die von ihm in der Hand versorgten Muskeln und erst allmählich stellt sich die neue Funktion ein. Es kann für den Ungeübten den Eindruck machen, als ob der N. ulnaris durch einen operativen Eingriff wieder geheilt worden wäre, während in Wirklichkeit nur sein vikariierender Nerv bis dahin untätig war und erst allmählich tätig wurde. Umgekehrt kann durch die Anastomose am Unterarm ein gewisser Bestand des N. ulnaris in die Medianusbahn gelangen und an allen oder fast allen Beugern des Unterarms beteiligt sein. Über das typische Bild der Medianuslähmung s. Bd. 1, Abb. S. 433, 412.

Ebenfalls oben am Unterarm geht vom N. medianus der N. interosseus volaris ab, welcher nicht dem Stamme des N. medianus zwischen dem M. flexor digitorum superficialis und profundus folgt, sondern in der Tiefe auf der Membrana interossea verläuft, von der er seinen Namen hat, und am Oberrand des M. pronator quadratus verschwindet, um in die Unterfläche dieses Muskels einzutreten (Abb. S. 136). Da an dieser Stelle die Membrana interossea besonders dünn ist, so kann man bei der elektrischen Reizung den Nervenast des M. pronator quadratus am leichtesten von der Streckseite des Unterarms her erreichen, indem man die Elektrode auf die Sehnen der Fingerstrecker etwas oberhalb der Handwurzel aufsetzt. Es erfolgt dann eine prompte Pronation der Hand infolge Kontraktion des Pronator quadratus, die von der Beugeseite nur sehr schwer isoliert ausgelöst werden kann. — Vom N. interosseus volaris zweigen sich kurz nach seinem Abgang vom Medianus die Äste für den M. flexor digitorum profundus (Anteil zum 2. und 3. Finger) und zum M. flexor pollicis longus ab. Weiterhin versorgt er mit feinsten Zweigen das Periost und die Markhöhlen der beiden Unterarmknochen (Abb. S. 166) und die Membrana interossea. Sein Endast ist der R. articularis für die volare Handgelenkkapsel und das Periost der Carpalia.

Vom oberen Ende des Unterarms bis zur Wurzel des Daumenballens gibt der Stamm des Medianus gewöhnlich keine motorischen Äste mehr ab (über den sensiblen R. palmaris s. S. 144). Nachdem der Nerv den Canalis carpi passiert hat und in die Hohlhand eingetreten ist, gibt er jenseits des Ligamentum carpi transversum einen Ast ab, welcher sich rückläufig in die Muskeln des Daumenballens einsenkt (Abb. S. 139). Er teilt sich in einen Ast für den M. abductor pollicis brevis, einen Ast für das Caput superficiale des M. flexor pollicis brevis und einen Ast für den M. opponens pollicis. Den M. lumbricalis I und II (manchmal auch III) versorgen Zweige, die von den für die Haut der Finger bestimmten Nervi digitales communes abgegeben werden.

Über die Hautnerven des N. medianus an der Hand s. S. 144.

Der erste Ast des N. ulnaris verläßt den Stamm erst kurz oberhalb des Ellenbogens. Es ist der R. articularis zum Ellenbogengelenk und zum Periost des Epicondylus ulnaris. Vom Sulcus n. ulnaris an gehen gewöhnlich drei Muskeläste ab, von denen der M. flexor carpi ulnaris zwei und der ulnare Teil des M. flexor digitorum profundus einen erhält. Der obere Ast für den M. flexor carpi ulnaris entspringt in Höhe des Sulcus n. ulnaris, manchmal auch erst jenseits des Sehnenbogens zwischen Caput humerale und ulnare des Flexor carpi ulnaris. Der untere Ast verläßt den Stamm erst jenseits des Ellenbogengelenkes. In gleicher Höhe oder etwas oberhalb geht der Ast für den ulnaren Teil des M. flexor digitorum profundus ab (für 5., 4. und 3. Finger). Über die Verbindung mit dem N. medianus s. S. 134.

Muskel- und Gelenkäste des N. ulnaris Abb. S. 116, 121, 137, 139, 178

Es folgt dann eine astfreie Strecke des Stammes, welche etwa dem mittleren Drittel des Unterarms entspricht (Abb. S. 116, 178). An der Grenze zwischen diesem und dem letzten Drittel geht ein Hautnerv zwischen Ulna und der Sehne des M. flexor carpi ulnaris hindurch auf die Dorsalseite der Hand (R. dorsalis s. S. 145). Ein feinerer Hautnerv geht an derselben Stelle zur Volarseite zur Hand (R. palmaris s. S. 146). Medial vom Os pisiforme teilt sich der N. ulnaris in seine beiden Endäste, den R. superficialis et profundus. Der R. superficialis ist vorwiegend Hautnerv (s. S. 146), versorgt aber auch den M. palmaris brevis sowie von seinen Fingerästen aus das Periost und die Gelenkkapseln auf der Volarseite des 5. Fingers und der ulnaren Hälfte des 4. Fingers (Abb. S. 166). Der R. profundus tritt zwischen die Muskeln des Kleinfingerballens, senkt sich unter dem M. opponens digiti V., ulnar vom Hamulus ossis hamati, in die Tiefe der Hohlhand, in der er auf der volaren Fläche der Mm. interossei radialwärts läuft, am Os metacarpale III zwischen dem Caput transversum und Caput obliquum des M. adductor pollicis hindurch. Mit seinen Zweigen versorgt er alle Muskeln des Kleinfingerballens, sämtliche Interossei und die beiden (manchmal die drei) ulnaren Lumbricales, ferner die Kapsel des Handgelenkes und das Periost der Carpalia und der Metacarpalia. Die Ästchen für das Periost der Metacarpalia und die Kapsel der Metacarpo-phalangealgelenke entspringen beim

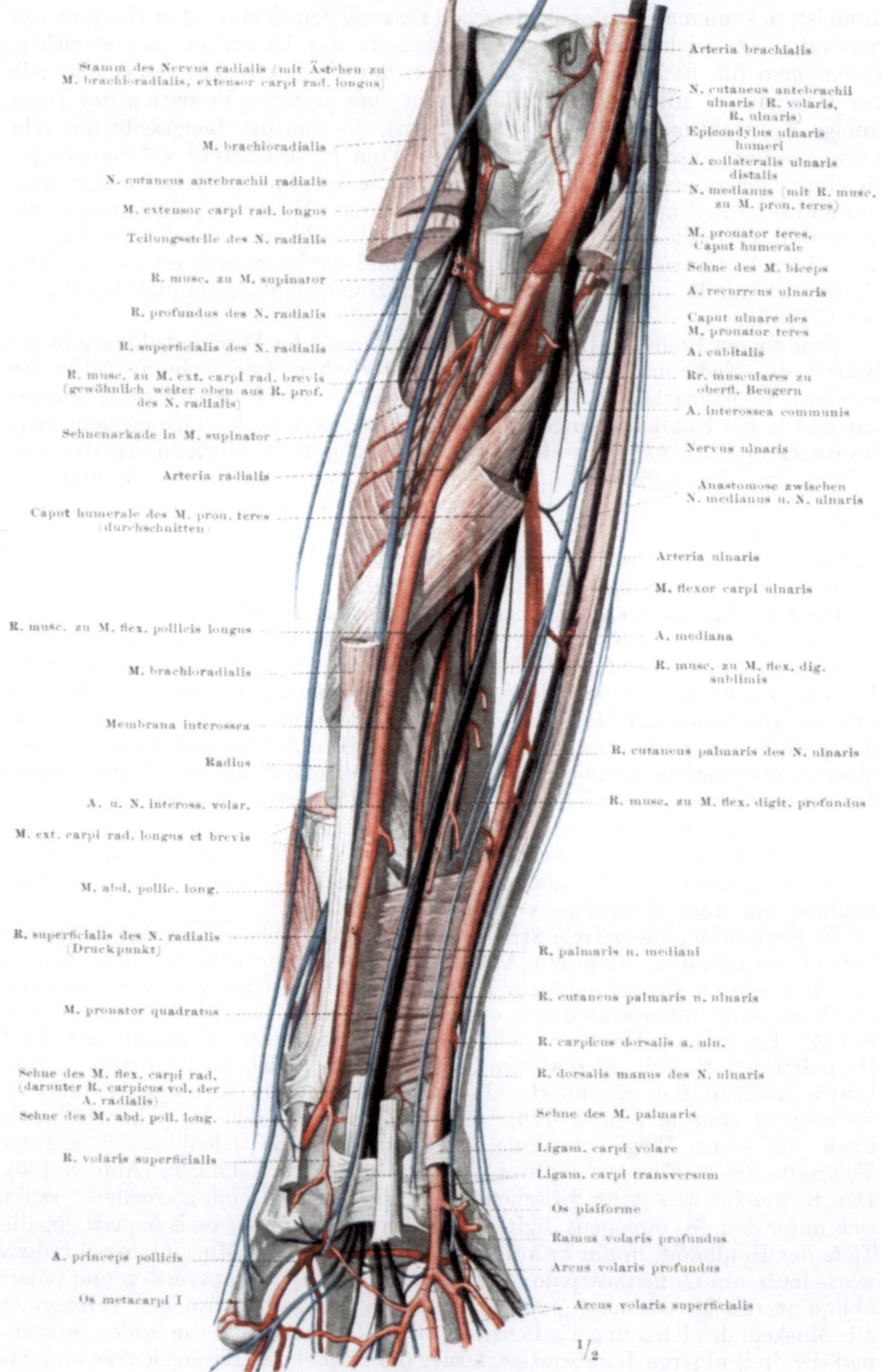


1/2

**Abb. 67. Situationsbild der Leitungsbahnen des Unterarmes, Ventralansicht. Gleiches Objekt wie Abb. S. 136. Vgl. Legende zu Abb. S. 132. — Br.**

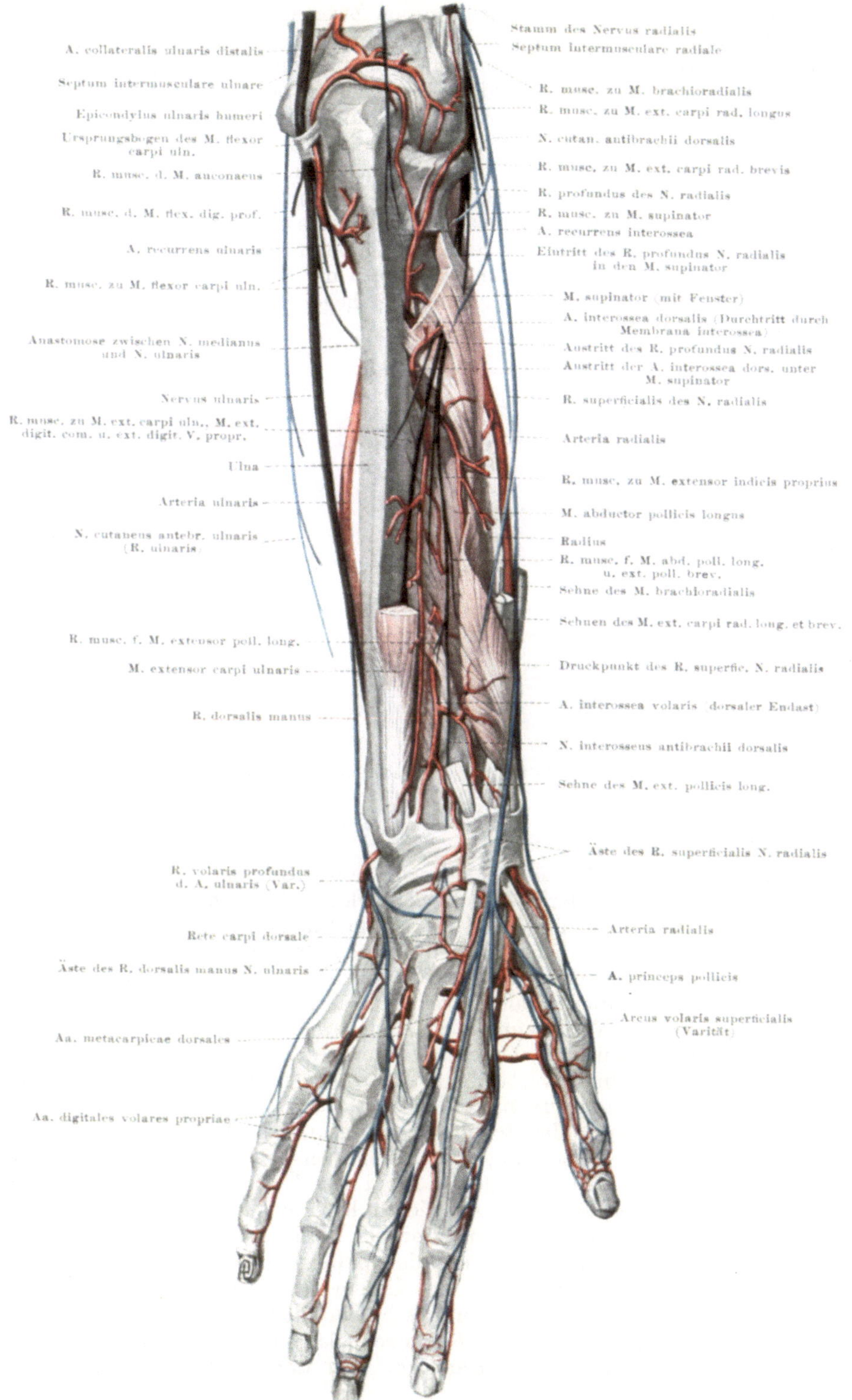


**Abb. 68. Dasselbe Präparat, Dorsalansicht. — Br.**

5. und 4. (eventuell auch 3. Finger) von den Zweigen für die Mm. lumbricales.
Mit seinen letzten Ästen versorgt der R. profundus den M. adductor pollicis,
das Caput profundum des M. flexor pollicis brevis und den M. interosseus dorsalis I. Da gerade die beiden Endästchen, welche die genannten Muskeln des
Daumens innervieren, am empfindlichsten sind und am ehesten auf Läsionen
ansprechen, welche den Nervenstamm irgendwo in seinem Verlaufe treffen
(vgl. S. 134), so ist sehr häufig das erste Zeichen einer Ulnarislähmung das Ein-
sinken des ersten Metacarpalraums, weil dort die genannten Muskeln atrophisch
werden. Man bemerkt diesen Schwund am leichtesten auf der Dorsalseite der
Hand zwischen Daumen und Zeigefinger. Andererseits ist für die Medianuslähmung der Schwund des Daumenballens auf der Volarseite sehr charakteristisch, weil hier die kurzen Daumenmuskeln liegen, welche vom N. medianus

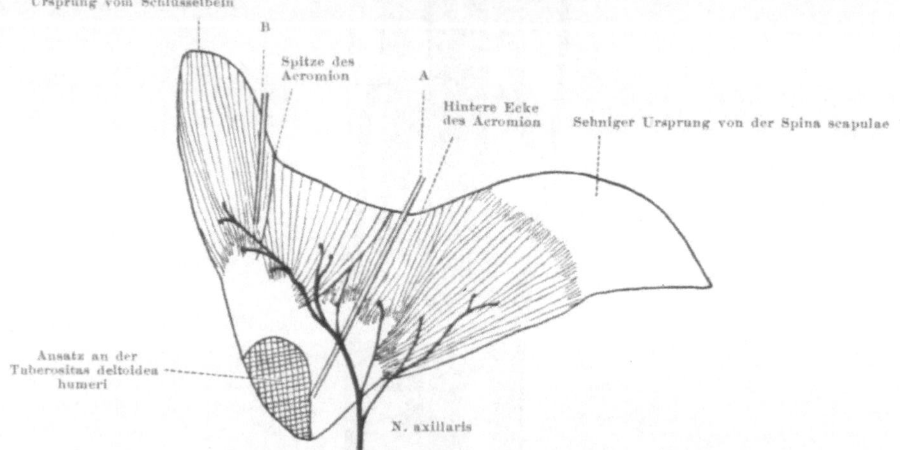


Abb. 69. Unterfläche des rechten Deltamuskels. [Nach DRÜNER: Dtsch. Z. Chir. 147, 214 (1918). — Br.]

versorgt werden (Bd. 1, Abb. S. 433, *412*). Das Bild der Ulnarislähmung an
der Hand s. Bd. 1, Abb. 445, *424*.

**Muskel- und
Gelenkäste
des N. axil-
laris
Abb. S. 121,
133**

Der N. axillaris gibt auf der Strecke seines Stammes, welche vor dem
Durchtritt durch die äußere Achsellücke gelegen ist, einen Muskelast zum
M. teres minor ab, welcher so wie der Hauptstamm die laterale Achsellücke
erreicht und dicht angeschmiegt an den unteren Rand des von ihm versorgten
Muskels alsbald in diesen eintritt (Abb. S. 138). Dieser dünne Nerv hat gewöhn-
lich an der Stelle, wo er die laterale Achsellücke passiert, eine kleine Anschwellung.
Sie beruht auf einer Verdickung des Bindegewebes, die wahrscheinlich als
schützendes Polster bei dem Durchtritt durch das enge Fensterchen dient.
Gegenüber dem Muskelnerv verläßt ein sehr kräftiger Hautnerv den Stamm des
N. axillaris, der N. cutaneus brachii radialis (S. 146). Der Stamm selbst
läuft zwischen der Kapsel des Schultergelenkes und der Unterseite des Deltamuskels um den Humerus herum, aber in sehr verschiedener Entfernung vom
Knochen. Da wo er an den hinteren Rand des Muskels herantritt, liegt er
zusammen mit der begleitenden Arterie in lockerem Bindegewebe zwischen
der Kapsel und dem Muskel. Je mehr er sich dem vorderen Rand des Deltamuskels nähert, um so schmäler wird die Spalte und um so enger ist er der
Kapsel des Gelenkes angeschmiegt. Auf diesem ganzen Weg gehen zahlreiche
Äste in die Unterfläche des Deltamuskels hinein entsprechend den Ursprungs-
portionen. Der Ast für den von der Spina scapulae entspringenden Teil verläßt
den Stamm mit dem genannten Hautnerv oder unmittelbar nach ihm.

Die Unterfläche des Deltamuskels ist nach der Insertion zu von einem Sehnenblatt mit zackigem Rand bedeckt, so daß das Muskelfleisch, in welches die Zweige

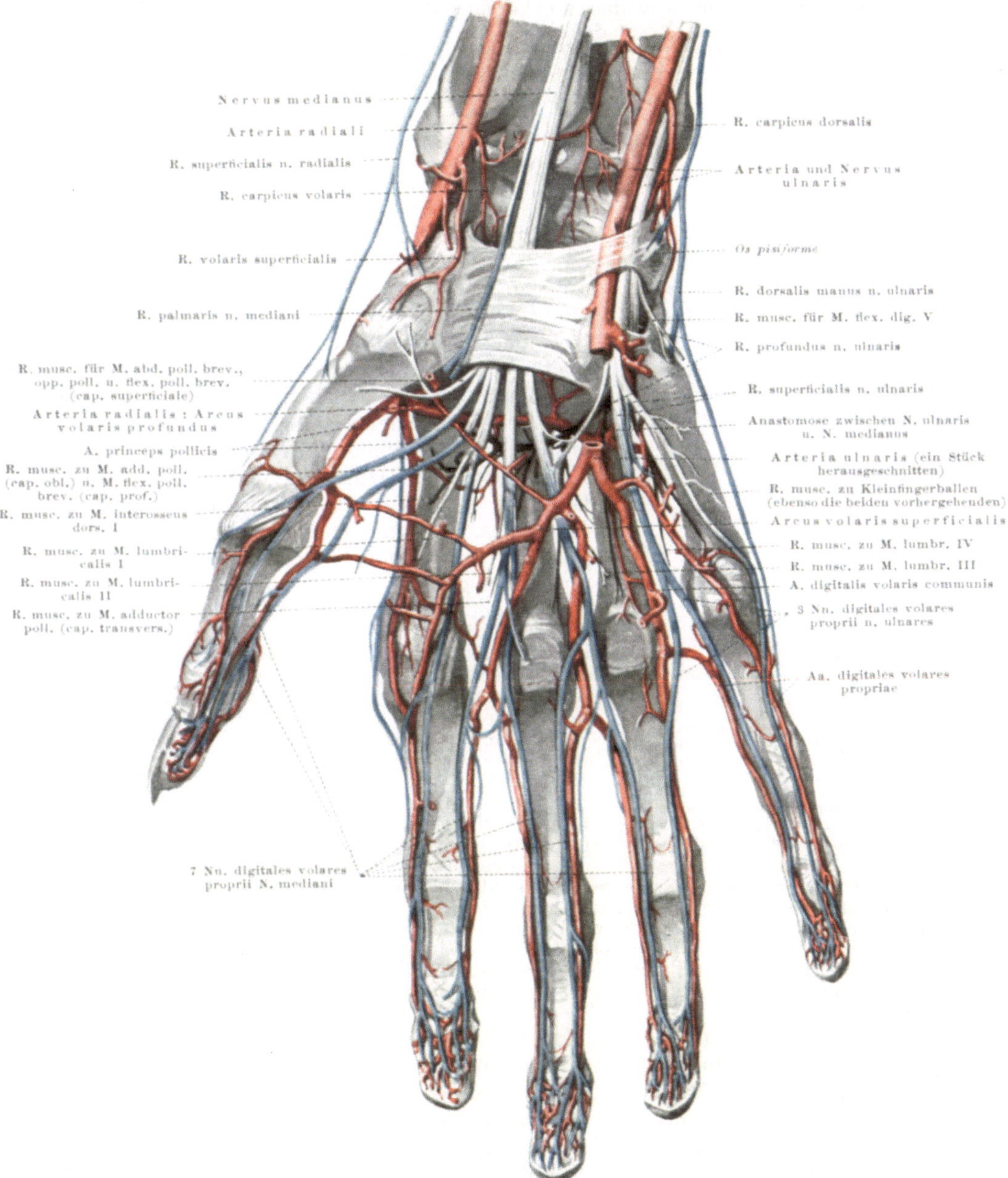


Abb. 70. Situationsbild der Leitungsbahnen der Hand, Volaransicht. Gleiches Objekt wie Abb. S. 132 und folgende. Vgl. Legende zu Abb. S. 132. — Br.

eindringen, relativ kurz erscheint, viel kürzer als an der äußeren Fläche des Muskels. Der Chirurg kann beim Eingehen von außen am hinteren Rand des Deltamuskels durch einen Schnitt längs der Muskelfasern (A in Abb. S. 139) dreist bis an die

Insertion am Humerus vordringen, ohne Gefahr zu laufen, die Innervation zu schädigen, wenn er darauf achtet, daß der Stamm des N. axillaris nicht unmittelbar vom Messer getroffen wird. Weiter nach dem Vorderrand des Muskels zu ist dies nicht möglich, da der Nerv dem Muskel zu nahe liegt und seine Äste zu kurz sind, so daß nur ein ganz kurzer Schnitt (B) in der Richtung der Fasern des Muskels vom Ursprung an ausgeführt werden können, ohne den Nerv zu verletzen. Beim Eindringen auf das Schultergelenk ist diese Rücksichtnahme auf den Nervenverlauf dringend erforderlich, weil sonst als Folge der Operation eine partielle Lähmung des N. axillaris und seines Muskels zurückbleibt, die für den Patienten sehr störend ist. — Außer den Muskelästen und dem Hautaste gibt der N. axillaris einen Ast zur Kapsel des Schultergelenkes ab und einen für das Periost des Humerushalses (Abb. S. 166).

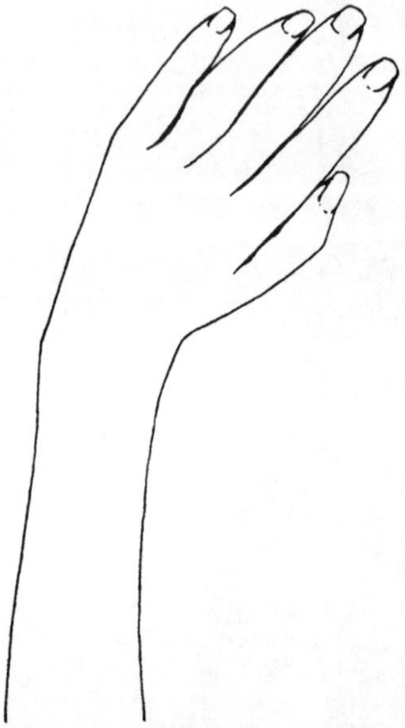

Der N. radialis hat vor den übrigen langen Nerven der oberen Extremität voraus, daß er auch am Oberarm Äste abgibt, und daß daher die Unterteilung in verschiedene Strecken je nach der Höhe, in welcher die Äste abgehen, besonders reichhaltig ist. Bei keinem Nerv der oberen Extremität ist es so leicht, aus der Art der Lähmung der Muskeln und der Haut auf den Ort zu schließen, an welchem die Läsion erfolgt ist. Zu oberst, vor dem Eintritt in den Kanal zwischen Humerus und Caput laterale tricipitis, verlassen den Stamm die Äste für den M. triceps, der ausschließlich vom N. radialis versorgt wird, auch der Teil, welcher auf den Unterarm gerückt ist, der M. anconaeus.

Am obersten geht der Ast für das Caput longum tricipitis ab, das bei einer hochsitzenden Läsion allein intakt bleiben kann. Beim Eintritt in den Kanal verlassen ihn der Ast für das Caput radiale und mehrere Äste für das Caput ulnare; von diesen verläuft einer auf dem Caput ulnare bedeckt vom Caput longum, bis zum Ellenbogen abwärts und tritt hinter diesem in den M. anconaeus ein. In der Regel nähert sich dieser am meisten ulnar gelegene Ast für das distale Ende des Caput ulnare (R. collateralis ulnaris des N. radialis) so sehr dem N. ulnaris, daß er mit diesem eine Strecke weit bindegewebig verlötet sein kann. Der Stamm des N. ulnaris liegt an dieser Stelle ja, wie wir sahen, dorsal vom Septum intermusculare. Eine Verletzung an dieser Stelle kann also einen Ausfall außer im Ulnarisgebiet auch im Triceps bewirken. — Auf zwei Hautäste des N. radialis an die Rückseite des Ober- und Unterarms gehe ich hier nicht ein (N. cutaneus brachii dorsalis und N. cutaneus antebrachii dorsalis, s. S. 146). — Die Muskeläste für den M. triceps geben eine Anzahl Äste an das Periost fast der ganzen Dorsalfläche des Humerus (Abb. S. 166).

Nachdem der Stamm des N. radialis etwa am unteren Rande des Caput laterale tricipitis durch das Septum intermusculare laterale hindurchgetreten und dadurch an die Medialfläche des M. brachioradialis gelangt ist, gibt er einen Ast an den M. brachioradialis und in Höhe des Ellenbogengelenkes einen Ast an den M. extensor carpi radialis longus ab.

An derselben Stelle, an welcher der Muskelnerv für den M. brachioradialis in die Unterfläche dieses Muskels lateralwärts eindringt, begeben sich in mindestens der Hälfte der Fälle ein oder mehrere feine Ästchen des Stammes des N. radialis medialwärts an die Oberfläche des M. brachialis, der also zweinervig versorgt ist, zum größten Teil vom N. musculo-cutaneus und nicht konstant und nur in geringem Maße vom N. radialis (s. auch S. 122).

Jenseits des Astes für den M. extensor carpi radialis longus teilt sich der Stamm in Höhe etwas unterhalb des Ellenbogengelenkes in den R. superficialis und

Muskel- und Gelenkäste des N. radialis Abb. S. 121, 133, 137, 179

Abb. 71. Verletzung des N. radialis distal vom Ellenbogen. Die nicht gelähmten Extensores carpi radiales haben über den gelähmten Extensor carpi ulnaris das Übergewicht und stellen die Hand in radiale Abduktion. [Nach O. FOERSTER: Dtsch. Z. Nervenheilk. 59 (1918). — Br.]

R. profundus. Der R. superficialis ist Hautnerv, der R. profundus Muskelnerv. Ehe dieser in den Kanal des M. supinator eintritt, entsendet er den
Ast für den M. extensor carpi radialis brevis und für den M. supinator.
Unmittelbar nach dem Austritt aus dem Supinatorkanal gehen die Äste ab
für den M. extensor digitorum communis, M. extensor digiti V. proprius und
M. extensor carpi ulnaris, kurz danach ein Ast für den M. abductor pollicis
longus und M. extensor pollicis brevis. Die Fortsetzung des verbleibenden
dünnen Stammes bildet der N. interosseus dorsalis. Er entsendet alsbald den
Ast für den M. extensor pollicis longus und M. extensor indicis proprius,
zieht unter dem M. extensor pollicis longus auf der Membrana interossea
abwärts, geht eine Verbindung mit dem N. interosseus volaris ein und endet
mit seinen Zweigen an der Kapsel des Handgelenkes und am Periost der
vier ersten Metacarpalia. Auch das Periost der distalen zwei Drittel von
Radius und Ulna wird von ihm versorgt (Abb. S. 166).

Die Astabgangsfolge des N. radialis bringt es mit sich, daß bei Verletzung des
Nerven in der Mitte des Oberarmes die Lähmung nur die Unterarmmuskeln betrifft,
da die Äste für den Triceps schon oberhalb abgegeben worden sind, ferner daß bei
einer Verletzung des Nervs am Ellenbogen der M. brachioradialis noch funktioniert
(eventuell auch der M. extensor carpi radialis longus), während die vom N. radialis
versorgten Vorderarmmuskeln sonst sämtlich gelähmt sind. Dieses ist der Typus
einer proximal am Ellenbogen eingetretenen Verletzung, bei welcher also die
willkürliche Beugung am Ellenbogengelenk unversehrt ist. Denn der M. brachioradialis ist trotz seiner Herkunft aus der Streckergruppe an dieser Bewegung in hohem
Maße beteiligt. Bei der distal vom Ellenbogen eingetretenen Verletzung kann der
Ausfall des M. extensor carpi ulnaris sehr charakteristisch sein. Er ist daran
erkennbar, daß die Hand und die Finger gestreckt werden können, daß aber die
Hand im ganzen dabei in radialer Abduktion steht (Abb. S. 140), weil die Mm.
extensores carpi radiales unversehrt sind und das Übergewicht erhalten über den
seiner Innervation beraubten M. extensor carpi ulnaris. Bei der totalen Radialis-
lähmung hängt die Hand im ganzen mit leicht eingeschlagenem Daumen herab,
weil weder die Mm. extensores carpi noch die Fingerstrecker mehr funktionieren
(Bd. 1, Abb. S. 434, *413*).

## b) Präfasciale Nervenäste.

Die präfascialen Nerven werden gewöhnlich sensible Nerven genannt.
Es ist jedoch im Auge zu behalten, daß zwar die weitaus größte Zahl ihrer Nervenfasern Reize, welche von der Haut empfunden werden, nach dem Zentralnervensystem leiten (afferente Fasern), aber durchaus nicht alle. Es sind allen präfascialen Nerven zentrifugale Fasern beigemischt, welche an den glatten Muskeln
der Haare (Mm. arrectores pilorum), der Schweißdrüsen und der Hautgefäße
endigen (Sympathicus). Der Name Hautnerven oder präfasciale Nerven
ist nicht mißverständlich, da er zu sämtlichen Funktionen paßt.

Die Nerven, welche durch die Fascie hindurchtreten, haben im allgemeinen
eine ziemlich konstante Stelle für ihren Durchtritt. Sie ist deshalb nicht un- Durch-
wichtig, weil die meisten Hautnerven sich erst jenseits der Durchtrittsstelle trittsstelle
zwischen Fascie und Haut verästeln, so daß eine Unterbrechung, sei es durch
mechanische oder pharmakologische Mittel, den ganzen Baum mit seinen Ästen
trifft, während an peripheren Stellen des präfascialen Verlaufs nur einzelne
Äste getroffen werden können. Es ist deshalb für die lokale Betäubung
einzelner Hautabschnitte sehr zweckmäßig, etwa durch eine Injektion eines
Cocainpräparates den Nerv an der Durchtrittsstelle durch die Fascie zu
treffen und dadurch für operative Eingriffe den ganzen Bezirk unempfindlich
zu machen.

So lassen sich ohne Assistenz und ohne die Gefahr der allgemeinen Narkose
auch vom Arzt auf dem Lande Operationen schmerzlos ausführen, die früher nur
in Krankenhäusern möglich waren. Es kommt allerdings vor, daß der Hautnerv

bereits begonnen hat sich zu verästeln, ehe er durch die Fascie tritt, und daß seine
Äste dann nur mehrere kleine Schlitze in ihr passieren. Ist die Quaddel, welche
bei der Injektion gesetzt wird, groß genug, so werden trotzdem alle Ästchen betäubt.

**Grenzen der Hautbezirke** Die Haut der Extremität wird wie die Muskeln von segmentalen Nerven
versorgt, so daß die Fasern jedes segmentalen Nerven einen bestimmten Bezirk
innervieren (Abb. 88, 89 linke Körperseite). Sie greifen dabei in die Nachbargebiete über („overlapping", S. 36). Da aber im Bereiche des Plexus brachialis

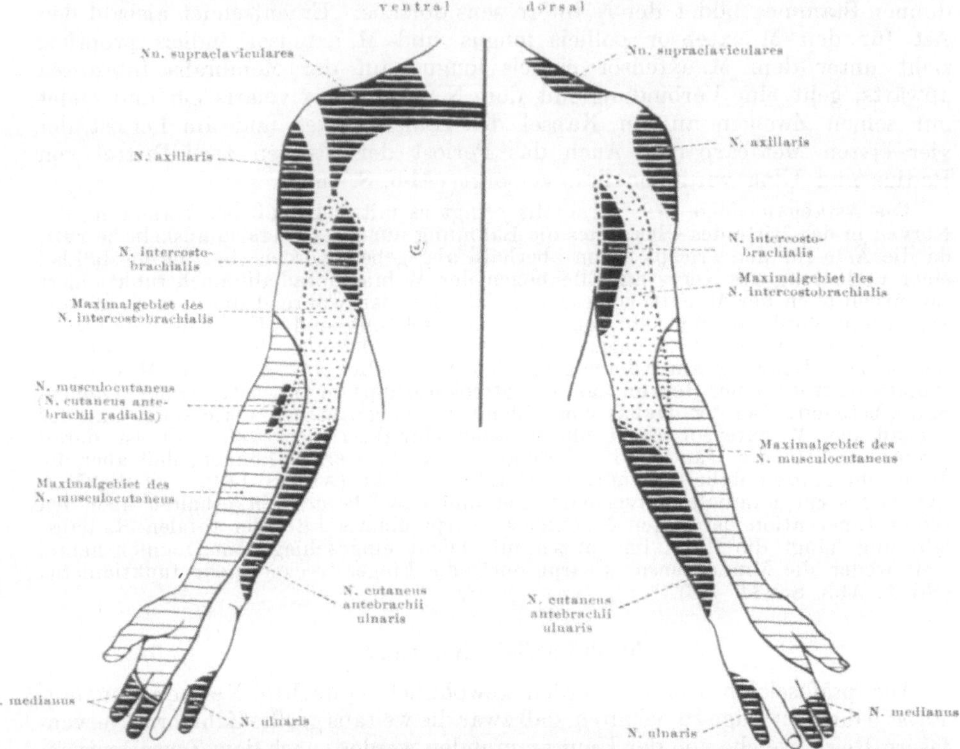


Abb. 72. **Autonomgebiete der Hautnerven der Schulter und des Armes** (schwarz mit weißen
Strichen), Maximalgebiete des N. intercosto-brachialis (punktiert) und des N. musculocutaneus
(schraffiert). Man beachte das Fehlen eines Autonomgebietes des N. radialis: sein Hautgebiet kann vollständig
von anderen Nerven mitversorgt sein. (Nach O. FOERSTER: Handbuch der Neurologie v. LEWANDOWSKY,
Erg.-Bd. 2, 1929, Abb. 21a, b und 23a, b. — E.)

die segmentalen Fasern auf sehr verschiedene periphere Nerven verteilt werden
(Abb. S. 111), so stimmen die Hautbezirke dieser peripheren Nerven bzw. ihrer
Hautäste nicht mit den segmentalen Bezirken überein (Abb. S. 88, 89, rechte
Körperseite). Jeder Hautnerv hat an sich seinen für ihn typischen Verbreitungsbezirk. Während aber die segmentalen Hautbezirke ziemlich konstant sind,
sind die Bezirke der einzelnen Hautnerven sehr variabel. Dies hängt einmal
zusammen mit der wechselnden Verteilung der segmentalen Fasern innerhalb
des Plexus brachialis, ähnlich wie bei den Fasern für die Muskeln (vgl. S. 122).
Außerdem bestehen zwischen den Ästen der Hautnerven mannigfache Anastomosen, und überdies greift jeder Hautnerv mit seinen feinsten Verzweigungen
nach Art des overlapping in die Gebiete der Nachbarnerven über (vgl. Abb. A S. 114
u. a). Daraus erklärt sich die Unmöglichkeit, auf dem Wege anatomischer
Präparation das Hautgebiet eines Nerven vollständig festzustellen. Hier haben
aber vielfache klinische Beobachtungen, besonders an Kriegsverletzten, die

anatomischen Befunde weitgehend ergänzt. Dabei hat sich für die obere Extremität ergeben (und ähnliches gilt für die untere), daß nur wenige kleine Hautgebiete unter allen Umständen bei jedem Menschen ausschließlich von einem bestimmten Hautnerven versorgt werden, während die übrige Haut in individuell sehr wechselnder Art von mehreren Hautnerven innerviert wird, wie auch der Nerv jedes dieser bestimmten kleinen Gebiete stets in der Nachbarhaut sich ausbreitet. Das kleine Gebiet, welches ausschließlich von einem bestimmten Nerven innerviert, und in welchem er von keinem Nachbarnerven vertreten wird,

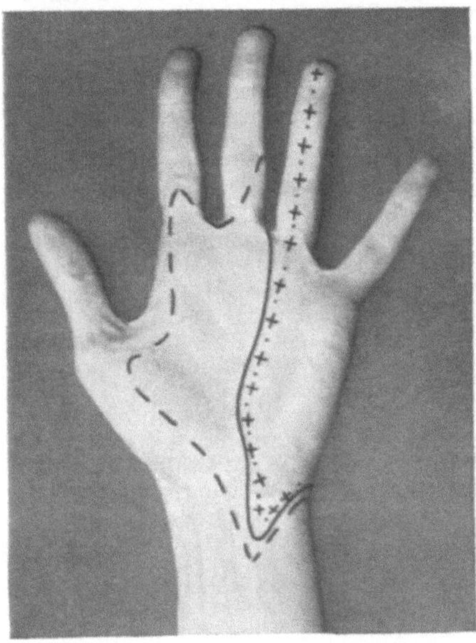
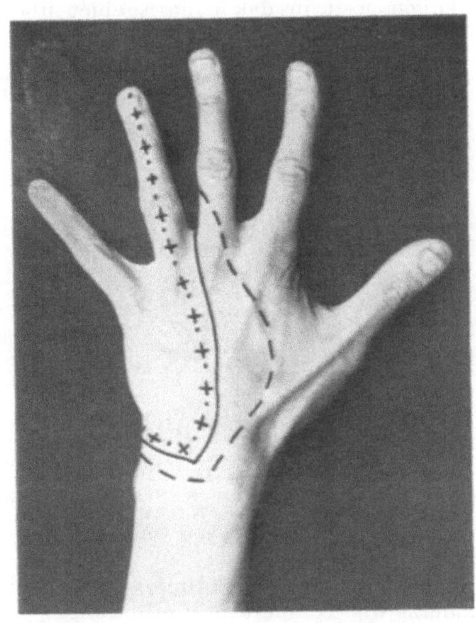

a        b

Abb. 73a und b. Maximalgebiet des N. ulnaris. a Volarseite, b Dorsalseite. Kriegsverletzter, Medianus, Radialis, Musculocutaneus, Cutaneus antebrachii ulnaris total durchtrennt, nur Ulnaris erhalten. Gestrichelt: Grenze des Schmerzgefühls, ausgezogen: Grenze der Berührungsempfindung, Kreuze: Grenze der Temperaturempfindung. (Aus O. FOERSTER: Schußverletzungen der peripheren Nerven, in LEWANDOWSKYS Handbuch der Neurologie, Erg.-Bd. 2, S. 1328, Abb. 217a und b. — E.)

hat man das „Autonomgebiet" des betreffenden Hautnerven genannt, das Gebiet, das er bei größter Ausbreitung noch mitversorgt, sein „Maximalgebiet". In Abb. S. 142 sind die Autonomgebiete dunkel getönt dargestellt, für 2 Nerven auch die Grenzen der Maximalgebiete. Bei Betrachtung des Autonom- und Maximalgebietes des N. cutaneus antebrachii radialis (Endast des N. musculocutaneus) zeigt sich, wie weitgehend dieser Nerv infolge der individuellen Variation durch andere Nerven vertreten sein, wieweit er selbst aber auch andere Hautnerven vertreten kann. Für den N. radialis geht dies sogar noch weiter, er hat trotz seiner gewöhnlich sehr großen Hautäste kein Autonomgebiet, sein Hautgebiet kann in Ausnahmefällen vollkommen durch andere Nerven mitversorgt werden.

Die Feststellung des Autonomgebietes eines Hautnerven ist nur möglich, wenn ausschließlich dieser Nerv geschädigt ist (z. B. der N. cutaneus antebrachii radialis), die übrigen aber völlig intakt sind. Umgekehrt ergibt sich sein Maximalgebiet, wenn er allein intakt ist, alle übrigen gelähmt sind. Im ersten Falle ist das Autonomgebiet kenntlich an dem völligen Fehlen aller Hautsensibilität, im letzteren an deren Erhaltensein.

Es ist jedoch zu beachten, daß in dem Hautbezirk eines Hautnerven die verschiedenen Sinnesqualitäten (Schmerz-, Berührungs-, Temperaturempfinden) nicht gleich verteilt sind. Am ausgedehntesten ist das Gebiet der schmerzleitenden Fasern, sie greifen am weitesten in die Gebiete der Nachbarnerven über; die geringste Ausbreitung haben die Fasern für die Temperaturempfindung, etwas größere die für die Berührungsempfindung. In Abb. S. 143 ist dies für das Gebiet des N. ulnaris an der Hand von einem Kranken dargestellt, bei dem alle Nerven außer dem N. ulnaris verletzt und unterbrochen waren. Die Abbildung zeigt also das Maximalgebiet des N. ulnaris, es ist begrenzt durch die Ausdehnung der Schmerzfasern, die sehr viel weiter als die Berührungs- und Temperaturfasern in die Nachbargebiete des Medianus und Radialis übergreifen. Das entgegengesetzte Bild ergibt sich, wenn diese beiden Nerven intakt sind und nur der Ulnaris gelähmt ist (Abb. S. 144). Da die Nachbarnerven mit ihren Schmerzfasern am weitesten, mit den übrigen weniger weit in das Ulnarisgebiet übergreifen, so ist bei Ausschaltung allein des N. ulnaris das Gebiet der totalen Anästhesie, in dem also auch jede Schmerzempfindung aufgehoben ist, das kleinste [(Abb. S. 142) Autonomgebiet, dunkel getönt], das der taktilen und der Thermanästhesie größer. Die Grenzen des Maximal- und des Autonomgebietes eines Nerven sind also durch die Ausbreitung der Schmerznerven bedingt, die Grenzen für Berührungs- und Temperaturempfindung liegen dazwischen, aber näher der Grenze des Autonomgebietes.

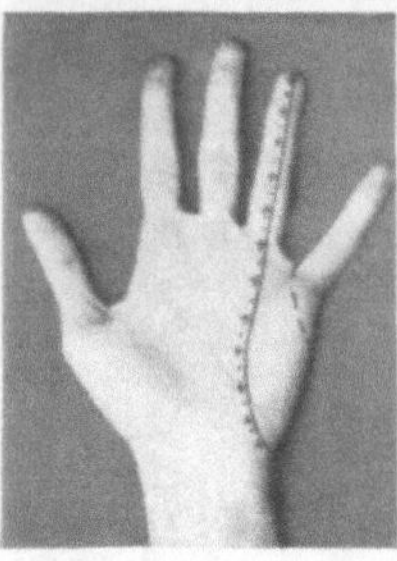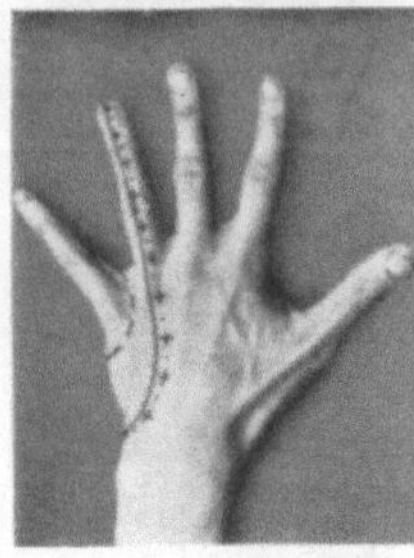

a      b

Abb. 74a und b. Autonomgebiet des N. ulnaris. a Volarseite, b Dorsalseite. Nur N. ulnaris durchtrennt, alle übrigen Nerven intakt. Gestrichelt: Grenze des Schmerzgefühls, ausgezogen: Grenze der Berührungsempfindung, Kreuze: Grenze der Temperaturempfindung. (Aus O. FOERSTER: Wie Abb. 73, S. 1324, Abb. 204a und Abb. 204b. — E.)

Die Verschiedenheit der Ausbreitung der Faserarten geht im einzelnen noch weiter: das Ausbreitungsgebiet der Schmerzfasern ist nicht gleichmäßig gegen Schmerzreize empfindlich, sondern es ist in voneinander getrennte „Schmerzpunkte" aufgeteilt. Ebenso hat man Druck-, Wärme- und Kältepunkte zu unterscheiden. Außerdem zeigt sich ein deutlicher Unterschied bei der Wiederkehr der Funktion nach Verletzung des Nerven: am frühesten kehrt die Schmerzempfindung zurück, viel später die Berührungs- und zuletzt die Temperaturempfindung.

Der N. musculo-cutaneus hat einen einzigen Hautast, nämlich die Fortsetzung seines Stammes, N. cutaneus antebrachii radialis. Er tritt durch die Fascie der Ellenbeuge zwischen M. biceps und M. brachialis und folgt der V. cephalica antebrachii (Abb. S. 128). Sehr häufig ist er in einen R. volaris und einen R. dorsalis gespalten. Der erstere verläuft an der Volarseite des Unterarms abwärts bis zur Handwurzel, der letztere geht an die Dorsalseite und kann gelegentlich bis auf den Daumenrücken fortgesetzt sein, endet aber häufiger schon am Unterarm selbst. Der typische Bezirk des Nervs gehört der lateralen Hälfte der Vorderseite des Unterarms an und greift mit einem schmalen Streifen auf die Rückseite des Unterarms über (Abb. S. 88, 142).

Falls der N. cutaneus antebrachii radialis gereizt ist, etwa infolge einer Verletzung, so werden solche Bewegungen vermieden, bei welchen der Nerv gezerrt werden könnte. Ein solcher Patient hält den Arm so, daß Austrittsstelle und Endpunkt des geschädigten Hautnervs einander möglichst genähert sind, was in diesem Falle bei Pronationsstellung des Unterarms und der Hand und bei Beugung im Ellenbogen der Fall ist. Diese für den verletzten Hautnerv charakteristische Haltung kann dem Ungeübten leicht eine motorische Lähmung vortäuschen, zumal oft die Supination gar nicht mehr ausgeführt werden kann, weil der Patient durch eine zentrale Hemmung nicht mehr Herr über die betreffenden Muskeln ist. Ähnliche Vorkommnisse sind bei fast allen Hautnerven des Armes und der Hand gefunden worden (S. 147).

Der erste Hautast, welcher vom N. medianus abgeht, verläßt ihn erst in der Nähe der Handwurzel. Dieser Ast, der R. palmaris n. mediani (Abb. S. 128), kommt zwischen der Sehne des M. palmaris longus und des M. flexor carpi radialis kurz oberhalb des Ligamentum carpi transversum durch die

Hautäste des N. musculo-cutaneus<br>
Abb. S. 88, 128, 136, 142

Hautäste des N. medianus<br>
Abb. S. 88, 125, 128, 139, 142, 145

Unterarmfascie (Abb. S. 125) und verbreitet sich am radialen Teil des Handtellers aus (Wurzel des Daumenballens, Abb. S. 128). Nachdem der N. medianus den Hohlhandkanal passiert hat, gehen von ihm außer feinen Rr. pal-
mares zur Haut der Vola manus 3 Nn. digitales volares communes ab.
Der erste teilt sich in 3 Nn. digitales volares proprii, von welchen zwei
zu beiden Seiten des Daumens bis zu dessen Endphalanx verlaufen und die
ganze Volarseite und Seitenfläche dieses Fingers versorgen, manchmal auch
die Dorsalseite des Endgliedes. Der ulnare Daumenast bildet die eine Zinke
einer zweizinkigen Gabel, deren andere Zinke der radialen Seite des Zeigefingers entlangläuft. Der zweite und dritte N. digitalis communis teilen
sich gabelförmig in je zwei Äste für die benachbarten Flächen zweier Finger,
und zwar der zweite N. digitalis communis für Zeige- und Mittelfinger, der

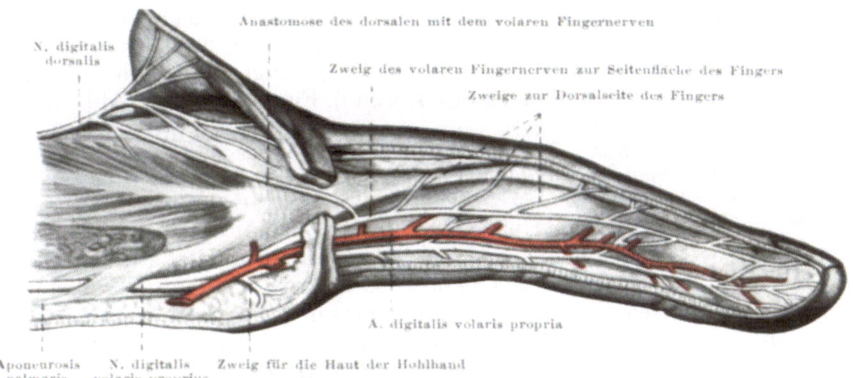


Abb. 75. Nervi digitales proprii. Ulnare Seite des rechten Zeigefingers. (NachTOLDT: Aus O.FOERSTER,
wie Abb. S. 143, S. 833, Abb. 32. — E.)

dritte für Mittel- und Ringfinger (Abb. S. 139). Sie versorgen außer der Volar-
und Seitenfläche der Finger auch die Dorsalfläche des Mittel- und Endgliedes: etwas distal vom Metacarpo-phalangealgelenk zweigt sich ein Ast ab,
der parallel dem Hauptnerven an der Seitenfläche des Fingers verläuft und seine
Äste zur Dorsalseite schickt. Regelmäßig anastomosiert dieser Ast mit dem
N. digitalis proprius dorsalis (Abb. S. 145, vgl. auch Abb. S. 139). Oft geht
in Höhe der Mittelphalanx ein zweiter Ast zur Dorsalseite ab, und zwar zur
Endphalanx. Außer der Haut versorgen die Nn. digitales auch die Gelenkkapseln und das Periost der Phalangen.

Der N. ulnaris gibt im unteren Drittel des Vorderarms einen Hautnerv
ab, der auf die Rückfläche der Hand verläuft, R. dorsalis n. ulnaris. Er tritt
zwischen der Ulna und der Sehne des M. flexor carpi ulnaris hindurch und
durchbohrt die Fascie neben dem Knöchel der Ulna (Abb. S. 137). Er versorgt
mit seinen Ästen den kleinen Finger, den Ringfinger und die ulnare Seite des
Mittelfingers (Abb. S. 137), und zwar die Haut, die Gelenkkapseln und das
Periost der Phalangen auf der Dorsalseite. Diese Äste verteilen sich so, daß
ein Ast an den Zwischenraum zwischen zwei der genannten Finger sich begibt
und sich dort in zwei Endäste gabelt, so daß der eine Endast an der ulnaren Seite
des einen und der andere Endast an der radialen des anderen Fingers entlang
zieht: Nn. digitales dorsales. Eine derartige Nervengabel findet sich zwischen
dem Ringfinger und dem kleinen Finger, eine andere zwischen dem Ringfinger
und dem Mittelfinger; die ulnare Seite des kleinen Fingers erhält noch einen
separaten Ast (im ganzen also 5 Äste des R. dorsalis n. ulnaris, Abb. S. 137).
Wie beim Zeige- und Mittelfinger ist auch beim 5. und 4. Finger die Mittel- und

Hautäste<br>des N. ulna-<br>ris<br>Abb. S. 88,<br>89, 125, 128,<br>137,138,139,<br>142,143,144

Endphalanx von volaren Ästen her versorgt, und zwar beim 4. Finger von volaren Ästen des N. medianus (radiale Fläche) und des N. ulnaris (ulnare Fläche), beim 5. Finger nur des N. ulnaris.

Das Maximalgebiet des R. dorsalis zeigt Abb. b S. 143, vgl. a. S. 144.

Unterhalb des R. dorsalis zweigt sich vom Stamm des N. ulnaris ein dünner Hautast ab, welcher auf der Volarseite neben der Arteria ulnaris abwärts verläuft, in der Handgelenkgegend die Fascie durchbohrt und die Haut an der Wurzel des Kleinfingerballens innerviert: R. palmaris n. ulnaris (Abb. S. 128).

Neben dem Os pisiforme teilt sich der N. ulnaris in den R. superficialis und R. profundus. Nur der R. superficialis ist Hautnerv. Er versorgt ähnlich wie der N. medianus mit seinen Nn. digitales volares communes die Volarseite des kleinen Fingers und die ulnare Seite des Ringfingers. Die Nerven treten zwischen den Zipfeln der Palmaraponeurose heraus und begeben sich je mit einem R. digitalis volaris proprius an die Seite eines Fingers, im ganzen drei Stück (Abb. S. 139). Sie erstrecken sich nicht nur auf die Volar- und Seitenfläche der gesamten Fingerhaut, sondern geben so wie die Fingernerven des Medianus Äste für die Haut der Rückenfläche des 4. und 5. Fingers ab (vgl. Abb. S. 145).

Der R. superficialis des N. ulnaris versorgt außer den Fingern mit feinen Zweigen einen Teil der Vola manus. Regelmäßig anastomosiert er mit dem N. medianus (Abb. S. 125, 139). Sein Maximalgebiet zeigt Abb. a S. 143. Am 4. und 5. Finger versorgt er Gelenke und Periost wie die Äste des N. medianus.

Hautast des N. axillaris<br>Abb. S. 88, 128, 133, 142

Der N. axillaris hat einen einzigen Hautast, der am hinteren Rande des Deltamuskels entsprechend etwa der Grenze zwischen mittlerem und unterem Drittel dieses Randes durch die Oberarmfascie tritt, gelegentlich aber auch sich unterhalb der Fascie teilt und dann an mehreren Austrittsstellen am hinteren Rand des Muskels oder durch den Muskel hindurch präfascial wird, N. cutaneus brachii radialis (Abb. S. 138). Er versorgt den Hautbezirk über dem Muskel selbst, reicht aber noch weiter am Oberarm abwärts als die Insertionsstelle des Deltamuskels (Abb. S. 128, 89).

Während beim N. musculo-cutaneus beispielsweise das Hautgebiet ausschließlich am Unterarm und eventuell an der Hand, das Muskelgebiet ausschließlich am Oberarm zu suchen ist, ist der N. axillaris das gerade Gegenbeispiel, weil bei ihm sich Haut- und Muskelbezirk ziemlich genau decken. Infolgedessen kann man hier von einer Störung des Empfindungsvermögens der Haut auf eine Störung des Muskels schließen (S. 120), während das bei dem N. musculo-cutaneus und den anderen volaren Nerven nicht möglich ist.

Hautäste des N. radialis<br>Abb. S. 89, 121, 125, 128, 133, 137, 139, 145

Auch beim N. radialis ist die Verteilung seiner Hautäste eine ähnliche wie die der Muskeläste, denn er versorgt die Haut über der Streckseite des Ober- und Unterarms und teilweise auch der Hand. Doch ist außer diesen ganz allgemeinen Übereinstimmungen der Hautbezirk des N. radialis im einzelnen doch von ganz anderer Ausbreitung als der Muskelbezirk. So können z. B. Muskeln, die vom N. radialis versorgt sind, rein volar liegen, z. B. der M. brachioradialis, während umgekehrt die Hautbezirke des N. radialis am Oberarm und Unterarm sehr stark eingeengt sind durch die volaren Hautbezirke, die sich bis auf die Dorsalseite ausgedehnt haben, z. B. N. cutaneus antebrachii radialis (s. N. musculo-cutaneus). An der Hand reicht der N. radialis mit seinen Hautästen soweit wie der M. extensor digitorum communis, d. h. bis zu den Mittelgelenken der Finger.

Die feinen Ästchen, welche von dem Handrücken aus vom N. radialis in die Mm. interossei hineingehen, sind nicht motorisch. Es ist wenigstens nie gelungen, von ihnen aus die genannten Muskeln zu reizen.

Von der Spirale des Nervenstammes, welche den Oberarmknochen schräg überkreuzt, gehen zwei Hautäste ab, der N. cutaneus brachii dorsalis und der N. cutaneus antebrachii dorsalis. Beide verlassen den Nerv, ehe er durch das Septum intermusculare laterale hindurchtritt. Der erstere tritt durch die Fascie des Oberarms zwischen dem Caput radiale und dem Caput ulnare des Triceps (manchmal auch weiter oben zwischen Caput radiale und Caput longum) hindurch und verbreitet sich an der Außenseite des Oberarms, angrenzend an den unten zu erwähnenden N. cutaneus brachii ulnaris (Abb. S. 133). Der R. cutaneus antebrachii dorsalis tritt durch die Fascie an der Stelle, wo sie mit dem Septum intermusculare radiale zusammenhängt, dicht angeschmiegt der dorsalen Fläche des Septum (Abb. S. 133). Er versorgt die Rückseite der Haut des Unterarms mit Ausnahme der Streifen am äußeren und inneren Rand, die vom N. cutaneus antebrachii radialis und vom N. cutaneus antebrachii ulnaris innerviert werden (Abb. S. 89).

Befindet sich der N. cutaneus antebrachii dorsalis in einem pathologischen Reizzustand, so wird der Unterarm im Ellenbogen gebeugt und in Supination fixiert gehalten, weil dadurch der kürzeste Weg für den Nerven geschaffen und eine Zerrung vermieden wird. Dies kann eine Lähmung der antagonistischen Muskeln vortäuschen, obgleich diese intakt sind (S. 144).

An die Hand geht der Endast des R. superficialis n. radialis, der die Fascie am unteren Drittel des Unterarms zwischen der Sehne des M. brachioradialis und dem Radius durchbricht (unterer Druckpunkt des N. radialis), weiterhin über die Tabatière zum Handrücken zieht und sich dort in Äste für den Handrücken und in Rr. digitales dorsales für den Daumen, den Zeigefinger und die radiale Seite des Mittelfingers spaltet (Abb. S. 121, 137). Jeder dieser Finger hat an beiden Seiten je einen R. digitalis dorsalis proprius. Je zwei Äste sind gabelförmig zwischen zwei Finger zu einem R. digitalis dorsalis communis vereinigt. Die Rr. proprii verlaufen nicht bis zum Endglied der Finger, sondern endigen am Mittelglied dort, wo in der Tiefe die Sehnenzüge des M. extensor digitorum communis angeheftet sind. Von da ab wird die Haut über dem Mittel- und Endglied durch volare Äste des N. medianus versorgt (Abb. S. 145). Am Handrücken und an den Seitenflächen der Finger anastomosiert der N. radialis mit dem N. ulnaris bzw. medianus.

Die Hautäste des N. radialis versorgen auch das Periost der Metacarpalia und Phalangen sowie die Gelenkkapseln (Abb. S. 167). Bei den Hautästen des N. radialis an der Hand ist der Unterschied zwischen der Ausbreitung derjenigen Fasern, welche die Wärmeempfindung leiten, denjenigen, welche dem Tastgefühl dienen und den Fasern für die Schmerzempfindung am ausgeprägtesten (vgl. S. 144). Die Störung der Schmerzempfindung kann bei einer Verletzung des N. radialis beschränkt sein auf die ulnare Seite des Daumens am Handrücken oder nur auf einen kleinen Bezirk des Handrückens über dem 2. bzw. 3. Metacarpale. Es kann sogar vorkommen, daß für die Tastempfindung überhaupt kein Ausfall zu konstatieren ist. Daher hat der N. radialis kein bestimmtes Autonomgebiet (Abb. S. 142).

Außer den von den fünf Hauptnerven des Armes abgehenden Hautästen gibt es noch zwei, welche vom Plexus brachialis aus unmittelbar an die Haut gelangen, ohne einem der fünf Nerven beigesellt zu sein. Sie verlassen beide den Fasciculus caudalis des Plexus brachialis in der Achselhöhle. Der eine, N. cutaneus brachii ulnaris, durchbohrt die Fascie innerhalb der Achselhöhle oder eine kurze Strecke weiter distal (an der ulnaren Seite der Vorderfläche des Oberarms, Abb. S. 128). Er ist sehr häufig bei oder vor seinem Austritt mit dem N. intercostobrachialis verbunden (Abb. S. 44) und versorgt mit diesem die mediale Seitenfläche des Oberarms, d. h. mit vorderen Ästen die Innenseite der Vorderfläche und mit dorsalen Ästen die Innenfläche der Rückseite des Oberarms (Abb. S. 128, 88). Er ist ein ventraler Ast des Plexus und hat also den N. radialis von einem großen Teil der Dorsalseite des Oberarms verdrängt.

Der zweite Ast, N. cutaneus antebrachii ulnaris, läuft eine Strecke lang subfascial mit dem Stamme des N. ulnaris zusammen, begibt sich aber

Direkte Hautäste aus dem Plexus brachialis Abb. S. 44, 88, 89, 121, 128, 132, 133, 142 nicht, wie der N. ulnaris an die Hinterseite des Oberarms hinter das Septum intermusculare ulnare, sondern durchbricht die Oberarmfascie gewöhnlich dort, wo die V. basilica sie durchbohrt (Abb. S. 128; die Öffnung in der Fascie liegt 3—5 cm oberhalb der Ellenbeuge). Der Nerv hat einen R. volaris und ulnaris und versorgt den ulnaren Rand des Unterarms und die anschließende Volar- und Dorsalfläche bis etwa zur Mittellinie (Abb. S. 128, 142).

Schon durch das Vorhandensein der beiden direkt von Plexus austretenden Hautäste ist eine wirkliche Übereinstimmung von sensiblen und motorischen Gebieten der einzelnen Armnervenstämme am Arm und an der Hand nicht möglich, weil diese Nerven zwischen die Hautnerven der fünf kanonischen Extremitätennerven eingeschaltet sind, aber keine ihnen entsprechende Muskelnerven existieren. Den fünf motorischen Gebieten der Armnerven stehen also sieben sensible Gebiete gegenüber (fünf aus den gleichen Nerven, zu denen die motorischen gehören, und zwei Gebiete selbständiger Hautnerven).

## c) Verästelungen der Gefäßstämme.

Muskel- und Kollateraläste

Die Äste der Gefäßstämme gehen gerade wie die Nerven zu den Muskeln, aber in der Regel ist die Zahl der Arterien und Venen, welche das Blut an die Muskeln hin und zurückleiten, größer als die der Muskelnerven. Während Muskeln, welche von zwei verschiedenen Nerven versorgt werden, im allgemeinen nicht zu häufig sind, so daß der Verlust eines Nervenastes in der Regel den Muskel lahmlegt, so ist die Versorgung eines Muskels mit Blut durch verschiedene Gefäße die Regel, so daß der Verlust eines zuführenden Astes immer durch andere ersetzt werden kann. Ohne hier auf Beispiele einzugehen, verweise ich auf die Äste der A. axillaris, welche weiter unten beschrieben werden, und auf viele andere Fälle der speziellen Beschreibung (Tabelle S. 172). Außer der Arterie und Vene, welche mit dem Nerv zusammen den Muskel in der Area neurovascularis betreten oder verlassen, versorgen ihn noch andere Arterien bzw. Venen, welche an anderen Stellen in ihn eintreten.

Da die Muskeln in der Regel von den Gefäßstämmen aus beschickt sind, welche ihnen jeweils zunächst liegen, so haben die zahlreichen Rr. musculares der Arterien und Venen keine so große Bedeutung wie die Muskeläste der Nerven. Wir beschränken uns hier mit wenigen Ausnahmen auf diejenigen Seitenäste der Arterien, welche imstande sind, den Hauptstamm der Arterie zu ersetzen, Rr. collaterales (Bd. 2, S. 616, *621*). Bei den Venen sind die Anastomosen der zahlreichen Äste so häufig, daß dort die Ersatzmöglichkeiten außerordentlich groß sind und der Beschreibung im einzelnen nur in Ausnahmefällen bedürfen.

Den präfascialen Nerven entsprechen, wie wir bereits gesehen haben, vielfach die Hautvenenstämme, während die präfascialen Arterien klein und unbedeutend zu sein pflegen. Es handelt sich also im folgenden im wesentlichen um eine Auswahl derjenigen Arterienäste, welche den Kollateralkreislauf ermöglichen.

Außer an die Muskeln gehen Gefäßästchen an die Gelenke und an die Knochen. Die an die Knochenhaut sich begebenden feinsten Gefäße (Rami periostales) treten von vielen Stellen an dieselbe heran und rekrutieren sich daher aus sehr vielen Muskelästchen. Sie geben die Gefäße der VOLKMANNschen und HAVERSschen Kanäle ab und dienen der Ernährung des Periostes und der Knochensubstanz, vor allem der Knochenzellen. Davon verschieden an Bedeutung und Zahl (1—2 Stück) sind die Vasa nutricia, die in den Canalis nutricius des Knochens ein- bzw. austreten (Bd. 1, S. 49, 307, *40*, *288*) und das Knochenmark versorgen.

Äste der Arteria axillaris Abb. S. 124, 132, 133

Man kann die Äste der A. axillaris einteilen in solche, welche oberhalb des M. pectoralis minor (in der Lücke zwischen M. subclavius und oberem Rand des M. pectoralis minor) heraustreten und solche, welche durch die Achselhöhle hindurchlaufen, und falls sie aus dieser heraustreten, am unteren Rand des M. pectoralis minor oder jenseits davon sichtbar werden (Abb. S. 109, 132).

Von diesen beiden Gruppen hat die gleich zu erwähnende A. thoracica lateralis (s. longa) einen sehr wechselnden Ursprung. Sie entspringt manchmal mit den Gefäßen der ersten Gruppe zusammen, jedenfalls aber so hoch oben, daß sie proximal von der Medianusschlinge zu suchen ist, während alle Angehörigen der zweiten Gruppe jenseits von der Medianusschlinge entspringen. Dieses Gefäß hat aber mit den Arterien der zweiten Gruppe gemeinsam, daß es durch die Achselhöhle verläuft und nicht zwischen M. subclavius und M. pectoralis minor hervortritt.

Die obere Gruppe ist außerordentlich vielgestaltig. Am häufigsten findet man zwei kleine Stämme, die A. thoracica suprema und A. thoracoacromialis. Die A. thoracica suprema (Abb. S. 132) geht an die Intercostalmuskeln im oberen Zwischenrippenraum und den M. subclavius. Die A. thoracoacromialis verästelt sich nach drei Seiten mit einem R. acromialis, R. deltoides und mit Rr. pectorales. Es können auch andere Zusammenstellungen dieser einzelnen Gefäße zu gemeinsamen Stämmchen gefunden werden. Die Rr. pectorales verlaufen an den M. pectoralis minor und über diesen hinweg und durch ihn hindurch an den M. pectoralis major. Der R. deltoideus geht mit der V. cephalica, aber in umgekehrter Richtung, in die Spalte zwischen M. pectoralis major und M. deltoides und versorgt beide. So ist also der Deltamuskel, welcher nur von einem Nerv versorgt wird, N. axillaris, nicht nur von der den N. axillaris begleitenden Arterie von hinten her, sondern auch von vorne her durch den genannten R. deltoideus mit Blut beschickt. Der R. acromialis endlich verzweigt sich an das Periost des Akromion und bildet dort mit den von hinten an diese Stelle herantretenden Arterien ein arterielles Netz, Rete acromiale. Es schützt die prominente „Schulterecke", an welcher der Knochen unmittelbar unter der Haut liegt, vor zu starken Druckwirkungen von außen.

Von den genannten Ästen der A. axillaris geht die A. thoracica lateralis (s. longa) unter dem M. pectoralis minor auf die Oberfläche des M. serratus lateralis gerade abwärts (Abb. S. 132). Sie liegt manchmal nahe am N. thoracalis longus (s. lateralis), doch liegt gewöhnlich der Nerv um 2 bis 3 Fingerbreiten weiter dorsal als die Arterie. Auf der Rückseite des Schultergürtels geht der R. descendens der A. transversa colli längs dem basalen Rand des Schulterblattes herab bis zu dessen unteren Winkel, bedeckt vom M. rhomboides (S. 63). Ästchen dieser Arterie, welche auf ihrem Weg auf die thorakale Fläche des M. serratus gelangen, durchbohren den Muskel nach außen und anastomosieren mit der A. thoracica lateralis auf der Außenfläche desselben Muskels. Wird die Strombahn der A. axillaris aus irgend einem Grunde verlegt, so kann das Blut von der A. subclavia durch die A. transversa colli und weiterhin durch die A. thoracica lateralis in die A. axillaris gelangen und so das Hindernis umgehen. Doch ist ein viel häufigerer Ersatz für eine geschädigte oder ganz unwegsame A. axillaris ein kollateraler Weg, welcher durch einen der im folgenden zu beschreibenden Äste der A. axillaris vorgebildet ist.

Der auf die soeben besprochene A. thoracica lateralis folgende Ast der A. axillaris ist die A. subscapularis. Sie gibt kleine Ästchen ab, welche von ihr unmittelbar in den gleichnamigen Muskel eintreten und spaltet sich in zwei größere Gefäße. Das eine setzt die Richtung des Stammes fort und heißt A. thoraco-dorsalis; sie folgt dem Rand des M. latissimus dorsi und gelangt auf diese Weise an die Brustwand (Abb. S. 109). Sie erreicht auch den M. serratus lateralis, liegt aber etwas weiter dorsal als der N. thoracicus longus. Es kann vorkommen, daß die A. thoracica lateralis sehr schwach entwickelt ist, dann ist die A. thoraco-dorsalis entsprechend vergrößert und kann ihrerseits den Kollateralbogen mit dem R. descendens der A. transversa colli bilden.

Der zweite Ast heißt A. circumflexa scapulae. Sie geht um den lateralen Rand des Schulterblattes herum und tritt durch die mediale Achsellücke (Abb. S. 133). Sie liegt dem Knochen der Fossa infra spinam an, versorgt die sie bedeckenden Muskeln und anastomosiert mit der A. suprascapularis aus der A. subclavia, welche aus der Fossa supra spinam um das Collum scapulae herum in die Fossa infra spinam hineingelangt. Dieser Kollateralkreislauf, der die A. subclavia oberhalb des Schlüsselbeins hinten um die Scapula herum nach vorne mit der A. axillaris verbindet, ist der häufigste Weg, den das Blut nimmt, wenn die A. axillaris in ihrem obersten Abschnitte gesperrt ist.

Es folgen als dritte in der Reihe der von der A. axillaris abgehenden Äste die Aa. circumflexae humeri. Sie umgreifen als A. circumflexa humeri volaris und A. circumflexa humeri dorsalis den Humerus an seinem Collum chirurgicum wie mit einer Zange (Abb. S. 124, 132). Die vordere läuft unter dem M. deltoides um die Vorderfläche des Humerus, versorgt den M. deltoides und sendet ein aufsteigendes Ästchen im Sulcus intertubercularis zum Schultergelenk. Die hintere der beiden Arterien ist die größere. Sie verläuft mit dem N. axillaris durch die laterale Achsellücke (Abb. S. 133) zu den vom Nerv versorgten Muskeln und deren Nachbarmuskeln und sendet außerdem Ästchen an die Außenfläche der Schultergelenkkapsel. Sie anastomosiert regelmäßig mit der A. profunda brachii (Abb. S. 124) und kann nicht selten durch Vermittlung dieser Anastomose aus der A. profunda brachii statt aus der Axillaris entspringen.

Außer den obengenannten beiden Möglichkeiten eines Kollateralkreislaufs, welcher die direkte Blutbahn der A. axillaris ersetzen kann, kommt als entfernte Möglichkeit noch die hinzu, daß Ästchen aus der oberen Gruppe, z. B. der A. thoracica suprema, mit der A. thoracica (mammaria) interna anastomosieren, oder daß aus der unteren Gruppe z. B. die A. thoracica lateralis mit Ästchen der Intercostalarterien verbunden ist. So können die Äste der unterbrochenen Axillaris das Blut aus der A. subclavia auf dem Umweg über die vordere Brustwand empfangen.

Die Kollateralen des Ellenbogens. Rete cubiti

Die A. brachialis gibt am Oberarm außer zahlreichen Muskelästchen (unter diesen besonders bemerkenswert die A. bicipitalis) die für die Rückseite bestimmte und bereits beim Stamm der Arterie erwähnte A. profunda brachii ab. Von der A. brachialis selbst gehen zwei und von der A. profunda brachii geht eine (der Endast) zu dem Ellenbogen. Diese drei Gefäße, A. collateralis ulnaris proximalis et distalis und A. collateralis radialis, welche zum Teil bereits oben am Oberarm entspringen, verbinden sich am Ellenbogen mit den in umgekehrter Richtung verlaufenden Aa. recurrentes, von denen eine aus der A. radialis, eine aus der A. ulnaris und eine aus der A. interossea dorsalis am Unterarm kommen, und die jeweils nach dem Gefäß, aus dem sie stammen, benannt werden, also A. recurrens radialis usw. Auf diese Weise laufen außer der gewöhnlich vom Blutstrom benutzten A. brachialis noch drei andere je von oben und von unten gespeiste Längszüge am Ellenbogengelenk vorbei (Abb. S. 124, 133), welche collateral erweitert werden, wenn der gewöhnliche Blutweg aus irgend einem Grunde verlegt wird. Im normalen Verlauf sind die drei Kollateralwege nur von geringen Blutmengen beschickt, die sich an der Kapsel des Gelenkes und am Periost besonders des Olecranon durch netzförmige Verbindungen allseitig verteilen (Rete cubiti) (Abb. S. 133).

Die A. collateralis ulnaris proximalis verläßt die A. brachialis etwa in der Mitte des Oberarms und folgt dem Stamm des N. ulnaris auf die Hinterseite des Septum intermusculare mediale bis in den Sulcus n. ulnaris hinein. Dort anastomosiert sie mit der A. recurrens ulnaris, einem Gefäß, welches kurz nach dem Abgang der A. ulnaris aus dieser entspringt und sich in zwei Äste teilt; deren oberer zieht rückläufig hinter den Epicondylus ulnaris humeri und anastomosiert im Sulcus n. ulnaris mit der A. collateralis ulnaris proximalis. Die A. collateralis ulnaris distalis geht etwas oberhalb der Gelenkspalte bereits in der Ellenbeuge von dem Stamm der A. brachialis ab, läuft auf dem M. brachialis abwärts und anastomosiert mit einem anderen Zweig des oberen Astes der A. recurrens ulnaris. Abb. S. 151 gibt ein Bild dieser Arterien bei

Verschluß der Hauptbahn. Es zeigt zugleich die typische Schlängelung kollateral erweiterter Arterien.

Von der A. profunda brachii, welche sich dem Stamm des N. radialis beigesellt, geht hinter dem Oberarmknochen eine Kollaterale ab, A. collateralis media; sie folgt dem Oberarmknochen nach abwärts und erreicht so die Kapsel des Ellenbogengelenks, desgleichen das Ende der A. profunda brachii, welches dem Stamm des N. radialis folgt und mit ihm an der Ellenbeuge wieder die Vorderfläche des Armes erreicht, A. collateralis radialis. Mit der A. collateralis media anastomosiert ein kleines Gefäß, welches die A. interossea an den Punkt verläßt, wo sie durch die Membrana interossea nach hinten gelangt, und welches auf dem M. supinator nach oben verläuft, A. recurrens interossea (Abb. S. 137). Mit der A. collateralis radialis anastomosiert ein Ast der A. radialis, welcher vom Beginn der A. radialis ab rückläufig am lateralen Rand des M. brachialis in der Ellenbeuge emporsteigt, A. recurrens radialis (Abb. S. 136).

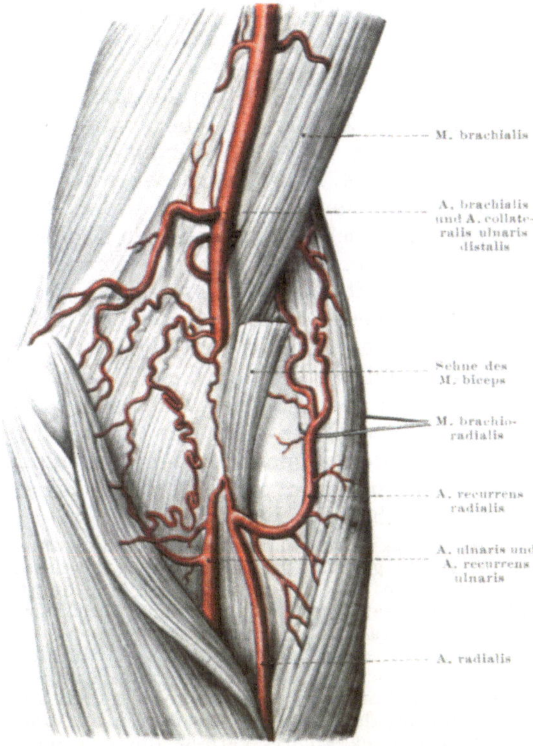

Die A. nutricia für den Humerus wird von der A. profunda brachii abgegeben (Abb. S. 124).

Die Kapsel, welche die verschiedenen Gelenke an der Handwurzel gemeinsam umschließt, ist auf ihrer Vorderseite und Rückseite von einem Gefäßnetz überzogen, Rete carpicum volare et dorsale. Das dorsale ist das reicher entwickelte. Die Gefäßstämme, welche vom Unterarm zur Hand verlaufen, besitzen in diesen Netzen kollaterale Bahnen. Ursprünglich war die A. interossea volaris die Hauptbahn, welche bis zur Mittelhand fortgesetzt der Hand das Blut zuführte. Außerdem kann die A. mediana, welche von dem obersten Anfang der A. interossea ab dem Stamm des N. medianus nach abwärts folgt, ausnahmsweise bis in die Hohlhand reichen. Auch dieses ist ein atavistischer Zustand, da die A. mediana einst das Hauptgefäß war und die A. interossea volaris abgelöst hatte (S. 126). Abgesehen von diesen Atavismen gibt es regelmäßig von der A. radialis einen R. carpicus volaris und einen R. carpicus dorsalis, aus der A. ulnaris bzw. deren R. profundus zwei bis drei Rr. carpici volares und einen R. carpicus dorsalis. Außerdem geht die A. interossea volaris mit ihren beiden Endästen in das Rete carpi volare und dorsale über. Ihr dorsaler Ast durchsetzt im Bereiche des M. pronator quadratus die Membrana interossea und gelangt so auf die Rückseite der Handwurzel (Abb. S. 137). Schließlich



Abb. 76. Kollateralbahnen bei Verschluß der A. brachialis in der Ellenbeuge, 30jähriger Mann. (Nach FR. TIEDEMANN: Von der Verengung und Schließung der Pulsadern, Tafel III, Fig. 1. Heidelberg u. Leipzig 1843. — E.)

endet auch die A. interossea dorsalis im Rete carpi dorsale. Auf diese Weise gehen mindestens 6—8 kleine Arterienästchen in das arterielle Netz über, das die Handwurzel allseitig umspinnt und infolgedessen die beiden Hauptgefäße, A. radialis und A. ulnaris, sowie das Nebengefäß, A. interossea, miteinander in Verbindung setzt. Aus dem Rete gehen drei Arterien auf dem Handrücken hervor, die Aa. metacarpicae dorsales, die sich auf das 2., 3. und 4. Interstitium zwischen den Metakarpalknochen verteilen. Eine jede dieser Arterien erhält an der Basis der Mittelhandknochen Zufluß von dem tiefen Hohlhandbogen aus, verläuft als unpaares Gefäß bis an die Köpfchen der Metakarpalknochen auf den Mm. interossei dorsales und gabelt sich an der Basis der Finger in zwei Aa. digitales dorsales, von denen jede am Rand eines der beiden Finger verläuft. So geht von der ersten Gabel aus eine dieser Arterien an die Ulnarseite des Zeigefingers, die zweite an die radiale Seite des Mittelfingers, von der zweiten Gabel aus eine an die Ulnarseite des Mittelfingers und an die Radialseite des 4. Fingers, von der dritten Gabel aus eine an die Ulnarseite des 4. Fingers und eine an die Radialseite des 5. Fingers. So wie die Aa. metacarpicae Blut aus der Tiefe an ihrem Beginn erhalten haben, so geben sie solches ab an der Stelle, wo sich ihre Enden gabeln. Dieses Blut gelangt distal von den Ligamenta capitulorum transversa auf die Volarseite der Hand in die Aa. digitales communes, welche den Fingern die Hauptmenge des Blutes zuführen. Die Aa. metacarpicae sind also gleichsam in die Länge gezogene Schlingen des Rete carpicum, die sich auf diese Weise bis auf die äußerste Grenze des Handtellers (bis an die distalen Enden der Mittelhandknochen) fortsetzen. Das Blut kann auf diese Weise nicht nur an der Fläche des Handtellers überall einen Ausgleich finden, sondern es kann auch an den Rand des Handtellers von vorne nach hinten und von proximal nach distal sich in der verschiedensten Weise auf die Maschen des Rete verteilen.

Der R. carpicus volaris der A. radialis und die zwei bis drei Rr. carpici volares der A. ulnaris gehen in der Höhe des M. pronator quadratus von ihren Stammgefäßen ab und liegen unter diesem Muskel auf der nur spärlich entwickelten Membrana interossea dieser Gegend (Abb. S. 125, 139). Der R. carpicus dorsalis aus der A. radialis verläßt den Hauptstamm an der Stelle, wo er in der Tabatière auf der Dorsalseite der Handwurzel gelegen ist, bevor er durch das erste Interstitium zwischen den Mittelhandknochen wieder in die Hohlhand eintritt (Abb. S. 137). Der R. carpicus dorsalis der A. ulnaris dagegen geht bereits auf der Vorderfläche des Unterarms ab und läuft um das Os pisiforme herum auf die Dorsalseite der Hand (Abb. S. 139). Die A. interossea volaris verläßt die A. interossea communis, die selbst nur einen ganz kurzen Stamm bildet, bereits unterhalb der Ellenbeuge und läuft mit dem gleichnamigen Nerv aus dem N. medianus zusammen vor der Membrana interossea nach abwärts, um am oberen Rand des M. pronator quadratus auf die Hinterseite dieses Muskels zu treten (Abb. S. 136). Die Arterie tritt geradeso wie der Nerv in die Hinterseite des M. pronator quadratus ein und setzt sich dann in den schon beschriebenen R. carpicus volaris und den stärkeren R. carpicus dorsalis fort, zum Rete carpicum volare bzw. dorsale.

Aus der A. interossea volaris werden die beiden Unterarmknochen durch die Arteriae nutriciae gespeist.

Die A. interossea communis gibt nach vorne die A. interossea volaris, die wir soeben betrachteten, und nach hinten die A. interossea dorsalis ab. Aus letzterer geht nach dem Ellenbogengelenk zu die A. recurrens interossea ab, während sie selbst absteigend am Unterarm sich in zahlreiche Äste für die Mm. extensores aufsplittert.

Arcus volaris superficialis und Arcus volaris profundus. Endäste der A. radialis und A. ulnaris

Während die aus dem Rete carpicum dorsale weiter distal gegen die Finger zu und an diese selbst sich verteilenden Aa. metacarpicae dorsales relativ schmächtige Gefäße sind, ist die Hauptmenge der arteriellen Gefäße an der Hand auf den geschützten Handteller gelegt, gerade umgekehrt wie bei den Venen. Im Handteller liegen zwei quer bzw. schräg zu den Mittelhandknochen verlaufende Arterienbogen, von denen jeder sowohl von der A. radialis wie von der A. ulnaris

gespeist wird, **Arcus volaris superficialis** und **Arcus volaris profundus.**
Sie sind bereits bei den Gefäßstämmen als Fortsetzungen dieser beiden Hauptgefäße des Unterarms aufgeführt (S. 123). Hier soll noch einiges Speziellere
über ihre Lage und über ihre Äste nachgetragen werden. Die A. radialis
gibt ihren Ast zum Arcus volaris superficialis ab, ehe sie die Vorderfläche der
Handwurzel verläßt und sich auf die Rückseite der Hand begibt (Abb. S. 125,
139). Dieser R. volaris superficialis ist gewöhnlich sehr dünn. Er begibt sich
über das Ligamentum carpi transversum in die Hand hinein und anastomosiert
mit dem Ende des R. superficialis der A. ulnaris auf der Wurzel des Daumenballens. Gelegentlich kann auch die Anastomose innerhalb des Daumenballens
selbst nahe an dessen Oberfläche liegen oder aber sie fehlt ganz. Dann ist der
Arcus volaris superficialis nicht durch den R. volaris superficialis der A. radialis
geschlossen, sondern es ist irgendeine andere Verbindung mit einem Ast der
A. radialis an seine Stelle getreten, z. B. mit einem Ast der A. princeps pollicis
(Abb. S. 139). Ist der R. volaris superficialis der A. radialis dagegen abnorm
erweitert, so gelangt von ihr aus sehr viel arterielles Blut in den oberflächlichen
Hohlhandbogen, und man fühlt und sieht sogar den Puls dieser Arterie an der
Wurzel des Daumenballens (diese Varietät kann bei Verletzungen zu sehr
starken Blutungen Anlaß geben). Nachdem die A. radialis den Rücken der
Hand im Grunde der Tabatière passiert hat und zwischen den beiden Köpfen
des M. interosseus dorsalis primus in die Hohlhand hineingelangt ist, gibt sie
noch unterhalb der Muskeln des Daumenballens eine Arterie ab, welche im ersten
Interstitium zwischen dem Metakarpale des Daumens und dem Metakarpale
des Zeigefingers in die Höhe steigt und sich an diese beiden Finger verteilt,
**A. princeps pollicis.** Die beiden Seiten des Daumens und die dem Daumen
zugewendete Seite des Zeigefingers erhalten von ihr aus ihre **Aa. digitales
propriae** (Abb. S. 125, 139). Der Stamm der A. radialis selbst gelangt in die Hohlhand zwischen M. adductor pollicis und M. interosseus dorsalis primus und
gibt, indem er auf den Mm. interossei und auf den Mittelhandknochen nach
dem ulnaren Rand zur Anastomose mit dem R. profundus der A. ulnaris weiterläuft, Ästchen an diese Knochen und Muskeln und zwischen den Knochen
hindurch proximal von den Ligamenta capitulorum transversa zu den Aa.
metacarpicae dorsales ab (Abb. S. 137). So gibt in der Norm die A. radialis
für den oberflächlichen Hohlhandbogen nur einen geringen Beitrag, während
sie dem tiefen Hohlhandbogen die Hauptmenge des Blutes zuführt. Umgekehrt
liefert die A. ulnaris mit ihrem R. profundus den geringeren Zuschuß zum
tiefen Hohlhandbogen, während sie mit ihrem R. superficialis den Haupt-
zufluß zum oberflächlichen Bogen zu leisten hat. Von dem oberflächlichen
Hohlhandbogen aus gehen eine **A. digitalis propria** an den ulnaren Rand
des Zeigefingers, daran anschließend zwei **Aa. digitales communes** an die
vier dreigliedrigen Finger. Indem die am meisten ulnar gelegene von diesen
drei Aa. digitales communes sich zwischen Wurzel des 4. und 5. Fingers gabelt,
liefert sie je eine A. digitalis propria zu dem Rande des Fingers, welcher dem
anderen der beiden zugewendet ist. Sie folgt auf diese Weise genau den Hautästen des N. ulnaris. Die beiden anderen begeben sich auf dieselbe Weise an
die Basis zwischen 4. und 3. bzw. 3. und 2. Finger, gabeln sich dort und gehen
an die Ränder dieser Finger, indem sie genau den Hautästen des N. medianus
folgen.

Der Arcus superficialis liegt unterhalb der Palmaraponeurose. Die Rr. digitales
communes sind ebenfalls von dieser bedeckt. Ihre Gabelung in die R. digitales
proprii liegt in den Fettkugeln, die zwischen den Zipfeln der Palmaraponeurose
eingebettet sind (Bd. 1, S. 436, *415*). Die Palmaraponeurose schützt die Gefäße und
verhindert, daß man sie durch die Haut hindurch pulsieren fühlt. Zwischen dem
oberflächlichen und dem tiefen Hohlhandbogen liegen sämtliche Sehnen der langen

Fingerbeuger und die Mm. lumbricales. Der tiefe Hohlhandbogen ist im zweiten und dritten Spatium der Mittelhandknochen eingefügt zwischen die Sehnen der langen Fingerbeuger einerseits und die Mm. interossei andererseits. Im ersten Spatium tritt an die Stelle der Mm. interossei der M. adductor pollicis.

Die große Zahl von Verbindungen unter den einzelnen Handarterien ist Anlaß zum Vorkommen zahlreicher Varietäten, indem bald die eine, bald die andere Strombahn stärker ausgebildet wird. Tatsächlich stimmen nie zwei Hände in der Einzelanordnung der Arterien überein.

# 5. Zusammenfassung der Ergebnisse der Anatomie der Leitungsbahnen in der oberen Extremität.

## a) Allgemeines.

*Das Typische der Lage und der Verbreitung*

In den Abb. S. 132ff. sind sämtliche Leitungsbahnen in ihrer gegenseitigen Lage bzw. zum Skelet und zu den wichtigsten Leitmuskeln möglichst naturgetreu dargestellt. Sie stellen ein sehr reiches System von Kabeln und Röhren dar, die in typischer Weise die ganze Gliedmaße durchziehen. Die Muskeln werden in der Regel von den Stämmen aus nur durch einen Nebenzweig versorgt (seltener durch zwei verschiedene Nervenzweige). Dagegen besitzen sie außer den Gefäßen, welche mit dem Nerv verlaufen und in der Area neurovasculosa eintreten, in der Regel noch von anderen Seiten her Anschlüsse an den Blutkreislauf und sind nur selten auf den einen Anschluß beschränkt. In der Haut finden sich zahlreiche Venen und bestimmt angeordnete Nervengebiete, die allerdings im einzelnen häufig variieren und auch ineinander fließende Grenzen haben. Arterienäste sind in der Haut spärlich und klein und laufen unabhängig von den Hautnerven und -venen.

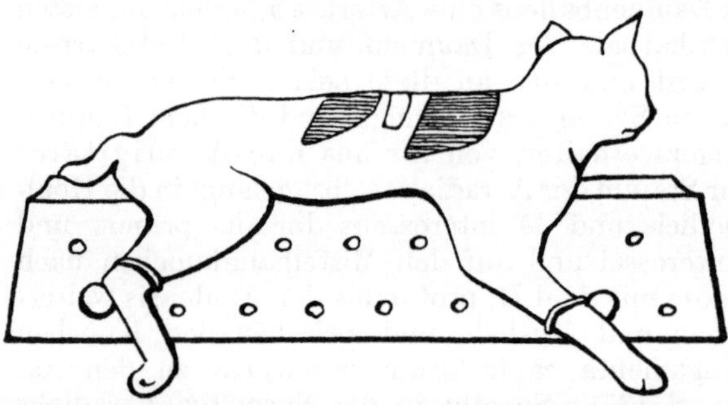

Abb. 77. Pilomotorische Zone (hell) innerhalb eines Dermatoms, das durch Durchschneidung der Nerven der beiden Nachbardermatome (schraffiert) isoliert ist. (Nach v. RIJNBERK: Kon. Ak. Wetensch. Amsterdam, 24. Dez. 1907. — Br.)

*Die Muskeln als Erfolgs- und Aufnahmeorgane*

Der einzelne Muskel zieht sich auf den Anreiz hin, welchen er durch den Nervenast, der in ihn eintritt, empfängt, zusammen. Er ist das Erfolgsorgan einer jeden willkürlichen oder unwillkürlichen Bewegung. Der eigentliche Sitz einer solchen Bewegung sind die Ganglienzellen im Zentralnervensystem. Der Nerv ist nur der Mittler, welcher diesen Reiz von den Zentralorganen aus den peripheren Muskeln in der Extremität zuleitet (vgl. Bd. 3). Da der Nerv, welcher einen Muskel erreicht, diesen erst zum Erfolgsorgan macht, so können wir die Nerventätigkeit statt der Muskeltätigkeit einsetzen. Wenn z. B. der M. biceps und der M. brachialis den Arm im Ellenbogen beugt, so können wir, da diese beiden Muskeln vom N. musculo-cutaneus versorgt werden, sagen, daß der N. musculo-cutaneus den Arm im Ellenbogen beuge. Eine derartige knappe, aber doch präzise Ausdrucksweise ist namentlich in der Klinik im Gebrauch. Es fragt sich in jedem einzelnen Falle, ob ein bestimmer Nerv, also z. B. der N. musculo-cutaneus, bei der Ellenbeuge allein imstande sei, eine bestimmte Bewegung zu veranlassen, oder ob nicht andere Nerven mit ihren Erfolgsorganen (z. B. der N. radialis mit dem M. brachioradialis, der N. medianus mit den Flexoren am Unterarm) ihn dabei unterstützen und eventuell vertreten können. Es kommt sehr häufig vor, daß solche Unterstützungen nur vorgebildet sind, aber erst dann effektiv werden, wenn der gewöhnlich beteiligte Nerv unterstützungsbedürftig wird, z. B. bei einer teilweisen oder vollständigen Unterbrechung seines Leitungsvermögens. Lähmungen können dann vorübergehend auftauchen, bis die Ersatznerven, die bis dahin ihre Tätigkeit nicht ausgeübt haben, sich dem neuen Zustand anpassen, um dann mehr oder minder schnell einen teilweisen oder völligen Ersatz zu liefern. Das Geheimnis vieler Sportleistungen beruht auf demselben Grund, daß Muskeln, die an sich zu einer bestimmten Tätigkeit geeignet sind, erst durch die sportliche Übung aus ihrem Schlummer aufgerüttelt werden und erst dadurch die volle Leistungsfähigkeit des Bewegungsapparates zum Vorschein kommt. Der Muskel wird bei seiner Tätigkeit ernährt durch das Blut, das ihm die Arterien zuführen; er wird befreit von den Schlacken seines inneren Stoffwechsels durch die Venen, die von ihm wegströmen. So wird bei hohen Leistungen das im Muskel selbst aufgestapelte und bald verbrauchte Nährmaterial durch Nachschub vom Körper aus, speziell von der Leber ersetzt, bis die Leistung den vorhandenen Nährstoff zu überschreiten droht; ebenso verhält es sich mit dem Gasaustausch, Zufuhr von Sauerstoff und Wegleitung von Kohlensäure.

Die Muskeln als motorische Organe sind zugleich Aufnahmeorgane für Reize, indem sie von ihrem eigenen Inneren aus durch besondere Aufnahmeapparate (Muskelspindeln) oder von ihrer Sehne aus (Sehnenspindeln) Nachrichten über ihren Spannungszustand dem Zentralnervensystem zuleiten (propriozeptive Reize). Diese Bahnen, die zentripetal leiten, verlaufen zusammen mit den zentrifugal leitenden motorischen Fasern in den Nervenästen, die einen jeden Muskel versorgen. Die Muskeläste der Nerven enthalten also sowohl efferente motorische Fasern wie afferente sensible.

Bei den subfascialen Muskelästen der Nerven gebrauchen wir den Ausdruck: „der Nerv versorgt einen Muskel". Dieser Ausdruck wird in Parallele dazu auch auf die Haut angewendet, indem man z. B. sagt, der N. ulnaris versorgt von den 5 Fingern der Hand volar

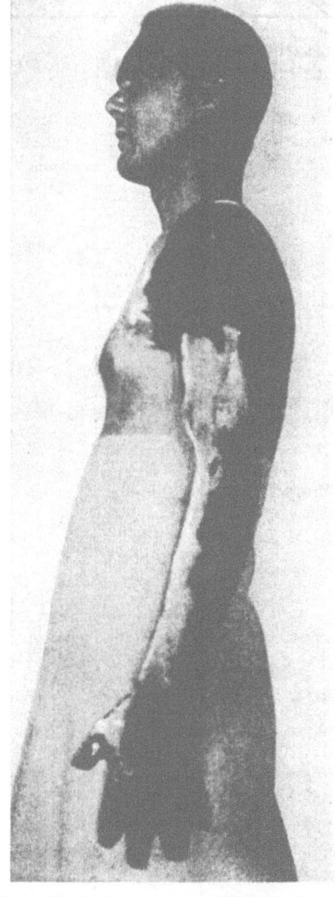

Abb. 78. Anhidrosis im Hautgebiet des N. radialis (helles Gebiet) bei hochsitzender Durchtrennung des N. radialis. Das Gebiet der Anhidrosis deckt sich mit dem der Totalanästhesie (N. cutaneus brachii dorsalis, N. cut. antebrachii dorsalis, R. superficialis n. radialis). v. MINORsche Jod-Stärke-methode. Hautbezirke als Aufnahme- und Endorgane
(Aus O. FOERSTER: Handbuch der Neurologie, Erg.-Bd. 2, S. 1487. — E.)

den kleinen Finger und die Ulnarseite des Ringfingers und dorsal den kleinen Finger, den Ringfinger und die ulnare Seite des Mittelfingers, also auf der Volarseite $1^{1}/_{2}$ und auf der Dorsalseite $2^{1}/_{2}$ Finger. Diese „Versorgung" bezieht sich nicht nur auf die Vermittlung der verschiedenen Sinnesqualitäten, also der Tastempfindung, Schmerzempfindung, Temperaturempfindung. Die Hautnerven enthalten nicht bloß die afferenten sensiblen Fasern für die exterozeptiven Reize, sondern zugleich efferente aus dem Sympathicus stammende für die Blutgefäße und Drüsen der Haut (z. B. Schweiß-

Tabelle der Leitungs-

| Nerven mit Segment-bezügen (vgl. auch Abb. S. 44) | A. subclavia | | | | A. axillaris | | |
|---|---|---|---|---|---|---|---|
| | A. cervicalis profunda | A. intercostalis suprema | A. suprascapularis | A. transversa colli | A. thoraco-acromialis u. thoracica suprema | A. thoracica lateralis | A. thoraco-dorsalis |
| Rami dorsales der Cervicalnerven | Tiefe Nackenmuskeln | — | — | Tiefe Nackenmuskeln | — | — | — |
| Rami ventrales (intercostales), $Th_1$, $Th_2$ | — | 2 obere Intercostalräume | — | — | 2 obere Intercostalräume | — | — |
| Nervus dorsalis scapulae, $C_4$, $C_5$ | — | — | Rhomboidei | Levator scapulae Rhomboidei | — | — | — |
| Nervus thoracicus longus, $C_5$, $C_6$, $C_7$ | — | — | — | Serratus lateralis | Serratus lateralis | Serratus lateralis | Serratus lateralis |
| N. subclavius, $C_5$, $C_6$ | — | — | Subclavius | — | Subclavius | — | — |
| N. suprascapularis, $C_4$, $C_5$, $C_6$ | — | — | Supra spinam, Infra spinam | Supra spinam, Infra spinam | — | — | — |
| Nn. thoracici ventrales, $C_5$, $C_6$, $C_7$, $C_8$, $Th_1$ | — | — | — | — | Pectoralis major et minor | Pectoralis major et minor | — |
| Nn. subscapulares $C_5$, $C_6$, $C_7$, $C_8$ | — | — | — | Subscapularis | — | — | Subscapularis, Teres major |
| N. thoraco-dorsalis, $C_6$, $C_7$, $C_8$ | — | — | — | Latissimus | — | — | Latissimus |
| N. axillaris, $C_5$, $C_6$ | — | — | — | Deltoides | Deltoides | — | — |
| N. radialis, $C_5$, $C_6$, $C_7$, $C_8$, $Th_1$ | — | — | — | — | — | — | — |
| N. musculocutaneus, $C_5$, $C_6$, $C_7$ | — | — | — | — | — | — | — |
| N. medianus: Fasciculus cranialis, $C_5$, $C_6$, $C_7$; Fasciculus caudalis, $C_8$, $Th_1$ | — | — | — | — | — | — | — |
| N. ulnaris, ($C_7$), $C_8$, $Th_1$ | — | — | — | — | — | — | — |

**bahnen der Muskeln.**

| A. axillaris | | A. brachialis | | A. radialis | A. interossea dorsalis | A. interossea volaris | A. ulnaris |
|---|---|---|---|---|---|---|---|
| A. circumflexa scapulae | A. circumflexa humeri volaris et dorsalis | A. profunda brachii | Rami musculares | | | | |
| — | — | — | — | — | — | — | — |
| — | — | — | — | — | — | — | — |
| — | — | — | — | — | — | — | — |
| — | — | — | — | — | — | — | — |
| — | — | — | — | — | — | — | — |
| Supra spinam, Infra spinam | — | — | — | — | — | — | — |
| — | — | — | — | — | — | — | — |
| Subscapularis, Teres major | — | — | — | — | — | — | — |
| — | Latissimus | — | — | — | — | — | — |
| Teres minor, Deltoides | Teres minor, Deltoides | Deltoides | — | — | — | — | — |
| Triceps (Cap. longum) | Triceps (Cap. longum) | Triceps, Brachioradialis, Extensores carpi radiales | Triceps (radialer distaler Teil des Brachialis, nicht regelmäßig) | Radiale Gruppe der oberflächlichen Strecker am Unterarm | Ulnare Gruppe der oberflächlichen Strecker am Unterarm, tiefe Strecker | Distaler Teil der Strecker am Unterarm | — |
| — | Coracobrachialis | Brachialis | Coracobrachialis, Biceps, Brachialis | — | — | — | — |
| — | — | — | Pronator teres | Beugemuskeln des Unterarms (ausgenommen Flexor carpi ulnaris und ulnare Portion des Flexor digitorum profundus) | — | Flexor pollicis longus, radialer Teil des Flexor digitorum profundus | Beugemuskulatur des Unterarms |
| — | — | — | — | — | — | — | inkl. Flexor carpi ulnaris und ulnare Portion des Flexor digitorum profundus |

drüsen) und für die Muskeln der Haare (Mm. arrectores pilorum), also vasomotorische, sekretorische, pilomotorische Fasern. In Abb. S. 154 ist die Ausdehnung der pilomotorischen Fasern eines Segmentes dargestellt, bei deren Reizung sich in diesem Gebiete die Haare „sträuben", in Abb. S. 155 die Ausdehnung der sekretorischen Fasern für die Schweißdrüsen im Hautgebiet des N. radialis bei einem Kranken, bei welchem infolge von Durchtrennung des N. radialis in dem hellen Hautbereich totale Anästhesie und Anhidrosis bestand, d. h. Ausfall der Schweißsekretion.

**Reiz- und Blutzuleitung zu den Muskeln**    Wir beginnen die Übersicht über die Leitungsbahnen mit denen für die Muskeln und schließen die für die Haut jeweils an. Die Verteilung der Nerven und der in ihnen enthaltenen segmentalen Fasern an die Muskeln wird erst übersichtlich, wenn wir sie in Tabellenform anordnen und zugleich dazu die Verteilung der Arterien tabellarisch wiedergeben. Die Tabelle S. 156/157 ist so zu benutzen, daß man einen beliebigen Muskel, dessen Innervation und Blutzufuhr man wissen möchte, aufsucht, und dann nach links in der gleichen Horizontalen abliest, welcher Nerv in Betracht kommt, und nach oben in der gleichen Vertikalen die Arterie findet, welche das Blut zuführt. Da die meisten Muskeln von zwei oder mehr Arterien aber nur von einem Nerv versorgt werden, so kommt der Name der Muskeln nur in einer horizontalen, aber in mehreren vertikalen Spalten vor, entsprechend dem einen Nerv und den verschiedenen Arterien. Es sind von den Arterien allerdings nur die wichtigsten eingetragen. Feinste Ästchen, welche außer den genannten sehr häufig noch aus der Umgebung in den Muskel eintreten, sind nicht berücksichtigt, weil sie in der Norm ohne größere Bedeutung für die Ernährung des Muskels sind. Sie können allerdings bei Varietäten oder bei Einbuße der gewöhnlichen Blutzuleitung an Bedeutung gewinnen.

Wir sehen in der Tabelle übersichtlich die schließliche Anordnung, welche Leitungsbahnen zu jedem einzelnen Muskel führen. Über die Lage innerhalb der Extremität, wie also dieses Resultat erzielt wird, wird für die einzelnen Abschnitte im folgenden zusammenfassend berichtet werden.

### b) Leitungsbahnen der Schulter.

**Muskeln der Schulter, Reiz- und Blutzufuhr**    Um das Schulterblatt herum sind die Muskeln in drei Logen gelagert: 1. In der Fossa supra spinam, 2. in der Fossa infra spinam, 3. in der Fossa subscapularis. In den beiden ersten, welche nach dem Rücken zu gelegen sind, treten von oben der N. suprascapularis und die A. suprascapularis ein. An die zweite treten außerdem unten und seitlich die A. circumflexa scapulae und der Muskelast des N. axillaris zum M. teres minor. Die genannten Arterien und Nerven begeben sich an die Unterfläche der Loge, d. h. zwischen Muskeln und Knochen, während in der nach dem Brustkorb zugewendeten dritten Loge, der Fossa subscapularis, die Nerven und Gefäße (Nn. subscapularis und A. subscapularis) in die Oberfläche des Muskels, die dem Knochen abgewendet ist, eintreten. Trotzdem nach dieser Seite zu sich der Brustkorb mit den Rippen befindet, sind doch die dort befindlichen Gefäß- und Nervenäste durch den M. serratus lateralis gegen den Brustkorb geschützt. Sie liegen zwischen Muskelkissen in Fettgewebe eingebettet und können daher nicht gegen die Knochen gepreßt werden, die bei jeder Bewegung der Scapula sonst wie Mühlsteine die Nervenbahnen zwischen sich nehmen würden (Brustkorb einerseits und Schulterblatt andererseits). Im Gegensatz dazu ist auf der dem Rücken zugewendeten Fläche der Scapula alles in Ruhe, und so suchen Gefäße und Nerven gerade die Nähe des Knochens auf, weil sie dort am geschütztesten liegen.

Außer den genannten Nerven kommen für die Reiz- und Blutzufuhr in der Schultergegend noch in Betracht: der N. axillaris (für M. deltoides), der von der A. circumflexa humeri dorsalis begleitet wird, der N. dorsalis scapulae (für Mm. rhomboidei und M. levator scapulae), mit dem der R. descendens der A. transversa colli verläuft, der N. thoracicus longus (für M. serratus lateralis) mit der gleichnamigen Arterie, die Nn. thoracici ventrales (für Mm. pectoralis major et minor) mit der A. thoraco-acromialis, zuletzt der N. subclavius (für M. subclavius) mit Ästchen der A. suprascapularis. Diese verlaufen alle von außen an die Scapula und an die Clavicula heran, ohne in so enge Berührung mit dem Schultergürtelskelet zu treten wie die zuerst genannten.

Der N. axillaris und der N. thoracicus longus arbeiten in enger Wechsel- Wechsel-<br>wirkung wirkung miteinander. Denn bei der Abduktion des Armes wird der M. deltoides der Muskel- innerviert, der den Arm bis annähernd zur Horizontalen heben kann, unter- nerven stützt durch den M. serratus lateralis, der das Schulterblatt dreht und hält und so den Arm im ganzen, der durch den M. deltoides fixiert ist, weiter in die Höhe hebelt (Elevation). Im einzelnen unterrichte man sich darüber in Bd. 1, S. 290, 272. Das Merkwürdige ist, daß gerade die höchste Erhebung des Armes durch den am meisten caudal gelegenen Muskel, den M. serratus lateralis, bedingt ist, und nicht durch den viel höher gelegenen M. deltoides. Wenn man aber die beteiligten Nerven betrachtet, so kommt der N. thoracicus longus höher oben aus dem Plexus als der N. axillaris. So kann es vorkommen, daß durch eine Stichverletzung am Halse der Nerv für den M. serratus lateralis verletzt oder durchschnitten wird, so daß die Elevation des Armes unmöglich ist, während der N. axillaris dabei unverletzt bleiben kann.

Für den M. deltoides und den M. serratus lateralis gibt es Ersatzmöglich- keiten, wenn auch in sehr beschränktem Maße, durch den M. supra spinam und den M. trapezius, also durch Innervationen, die vom N. suprascapularis und vom N. accessorius ausgehen (bzw. aus den Spinalnerven für den unteren Teil des M. trapezius). Der Ersatz tritt allerdings gewöhnlich erst ein einige Zeit, nachdem der N. axillaris selbst zerstört ist, und ist auch sehr unvollkommen, kann aber doch den Ausfall so verschleiern, daß immer an eine solche Möglich- keit gedacht werden muß.

Für die A. axillaris gibt es infolge der Kollateralen, die sich hinten um die Scapula herum oder längs des medialen Randes des Schulterblattes oder schließ- lich an der vorderen Brustwand ergeben, eine Reihe von Ersatzmöglichkeiten (S. 149).

Die sensible Versorgung der Schultergegend korrespondiert nur an Haut der<br>Schulter- einer Stelle, nämlich über dem M. deltoides mit der motorischen (Zone des N. gegend, cutaneus brachii radialis). Über die Bedeutung dieser Ausnahme s. S. 120. Nervenver-<br>sorgung Sonst ist die Haut über den Muskeln ganz anders versorgt als die Muskeln selbst. Die Muskeln, welche auf der dem Rücken zugewendeten Seite der Scapula liegen, sind innerviert vom N. suprascapularis, die Haut dagegen an dieser Stelle einmal von Rr. dorsales der Spinalnerven und ferner von Rr. ventrales, die im oberen Teil bis zur Spina scapulae vom Halse herkommen (Nn. supra- claviculares dorsales), unterhalb der Spina scapulae von den Rami cutanei laterales der Intercostalnerven (Abb. S. 29, vgl. auch S. 70).

Die Stelle, an welcher die größten Kabel für die Nervenleitung (Plexus Achsel-<br>höhle brachialis) zusammen liegen, ist die vordere Wand der Achselhöhle, in welcher auch die größten Rohre der Blutleitung, die A. und V. axillaris liegen. Wenn man sie aufsuchen will, kann man entweder oben und seitlich vom M. pecto- ralis major in die MOHRENHEIMsche Grube eindringen und dort als Leitfaden die V. cephalica bzw. den R. acromialis der A. thoraco-acromialis benutzen, oder aber man geht am Rande des M. pectoralis major in die Achselhöhlenöffnung ein, nachdem man den Arm abduziert hat (Abb. S. 109). Nur in dieser Lage sind die Gefäße und Nerven frei zugänglich, während bei herabhängendem Arm die Situation eine ganz andere ist.

### c) Leitungsbahnen des Oberarms.

*Muskeln des Oberarms, Reiz- und Blutzufuhr*

Die Muskeln am Oberarm liegen in zwei Logen, einer auf der Vorderseite für den M. biceps und brachialis, einer auf der Hinterseite für den M. triceps. Sie sind voneinander getrennt durch die Septa intermuscularia, welche den Humerus seitlich fortsetzen und daher die Ruhepunkte zwischen den in den Logen spielenden Beuge- und Streckmuskeln beim Lebenden darstellen. So liegen die meisten Nerven- und Gefäßstämme an den beiden Septen. Der N. ulnaris mit der A. collateralis ulnaris proximalis et distalis, der N. medianus und die A. brachialis mit ihren beiden Begleitvenen liegen am Septum ulnare, die ersteren dorsal von ihm, die letzteren ventral von ihm. Der N. radialis mit der A. profunda brachii erreicht erst am unteren Drittel des Humerus das Septum intermusculare radiale und liegt ventral von ihm, die A. profunda brachii bleibt dorsal von ihm. Im übrigen macht der N. radialis mit seinen Begleitgefäßen eine Ausnahme von der Lage zu den Septa intermuscularia, indem er eine große Strecke weit der Hinterseite des Humerus angeschmiegt ist, ebenso der N. musculo-cutaneus, der seinem ganzen Verlauf nach in und zwischen den Muskeln liegt.

Die meisten dieser Leitungsbahnen erreicht man, wenn man in der Mitte des Oberarms den Sulcus bicipitalis ulnaris freilegt. Bei dieser Ansicht von der ulnaren Seite her projizieren sie sich aufeinander; man erreicht vor dem Septum zuerst den N. cutaneus antebrachii ulnaris, dann den N. medianus, zuletzt die A. brachialis mit ihren Begleitvenen, während dorsal vom Septum der N. ulnaris mit seinen Begleitgefäßen liegt (Abb. S. 132).

*Wechselwirkung der Muskelnerven*

Da der N. musculo-cutaneus die beiden Muskeln der Beugerloge (M. biceps und brachialis) versorgt, so sagt man kurz anstatt die weitläufigen Namen der einzelnen Muskeln zu nennen, daß der N. musculo-cutaneus den Arm im Ellenbogen beuge, ebenso daß der N. radialis im Ellenbogen strecke. Es wäre aber unrichtig zu glauben, daß diese beiden Nerven die einzigen sind, welche die Beugung des Ellenbogens ausführen können. Es kann sich vielmehr ihre Aufgabe direkt umkehren. Denn wenn der N. musculo-cutaneus geschädigt ist und dadurch seine Erfolgsorgane lahmgelegt oder doch in ihrer Tätigkeit hochgradig beschränkt sind, so kann der N. radialis an seine Stelle treten; denn er versorgt den M. brachioradialis, der ebenfalls ein kräftiger Beuger des Ellenbogens ist. Er hat außerdem in sehr vielen Fällen Zweige, die den M. brachialis mitversorgen (S. 140), und endlich kann der M. triceps im Ellenbogen beugen, wenn die Stellung des Armes zur Schwere so gewählt wird, daß eine Rückwärtsbewegung des Oberarms automatisch eine Beugestellung im Ellenbogen herbeiführen muß. Es kommt hinzu, daß bei einer Herabsetzung des Antriebes, den der N. musculo-cutaneus auf die Muskeln der Beugerloge ausübt, diese Muskeln besser ausgenutzt werden können, wenn ihre Endpunkte voneinander entfernt stehen und die Muskeln gespannt sind. Dies bewirkt aber der M. triceps, der den Arm in die Streckstellung bringt, so daß z. B. der Ursprung der langen Bicepssehne an der Scapula und der Ansatz des M. biceps am Radius viel weiter auseinander stehen, als wenn in der Beugestellung der M. biceps erschlafft ist. Auch in dieser Weise kann der N. radialis durch eine günstige Ausgangsstellung die Tätigkeit des M. biceps und M. brachialis, soweit eine solche noch erzielbar ist, unterstützen.

Der M. triceps wird lediglich vom N. radialis versorgt. Aber auch die Streckung im Ellenbogen ist keineswegs nur vom N. radialis abhängig. Es fallen zwar Doppelinnervationen weg wie bei den Muskeln in der Beugerloge, aber die indirekte Unterstützung seitens der „Beuge"nerven ist doch vorhanden. Wie wichtig die Stellung des Armes zur Schwere ist, geht daraus hervor, daß man eine Tricepslähmung leicht übersehen kann, wenn man nicht den Arm in die Höhe hält, wobei der Unterarm nach unten fällt, wenn eine solche Lähmung besteht (Bd. 1, S. 331, *312*). Allerdings muß immer bedacht werden, daß das Caput ulnare tricipitis ausnahmsweise durch einen mehr oder weniger feinen Ast des N. ulnaris mitversorgt werden kann, so daß dann die Funktion des Caput ulnare teilweise erhalten ist.

Die sensiblen Zonen des N. radialis entsprechen höchstens in einem schmalen Streifen an der Außenseite des Oberarms den motorischen (Abb. S. 88). Im übrigen liegt auf dem motorischen Gebiet des N. radialis ein ganz anderes Hautgebiet (vom N. cutaneus brachii ulnaris bezw. N. intercostobrachialis; Abb. S. 89, 142); das motorische Gebiet des N. musculo-cutaneus hat eine ganz fremde Hautdeckung, weil der einzige sensible Ast dieses Nervs an den Unterarm und nicht an den Oberarm geht. Haut des Oberarms Nervenversorgung

In der Ellenbeuge liegen präfascial die V. mediana cubiti, lateral V. cephalica und N. cutaneus antebrachii radialis (aus dem N. musculo-cutaneus), medial V. basilica und N. cutaneus antebrachii ulnaris (direkter Plexusast). Unter diesen Gebilden liegt der Lacertus fibrosus und trennt auf diese Weise die präfascialen Venen und Nerven von dem subfascialen N. medianus und der A. brachialis. Medial und lateral vom M. biceps und seiner Sehne dringen längsverlaufende Furchen auf das Gelenk zu ein, der Sulcus cubitalis ulnaris et radialis. Sie sind mit Bindegewebe und mit Fett gefüllt, in welchem in der lateralen Furche der N. radialis und die ihn begleitenden Aa. collaterales radiales gefunden werden, in der medialen Furche der N. medianus und die A. brachialis mit ihren Begleitvenen. Der N. ulnaris kann von hier aus nicht gefunden werden, da er statt in der Ellenbeuge hinter dem Epicondylus ulnaris, also dorsal verläuft. Ellenbeuge

### d) Leitungsbahnen am Unterarm und an der Hand.

Die Muskeln am Unterarm liegen in fünf Logen, drei auf der Hinterseite (zwei oberflächliche und eine tiefe), und zwei auf der Vorderseite (eine oberflächliche und eine tiefe). Die Gefäß- und Nervenstämme liegen in den Septen zwischen den Logen, so daß sie gegen das Muskelspiel innerhalb der Logen geschützt sind (Abb. S. 162). Die Muskeln des Unterarms sind an den Pro- und Supinationsbewegungen im Unterarm selbst, an den Bewegungen der Hand im ganzen und an den Bewegungen der Finger beteiligt. Wegen aller Einzelheiten verweise ich auf Bd. 1, S. 410 u. ff., *389* u. ff. Nach der heutigen Nomenklatur ist als einziger Supinationsmuskel der M. supinator bezeichnet, der vom N. radialis versorgt wird. In Wirklichkeit ist aber auch der M. biceps brachii ein kräftiger Supinationsmuskel, so daß der N. radialis durch den N. musculo-cutaneus bei dieser Bewegung verstärkt oder gegebenenfalls ersetzt wird. Die Pronatoren am Unterarm (M. pronator teres und M. pronator quadratus), zu denen auch Muskeln kommen, die dies in ihrem Namen nicht verraten (vor allem der M. flexor carpi radialis), sind sämtlich vom N. medianus innerviert, so daß die Pronation von diesem Nerv abhängig ist. Aus den Extremstellungen kann in geringem Maße der M. brachioradialis (N. radialis) pronieren bzw. supinieren. Man beachte, daß alle Pro- und Supinationsbewegungen durch Bewegungen im Schultergelenk ergänzt und weitgehend ersetzt werden können. Muskeln am Unterarm

Die Bewegungen der Hand im Handgelenk werden durch zahlreiche
Muskeln ausgeführt (Abb. S. 163). Wenn wir zu den Muskeln die sie versorgenden Nerven hinzusetzen, so wird sofort deutlich, daß der N. radialis
die Hälfte aller Richtungen bestreitet, die von der Hand im Handgelenk
vom Nullpunkt aus genommen werden können. In die andere Hälfte teilen
sich der N. medianus (zum größeren Teil) und der N. ulnaris (nur mit einem
geringen Anteil). Es liegt das Gebiet des N. radialis nicht etwa so, daß
alle Erfolgsorgane dieses Nervs die Hand rein dorsal bewegen, sondern ein,
wenn auch kleiner Teil seiner Muskeln, kann Bewegungen in entgegengesetzter
Richtung (volarwärts) herbeiführen. Diese Muskeln liegen allerdings alle am

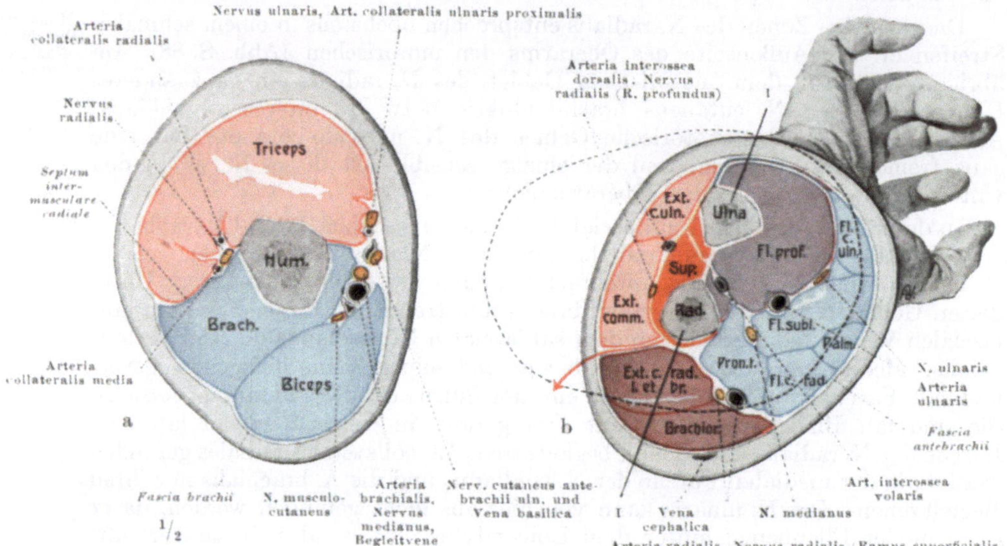


Abb. 79. Querschnitt durch Ober- und Unterarm, proximale Schnittflächen. — Br.

Unterarm in den drei Logen der Rückseite, ihre Sehnen werden aber am Handgelenk so abgelenkt, daß volarwärts gerichtete Bewegungen der Hand erfolgen
können. Dies ist besonders beim M. abductor pollicis longus der Fall. So kann
also der N. radialis den N. medianus und den N. ulnaris bei den Volarflexionen
der Hand unterstützen oder teilweise ersetzen, während umgekehrt ein Ersatz
der Radialisfunktion durch die Beugenerven nicht möglich ist. — Kombinieren
sich die Antriebe der Muskeln für die Dorsal- und für die Volarflexionen am
einen oder am anderen Rand des Handgelenkes, so entstehen radiale und ulnare
Abduktionen. Der N. radialis kann ohne Mithilfe des N. medianus radial abdu-
zieren, da er an der Radialseite Einfluß auch auf die Volarflexionen hat. Dies
ist besonders deutlich bei Schwächung der ulnaren Abduktion (etwa durch
Lähmung des M. extensor carpi ulnaris, Abb. S. 140).

Der N. ulnaris ist verhältnismäßig wenig an der Bewegung im Handgelenk
beteiligt. Infolgedessen ist sein Ausfall für die Hand im ganzen verhältnismäßig
unwichtig, aber seine Bedeutung für die Finger ist dafür um so größer.

Die Bewegung in den Fingergelenken ist in Abb. S. 164 u. 165 für einen
dreigliedrigen Finger und für den Daumen in der Art schematisch verdeutlicht,
daß jeweils ein Pfeil die Richtung angibt, in welcher bewegt werden soll und
der dazu verzeichnete Name des Nervs und seiner Muskeln angibt, wer diese
Bewegung ausführt. Die Verteilung ist sehr charakteristisch, darin liegt die

Bedeutung der Fingerbewegungen für die Erkennung von Nervendefekten. Denn jedes Fingerglied zeigt wie ein Signalapparat an, ob der zu der Bewegung nötige Muskel normal oder geschädigt ist, und falls es sich um eine Nervenerkrankung handelt, kann aus dem Ausfall einer Bewegung die Schädigung des betreffenden Nervs erschlossen werden. So ist an den Fingern und ihren Bewegungsmöglichkeiten für den Kundigen sofort abzulesen, ob der N. medianus, der N. ulnaris und der N. radialis gesund sind oder nicht. Schwierigkeiten

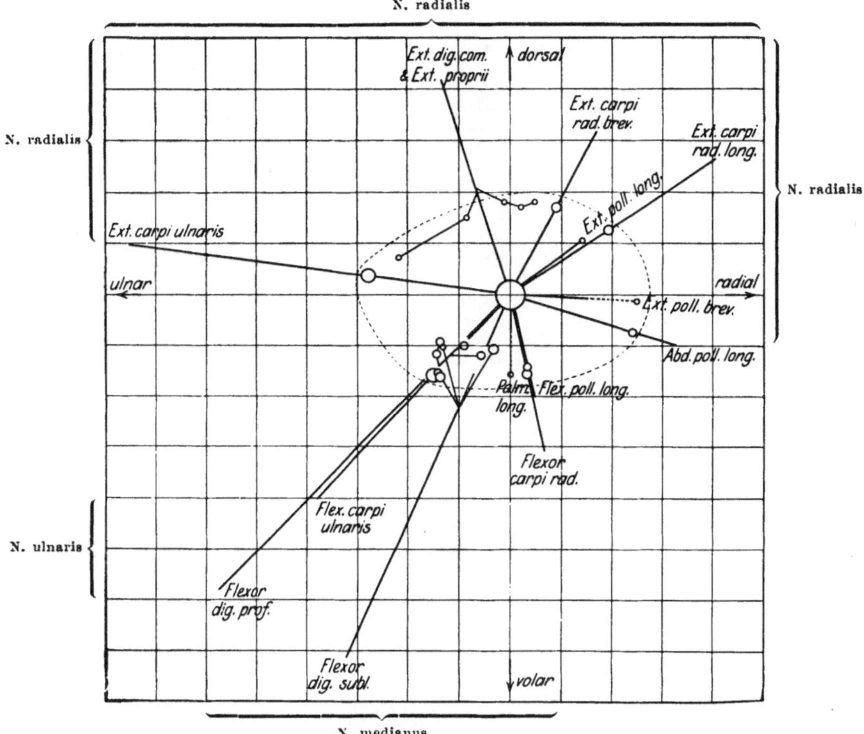


Abb. 80. Drehmomente der Muskeln am Handgelenk. Zur Erläuterung der Abbildung s. Bd. 1, S. 391, *370*. — Br.

machen nur die Varietäten, die bei der Ausbreitung des N. ulnaris in das Medianusgebiet oder des N. medianus in das Ulnarisgebiet vorkommen (S. 134). Auf die Ursachen der Verteilung der genannten Nerven auf die Gelenke will ich hier nicht eingehen. Sie ergibt sich aus der Verteilung der Muskeln, die in Bd. 1, S. 444, *423* ausführlich erläutert ist.

Wenn ein Muskel an einer der distalen Phalangen inseriert, wie z. B. der M. flexor digitorum superficialis an der 2. und der M. flexor digitorum profundus an der 3. Phalanx, so kann der betreffende Muskel nicht nur den Knochen, an dem er seinen Ansatz hat, gegen den vorhergehenden beugen, sondern er kann auch die weiter proximal gelegenen Gelenke volar flektieren. Infolgedessen sind im Grundgelenk des Fingers außer den unmittelbar auf dasselbe wirkenden Mm. interossei und Mm. lumbricales auch der M. flexor digitorum superficialis und M. flexor digitorum profundus wirksam. Doch gibt es gelegentlich Individuen, bei denen eine Volarflexion im Grundgelenk ausbleibt, sobald der N. ulnaris ausfällt. Dagegen kann in dem Gelenk zwischen erster und zweiter Phalanx (Mittelgelenk) der M. flexor digitorum superficialis vom M. flexor digitorum profundus sehr gut vertreten werden, so daß beim 4. und 5. Finger, manchmal auch beim 3. eine Lähmung des N. medianus sich der Beobachtung am Lebenden vollständig entziehen kann (Bd. 1, Abb. S. 433, *412*).

Falls das Gebiet des N. ulnaris sich bis in alle Muskeln des Daumenballens ausbreitet, so wird doch nie der M. flexor pollicis longus von ihm versorgt. Daher ist die Fähigkeit, den Daumen im Gelenk zwischen Grund- und Endphalanx willkürlich zu beugen, das sicherste Zeichen für einen normalen N. medianus.

Bei der Beurteilung der Bewegungsmöglichkeiten in den Fingern ist außer an die willkürlichen Bewegungen durch Muskeln auch an passive Bewegungen durch

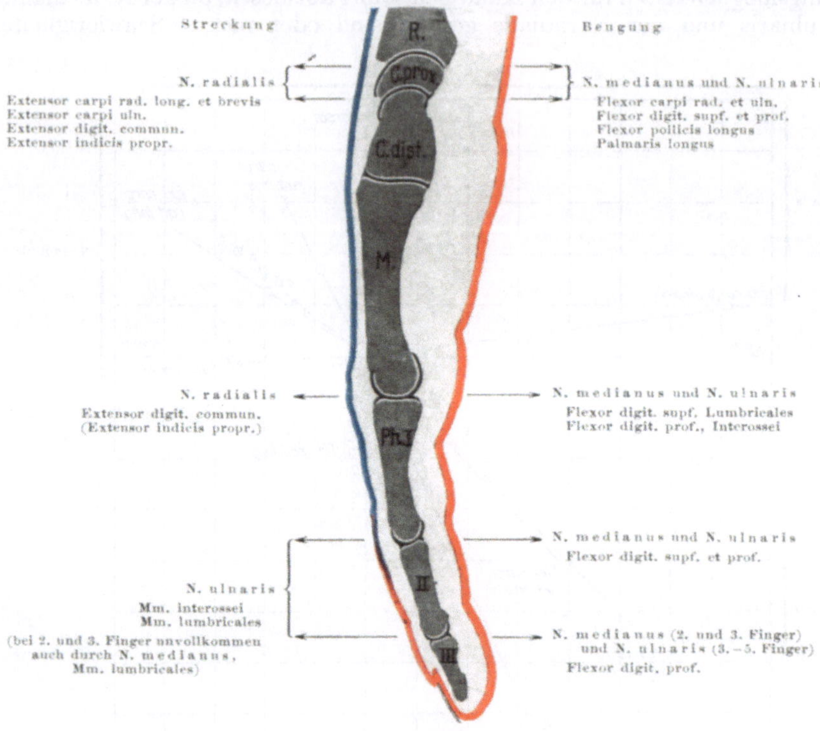


Abb. 81.

Abb. 81 und 82. Verteilung der sensiblen und motorischen Nerven an einem dreigliedrigen Beugernerven (N. medianus bzw. N. ulnaris) rot. Die Pfeile bedeuten Streckung und Beugung in dem *Ph I, II, III* Phalanx

die Sehnen der Muskeln zu denken. Denn eine Hyperextension durch die langen Strecker setzt automatisch die Sehnen der Flexoren in Spannung. Bringt man daher bei bestehender Beugerlähmung die Hand des Patienten in Streckstellung, so gibt die dadurch bedingte Spannung der Beuger zu einer rein passiven, allerdings kraftlosen Beugung der Finger Veranlassung. Dies hat nichts zu tun mit einer Tätigkeit der Nerven, welche die Beugung an der betreffenden Stelle aktiv herbeizuführen vermögen. Sie kann aber sehr wohl dem Ungeübten eine solche aktive Tätigkeit vortäuschen.

Die Arbeitsmöglichkeit geschwächter Muskeln kann erhöht werden, wenn Ursprung und Insertion voneinander durch andere Muskeltätigkeit entfernt und dadurch die Strecke, welche der Muskel bei seiner Zusammenziehung zurücklegt, vergrößert wird. Mit wenig Kraft läßt sich dann unter Umständen noch eine ziemliche Leistung erzielen, so z. B. wenn wie im vorigen Falle die Finger durch einen normalen N. radialis hyperextendiert werden und darauf die Beuger, deren Kraft geschwächt ist, wieder in Tätigkeit kommen. Am bekanntesten ist die Bedeutung der Stellung der Hand im Handgelenk für die Wirkung der langen Fingermuskeln (Dorsalflexion im Handgelenk und kraftvolle Beugung der Finger, Volarflexion im Handgelenk und kraftlose Beugung der Finger).

Die Spreizung der Finger wird durch die Mm. interossei, aber auch durch die langen Strecker besorgt, so daß der N. ulnaris, wenn auch nur in geringem Grade, ersetzt werden kann durch den N. radialis (Bd. 1, S. 445, *424*).

Die Innervation der sensiblen Zonen der Haut am Unterarm ist wie am Oberarm nur in geringen Bezirken mit der darunter liegenden Muskeln identisch, und zwar nur im Bereich des N. radialis, aber auch bei diesem im einzelnen durchaus nicht übereinstimmend mit den Grenzen der vom N. radialis versorgten Muskeln. Weit größer ist die Übereinstimmung an der Hand: die Haut der ganzen Volarfläche von Hand und Fingern wird ausschließlich von den Beugernerven Medianus und Ulnaris versorgt. Am Handrücken reicht die Hautinnervation aus dem N. radialis soweit wie der M. extensor digitorum communis, d. h. bis zur Grundphalanx einschließlich (Abb. S. 145, 164), am Daumen bis zur Endphalanx. Nur am 4. und 5. Finger greift hier der N. ulnaris mit seinem R. dorsalis in das motorische Gebiet des N. radialis über.

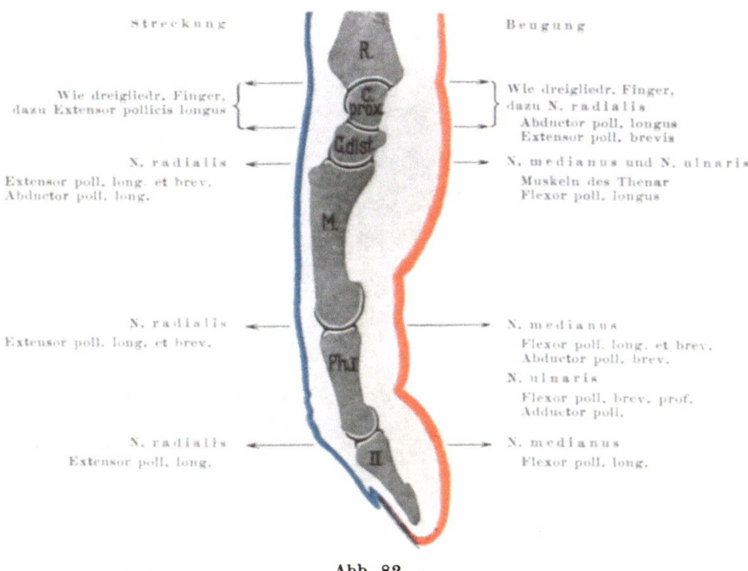



Abb. 82.

Finger (Abb. 81) und am Daumen (Abb. 82). Hautgebiet des Streckernerven (N. radialis) blau, das der betreffenden Gelenk. *R.* Radius, *C. prox.*, *C. dist.* proximale und distale Karpalreihe, *M.* Metakarpale, I, II, III. — Br.-E.

## e) Innervation des Periostes und der Gelenkkapseln.

Bei der Schilderung der einzelnen Nerven sind auch ihre Ästchen zu Periost und Gelenkkapseln erwähnt worden. Hier sei noch eine kurze Übersicht angefügt. Die Nerven des Periostes vermitteln die Tiefensensibilität. So kann, je nach Lage der Nervenverletzung die Haut völlig unempfindlich, die Oberflächensensibilität völlig aufgehoben sein, hingegen ein starker Druck oder die Vibrationen einer auf die Haut aufgesetzten Stimmgabel vom Periost her noch empfunden werden.

Die Abb. S. 166 zeigen, daß am Oberarm die Versorgung des Periostes auf Beuge- und Streckseite sich weitgehend deckt mit der Innervation der Muskeln, an der Hand mit der Innervation der Haut. Am Unterarm wird fast das ganze Periost auch auf der Streckseite von Beugernerven versorgt. Am kompliziertesten ist die Innervation von Periost und Gelenkkapsel am Ellenbogengelenk. Hier sind außer dem Streckernerven (N. radialis) die drei Beugernerven beteiligt (N. musculo-cutaneus, medianus, ulnaris).

## f) Die Nervenversorgung der Arterien.

In der Adventitia der Arterien laufen in der Längsrichtung feine Nervenbündel, die jedoch nur teilweise der Versorgung der Gefäßwand selbst dienen, zum großen Teil die Adventitia wieder verlassen und in das umgebende Fett- und Bindegewebe eintreten. Keine Arterie erhält nur einen einzigen Nerven, der sie ihrer ganzen Länge nach versorgen würde. Dies gilt nur für eine größere Strecke, wenn sich kein Nerv in der Nähe der Arterie befindet. Sonst treten von Zeit zu Zeit aus nachbarlichen Nerven feine Zweige an die Arterie, die sich auch auf die Äste der Arterie fortsetzen. Jedoch bekommen auch die Äste wieder Zweige von ihren Nachbarnerven.

Die Gefäßnerven enthalten vorwiegend marklose Fasern aus dem Sympathicus, jedoch sind diesen vereinzelte markhaltige Fasern beigemischt, welche mit einfachen receptorischen Organen in der Adventitia in Verbindung stehen.

Die A. subclavia und axillaris werden unmittelbar vom Grenzstrang des Sympathicus versorgt, die A. brachialis vom N. radialis bzw. dessen Ast zum Caput ulnare des Triceps, vom N. musculocutaneus, N. medianus und N. cutaneus antebrachii ulnaris, manchmal auch vom N. ulnaris. Die A. radialis erhält Zweige vom N. cutaneus antebrachii radialis und Ramus superficialis des N. radialis, die A. ulnaris vom N. ulnaris, die Aa. interosseae von den nachbarlichen Ästen des N. medianus bzw. radialis. Besonders reich werden der oberflächliche Hohlhandbogen und die Fingerarterien von den Nn. digitales des Medianus und Ulnaris versorgt, ähnlich der tiefe Hohlhandbogen vom R. profundus des N. ulnaris. Die Arterien des Handrückens erhalten Zweige vom N. radialis und R. dorsalis n. ulnaris.

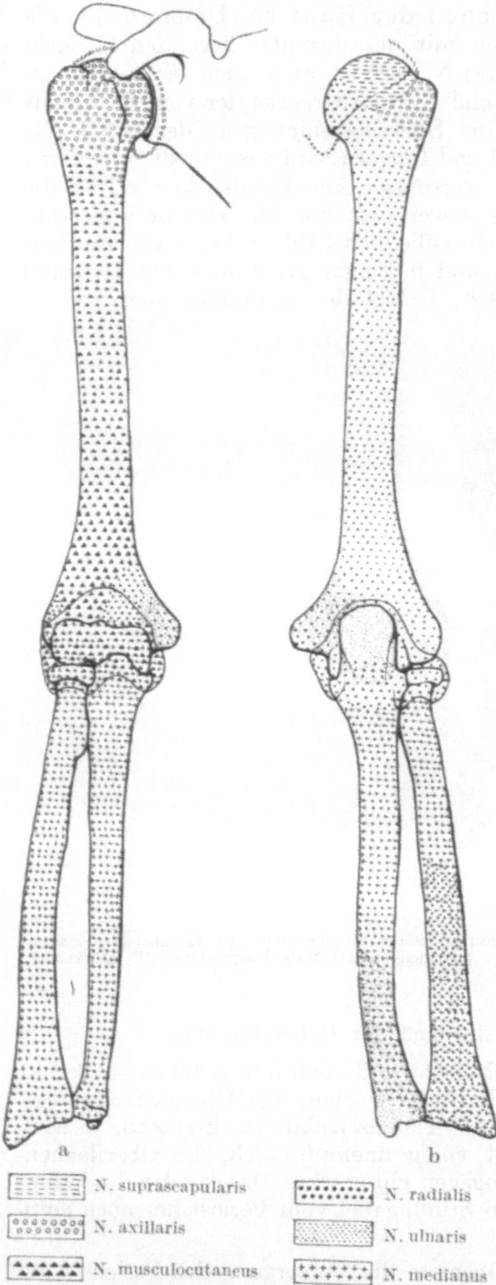



Abb. 83. Innervation von Periost und Gelenkkapseln des Armes. Volare und dorsale Fläche. (Nach O. FOERSTER: Handbuch der Neurologie von LEWANDOWSKY, Erg.-Bd. 2, 1929, Abb. 43a und b. — E.)

Nach klinischen Beobachtungen muß angenommen werden, daß in den beschriebenen Gefäßästen der Nerven die efferenten vasomotorischen Fasern den Gefäßen zugeführt werden. Die afferenten Fasern folgen, mindestens zum Teil, der ganzen Länge der Arterie bis zum Stamm, also z. B. von einer A. digitalis propria bis zur A. subclavia und treten von hier unmittelbar in den Grenzstrang des Sympathicus ein, ohne mit den Nervenstämmen der Extremität Verbindungen eingegangen zu sein. Auf diese Weise gelangen afferente, sensible Fasern in die Bahn des Sympathicus (Näheres s. Vegetatives Nervensystem).

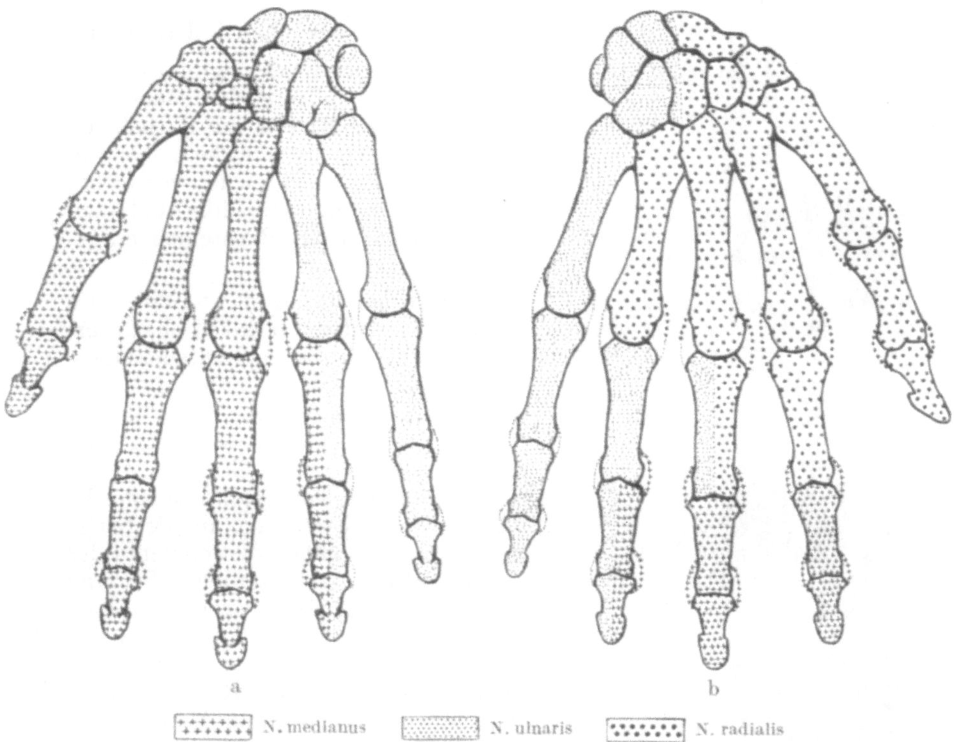



Abb. 84. **Innervation von Periost und Gelenkkapseln der Hand.** Volarfläche (a), Dorsalfläche (b). (Nach O. FOERSTER: Handbuch der Neurologie von LEWANDOWSKY, Erg.-Bd. 2, 1929, Abb. 44a. — E.)

### g) Die Arterienversorgung der Nerven.

Die Nerven erhalten von den in ihrer Nachbarschaft laufenden Arterien feine Zweige, welche sich in einen am Nervenstamm auf- und einen abwärts ziehenden Ast teilen und mit den Zweigen der nächsten Arterien sich verbinden. So wird längs jedes Nerven eine Arterienbahn gebildet, die von Zeit zu Zeit neuen Zuschuß erhält, ähnlich wie die Aa. spinales des Rückenmarkes. Die Arterien liegen streckenweise in der äußeren bindegewebigen Hülle, streckenweise im Innern des Nerven. Abb. S. 168 mag die für alle Nerven im Prinzip übereinstimmende Art der Arterienversorgung an dem Beispiel des N. medianus, ulnaris und musculo-cutaneus aufzeigen.

Die Arterien der Nerven können als Aa. nutriciae n. mediani usw. benannt werden. Von ihnen sind streng zu scheiden diejenigen Arterien, welche mit einem Nerven gemeinsam verlaufen nach dem konstruktiven Prinzip der gemeinsamen Lagerung der Leitungswege. Will man diese Zusammenlagerung zum

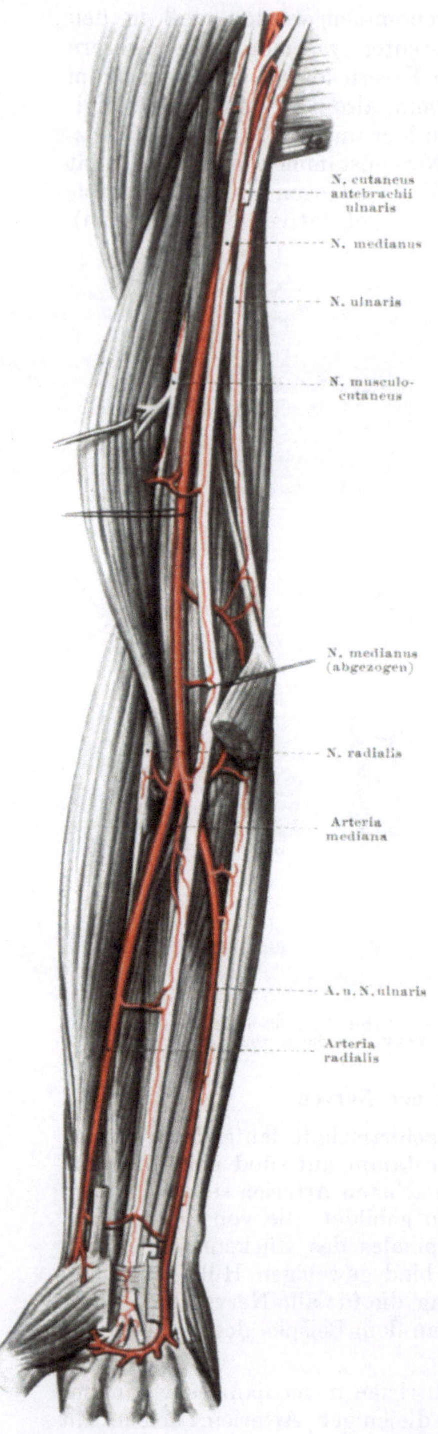



Abb. 85. Arterielle Versorgung der Nerven der oberen Extremität. [Nach TONKOFF: Internat. Mschr. Anat. u. Physiol. **15** (1898), Tafel 20, Fig. 2. — E.]

Ausdruck bringen, so spricht man von einer A. comes des betreffenden Nerven. Die A. brachialis ist die A. comes n. mediani am Oberarm, die A. mediana am Unterarm. Von der A. comes gehen Zweige als Aa. nutriciae an ihren Begleitnerven ab.

## h) Metamerie der oberen Extremität.

Bei den Gliedmaßen gibt es keine offensichtlichen Reste der Metamerie wie etwa beim Rumpf die Wirbel, die Rippen, die Intercostalmuskeln, -nerven, -gefäße. Aber zahlreiche versteckte Merkmale deuten darauf hin, daß auch sie aus metameren Bausteinen aufgebaut sind.

Die Umänderungen, welche der metamere Aufbau erlitten hat, erklären sich dadurch, daß entwicklungsgeschichtlich die Extremität aus einem Lappen hervorgeht, der sich in die Länge streckt, so daß schließlich die Handplatte lang gestielt ist. Dabei wird die Reihe der Segmente, welche in dem Lappen stecken, in die Länge gestreckt. Besonders die mittleren der beteiligten Segmente werden dabei lang ausgezogen, können aber immer noch mit einem feinen Fortsatz in den Rumpf hineinreichen, oder aber sie werden schließlich aus dem Rumpf ausgeschaltet und bleiben nur noch in der Extremität selbst erhalten.

Man hat durch verschiedene Methoden die Fasern der segmentalen Spinalnerven, welche von einem jeden einzelnen Nerv in die Extremität hineinlaufen, bis zu den Muskeln bzw. bis zur Haut verfolgen können. Mit großem Geschick und großer Geduld ist dies in einzelnen Fällen präparatorisch gelungen, indem von jedem Intervertebralloch aus durch Auffaserung der Nervengeflechte und der einzelnen Nervenstämme die segmentale Zusammensetzung jedes Nervs bis zu seinem peripheren Ende verfolgt wurde. Die präparatorisch gewonnenen Ergebnisse haben durch Beobachtungen am lebenden Menschen Bestätigung und Ergänzung erfahren. Man hat be

Operationen am Rückenmark die vorderen Wurzeln des einen oder anderen
Spinalnerven isoliert elektrisch reizen können und beobachtet, welche Muskeln
sich daraufhin kontrahierten. Weiterhin hat man die Sensibilitätsdefekte
nach Durchschneidung der hinteren Wurzeln einzelner Spinalnerven feststellen
können. Im Bereiche des Halses und Rumpfes (auch des Kopfes, nicht aber
der Extremitäten) können bei Erkrankungen innerer Organe schmerzüber-
empfindliche Zonen auftreten (HEADsche Zonen, s. S. 91). Gewisse Haut-
erkrankungen sind an die gleichen Zonen gebunden.

Aus allen diesen Beobachtungen hat man für die Haut die sog. metameren Zo- Metamerie
nen herausgeschält (Abb. S. 88, 89). Jede Zone gibt den Ausbreitungsbereich eines der Haut

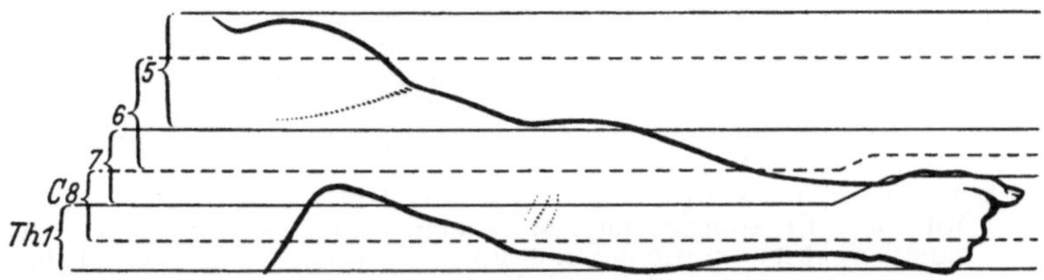


Abb. 86. Schema für die Segmentbezüge der Arm- und Handmuskeln. [Nach SCHUMACHER: Wien.
Sitzgsber., Math.-naturwiss. Kl. 107, Abt. III (1908), Abb. 7. — Br.-E.]

bestimmten metameren Nervs an. Diese Zonen unterscheiden sich ganz erheblich von den Hautbezirken eines peripheren Nervs, die ebenfalls in Abb. S. 88, 89
gezeichnet sind, z. B. ist die Vorderseite des Unterarms zur Hälfte vom N. cutaneus antebrachii ulnaris, zur Hälfte vom N. cutaneus antebrachii radialis
versorgt, während die metameren Bezirke an der Vorderseite des Unterarms
sich aus drei Streifen zusammensetzen, einem lateralen Streifen, der von C 7
versorgt wird, einem mittleren, der von C 8 innerviert ist, und einem medialen,
zu dem Th 1 verläuft. Ähnlich ist es an allen anderen Stellen der oberen Extremität.

Untersuchen wir die Ausbreitung der motorischen Nerven in den Muskeln, Metamerie
so ergibt sich ebenfalls eine streifenförmige Fortsetzung der einzelnen Spinal- der Muskeln
nerven durch die ganze Extremität hindurch von der Schulter bis zur Hand
mit ähnlicher Überschichtung (overlapping) wie bei der Haut (Tabelle S. 156
u. Abb. S. 169). Was also in der Haut unter Umständen äußerlich zu sehen
ist, etwa bei der Ausbreitung von Hautkrankheiten, das entspricht der
metameren Anordnung der darunter liegenden Muskeln. Bemerkenswert ist
dabei, daß an den Muskeln der Hand nur C 8 und Th 1 vertreten ist.

Wir haben bereits bei den Betrachtungen über die Metamerie des Rumpfes
gesehen, wie außerordentlich weit die Abkömmlinge eines einzigen Segmentes
durch das Aussprossen der Gliedmaße aus dem Rumpf auseinandergelegt werden
können, so daß z. B. C 5 vom Halse aus bis zum Unterarm, andererseits bis
zum Zwerchfell verstreut liegt (S. 94).

### Tabelle der Arterie der oberen Extremität.

Arteria subclavia (S. 58): Ursprung: hinter dem Manubrium sterni, rechts aus
Tr. brachiocephalicus, links unmittelbar aus Arcus aortae. Verlauf: steil aufwärts,
dann im Bogen über die Pleurakuppel (Sulcus a. subclaviae medial an der Lungen-
spitze!), durch die Scalenuslücke (zwischen M. scalenus ventralis et medius) ventral
von den Wurzeln des Plexus brachialis über die 1. Rippe, durch die Fossa supraclavicularis maior (unterhalb des M. omohyoideus) unter Clavicula und M. subclavius
hinweg zum Trigonum deltoideo-pectorale (MOHRENHEIMsche Grube). — Varietäten: Die A. subclavia dextra kann statt aus dem Tr. brachiocephalicus hervorzugehen als letzter Ast des Aortenbogens entspringen. Sie gelangt dann an der
dorsalen Wand des Oesophagus schräg aufsteigend zur rechten Pleurakuppel und

verläuft weiterhin wie gewöhnlich. — Ist eine nach vorn bis in oder über das
Gebiet der Scalenuslücke reichende Halsrippe vorhanden, so läuft die A. subclavia
über sie hinweg in einem entsprechend höheren und steileren Bogen.

Verbreitungsgebiet: Schultergürtel mit sämtlichen Muskeln, ganze obere
Extremität, vordere Brust- und Bauchwand bis Nabelhöhe, ventraler Abschnitt
des Mediastinum bis einschließlich Perikard, Halseingeweide bis Glandula
thyreoidea und Kehlkopf, unterer Abschnitt des Halses einschließlich Muskeln,
sämtliche tiefe Halsmuskeln, alle Nackenmuskeln, occipitaler Teil des Gehirns.
Äste: a) Brustabschnitt (vom Ursprung bis zur Scalenuslücke).

1. A. vertebralis (S. 59): verläuft im Trigonum scaleno-vertebrale (M.
scalenus ventralis, M. longus colli, Tuberculum ventrale des 6. Halswirbels) zum Foramen (costo-) transversarium des 6. Halswirbels, durchsetzt aufsteigend die Querfortsatzlöcher bis zum Atlas, wobei sie die
Nervi cervicales ventral überkreuzt, biegt in den Sulcus a. vertebralis
des Atlas nach medial um, gelangt durch die Membrana atlanto-occipitalis
in den Subarachnoidalraum und durch das Foramen occipitale magnum
in die Schädelhöhle. Die beiden Aa. vertebrales vereinigen sich alsbald
auf dem Clivus entsprechend dem hinteren Rande der Brücke des Gehirns
zur unpaaren A. basalis.

Äste: Rami musculares für die an der Halswirbelsäule entspringenden
Muskeln; Rr. spinales zu den Nn. spinales und ihren Intervertebral-
ganglien, ihren vorderen und hinteren Wurzeln, zu dem Inhalt der
Canales intervertebrales und des Wirbelkanals. Einige schicken Äste
zum Rückenmark. — R. meningicus für die Dura mater in der Umgebung des Foramen occipitale magnum; nach dem Eintritt in den
Subarachnoidalraum A. spinalis ventralis et dorsalis zum Rückenmark; A. cerebellaris (inferior) posterior zur hinteren (unteren)
Fläche des Kleinhirns. — Nach der Vereinigung zur A. basalis: Rami
ad medullam oblongatam, Rr. ad pontem, A. labyrinthi (auditiva interna), geht mit N. stato-acusticus zum Labyrinth; A. cerebellaris (inferior) anterior zur Vorderfläche des Kleinhirns; A. cerebellaris superior zu dessen oberer dem Tentorium zugewendeten
Fläche. — Am vorderen Brückenrande teilt sich die A. basalis in die
beiden Aa. cerebrales posteriores. Aus der Teilungsstelle tritt ein
Büschel von Ästchen in die Fossa intercruralis und durch die Öffnungen der Substantia perforata intercruralis in das Mittelhirn; kurz
danach entspringt jederseits der Ramus communicans posterior,
die Verbindung mit der A. carotis interna (S. 302).

Varietäten: Eintritt in das Querfortsatzloch erst des 5. oder eines
höheren Wirbels, dann Ursprung links aus Arcus aortae zwischen
Carotis und Subclavia sinistra, rechts dicht an der Teilungsstelle des
Tr. brachiocephalicus. Mit der gewöhnlichen A. vertebralis kann sich
eine zweite Vertebralis aus dem Aortenbogen vereinigen, die in einen
der höheren Querfortsätze eingetreten ist („zweiwurzelige" Vertebralis).
Noch mannigfache andere, durch abnormen Entwicklungsgang bedingte
Varietäten kommen vor. — Rechte und linke A. vertebralis haben fast
stets ungleiches Kaliber. — Die A. basalis zeigt nicht selten Inselbildungen und eine unvollständige Scheidewand im Inneren als Reste
der ursprünglichen Paarigkeit.

2. A. thoracica (mammaria) interna (S. 41). Entspringt aus der Subclavia in der Konkavität des Bogens über der Pleurakuppel, zieht vor der
Pleura unter das Sternoclaviculargelenk, dann in geradem Verlauf etwa
1 cm vom Sternalrande entfernt unter den Rippenknorpeln, durchsetzt am
7. Rippenknorpel das Zwerchfell in der LARREYschen Lücke zwischen
Pars sternalis und Pars costalis, tritt als A. epigastrica cranialis in
die Rectusscheide, verzweigt sich im M. rectus und im Mesohepaticum
ventrale (Ligamentum falciforme hepatis) und anastomosiert durch ihre
Endäste etwa in Nabelhöhe mit den Endästen der A. epigastrica caudalis (S. 45).

Äste: Aa. mediastinales ventrales für Pleura mediastinalis und
Fettgewebe des Mediastinums; Aa. thymicae zur Thymus bzw.
ihren Resten; Rr. bronchales zur Lungenwurzel, die mit den Aa.
bronchales aus der Aorta (S. 73) anastomosieren; A. pericardiaco-
phrenica, verläuft mit dem N. phrenicus an der Seitenwand des
Perikards, versorgt dieses, und den vorderen Teil des Zwerchfells;
Rr. intercostales, je 2 in jedem Intercostalraum, verbinden sich mit

A. infra- und supracostalis (Abb. S. 59); Rr. sternales bilden ein reiches Geflecht auf der Dorsalfläche des Sternum; Rr. perforantes treten neben dem Sternum hervor, entsenden Rr. cutanei zur Haut (bei der Frau Rr. mammarii externi mediales zur Brust und Brustdrüse) und Rr. musculares zum M. pectoralis major. Die Ri. intercostales für die unteren Zwischenrippenräume gehen aus der A. musculo-phrenica hervor, welche längs dem Rippenbogen zwischen ihm und dem Zwerchfellursprung verläuft und diesen wie die Ursprünge der schrägen und des queren Bauchmuskels versorgt. — Häufig geht in Höhe des 1. Rippenknorpels ein starker Ast ab, welcher an der Innenfläche der seitlichen Brustwand schräg nach lateral und abwärts zieht und mit den Intercostalarterien anastomosiert: R. costalis lateralis (intermedius).

3. Truncus thyreocervicalis (S. 62), kurzer gemeinsamer Stamm für: A. thyreoidea caudalis, A. cervicalis ascendens, A. cervicalis superficialis, A. suprascapularis.

A. thyreoidea caudalis (S. 62), steigt am medialen Rande des M. scalenus ventralis etwa 4—5 cm aufwärts, biegt dorsal von den großen Gefäßen des Halses in kranial konvexem Bogen nach medial und abwärts zum unteren Pol der Schilddrüse, teilt sich in 2 Zweige, von denen der eine an der Hinterfläche der Thyreoidea neben Oesophagus und Pharynx aufsteigt, der andere neben der Trachea nach vorn zum Isthmus der Drüse tritt. Äste: Rr. tracheales, oesophagici, pharyngici, Rr. glandulares zur Schilddrüse, A. laryngica caudalis zur pharyngealen Fläche des Kehlkopfes einschließlich M. cricoarytaenoideus dorsalis, überhaupt zum Hypopharynx. — Das Verbreitungsgebiet der A. thyreoidea caudalis reicht also vom Hypopharynx bis etwa zur Höhe der Bifurcatio tracheae. Ihre Äste anastomosieren mit denen der anschließenden und gegenseitigen Arterien, nur die Schilddrüsenäste gehen, wenn überhaupt, so nur wenige und sehr feine Anastomosen mit den Ästen der A. thyreoidea cranialis und denen von der Gegenseite ein.

A. cervicalis ascendens (S. 62) läuft auf dem M. scalenus ventralis, etwa 1 cm medial vom N. phrenicus, nach aufwärts, versorgt Scaleni und Longus colli, gibt in das 5.—7. Foramen intervertebrale Rr. spinales, welche für Rr. spinales der A. vertebralis eintreten können, besonders bei deren Varietäten, und versorgt außerdem die hier austretenden Nervenstämme, mit einem R. profundus auch tiefe Nackenmuskeln.

A. cervicalis superficialis (S. 62) zieht quer über die Scaleni durch das seitliche Halsdreieck, versorgt dessen Inhaltsgebilde und gibt Äste ab zum Trapezius, Splenius, Levator scapulae, Rhomboides, Serratus dorsalis cranialis.

A. suprascapularis (transversa scapulae) (S. 62) tritt über den Ansatz des Scalenus ventralis hinweg unter den oberen Rand des Schlüsselbeines, läuft gedeckt von diesem gegen das Akromion, dem sie einen R. acromialis zuschickt, tritt über dem Ligamentum transversum scapulae in die Fossa supra spinam und infra spinam, versorgt die dort gelegenen Muskeln und anastomosiert auf dem Collum scapulae mit der A. circumflexa scapulae (S. 149). — Die 3 aus dem Truncus thyreocervicalis entspringenden Muskelarterien variieren sehr stark nach Ursprung und Verlauf. Sie können sich gegenseitig vertreten und zum großen Teile durch die A. transversa colli (Nr. 5) ersetzt sein oder diese ersetzen.

4. Truncus costocervicalis unter dem Scalenus ventralis entspringender kurzer Stamm für 2 Arterien:

A. cervicalis profunda, die 7. cervicale Segmentalarterie, tritt zwischen den Querfortsätzen des 7. Hals- und 1. Brustwirbels nach dorsal und versorgt, an der Unterfläche des Transverso-occipitalis aufsteigend, diesen und die nachbarlichen tiefen Nackenmuskeln, in wechselseitiger Vertretung mit dem R. profundus der A. cervicalis ascendens (s. unter 3.). Aus ihrem Anfangsteil gehen Äste für die Halsnervenstämme und 1—2 Rr. spinales ab.

A. intercostalis suprema (S. 59), der gemeinsame Stamm für die Aa. intercostales I. und II., gelegentlich auch III. Der Stamm läuft ventral von dem Hals der 1. und 2. Rippe, in seltenen Fällen durch die Foramina costotransversaria, nach Art der A. vertebralis thoracica mancher Säugetiere und niederer Formen.

b) **Halsabschnitt der A. subclavia** (von der Scalenuslücke bis zum unteren Rande des M. subclavius).

    5. **A. transversa colli,** noch in der Scalenuslücke, gewöhnlich aber etwa 1 cm davon entfernt aus der Subclavia entspringend, tritt zwischen den Wurzeln des Plexus brachialis, meist zwischen C 8 und Th 1, nach dorsal zur Gegend des Angulus cranialis scapulae an die Unterfläche des Trapezius und versorgt mit einem R. ascendens und einem dem medialen Rande des Schulterblattes folgenden R. descendens alle hier gelegenen Muskeln, anschließend an die A. cervicalis ascendens und profunda. Sie kann durch diese Arterien vertreten sein oder sie ihrerseits vertreten, so daß gegebenenfalls in der Fossa supraclavicularis statt 4 Arterien nur 1 gefunden wird.

    6. **A. thoracica suprema** (S. 149). ein unter dem M. subclavius entspringender Ast für diesen Muskel sowie für die obersten Zacken des Serratus lateralis und den Pectoralis major.

c) **A. axillaris** (S. 148). Fortsetzung der A. subclavia vom unteren Rande des M. subclavius durch Trigonum deltoideo-pectorale (Mohrenheimsche Grube) und längs der Vorderwand der Achselhöhle bis zur vorderen Achselfalte, d. h. bis zum lateralen Rand des M. pectoralis major. Sie liegt zunächst wie die Subclavia ventral vom Plexus brachialis, tritt aber durch die Medianusschlinge auf dessen dorsale Seite. Ihre Äste sind:

    7. **A. thoraco-acromialis** (S. 149), entspringt unter dem M. pectoralis minor, tritt um dessen medialen Rand und durchbohrt die Fascia clavipectoralis; gibt ab: **Ri. pectorales** zum M. pectoralis major (und minor), **R. subclavius** zum gleichnamigen Muskel, **R. acromialis** zum Periost der Clavicula und des Acromion, mit dem R. acromialis der A. transversa scapulae ein arterielles Netz, **Rete acromiale,** auf dem Periost und der Gelenkkapsel des Acromioclaviculargelenkes bildend; **R. deltoideus,** über den Ursprung des M. pectoralis minor in den Sulcus deltoideopectoralis ziehend, versorgt M. deltoides und die Ansatzportion des M. pectoralis major.

    8. **A. thoracica lateralis** (S. 149), verläuft am lateralen Rande des Pectoralis minor, versorgt Serratus lateralis, Pectoralis minor et major, bei der Frau auch die Brustdrüse mit **R. mammarii externi** (laterales).

    9. **A. subscapularis** (S. 149), verläuft am lateralen Rande dieses Muskels, teilt sich in **A. thoraco-dorsalis,** welche die Richtung des Stammes fortsetzt und den M. subscapularis, Latissimus und Serratus lateralis versorgt, und in **A. circumflexae scapulae,** welche durch die mediale Achsellücke um den axillaren Rand der Scapula in die Fossa infra spinam umbiegt und hier mit der A. suprascapularis (s. unter Nr. 3) anastomosiert.

    10. **A. circumflexa humeri ventralis** (S. 150), kleine Arterie, welche unter M. coracobrachialis und Caput breve des Biceps zum Collum chirurgicum des Humerus gelangt und die nachbarlichen Muskelteile, besonders des Deltoides versorgt, außerdem Periost und Gelenkkapsel (Bursa intertubercularis).

    11. **A. circumflexa humeri dorsalis** (S. 150), weit stärker als die vorige, zieht durch die laterale Achsellücke mit dem N. axillaris zur Unterfläche des Deltoides und längs dieser um den Humerus, versorgt Deltoideus, Caput longum et laterale tricipitis, Gelenkkapsel und Periost. Sie anastomosiert regelmäßig über den M. teres major hinweg mit der A. profunda brachii (s. Nr. 12) und kann aus dieser statt aus der Axillaris entspringen.

d) **A. brachialis** (S. 150). Fortsetzung der A. axillaris am Oberarm jenseits der vorderen Achselfalte bis zum oberen Rande des Lacertus fibrosus. Verläuft längs des M. coracobrachialis dorsal vom N. medianus in den Sulcus bicipitalis ulnaris und in diesem bis zur Fossa cubiti (Sulcus cubitalis ulnaris). Im unteren Drittel des Oberarms tritt sie von der dorsalen Seite des N. medianus lateral von diesem. Im ganzen Sulcus bicipitalis sind Arterie und Nerv nur von Fascie und Haut bedeckt, daher von außen tastbar. — Außer einer Reihe von nach Zahl und Ursprung wechselnden **Rr. musculares** für die Muskeln des Oberarms gibt die A. brachialis folgende besonders benannte Äste ab:

    12. **A. profunda brachii** (S. 150): Entspringt vom dorsalen Umfang der A. brachialis in Höhe des unteren Randes des M. teres minor, tritt zusammen mit dem N. radialis in den Kanal zwischen Humerus (Sulcus

n. radialis) und Caput radiale des Triceps, versorgt den Deltoides, Triceps und das Mark des Humerus (A. nutricia humeri) und teilt sich im unteren Drittel des Oberarms in ihre beiden Endäste, die A. collateralis radialis und A. collateralis media (Abb. S. 162). Die erstere verläuft auf der Dorsalseite des Septum intermusculare radiale zum Ellenbogen, versorgt den unteren Abschnitt des Triceps und die humeralen Ursprungsteile der Unterarmstrecker, anastomosiert mit der A. recurrens interossea und bildet mit dieser das Rete cubiti auf dem Olecranon. — Die A. collateralis media durchsetzt das Septum intermusculare laterale, gelangt in den Sulcus cubitalis lateralis und verbindet sich hier mit der A. recurrens radialis.

13. A. collateralis ulnaris proximalis (S. 150): entspringt nahe der vorigen, oft aber erst tiefer und verläuft mit dem N. ulnaris hinter dem Septum intermusculare mediale zum Sulcus n. ulnaris, anastomosiert hier mit der A. recurrens ulnaris dorsalis und beteiligt sich am Rete cubiti. Vorher versorgt sie den M. brachialis und das Caput ulnare tricipitis.

14. A. collateralis ulnaris distalis: Entspringt oberhalb des Epicondylus ulnaris humeri und anastomosiert vor diesem mit der A. recurrens ulnaris volaris. Ein Ast geht oberhalb des Epicondylus ulnaris um den Humerus auf dessen Dorsalfläche und verbindet sich oberhalb der Fossa olecrani mit einem Ast der A. collateralis media.

   Varietäten der A. brachialis. Statt durch die Medianusschlinge auf die Dorsalseite des N. medianus zu treten, kann die A. brachialis ihre ventrale Lage zum Plexus und zum Medianus beibehalten, verläuft dann also oberflächlich zum N. medianus: A. brachialis superficialis. In diesem Falle tritt durch die Medianusschlinge ein starker Ast der A. axillaris hindurch, der alle unter 9—13 genannten Zweige abgibt, sich also ähnlich verhält wie am Oberschenkel die A. profunda femoris. — Bei sonst normalem Verhalten der A. brachialis und ihrer Äste kann die A. radialis, seltener die A. ulnaris, noch seltener die A. interossea oder eine A. mediana vor dem Durchtritt der A. brachialis durch die Medianusschlinge entspringen und oberflächlich zu dieser und dem N. medianus verlaufen, so daß am Oberarm 2 Arterien gefunden werden mit dem N. medianus zwischen ihnen: „hoher Ursprung" der A. radialis (ulnaris, interossea, mediana). Eine solche hoch entspringende Arterie kann in der Ellenbeuge durch eine starke Anastomose mit der A. brachialis bzw. cubitalis verbunden sein oder aber präfascial verlaufen. — Ist am Humerus ein Processus supracondyloideus vorhanden, so verläuft die A. brachialis dorsal von ihm (bei vielen Säugetieren in einem Canalis supracondyloideus).

Arterien des Unterarmes: Innerhalb der Ellenbeuge geht in Stromrichtung der A. brachialis unter dem oberen Rande des Lacertus fibrosus die

1. A. radialis (S. 123) zum Unterarm ab. Sie überkreuzt den M. pronator teres an seinem distalen Ende, folgt dem medialen Rand des M. brachioradialis bzw. seiner Sehne und gelangt in der radialen Unterarmrinne zur Handwurzel (Pulsstelle). Im scharfen Bogen wendet sie sich unter den Sehnen der Mm. abductor pollicis longus und extensor pollicis brevis zum Grunde der tabatière. Nach Durchbohrung des M. interosseus externus primus gelangt sie zwischen den ersten beiden Mittelhandknochen hindurch zur Hohlhand, wo die Vereinigung mit der A. ulnaris zum Arcus volaris prof. erfolgt. Außer zahlreichen Muskelästen für die benachbarte Muskulatur gibt die A. radialis ab:

a) A. recurrens radialis (S. 151); wendet sich im spitzen Winkel abwärts um aber gleich wieder umzubiegen und zwischen dem M. brachioradialis und M. brachialis aufzusteigen. Sie verzweigt sich vorwiegend im M. brachioradialis, im M. brachialis und im oberen Teil der Extensoren. Zum Rete articulare cubiti gelangt sie unter Anastomosenbildung mit der A. collateralis media.

b) A. carpica volaris entspringt in unmittelbarer Nähe der Ansatzstelle des M. pronator quadratus und wendet sich zum Rete carpi volare.

c) A. volaris superficialis verläuft radial von der Sehne des M. flexor carpi radialis nach abwärts an der Ursprungsstelle des M. abductor pollicis brevis vorbei und bildet mit der A. ulnaris den Arcus volaris superficialis.

d) A. carpica dorsalis gelangt unter den Sehnen des M. extensor carpi radialis longus und M. brevis hindurch zum Rete carpi dorsale.

e) A. metacarpica dorsalis prima geht über den M. interosseus externus primus hinweg und versorgt nach erfolgter Teilung die dorsale Fläche des

Daumens und den radialen Teil des Zeigefingerrückens (Aa. digitales dorsales propriae des Daumens und Zeigefingers.)

f) A. princeps pollicis (A. metacarpica volaris prima) geht an der Ursprungsstelle des M. interosseus externus primus aus der A. radialis hervor, und liegt unter dem M. opponens pollicis, an dessen distalem Rande sie hervortritt. Sie teilt sich in die A. volaris propria pollicis radialis und ulnaris. Beide versorgen die volare Fläche des Daumens.

g) A. volaris indicis radialis entspringt neben der vorigen und versorgt die radiale Seite des Zeigefingers.

h) A. volaris profunda (Endstrecke der A. radialis) bildet nach der Anastomose mit dem R. volaris profundus der A. ulnaris unter Abgabe vieler Ästchen den tiefen Hohlhandbogen.

Der Arcus volaris profundus (S. 153), meist stärker, länger und mehr proximal gelegen als der Arcus volaris superficialis, durchzieht die ganze Hohlhand vom 1.—4. Os metacarpi. Bedeckt wird er von den Mm. flexor poll. brev., M. adduct. poll. und den Sehnen der Fingerbeuger. Nach proximal gehen mehrere Ästchen in die Nachbarschaft, nach distal entspringen die Aa. metacarpicae volares, die, auf dem Mm. interossei verlaufend, zu je einer A. digitalis volaris comm. (oder auch propria) gelangen. Je ein R. perforans (Aa. metacarpicae perforantes) durchbohrt die Mm. interossei nach dorsal und anastomosiert mit je einer A. metacarpica dorsalis; aus ihnen gehen die Aa. digitales dors. hervor.

2. A. cubitalis, Fortsetzung der A. brachialis bis zur Teilung in A. interossea communis und A. ulnaris. Von ihr entspringt die A. recurrens ulnaris, die selbst nur ein kurzes Stämmchen, sich bald in einzelne Äste gabelt, von denen die stärksten der R. volaris und dorsalis sind. Die A. recurrens ulnaris volaris, oft auch als selbständiger Ast entspringend, steigt zwischen M. brachialis und M. pronator teres auf und anastomosiert mit der A. collateralis ulnaris distalis. Die meist stärkere A. recurrens ulnaris dorsalis steigt zwischen den Köpfen des M. flex. carpi ulnaris im Sulcus n. ulnaris auf und bildet unter reichlichen Anastomosen mit benachbarten Gefäßen das Rete articulare cubiti.

3. A. interossea communis (S. 123) teilt sich nach kurzem Verlauf in die A. interossea volaris und A. interossea dorsalis. Sie liegt zwischen dem M. flex. digit. prof. und dem M. flex. poll. longus. Die A. interossea dorsalis erscheint nach ihrem Durchtritt durch das proximale Ende der Membrana interossea am distalen Rande des M. supinator auf der Streckseite des Unterarmes und gelangt unter Abgabe vieler einzelner Muskeläste zwischen den oberflächlichen und tiefen Streckern zum Rete carpi dorsale. Besonders benannt ist die A. recurrens interossea, die, geschützt durch den M. anconaeus und M. supinator zwischen Epicondylus rad. humeri und dem Olecranon zum Rete articulare cubiti gelangt. Die A. interossea volaris verläuft auf der volaren Fläche der Membrana interossea zwischen den Mm. flex. digit. prof. und flex. poll. long. bis zum Rande des M. pronator quadratus abwärts, durchbohrt die Membrana interossea und beteiligt sich an der Bildung des Rete carpi dorsale. Ein kleiner Endast geht auf der volaren Fläche weiter zum M. pronator quadratus und zum Rete carpi volare. Die

4. A. mediana begleitet den N. medianus, ist meist sehr dünn und erschöpft sich in kleinen Ästchen zur benachbarten Muskulatur.

5. A. ulnaris (S. 123) verläuft auf dem M. flex. dig. prof. zur Handwurzel, wo sie über die Volarseite des Lig. carpi transversum hinweg verläuft, geschützt durch das Lig. carpi volare. In der Hohlhand erfolgt die Teilung in einen oberflächlichen Ast, der sich mit der A. volaris superficialis radialis (oder auch mit der A. princeps pollicis) zum Arcus volaris superficialis verbindet; und in einen tiefen Ast, der unter den Sehnen der langen Fingerbeuger mit dem Endast der A. radialis den Arcus volaris prof. bildet. Der Arcus volaris superficialis verläuft über die Sehnen des M. flex. digitorum supfic., geschützt durch den M. palmaris bzw. durch die Aponeurosis palmaris. Nach proximal gehen mehrere Äste durch die Palmaraponeurose zur Haut, nach distal verlaufen drei Aa. digitales volares comm. zwischen den Sehnen der Fingerbeuger auf den Mm. lumbricales, die nach der Gabelung in der Nähe der Köpfchen der Ossa metacarpalia als Aa. digit. volares propriae die volaren Fingerkanten des 2. bis 5. Fingers versorgen. Vor der Gabelung nehmen sie oft noch eine A. metacarpica dorsalis (aus der A. radialis) auf. Die Aa. digital. volar. propriae sind jeweils vom zugehörigen Nerven bedeckt. Feine transversale Verbindungen über die Fingerfläche hinweg sind reichlich vorhanden. Die starke Schlußanastomose in der Fingerkuppe wird als Arcus terminalis bezeichnet.

Folgende Äste der A. ulnaris seien außer den Muskelästen besonders genannt:
a) A. carpica volaris zieht in mehreren Ästchen zum Rete carpi volare.
b) A. carpica dorsalis zieht in mehreren Ästchen unter der Ansatzsehne des M. flex. carpi ulnaris zum Rete carpi dorsale.
c) A. volaris superficialis ist der eigentliche Endast der A. ulnaris und geht radial neben dem oberflächlichen Ast des N. ulnaris unter dem M. palmaris brevis und der Palmaraponeurose in den Arcus volaris superficialis über. Das

Rete articulare cubiti findet sich in besonders starker Ausdehnung im Bereich des Olecranons und wird aus folgenden Gefäßen gespeist, die durch ihre übrigen Äste die collateralen Bahnen im Bereiche der Ellenbeuge bilden:
1. A. collateralis radialis.
2. A. collateralis media.
3. A. collateralis ulnaris proximalis.
4. A. collateralis ulnaris distalis.
5. A. recurrens ulnaris volaris.
6. A. recurrens ulnaris dorsalis.
7. A. recurrens radialis.
8. A. recurrens interossea.

Das Rete carpi dorsale breitet sich über der Handwurzel unter den Sehnen der Extensoren aus. Seine Zuflüsse erhält es aus der
1. A. carpea dorsalis radialis.
2. A. carpea dorsalis ulnaris.
3. A. interossea volaris.
4. A. interossea dorsalis.

Als Äste des Rete carpi dorsale entspringen die Aa. metacarpicae dorsales, aus denen die Aa. digitales dorsales für das Dorsum der Finger hervorgehen. Das

Rete carpi volare liegt unter den Sehnen der Beuger der Handwurzel unmittelbar auf und wird von der A. interossea volaris dem Ramus carpicus volaris radialis, dem Ramus carpicus volaris ulnaris und aus proximal gerichteten Ästchen des Arc. volaris profundus gespeist.

## Tabelle des Plexus brachialis.

Die Rami ventrales des 5.—8. Cervicalnerven und Teile des 4. Cervical- und 1. bis 2. Thorakalnerven bilden den Plexus brachialis, der sich dorsal von der A. subclavia durch die Scalenuslücke nach außen wendet. Nach der Lagebeziehung der Nerven zur A. axillaris werden die einzelnen Bündel des Plexus als lateraler, hinterer und medialer Strang, Fasciculus (Truncus) cranialis, dorsalis und caudalis, bezeichnet. Aus der Pars supraclavicularis, oberhalb der Clavicula im seitlichen Halsdreieck, gehen hervor:
1. Nn. thoracici dorsales. Sie bilden
   a) N. dorsalis scapulae (C 4, 5) (S. 71) zieht zunächst zusammen mit dem R. descendens der A. transversa colli, dann dem Margo vertebralis scapulae entlang zum M. rhomboides, den er ebenso wie den M. levator scapulae versorgt. Feine Ästchen gelangen nicht selten von ihm und den folgenden Nerven zum Scalenus medius.
   b) N. thoracicus longus s. lateralis (C 5—7) (S. 71) zieht auf der lateralen Fläche des M. serratus lateralis hinab und versorgt ihn.
2. Nn. thoracici ventrales (C 5—8, Th 1) (S. 72) ziehen unter dem M. subclavius zur Hinterfläche des M. pectoralis major. Sie versorgen beide Pectorales.
3. N. subclavius (C 4, 5) (S. 71) zum M. subclavius.
4. N. suprascapularis (C 4—6) (S. 72) gelangt zusammen mit der A. suprascapularis, jedoch durch die Incisura scapulae cranialis, zum M. supra und infra spinam.
5. N. subscapularis (C 5, 6) (S. 72) zum M. subscapularis.
6. N. thoracodorsalis (C 6—8) (S. 72) zieht über den äußeren Schulterblattrand hinweg zum M. latissimus dorsi und zum M. teres major.

In der Pars infraclavicularis ist die Gruppierung der Bündel um die A. axillaris erfolgt:

I. **Fasciculus cranialis** (C 5—7) bildet:

1. Den lateralen Anteil des N. medianus (C 6, 7) (s. II, 3).
2. N. musculocutaneus (C 5—7) (S. 115, 134, 144) zieht, in Ursprung und Ausbildung sehr schwankend, nach Durchbohrung des M. coracobrachialis zwischen M. biceps brachii und M. brachialis hinab, um in der Ellenbeuge als N. cutaneus antebrachii radialis neben der V. cephalica zur Haut des radialen Unterarmgebietes zu gelangen, wo er bis zum Daumenballen ausstrahlt. Astfolge:

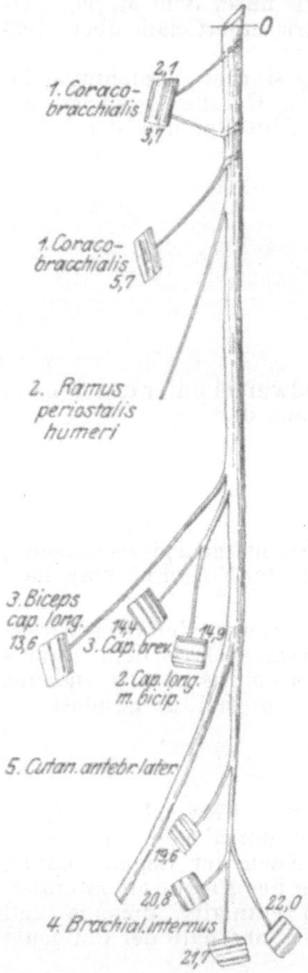

Vor Durchtritt durch den M. coracobrachialis:

a) R. coracobrachialis zum gleichnamigen Muskel. Kann auch selbständig aus dem Faszikel entspringen.

b) R. periostalis humeri für die Vorderfläche des Humerusperiostes, sein Endast dringt als R. diaphysarius in den Knochen ein.

Nach dem Durchtritt durch den M. coracobrachialis:

c) R. muscularis für den M. biceps brachii, teilt sich bald in einen Ast für den kurzen und langen Kopf des M. biceps.

d) R. muscularis für den M. brachialis; gibt als R. articularis cubiti einen Ast zum Ellbogengelenk ab.

Regenerationsreihenfolge: M. coracobrachialis, M. biceps, M. brachialis.

I. **Fasciculus ulnaris** (C 8, Th 1) bildet:

1. N. cutaneus brachii ulnaris (Th 1, 2) (S. 147), verstärkt durch die Nn. intercostobrachiales (intercostohumerales), durchbohrt die Fascia brachii, verteilt sich im Hautgebiet der Oberarminnenseite.

2. N. cutaneus antebrachii ulnaris (C 8, Th 1) (S. 147) tritt unter Durchbohrung der Fascia brachii neben der V. basilica unter die Haut des Oberarms (Innenseite) und teilt sich in den R. volaris und R. ulnaris für das volare und ulnare Hautgebiet des Unterarms bis zur Handwurzel. Zur vorderen Seite des Oberarms gelangen schon vorher beim Austritt aus der Achselhöhle Rr. cutanei brachii volares.

3. Den medialen Anteil des N. medianus (C 8, Th 1). Der N. medianus (S. 117, 134, 144) erhält also Anteile aus dem cranialen und caudalen Faszikel. Er steigt erst ventral, dann medial zur A. brachialis bis zur Ellenbeuge herab und gelangt dann zwischen den beiden Köpfen des M. pronator teres zum Unterarm, wo er zwischen den beiden Fingerbeugern unter dem Lig. carpi transversum hindurch zur Hohlhand zieht.

Astfolge:

1. R. collateralis nervi mediani für den M. brachialis. Meist schwach entwickelt.
2. R. articularis cubiti zum Ellbogengelenk.
3. R. muscularis proximalis für den proximalen Teil des Caput humerale des M. pronator teres. Ein feiner Zweig kann als Ramulus periostalis capituli radii volaris zum Radiusköpfchen gelangen.
4. R. muscularis für den oberen Bauch des M. flexor sublimis indicis und palmaris longus. Durch eine Anastomose zum N. ulnaris kann auch der M. flexor carpi ulnaris mitversorgt werden.
5. R. muscularis für den distalen Teil des Caput humerale des M. pronator teres und für dessen Caput ulnare.
6. R. muscularis für den M. flexor carpi radialis.
7. R. muscularis für den M. flexor digitorum superficialis des 3., 4. und 5. Fingers.



Abb. 87. N. musculocutaneus mit seiner Astabgangsfolge. Die an den Muskeln angebrachten Zahlen bedeuten die Wegstrecke in Zentimetern vom Punkte 0, dem Ursprung des Musculocutaneus aus dem Fascic. cranialis, bis zum Eintritt in die einzelnen Muskeln. (Aus O. FOERSTER: In Handb. d. Neurologie, Erg.-Bd. II. — E.)

8. **N. interosseus volaris** für den M. flexor digitorum profundus des 2. und 3. Fingers, den M. flexor pollicis longus und den M. pronator quadratus. Zieht mit kleinen Zweigen zur Membrana interossea, zur Markhöhle der Ulna und des Radius, zum Handgelenk und zum Periost der Handwurzelknochen.

9. **R. muscularis** für den distalen Teil des M. flexor superficialis indicis.

10. **R. palmaris n. mediani** für die Haut über der Handwurzel.

11. **R. articularis manus** (inkonstant) zum Handgelenk.

12. **R. terminalis radialis**, von ihm entspringen:

a) **R. muscularis** für den M. abductor poll. brevis, Caput superficiale des Flexor poll. brevis, M. opponens. Mit dem R. profundus des N. ulnaris besteht eine Anastomose.

b) **N. digitalis volaris pollicis radialis** für die radiale Hälfte der Volarseite des Daumens.

c) **N. digitalis volaris communis T.** teilt sich in den N. digitalis volaris pollicis ulnaris und den N. digitalis volaris indicis radialis; vom letzteren geht ein Ast in den M. lumbricalis I.

13. **R. terminalis ulnaris** teilt sich in:

a) **N. digitalis volaris communis II**, der den M. lumbricalis II mitversorgt, sich in den N. digitalis volaris indicis ulnaris und den N. digitalis volaris proprius radialis für den 3. Finger aufspaltet;

b) **N. digitalis volaris communis III**, der den M. lumbricalis III versorgt und sich in den N. digitalis volaris proprius ulnaris des 3. Fingers und den N. digitalis volaris proprius anularis radialis teilt. Zwischen dem N. digitalis volaris communis III und dem N. digitalis volaris communis IV (aus dem R. superficialis des N. ulnaris) besteht eine Anastomose. Aus sämtlichen Nn. digitales volares communes gehen Rami profundi zum Periost der 3 ersten Metakarpalknochen und zu den ersten 4 Metakarpophalangealgelenken ab. Zum Periost und den Interphalangealgelenken der zugehörigen Finger gelangen Zweige der Nn. digital. volar. proprii.

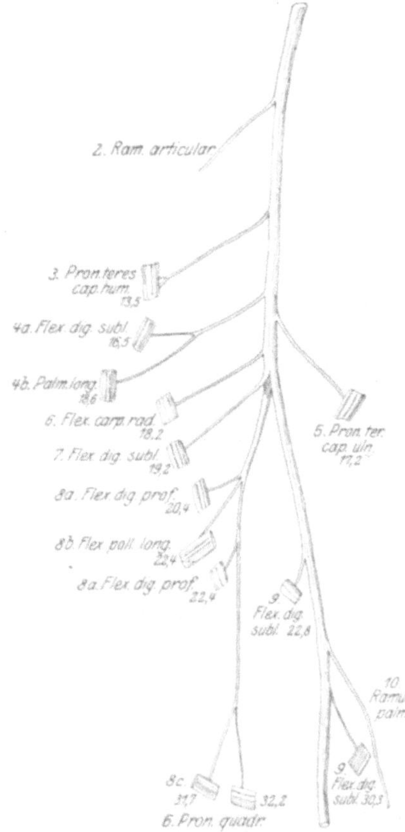


Abb. 88. N. medianus. Astabgangsfolge. Distanz der Asteintritte in die einzelnen Muskeln von der Mitte des Oberarms an gerechnet. (Aus O. Foerster: In Handb. d. Neurologie, Erg.-Bd. II. — E.)

Asteintrittsfolge des N. medianus:

M. pronator teres caput humerale (oberer Teil), oberer Bauch des M. flexor sublimis indicis,
M. flexor carpi radialis,
M. palmaris longus,
M. pronator teres caput humerale (unterer Teil) und caput ulnare,
M. flexor superficialis des 3., 4., 5. Fingers,
M. flexor prof. digiti II, III,
M. flexor pollicis longus,
M. flexor superficialis indicis (unterer Teil),
M. pronator quadratus,
M. flexor pollicis brevis (cap. radiale),
M. abductor pollicis brevis und opponens,
M. lumbricales I, II.

14. **N. ulnaris** (C 7, 8, Th 1) (S. 118, 135, 145) verläuft zunächst in der Gefäß-nervenrinne zwischen M. biceps brachii und dem Caput ulnare des M. triceps, medial von der A. brachialis, zieht dann unter Durchbohrung des Septum inter-musculare mediale in einer Rinne des Caput ulnare tricipitis zum Sulcus nervi ulnaris humeri. Auf den Unterarm gelangt er durch die Lücke zwischen den beiden Köpfen des M. flexor carpi ulnaris, verläuft unter diesem bzw. an seinem radialen Rande entlang weiter zur Handwurzel, um über das Lig. carpi transversum hinweg in die Hohlhand zu gelangen. Hier liegt er, geschützt von der Aponeurosis palmaris auf den Sehnen der Beuger.

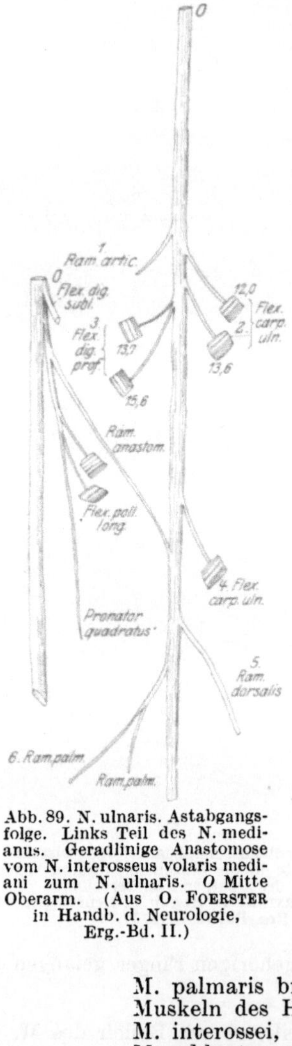

Astfolge:

a) R. articularis cubiti für das Cubitalgelenk und das Periost im Bereich des Epicondylus ulnaris humeri.

b) R. muscularis (oberer Ast) für den M. flexor carpi ulnaris; von ihm kann ein Ast für den M. flexor digitorum profundus abgehen.

c) R. muscularis für den M. flexor digitorum pro-fundus, 3.—5., nicht konstant auch für den 2.

d) R. muscularis (unterer Ast) für den M. flexor carpi ulnaris.

e) R. dorsalis manus (sehr variabel in der Ur-sprungshöhe) zieht zum ulnaren Teil des Hand-rückens. Spaltet sich in 5 Nn. digitales dorsales auf, mit welchen die Haut des 4. und 5. und der ulnaren Hälfte des 3. Fingers für den Bereich der Grundglieder versorgt wird.

f) R. cutaneus palmaris verzweigt sich vom unteren Teil des Unterarms bis zum Kleinfinger-ballen.

g) R. superficialis (1. Endast) zur Haut des Klein-fingerballens und zum M. palmaris brevis. Er spaltet sich in den N. digitalis volaris proprius ulnaris digiti V und den N. digitalis volaris com-munis IV, aus dem der N. digit. volar. propr. radialis digit. und der N. digit. vol. propr. digit. IV ulnaris hervorgehen. Eine konstante Anasto-mose besteht zwischen dem N. digit. volar. comm. IV und dem N. digit. volar. comm. III (aus dem N. medianus).

h) R. profundus für die Muskeln des Kleinfinger-ballens (M. abductor digiti V; M. flexor brevis digiti V, M. opponens digiti V) und zu den Mm. interossei volares und dorsales; außerdem zum M. lumbricalis III und IV. Ebenso gelangt er zum M. adductor pollicis und zum M. flexor pollicis brevis (caput ulnare).

Asteintrittsfolge:

M. flexor carpi ulnaris (obere Portion),
M. flexor digitorum profundus,
M. flexor carpi ulnaris (untere Portion),
M. palmaris brevis,
Muskeln des Hypothenar,
M. interossei,
M. adductor pollicis brevis,
M. flexor pollicis brevis (caput ulnare),
M. lumbricalis III und IV.

Abb. 89. N. ulnaris. Astabgangs-folge. Links Teil des N. medi-anus. Geradlinige Anastomose vom N. interosseus volaris medi-ani zum N. ulnaris. *O* Mitte Oberarm. (Aus O. Foerster in Handb. d. Neurologie, Erg.-Bd. II.)

III. **Fasciculus dorsalis** (C 5—8, Th 1) bildet:

1. **N. axillaris** (C 5, 6) (S. 120, 138, 146) zieht zusammen mit der A. circum-flexa humeri dorsalis in die laterale Achsellücke, wo er sich in einen R. ventralis und einen R. dorsalis teilt.

Astfolge:

a) R. subscapularis für die laterale untere Portion des M. subscapularis.

b) R. muscularis des M. teres minor, tritt am unteren Rande in den Muskel ein.

c) **N. cutaneus brachii (humeri) radialis** (aus dem R. dorsalis) zieht über den hinteren Rand des M. deltoides hinweg zur Haut der Schulter im oberen Außengebiet des Oberarms.

d) **Rr. deltoidei** für die hintere Portion (portio spinalis), ein Ast aus dem R. dorsalis. Der R. volaris zieht als R. circumflexus um den Humers herum und gibt mehrere Zweige in den Muskel ab. Außerdem geht aus ihm ab der

e) **R. articularis** für die Gelenkkapsel und ein

f) **R. intertubercularis** zum Periost des proximalen Teils des Humerus. Erfolgt eine Läsion vor Abgang des R. dorsalis, so ergibt sich für die Muskeln folgende Reihenfolge der Restitution:
M. teres minor,
Portio spinalis m. deltoidei,
Portio media m. deltoidei,
Portio ventralis m. deltoidei.

2. **N. radialis** (C 5—8, Th 1) (S. 120, 140, 146) zieht zusammen mit der A. collateralis radialis zwischen dem ulnaren und radialen Kopf des M. triceps hindurch und um die hintere Fläche des Humerus herum in den Sulcus cubitalis ulnaris (zwischen M. brachialis und brachioradialis). Die Aufspaltung in den R. profundus und den R. superficialis erfolgt in Höhe des Capitulum radii.

Astfolge:

a) **R. articularis humeri** für das Schultergelenk.

b) **N. cutaneus brachii dorsalis** zieht etwa in Höhe des Ansatzes des M. deltoides zur Haut und versorgt die laterale Rückseite des Oberarms.

c) **R. muscularis** für das Caput longum des Triceps.

d) **R. muscularis** für den radialen Kopf des Triceps.

e) **R. muscularis** für den radialen Teil des Caput ulnare des Triceps und M. anconaeus.

f) **R. collateralis ulnaris nervi radialis** für die mediale Hälfte des Caput ulnare des Triceps. Kleine Zweige gelangen zum Ellbogengelenk. Von allen 3 Ästen zum M. triceps ziehen Zweige ins Periost des Humerus.

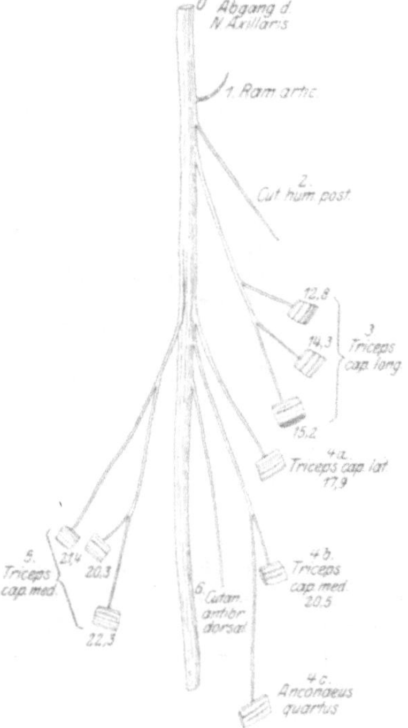


Abb. 90. N. radialis, Astabgangsfolge am Oberarm, *O* Teilungsstelle des Fasciculus dorsalis in Radialis und Axillaris. (Aus O. Foerster in Handb. d. Neurologie, Erg.-Bd. 11. — E.)

g) **N. cutaneus antebrachii dorsalis** erscheint am lateralen Rand des M. deltoides in der Haut und hat sein Versorgungsgebiet etwa bis zur Mitte der Rückseite des Unterarms.

h) **R. muscularis** für den M. brachialis.

i) **R. muscularis** für den M. brachioradialis; Zweige gelangen zum Ellbogengelenk.

k) **R. muscularis** für den M. extensor carpi radialis longus.

l) **R. superficialis** steigt in der radialen Unterarmrinne abwärts, wendet sich dann unter der Sehne des M. brachioradialis nach dorsal dem Handrücken zu. Er teilt sich in 5 Nn. digitales dorsales, welche die Haut des 1. und 2. und der radialen Hälfte des 3. Fingers bis zum Grundglied einschließlich versorgen; am Daumen versorgen sie auch das Endglied. Es besteht eine Verbindung mit dem R. dorsalis des N. ulnaris. Der N. radialis selbst setzt sich fort als

m) **R. profundus.** Er entsendet Zweige zum Ellbogengelenk und zum Periost des Radiusköpfchens. Außerdem gibt er ab

n) **R. muscularis** für den M. extensor carpi radialis brevis.

o) **R. muscularis** für den M. supinator,

   p) R. muscularis für den M. extensor digitorum communis und den M. extensor digiti V. proprius.

   q) R. muscularis für den M. extensor carpi ulnaris,

   r) R. muscularis für den M. abductor pollicis longus und den M. extensor pollicis brevis,

   s) R. muscularis für den M. extensor pollicis longus und M. extensor indicis proprius.

   t) N. interosseus dorsalis (Endast) versorgt mit Rr. periostales das Periost auf der Dorsalseite der Ulna und des Radius, ferner das Handgelenk, die radiale Hälfte des Handwurzelrückens wie auch die ersten 4 Metakarpophalangealgelenke.

Asteintrittsfolge:

M. triceps (caput longum),
M. triceps (caput radiale),
M. triceps (caput ulnare),
M. anconaeus,
M. brachioradialis,
M. extensor carpi radialis longus,
M. supinator,
M. extensor digitorum communis,
M. extensor carpi radialis brevis,
M. abductor pollicis longus,
M. extensor carpi ulnaris,
M. extensor digiti V. proprius,
M. extensor pollicis longus,
M. extensor pollicis brevis,
M. extensor indicis proprius.

# D. Die Leitungsbahnen der unteren Extremität.

## 1. Allgemeines.

Die untere Extremität gehört ihrer Entstehung nach wie die obere dem ventrolateralen Rumpfgebiet an. Sie wird also wie die obere nur von Rami ventrales der segmentalen Nerven und Gefäße versorgt. Auch gilt für beide der allgemeine Bauplan, daß Gefäß- und Nervenleitungen nach Möglichkeit zusammengelegt sind. Versucht man aber, Übereinstimmung auch im einzelnen zu finden, so stellt man sofort die gleichen Unterschiede fest, wie sie im Bewegungsapparat gegeben sind. Die Anordnung der Ausgangsmaterialien für den Aufbau der Extremitäten ist zwar die gleiche: die Körpersegmente. Aber der daraus entwickelte Bau ist so verschieden wie die Bedeutung und Leistung für den Gesamtorganismus. Die grobe Gliederung in Gürtel-, Ober- und Unterarm bzw. -schenkel, pendaktyle Hand bzw. Fuß und einige allgemeine Bauprinzipien sind für beide gleich, aber die Durchkonstruktion im einzelnen ist so verschieden wie die Funktion. Man denke an die mächtige Muskelgruppe der Adductoren am Oberschenkel, die am Oberarm fehlt, oder an die Verschiedenheit von Hand und Fuß, von Ellbogen- und Kniegelenk. Aus dem gleichen Ausgangsmaterial der Segmente wird eben „Arm" und „Bein" aufgebaut, nicht schematisch „die" Extremität. Für das Bein in seiner ersten Anlage gilt also das gleiche, was S. 108 für den Arm gesagt ist: polymere Nervenversorgung und ursprünglich auch polymere Arterienversorgung, die aber sekundär in die monomere Arterienversorgung übergeführt wird. Daß später die Arterienbahn nochmals geändert wird, ist bereits S. 3 angedeutet (Näheres s. S. 192).

## 2. Wurzeln, Nervenstränge und Einzelnerven des Plexus lumbosacralis.

Das Bein wird vom Plexus lumbosacralis (Abb. S. 45) versorgt, dessen allgemeiner Aufbau bereits S. 53 geschildert worden ist, ebenso wie seine der Rumpfwand zugehörig gebliebenen Äste. Hier sind also näher zu erörtern die der Extremität selber pflichtigen Anteile.

Die Wurzeln des Plexus lumbosacralis werden gebildet von den ventralen Ästen des 1. Lenden- bis 3. Kreuznerven ($L_1$—$S_3$, Abb. S. 45). Die kranialen ($L_1$—$L_4$) treten zusammen zum Plexus lumbalis, die kaudalen ($L_5$—$S_3$) zum Plexus sacralis, beide werden verbunden zum Plexus lumbo-sacralis durch einen mächtigen Anteil von $L_4$, den Truncus lumbosacralis (Abb. S. 45). Der metameren Abfolge entsprechend liegt das Verbreitungsgebiet des Plexus lumbalis im ursprünglich cranialen, später ventralen Teil der Extremität, das des Plexus sacralis anschließend auf Vorder- und Rückfläche, der ursprünglich kaudalen (vgl. Abb. S. 88, 89). Der 4. Lendennerv ist mit zwei Anteilen am Plexus lumbalis beteiligt und mit einem am Plexus sacralis, erscheint daher dreigeteilt und wird deshalb N. furcalis genannt. Diese besondere Bezeichnung hat man ihm gegeben, weil man glaubte, in ihm eine typische gemeinsame Bildung aller Wirbeltiere sehen zu dürfen. Aber die nähere Untersuchung beim Menschen lehrt, daß sein Verhalten durchaus nicht konstant ist. Abgesehen davon, daß die drei Äste sehr verschieden stark sein können, so daß z. B. der Plexus lumbalis nur einen ganz geringen Anteil erhält, können zwei Nervi furcales ($L_4$ und $L_5$ oder auch $L_4$ und $L_3$) vorhanden sein oder der N. furcalis kann von $L_5$ statt von $L_4$ gebildet werden, d. h. um ein Segment kaudalwärts verschoben sein. Diese Variationen hängen zusammen mit den Variationen der Segmente überhaupt, die als Varietäten der Wirbelsäule hinlänglich bekannt sind.

Die Varietät, daß $L_5$ den N. furcalis bildet, findet sich nur bei Wirbelsäulen mit 13 Brust- und 5 Lendenwirbeln. Als „$L_5$" ist dabei wie bei normaler Wirbelsäule (mit 12 Brustwirbeln) der 25. segmentale Nerv bezeichnet, der bei der abnormen Wirbelsäule zwischen deren 4. und 5. Lendenwirbel austritt, also mit Rücksicht auf diese gegebene Wirbelsäule als $L_4$ bezeichnet werden müßte. Es wäre also richtiger, bei den Varietäten der Wirbelsäule und des Plexus lumbo-sacralis Wirbel und Nerven mit ihrer Zahl in der metameren Abfolge zu bezeichnen, also 25. Wirbel und 25. Nerv, statt nach den variablen Abschnitten der Wirbelsäule. Bei der „normalen" Wirbelsäule ist der 25. Wirbel der 1. Sacralwirbel, es sind also 24 präsacrale Wirbel vorhanden und der 24. Nerv ist $L_4$ und N. furcalis. Sind 25 präsacrale Wirbel vorhanden, so ist der 25. Nerv der N. furcalis, oder der 24. und 25. Nerv bilden zwei Nervi furcales. Umgekehrt liefert bei nur 23 präsacralen Wirbeln der 23. Nerv den N. furcalis. Mit anderen Worten: die Variationen der Wirbelsäule und des Plexus lumbo-sacralis sind gleichsinnig. Das Gleiche gilt für die segmentalen Arterien. Außer dem Plexus lumbo-sacralis selbst wird auch der N. ischiadicus von den Segmentvariationen betroffen (s. S. 185). Es handelt sich um Segmentvariationen, nicht um unabhängige Variationen der Wirbelsäule oder der Nerven. (Vgl. S. 87, auch Bd. I, S. 122f., *108*). Diese Segmentvariationen sind erblich. Am klarsten zeigen das Bild der Segmentvariation die Varietäten der A. vertebralis (vgl. S. 61). Tritt die A. vertebralis statt in das Querfortsatzloch des 6. Halswirbels in das des 5. ein, so findet sich das Tuberculum caroticum und der Ursprung des M. scalenus ventralis am 5. statt am 6. Halswirbel, d. h. mit der segmentalen Arterie zeigt auch das Skelet- und Muskelsegment die gleichsinnige Varietät: was sonst das Körpersegment $C_6$, hat hier $C_5$ geliefert. — Daß diese Segmentvariationen nicht symmetrisch sein müssen, sondern daß z. B. $C_6$ bzw. $C_5$ rechts und links unabhängig voneinander variieren können, ist von den asymmetrischen Variationen der Wirbelsäule bekannt.

Aus dem Plexus lumbalis gehen zwei große Nervenstämme für das Bein hervor: N. femoralis und N. obturatorius. In ihren Anfangsabschnitten sind sie wie der Plexus selber vom M. psoas maior bedeckt (Abb. S. 204). Der N. obturatorius tritt an der Linea terminalis des Beckens unter dem medialen Psoasrande hervor und zieht längs der Wand des kleinen Beckens zum Foramen obturatum. Der N. femoralis bleibt meist bis nahe an die Lacuna musculorum vom lateralen Psoasrande bedeckt, unter der Fascia ilica dem M. ilicus unmittelbar aufliegend. Der für das Bein bestimmte Hautast des Plexus lumbalis, N. cutaneus femoris lateralis, tritt oberhalb der Mitte der Beckenschaufel unter dem lateralen Rande des M. psoas hervor und verläuft subfascial in dem

lockeren Binde- und Fettgewebe auf dem M. ilicus zum äußersten Winkel der
Lacuna musculorum neben der Spina ilica ventralis (ant. sup.) (Abb. S. 182, 186).
Die Wurzeln des Plexus sacralis treten aus dem Foramina sacralia pelvina
hervor und vereinigen sich nach einem Verlaufe von mehreren Zentimetern auf

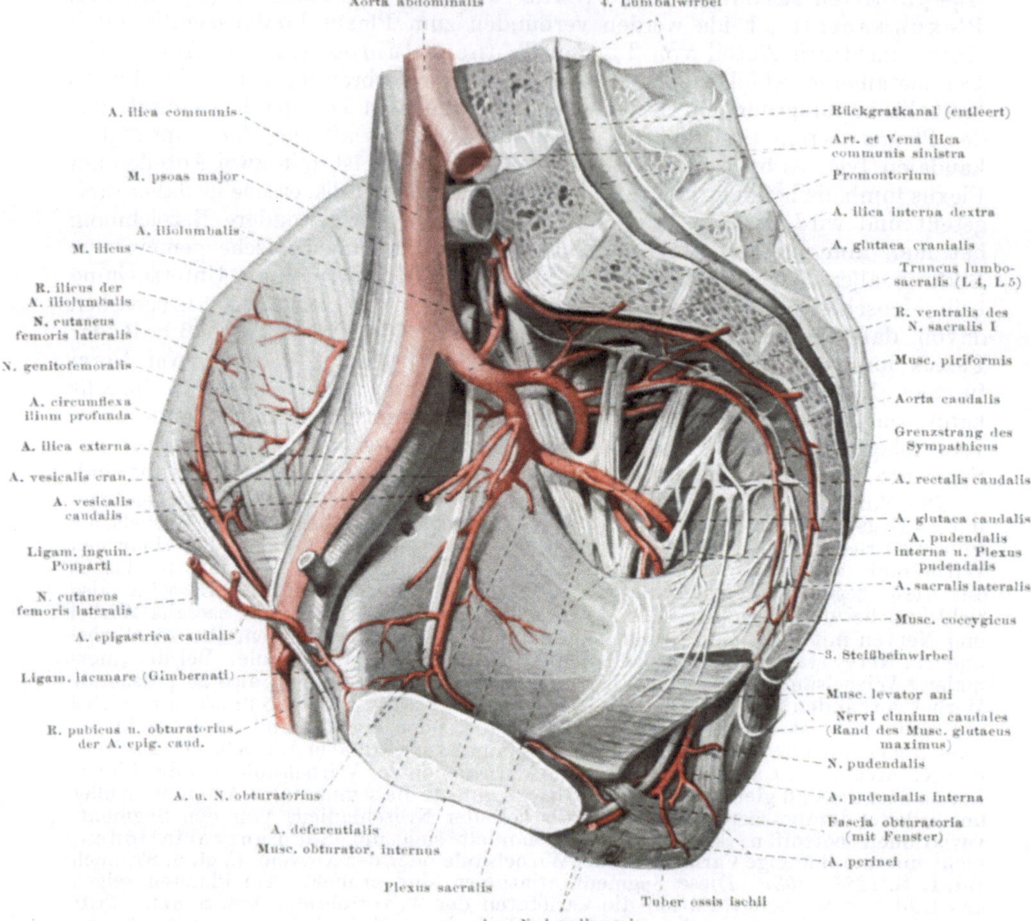


Abb. 91. Nerven und Arterien des Beckens, von medial gesehen. — Br.

der Innenfläche des M. piriformis zum Geflecht, nur bedeckt von dem para-
rectalen Bindegewebe. Mit der zwischen 5. Lumbal- und 1. Sacralwirbel austretenden Wurzel verbindet sich der auf der Pars lateralis des Sacrum absteigende
Truncus lumbosacralis aus dem N. furcalis. Aus dem Plexus sacralis gehen
außer kleineren Muskelästen hervor (Abb. S. 45): der N. cutaneus femoris
dorsalis, die Nervi glutaeus cranialis et caudalis, und vor allem
der N. fibularis (peronaeus) und N. tibialis, die sich im Foramen infrapiriforme zum N. ischiadicus vereinigen.

An dem Plexus sacralis kann man einen ventralen und einen dorsalen
Abschnitt unterscheiden. Aus dem ventralen Abschnitt geht hauptsächlich
der N. tibialis hervor, aus dem dorsalen der N. fibularis, N. glutaeus cranialis
et caudalis, N. cutaneus femoris dorsalis.

## 3. Verlauf der einzelnen Leitungsbahnen des Beines.

### a) Plexus lumbalis.

Der N. cutaneus femoris lateralis tritt neben der Spina ilica ventralis (ant. sup.) durch die Lacuna musculorum und auf dem M. sartorius unter die Fascia lata, die er meist bald als geschlossener Stamm durchbohrt. Präfascial verläuft er in der Längsrichtung des Oberschenkels und versorgt die Haut der Seitenfläche bis wenig oberhalb des Knies (Abb. S. 198 und 88). Er anastomisiert häufig mit dem R. femoralis des Genitofemoralis oder mit einem proximalen Hautast des N. femoralis. Beides hängt mit Segmentvariationen zusammen, ebenso sein Faserbezug aus $L_3$ (selten aus $L_1$) neben dem Hauptbezug aus $L_2$.

*N. cutaneus fem. lat. Abb. S. 45, 88, 89, 182, 184, 186, 198, 200, 204*

Der N. obturatorius verläuft mit der Art. obturatoria (und zwar kranial von ihr) an der Seitenwand des kleinen Beckens auf der Fascie des M. obturator internus (Abb. S. 182), tritt in den Canalis obturatorius ein und gelangt über den kranialen Rand des M. obturator externus zum Bein. Im Canalis obturatorius gibt er den Ast für den M. obturator externus ab, jenseits davon teilt er sich in einen oberflächlichen und einen tiefen Ast. Der R. superficialis (ventralis) verläuft zwischen M. abductor longus und brevis, versorgt diese beiden Muskeln sowie den M. gracilis, gewöhnlich auch den M. pectineus. Unter dem Adductor longus weiterziehend endet er in der Haut der unteren Hälfte der Medialfläche des Oberschenkels mit Rami cutanei (Abb. S. 200, 89). Dieser sensible Endast tritt meist zwischen M. adductor longus und gracilis hervor, er anastomosiert häufig mit dem N. saphenus. — Der R. profundus (dorsalis) gelangt über den M. obturator externus hinweg, den er auch durchbohren kann, auf den M. adductor minimus und magnus und versorgt diese beiden Muskeln.

*N. obturatorius Abb. S. 45, 89, 182, 184, 186, 200, 204, 213*

Nicht selten geht aus dem Plexus lumbalis ein N. obturatorius accessorius hervor, der am medialen Rande des M. psoas unter der Fascia ilica zum Pecten ossis pubis und über dieses hinweg mit dem M. iliopsoas in die Tiefe zieht, wo er sich unter dem M. pectineus mit dem N. obturatorius vereinigt.

Der N. obturatorius bezieht seine Fasern aus $L_2$—$L_4$, jedoch den Segmentvariationen entsprechend auch aus $L_5$ bzw. $L_1$.

Der N. femoralis (N. cruralis), der stärkste Ast des Plexus lumbalis, tritt durch die Lacuna musculorum in den äußeren Winkel des Trigonum femorale Scarpae, zunächst noch 2—3 cm von der Art. femoralis entfernt, dann mit seinen medialen Ästen ihr unmittelbar anliegend. Meist noch unter dem Ligamentum inguinale teilt er sich in zahlreiche Äste, an denen man gewöhnlich eine ventrale, eine laterale und eine mediale Gruppe unterscheiden kann. Die ventrale, dünnste, gibt im wesentlichen Hautäste ab und einen Ast zum M. sartorius. Die laterale Gruppe versorgt den Musc. sartorius, rectus femoris, vastus intermedius und mit einem bis zum Kniegelenk reichenden Aste den M. vastus fibularis, die mediale Gruppe mit einem entsprechend sich verhaltenden Aste, den M. vastus tibialis und, schon dicht unter dem Leistenbande mit einem die Art. und V. femoralis unterkreuzenden Aste den M. pectineus. Der medialen Gruppe gehört auch der N. saphenus an. Außer den Rami musculares gehen aus allen drei Gruppen eine Anzahl Rami cutanei hervor. Die aus der ventralen und lateralen Gruppe ziehen über den M. sartorius oder durchbohren ihn, treten an seinem lateralen Rande im oberen Drittel des Oberschenkels durch die Fascia lata und versorgen die Haut der Vorderfläche des Oberschenkels bis zur Kniegegend (Abb. S. 198), teils ziehen sie subfascial über die Mitte des Sartorius hinweg oder laufen zuvor noch eine Strecke weit neben der A. femoralis und gelangen in der unteren Hälfte des Oberschenkels durch die Fascie zur Haut der Vorder- und Innenfläche. Proximal und distal sind sie meist mit dem R. femor. des Genitofemoralis bzw. dem Hautast des N. obturatorius verbunden. Insgesamt versorgen also

*N. femoralis Abb. S. 45, 88, 89, 184, 186, 198, 200, 204, 207, 208, 209, 213, 222*

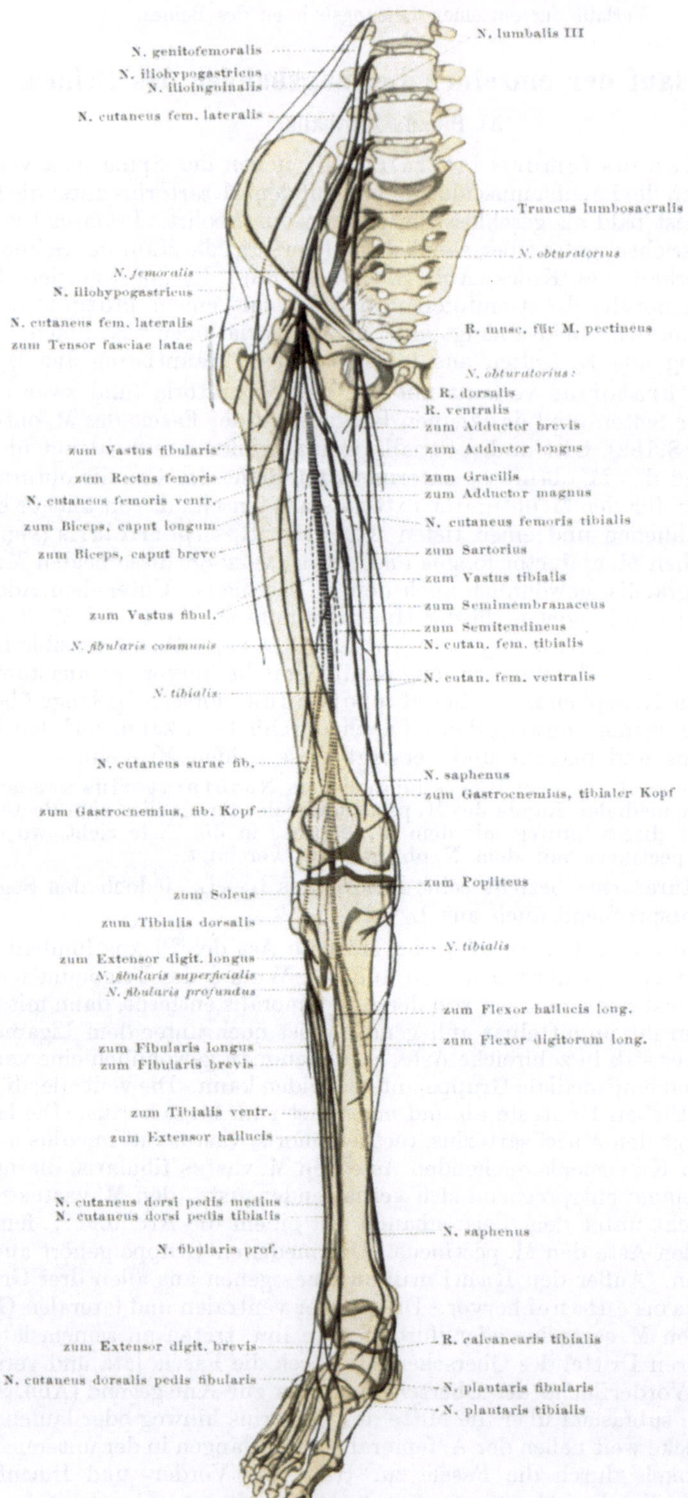


Abb. 92. Nerven der unteren Extremität: Astfolge und Lage zum Skelet. Ansicht von vorn. Schlüssel zu Abb. S. 204, 205, 208, 209. [Präparat von W. Dietz, Anatom. Sammlung Heidelberg (vgl. S. 115). — Br.-E.]

diese **Rami cutanei femoris ventrales** die Vorder- und Innenfläche des Oberschenkels (Abb. S. 208, 88). Ein Ast der medialen Gruppe reicht jedoch erheblich weiter distal, der **N. saphenus.** Er schließt sich der A. femoralis an, zieht an ihrer Vorderfläche in den Canalis adductorius, verläßt ihn aber oberhalb des Knies, indem er zusammen mit einem Arterienast die Vorderwand (Membrana vasto-adductoria) durchbohrt, gelangt so unter den M. sartorius und zieht unter bzw. neben dessen dorsalem Rand unter die Fascie, die er etwa in Höhe des Condylus tibialis tibiae durchsetzt. Präfascial zieht er neben der Vena saphena magna zum medialen Knöchel und zum medialen Fußrand (Abb. 198). Schon oberhalb des Condylus tibialis femoris gibt er den **Ramus infrapatellaris** ab, der über oder durch die Sehne des Sartorius in sehr wechselnder Höhe unter die Haut gelangt, im Bogen gegen die Patella und das Lig. patellae proprium zieht und die Haut der Kniegegend bis unterhalb der Tuberositas tibiae versorgt. Der Stamm des N. saphenus gibt nach seinem Durchtritt durch die Fascie Äste nach vorn und rückwärts ab zur Haut der ganzen Medialfläche des Unterschenkels bis zum medialen Fußrand (Abb. 184, 198, 199). Er anastomisiert mit den Nerven der benachbarten Hautgebiete. Seine Fasern verlaufen hauptsächlich in $L_4$.

N. saphenus Abb. S. 88, 89, 184, 186, 198, 199, 200, 208, 209, 211, 222

Der N. femoralis erhält seine Fasern aus $L_1$—$L_4$.

## b) Plexus sacralis.

1. **Nervus ischiadicus,** der stärkste Ast des Plexus sacralis, zugleich der stärkste Nerv des Körpers überhaupt, setzt sich zusammen aus dem N. tibialis und N. fibularis (N. peronaeus). Im Bereiche des Plexus liegen die Wurzeln des letzteren dorsal, weiterhin liegt der N. peronaeus zunächst cranial, dann lateral vom N. tibialis. Unmittelbar nach ihrer Bildung aus dem Plexus werden die beiden Nerven in eine gemeinsame Bindegewebshülle eingeschlossen, so daß bis zu ihrer Trennung oberhalb der Kniekehle äußerlich der einheitliche N. ischiadicus besteht, während im Innern der Hülle beide Nerven tatsächlich getrennt bleiben, so daß man also den N. ischiadicus im ganzen Verlaufe in seine beiden Komponenten aufteilen kann. In seltenen Fällen wird überhaupt kein einheitlicher Ischiadicus gebildet, sondern Tibialis und Fibularis treten getrennt aus dem Becken aus und bleiben weiterhin völlig getrennt. Häufiger ist die Varietät, daß der N. fibularis wie in den eben genannten Fällen statt mit dem Tibialis durch das Foramen infrapiriforme zu ziehen, den M. piriformis durchsetzt, sich dann aber jenseits des Muskels höher oder tiefer am Oberschenkel mit dem Tibialis zum Ischiadicus vereinigt. Diese Abweichungen vom typischen Verhalten finden sich stets im Zusammenhang mit Segmentvariationen, also Varietäten der Wirbelsäule und des Plexus (vgl. S. 181). Sie können ein- oder beidseitig sein.

N. ischiadicus Abb. S. 45, 184, 186, 205, 207, 223

Der N. ischiadicus verläßt das Becken durch das Foramen infrapiriforme zusammen mit A. und N. glutaeus caudalis, verläuft, gedeckt vom M. glutaeus maximus, über die Dorsalfläche des M. obturator internus cum Gemellis, dann des Quadratus femoris, gelangt so auf die Dorsalfläche des Adductor minimus und des Adductor magnus, auf dem er in der Längsrichtung des Oberschenkels gegen die Kniekehle zieht. Etwas über der Mitte des Oberschenkels wird er überkreuzt vom Caput longum des Biceps femoris. Sein medialer Rand, der den N. tibialis enthält, folgt dem lateralen Rande des M. semimembranaceus, so daß dieser als Leitmuskel des N. tibialis gelten kann, während sich der N. fibularis dem medialen Rande des M. biceps anschließt. Dementsprechend teilt sich der N. ischiadicus vor oder beim Eintritt in die Knieraute, also da, wo die medialen und lateralen Beuger auseinanderweichen, in seine beiden Komponenten. Der

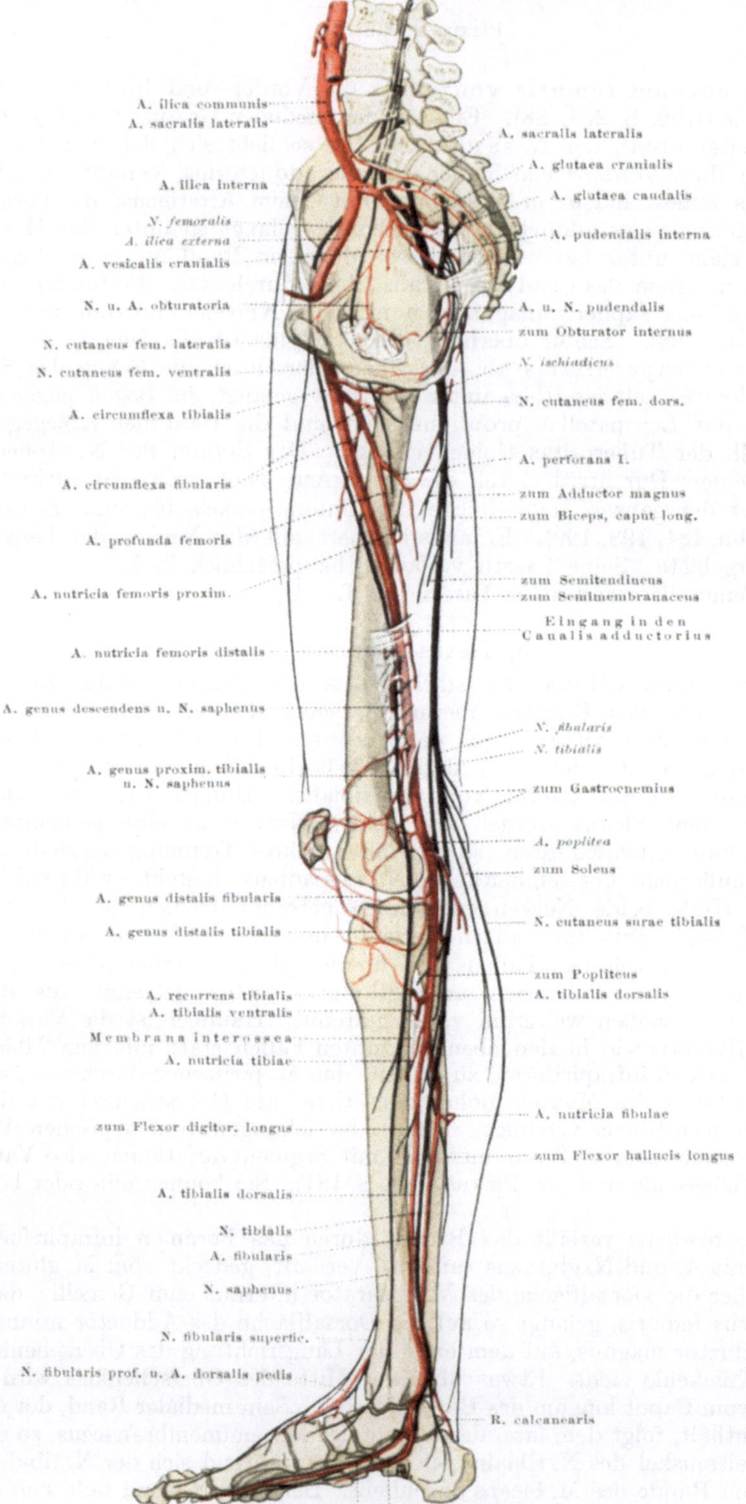


Abb. 93. Nerven und Artrien der unteren Extremität: Astfolge und Lage zum Skelet. Ansicht von medial. Schlüssel zu Abb. S. 204, 205, 208, 209, 212. [Präparat von W. DIETZ: Anatom. Sammlung Heidelberg (vgl. S. 115). — Br.-E.]

N. tibialis setzt am Rande des Semimembranaceus die bisherige Verlaufsrichtung fort, zieht durch die Kniekehle in den unteren Winkel der Knieraute, der von den beiden Gastrocnemiusköpfen gebildet wird, und tritt unter den Gastrocnemius. Der N. fibularis zieht längs des Biceps an der lateralen Wand der Kniekehle gegen das Capitulum fibulae und auf die Vorderfläche des Unterschenkels. In der Kniekehle selbst liegt also nur der N. tibialis, der N. fibularis ist ganz ihrer lateralen Wand angeschmiegt. Der Gesamtverlauf des N. ischiadicus läßt sich durch eine Linie darstellen, die fingerbreit außen vom Tuber ischii beginnt und mitten durch die Kniekehle führt. Der Nerv läuft also in der Längsrichtung des Oberschenkels fast in der Mitte, etwas medial von der Mittellinie.

Im ganzen läuft der Ischiadicus über die Streckseite des Hüft- und die Beugeseite des Kniegelenkes, später dann der N. tibialis hinter dem Malleolus tibialis über die Streckseite des Talocruralgelenkes. Bei gestrecktem Kniegelenk ist der Ischiadicus daher gespannt, vollends wenn Beugung im Hüftgelenk und Dorsalflexion im Knöchelgelenk noch hinzukommt. Darauf beruht die klinische Untersuchung des Nerven bei Ischias, bei welcher schon geringfügige Dehnung des Nerven sehr schmerzhaft ist: der Arzt beugt das zu untersuchende Bein im Hüftgelenk und versucht es außerdem noch im Kniegelenk zu strecken. Dabei tritt infolge der Spannung des Nerven starker Schmerz auf (LASÈGUEsches Phänomen), besonders, wenn noch der Fuß dorsal flektiert wird. Der Kranke selbst nimmt im Bett eine Lage ein, bei welcher der schmerzhafte Nerv möglichst entspannt ist: er liegt auf der gesunden Seite und lagert das kranke Bein in mittlerer Beugestellung des Hüft- und Kniegelenkes. — Die Prüfung der Druckschmerzhaftigkeit geschieht am „Druckpunkt" des Ischiadicus dicht neben dem Tuber ischii. Dies ist zugleich die Stelle, an welcher der Nerv von äußerer Kälteeinwirkung am leichtesten getroffen wird. Andere Druckpunkte liegen weiter peripher im Bereiche der Äste: am Tibialis in der Kniekehle und hinter dem Malleolus medialis, am Fibularis unter dem Capitulum fibulae, an beiden hinter dem Malleolus fibularis (an dem von Fasern beider Nerven gebildeten N. suralis).

Der N. ischiadicus innerviert die Beugemuskeln am Oberschenkel und den distalsten Teil des Adductor magnus. Mit Ausnahme des Astes für das Caput breve des M. biceps femoris, der am lateralen Umfange des Nerven aus dem Peronaeusanteil hervorgeht, entspringen die Muskeläste aus dem Tibialisanteil, und zwar gewöhnlich mit einem gemeinsamen Stamm, R. flexorius, der sich etwas oberhalb des Astes für den kurzen Bicepskopf am medialen Umfang vom Ischiadicus löst, nachdem dieser unter das Caput longum des Biceps getreten ist. Der gemeinsame Stamm löst sich sehr bald in die einzelnen Äste für Caput longum des Biceps, Semitendinosus, Semimembranosus und Adductor magnus auf. Alle Muskeläste ziehen neben dem Ischiadicus eine längere Strecke nach abwärts, ehe sie in ihre Muskeln eintreten. Dabei haben die langen Muskeln je zwei Nerveneintrittsstellen, also einen oberen und unteren Nervenast.

In die Versorgung von Unterschenkel und Fuß teilen sich die beiden Anteile des Ischiadicus derart, daß der N. tibialis sämtliche Beuge-, der N. fibularis sämtliche Streckmuskeln innerviert. Die Hautgebiete stimmen mit den Muskelgebieten nur teilweise überein wie bei der oberen Extremität.

Der N. fibularis (N. peronaeus) gelangt mit der Sehne des M. biceps femoris an die Rückfläche des Capitulum fibulae, läuft distal von ihm auf der Fibula, nur von Haut und Fascie bedeckt (Druckpunkt!), um das Collum fibulae herum nach vorn (Abb. 184, 208, 209), in dieser Verlaufsstrecke gewöhnlich N. fibularis communis genannt, und tritt in einen Kanal im Musc. peronaeus longus ein. Noch an der lateralen Wand der Kniekehle gibt er einen starken Hautast für die laterale Hälfte der Wade und die Seitenfläche des Unterschenkels

N. peronaeus
Abb. S. 184, 186, 198, 200, 208, 209, 211, 213, 223

ab, den N. cutaneus surae fibularis (Abb. S. 208, 209, 89), der durch einen
seiner Äste sich mit einem Zweig des N. tibialis zum N. suralis verbindet. Innerhalb des Kanals im M. fibularis longus teilt er sich in zwei Äste, den N. peronaeus
superficialis et profundus. Der N. fibularis superficialis, der die Richtung
des Stammes fortsetzt, versorgt mit je einem Ast die oberflächliche und tiefe
Portion des M. fibularis longus und den M. fibularis brevis (Abb. S. 208). Der Ast
für den oberflächlichen Ursprungskopf des Fibularis longus entspringt meist noch
vom N. fibularis communis, der Ast für den Fibularis brevis hat einen sehr
langgestreckten Verlauf. Die nach Abgabe der Muskeläste verbleibende Fortsetzung des N. fibularis superficialis durchsetzt das Septum intermusculare
fibulare und zieht längs dessen medialer Fläche am lateralen Rande des M. extensor digitorum longus gegen die Oberfläche und durchbohrt etwas unter der Mitte
des Unterschenkels die Fascia cruris. Mit seinen beiden Ästen, dem N. cutaneus
dorsi pedis tibialis et medius versorgt er die Haut des Fußrückens und
des anschließenden Teils des Unterschenkels (Abb. 198, 208, 88). Die beiden Hautäste können sich schon hoch oben am Unterschenkel trennen. Dann nimmt nur
der Cutaneus tibialis den geschilderten Weg, während der Cutaneus medius
dorsal vom Septum intermusculare verbleibt (Abb. S. 208) und auch selbständig
die Fascie durchbohrt. Eine andere Variante zeigt Abb. S. 198. — Der N. fibularis profundus durchsetzt sofort das Septum intermusculare, um zu den
Streckmuskeln zu gelangen. Um das Collum fibulae entsendet er in einem
kurzen Bogen den proximalen Muskelast des M. tibialis ventralis. Dann schließt
er sich diesem Muskel als Leitmuskel an und verläuft an seiner lateralen Fläche
(Abb. S. 208, 211) zum Fußrücken. Nacheinander gibt er den distalen Muskelast für
den Tibialis ventralis ab, weiter je einen Ast für den Extensor digitorum longus
und den Extensor hallucis longus. Auf dem Fußrücken zieht er unter dem Extensor hallucis brevis, den er ebenso wie den Extensor digitorum brevis versorgt,
zum 1. Zwischenknochenraum und inneryiert die Haut der einander zugekehrten
Flächen von großer und zweiter Zehe (Abb. S. 198, 88).

　　　Der N. fibularis bezieht seine Fasern aus $L_4$, $L_5$, $S_1$, $S_2$.

N. tibialis<br>Abb. S. 184,<br>186, 209,<br>211, 212,<br>213　　　Der N. tibialis verläuft in der Kniekehle unmittelbar unter der Fascie
in der Längsdiagonale der Knieraute, tritt in deren unterem Winkel unter den
Gastrocnemius, dann unter den Sehnenbogen des Soleus, schließt sich zunächst
dem lateralen Rande des Flexor digitorum longus, dann dem medialen des Flexor
hallucis longus an (Abb. S. 209), gelangt in der Mitte zwischen Malleolus tibialis
und Achillessehne unter das Lig. laciniatum und teilt sich hier in seine beiden
Endäste, den N. plantaris tibialis et fibularis, die unter dem Abductor
hallucis in die Fußsohle ziehen (Abb. S. 212). Noch in der Kniekehle gibt er von
seinem dorsalen Umfange den N. cutaneus surae tibialis ab, vom medialen
und lateralen Umfange je einen R. muscularis in den medialen und lateralen
Ursprungskopf des Gastrocnemius. Der N. cutaneus surae tibialis zieht lateral
von der V. saphena parva in die Rinne zwischen den beiden Gastrocnemiusköpfen, tritt etwa in Höhe der Grenze von Muskelfleisch und Sehne des Gastrocnemius durch die Fascie und verläuft weiterhin lateral von der V. saphena
parva präfascial, nimmt einen Ast des N. cutaneus surae fibularis auf, zieht mit
diesem vereinigt als N. suralis hinter den Malleolus fibularis und auf den
Seitenrand des Fußrückens, den er bis zur 5. Zehe mit Hautästen versorgt als
N. cutaneus dorsalis pedis fibularis (Abb. S. 208, 89).

　　　Vor dem Eintritt in den Soleuskanal gibt der N. tibialis je einen Ast für den
Soleus und Popliteus ab, unter dem Soleus die Äste für den Tibialis dorsalis,
Flexor digitorum und Flexor hallucis longus.

　　　Der N. plantaris tibialis (Abb. S. 212) verläuft, gedeckt von der Fascia
plantaris im Sulcus plantaris tibialis neben dem Adductor hallucis, versorgt

den größten Teil der Muskeln des Großzehenballens und die Haut von Fußsohle und Zehen gwöhnlich bis zur 4. Zehe (Abb. S. 212). Der N. plantaris fibularis zieht zwischen Flexor digitorum brevis und Quadratus plantae in den Sulcus plantaris fibularis, wo er sich in einen R. superficialis et profundus teilt. Der erstere versorgt die Muskeln des Kleinzehenballens und die Haut der Fußsohle anschließend an den Plantaris tibialis und Cutaneus dorsalis fibularis (Abb. S. 212, 89). Der R. profundus tritt am lateralen Rande des Adductor hallucis (Caput obliquum) in die Tiefe auf die Interossei, versorgt diese und die Lumbricales zum größten Teil, sowie den Adductor hallucis (Caput obliquum et transversum).

Der N. tibialis erhält eine Fasern aus $L_4$, $L_5$, $S_1$, $S_2$, $S_3$.

2. **N. cutaneus femoris dorsalis** (aus $S_1$, $S_2$, $S_3$) geht medial vom N. ischiadicus durch das Foramen infrapiriforme (Abb. 205) zur Unterfläche des Glutaeus maximus und zieht etwa in der Mitte des Oberschenkels unmittelbar unter der Fascie bis zur Kniekehle (Abb. S. 200). Um den unteren Rand des Glutaeus maximus herum entsendet er nach lateral die rückläufigen **Nervi clunium caudales** für die Haut der unteren Gesäßgegend (Abb. 200, 205, 209) nach medial **Rami perineales** zur Haut des Dammes. Mit medialen und lateralen Ästen, die einzeln die Fascia lata durchbohren, versorgt er die Haut der Rückfläche des Oberschenkels bis unterhalb der Kniekehle.

3. **N. glutaeus cranialis** ($L_4$, $L_5$, auch $S_1$) tritt oberhalb des M. piriformis, also durch die Pars suprapiriformis des Foramen ischiadicum maius, auf die Außenfläche des M. glutaeus minimus und versorgt diesen und den M. glutaeus medius. Einer der Äste, welche den Glutaeus minimus innervieren, zieht nach vorn und versorgt den M. tensor fascia latae (Abb. S. 205). Dieser Ast, welcher häufig den vorderen Rand des M. glutaeus minimus durchbohrt, zieht in der Tiefe des Dreieckes zwischen vorderem Rand des Glutaeus medius und hinterem Rande des Tensor fasciae latae in schräg abwärts gerichtetem Verlaufe zur Unterfläche dieses Muskels.

4. **N. glutaeus caudalis** ($L_5$, $S_1$, $S_2$) geht durch den infrapiriformen Spalt dorsal vom N. ischiadicus nach lateral und verzweigt sich im Glutaeus maximus.

### c) Die Hauptarterien der unteren Extremität.

Die Arterien der unteren Extremität kommen aus der A. ilica communis bzw. ihren beiden Ästen, A. ilica interna s. hypogastrica und A. ilica externa. Die A. ilica interna versorgt mit parietalen Zweigen (die visceralen gehen zu den Eingeweiden des Beckens) die Gebilde der Beckenwand: mit der A. glutaea cranialis et caudalis, die durch das Foramen supra- bzw. infrapiriforme austreten, die Musculi glutaei (Abb. S. 186, 205), mit der A. obturatoria (Abb. S. 182, 204), die zusammen mit dem N. obturatorius durch das Foramen obturatum zieht (Abb. Bd. 1, S. 522, *503*), den M. obturator internus und externus und den proximalen Teil der Adductoren. Die freie Extremität wird von der A. ilica externa (Abb. S. 186) versorgt, welche am medialen Rande des M. psoas zur Lacuna vasorum unter dem Lig. inguinale POUPARTI zieht und durch sie als A. femoralis zum Oberschenkel gelangt. An ihrem Beginn wird die A. ilica externa vom Ureter überkreuzt. Weiterhin liegt sie unter dem Peritonaeum, nur durch eine dünne Schicht lockeren Bindegewebes von ihm getrennt. Die Vena ilica externa liegt zunächst kaudal, dann medial von der Arterie. In der Lacuna vasorum liegt sie immer mehr medial. In der Längsrichtung des Beines (Abb. S. 186, 204) verläuft die A. femoralis durch das Trigonum femorale Scarpae, tritt durch den Canalis adductorius in die Kniekehle (Abb. S. 186), zieht als A. poplitea mit dem N. tibialis unter den Gastrocnemius und Soleus und teilt sich am Unterschenkel in ihre drei Endäste, die A. tibialis ventralis, A. tibialis dorsalis und A. fibularis (A. peronaea) (Abb. S. 209).

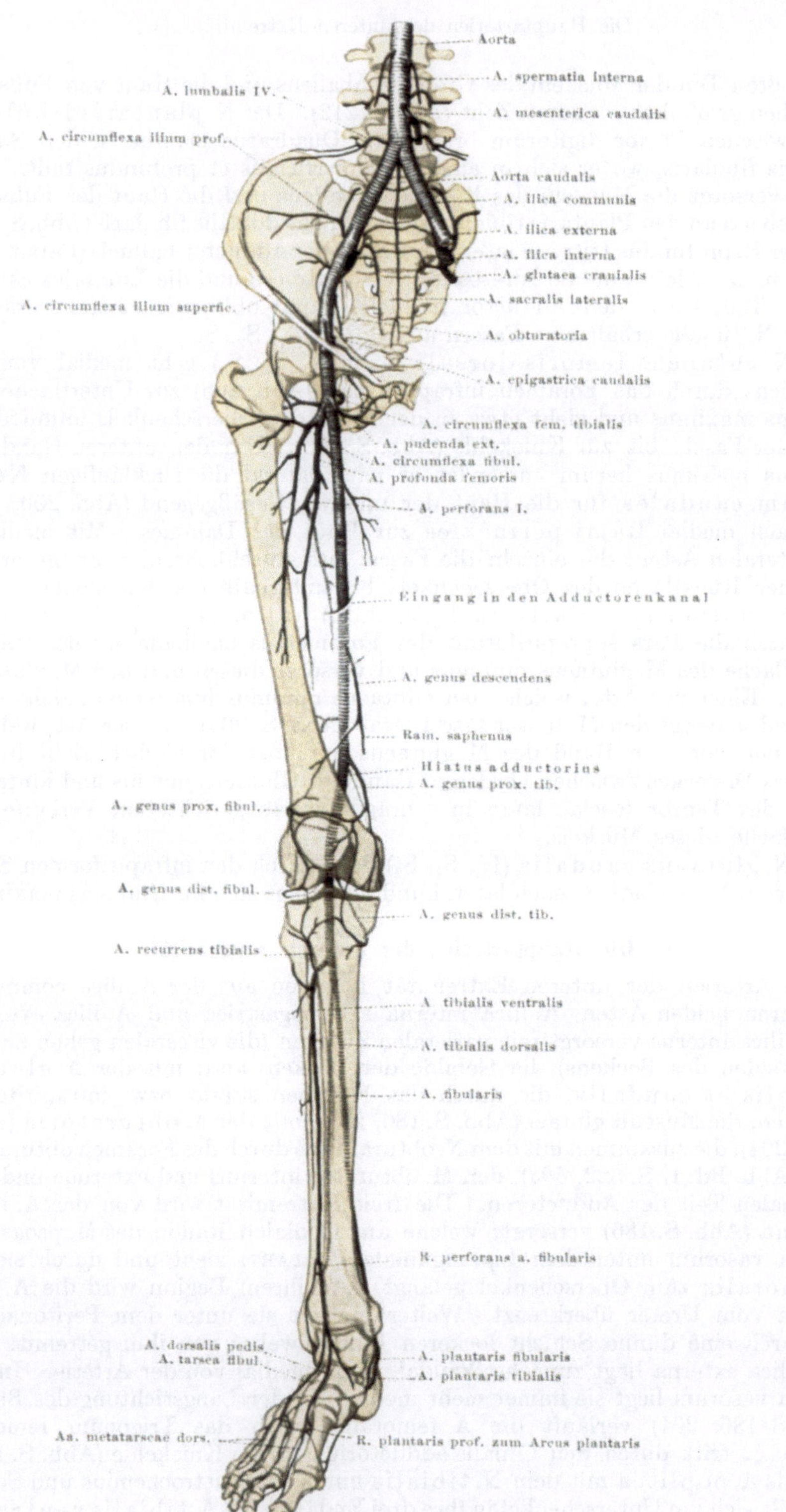


Abb. 94. Arterien der unteren Extremität, Gegenstück zu Abb. S. 186. (Nach dem gleichen Präparat
wie Abb. S. 185 u. 186. — Br.-E.)

Die A. femoralis versorgt die vordere Bauchwand und den größten Teil des Oberschenkels. Noch vor dem Eintritt in die Lacuna vasorum gibt sie die A. epigastrica caudalis ab, die in der Plica epigastrica zwischen Fovea inguinalis medialis et lateralis (Bd. I, Abb. S. 191, *173*) aufwärts zieht und in den M. rectus abdominis eintritt. Unmittelbar jenseits der Lacuna vasorum schickt sie die A. epigastrica superficialis durch die Fascia lata zur Haut der Unterbauchgegend. Ähnlich versorgt sie die unteren Partien der seitlichen Bauchwand innen und außen mit der A. circumflexa ilium profunda et superficialis (Abb. S. 190, 204). Außer kleinen Ästen zur Haut und zu den Lymphknoten der Leistenbeuge, zum Samenstrang (A. musc. cremasteris) und zur Haut des äußeren Genitales (A. pudendalis externa) gibt sie die mächtige A. profunda femoris ab (Abb. S. 190). Diese entsendet die A. circumflexa fibularis (Abb. S. 204) zu Haut und Muskeln der Vorderseitenfläche des Oberschenkels und die A. circumflexa tibialis zu den Adductoren. Von ihr zieht ein Ast am kranialen Rande des M. adductor minimus zur Rückseite des Oberschenkels (Abb. S. 205). Der Stamm der A. profunda femoris zieht zwischen M. adductor longus und brevis distalwärts, gibt den Adductoren Zweige ab und sendet drei Äste durch die Ansätze der Adductoren zur Rückfläche des Oberschenkels und den dort liegenden Beugemuskeln, die Aa. perforantes (Abb. S. 190, 205).

*A. femoralis Abb. S. 182, 186, 190, 204, 207*

Die A. tibialis ventralis durchsetzt in einem schräg abwärts gerichteten Kanal die Membrana interossea cruris in ihrem obersten Abschnitt, schließt sich der lateralen Fläche des M. tibialis ventralis als ihres Leitmuskels an und zieht unter Abgabe von Ästen an die nachbarlichen Muskeln auf der Vorderfläche der Membrana interossea, dann des unteren Endes der Tibia zum Fußrücken, den sie als A. dorsalis pedis fast ganz versorgt. Ihr Ende durchsetzt den 1. Zwischenknochenraum und gelangt in die Fußsohle zum Arcus plantaris. — Die A. tibialis dorsalis setzt die Richtung der A. poplitea fort und gelangt mit dem N. tibialis neben dem Flexor digitorum longus hinter den Malleolus tibialis und weiter unter Lig. laciniatum und Abductor hallucis zur Fußsohle. Vorher teilt sie sich in die A. plantaris tibialis und die stärkere A. plantaris fibularis, die mit den entsprechenden Nerven im Sulcus plantaris tibialis und fibularis verlaufen (Abb. S. 212). Die fibulare Arterie senkt sich mit dem R. profundus des Nerven in die Tiefe der Fußsohle und läuft als Arcus plantaris auf den Mm. interossei gegen das 1. Spatium interosseum, wo sie sich mit dem Ende der A. tibialis ventralis verbindet (Abb. S. 212). Von dem Bogen aus werden die Zehen durch Aa. digitales versorgt. — Die A. fibularis geht unter dem M. soleus vom lateralen Umfang der A. tibialis dorsalis ab, läuft, ihr fast parallel, unter oder in dem Flexor hallucis longus zum Sulcus malleolaris lateralis und erschöpft sich in der seitlichen Fußgegend. Vorher entsendet sie durch die Membrana interossea einen R. perforans, der sich am Fußrücken verzweigt, sich auch mit der A. tibialis ventralis bzw. dorsalis pedis verbindet (Abb. S. 208). Oberhalb der Malleolengegend ist sie durch mehrere Rami communicantes mit der A. tibialis dorsalis verbunden (Abb. S. 209). Durch diese Anastomosen kann die A. fibularis das Endgebiet der A. tibialis ventralis oder der A. tibialis dorsalis übernehmen.

*A. tibialis ventralis Abb. S. 186, 190, 208*

*A. tibialis dorsalis Abb. S. 186, 190, 209, 212*

*A. fibularis Abb. S. 186, 190, 208, 209*

Überblickt man den Gesamtverlauf der Arterie des Beines, so zeigt sich, daß sie über die Beugeflächen des Hüft- und Kniegelenkes zieht (Abb. S. 186), ähnlich wie die Armarterie über die Beugefläche von Schulter- und Ellbogengelenk. Doch ergibt sich gegenüber der Armarterie ein grundsätzlicher Unterschied: während die A. subclavia-axillaris-brachialis mit dem Plexus brachialis und dem N. medianus zusammengelagert ist, hat die A. ilica externa-femoralis keine Beziehung zum Plexus sacralis und zu einem der Hauptnervenstämme. Zwar schließt sich ihr der N. saphenus an (Abb. S. 186), aber erst im distalen Teil

*Gesamtverlauf, vergleichende Anatomie und Entwicklung*

des Trigonum femorale, vom Stamm des N. femoralis ist sie durch den M. psoas getrennt (Abb. S. 204) und benutzt zum Durchtritt unter der Brücke des Lig. inguinale die Lacuna vasorum, der N. femoralis hingegen die Lacuna musculorum. Erst von der Kniekehle an laufen A. tibialis dorsalis und N. tibialis zusammen (Abb. S. 209), und von der Mitte des Unterschenkels an A. tibialis ventralis und N. fibularis profundus (Abb. S. 208). Bei den meisten Säugetieren findet sich außerdem die A. saphena neben dem N. saphenus. Beim Menschen kommt sie als große, bis zum Fuß reichende Arterie nur als sehr seltene Varietät vor, doch ist sie in rudimentärer Form stets erhalten: ein kleiner Ast der A. femoralis durchsetzt zusammen mit dem N. saphenus die vordere Wand des Adductorenkanals (Abb. S. 186) und begleitet den Nerven eine Strecke weit. Sie gibt Äste zum Vastus tibialis und Sartorius ab, vor allem aber zum Kniegelenk, woher sie die Bezeichnung A. genus descendens (suprema) erhalten hat. Nur ihr mit dem N. saphenus zum Unterschenkel gelangender dünner Endast führt den Namen R. saphenus.

Die Abweichung von dem Grundprinzip des gemeinsamen Verlaufes der Leitungsbahnen, das sich sonst im segmental aufgebauten Teil des Körpers durchgeführt findet, muß ihren besonderen Grund haben. In der Tat verläuft bei Amphibien, Reptilien und Vögeln die Hauptschlagader der unteren Extremität zusammen mit dem Plexus sacralis und dem N. ischiadicus. Diese A. ischiadica wird in seltenen Fällen auch beim Menschen gefunden, sie verläuft dann als Ast der A. ilica interna medial (ventral) vom Plexus sacralis wie gewöhnlich der Stamm der A. glutaea caudalis (Abb. S. 205) und durch das Foramen infrapiriforme mit dem N. ischiadicus, dem sie auch weiterhin angeschlossen bleibt. In der Kniekehle folgt sie wie die typische A. poplitea dem N. tibialis, und ihre Äste am Unterschenkel weisen die normalen Verlaufsverhältnisse auf. Die A. iliaca externa-femoralis ist in diesem Falle nur ein schwaches Gefäß, dessen Verbreitungsgebiet am Oberschenkel dem der A. profunda femoris mit Circumflexae und Perforantes entspricht. Doch ist auch beobachtet worden, daß ein hoch am Oberschenkel abgehender Zweig sich dem N. saphenus in ganzer Länge angeschlossen, daß also gleichzeitig mit der A. ischiadica eine typische A. saphena bestanden hat. Auch kann diese Arterie mit einem den Adductorenkanal durchsetzenden Ast in der Kniekehle mit der A. ischiadica-poplitea verbunden sein.

In der ersten Entwicklung zeigt die Hautparterie der unteren Extremität die gleichen Verhältnisse wie die der oberen. Zunächst treten mehrere Äste der Aorta in die Extremitätenanlage ein (vgl. S. 180), von denen einer, und zwar eine segmentale Arterie, erhalten bleibt, die mit dem Plexus sacralis und dem N. ischiadicus verläuft. Erst viel später tritt an ihr ein Ast auf, der die vordere Bauchwand und die ventralen Teile des Oberschenkels versorgt, die Anlage der A. femoralis. Nachdem sich diese im distalen Abschnitt des Oberschenkels mit der A. ischiadica verbunden hat, verfällt deren Oberschenkelabschnitt der Obliteration, so daß ihr distaler Teil (A. poplitea und Unterschenkelarterien) nunmehr allein von der A. femoralis gespeist werden. Nur das Anfangsstück der A. ischiadica bleibt erhalten als A. glutaea caudalis, die die typische Lage zum Plexus mit dem Durchtritt durch ihn (Abb. S. 182), beibehält wie an der oberen Estremität die A. subclavia-axillaris. In ihrem Ursprungsgebiet finden mannigfache Verschiebungen („Wanderngen") der Gefäße statt, die zur Bildung der A. ilica interna und ihrer Äste führen, auch den segmentalen Charakter der A. ischiadica (glutaea caudalis) ganz verwischen. Man kann den ganzen Stamm der A. ilica interna distal vom Abgang der Chorda art. umbilicalis als ursprüngliche A. ischiadica ansprechen, das proximale Stück als Ursprungsteil der A. umbilicalis. Die lumbale Segmentalarterie, welche zur A. ischiadica wird, „wandert" von der Aorta auf die A. umbilicalis und wird so von einem Aortenast zu einem Ast der Umbilicalis. Ursprünglich versorgt sie die gesamte Extremität einschließlich

Beckengürtelbereich so wie die A. subclavia die obere. Auch an dieser entstehen später wie an der Ischiadica (Ilica interna) viscerale Äste zu Eingeweiden (z. B. A. thyreoidea caudalis). Durch die Ausbildung der neuen Strombahn der A. femoralis wird aber das Bild so verändert, daß nur die Verfolgung des Entwicklungsganges Aufklärung bringt.

Die Ausbildung der neuen Strombahn hat offensichtlich den Sinn, die Hauptschlagader von der Streckseite des Hüftgelenkes auf die Beugeseite zu verlegen, wie ganz allgemein die Hauptstämme der Arterien über die Beugeseite der großen Gelenke geführt sind. Und zwar steht die Umbildung der Oberschenkelarterie im Zusammenhang mit der Änderung der Stellung und Bewegung der unteren Extremität zum Rumpf bei den Säugetieren gegenüber der ursprünglichen, wie sie bei Amphibien und Reptilien noch rein erhalten ist. Die Vögel haben die A. ischiadica fast ausnahmslos beibehalten außer z. B. den Pinguinen, bei denen die gleiche neue Strombahn wie bei den Säugetieren ausgebildet wird. Unter den Säugern bleibt die A. ischiadica nur bei den Fledermäusen erhalten, da hier offenbar das auslösende Moment für die Umlegung der Strombahn am Hüftgelenk nicht gegeben ist. Ein typisches Gegenbeispiel für solche Umlegung bietet der australische Ameisenigel, die eierlegende Echidna, eines der primitivsten Säugetiere, bei welchem die Strombahn am Oberarm umgelegt wird. Bei Echidna wird während der Entwicklung der Ansatz des M. latissimus dorsi bis an das distale Ende des Humerus verlagert, so daß die Leitungsbahnen des Oberarmes mitgenommen werden und um den kaudalen Rand des Muskels einen scharfen Bogen beschreiben müssen. Die Nerven behalten diesen Verlauf bei, die Arterie aber wird durch entsprechende Umbildung der A. profunda brachii umgelegt.

Die A. ischiadica setzt sich am Unterschenkel ursprünglich in eine zwischen den beiden Unterschenkelknochen verlaufende Arterie, die A. interossea, fort, ebenso wie die A. brachialis. Während aber am Arm die A. interossea (volaris) neben den später entstehenden Arterien (A. mediana, ulnaris, radialis) erhalten bleibt, geht sie am Bein völlig zugrunde. Dafür bleibt bei vielen Säugetieren ihre Fortsetzung am Fuß erhalten, die A. perforans tarsi, welche zwischen den Fußwurzelknochen von plantar nach dorsal hindurchläuft. Sie wird an eine der neugebildeten Unterschenkelarterien angeschlossen. Das entsprechende Arterienstück an der Hand, A. perforans carpi, wird zwar auch beim menschlichen Embryo noch angelegt, wird aber dann durch andere Arterien ersetzt. Ihr Erhaltenbleiben ist beim Menschen nie beobachtet worden, während regelmäßig ein in den Sinus tarsi eindringender Ast einer der Arterien des Fußrückens vorhanden ist, der in seltenen Fällen als echte A. perforans tarsi den Sinus tarsi durchsetzen und mit der A. plantaris medialis bzw. einem ihrer Äste anastomosieren kann.

### d) Die Hauptvenen der unteren Extremität.

Für die allgemeine Anordnung der Venen an der unteren Extremität gilt, was über die der oberen auf S. 126 gesagt ist. Die tiefen, subfascialen Venen begleiten als Vv. comitantes in der Zweizahl die Arterien, nur der große Hauptstamm der A. femoralis-poplitea hat bloß eine Vene zur Seite (V. femoralis bzw. poplitea), die sich in die V. ilica externa und communis fortsetzt (Abb. S. 204, 207). Die präfascialen Hautvenen sind in ähnlichen Netzen wie an der oberen Extremität angeordnet, mit vielen Verbindungen zu den tiefen Venen. Wie in der Vola findet sich in der Haut der Planta ein zierliches Netz, das hauptsächlich mit dem Rete venosum dorsale des Fußrückens in Verbindung steht. In diesem tritt meist über den distalen Teilen der Metatarsalien eine bogenförmige Hauptbahn hervor, Arcus venosus. Die beiden Schenkel des Bogens setzen sich gegen den Unterschenkel in die beiden großen subcutanen Venenstämme des Beines fort, die V. saphena magna et parva. Die erstere zieht vor dem Malleolus tibialis herauf zur Medialfläche des Unterschenkels neben dem N. saphenus (Abb. S. 198), gelangt hinter dem Condylus tibialis femoris zur Medialfläche des Oberschenkels, an welcher sie etwa entsprechend dem Rande des M. sartorius zur Fossa ovalis gelangt, deren Lamina cribrosa sie durchsetzt. Nachdem sie vorher eine Anzahl Venenstämme von Oberschenkel, äußerem Genitale und Unterbauchgegend aufgenommen hat, mündet sie hier in die V. femoralis ein (Abb. S. 198). Die V. saphena parva zieht hinter dem Malleolus fibularis zur Mitte des Unterschenkels, verläuft mit dem N. suralis bzw. N. cutaneus surae tibialis gegen die Kniekehle (Abb. S. 200), durchbohrt die Fascie und mündet in die Vena poplitea. Vor der Einmündung setzt sie sich mit subfascialen Venen des Oberschenkels in Verbindung, so daß sie z. B. eine neben dem N. cutaneus femoris dorsalis unter der Fascie gelegene Verbindung zur V. saphena magna erhält (Abb. S. 200), oder häufiger zu einer Begleitvene der A. profunda femoris oder einer der Aa. perforantes, so daß ihr Blut zur Hauptsache statt in die V. poplitea in eine solche V. profunda femoris abfließt. Diese Verbindung wird dann V. femoro-poplitea genannt, d. h. eine Venenbahn, welche in Fortsetzung der V. saphena parva von der Kniekehle eine Strecke weit am Oberschenkel auf der Rückfläche der Adductoren emporführt und durch die Begleitvene einer der Aa. perforantes zur V. femoralis gelangt, also gegebenenfalls durch die V. perforans I. In seltenen Fällen kann sie auch durch das Foramen infrapiriforme als eine V. ischiadica in die Beckenvenen einmünden. Auch die erwähnte subfasciale Verbindung zur V. saphena magna wird mitunter als V. femoro-poplitea bezeichnet.

### e) Äste und Enden der Leitungsbahnen.

Für die allgemeine Anordnung, Verlaufs- und Endigungsweise der Äste der Leitungsbahnen an der unteren Extremität trifft dasselbe zu, was S. 130 f. für die obere Extremität ausgeführt wurde. Im folgenden sind daher nur die Astfolgen und Endgebiete der einzelnen Nerven- und Arterienstämme dargestellt.

#### α) Subfasciale Nervenäste.

N. femoralis  Der N. femoralis entsendet während seines Verlaufes unter dem Psoas nach lateral einen oder mehrere Äste zum M. ilicus, nach medial zum distalen Abschnitt des M. psoas (Äste für den proximalen Abschnitt gehen aus dem Plexus lumbalis ab). Unter dem Leistenbande entspringt der Ast zum M. pectineus, der dorsal von A. und V. femoralis zu dem Muskel verläuft (Abb. S. 204). Jenseits des Leistenbandes teilt sich der Nerv sogleich in seine sämtlichen Äste auf, die spitzwinklig auseinanderweichen (Abb. S. 184). Am oberen Rande des Sartorius ist die Reihenfolge der Äste von lateral nach medial und zugleich von ventral nach dorsal (Abb. S. 204): für den Sartorius, Rectus femoris, Vastus fibularis (eventuell getrennt in den lateral gelegenen Zweig für den proximalen und den medial gelegenen Zweig für den distalen Teil des Muskels), Vastus intermedius, dann fast dem medialen Rande des Sartorius folgend, der Ast für den Vastus tibialis, der zunächst mit dem N. saphenus verbunden ist (Abb. S. 184). Über diesen und die übrigen Hautäste siehe S. 197. Die genannten Muskeläste teilen sich meist bald in zwei oder mehr Zweige für die proximalen bzw. distalen Abschnitte ihrer Muskeln, die meist weit voneinander entfernt in die Muskeln eintreten. Alle Muskelnerven liegen mit Ausnahme desjenigen für den M. pectineus, vor, ventral von den Gefäßen (Abb. S. 204), auch noch an den Muskeleintrittsstellen. — Von dem R. muscularis für den Rectus femoris, meist auch noch dem einen oder anderen der übrigen Muskeläste ziehen feine Zweige zur Vorderfläche der Hüftgelenkkapsel, die Endäste der Nerven für den Vastus tibialis und des lateralen für den Vastus intermedius versorgen die Kapsel des Kniegelenkes, der Nerv des Vastus intermedius vorher noch das Periost der Vorder-

fläche des Femur (zum Teil auch der Rückfläche, Abb. S. 213) im distalen Abschnitt
(R. epiphysarius femoris distalis). Der R. epiphysarius proximalis entspringt aus dem N. arteriae femoralis proprius, der sich meist schon im
Becken vom N. femoralis löst, medial von der Arterie, aber außerhalb der Gefäß-
scheide, neben dem N. saphenus verläuft und mit verschiedenen Ästen die A.
und V. femoralis, aber auch die A. profunda femoris versorgt, auch einen feinen
Zweig mit der A. nutritia femoris in das Mark des Femur schickt.

Der N. obturatorius (Abb. S. 182) versorgt mit einem Aste, der meist schon $\qquad$ N. obtura-torius
vor dem Eintritt in den Canalis obturatorius entspringt, den M. obturator externus (der M. obturator internus und die Gemelli erhalten ihre Äste aus dem
Plexus sacralis). Der R. ventralis teilt sich alsbald in seine Äste, die ventral
vom M. adductor brevis (Abb. S. 204) verlaufen. Der Ast für den Adductor brevis
tritt in dessen Ventralfläche, der für den Adductor longus und Gracilis in die
Dorsalfläche des Muskels ein, der Gracilisast erst etwa in der Mitte des Oberschenkels, nachdem er bis dahin gedeckt vom Adductor longus verlaufen ist.
Als erster Ast kann ein Zweig zum M. pectineus abgehen, der aber nicht konstant
ist. Über den Hautast siehe S. 199. Der R. dorsalis tritt dorsal vom Adductor
brevis auf die Ventralfläche des Adductor minimus und magnus, die er versorgt.
Außerdem gibt er Zweige zum Hüftgelenk ab, die unter dem M. pectineus verlaufen, ferner zum Periost der Rückfläche des Femur (Abb. S. 213), und, längs der
A. poplitea, zum Kniegelenk. Auch kann er den Zweig abgeben, der in das Foramen nutritium des Femur eintritt.

Der erste Ast des N. ischiadicus entspringt noch vor dem Austritt aus dem $\qquad$ N. ischia-dicus
Foramen infrapiriforme und versorgt den M. quadratus femoris, in dessen dorsale
Fläche er eintritt, nachdem er medial vom Stamm des Ischiadicus über den
Obturator internus cum gemellis hingwegezogen ist. Er gibt auch Zweige an das
Periost des Tuber ischii und des Femur in der Gegend der beiden Trochanteren,
sowie einen Ast zur Hüftgelenkkapsel. — Bis zum Rande des Caput longum
bicipitis läuft der Ischiadicus astfrei. Erst unter dem Caput longum entsendet
er meist zwei Äste, einen stärkeren von seinem medialen, einen schwächeren
von seinem lateralen Umfang (Abb. S. 184, 223). Der erstere gehört dem N. tibialis,
der letztere dem N. fibularis an. Der Fibularisast innerviert das Caput
breve des Biceps und mit einem dünnen langen Zweig die lateralen Teile der
Kniegelenkkapsel (ein zweiter Gelenkast geht aus dem N. fibularis in der
Kniekehle hervor und versorgt seitliche und hintere Teile der Kniegelenkkapsel,
außerdem die Kapsel des Tibio-fibulargelenkes). Der Tibialisast gibt zunächst
einen kurzen Zweig zum M. semitendineus für dessen proximalen Abschnitt
(bis zur Inscriptio tendinea), sodann den langen Zweig für das Caput longum
bicipitis, weiter den Nerven für den Teil des Semitendineus distal von der
Inscriptio tendinea, und endlich einen Zweig, welcher sich in einen Ast für den
M. semimembranaceus und einen für den M. adductor magnus teilt, und zwar
für dessen medialen Randteil, jedenfalls den, welcher den distalen Umfang des
Hiatus adductorius bildet. — Die genannten Zweige können auch einzeln oder
zu zweien selbständig aus dem Ischiadicusstamm hervorgehen. — Im Bereiche
der Kniekehle geht vom Tibialis, manchmal schon vor der Teilung des Ischiadicus,
ein Gelenkast (oder auch zwei) zum Kniegelenk. Er anastomosiert mit dem
unteren Gelenkaste des N. fibularis und gibt auch Zweige an die Vasa poplitea ab.

Der N. peronaeus (N. fibularis) communis spaltet sich unmittelbar $\qquad$ N. pero-naeus (fibularis)
vor dem Eintritt in den Kanal innerhalb des M. fibularis longus in den
N. fibularis superficialis et profundus. Schon vor der eigentlichen Teilung
sind beide Nerven innerhalb des Stammes des N. fibularis communis eine
Strecke weit getrennt, aber noch in ein gemeinsames Perineurium eingeschlossen. Der N. fibularis superficialis (Abb. S. 208), dem Profundus

dorsolateral angelagert, gibt innerhalb des Nervenkanales im M. fibularis longus
dicht nacheinander einen kürzeren und einen längeren Ast für den M. fibularis
longus ab, von denen der erstere fast unmittelbar, der zweite erst später in den
Muskel eintritt und alsbald einen Ast für den M. fibularis brevis. Der
verbleibende starke Nerv ist reiner Hautnerv (S. 201), der bis zum Durchtritt durch die Fascia cruris astlos bleibt. — Der N. fibularis profundus
(Abb. S. 208) gibt sofort einen Zweig ab, der in seinem fast horizontalen Verlaufe
das proximale Ende des M. extensor digitorum durchbohrt und so in den M. tibialis ventralis gelangt. Dicht nach ihm folgt ein Ast, der den Extensor digitorum
schräg abwärts durchsetzt und auf diese Weise auf die mediale, dem Tibialis
ventralis zugewendete Fläche dieses Muskels gelangt. Innerhalb des Extensor
digitorum gibt er einen Zweig an diesen ab. Außerdem erhält der M. tibialis
ventralis einen Ast. Der Stamm des Fibularis profundus durchsetzt ein wenig
weiter distal den Extensor digitorum und gelangt in die Rinne zwischen Extensor
hallucis und Tibialis ventralis, in der er zusammen mit A. und V. tibialis anterior
zum Fußrücken zieht. Beim Austritt aus dem Extensor digitorum entsendet
er für diesen Muskel einen zweiten, an dessen Medialfläche weit nach abwärts
ziehenden Ast, sodann einen Ast oder zwei zum M. extensor hallucis longus
und einen für den distalen Abschnitt des M. tibialis ventralis, ferner einen feinen
Zweig für die Kapsel des Talocruralgelenkes. In Höhe dieses Gelenkes teilt sich
der Fibularis unter der Sehne des Extensor hallucis longus, mit der zusammen
er unter dem Lig. cruciforme cruris hindurchtritt, in zwei Äste: der eine biegt
nach lateral ab und versorgt die kurzen Streckmuskeln am Fußrücken von ihrer
Unterseite her und die Gelenkkapseln bis zu Grundgelenken der Zehen, der
andere setzt die Richtung des Stammes fort und gelangt unter den Extensor
hallucis brevis in den 1. Zwischenknochenraum, wo er als Hautnerv endet
(s. S. 202). Vorher gibt er feine Ästchen zu den Kapseln der medialen Fußgelenke
bis zum 1. und 2. Metatarso-Phalangealgelenk ab.

N. tibialis       Der N. tibialis (Abb. S. 209) verläuft in der Längsdiagonale der Knieraute
unter der Fascia poplitea, während die Vasa poplitea viel tiefer, zugleich etwas
tibial durch den Fettkörper der Kniekehle ziehen. Ehe der Nerv unter den
M. soleus tritt, gibt er, schon etwa in der Mitte der Kniekehle, den Ast für den
medialen Gastrocnemiuskopf ab, an seinem lateralen Umfang dann einen feinen
Ast zum M. plantaris mit Zweigen zum Kniegelenk, und unmittelbar danach
den Ast zum lateralen Gastrocnemiuskopf. Ihm ist meist der obere Ast für
den M. soleus angeschlossen, der etwa dem proximalen Rande des Muskels
folgend seine einzelnen Zweige in den Muskel sendet. Es folgt, am medialen
Umfang des N. tibialis, der R. popliteus, der über die dorsale Fläche des M.
popliteus verläuft. Sein stärkster Zweig biegt um den distalen Rand des Muskels
herum und tritt auf der dem Knochen zugewendeten Fläche des Muskels in diesen
ein. Ein zweiter Zweig versorgt das Periost der Tibia und tritt in den Canalis
nutricius der Tibia ein, ein dritter verläuft als N. interosseus cruris auf der
Rückfläche der Membrana interossea oder eine Strecke weit zwischen zwei Lamellen der Membran, versorgt das Periost des distalen Endes der Tibia sowie
die Gelenkkapseln des oberen und unteren Tibiofibulargelenkes. — Unter dem
Soleus verläuft der N. tibialis mit der A. tibialis dorsalis, gedeckt von der
Fascia profunda cruris, zur Medialseite des Knöchelgelenkes, etwa in die Mitte
zwischen Malleolus tibialis und Achillessehne bzw. Calcaneus. Kurz nach dem
Eintritt in den Soleuskanal gibt er den Ast für den M. tibialis dorsalis und den
unteren Ast für den Soleus ab. Der erstere entsendet den die A. fibularis in
ihrem Kanal begleitenden Periostnerven der Fibula, der bis zum Malleolus
fibularis reicht und auch einen Zweig in den Canalis nutricius der Fibula
abgibt. Etwas oberhalb der Mitte des Unterschenkels entspringt der Nerv

für den M. flexor digitorum und der für den M. flexor hallucis longus, der
letztere fast bis zum Knöchelgelenk am Muskel herabziehend. Er gibt gelegentlich einen R. articularis zum Talo-crural- oder Tibio-fibulargelenk ab.
Andere Gelenkzweige zum Knöchelgelenk entspringen aus dem Stamm des
N. tibialis oberhalb des Gelenkes, vor seiner Aufteilung in die beiden Endäste.

Diese beiden Endäste, N. plantaris tibialis und fibularis (Abb. S. 212), verlaufen
in einem Kanal unter dem Lig. lacinatum zur Fußsohle und geben hier ihre stärkeren Äste zur Haut ab (S. 202), schwächere zu den Muskeln. Der N. plantaris
tibialis zieht im Zwischenraum zwischen M. abductor hallucis und M. flexor
digitorum brevis zehenwärts, gibt beiden Muskeln je einen Zweig und teilt sich
plantar von der Sehne des M. flexor hallucis longus in einen tibialen und fibularen Ast. Der tibiale folgt dem Rande des Abductor hallucis und versorgt
den M. flexor hallucis brevis, der fibulare, lateral von der Sehne des Flexor hallucis longus verlaufend, teilt sich in drei Nn. digitales communes für die Haut
der Zehen; von dem 1. und 2. dieser Äste werden der 1. und 2. M. lumbricalis
innerviert. — Vom N. plantaris fibularis zweigt sich noch unter dem Lig.
laciniatum am lateralen Umfang der Ast für den M. abductor digiti V. ab, kurz
danach am medialen Umfang der Ast für den M. quadratus plantae. Der Nerv
selber läuft zwischen M. flexor digitorum brevis und M. quadratus plantae in
den Sulcus plantaris fibularis. Etwa in Höhe der Tuberositas ossis metatarsalis V.
teilt er sich in einen oberflächlichen und tiefen Ast. Der R. superficialis
versorgt den M. flexor brevis und opponens digiti V., die Lumbricales III und IV,
manchmal auch die Mm. interossei des letzten Zwischenknochenraumes. Meist
aber geht dieser letztere Ast schon aus dem R. profundus hervor, welcher am
lateralen Rande des M. adductor hallucis (Caput obliquum) im Bogen in die
Tiefe tritt und sämtliche Interossei innerviert sowie das Caput obliquum und
transversum des Adductor hallucis.

### β) Präfasciale Nervenäste.

Für die präfascialen Nervenäste der unteren Extremität gilt ganz allgemein
das Gleiche wie für die der oberen Extremität, so daß auf die dort gemachten
Ausführungen (S. 141f.) verwiesen werden und hier sofort die Einzelschilderung
folgen kann. Diese Schilderung hält sich an die zumeist zu machenden Beobachtungen. Doch gibt es keine allgemeingültige Darstellung wegen der zahlreichen
individuellen Besonderheiten, wie sie auch in den beigefügten Abbildungen zum
Ausdruck kommen, die als individuelle Sonderfälle zu betrachten sind (vgl.
auch S. 188).

Der N. femoralis entsendet Äste zur Haut des Ober- und Unterschenkels
bis an den Fuß (Abb. S. 198). Die ersteren werden als Rami cutanei femoris
ventrales bezeichnet, die letzteren sind Zweige des N. saphenus. Der erste
große Ast, den der N. femoralis nach seinem Durchtritt durch die Lacuna musculorum abgibt, ist ein R. cutaneus ventralis (Abb. S. 204, 198). Nach Abgabe eines
Zweiges an den M. sartorius durchbohrt er meist diesen Muskel und tritt an seinem
lateralen Rande, etwa 7—8 cm unterhalb der Leistenbeuge durch die Fascia lata
und zieht ungefähr in der Mitte des Oberschenkels unter Abgabe vieler abwärts
gerichteter Äste bis zur Kniegegend. Unmittelbar nach ihm pflegt aus dem
Femoralis ein zweiter reiner Hautast zu entspringen, der über den Sartorius
hinwegziehend an dessen lateralem Rande oft nahe dem vorigen die Fascia lata
durchbohrt und medial von diesem nach abwärts läuft. Beide Nerven gehen Verbindungen mit Ästen des R. femoralis n. genitofemoralis ein. Außer ihnen können
noch andere Femoralisäste lateral vom M. sartorius, aber weiter abwärts, die
Fascie durchsetzen und so zur Haut gelangen. Eine an Zahl und Stärke geringere
Gruppe von Ästen tritt nicht lateral, sondern medial vom Sartorius durch die

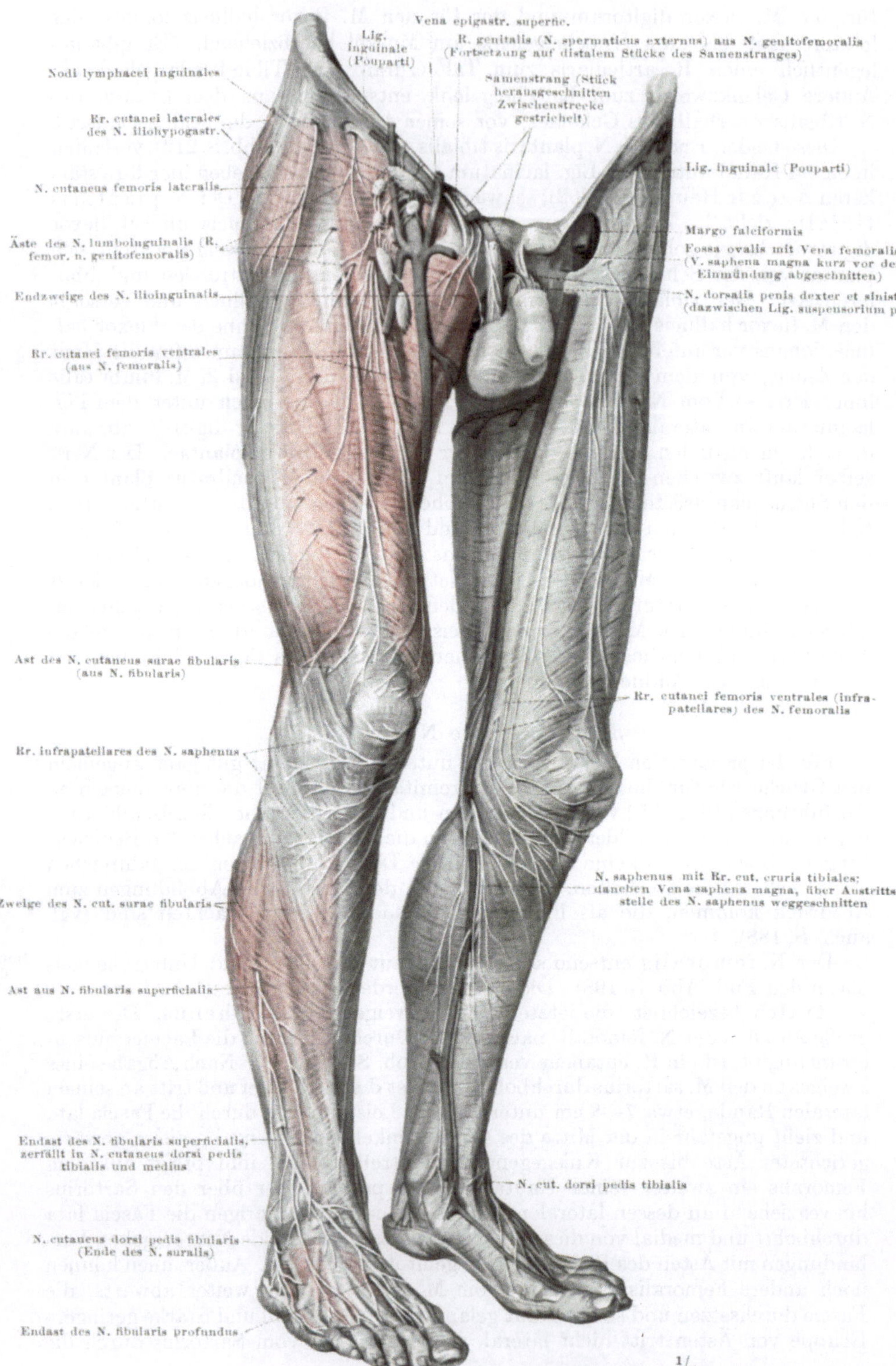


Abb. 95. Präfasciale Nerven der unteren Extremität, Vorder- und Innenseite. — Br.

Fascie. Einer dieser Äste tritt schon dicht unter der Fossa ovalis zur Oberfläche und verläuft mit der V. saphena magna eine Strecke weit abwärts, andere treten erst weiter distal unter die Haut und reichen bis zur medialen Kniegegend; unter ihnen ist gewöhnlich einer, der dem medialen Rande des Sartorius folgt, erst dicht oberhalb des Knies durch die Fascie tritt und sich alsbald in seine Zweige, auch für die Vorderfläche der Kniegegend aufteilt. Der zuerst genannte oberste dieser medialen Äste verbindet sich mit dem Hautaste des N. obturatorius (S. 201).

Das Hauptgebiet des N. femoralis am Unterschenkel wird von den Ästen des N. saphenus versorgt (Abb. S. 198, 199, 88). Dieser tritt am Oberschenkel mit den Vasa femoralia in den Adductorenkanal ein, läuft aber nicht mit diesen in die Kniekehle, sondern wendet sich von der lateralen auf die Vorderfläche der

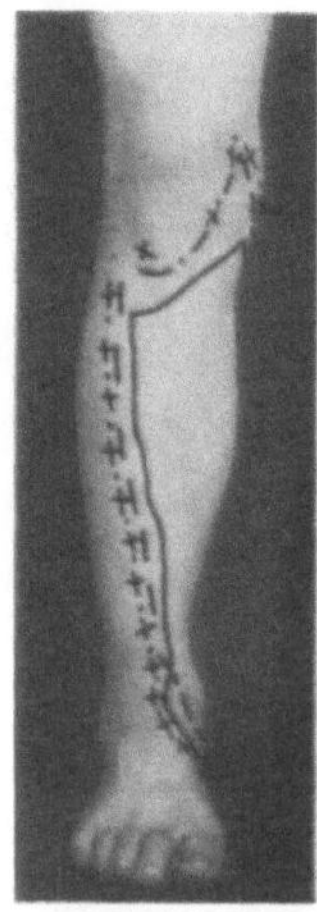 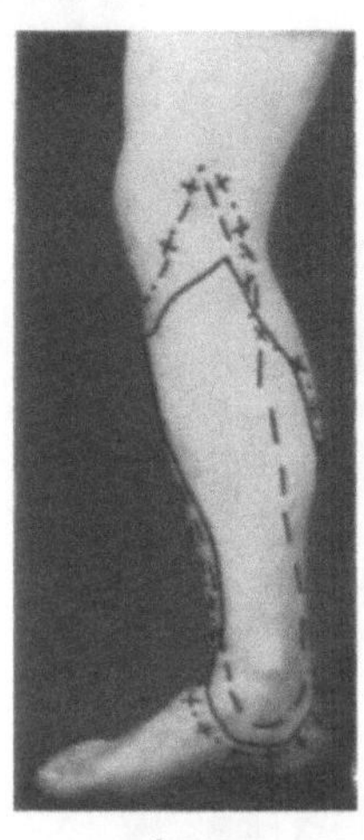 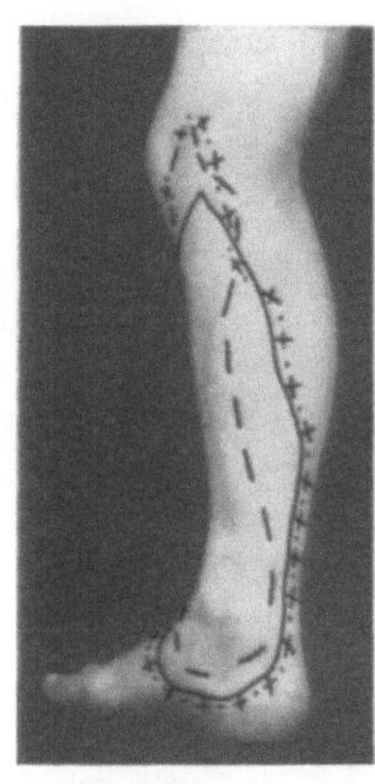

a         b         c

Abb. 96a—96c. Sensibilitätsdefekt bei isolierter Unterbrechung des N. saphenus. — — — Analgesie, ——— taktile Anästhesie, +··+··+ Thermanästhesie. (Aus O. FOERSTER: In Handbuch der Neurologie, Erg.-Bd. II/2, S. 1401. — E.)

Gefäße, gelangt so unter die Membrana vasto-adductoria und durchsetzt diese, meist zusammen mit der A. genus suprema bzw. saphena (S. 192). Gedeckt vom Sartorius zieht er in der Rinne zwischen Vastus tibialis und Adductor magnus nach abwärts und durchbohrt die Fascia cruris dicht unterhalb der zum Pes anserinus umbiegenden Sehne des Sartorius (Abb. S. 198). Neben der V. saphena magna verläuft er dann bis zum medialen Fußrand. Sein erster Ast ist der R. infrapatellaris, der oft das Endstück des Sartorius durchbohrt und eigentlich immer selbständig die Fascie durchsetzt, noch in Höhe der Kniescheibe. Er wendet sich nach vorn zur Haut unterhalb der Patella bis etwa zur Mitte des Unterschenkels. — Weiterhin gibt der Saphenus eine Anzahl Äste an seinem vorderen und hinteren Umfange ab zur Haut der Vorder- und Medialfläche des Unterschenkels. Die ersteren reichen über die Vorderkante der Tibia hinaus bis auf die laterale Fläche. Das Ende des Saphenus kann bis zur Gegend des Grundgelenkes der großen Zehe reichen.

Der N. obturatorius versorgt die Haut an der medialen Fläche des Oberschenkels. Der Hautast geht unter dem M. adductor longus aus dem R. ventralis der Obturatorius hervor, gewöhnlich aus dem für den M. gracilis bestimmten Zweig, und tritt zwischen Adductor longus und Gracilis zur Oberfläche (Abb. S. 200). Ein anderer Ast zieht unter dem Adductor longus distalwärts und verbindet

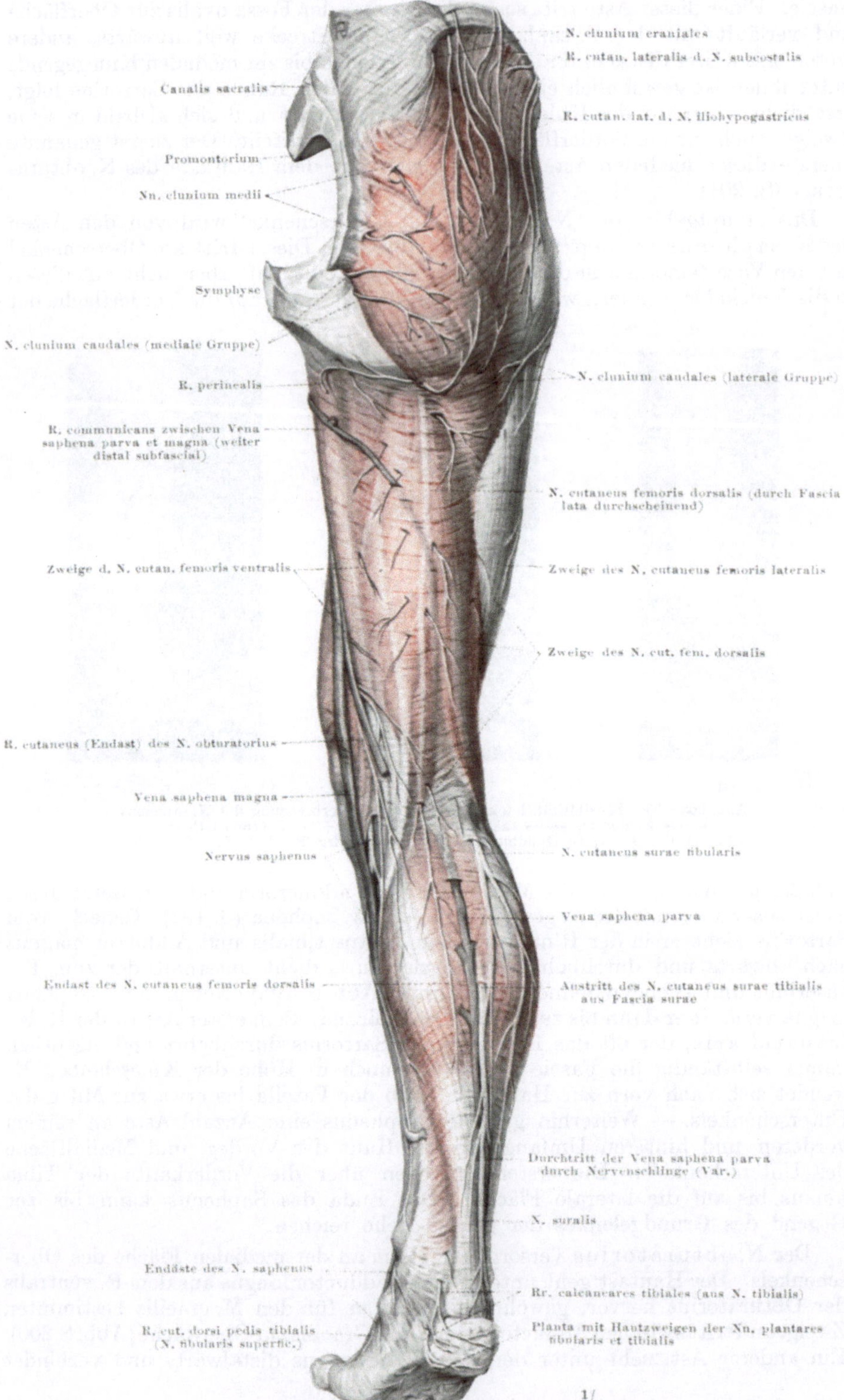


Abb. 97. Präfasciale Nerven der unteren Extremität, Hinterseite und Fußsohle. — Br.

sich auf der Membrana vasto-adductoria mit einem R. cutaneus ventralis des Femoralis. Das Hautgebiet des Obturatorius kann weitgehend durch Rr. cutanei tibiales des Femoralis versorgt werden und umgekehrt.

Der N. cutaneus femoris dorsalis (Abb. S. 200), unmittelbar aus dem Plexus sacralis hervorgegangen, tritt durch das For. infrapiriforme (Abb. S. 205) unter den Glutaeus maximus, dessen unteren Rand er etwa in der Mitte zwischen Tuber ischii und Trochanter maior erreicht. Unmittelbar unter der Fascia lata gelegen zieht er ungefähr in der Mitte des Oberschenkels bis zur Kniekehle, wo er sich meist spitzwinklig in zwei Endäste teilt. Der Nerv selbst bleibt subfascial, erst seine Äste durchbohren in geringerer oder größerer Entfernung vom Stamm die Fascie.

Noch unter dem Glutaeus maximus gehen ein oder zwei Äste ab, welche um den unteren Rand des Muskels herumbiegen, auf seiner äußeren Fläche alsbald die Fascia glutaea durchsetzen und als Nn. clunium caudales im unteren Bereich der Glutaealgegend die Haut versorgen (Abb. S. 200, 205). Mit diesen zusammen entspringen ein oder mehrere Rr. perineales, welche am unteren Rande des Glutaeus maximus in der medialen Hälfte hervortreten und in einem kranial offenen Bogen unterhalb des Tuber ischii zu der tiefen Furche zwischen Oberschenkel und Damm ziehen. Sie versorgen die dieser Furche benachbarte Haut von Oberschenkel und Damm bis zum Anus, sowie die laterale Fläche des Scrotum bzw. des Labium maius, mit Zweigen des N. pudendalis anastomosierend (Abb. S. 52).

Im weiteren Verlauf des Cutaneus dorsalis gehen eine große Anzahl Ästchen nach lateral und besonders nach medial zur Haut der Rückfläche des Oberschenkels. Die Endäste reichen über die Kniekehle hinaus bis zum oberen Teil der Wade (Abb. S. 200, 89).

Der Stamm des N. ischiadicus gibt keine Hautäste ab. Die Haut des von ihm durchlaufenen Oberschenkels wird von den oben aufgeführten Nerven versorgt. Sein Hautgebiet liegt erst an Unterschenkel und Fuß, und die Hautäste werden erst vom N. fibularis und tibialis abgegeben, vom N. tibialis nur zum Fuß.

Vom N. fibularis (N. peronaeus) zweigt sich der erste Hautast, N. cutaneus surae fibularis, noch in der Kniekehle ab (Abb. S. 209). Unter spitzem Winkel verläßt er den Stamm und zieht über den lateralen Gastrocnemiuskopf nach abwärts zur lateralen Fläche der Wade. Etwas unterhalb der Höhe des Fibulaköpfchens teilt er sich meist in einen medialen und einen stärkeren lateralen Zweig, die früher oder später die Fascia cruris durchbohren (Abb. S. 200). Der mediale Zweig versorgt medial schräg abwärts verlaufend anschließend an den Cutaneus femoris dorsalis die Rückfläche der Wade bis oberhalb des Malleolus tibialis. Der laterale Zweig verläuft gerade nach abwärts und versorgt mit lateral gerichteten Ästen den lateralen Teil der Wade und der vorderen Fläche des Unterschenkels bis zum Malleolus fibularis. Ein medialer Ast verbindet sich als R. communicans peronaeus mit dem Cutaneus surae tibialis aus dem Tibialis zum N. suralis (S. 200).

Der nächste Hautast des N. fibularis wird vom N. fibularis superficialis gebildet, der nach Abgabe seiner Muskeläste (S. 200) als reiner Hautnerv endet. Er tritt etwa in der Mitte des Unterschenkels am lateralen Umfang des M. extensor digitorum longus zwischen den Muskeln hervor, läuft eine Strecke weit auf der Außenfläche dieses Muskels abwärts und durchbohrt ungefähr am Anfang des unteren Drittels des Unterschenkels die Fascia cruris. Alsbald teilt er sich in seine beiden Endäste, den N. cutaneus dorsi pedis tibialis und medius, die unter Abgabe kleiner Äste an die Haut oberhalb des Malleolus lateralis zum Fußrücken ziehen, wo sie untereinander und mit dem Hautast des N. fibularis profundus anastomosieren (Abb. S. 198). Der N. cutaneus dorsi pedis tibialis, der stärkere der beiden Endäste, zieht schräg medialwärts über den Fußrücken (Abb. S. 198, 208). Mit einem medialen Zweige versorgt er die Haut bis an den medialen Fußrand und längs des medialen Randes der Großzehe, anschließend an den N. saphenus, mit dem er auch anastomosiert. Ein lateraler Ast zieht zum Zwischenraum zwischen zweiter und dritter Zehe und versorgt deren einander zugekehrte Flächen. Der N. cutaneus dorsi pedis medius innerviert die mittlere Partie des Fußrückens und endet an den einander zugekehrten Flächen der 3. und 4. Zehe. Er verbindet sich mit dem N. dorsi pedis fibularis aus dem N. suralis.

N. cutaneus tibialis und medius können die Fascia cruris getrennt durchsetzen. Die Teilung des N. fibularis superficialis in diese beiden Endäste kann schon hoch oben am Unterschenkel im Canal des M. fibularis longus erfolgen. Der Cutaneus medius pflegt dann dorsal vom Septum intermusculare fibulare zu bleiben und nach abwärts zu laufen (Abb. S. 208).

Wie der N. fibularis superficialis so endet auch der N. fibularis profundus als Hautast. Dieser zieht in gerader Fortsetzung des bisherigen Verlaufes zusammen mit der A. dorsalis pedis unter der schräg zur großen Zehe verlaufenden Sehne des M. extensor hallucis brevis zum 1. Zwischenzehenraum und versorgt die einander zugewendeten Flächen der 1. und 2. Zehe (Abb. S. 198, 208). Er verbindet sich mit dem lateralen Endzweig des Cutaneus dorsalis tibialis.

Hautäste<br>des<br>N. tibialis Aus dem N. tibialis entspringt noch in der Kniekehle (Abb. S. 209) der N. cutaneus surae tibialis (R. communicans tibialis des N. suralis). Er bettet sich tief in die Rinne zwischen beiden Gastrocnemiusköpfen (Abb. S. 211), in der er mit der V. saphena parva nach abwärts zieht, die er auch weiterhin begleitet. Etwas unterhalb der Muskel-Sehnengrenze des Gastrocnemius durchbohrt er die Fascia cruris (Abb. S. 200) und nimmt bald höher, bald tiefer einen oder mehrere Äste des N. cutaneus surae fibularis auf. Durch das Zusammentreten dieser R. communicantes tibialis et fibularis wird der N. suralis gebildet (Abb. S. 200), der in der Fortsetzung des Cutaneus tibialis mit der Saphena parva nach abwärts in den Sulcus malleolaris fibularis und zum Fußrücken zieht. Ein Stück oberhalb des Malleolus fibularis entsendet er Äste zur Haut der Fersengegend (Ri. calcaneares fibulares), der Endast versorgt mit medialen und lateralen Ästen anschließend an den Cutaneus medius als N. cutaneus dorsi pedis fibularis die Haut des Fußrückens distal vom Malleolus fibularis und des fibularen Fußrandes einschließlich des Randes der kleinen Zehe (Abb. S. 198, 208, 209, 98).

Die nächsten Hautäste des N. tibialis gehen erst oberhalb des Malleolus tibialis vom Stamme des Nerven ab. Sie durchsetzen häufig als einheitlicher Nerv im Suclus malleolaris tibialis die Fascie und versorgen die Haut der Fersengegend (Ri. calcaneares tibiales, Abb. S. 200, 209).

Die weiteren Hautäste werden vom N. plantaris tibialis und fibularis (S. 197) abgegeben (Abb. S. 212). Der mediale Endast des N. plantaris tibialis endet als N. plantaris hallucis tibialis an der tibialen Fläche der großen Zehe, der fibulare teilt sich in drei Nn. digitales plantares communes, deren jeder sich in Höhe der Köpfchen der Metatarsalia in zwei Nn. digitales proprii für die benachbarten Flächen der Zehen teilt. So versorgt der N. plantaris tibialis die Haut der Zehen von der 1. bis zur tibialen Fläche der 4. Zehe. Hier schließen sich die beiden Endzweige des N. plantaris fibularis an: der N. digitalis communis für 4. und 5. Zehe und der Nerv für die laterale Fläche der 5. Zehe. Diese plantaren Zehennerven versorgen die Zehenhaut nicht bloß an der Sohlenfläche, sondern, ähnlich dem Verhalten an den Fingern, auch am Zehenrücken über Mittel- und Endphalanx. — Vor der Abgabe der Zehennerven entsenden der N. plantaris tibialis und fibularis noch eine Anzahl Zweige, die unter Durchbohrung der Fascia plantaris zur Haut der Fußsohle gelangen.

# 4. Zusammenfassung der Ergebnisse der Anatomie der Leitungsbahnen in der unteren Extremität.

(Für das Allgemeine vgl. S. 154.)

### a) Leitungsbahnen der Hüfte.

Die Muskulatur der Hüfte ist deutlich geschieden in die eingelenkigen Muskeln, welche vorwiegend Haltefunktion haben, und die zweigelenkigen, welche vorwiegend der Bewegung dienen. Die Haltemuskeln sind hier besonders mächtig entwickelt, da ihnen die Aufgabe zufällt, den Körper über den Hüftgelenken in seinem labilen Gleichgewicht zu halten. Denn wenn auch dem Lendenteil des Erector trunci ein wesentlicher Anteil daran zukommt, so findet doch die Balancierung des Körpers in erster Linie in den Hüftgelenken statt, es gibt keine Stellung und Bewegung des Oberkörpers, an der nicht die Hüftgelenke beteiligt wären, beim Stehen und besonders beim Gehen. Das Balancieren in der Sagittalebene besorgen die Randteile des Glutaeus medius und minimus mit kurzen, die Adductoren mit langen Hebelarmen, mit kleinem bzw. großem Moment. Man kann also auch sagen, daß hier N. glutaeus cranialis und N. obturatorius zusammenwirken. Dem Balancieren in der frontalen Ebene, dem Halten also des Beckens beim Stehen über dem Standbein, beim Gehen über dem jeweils unterstützten Bein dienen vorwiegend die kleinen Glutaei: bei ihrer Lähmung bzw. der des N. glutaeus cranialis sinkt das Becken nach der Seite des Spielbeines bzw. des durchschwingenden Beines ab, Gehen und Stehen auf einem Bein sind dann ohne künstliche Unterstützung unmöglich, es ist kein anderer Muskel vorhanden, der als Ersatz eintreten könnte. Das Balancieren und Halten des Körpers, die Aufrechterhaltung des labilen Gleichgewichtes liegt also in erster Linie dem N. obturatorius und N. glutaeus cranialis ob, den Rückenmarksegmenten $L_2$—$L_5$. Die Betätigung der Muskeln in ihrer Haltefunktion geschieht reflektorisch, auf dem Wege der kurzen Reflexbögen. Außer den Eigenreflexen der Muskeln („Sehnenreflexen") kommen die Dehnungs- und Adaptationsreflexe in Frage: passive Dehnung des Muskels ruft seine Kontraktion hervor und ebenso passive Erschlaffung, so daß in jeder Gelenkstellung die eingelenkigen Muskeln gestrafft sind. Damit hängt zusammen, daß gerade in den Lendensegmenten des Rückenmarks die Bahn der proprioceptiven Reize aus den Muskeln, das Längsbündel der Hintersäule, ganz besonders faserreich ist (vgl. Bd. 3, Abb. 54, S. 61). Auch die CLARKE-STILLINGsche Säule, der Nucleus dorsalis, hat im Anschluß an die Lendennerven seine mächtigste Entwicklung. Er enthält die Ursprungszellen der Kleinhirn-Seitenstrangbahn, welche der Erhaltung des Gleichgewichts dient, und ist am zellreichsten in den unteren Brustsegmenten, besonders $Th_{12}$. Die Hinterwurzelfasern, die sich mit ihm verbinden, treten nicht im Eintrittssegment an ihn heran, sondern immer erst einige Segmente höher. So kommt es, daß durch Nucleus dorsalis und Kleinhirn-Seitenstrangbahn außer den Lendensegmenten auch die unteren Brustsegmente des Rückenmarkes für die Gleichgewichtserhaltung von besonderer Bedeutung sind.

N. glutaeus cranialis wie N. obturatorius laufen mit den entsprechenden Arterien in bewegungsfreien Räumen am Becken, der Obturatorius an der Innenseite des Beckens, der Glutaeus cranialis nach dem Austritt durch das Foramen suprapiriforme unmittelbar auf dem bogenförmigen Ursprungsrand des M. glutaeus minimus.

Die Bewegungen (im Gegensatz zum Halten) im Hüftgelenk besorgen die zwei- bzw. mehrgelenkigen Muskeln: die Beugung Psoas major, Rectus femoris, Tensor fasciae latae, die Streckung die am Tuber ischii entspringenden

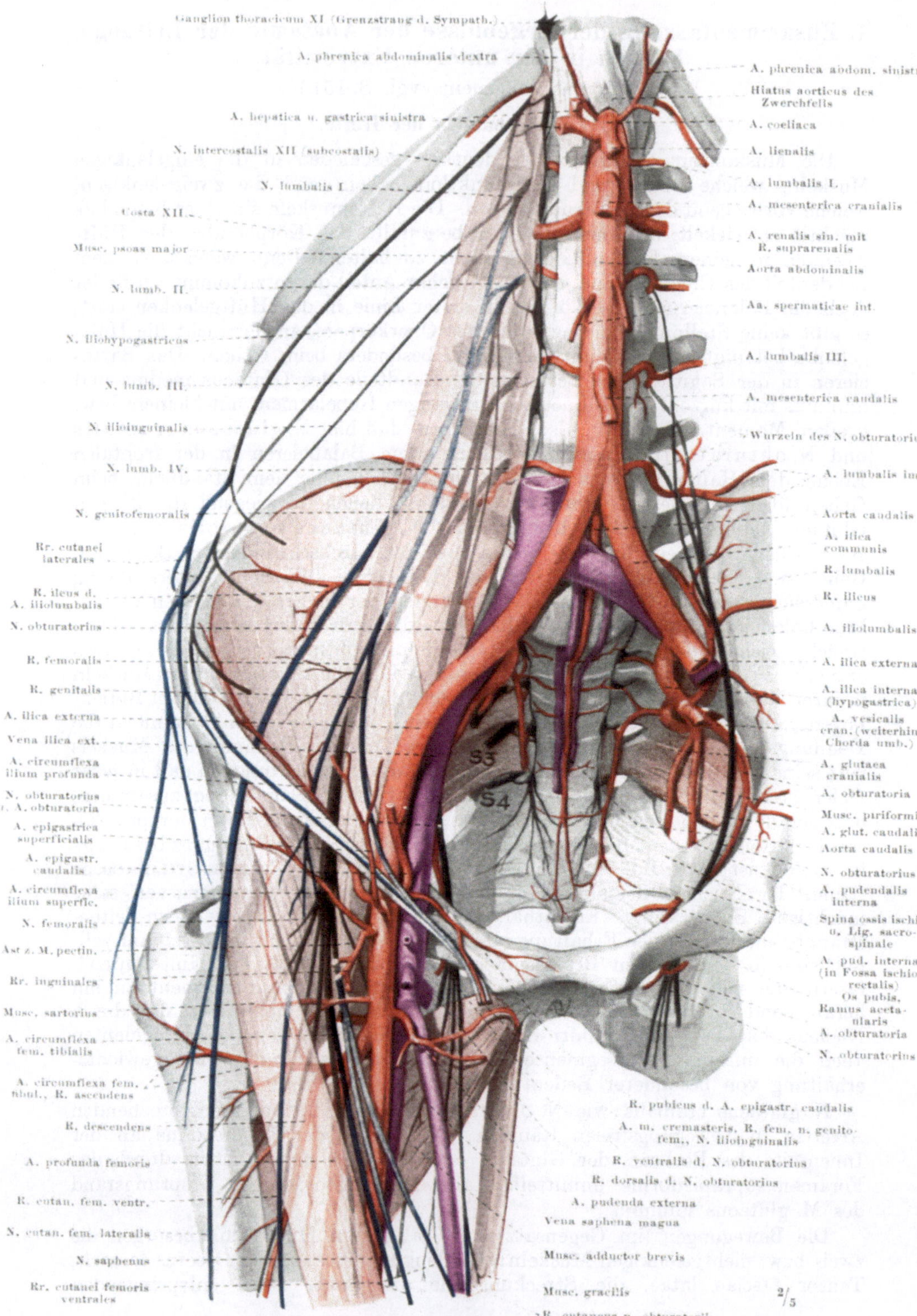


Abb. 98. Situationsbild der Leitungsbahnen der Hüfte, Ansicht von ventral. (vgl. S. 115). Subfasciale Nerven schwarz, präfasciale blau. — Br.

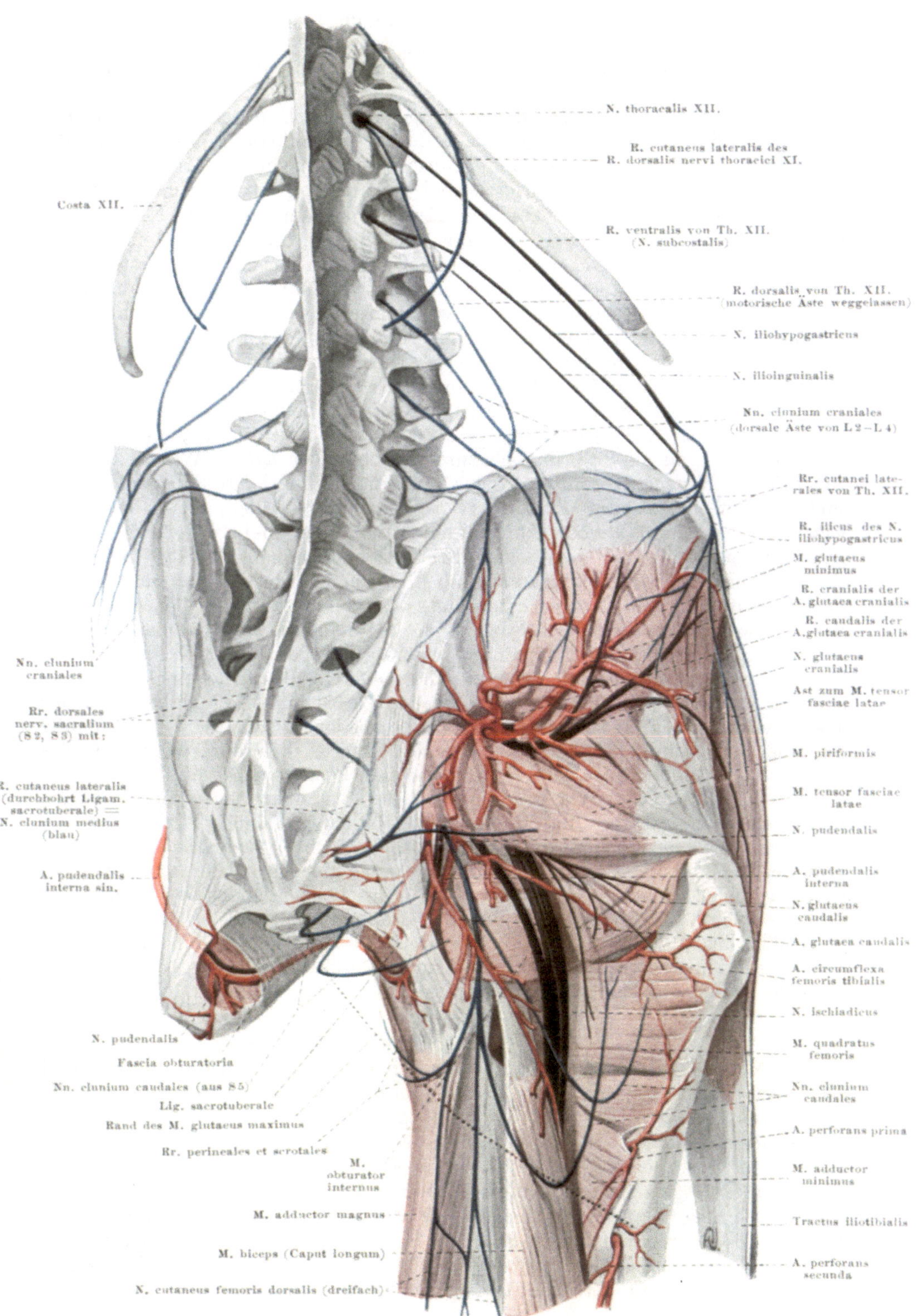


Abb. 99. Situationsbild der Leitungsbahnen der Hüfte, Ansicht von dorsal. Wie Abb. 98. — Br.

Semitendineus, Semimembranaceus, Caput longum bicipitis. Beugung bewirken demnach außer den unmittelbaren Plexusästen zum Psoas der N. femoralis und N. glutaeus cranialis, Streckung der N. ischiadicus, und zwar sein Tibialisanteil.

Die sensible Versorgung der Hüftgegend geschieht durchweg von anderen Nerven als die motorische. Unterhalb des Lig. inguinale Pouparti wird die Haut über dem Hüftgelenk und dem Iliopsoas versorgt vom N. ilio-inguinalis und .N. genitofemoralis, seitlich vom N. iliohypogastricus und N. cutaneus femoris lateralis, über den Musculi glutaei von den N. clunium craniales, medii et caudales. Die Nn. clunium craniales und medii sind dorsale Äste von Lenden- und Kreuznerven. Wie an der Schulter besteht also auch an der Hüfte ein ausgedehntes Hautgebiet von Rami dorsales (Abb. S. 89).

Ein Gebiet wie die Achselhöhle, in welchem alle großen Leitungsbahnen der Extremität in dichter Zusammenlagerung vereinigt sind, gibt es an der unteren Extremität nicht: die beiden Hauptnerven, N. femoralis und N. ischiadicus, verlaufen weit voneinander getrennt an der Vorder- und Rückfläche der Hüftgegend, und auch die große arterielle Strombahn hat bei ihrer stammesgeschichtlichen Umlegung (S. 192) nicht wieder so nahe Lagebeziehung zum N. femoralis bekommen wie sie sie ursprünglich zum N. ischiadicus hatte. Während in der Achselhöhle Nervus musculo-cutaneus, medianus, ulnaris, radialis zueinander und zur Arteria axillaris unmittelbar nachbarlich verlaufen, ist in der Hüftgegend von solcher Nachbarschaft nirgends die Rede. Beim Übertritt auf die freie Extremität, unter dem Leistenbande, ziehen Schenkelgefäße und Nerv weit getrennt durch die Lacuna vasorum bzw. Lacuna musculorum, und bleiben auch jenseits getrennt. Nur periphere Äste des N. femoralis schließen sich später der Arterie an (R. muscularis für den Vastus medialis und N. saphenus). Bei der Aufsuchung der Gefäße im Trigonum femorale Scarpae kommt also der etwa 2 cm lateral von der Arterie laufende Nerv nicht zu Gesicht: längs der Vena saphena aufwärts gehend bis zu der Stelle, wo sie am Margo falciformis der Fossa ovalis in die Tiefe tritt, trifft man in der Fossa ovalis auf die Vena femoralis und die ihr lateral unmittelbar anliegende Arteria femoralis, die mehr oder weniger vollkommen vom lateralen Rande der Fossa ovalis verdeckt ist.

Der N. obturatorius ist unterhalb des Leistenbandes so tief zwischen den Adductoren gelagert, daß er kaum zugänglich ist, auch ist er hier schon in seinen vorderen und hinteren Ast gespalten. Leichter zugänglich ist er oberhalb des Leistenbandes an der Wand des kleinen Beckens. Hier kann man ihn extraperitoneal erreichen, da dicht oberhalb des Leistenbandes das Peritoneum von der Bauchwand leicht abzudrängen ist (das Spatium praeperitonaeale reicht ja seitlich bis zur Crista ilica), und weiterhin auch vom M. iliopsoas und der Wand des kleinen Beckens. Der Erfolg einer Durchtrennung des Nerven hängt ab vom Vorhandensein oder Fehlen des N. obturatorius accessorius (S. 183).

## b) Leitungsbahnen des Oberschenkels.

Die Muskeln am Oberschenkel liegen in drei Logen, an der Vorder- und Außenseite für die Strecker (Quadriceps), an der Vorder- und Innenseite für die Adductoren, an der Rückseite für die Beuger. Die Streckerloge ist durch die Septa intermuscularia tibiale und fibulare begrenzt, die am Labium tibiale bzw. fibulare der Crista femoris (Linea aspera) ansetzen, so daß der Femurschaft ganz in die Streckerloge zu liegen kommt (Abb. S. 207). Adductoren- und Beugerloge sind durch das Septum intermusculare dorsale getrennt, welches fast in frontaler Ebene von der Fascia lata zum Septum intermusculare fibulare zieht. In diesem Fascienblatt verläuft der N. ischiadicus, und zwar in der Regel allein für sich. Nur streckenweise begleiten ihn Äste der Aa. perforantes

und ausnahmsweise eine Vena femoropoplitea ein mehr oder weniger großes
Stück von der Kniekehle aus, je nachdem, ob sie sich in eine Vena
perforans fortsetzt oder als Vena ischiadica den Nerven bis zum Foramen
infrapiriforme und ins kleine Becken begleitet. — Am Septum intermusculare
dorsale läuft weder Gefäß noch Nerv, wohl aber am Septum ventrale. An
seiner dorso-medialen Seite liegt nahe dem Femur die A. profunda femoris
mit ihren Venen und nahe der Oberfläche Arteria und Vena femoralis.
Arteria und Vena femoralis laufen in der Rinne, welche vom Quadriceps

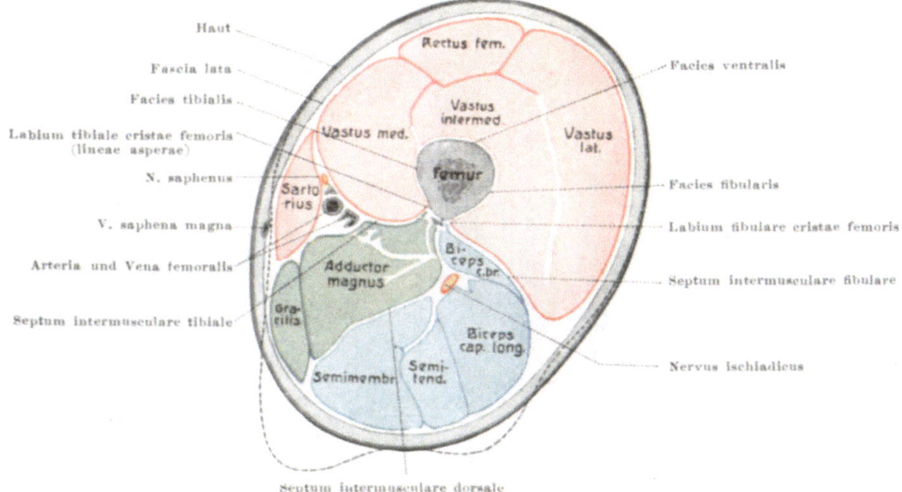


Abb. 100. Querschnitt durch den rechten Oberschenkel, distale Schnittfläche.
Rot Gebiet des N. femoralis, grün des N. obturatorius, blau des N. ischiadicus. — Br.

und den Adductoren gebildet wird. Gegenüber der Lagerung der Oberarm-
arterie bestehen manche Verschiedenheiten: die Rinne ist tiefer, ist zum
größten Teil von einem Muskel überlagert, dem Sartorius, und die Fascia lata
ist erheblich dicker als die Fascia brachii. Außerdem läuft die Arterie als
eine stammesgeschichtlich neue Strombahn nicht mit dem Nerven zusammen.
Alles dies bringt es mit sich, daß am Oberschenkel ein Gefäß-Nervenbündel wie
im Sulcus bicipitalis ulnaris am Oberarm nicht zu fühlen ist. — Je weiter
nach abwärts, desto tiefer liegen die Gefäße, da sie allmählich durch den Adductorenkanal in die Kniekehle, also auf die Rückseite des Oberschenkels ziehen.

Die Haut des Oberschenkels wird auf der Vorderseite in großer Ausdehnung
wie der unterliegende M. quadriceps vom N. femoralis versorgt, über den Adductoren im unteren Abschnitt vom N. obturatorius wie die Muskeln. An der Außen-
und Rückseite stimmt die Innervation durch den Cutaneus femoris lateralis
und dorsalis mit der motorischen nicht überein.

### c) Leitungsbahnen des Knies.

Wie an allen großen Gelenken laufen am Kniegelenk die großen Gefäße
über die Beugefläche, also in der Kniekehle. Hier ist auch die alte arterielle
Strombahn erhalten geblieben, so daß hier die Gefäße mit dem Nerven vereint
gefunden werden. In einen großen Fettkörper verschieblich eingelagert ziehen
Arteria und Vena poplitea mit dem N. tibialis in der Längsdiagonale der Knieraute, in jeder Stellung des Kniegelenkes der Betastung unzugänglich. Der
Nerv liegt am oberflächsten, zugleich etwas mehr lateral, die Arterie am tiefsten.

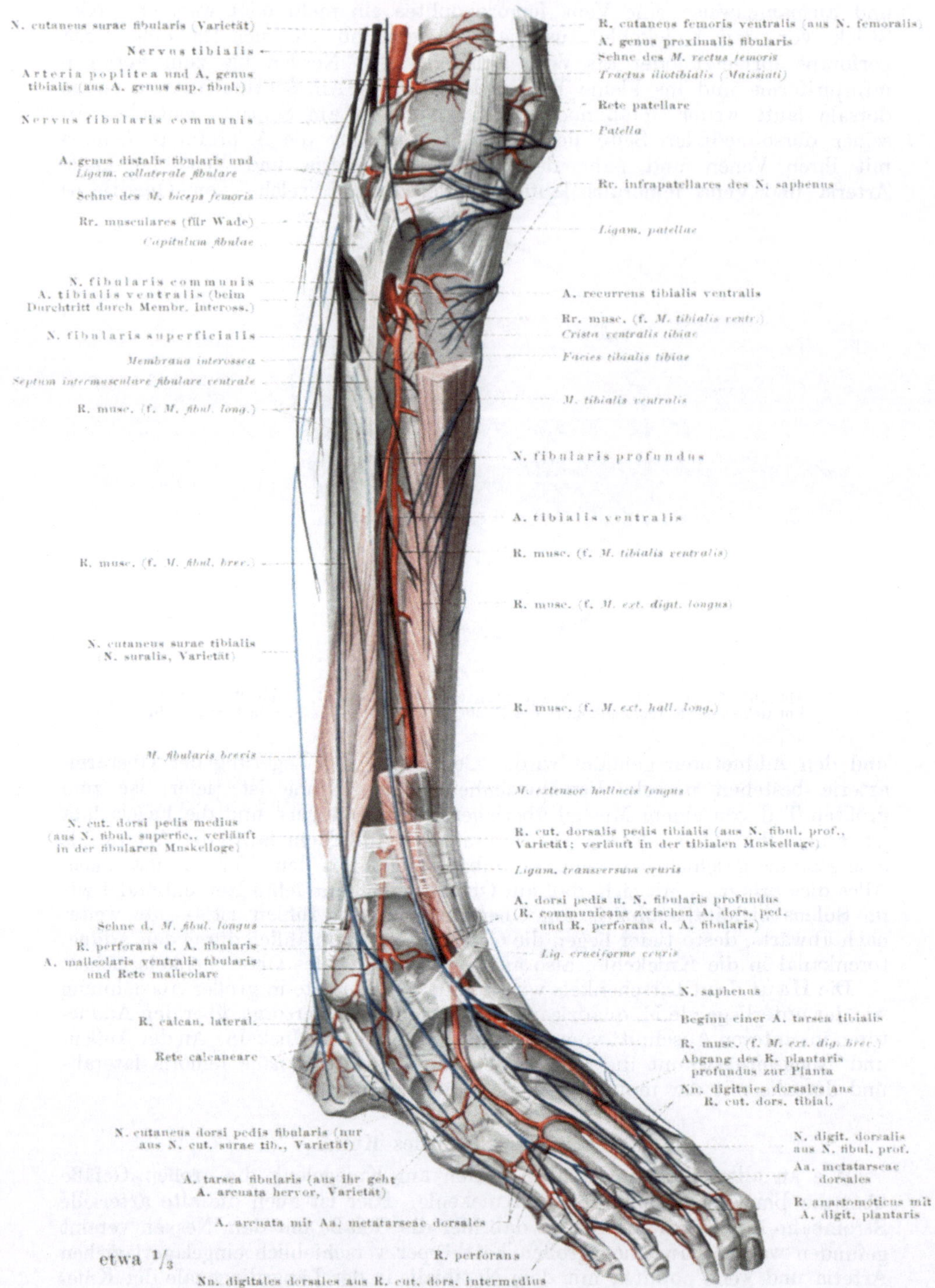


etwa $^1/_3$

Abb. 101. Situationsbild der Leitungsbahnen von Knie, Unterschenkel und Fuß, Ansicht von vorn. Wie Abb. S. 204. — Br.

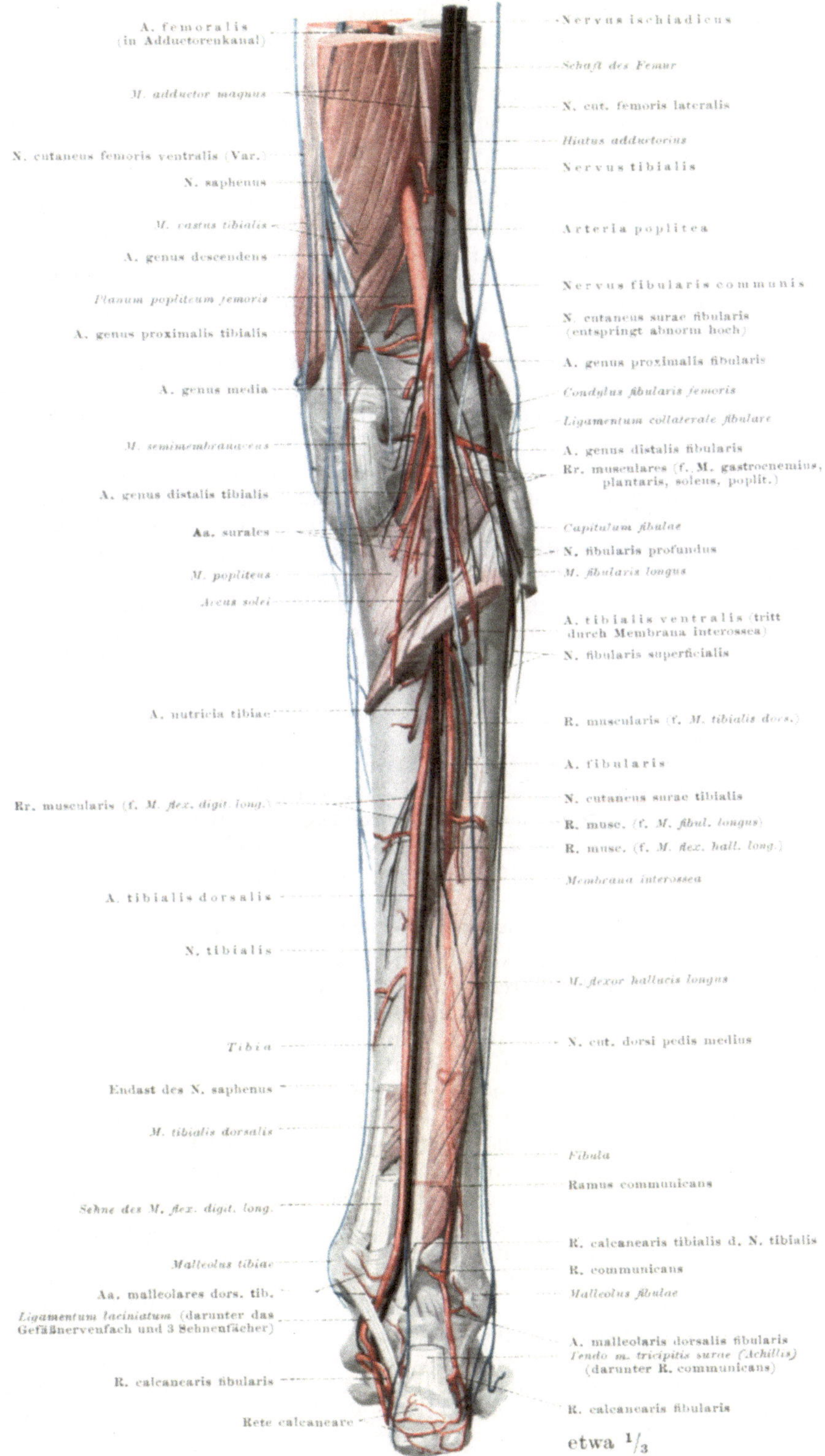


Abb. 102. Situationsbild der Leitungsbahnen von Knie und Unterschenkel, Ansicht von hinten. Wie Abb. S. 204. — Br.

Sie ist mit der sehr dickwandigen Vene in eine gemeinsame derbe Bindegewebshülle eingeschlossen. Von ihr gehen hier die Äste zum Kniegelenk ab, die bei Unterbindung des Stammes einen Kollateralkreislauf ermöglichen, der jedoch nicht immer so schnell ausgebildet wird, daß Unterschenkel und Fuß erhalten werden können. In der Hüftgegend sind die Anastomosen größer und die Bedingungen für den Kollateralkreislauf günstiger.

Die Bewegungen des Knies sind die eines Scharniergelenkes. Gegenüber Streckung und Beugung treten die geringfügigen Rotationsbewegungen ganz zurück. Die Streckung besorgt allein der Quadriceps, die Beugung Semitendineus, Semimembranaceus und Biceps, dazu Sartorius, Gracilis und Gastrocnemius. Strecknerv ist demnach der Femoralis, Beugenerven sind Tibialis, Femoralis und Obturatorius. Die sehr seltene Lähmung des N. femoralis hat den Verlust der Streckfunktion zur Folge, die von keinem anderen Muskel übernommen werden kann. Der Ausfall eines der Beugenerven, selbst des N. tibialis, ist nicht annähernd so folgenschwer. Denn es ist nicht so sehr die Streckbewegung als die Streckhaltung, die bei Lähmung des Quadriceps (wie beim Kniescheibenbruch) ausfällt. Aufgabe des Quadriceps, besonders seiner mächtigen eingelenkigen Anteile, der Vasti, ist es, das Einknicken des Knies unter der Körperlast zu verhüten. Die Kniebeuge machen wir hauptsächlich mit dem Quadriceps, der der beugenden Wirkung der Schwerkraft entgegenhält. Ist der Quadriceps außer Funktion gesetzt, z. B. durch Riß der Kniescheibe, so kann im Stehen und Liegen das Kniegelenk gestreckt werden durch die Schwerkraft, es kann aber nicht entgegen der Schwerkraft gestreckt gehalten werden. Ausschaltung des Quadriceps bzw. des N. femoralis hebt die Fähigkeit zum Stehen und Gehen vollkommen auf. Kein anderer Muskel oder Nerv kann für ihn eintreten. Ist die Ausschaltung doppelseitig, so ist der Stärkste hilflos (Durchschneidung der Patellarsehnen, Wieland der Schmied).

Die Haut über dem Knie ist von individuell sehr wechselnden Zweigen des Cutaneus femoralis lateralis und ventralis sowie des N. saphenus innerviert, zumeist also von Ästen des N. femoralis.

Der M. quadriceps wird aus den Rückenmarkssegmenten $L_2$—$L_4$ versorgt. An diese Segmente ist also der Eigenreflex des Muskels, der Patellarreflex gebunden. Afferente wie efferente Fasern des Reflexbogens laufen im N. femoralis.

### d) Leitungsbahnen an Unterschenkel und Fuß.

Die Muskeln des Unterschenkels liegen in 4 Logen (Abb. S. 211): für die Strecker, für die beiden Fibulares und eine oberflächliche und eine tiefe für die Beuger (Triceps surae bzw. Flexores longi). In der Streckerloge laufen Nerv und Gefäße, N. fibularis profundus, A. und V. tibialis ventralis, in der Tiefe auf der Membrana interossea. Erst am Fußrücken werden sie oberflächlicher, so daß man den Puls der Arterie (A. dorsalis pedis) fühlen kann. An der Rückseite treten N. tibialis und A. und V. tibialis dorsalis aus der Kniekehle unter den Soleus und in die Loge der tiefen Beuger, sie werden also wie die Muskeln von Lamina profunda der Fascia cruris umschlossen. Dieses Fascienblatt ist sehr derb, so daß Nerv und Gefäß selbst dort nicht getastet werden können, wo sie nicht mehr von Muskeln, sondern nur noch von Fascie und Haut bedeckt sind, oberhalb und hinter dem Malleolus tibialis. — In der oberflächlichen Beugerloge liegt weder ein größerer Nerv noch ein größeres Gefäß, in der Fibularisloge kein größeres Gefäß, wohl aber der N. fibularis superficialis.

In die Bewegungen des Fußes gegen den Unterschenkel verteilen sich die Muskeln so, daß die auf der Wadenseite liegenden Beuger das Senken der Fußspitze und Adduction bewirken, die auf der Vorderseite Streckbewegung und

Abduction mit Ausnahme des M. tibialis ventralis, der adduziert. Die Hebung
des lateralen Fußrandes („Pronation") bewirken die Fibulares und der Extensor
digitorum longus, alle anderen Strecker und Beuger supinieren. Die Dorsalflexion und die Pronation geschieht also ausschließlich durch Muskeln, welche
vom N. fibularis versorgt werden. Wird der N. fibularis communis ausgeschaltet, was bei seiner ganz oberflächlichen Lage unterhalb des Fibulaköpfchens nicht selten vorkommt, so kann die Fußspitze und der laterale Fußrand nicht mehr gehoben werden. Beuger, Supinatoren und Adductoren bekommen das Übergewicht, der Fuß hängt mit gesenkter Fußspitze (Spitzfuß,

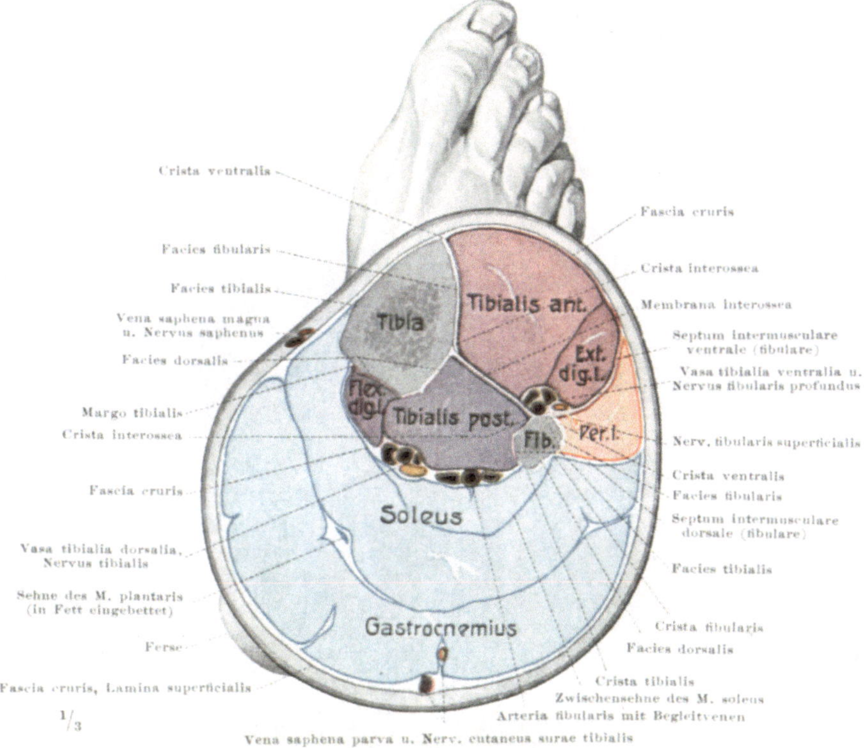


Abb. 103. **Querschnitt durch den rechten Unterschenkel**, distale Schnittfläche. **Blau Gebiet des
N. tibialis, rot und violett des N. fibularis. — Br.**

Pes equinus), mit gesenktem äußeren Fußrande (Pes varus) in leichter Adduc-
tionsstellung herab (Pes varo-equinus). Ein Ersatz der Funktion durch andere
Muskeln kann nicht stattfinden. Anders würde es bei Lähmung des N. tibialis
sein: der Ausfall der Beuger würde wenigstens teilweise ersetzt werden durch
die Wirkung der Schwerkraft und durch die Fibulares, die hinter dem Malleolus
fibularis und hinter der Drehungsachse des Talocruralgelenkes verlaufen, also
im Sinne der Beugung auf das Talocruralgelenk wirken; der Ausfall der adducto-
rischen und der supinatorischen Komponente der Beuger würde ersetzt durch
den Tibialis ventralis und Extensor hallucis longus. Dafür kann aber die aktive
Beugewirkung durch keinen vom N. fibularis versorgten Muskel ersetzt werden.
Die Beugung ist ausschließlich Funktion des N. tibialis, die Streckung ausschließlich des N. fibularis wie die Hebung des lateralen Fußrandes und
Abduction. Hebung des medialen Fußrandes und Adduction kann vom N. tibialis
wie vom N. fibularis bewirkt werden.

14*

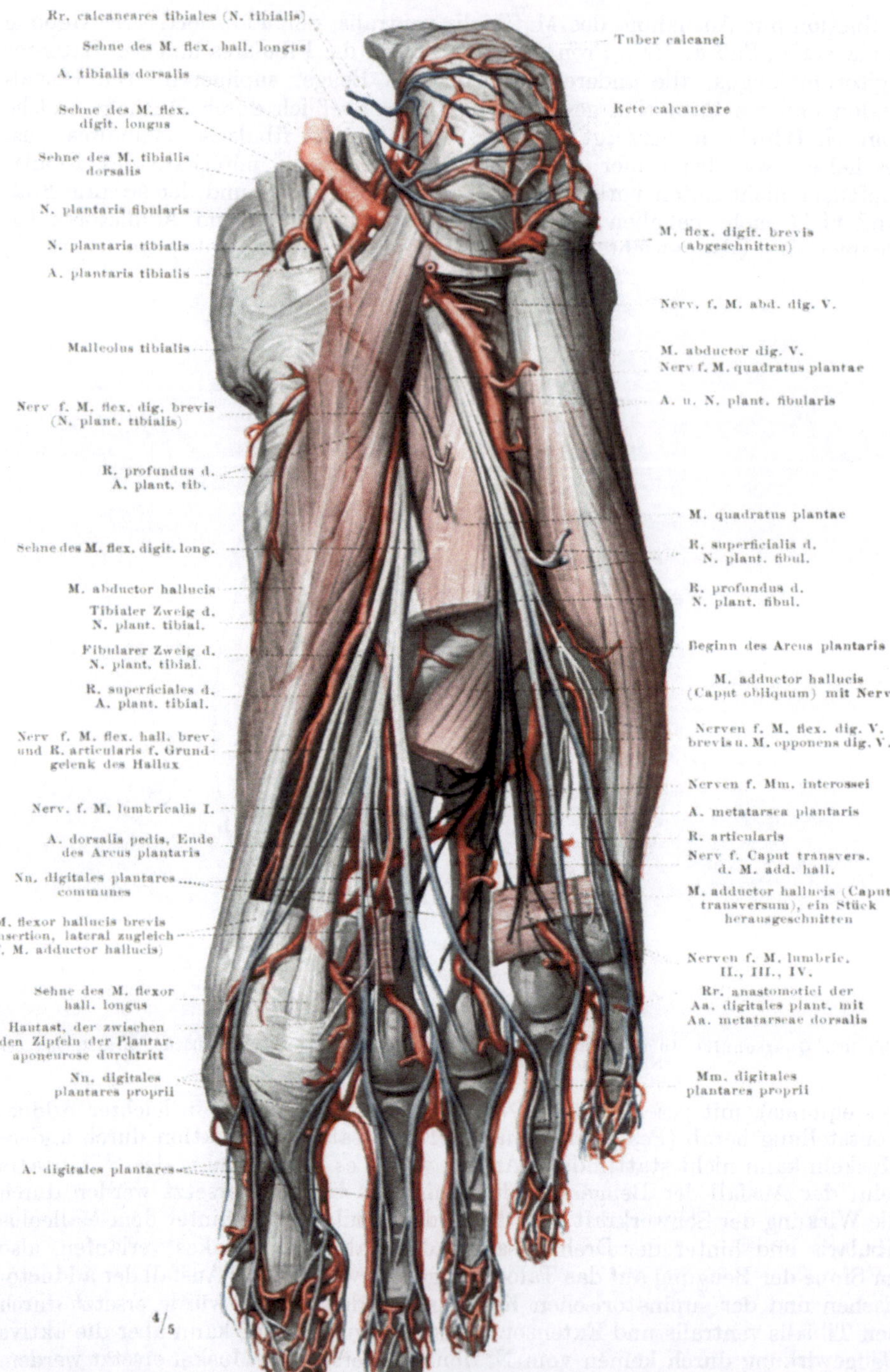


4/5

Abb. 104. Situationsbild der Leitungsbahnen der Fußsohle. Wie Abb. S. 204. — Br.

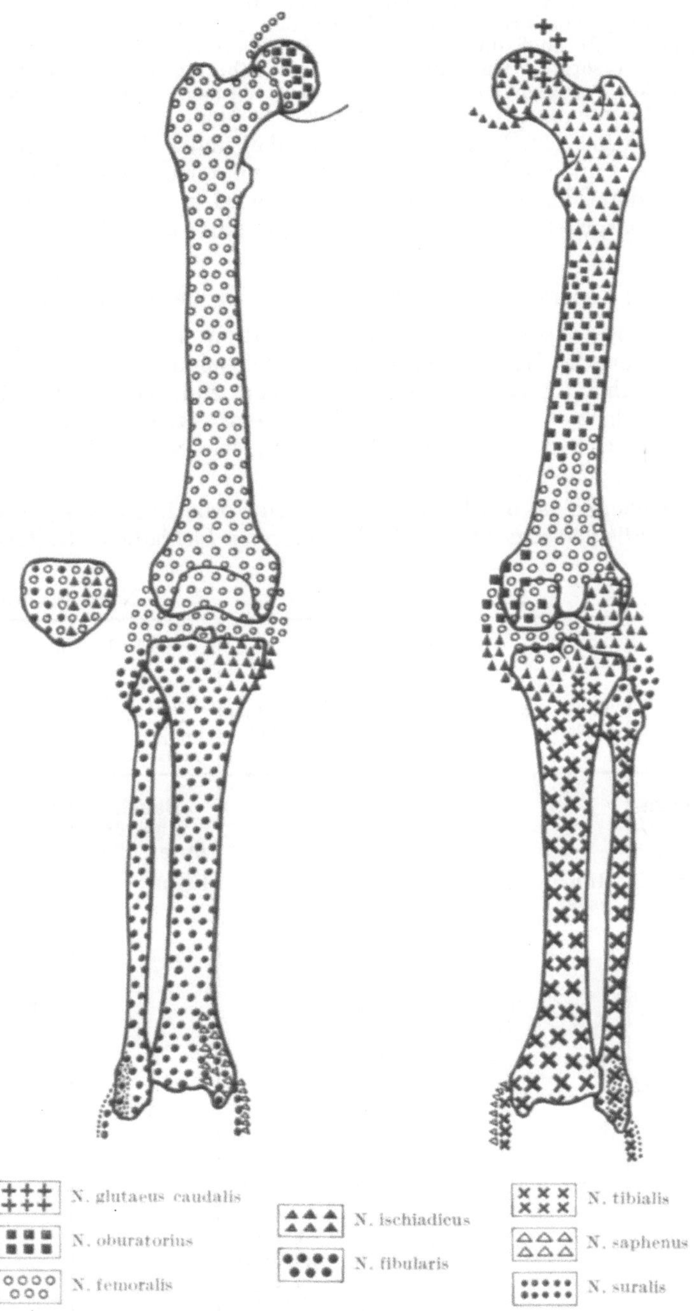


Abb. 105. Innervation von Periost und Gelenkkapseln des Beines. Wie Abb. S. 166. — E.

Lähmung des N. fibularis ist verhältnismäßig häufig wegen der Verletzlichkeit seines Stammes unterhalb des Fibulaköpfchens. Der Druck eines nicht genügend unterpolsterten Gipsverbandes ist ausreichend, um den Nerven an dieser Stelle leitungsunfähig zu machen. Hinzu kommt die Bevorzugung des Fibularisgebietes

z. B. bei der spinalen Kinderlähmung. Hierbei handelt es sich meist nicht um vollständige Lähmung, sondern nur eines Teiles der motorischen Zellen des Fibularis im Rückenmark. Je nach der Schwere der Erkrankung sind also nur weniger oder mehr von den versorgten Muskeln gelähmt, die Lähmung ist also nicht vollständig. Der Ausfall der Bewegungen richtet sich dann danach, welche von den Muskeln nicht mehr oder nur unvollständig kontrahiert werden.

Die Innervation der Haut an Unterschenkel und Fuß stimmt nur über den Musculi fibulares und am Fußrücken mit der der unterliegenden Muskeln überein. Die ganze mediale Fläche des Unterschenkels wird vom N. saphenus aus dem Femoralis versorgt, die Wade zum Teil vom Cutaneus femoris dorsalis.

### e) Innervation des Periostes und der Gelenkkapseln.

Die der Tiefensensibilität und dem Vibrationsempfinden dienenden Äste zum Periost und die Nerven der Gelenkkapseln sind bei der Darstellung der Nerven aufgeführt (S. 194 f.). Sie entspringen zum Teil sehr weit entfernt von ihrem Endgebiet und erreichen dieses erst nach langem Verlauf. Die Abb. S. 207, 211, 213 geben einen Überblick, wie weit sich die Innervation mit der der benachbarten Muskeln deckt.

Am Oberschenkel ist das Periost der ganzen Vorderfläche wie der Quadriceps vom N. femoralis versorgt, an der Rückfläche vom Ischiadicus die Trochanteren-

Nerven- und Gefäß-

| Nerven mit Segmentbezügen | A. ilica interna | | | | A. ilica ext. | | A. femoralis | A. circumflexa fibul. |
| --- | --- | --- | --- | --- | --- | --- | --- | --- |
| | A. iliolumbalis | A. obturatoria | A. glutaea cranialis | A. glutaea caudalis | A. circumflexa ilium prof. | A. epigastrica caud. | Ri. musculares | |
| N. ilio-hypogastricus und ilioinguinalis $L_1$ | — | — | — | — | Bauchmuskeln unterer Teil | | — | — |
| N. femoralis $L_1$—$L_4$ | Iliopsoas | — | — | — | Ilicus | — | Sartorius, Quadriceps | Iliopsoas |
| N. obturatorius $L_2$—$L_4$ | — | Obturator ext. Adductores | — | — | — | — | Adductores | |
| N. glutaeus cranialis $L_4$, $L_5$ | — | — | Glutaeus med., min. Tensor fasc.latae | — | — | — | — | Glutaeus med., min. Tensor fasc.latae |
| N. glutaeus caudalis $L_5$—$S_2$ | — | — | Glutaeus maxim. | — | — | — | — | — |
| N. tibialis $L_4$—$S_3$ | — | — | — | Caput commune der Beuger | — | — | — | — |
| N. fibularis $L_4$—$S_2$ | — | — | — | — | — | — | — | — |

gegend, vom Obturatorius der mittlere Abschnitt, vom Femoralis und vom Ischiadicus das distale Ende. Am Unterschenkel ist die Streckseite von dem Streckernerven, N. fibularis, die Beugeseite vom Beugernerven, N. tibialis, versorgt. Am Malleolus tibialis kommt der N. saphenus, am Malleolus fibularis der N. suralis hinzu. In der Gegend des Kniegelenkes überlagern sich, besonders auch an der Patella, N. femoralis, N. obturatorius, N. ischiadicus. Am Fuß wird die ganze Streckseite vom Nervus fibularis, die ganze Beugeseite vom N. tibialis innerviert, also ganz wie die Muskeln.

An der Innervation des Hüftgelenkes sind beteiligt: auf der Vorderfläche N. femoralis und obturatorius, auf der Rückfläche N. glutaeus caudalis und N. ischiadicus; an der des Kniegelenkes vorn N. femoralis und N. ischiadicus, rückwärts N. ischiadicus, N. obturatorius und N. saphenus; an der des Talocruralgelenkes vorn N. fibularis profundus, hinten N. tibialis, an den Seiten N. suralis bzw. saphenus.

### f) Die Nervenversorgung der Arterien.

Die Nerven der Arterien der unteren Extremität verhalten sich wie an der oberen (S. 166). Im einzelnen werden innerviert: Die A. ilica externa vom Nervus genito-femoralis, die A. femoralis vom N. femoralis, weiter

versorgung der Beinmuskeln.

| A. profunda femoris | | | | A. poplitea | A. tibialis dors. | A. fibularis | A. tibialis ventr. |
| A. circumflexa tibial. | Ri. musculares | A. perforans I | A. perforans II, III | | | | |
|---|---|---|---|---|---|---|---|
| — | — | — | — | — | — | — | — |
| — | — | — | — | — | — | — | — |
| Adductores | | | | — | — | — | — |
| — | — | — | — | — | — | — | — |
| Glutaeus maxim. | — | Glutaeus maxim. | — | — | — | — | — |
| Semimembranaceus, Semitendineus, Biceps (Caput long.) Adductor magnus | | | | Gastrocnemius, Soleus | Soleus, Tibialis dors., Flexor dig. long. | Soleus, Flexor hallucis long. | — |
| — | — | — | Biceps (Cap. breve) | | — | Fibulares | Fibulares, Tibialis ventr. Extensores longi |

distal vom N. saphenus, die A. profunda femoris und ihre Äste ebenfalls vom
N. femoralis, die A. obturatoria vom N. obturatorius, die A. poplitea vom
N. tibialis, die A. tibialis ventralis vom N. fibularis profundus, die A. tibialis
dorsalis vom N. tibialis, die A. plantaris tibialis und fibularis von den entsprechenden Nerven.

Die Versorgung der A. femoralis, der A. profunda femoris und ihrer Äste
geschieht bis etwa zur Mitte des Oberschenkels durch den N. arteriae femoralis
proprius, der meist schon hoch oben am Stamm des N. femoralis entspringt,
aber bis unterhalb des Ligamentum inguinale dem Stamme unmittelbar angelagert bleibt. Dicht unter dem Leistenbande tritt er zur Dorsalfläche der
Gefäße und gibt Stämmen und Ästen eine Anzahl Zweige.

### g) Die Arterienversorgung der Nerven.

Von den Arterien der Nerven der unteren Extremität gilt, was für die
obere ausgeführt wurde (S. 167). Es sei deshalb hier nur kurz auf die
einzige Nervenarterie eingegangen, die ihrer Größe wegen einen eigenen Namen
erhalten hat, die A. comitans nervi ischiadici. Sie entspringt aus der
A. glutaea caudalis als ein der Größe des zu versorgenden Nerven entsprechend
ansehnliches Gefäß. Es zieht am N. ischiadicus nach abwärts und verhält sich
dabei wie alle Nervenarterien, verläuft teils im Perineurium externum, teils
innerhalb des Nerven und anastomosiert schließlich mit dem aufsteigenden Aste
der nächstfolgenden Arterie. Es ist eine typische A. nutricia des Nerven
(vgl. S. 167). Dies sei besonders betont gegenüber der irrigen Meinung, in dieser
Arterie habe man die ursprüngliche Hauptarterie am Oberschenkel, die A. ischiadica zu erblicken. Als Überrest der Arteria ischiadica kann nur die A. glutaea
caudalis betrachtet werden. Die A. comitans nervi ischiadici ist ein Ast der
A. glutaea caudalis und damit der A. ischiadica, niemals aber ist sie die A. ischiadica selber.

### h) Metamerie der unteren Extremität.

Wie an der oberen Extremität ist auch an der unteren von einem segmentalen Bau zunächst nichts zu erkennen. Aber auch hier haben anatomische
und klinische Untersuchungen das Bestehen einer wenn auch verlarvten Metamerie erwiesen. Es sind die Segmente $L_1$—$S_3$, welche die untere Extremität
versorgen. Ihre Anordnung und Lage zueinander wird erst klar, wenn man das
Bein in seine ursprüngliche Stellung beim Embryo bringt, also im Hüftgelenk
beugt, etwas abduziert und nach außen rotiert. Dann folgen sich vom cranialen
Rande der Extremität, von der Leistengegend her die Segmente $L_1$—$L_5$ bis zum
Fußrücken, dann $S_1$ von den Zehen an auf der Wadenseite bis $S_3$ in der Glutaealgegend. Da die Zahl der großen Nervenstämme in der unteren Extremität
geringer ist als in der oberen, verteilen sich die segmentalen Fasern auf weniger
periphere Nerven. Daher ist die Übereinstimmung zwischen den Ausbreitungsgebieten der peripheren Nerven und der segmentalen Nerven verhältnismäßig
groß, und damit auch der Hautgebiete mit den segmentalen Zonen (Abb. S. 88,
89). Vergleiche das Hautgebiet des N. fibularis (N. cutaneus surae fibularis
und N. fibularis superficialis) mit Zone $L_5$, oder des Unterschenkelastes des
N. saphenus mit $L_4$.

Ähnlich verhält sich die Muskulatur: Quadriceps und Adductoren, innerviert
aus $L_2$—$L_4$, liegen unter den Hautzonen $L_1$—$L_3$, die Fibulares ($L_5$, $S_1$) hauptsächlich unter der Zone $L_5$.

Der Unterschied gegenüber der sehr viel weitergehend durchdifferenzierten
oberen Extremität ergibt sich auf den ersten Blick aus dem Vergleich der
Tabellen S. 156/7 und 214/5, S. 232 und 233. Die Tabellen für die untere Extremität sind erheblich einfacher.

## Tabelle der Arterien des Beckens und der unteren Extremität.

Die A. ilica communis teilt sich in der Höhe der Articulatio sacro-ilica in A. ilica externa und A. ilica interna s. hypogastrica. Die A. ilica communis ist astlos. Bei entwicklungsgeschichtlichen Lageanomalien der Niere jedoch (Beckenniere, Hufeisenniere) kann sie an der Versorgung dieser dystopischen Niere beteiligt sein.

Die A. ilica interna (hypogastrica) geht am Sacroiliacalgelenk aus der A. ilica communis hervor und gelangt dem M. psoas major entlang ins kleine Becken. In der Nähe des For. ischiadicum majus erfolgt die sehr reichliche Aufzweigung. Das Versorgungsgebiet umfaßt mit visceralen Ästen das kleine Becken mit seinem Inhalt, mit parietalen das Perineum, die Adduktoren und das Gesäß. Die in ihren Ursprungsstellen sehr variablen Äste sind:

I. viscerale:

1. A. vesicalis cranialis versorgt unter reicher Verästelung die Harnblase im oberen und mittleren Bereich und das Eintrittsgebiet der Ureteren. Sie benutzt eine kurze Strecke die Strombahn der A. umbilicalis, die im übrigen zur Chorda a. umbilicalis (Lig. vesico-umbilicale laterale) umgewandelt ist.

2. A. vesicalis caudalis zieht zum Blasengrund und verzweigt sich weiter in den benachbarten Organen (Prostata und Vesicae seminales). Ein stärkerer Ast entspringt aus ihr als A. rectalis caudalis (A. haemorrhoidalis med.), die mit zahlreichen Ästchen zum Rectum, zu den Samenblasen, zur Prostata und zur benachbarten Muskulatur gelangt. Bei der Frau gehen aus der A. vesical. caud. Ästchen in das Gebiet des oberen Scheidenpols.

3. A. deferentialis zieht ebenfalls zum Blasengrund, von wo aus sie an den Ductus deferens tritt. Ein R. ascendens zieht zum Leistenkanal und geht mit der A. spermatica int. (s. S. 100) Anastomosen ein. Ein R. descendens geht zu den Samenblasen. Die Frau hat an Stelle der A. deferentialis die stärkere

3a. A. uterina. Sie zieht im unteren Rande der Plica lata (Lig. lat.) uteri zur Cervix uteri, und steigt stark geschlängelt an der Seitenwand des Uterus auf, unter Abgabe zahlreicher Äste. Anastomosen mit der Arterie der Gegenseite erfolgen besonders auf der Vorder- und Hinterfläche des Uterus. Als stärkerer absteigender Ast ist die A. vaginalis zu nennen. Ein lateraler (R. tubarius) steigt parallel zur Tube in der Plica lata auf und verbindet sich mit der A. ovarica (s. S. 100). Ein anderer lateraler Ast (R. ovarii), verbindet sich ebenfalls mit der A. ovarica. Aus dieser Verbindung (Eierstockarkade) gehen einige kleinere mit der Chorda uteroinguinalis (Lig. teres uteri) absteigende Ästchen hervor, die mit Zweigen der A. epigastrica caud. anastomosieren. Auch in das Gebiet des Blasengrundes gelangen von hier aus kleine Zweige.

4. A. rectalis caudalis (haemorrhoidalis med.) zieht zum Rectum.

II. Parietale Äste:

1. A. iliolumbalis begibt sich hinter dem M. psoas und hinter der A. und V. ilica comm. in die Fossa ilica. Ein R. lumbalis steigt zur Muskulatur der hinteren Beckenwand auf. Ein R. spinalis tritt durch das letzte Foramen intervertebrale in den Wirbelkanal ein. Der R. ilicus ist der größte Ast der A. iliolumbalis und bildet mit der A. circumflexa ilium prof. und der A. obturatoria eine reich verzweigte Anastomose, von der aus mehrere Äste in die benachbarte Muskulatur, zum Peritonaeum und zum Knochen gelangen.

2. A. sacralis lateralis, meist doppelt angelegt, verläuft an der Vorderfläche des Os sacrum nach unten und breitet sich nach beiden Seiten mit mehreren Zweigen in der Beckenmuskulatur, dem Knochen und den Nerven aus. Die medialen Zweige anastomosieren mit der Aorta caudalis. Als Rr. spinales treten durch die Foramina sacralia pelvina Äste in den Canalis sacralis ein, die nach Verzweigung im Knochen mit den Rr. dorsales durch die For. sacral. dors. wieder austreten und sich in der Muskulatur verästeln.

3. A. glutaea cranialis verläßt auf dem M. piriformis durch das For. suprapiriforme das Becken und verzweigt sich während des ganzen Verlaufs sehr reichlich. Aus den zahlreichen im Gebiet zwischen dem M. piriformis und dem M. glut. med. entspringenden Muskelästen fallen besonders der R. cranialis auf, der mehr oberflächlich bleibt, und der R. caudalis, der sich in die Tiefe senkt und bis zum Hüftgelenk kommt. Mit allen in diesem Gebiet liegenden Gefäßen bestehen Verbindungen in reichem Maße.

4. A. glutaea caudalis verläßt, zusammen mit dem N. ischiadicus und der A. pudendalis interna durch das For. infrapiriforme das Becken. Sie gelangt zu den Hüftmuskeln und bildet die A. comitans nervi ischiadici. Mit den übrigen die Hüftgegend versorgenden Gefäßen bestehen Anastomosen.

5. **A. obturatoria** gibt gleich nach ihrem Ursprung Äste zum M. psoas und M. obturator internus ab und zieht mit dem N. obturatorius an der Seitenwand des kleinen Beckens zum Foramen obturatum. Vorher entsendet sie einen R. pubicus zur Symphyse, der mit der A. epigastrica caud. anastomosiert. Danach verläßt sie das Becken durch das For. obturatum und gelangt mit dem R. ventralis in das Ursprungsgebiet der Adduktoren, mit einem R. dorsalis in die tiefen Hüftmuskeln, zu denen er über das Tuber ischiadicum hinweg gelangt. Ein Ästchen des R. dorsalis ist die A. acetabuli, die durch die Incisura acetabuli in die Fossa acetabuli und zum Lig. cap. femoris (teres) und zum Knochen gelangt (Bd. 1, Abb. S. 522, *503*).

6. **A. pudendalis interna** verläßt zusammen mit der A. glutaea caud. (s. S. 217) das Becken, bedeckt vom M. piriformis und wendet sich dann durch das For. ischiadicum min. in die Fossa ischiorectalis. Sie gelangt mit der A. analis (haemorrhoidalis inf.) zum Anus, mit den Aa. perinei zur Haut und der Muskulatur des Perineums wie auch in die hinteren Teile des äußeren Genitale (Aa. scrotales post., bei der Frau Aa. labiales post.). Das Gefäß selbst setzt sich als A. penis (A. clitoridis) fort, die sich mehrfach verzweigt:

a) **A. bulbi urethrae** (A. bulbi vestibuli) zum Bulbus urethrae und zum Corp. cavernosum urethrae.

b) **A. urethralis** dringt in die Harnröhre kurz vor deren Eintritt in das Corp. cavernosum urethrae ein und zieht bis zur Glans penis.

c) **A. dorsalis penis** (1. Endast) legt sich in den Sulc. dorsal. penis (die Gefäße beider Seiten fassen die unpaare Vene zwischen sich). Unter reicher Aufspaltung und Anastomosenbildung mit der A. profunda penis zieht sie bis zum Präputium und zur Glans. Schon bei ihrem Hervortreten unter dem Arc. pubis zweigen sich Äste zur Peniswurzel und zum oberen Scrotum ab.

d) **A. profunda penis** (clitoridis) (2. Endast) verläuft im Corp. cavernosum penis nach vorn, versorgt dieses und kommuniziert mit den Zweigen der A. dorsalis penis.

**A. ilica externa** zieht subperitoneal am medialen Rand des M. psoas gemeinsam mit der Vena ilica externa auf der Fascia ilica zur Lacuna vasorum hinab. Außer kleinen Zweigen für die durchlaufenen Gebiete gibt sie erst kurz vor dem Eintritt in die Lacuna vasorum bzw. in ihr selbst zwei größere Äste ab:

1. **A. epigastrica caudalis** entspringt medial vom inneren Leistenring (wobei der Duct. deferens über ihr hinwegzieht) und steigt an der Hinterfläche des M. rectus abdominis in dessen Scheide auf. Sie versorgt mit zahlreichen Ästen die Bauchdecke und verbindet sich in dem Muskelfleisch des M. rectus in Nabelhöhe mit der A. thoracica (mammaria) int. (epigastric. cran.) und den Intercostalarterien dieses Gebietes. Gleich von der Ursprungsstelle geht ein R. pubicus zur Symphyse ab; er anastomosiert mit dem R. pubicus der A. obturatoria (s. Nr. 5). Von den zur Muskulatur des unteren Bauchdeckenteils gehenden Ästen wird die A. m. cremasteris (spermatica externa) besonders unterschieden, die am Beginn des Leistenkanals entspringt und mit dem Samenstrang, als Begleitarterie des M. cremaster, in das Scrotum eintritt. Sie anastomosiert mit der A. spermatica int. (S. 100) und versorgt mit vielen kleinen Ästchen den Samenstrang, den M. cremaster und Teile des Scrotums. — Bei der Frau entspricht diesem Gefäß die in der Chorda uteroinguinalis (Lig. teres uteri) und den Lab. majora sich verbreitende A. chordae uteroinguinalis.

2. **A. circumflexa ilium profunda** zieht nach ihrem Ursprung hinter dem Lig. inguinale zwischen der Fascia ilica und der Fasc. transversalis seitlich nach oben gegen die Spina ilica ventralis (ant. sup.) und an der Crista ilica weiter nach hinten. Sie verzweigt sich in der vorderen Bauchwand und anastomosiert mit der A. iliolumbalis und der A. ilica interna (s. S. 217).

**A. femoralis** wird die A. ilica externa nach ihrem Durchtritt durch die Lacuna vasorum genannt. Sie liegt, zunächst nur von der Fascia lata bedeckt, in der Fossa iliopectinea. Im weiteren Verlauf dringt das Gefäß tiefer in den Oberschenkel ein und gelangt unter dem M. sartorius an der tibialen Seite des M. vastus tibialis in den Adduktorenkanal (s. S. 189). Als A. poplitea erscheint es dann in der Fossa poplitea. Die Äste der A. femoralis, die nach dem Versorgungsgebiet in mehr oberflächliche Hautgefäße (vorwiegend aus der Fossa iliopectinea entspringend) und in die eigentlichen Muskeläste für den Oberschenkel unterteilt werden können, sind:

1. **A. epigastrica superficialis** zweigt sich schon kurz vor dem Lig. inguinale ab und wendet sich durch die Fossa ovalis der unteren Bauchwand zu. Sie gelangt meist bis zum Nabel und kommuniziert mit Ästen der A. thoracica (mammaria) int. (S. 170).

2. **A. circumflexa ilium superficialis** entspringt neben der vorigen, läuft parallel dem Leistenband nach lateral und verzweigt sich, ebenso wie die
3. **R. inguinales** im Leistengebiet und seinen Lymphknoten.
4. **A. pudendalis externa** (meist zwei Äste), versorgt den oberen Teil der äußeren Genitalien und das Hautgebiet über der Symphyse. Als **Aa. scrotales antt.** gelangen Ästchen zum Scrotum; bei der Frau als **Aa. labiales antt.** zu den Labia majora.
5. **A. profunda femoris** ist das Hauptgefäß für den Oberschenkel und entspringt etwa 4 Finger breit unterhalb des Lig. inguinale an der lateralen Seite, wendet sich aber sogleich hinter der A. femoralis nach medial und zwischen den Adduktoren und dem M. vastus tibialis nach unten. Außer kleinen Zweigen zur benachbarten Muskulatur sind die größeren Äste der A. profunda femoris:
   a) **A. circumflexa femoris tibialis** wendet sich zwischen dem M. iliopsoas und dem M. pectineus rückwärts zur Fossa trochanterica, wo sie sich mit der A. circumflexa femoris fibularis verbindet. Vorher verzweigt sich ein **R. superficialis** im proximalen Gebiet der Adduktoren; ein **R. profundus** zieht unter dem Trochanter minor hindurch zu den Flexoren, dem M. adductor magnus und Quadratus femoris. Es kann aus diesem Gefäß eine **A. acetabuli** durch die Incisura acetabuli zum Hüftgelenk gelangen (s. a. die A. acetabuli von der A. obturatoria, die letztere ersetzen kann oder mit der zusammen sie das Gebiet versorgt).
   b) **A. circumflexa femoris fibularis** entspringt nahe dem Ursprung der A. profunda femoris und zieht zwischen dem M. rectus femoris und M. sartorius nach lateral zum Trochanter major, wo die Verbindung mit den anderen Gefäßen dieses Gebietes erfolgt (bes. A. glutaeae und A. circumflexa femoris tibialis). Meist spalten sich schon gleich am Ursprung des Gefäßes ein **R. ascendens** und ein **R. descendens** ab, die sich in der seitlichen Oberschenkelmuskulatur verästeln.
   c) Als **Aa. perforantes** werden die in wechselnder Zahl (3—5) von der A. profunda fem. abgehenden Endäste bezeichnet, die hart über der Linea aspera die Adduktorenansätze durchbohren und sich auf die dorsale Seite des Oberschenkels begeben.
      **A. perforans prima** versorgt insbesondere das proximale Gebiet im Bereich des M. adductor magnus und brevis und gelangt außerdem mit einer **A. nutricia** in das Femur.
      **A. perforans secunda** verzweigt sich in den Adduktoren etwas weiter distal von der vorherigen.
      **A. perforans tertia** gelangt vor allem zu den Beugern des Oberschenkels und mit einer **A. nutricia** in das Femur.
6. **Rr. musculares** zweigen sich in wechselnder Zahl vom Hauptgefäß ab und versorgen die Muskulatur.
7. **A. genus descendens (suprema)** durchbohrt mit oder nahe dem N. saphenus die Vorderwand des Adduktorenkanals und gelangt teils unter Abgabe von Ästen in die benachbarte Muskulatur zum Kniegelenk, teils neben dem N. saphenus als **R. saphenus** zur Gegend des Pes anserinus und weiter abwärts.

Als **A. poplitea** wird die distale Fortsetzung der A. femoralis bezeichnet vom Heraustreten aus dem Adduktorenkanal bis zum cranialen Rande des M. soleus. Während ihres Verlaufs durch die Fossa poplitea gibt sie mehrere Äste in die benachbarte Muskulatur ab; zum Kniegelenk und zum **Rete articulare genus** in dessen Kapsel ziehen mehrere Gefäße, die als **Aa. genus proximales tibiales und fibulares** und als **Aa. genus distales fibulares und tibiales** unterschieden werden. Als **A. genus media** entspringt ein Ästchen vor der Hinterwand der Gelenkkapsel, durchbohrt diese und gelangt in die Ligg. decussata des Gelenkes.

Zur Versorgung des Unterschenkels teilt sich die A. poplitea auf in folgende Äste:
1. **A. tibialis ventralis** verläuft nach Durchbohrung der Membrana interossea auf dieser zwischen dem M. tibialis ventr. und dem Flex. hall. long. abwärts zum Fußrücken, wo sie als **A. dorsalis pedis** endet. Außer zahlreichen Muskelästen gibt die A. tibialis ventralis ab:
   a) **A. recurrens tibialis dorsalis** entspringt vor dem Durchtritt der A. tibialis ventr. durch die Membrana interossea und begibt sich zur Gegend des Capitulum fibulae.
   b) **A. recurrens tibialis ventralis** entspringt nach dem Erscheinen der A. tibialis ventr. auf der Membrana interossea und gelangt in den vorderen Teil des **Rete articulare genus**.
   c) **A. malleolaris ventralis** tib. und fibul. ziehen zum **Rete malleolare**.

Aus dem als A. dorsalis pedis (s. o.) bezeichneten Gefäß entspringen:

a) Aa. tarseae tibiales verzweigen sich am medialen Fußrand.

b) A. tarsea fibularis zieht unter dem M. extens. halluc. brevis zum Rete dorsale pedis.

c) A. metatarsea dorsalis I (1. Endast) zieht im 1. Zwischenknochenraum weiter distalwärts und spaltet sich in die Aa. digitales dors. für die große und zweite Zehe auf. Ebenso entspringt der mediale Ast für die große Zehe aus ihr.

d) R. plantaris profundus (2. Endast) gelangt unter Durchbohrung des M. interosseus dorsalis I zum Arcus plantaris profundus der Fußsohle (s. diesen).

e) A. arcuata zieht auf den Mittelfußknochen nach lateral zum Rete dorsale pedis (s. dieses weiter unten).

2. A. tibialis dorsalis zieht zusammen mit dem N. tibialis am medialen Rande des M. tibialis dors. abwärts und mit der Sehne des M. flex. hall. long. zur Sohle, die sie mit den beiden Endästen, A. plantaris tibialis und der A. plantaris fibularis, erreicht. In die Muskulatur des Unterschenkels werden mehrere Zweige abgegeben. Weitere Äste sind:

a) R. fibularis unter dem Capitulum fibuale nach vorn ins Rete artic. genus gelangend.

b) A. nutricia tibiae versorgt nach Abgabe kleiner Zweige für die benachbarte Muskulatur das Mark der Tibia.

c) A. malleolaris dors. tibiales zieht zum Rete malleolare tibiale.

d) Rr. calcaneares tibiales ziehen zur Haut im Gebiet der Ferse und bilden mit den Rr. calcan. fibul. der A. fibularis das Rete calcaneare um das Tuber calcanei.

e) A. plantaris tibialis zieht zwischen dem M. abduct. hall. und dem M. flex. digit. brevis zum Metatarsale I, wo sie sich in einen R. profundus und superficialis aufspaltet.

f) A. plantaris fibularis zieht im Bogen zwischen dem M. flex. digit. brevis und dem M. quadratus plantae zum 5. Metatarsalknochen und bildet zwischen den Mm. interossei und dem Caput obliquum des M. adduct. hall. verlaufend den Arcus plantaris, der am Metatarsale I mit dem R. plantaris prof. aus der A. dorsalis pedis kommuniziert.

3. A. fibularis (A. peronaea) entspringt in gleicher Höhe, wie die A. tibialis post. und zieht an der medialen Kante der Fibula auf den Calcaneus zu, an dem sie sich in die Rr. calcaneares latt. aufsplittert. Sie versorgt vor allem die tiefe Muskulatur des Unterschenkels und gibt außerdem ab:

a) A. nutricia fibulae zur Ernährung des Knochens.

b) R. perforans durchbohrt die Membrana interossea in ihrem untersten Ende und verbindet sich mit der A. dorsalis pedis (aus der A. tibialis ventr.).

c) R. communicans stellt unter den Sehnen der Flexoren verlaufend die Verbindung mit kleinen Ästen der A. tibialis dors. her.

d) A. malleolaris dorsalis fibularis zieht zum Rete malleolare fibulare.

e) Rr. calcaneares fibulares verbreiten sich an der lateralen Seite des Calcaneus in der Haut.

Der Arcus plantaris wird aus den Endästen der A. tibialis dors. (A. plantaris fibul.) und der A. tibialis ventr. (R. plantaris prof.) gebildet, liegt zwischen den Mittelfußknochen mit den Interossei und den Sehnen der Zehenbeuger und bildet die Äste zur Versorgung der Zehen:

a) Aa. metatarseae plantares verlaufen in den Zwischenräumen der Mittelfußknochen nach vorn und spalten sich in je zwei Aa. digitales plantares für die sich zugekehrten Ränder der Zehen auf.

b) Rr. perforantes, in proximale und distale unterschieden, dringen durch die Mm. interossei und kommunizieren am Fußrücken mit den Aa. metatarseae dorsales II—IV.

Das Rete dorsale pedis bekommt seine Zuflüsse vor allem aus den Ästen der A. dorsalis pedis, versorgt mit zahlreichen Zweigen den Fußrücken, übernimmt aber auch die dorsale Versorgung der Zehen: Aa. metatarseae dorsales 2, 3, 4 [oft direkt aus der A. arcuata (s. d.) entspringend], ziehen vom Rete dorsale pedis aus auf den Mm. interossei nach vorn und teilen sich in je zwei Aa. digitales dorsales für die einander zugekehrten Zehenränder.

## Tabelle des Plexus lumbo-sacralis.

Der Plexus lumbalis wird gebildet aus den Rami ventrales des 1.—4. Lumbal-
und einem Zweig aus dem 12. Thorakalnerven. Der untere Teil des 4. und der
ganze 5. Lumbalnerv bilden mit den Sacralnerven den Plexus sacralis (zusammen Plexus lumbosacralis). Der den 2., 3. und 4. Sacralnerven ent-
haltende Anteil des Plexus wird gesondert als Plexus pudendalis unterschieden.
Als Plexus coccygicus wird das aus dem 4. und 5. Sacral- und den Coccygeal-
nerven stammende Geflecht bezeichnet.

### Plexus lumbalis.

1. Rr. musculares zu den benachbarten Muskeln (Intertransversarii, Quadratus
lumborum, Psoas maior et minor). Diese Äste entspringen nicht aus dem eigentlichen Plexus, sondern aus seinen Wurzeln.
2. N. iliohypogastricus (Th 12, L 1) (S. 47) durchbohrt den M. psoas und gelangt,
schräg über den M. quadratus lumborum abwärtsziehend, zur Crista ilica. Hier
durchbohrt er den M. transversus abdominis und verläuft zwischen diesem und
dem M. obliquus abdom. internus gegen den inneren Leistenring zu. Er gibt den
a) R. cutaneus lateralis für die Haut der Hüfte ab.
b) Rr. musculares für den M. obliquus internus und M. transversus abdominis.
c) R. cutaneus ventralis (Endast) durchbohrt die Aponeurose des M. obliquus
externus in Höhe des inneren Leistenringes und versorgt die Haut über der
Symphyse.
3. N. ilioinguinalis (L 1) (S. 47) erscheint wenig über der Crista ilica am lateralen
Rand des M. psoas und verläuft etwas caudal vom vorigen ihm parallel zum
äußeren Leistenring, durch den er die Haut des Mons pubis erreicht. Aus ihm
gehen hervor:
a) Rr. musculares zur Bauchmuskulatur.
b) Nn. scrotales anteriores (labiales anteriores) für die Haut des Scrotums
bzw. der Labia majora.
4. N. genitofemoralis (L 1, 2) (S. 48) steigt senkrecht auf dem M. psoas herab
und teilt sich in den
a) R. femoralis (N. lumboinguinalis), der unter dem Lig. inguinale hindurch
nach Durchbohrung der Fascia lata in die Haut der Leistenbeuge zieht.
b) R. genitalis (N. spermaticus externus), der zusammen mit dem Samenstrang in das Scrotum eintritt und die Hüllen des Hodens versorgt.
5. N. cutaneus femoris lateralis (L 2, 3) (S. 183) zieht auf dem M. ilicus zur
Spina ilica ventralis (anterior sup.) und tritt in ihrer Nähe unter dem Leistenbande hindurch in das laterale und lateral-mediale Hautgebiet des Oberschenkels.
Seine Fasern reichen bis in die Kniegegend herab.
6. N. obturatorius (L 2, 3, 4) (S. 183) erscheint am medialen Rand des M. psoas
und zieht unterhalb und parallel der Linea terminalis zum Canalis obturatorius.
Vor dem Eintritt in den Canalis obturatorius gibt er ab:
a) R. muscularis für den M. obturator externus. Er begleitet den Stamm
durch den Kanal und tritt von oben her in den Muskel. — Während oder
unmittelbar nach dem Durchtritt des Stammes durch den Canalis obturatorius
erfolgt die Teilung in den R. ventralis und R. dorsalis, die durch den M.
adductor brevis voneinander getrennt werden.

Astfolge des R. ventralis:
a) R. muscularis für den M. pectineus (kann fehlen).
b) R. muscularis für den M. adductor brevis.
c) R. muscularis für den M. adductor longus.
d) R. muscularis für den M. gracilis.
e) R. cutaneus (femoris tibialis) für die Innenfläche des Oberschenkels.

Astfolge des R. dorsalis:
a) R. muscularis für den M. adductor minimus.
b) R. muscularis für den M. adductor magnus, von dem ein R. articularis
für das Kniegelenk (Rückseite) entspringt.
c) R. articularis coxae zum Hüftgelenk.
d) Rr. diaphysarius zum Rückseitenperiost und zur Markhöhle des Femur.
7. N. femoralis (L 1, 2, 3, 4) (S. 183) liegt zunächst in der Furche zwischen M. psoas
und M. ilicus, um dann durch die Lacuna musculorum in das Trigonum femorale
zu ziehen, in dem er lateral von der A. femoralis liegt. Äste:
a) Rr. musculares für den M. psoas und ilicus.
b) R. articularis coxae (geht auch als Zweig aus den Muskelästen für den
M. rectus femoris oder den Vastus tibialis hervor) für das Hüftgelenk.

c) R. muscularis für den M. pectineus.
d) N. arteriae femoralis proprius begleitet die A. femoralis an der medialen Seite in ihrer ganzen Länge. Er gibt den N. epiphysarius femoris proximalis für die obere Vorderfläche des Femurperiostes ab und den N. diaphysarius femoris distalis für die Markhöhle.
e) Rr. cutanei femoris ventrales durchbrechen an verschiedenen Stellen die Fascia lata und strahlen in die vordere Oberschenkelhaut aus. Mit ihnen entspringen gewöhnlich

f) Rr. musculares für den M. sartorius.
g) R. muscularis für den M. rectus femoris.
h) R. muscularis für den M. vastus fibularis.
i) R. muscularis für den M. vastus tibialis; versorgt mit kleinen Zweigen meist auch den M. sartorius mit.
k) Aus den beiden letzten Muskelästen gehen für das Periost der Vorderseite des Femur mehrere Zweige, von denen einer als N. epiphysarius femoris dist. bezeichnet wird, ab. Seine Endfäden erreichen das Kniegelenk.
l) N. saphenus liegt zunächst lateral neben der A. femoralis, um dann über den tibialen Condylus femoris hinweg nach Durchbohrung der Fascie in die Unterschenkelhaut zu gelangen, in der er zusammen mit der V. saphena magna hinabsteigt. Er strahlt bis zum Malleolus tibialis und zum medialen Fußrand aus. Zweige von ihm ziehen zum Kniegelenk, der R. infrapatellaris versorgt die Haut des Knies medial und vorn, die Rr. cutanei cruris tibiales die der Innenseite des Unterschenkels.

Asteintrittsfolge des N. femoralis:
M. iliopsoas,
M. pectineus,
M. sartorius,
M. rectus femoris,
M. vastus fibularis,
M. vastus intermedius,
M. vastus tibialis.

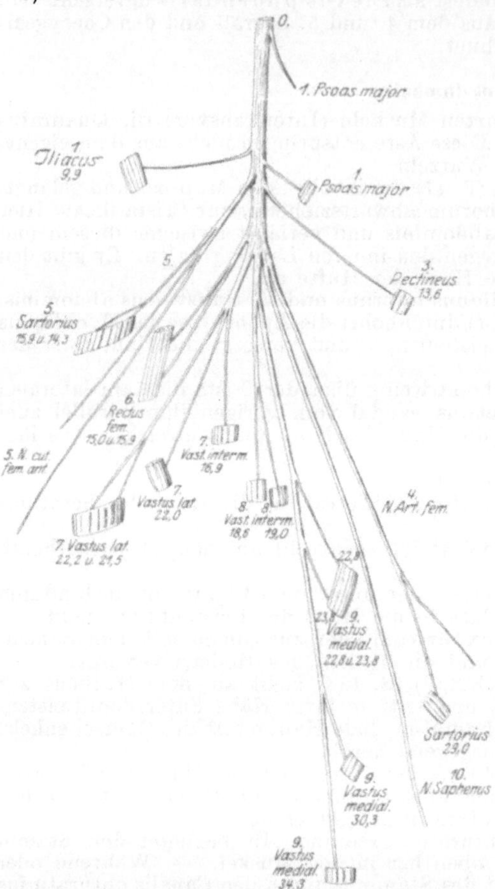


Abb. 106. Astfolge des Nervus femoralis. Die Zahlen bedeuten die Entfernungen der Eintrittsstellen der Muskeläste in die Muskeln, gemessen von der Stelle des Hervortretens des N. femoralis am lateralen Rande des M. psoas maior. (Aus O. Foerster: In Handbuch der Neurologie, Erg.-Bd. II/1. — E.)

## Plexus sacralis

(mit dem Plexus lumbalis durch den Truncus lumbosacralis verbunden).

I. N. glutaeus cranialis (L 4, 5) (S. 189) verläßt das Becken mit der A. glutaea cranialis durch das Foramen suprapiriforme und tritt in den M. glutaeus medius, den M. glutaeus minimus und den M. tensor fasciae latae.
II. N. glutaeus caudalis (L 5, S 1, 2, 3) (S. 189) verläßt das Becken mit der A. glutaea caud. zusammen mit kleinen direkten Plexusästchen zum M. piriformis, M. quadratus femoris, M. obturator internus und die Mm. gemelli durch das Foramen infrapiriforme und zieht in den M. glutaeus maximus.
III. N. cutaneus femoris dorsalis (S 1, 2, 3) (S. 189) zieht durch das Foramen infrapiriforme unter Abgabe vieler Hautästchen subfascial in der Rinne zwischen M. biceps und M. semitendineus zur Kniekehle hinab. Endästchen gelangen bis auf den oberen Teil des Unterschenkels. Er entsendet Nn. clunium

caudales, die um den unteren Rand des M. glutaeus maximus aufsteigend in die Haut des Gesäßes ausstrahlen. Rr. perineales gelangen zur Haut des Dammes.

IV. N. ischiadicus (Hauptstamm des Plexus) (S. 185) verläßt das Becken durch das Foramen infrapiriforme und zieht über den M. obturator internus cum gemellis und den M. quadratus femoris lateral am Tuber ischiadicum

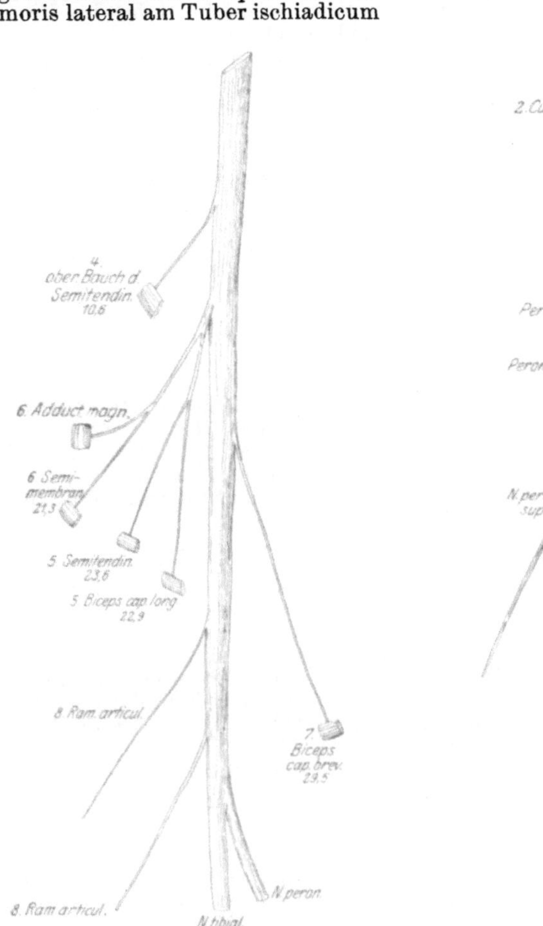

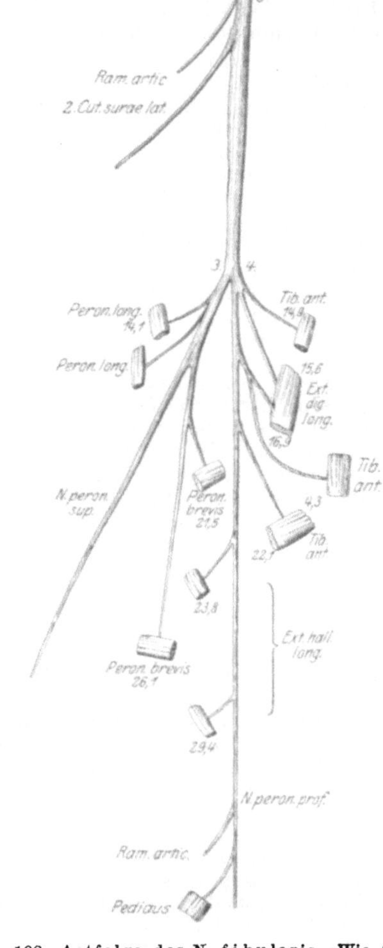

Abb. 107. Astfolge des N. ischiadicus am Oberschenkel. Wie Abb. S. 222. Eintrittsstellen der Muskeläste gemessen vom caudalen Rande des M. piriformis. — E.

Abb. 108. Astfolge des N. fibularis. Wie Abb. S. 222. Eintrittsstellen der Muskeläste gemessen von der Teilungsstelle des N. ischiadicus, hier 10 cm über dem Capitulum fibulae. Pediaeus=M.ext.dig.brev. – E.

vorbei zum Oberschenkel, wo er unter dem Caput longum des M. biceps liegt. Astfolge vor bzw. während des Durchtritts durch das Foramen infrapiriforme:

a) R. muscularis für den M. quadratus femoris, verläßt zusammen mit dem Stamm das Becken. Außer dem Muskel versorgt er das Periost im Bereich des Tuber ischii und der Trochanteren.

b) R. articularis coxae für das Hüftgelenk.

c) R. muscularis für den M. obturator internus, den M. gemellus tuberalis und spinalis (sup. u. inf.).

Nach dem Durchtritt werden abgegeben:

a) R. muscularis für den proximalen Teil des M. semitendineus.

b) R. muscularis für den M. semimembranaceus und den M. adductor magnus.

c) R. muscularis für den langen Kopf des M. biceps femoris und für den distalen Teil des M. semitendineus. Die unter a—c genannten Nerven können aus einem gemeinsamen Stämmchen, dem R. flexorius, entspringen.

d) R. muscularis für den kurzen Kopf des M. biceps femoris (aus dem Fibularisanteil des N. ischiadicus).

e) Rr. articulares genus für das Kniegelenk.

Die Teilung des N. ischiadicus in den N. fibularis communis und den N. tibialis erfolgt in wechselnder Höhe und kann schon in Höhe des Foramen infrapiriforme oder auch erst in der Kniekehle erfolgen.

1. N. fibularis communis, N. peronaeus communis (L 4, S 1, 2) (S. 187), zieht am medialen Rande des M. biceps femoris zum Capitulum fibulae und teilt sich unter dem Ursprungskopf des M. fibularis longus in seine Äste auf. Noch am Oberschenkel gehen ab:

a) R. articularis genus für das Kniegelenk.

b) N. cutaneus surae fibularis, tritt aus der Fossa poplitea zur Wadenhaut, die er bis zum Malleolus lateralis versorgt.

Astfolge am Unterschenkel:

a) N. fibularis (N. peronaeus) superficialis, ein kurzer Stamm, von dem entspringen:
R. muscularis für den M. fibularis longus,
R. muscularis für den M. fibularis brevis,
N. cutaneus dorsi pedis medius (Endast),
N. cutaneus dorsi pedis tibialis (Endast), von denen die Nn. digitales dorsales pedis entspringen.

b) N. fibularis profundus, zieht auf der Vorderfläche der Membrana interossea lateral neben der A. tibialis ventralis abwärts. Er gibt ab:
R. muscularis für den M. tibialis ventralis; als N. epiphysarius tibiae ventralis geht ein Ästchen für das Periost der Tibia ab,
R. muscularis für den mittleren Teil des M. tibialis ventralis und für den oberen Teil des M. extensor digitorum longus,
R. muscularis für den distalen Teil des M. tibialis ventralis,
R. muscularis für den oberen Teil des M. extensor hallucis longus,
R. muscularis für den unteren Teil des M. extensor hallucis longus.
Tibia- und Fibulaperiost werden von allen genannten Muskelästen mitversorgt.
R. articularis talocruralis für das obere Sprunggelenk,
R. muscularis für den M. extensor digitorum et hallucis brevis. Der sensible Rest des Nerven tritt, neben der A. metatarsea dorsalis prima im ersten Zwischenknochenraum verlaufend, mit den Nn. digitales dorsales proprii zur Haut der 1. und 2. Zehe (N. digitalis dorsalis hallucis fibularis und N. digiti secundi tibialis).

2. N. tibialis (L 4, S 1, 2, 3) (S. 189) steigt lateral neben der V. poplitea und etwas oberflächlicher als diese gelegen in der Kniekehle hinab und legt sich im Canalis popliteus an die A. poplitea an, mit der zusammen er am Unterschenkel abwärts zieht und an den Fuß gelangt. Astfolge:

a) N. cutaneus surae tibialis entspringt im Bereich der Kniekehle und zieht mit der V. saphena parva hinab, um sich mit dem R. anastomoticus fibularis (aus dem N. cutaneus surae fibularis) zum N. suralis zu verbinden. Von diesem ziehen Rr. calcaneares fibulares zur Fersenhaut. Der Nerv selbst wendet sich um den Malleolus fibularis herum zum Kleinzehenrand, um auf dem Fußrücken als N. cutaneus dorsi pedis fibularis in der Haut der kleinen Zehe zu enden.

b) R. muscularis für den medialen Kopf des M. gastrocnemius. Zur A. poplitea geht von ihm ein Zweig ab.

c) R. muscularis für den lateralen Kopf des M. gastrocnemius und den dorsalen Teil des M. soleus.

d) R. muscularis für den M. plantaris.

e) R. articularis genus für das Kniegelenk, in der Ursprungshöhe sehr schwankend. Meist erscheint er als ein Zweig aus dem Muskelast für den M. popliteus.

f) R. muscularis für den M. popliteus. Er teilt sich in den N. diaphysarius tibiae für die Markhöhle der Tibia, und den N. interosseus cruris, der mit seinem N. epiphysarius tibiae dorsalis proximalis zum oberen Tibiofibulargelenk und zum rückseitigen Tibiaperiost gelangt.

g) R. muscularis für den ventralen Teil des M. soleus.

h) R. muscularis für den M. tibialis dorsalis. Versorgt außerdem das Periost der Tibia und mit dem N. diaphysarius fibulae Periost und Markhöhle der Fibula.

i) R. muscularis für den M. flexor digitorum longus.
k) R. muscularis für den M. hallucis longus.
l) R. articularis talocruralis für das obere Sprunggelenk.
m) Rr. calcaneares tibiales für die Haut der Ferse und des medialen Fußrandes.
n) N. plantaris tibialis (1. Endast des N. tibialis) entspringt unter dem Malleolus tibialis und zieht zur Fußsohle. Von ihm gelangen Rr. cutanei zur Fußsohlenhaut, Rr. musculares zum M. abductor hallucis und zum M. flexor digitorum brevis. Der medial gelegene Teil zieht zum M. flexor hallucis brevis, bzw. als N. plantaris hallucis tibialis zur Plantarseite der großen Zehe. Der laterale Zweig bildet 3 Nn. plantares communes zur Versorgung des M. lumbricalis 1. und 2. und zur Bildung der 7 Nn. digitales plantares proprii, die zu den Seiten der 3 ersten und der medialen Seite der 4. Zehe gelangen.
o) N. plantaris fibularis (2. Endast des N. tibialis) bildet Rr. musculares für den M. abductor digiti quinti und den M. quadratus plantae, worauf die Teilung in einen R. profundus und einen R. superficialis erfolgt. Der R. profundus versorgt die Mm. interossei, den M. adductor hallucis, den lateralen Kopf des M. flexor hallucis brevis, die Mm. lumbricales II—IV. Der R. superficialis bildet den N. plantaris communis IV, aus dem die beiden Nn. digitales plantares proprii für die einander zugekehrten Seiten der 4. und 5. Zehe hervorgehen, und den N. plantaris proprius V für den Außenrand der kleinen Zehe. Aus den beiden Nn. plantares erfolgt ferner die Versorgung des Periostes der Metatarsalknochen, der Metatarsophalangealgelenke, des Periostes der Zehen wie auch der Interphalangealgelenke.

Asteintrittsfolge des N. ischiadicus:
    M. obturator internus, Mm. gemelli, M. quadrat. femoris,
    M. semitendineus,
    M. semimembranaceus,
    M. biceps (caput long.),
    M. biceps (caput breve).
Asteintrittsfolge des N. tibialis:
    M. gastrocnemius und M. plantaris,
    M. popliteus,
    M. soleus,
    M. tibialis dorsalis,
    M. flexor digit. long.,
    M. flexor hall. long.,
    Muskeln der Fußsohle.
Asteintrittsfolge des N. fibularis:
    M. fibularis long.,
    M. fibularis brevis,
    M. tibialis ventr. (oberer Teil),
    M. extensor digit. long.,
    M. tibial. ventr. (mittlerer und unterer Teil),
    M. extens. halluc. long.,
    M. extensor digit. et hallucis brevis.

### Plexus pudendalis.

1. Nn. rectales caudales (haemorrhoidales medii) (erhalten Zweige aus dem sympathischen Plexus hypogastricus) ziehen zum Rectum und zum M. levator ani.
2. Nn. vesicales zum Blasengrund.
3. Nn. vaginales zur Vagina.
    Die genannten Nerven entspringen noch im Becken, ebenso wie die den M. levator ani und den M. coccygicus versorgenden Äste. Die übrigen Teile des Plexus formieren sich zum
4. N. pudendalis [S (1), 2, 3, 4] (S. 50), der im Anfangsteil noch aus mehreren Bündeln besteht und neben der A. pudendalis interna das Becken durch das Foramen infrapiriforme verläßt, um in die Fossa ischiorectalis zu ziehen. Seine Äste sind:
    a) Nn. anales (haemorrhoidales inf.) zum M. sphincter ani externus und zur Analhaut.
    b) N. perinei verläuft neben der A. perinei durch die Fossa ischiorectalis und gelangt in den M. ischiocavernosus, den M. bulbocavernosus, den M. transversus perinei superficialis und zur Haut des Dammes. Seine Endsätze sind die Nn. scrotales (labiales) posteriores für die Hinterwand des Scrotums bzw. für die großen Schamlippen.

c) **N. dorsalis penis (clitoridis)** zieht nach Abgabe eines Ästchens für den M. transversus perinei profundus unter der Symphyse hindurch auf das Dorsum des Penis (der Klitoris), wo eine reichliche Aufspaltung in Ästchen für die Haut des Penis einschließlich der Glans erfolgt.

**Plexus coccygicus.**

Nn. anococcygici für die Haut im Bereich des Os coccygis bis zum Anus.

# E. Die Beziehungen zwischen Körperperipherie und Centralnervensystem.

Körperperipherie und Centralnervensystem sind miteinander verbunden durch die Kabel der peripheren nervösen Leitungsbahnen. Diese peripheren Nerven verlaufen nicht irgendwie und irgendwo, sondern unterliegen bestimmten Gesetzmäßigkeiten. Eine davon ist der segmentale Grundplan des Körpers, an den auch die Nerven gebunden sind, sogar sehr fest gebunden sind wie das Beispiel des N. phrenicus zeigt. Eine weitere Gesetzmäßigkeit ist gegeben in der Einlagerung der Nerven etwa in eine Extremität: die Nerven werden dorthin gelegt, wo sie durch die Muskeltätigkeit möglichst wenig behelligt werden, z. B. an die Septa intermuscularia. Auch die Bildung der Plexus und ihrer Hauptstämme unterliegt einer Gesetzmäßigkeit, die in der Organisation der Extremität gegeben ist. Verpflanzt man z. B. bei einer Unkenlarve die noch nervenlose Anlage einer oberen Extremität auf den Kopf (Bd. 1, S. 33, *27*), so wachsen Äste des N. trigeminus in die Extremität hinein und bilden nicht etwa Verzweigungen nach dem Typus der Trigeminusäste, sondern einen typischen Armplexus mit typischen Armnerven so wie sie im normalen Geschehen nur von Rückenmarksnerven gebildet werden. Das mesenchymatische Bildungsmaterial (Blastem) der Extremität veranlaßt den oder die nächstgelegenen Nerven zum Einwachsen und schreibt ihnen zugleich genau die einzuhaltenden Wege und damit Astfolgen vor. Sicherlich sind noch weitere Momente mitbestimmend dafür, daß immer wieder die typischen peripheren Nerven gebildet werden. Denn bei aller individuellen Variabilität in Einzelheiten ist doch der Grundplan festgelegt: die segmentale Abfolge am Rückenmark ist bei allen Menschen gegeben, ebenso in der Peripherie der Plan des N. radialis oder ulnaris oder fibularis, und zwar in typischer Lagerung. Niemals verläuft der Medianus auf der Dorsalseite des Armes oder der Ischiadicus durch die Lacuna musculorum. Das periphere Nervensystem variiert ebensosehr wie die ganzen Menschen, aber auch nicht mehr. Jeder Einzelmensch hat seine individuelle Ausprägung des peripheren Nervensystems im Rahmen des spezifisch menschlichen Grundplanes, wie er ja auch bei aller persönlichen Eigenart von Wuchs, Haar, Bewegungsart immer Mensch ist. Der immer wiederkehrende Grundplan ermöglicht es dem Arzt auch einen ihm völlig fremden Kranken zu untersuchen und zu beurteilen, und zunächst wenigstens zu einer generellen Diagnose zu kommen. Je mehr er die individuellen Einzelheiten erkennt, desto mehr kommt er zu einer individuellen Beurteilung und Behandlung.

Ähnlich wie bei den peripheren Nerven bestehen Gesetzmäßigkeiten auch in den Beziehungen zwischen Körperperipherie und Centralnervensystem, deren Vermittler die peripheren Nerven sind. Jedem Muskel entsprechen eine Anzahl Ganglienzellen in der Vordersäule der grauen Substanz. Sie bilden eine stabförmige Gruppe, eine Zellsäule, den „Kern" des Muskels. Jeder Muskel ist durch seinen Kern im Rückenmark vertreten, und so ist die gesamte Muskulatur in den grauen Vordersäulen in Gestalt dieser Ganglienzellgruppen wiedergegeben. Die Lage dieser Kerne im Querschnitt, ihre Erstreckung in der Längsrichtung ist bei aller individuellen Variabilität im Grunde auch hier feststehend (vgl. Bd. 3, S. 62). Die Tabellen S. 232 und S. 233 geben diese zentrale Repräsentation der einzelnen Muskeln im Rückenmark mit Rücksicht auf ihre segmentale Zugehörigkeit wieder, so wie sie durch anatomische Untersuchung und klinische Beobachtung festgestellt ist. Aus diesen Tabellen ist ohne weiteres ersichtlich, in welchen Segmenten des Rückenmarks ein bestimmter Muskel seinen Kern hat, an welche Segmente der Eigenreflex dieses Muskels also gebunden ist, welche Segmente bei centraler Lähmung des Muskels erkrankt sind. Zu beachten ist, daß die Segmente des Rückenmarks in ihrer Höhenlage nicht mit den Segmenten der Wirbelsäule übereinstimmen, da das Rückenmark erheblich kürzer ist als die Wirbelsäule (Bd. 3, S. 33).

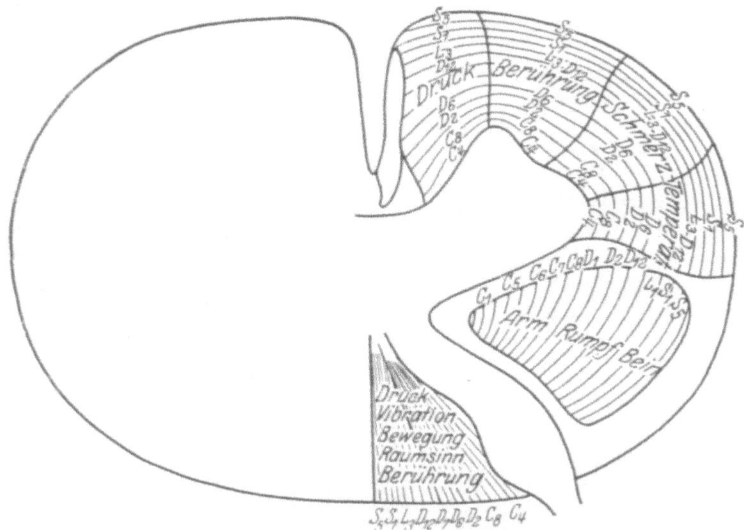


Abb. 109. Schematische Darstellung der segmentalen Gliederung der Pyramidenbahn, der Vorderseitenstrangbahn und der Hinterstränge. Ventrale Fläche des Rückenmarkes oben, dorsale unten. (Aus O. FOERSTER: In Handb. d. Neurologie von BUMKE-FOERSTER, Bd. 5, S. 83. — E.)

Wie die Muskeln durch Ganglienzellgruppen in der grauen Substanz repräsentiert sind, so zeigen auch die Fasern in der weißen Substanz eine typische Anordnung mit Rücksicht auf die Körperperipherie (Abb. S. 227). Über den segmentalen Aufbau der Hinterstränge vgl. auch Bd. 3, S. 54. Besonders hervorgehoben sei die Zusammensetzung der Pyramiden-Seitenstrangbahn. Auch in ihr ordnen sich die Fasern nach der Zugehörigkeit zu den segmentalen Muskelkernen und damit zur Peripherie. Sicherlich ist die Ordnung im einzelnen noch viel weiter durchgeführt, nur fehlt es an genaueren Erfahrungen darüber. Doch darf sie angenommen werden nach der sehr genauen Lokalisation im Ursprungsgebiet der Pyramidenbahn in den Centralwindungen.

Während im Rückenmark in der grauen Substanz die einzelnen Muskeln durch ihre Kerne in ihrer segmentalen Abfolge repräsentiert sind, sind in der motorischen Region der Großhirnrinde die einzelnen Gelenke mit den sie bewegenden Muskeln vertreten (Abb. S. 228), und zwar in umgekehrter Reihenfolge wie im Körper: was im Körper zu unterst liegt, die Füße, ist hier im obersten Gebiet vertreten, an der Mantelkante. Von da aus ist dann die Reihenfolge umgekehrt wie am Körper streng gewahrt. Eine anatomische Gliederung in „Kerne" ist jedoch in der Großhirnrinde nicht gegeben.

15*

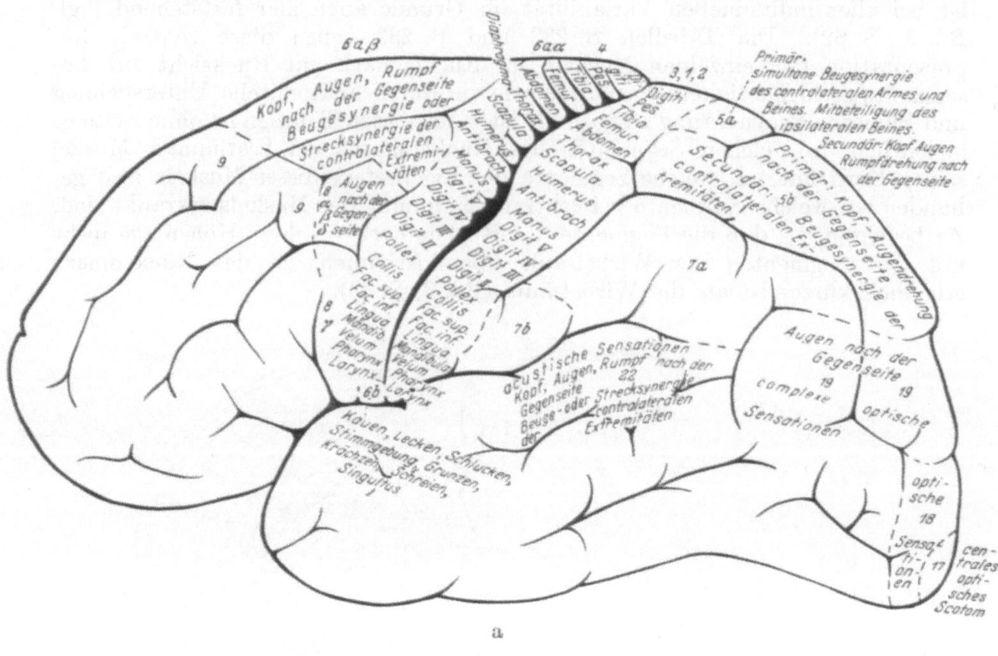

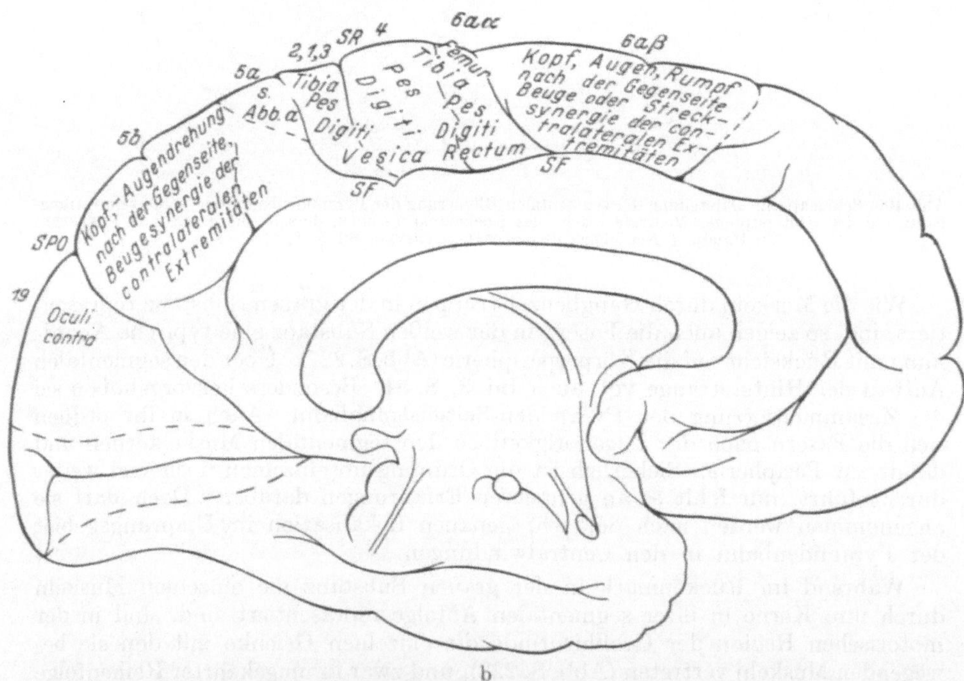

Abb. 110 a und b. Übersicht über die durch elektrische Reizung der einzelnen motorischen Rindenfelder erzielten motorischen Effekte. a Laterale Oberfläche der Hemisphäre, b mediale Oberfläche der Hemisphäre. Die Zahlen bezeichnen cytoarchitektonische Rindenfelder. *SF* Sulcus cinguli (callosomarginalis); *SPO* Sulcus parieto-occipitalis; *SR* Sulcus centralis (ROLANDI).
(Aus O. FOERSTER: In Handb. d. Neurologie von BUMKE-FOERSTER, Bd. 6, S. 50. — E.)

Im Kleinhirn ist die Körperperipherie nur nach Bewegungen großer Körperabschnitte vertreten, z. B. Abduction des Armes, und zwar mit dem Kopf in den vordersten Windungen beginnend (Bd. 3, S. 123).

Es bestehen also nicht nur funktionelle Beziehungen zwischen Centralnervensystem und Körperperipherie, sondern durchaus auch anatomische. Der Körper ist funktionell wie morphologisch im Rückenmark und Gehirn vertreten durch Centren und Kerne. Jede Änderung der Körperperipherie muß deshalb mit einer Änderung des Centralnervensystems einhergehen und umgekehrt, selbstverständlich auch des peripheren Nervensystems. Eine Extremitätenmißbildung besteht in Abweichungen der Knochen, Muskeln, Blutgefäße, Nerven und den entsprechenden Abweichungen von Rückenmark und Gehirn. Die Bezeichnung „Extremitätenmißbildung" trifft also nur den äußerlich sichtbaren Teil einer sehr viel ausgedehnteren Fehlbildung. Vererbt wird das Ganze der Fehlbildung, nicht bloß der sichtbare Teil davon. Eine Mutation, die ein neues Merkmal am Menschen brächte, müßte immer außer der Peripherie zugleich das gesamte Nervensystem betreffen. Eine Änderung nur der Peripherie bliebe für die Vererbung belanglos wie die Amputation eines Fingers, und biologisch ohne Bedeutung, da die neuen Muskeln ohne Vertretung im Centralnervensystem keine nervösen Impulse bekommen könnten.

Die centrale Vertretung jedes einzelnen Muskels ist die Grundlage dafür, daß wir Bewegungen machen und nicht einzelne Muskeln kontrahieren, d. h. für die harmonische Betätigung unserer Muskulatur. Schon im Rückenmark sind durch nervöse Verbindungen die „Kerne" der einzelnen Muskeln so gekoppelt, daß bestimmte Gruppen von Kernen und damit Muskeln gleichzeitig erregt werden. Dies wird besonders deutlich am Auftreten der Reflex-„Synergien" bei Ausfall der supranucleären Bahnen. Alle Muskeln an Arm bzw. Bein, welche die Gelenke in Beugestellung bringen, treten dann gleichzeitig in Aktion, wobei gleichzeitig alle Streckmuskeln nachlassen (Beuge- und Streckreflexsynergien). Beim Neugeborenen und Säugling innerhalb des ersten Trimenons sind diese Synergien noch ohne weiteres erkennbar, während sie später durch den Einfluß der supranucleären Bahnen verdeckt und nur bei deren Ausfall wieder kenntlich werden. In der Großhirnrinde z. B. sind, wie S. 227 erwähnt wurde, die Muskeln andersartig gekoppelt als im Rückenmark, so daß man geradezu von einem Rückenmarks-, Großhirn-, Kleinhirnbewegungsmodus sprechen kann.

Diese funktionelle Verknüpfung der Muskeln im Sinne der Synergien knüpft an an die anatomische Anordnung. Besonders am Bein ist in der Anordnung der zweigelenkigen Muskeln die Beuge- und Strecksynergie vollkommen vorgebildet. Ersetzt man im Modell die Muskeln durch Spiralfedern, so führt Beugebewegung im Hüft- oder im Kniegelenk zur Beugung in allen übrigen Gelenken, und entsprechend die Streckbewegung in einem einzigen der großen Gelenke zur Streckung der ganzen Extremität. Es hat also nicht nur jeder einzelne Muskel seine Vertretung im Centralnervensystem, sondern auch die funktionelle Verknüpfung ist in Peripherie und im Centralorgan die gleiche. Körperperipherie und Centralnervensystem sind morphologisch und funktionell vollkommen aufeinander abgestimmt.

Es wurde eben gesagt, daß in der vorderen Centralwindung die einzelnen Gelenke mit ihren Muskeln, also Gliedabschnitte vertreten sind. Die hier entspringenden Pyramidenfasern halten auch innerhalb der Pyramidenbahn ihren ganz bestimmten Platz inne, so daß den einzelnen Gliedabschnitten bestimmte Faserareale, z. B. in der Capsula interna, zugehören (Abb. S. 230). Die corticale Repräsentation ist jedoch nicht auf die vordere Centralwindung beschränkt, sondern auf die hintere Centralwindung ausgedehnt, in der in gleicher Art die

Gliedabschnitte vertreten sind (Abb. S. 228), wenngleich funktionell diese Vertretung gegenüber der in der vorderen Centralwindung unter normalen Umständen ganz zurücksteht und erst bei Erkrankung oder Zerstörung der vorderen. Centralwindung in Erscheinung tritt.

Mit den Centralwindungen ist jedoch die corticale Vertretung der Körperperipherie nicht erschöpft. Sie ist auf ein erheblich größeres Gebiet der Groß-hirnrinde erstreckt, zunächst in der Nachbarschaft der Centralwindungen im

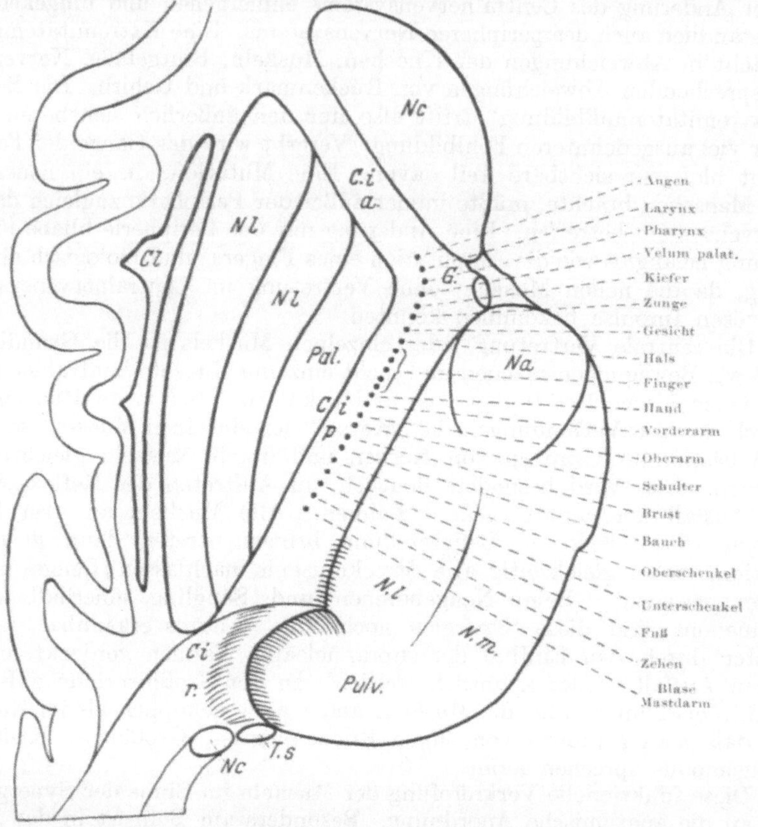


Abb. 111. Schematische Darstellung der somatotopischen Gliederung in der inneren Kapsel. Horizontalschnitt. *Cia, Cip, Cir* vorderer, hinterer und retrolentikulärer Abschnitt der inneren Kapsel. *Cl* Claustrum; *G* Knie der inneren Kapsel; *Nc* Nucl. caudatus; *Nl* Nucl. lentiformis; *Pal* Pallidum; *Na, Nl, Nm* Nucleus rostralis, lateralis und medialis thalami; *Pulv.* Pulvinar; *Ts* Taenia semicircularis. (Aus O. FOERSTER: In Handb. d. Neurologie von BUMKE-FOERSTER, Bd. 6, S. 23. — E.)

Stirn- und Scheitellappen (Abb. S. 228) in Zusammenhang mit den Endigungen der Tastbahn (s. unten), dann auch im Schläfen- und Hinterhauptslappen im Anschluß an die hier gegebenen Endigungen der Hör- und Sehbahn. In diesen extracentralen motorischen Rindenfeldern sind nicht mehr einzelne Gliedabschnitte vertreten, sondern das Einzelglied zusammen mit dem ganzen Körper. Von diesen Gebieten gehen keine unmittelbaren Fasern zu den motorischen Wurzelzellen nach Art der Pyramidenbahn, sondern nur mittelbare Verbindungen über die „extrapyramidalen" Systeme: über das Kleinhirn durch die Großhirnbrückenbahnen, und über das Corpus striatum. Wird die Pyramidenbahn plötzlich ausgeschaltet (z. B. durch Verletzung der vorderen Centralwindung oder durch Unterbrechung in der inneren Kapsel bei einem Schlaganfall), so sind zunächst die entsprechenden Gliedabschnitte der Gegenseite völlig gelähmt. Nach einiger Zeit treten die extracentralen Rindenfelder in ihrer motorischen Tätigkeit hervor, und die Lähmung geht zurück. Aber die

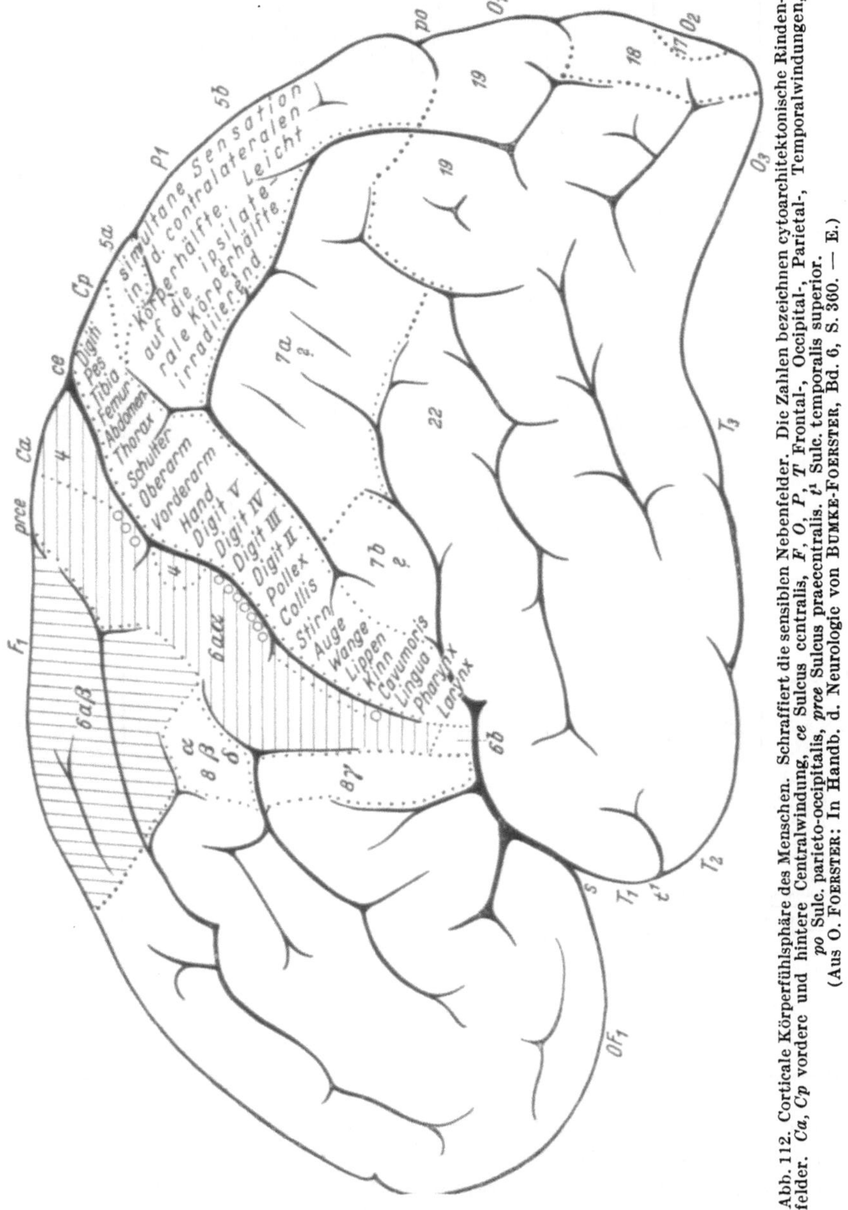



Abb. 112. Corticale Körperfühlsphäre des Menschen. Schraffiert die sensiblen Nebenfelder. Die Zahlen bezeichnen cytoarchitektonische Rindenfelder. *Ca*, *Cp* vordere und hintere Centralwindung, *ce* Sulcus centralis, *F*, *O*, *P*, *T* Frontal-, Occipital-, Parietal-, Temporalwindungen, *po* Sulc. parieto-occipitalis, *prce* Sulcus praecentralis. *t¹* Sulc. temporalis superior. (Aus O. FOERSTER: In Handb. d. Neurologie von BUMKE-FOERSTER, Bd. 6, S. 360. — E.)

Bewegungen haben nun einen anderen Charakter: es sind nicht mehr Einzelbewegungen, sondern Gemeinschaftsbewegungen, es kann nicht mehr ein einzelnes Glied für sich bewegt werden, sondern bei dem Bestreben, eine solche Einzelbewegung etwa eines Armes auszuführen, beteiligen sich außer dem Arm noch das Bein und auch die beiden andersseitigen Extremitäten, Kopf und

Übersicht über die Armmuskeln und die Lage ihrer Kerne in den Segmenten des Rückenmarkes. (Nach O. FOERSTER.)

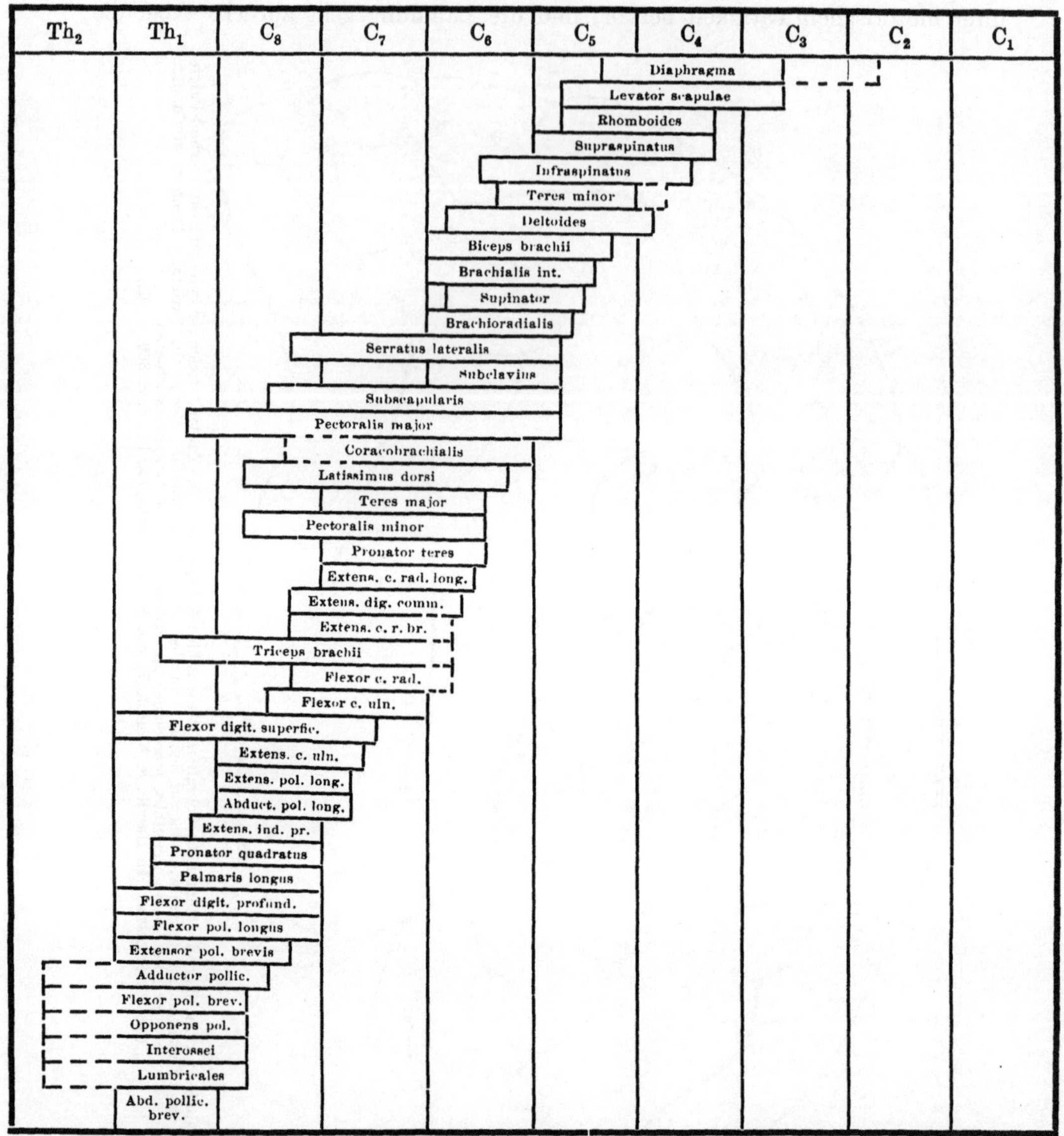


Hals, also der ganze Körper. Im einzelnen gibt es dabei je nach dem Umfang der Schädigung die mannigfachsten Abwandlungen.

Infolge der Kreuzung der Pyramidenbahn sind die Gliedabschnitte der rechten Körperhälfte in der linken vorderen Centralwindung vertreten, die der linken in der rechten. Beidseitige Vertretung haben diejenigen Abschnitte, die normalerweise stets beidseitig gleichsinnig betätigt werden: obere Gesichtshälfte mit ihren mimischen Muskeln, Unterkiefer mit den Kaumuskeln, Velum palatinum, Pharynx, Larynx. Aber auch alle übrigen Körperabschnitte haben eine Vertretung in der gleichseitigen Großhirnrinde, wenn auch nicht im selben

Übersicht über die Beinmuskeln und die Lage ihrer Kerne in den Segmenten des Rückenmarkes. (Nach O. FOERSTER.)

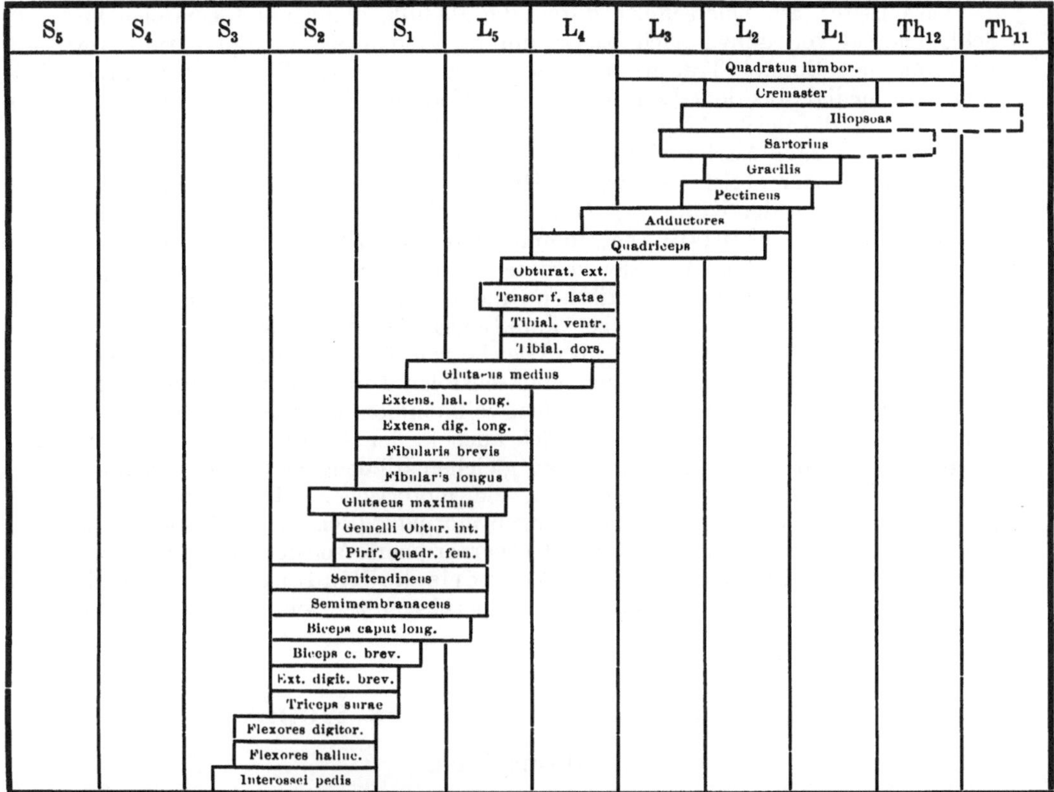


Maße wie in der gegenseitigen. Sie tritt erst in Erscheinung, wenn die Hauptvertretung in der gegenseitigen Rinde ausgeschaltet ist, und wirkt auch nicht so vollkommen: Nur wenn die Schädigung in fetaler Zeit oder früher Kindheit auftritt, kann sie so vollkommen ersatzweise ausgebildet werden, daß selbst bei Ausfall des gesamten motorischen Rindengebietes einer Hemisphäre keinerlei motorische Störungen zu bemerken sind. Ganz allgemein ist der Ersatz von Funktionen von Gehirnteilen durch das Eintreten anderer Teile um so vollkommener, je frühzeitiger die Schädigung während der Entwicklung und der Ausbildung des Gehirnes und seiner Funktionen eingetreten ist.

Wiewohl nach dem Gesagten jede Körperhälfte letztlich in beiden Großhirnhemisphären vertreten ist, besteht funktionell eine ausgesprochene Asymmetrie. In Bd. 3 wurde bereits ausgeführt, daß allmählich, durch Vermittlung der Balkenfasern, die linke Hemisphäre (beim Linkshänder die rechte) das Übergewicht erlangt, so daß manche Funktionen sogar fast ausschließlich links lokalisiert sind wie die Sprachfunktionen. Äußerlich findet diese funktionelle Asymmetrie ihren Ausdruck in der Rechts- bzw. Linkshändigkeit.

In ähnlicher Art, wie die Körperperipherie bezüglich ihrer Motorik in einem ausgedehnten Gebiet der Großhirnrinde vertreten ist, ist sie es auch mit Rücksicht auf die Sensibilität. Unter Hinweis auf Abb. S. 227 wurde schon erwähnt, daß die Hinterstrangbahnen des Rückenmarkes, also die unmittelbaren Fortsetzungen der sensiblen Hinterwurzelfasern, eine typische Anordnung aufweisen.

Auch in der Schleifenbahn, nach Umschaltung in den Hinterstrangskernen und Kreuzung über die Mittellinie, halten sie eine bestimmte Lage ein, nun aber auf der Gegenseite: am Querschnitt durch die Medulla oblongata folgen sich im Schleifenareal von dorsal nach basal: untere Extremität, Rumpf, Arm. Im EDINGERschen Bündel (Tractus spino-thalamicus) liegen die Schmerzfasern aus dem Arm medial, aus dem Bein lateral. Die Endigung in der hinteren Centralwindung zeigt die gleiche Anordnung der Körperabschnitte wie in der motorischen Region (Abb. S. 231). Nach rückwärts anschließend findet sich ein zweites sensibles Hauptfeld im oberen Scheitellappen. Hier ist nicht mehr das einzelne Glied vertreten, sondern der Körper als Ganzes. In diesen beiden Hauptfeldern, der eigentlichen Körperfühlsphäre, kommt wahrscheinlich noch ein weiteres im Stirnlappen hinzu und auch in der vorderen Centralwindung (Abb. S. 231), abgesehen von den akustischen und optischen Rindenfeldern im Schläfen- und Hinterhauptslappen. Für den Ersatz bei Funktionsausfall und für die beidseitige Vertretung jeder Körperhälfte gilt das Gleiche wie für die motorischen Gebiete.

Vergleicht man die motorischen und sensiblen Rindengebiete miteinander (Abb. S. 228 und 231), so zeigt sich eine fast vollkommene Übereinstimmung nicht nur in der Ausdehnung, sondern zugleich auch in der Art der Repräsentation, in der Lokalisation im einzelnen. In den gleichen Rindengebieten, in denen die sensiblen Bahnen endigen, entspringen die motorischen. In einem großen Rindengebiet, in dem die Centralwindungen morphologisch wie funktionell eine centrale Stellung einnehmen, ist die Körperperipherie sensibel wie motorisch in typischer Art vertreten. Das senso-motorische Rindengebiet stellt die corticale Repräsentation der einzelnen Körperabschnitte wie auch des ganzen Körpers dar.

# F. Die Leitungsbahnen des Kopfes.

## 1. Allgemeines.

Fehlen der Segmentierung im Kopfbereich    In der Frühentwicklung des Embryo wird die Körperwand — nicht aber der Inhalt der Körperhöhlen — in Segmente gegliedert. Der Prozeß wird zuerst und am deutlichsten erkennbar im Mesoderm, welches zu den Ursegmenten geordnet wird. Im Gefolge davon wird auch das Nerven- und das Blutgefäßsystem metamer angeordnet. Der segmentale Grundplan des Körpers bringt also eine Reihe von Zusammenhängen mit sich, wie zwischen bestimmten Teilen der Muskulatur und der Haut mit bestimmten Teilen des Rückenmarks, den gemeinsamen Verlauf der peripheren Leitungsbahnen für Blut und nervöse Impulse, die grundsätzliche Übereinstimmung im Bau der ganzen Körperwand, sowohl des Rumpfes wie der Extremitäten.

Von dieser segmentalen Gliederung bleibt von vornherein der vorderste Abschnitt des Keimes ausgeschlossen, das spätere Kopf- und Kiemengebiet (Abb. S. 6, 68). Dieser Abschnitt unterscheidet sich also von Hals, Rumpf und Extremitäten von Anfang an durch das Fehlen der strengen Abfolge unter sich gleichartiger Stücke von gleichartigen Fähigkeiten, bei denen die Lage im Körper darüber entscheidet, welche von diesen Fähigkeiten zur Entfaltung gelangen. Das Fehlen der Metamerie bedeutet Fehlen des im übrigen Körpergebiet zugrundeliegenden Bauplanes. Kopf und Körper unterscheiden sich deshalb durch die ganz verschiedenen Grundpläne, nach denen sie aufgebaut sind. Das Bildungsmaterial für den Körper wird immer erst in Form der Segmente für die weitere Entwicklung bereitgestellt, woraus der segmentale Grundplan ersichtlich wird. Beim Kopf ist von solcher durchgehenden Gliederung nichts zu erkennen. Nur ein kleiner Teil des Bildungsmaterials wird in einer gewissen

Abfolge zurechtgelegt in Gestalt der Kiemen. Aber diese Unterteilung in Kiemen (Branchiomerie) ist äußerlich und innerlich der Entwicklung und dem weiteren Schicksal nach durchaus verschieden von der Metamerie des übrigen Körpers.

Dieser von Anfang an bestehende Unterschied zwischen Kopf einerseits, dem übrigen Körper andererseits bringt es mit sich, daß der Kopf ganz anders aufgebaut und durchkonstruiert ist, so daß keine Übereinstimmung und also keine Vergleichsmöglichkeit mit dem übrigen Körper besteht. Blutgefäße und Nerven laufen nicht miteinander, sondern getrennt. Ja, nicht einmal die Venen laufen mit den Arterien zusammen, der Begriff der Begleitvenen ist für den Kopf nicht anwendbar. Beim Fehlen der Metamerie kann es keine segmentalen Zonen der Haut geben, keine uni- und plurisegmentalen Muskeln, daher auch keine echte Geflechtbildung an den Nerven wie den Plexus brachialis, sondern nur periphere Anastomosen- und Schlingenbildung (wie in Abb. 57b S. 114). Der grundsätzliche Unterschied im Bau des dem Kopfgebiet zugehörigen Gehirnes und des dem segmental gebauten Körper zugehörigen Rückenmarks ist in Bd. 3 (S. 2, 5) ausgeführt worden.

## 2. Kopfnerven.

Als Nerven des unsegmentierten Körperabschnittes entspringen die Kopfnerven aus dem zugehörigen Teil des centralen Nervensystems, dem Gehirn, und werden deshalb im Gegensatz zu den Rückenmarksnerven **Gehirnnerven** genannt. Seit über 100 Jahren pflegt man 12 Paare von Hirnnerven zu beschreiben und in der Reihenfolge ihres Ursprunges aus dem Gehirn von frontal nach occipital (Abb. 236) mit I—XII zu numerieren, nämlich

| | |
|---|---|
| I. Olfactorius | VII. Facialis |
| II. Opticus | VIII. Stato-acusticus |
| III. Oculomotorius | IX. Glossopharyngicus |
| IV. Trochlearis | X. Vagus |
| V. Trigeminus | XI. Accessorius |
| VI. Abducens | XII. Hypoglossus. |

Nicht selten wird der eine oder andere dieser Nerven nicht mit seinem Namen sondern mit seiner Nummer benannt, z. B. Quintus statt Trigeminus, Octavus statt Acusticus bzw. Stato-acusticus.

Von diesen 12 Paaren sind die beiden ersten keine eigentlichen Nerven, sondern Gehirnteile: Tractus olfactorius mit Lobus olfactorius, Fasciculus opticus. Und der 12. Nerv, der N. hypoglossus, ist kein echter Gehirnnerv sondern ein segmentaler Nerv, der mit der Einbeziehung der vordersten Segmente in den Occipitalteil des Schädels mit seinem Ursprung innerhalb der Schädelhöhle zu liegen gekommen ist: spinooccipitaler Nerv (S. 65).

Müßten also 3 aus den 12 Paaren Hirnnerven ausgeschieden werden, so müßten 3 bei der üblichen Zählung nicht berücksichtigte Nerven hinzukommen. Zwischen N. facialis (VII) und N. acusticus (VIII) tritt der N. intermedius aus, der sich später dem Nervus facialis anschließt. Der N. acusticus sollte in seine beiden Bestandteile, N. vestibularis und N. cochlearis, Gleichgewichts- und eigentlichen Hörnerv, getrennt werden, die nur eine Strecke weit in eine gemeinsame Bindegewebshülle eingescheidet sind. Endlich könnte man den erst in neuerer Zeit bekannt gewordenen N. terminalis in die Reihe der Hirnnerven aufnehmen, obwohl er nur mit Hilfe des Mikroskopes nachweisbar ist. Sobald man freilich bei den peripheren Nerven in die mikroskopische Größenordnung übergehen würde, auch nur bis zur Größe des N. terminalis, so würde man sich beim peripheren Nervensystem einem völlig unübersehbaren Dickicht von Ästen und Zweigen gegenübersehen, in dem auch die Stämme nicht mehr erkennbar wären.

Obwohl also gegen die traditionellen 12 Paare Hirnnerven mancherlei Einwendungen zu machen sind, würde es doch nur Verwirrung stiften, besonders in der klinischen Literatur, wollte man sie „berichtigen".

Echte Ge-
hirnnerven

Wirkliche Gehirnnerven im strengen Sinne sind also nur der dritte bis elfte
Nerv. Sie gliedern sich klar in 3 Gruppen: 1. die Augenmuskelnerven: N. oculomotorius (III), trochlearis (IV), abducens (VI), 2. den Sinnesnerven des Ohr-
labyrinthes: N. stato-acusticus (VIII) mit seinen Anteilen für das Gleichgewichtsorgan, N. vestibularis, und für das Gehörorgan, N. cochlearis, 3. die Kiemennerven: N. trigeminus (V) für den Mandibularbogen, N. facialis (VII) für den

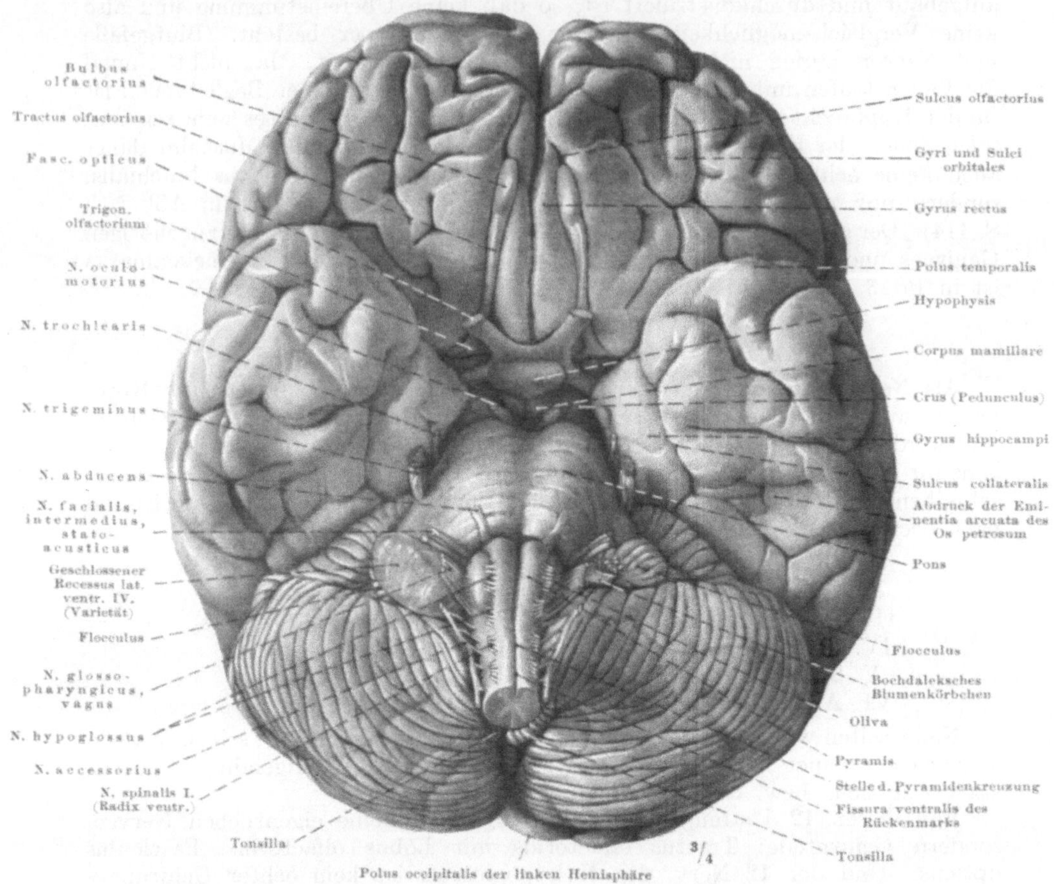


Abb. 113. Austrittsstellen der Gehirnnerven an der Gehirnbasis. — E.

Hyoidbogen, N. glossopharyngicus (IX) und Vagus (X) für die eigentlichen
Kiemenbögen. Dem N. vagus schließt sich der N. accessorius (XI) an.

Das Verbreitungsgebiet dieser Nerven ist Kopf- und Kiemengebiet, reicht
also bis zum Kehlkopf (vgl. Bd. 1, Abb. S. 661, *641*). Damit jedoch nicht genug:
bei allen Wirbeltieren, auch bei den niedersten Fischen, versorgt der letzte der
Kiemennerven, der N. vagus, mit einem mächtigen Ramus intestinalis die Eingeweide. Bei den Säugetieren erscheint infolge Reduktion der Kiemenäste
dieser Ast als der Stamm des N. vagus („N. pneumo-gastricus") und erweitert
das Verbreitungsgebiet der Gehirnnerven auf die Eingeweide. Die Eingeweide
unterliegen nicht dem segmentalen Grundplan des Körpers; nur die Körperwand,
nicht der Inhalt, den sie umschließt, ist metamer gegliedert. Demnach sind Verbreitungsgebiet der Kopfnerven, ganz allgemein gesagt, alle nicht segmentalen

Teile des Körpers. Ausgenommen sind nur die Eingeweide des Beckens (s. vegetatives Nervensystem).

Alle Hirnnerven sind sogen. „gemischte" Nerven, d. h. sie führen sensible, afferente und motorische, efferente Fasern. Ausgenommen ist nur der N. stato-acusticus als reiner Sinnesnerv, und der N. accessorius als wahrscheinlich rein

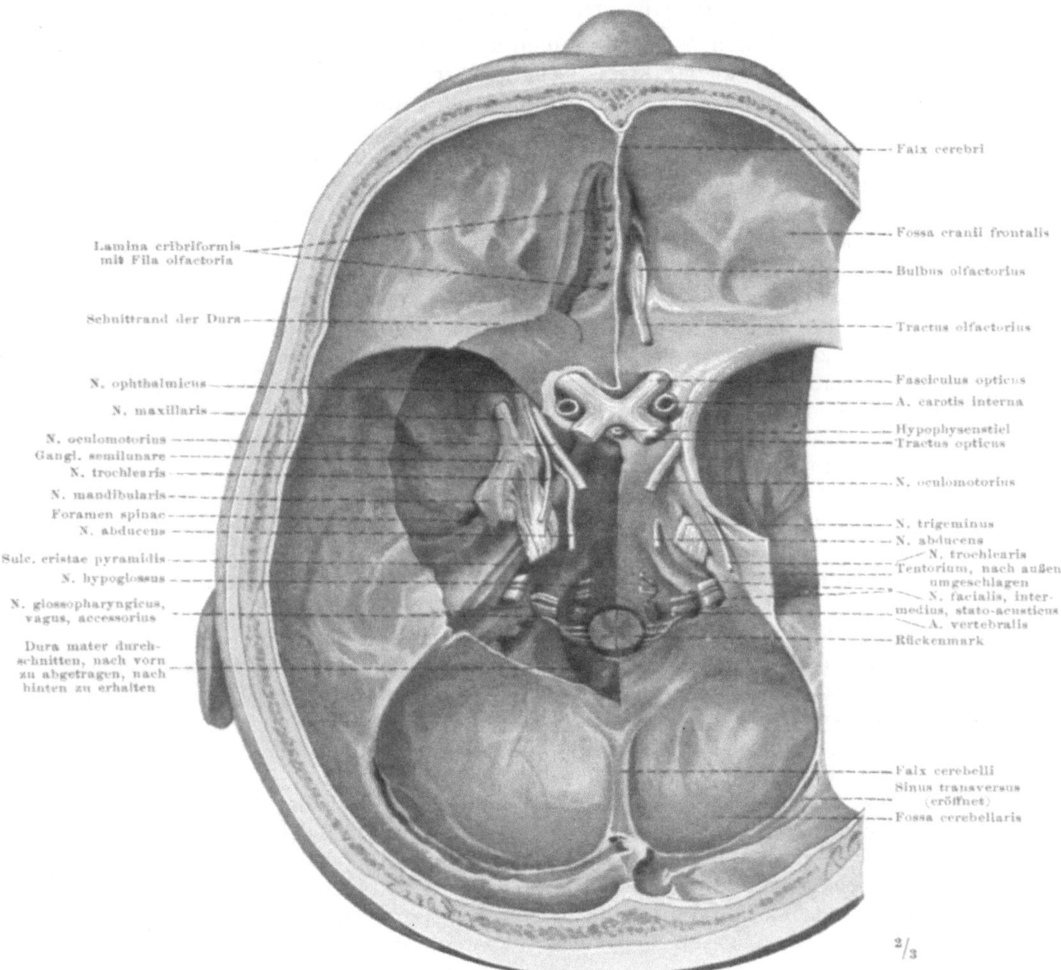


Abb. 114. **Durchtrittsstellen der Hirnnerven durch die Dura (rechts) und durch den Schädel (links). — Br.**

motorischer Nerv. Der spino-occipitale N. hypoglossus hat in embryonaler Zeit auch beim Menschen wie jeder segmentale Nerv vordere und hintere Wurzeln mit Spinalganglien (in der Regel 2) an den letzteren. Diese hinteren Wurzeln mit ihren Ganglien werden aber rückgebildet, so daß nur die vorderen Wurzeln erhalten bleiben, womit jedoch nicht gesagt ist, daß deswegen der N. hypoglossus rein motorisch sein müßte, da auch die vorderen Wurzeln der Spinalnerven afferente Fasern führen. — Die Augenmuskelnerven enthalten sicher afferente Fasern, und zwar in sehr großer Zahl, von den zahllosen sensiblen Nervenendigungen in den Muskeln. Aber die zugehörigen Nervenzellen liegen im

Gehirn und sind nicht als Ganglien den peripheren Nerven angelagert. Nur im Stamm des N. oculomotorius sind vereinzelte Nervenzellen gefunden worden, die aber zahlenmäßig viel zu gering sind, als daß sie etwa allen afferenten Oculomotoriusfasern entsprechen könnten. Die intracerebrale Lage der sensiblen Ganglienzellen der Augenmuskelnerven ist eine der zahlreichen Unterschiede zwischen Hirn- und segmentalen Nerven. Bei den Kiemen-nerven (Trigeminus, Facialis, Glossopharyngicus, Vagus) sind die Zellen der afferenten Fasern den Nervenstämmen als typische Ganglien angelagert. Aber auch hier besteht ein charakteristischer Unterschied gegenüber den segmentalen Nerven: der Hirnnerv hat keine vorderen und hinteren Wurzeln, sondern tritt entweder als geschlossener Stamm aus dem Gehirn hervor (z. B. N. trigeminus, N. vagus) oder hat einheitliche Wurzelbündel. Der für die segmentalen Nerven gültige Begriff der vorderen und hinteren Wurzel kann auf die Hirnnerven keine Anwendung finden. Ein Teil der Hirnnerven führt auch parasympa-thische Fasern (s. vegetatives Nervensystem).

Lage der<br>Ganglien   Soweit die Hirnnerven an ihren Stämmen periphere Ganglien haben — der N. vagus zeigt außerdem in seinem ganzen Verlaufe vereinzelte oder kleine Gruppen von Ganglienzellen in Stamm und Ästen —, das GASSERsche Ganglion semilunare des Trigeminus, Ganglion geniculi des Facialis, Ganglion intra- et extracraniale des Glossopharyngicus, Ganglion jugulare et nodosum des Vagus, liegen diese Ganglien ursprünglich außerhalb des Schädels. Für die Ganglien des Glossopharyngicus und Vagus bleibt dieses Verhalten bestehen. Das Trigeminusganglion aber kommt infolge des Ausbaues einer neuen Schädel-Seitenwand innerhalb des Schädels zu liegen (Bd. 1, S. 677, *654*). Es liegt dann zwar innerhalb des knöchernen Schädels, aber doch nicht innerhalb der von der Dura mater abgeschlossenen Schädelhöhle. Die Dura mater bewahrt das alte Verhalten zu den Ganglien, und so liegen auch beim Menschen das Trige-minus- und Facialisganglion außerhalb der eigentlichen duraumschlossenen Schädelhöhle. Danach stimmen die Durchtrittsstellen der Hirnnerven durch die Dura und den knöchernen Schädel nicht überein (Abb. S. 237), am wenigsten beim N. trigeminus, der die Dura als geschlossener Stamm, den knöchernen Schädel aber mit getrennten Ästen durchsetzt.

Die Austrittsstellen aller Hirnnerven liegen an der Schädelbasis oder, auf die Dura bezogen, basal von der Ebene des Tentoriums (Bd. 3, S. 208). Die Reihen-folge der Austrittsstellen ist in fronto-occipitaler Richtung die gleiche wie aus dem Gehirn. Zuvorderst liegt also die des Oculomotorius (III), und zwar lateral in der Höhe des Proc. dorsi sellae (Proc. clinoideus posterior). Dicht dahinter folgt die kleine schlitzförmige Austrittsstelle des N. trochlearis (IV), etwa 1 mm unterhalb des freien Tentoriumrandes. Weiteres ergibt sich aus Abb. S. 237, die näheren Einzelheiten werden bei den Nerven selber beschrieben.

### a) Die 3 Augenmuskelnerven.
(Oculomotorius, Trochlearis, Abducens.)
α) Verlauf und Astfolge.

N. oculo-<br>motorius   Der N. oculomotorius (III) tritt an der Gehirnbasis unmittelbar vor dem vorderen Rande der Brücke am medialen Umfang des Hirnschenkels hervor (Abb. S. 236 und Bd. 3, Abb. S. 87). Die in zwei Reihen austretenden Wurzel-fäden schließen sich alsbald zum Stamm des Nerven zusammen. Dieser biegt um den Rand des Hirnschenkels nach lateral um, tritt zwischen A. cerebralis posterior und A. cerebellaris anterior hervor und läuft in der Cisterna intercru-ralis nach vorn und außen. In Höhe des Proc. dorsi sellae (clinoid. post.) tritt er in die Dura ein (Abb. S. 237), die hier die laterale Wand des Sinus cavernosus bildet, und zieht in dieser zur Fissura orbitalis superior. Beim Eintritt in die Orbita teilt er sich in einen oberen und unteren Ast, von denen der letztere der beträchtlich stärkere ist. Der Ramus superior läuft ein kurzes Stück an der Unterfläche des M. rectus bulbi superior nach vorn, versorgt diesen Muskel und mit einem besonderen Zweig den ihm unmittelbar aufliegenden M. levator palpebrae superioris, beide von der Unterfläche her, in die die Nerven in feine Zweige gespalten eintreten. Der Ramus inferior wendet sich schräg nach abwärts und entsendet 3 Äste. Der erste begibt sich unter dem Fasciculus opticus nach medial zum M. rectus nasalis. Ihm folgt sehr bald der Ast für den M. rectus inferior. Der verbleibende dritte Ast setzt die Richtung des Stammes schräg nach vorn abwärts fort, zunächst an der Innenfläche des M. rectus inferior, dann längs dessen äußerem Rand (Abb. S. 244), und gelangt am Augapfel zum M. obliquus inferior, in dessen Innenfläche er eintritt. Etwa $^1/_2$—1 cm nach der Abzweigung des zweiten Astes geht aus dem für den Obliquus inferior bestimmten dritten Ast fast unter rechtem Winkel ein kurzer Zweig nach aufwärts zum Ganglion ciliare, welcher diesem die parasympathischen Oculusmotoriusfasern zuführt (s. vegetatives Nervensystem).

Der N. oculomotorius versorgt von den 6 Augenmuskeln vier: M. rectus superior, rectus nasalis, rectus inferior, obliquus inferior, dazu den M. levator palpebrae superioris. Die Zweige verlaufen sämtlich an der dem Fasc. opticus bzw. dem Bulbus zugewandten Fläche der Muskeln und treten auch in diese Fläche ein.

Während des Verlaufes in der Wand des Sinus cavernosus erhält der N. oculomotorius feine Ästchen aus dem Geflecht von Sympathicusfasern, das die den Sinus cavernosus durchziehende Arteria carotis interna begleitet. Sie sind für die sympathische Innervation der Augenmuskeln bestimmt. — Beim Eintritt in die Orbita oder schon früher erhält er einen oder mehrere feine Zweige vom 1. Ast des N. trigeminus. Die Bedeutung dieser Verbindungen mit dem Trigeminus ist unbekannt. Es wäre daran zu denken, daß es sich um Fasern aus den sensiblen Endorganen in den Muskeln handelt, die in die Bahn des Trigeminus übertreten und mit dem Trigeminus centralwärts ziehen. Doch sind die Verbindungen zu fein, als daß sie alle diese Fasern aus den zahllosen sensiblen Endigungen enthalten könnten.

In seltenen Fällen beteiligt sich der N. oculomotorius mehr oder weniger an der Versorgung des M. rectus temporalis, der gewöhnlich nur vom N. abducens innerviert wird. Nahe seinem Ursprung gibt der Nerv einige Ästchen an die Gefäße in der Pia ab.

Die Zahl der Nervenfasern im Stamm des Oculomotorius wird auf etwa 15000 geschätzt.

Der N. trochlearis (IV) entspringt als einziger der Hirnnerven nicht an der Basis sondern an der Dorsalfläche des Gehirnes, und zwar unmittelbar hinter dem Colliculus caudalis der Vierhügelplatte (Abb. S. 244, Bd. 3, Abb. S. 73), verläuft im Subarachnoidalraum um das Mittelhirn herum zur basalen Fläche, an der er zwischen Seitenrand der Brücke und Gyrus hippocampi durch die Arachnoidea hervortritt. Etwa 1 cm hinter dem Oculomotorius senkt er sich nahe dem Rand des Tentoriums in die Dura ein (Abb. S. 237) und verläuft lateral vom N. oculomotorius in dieser zur Fissura orbitalis superior. In der Orbita wendet er sich sofort nach medial und zieht unmittelbar unter dem Periost des Orbitaldaches über den Ursprung des M. levator palpebrae superioris hinweg in die obere, dem Dach der Orbita zugewendete Fläche des M. obliquus superior, den er versorgt (Abb. S. 246).

Der N. trochlearis hat wie der Oculomotorius Verbindungen mit dem Plexus caroticus und dem N. ophthalmicus des Trigeminus. Eine Strecke weit verläuft gewöhnlich mit ihm in gemeinsamer Hülle der R. meningicus V a (S. 243), ohne daß jedoch ein Faseraustausch stattfände. Das Gleiche gilt von anderen feinen Trigeminuszweigen zur Dura der mittleren Schädelgrube.

Mit seinen etwa 1200 Nervenfasern ist der Trochlearis der dünnste der Augenmuskelnerven und der Hirnnerven überhaupt.

N. abducens

Der N. abducens tritt am hinteren Rande der Brücke hervor, gelegentlich mit zwei Wurzeln, zwischen denen dann einer der Äste der A. basalis hindurchtritt. Im Subarachnoidalraum läuft er nach vorn zum Clivus Blumenbachi und tritt hier in die Dura ein (Abb. S. 237). Unter einem schmalen straffen Bindegewebszug, der sich von einer kleinen Spitze der Felsenbeinpyramide zur Seitenwand des Dorsum sellae hinüberspannt („Abducensbrücke") gelangt er in den Sinus cavernosus, den er an der lateralen Fläche der A. carotis interna durchzieht. In die Orbita tritt er durch die Fissura orbitalis superior am oberen Rande der Ursprungssehne des M. rectus temporalis oder durch einen Schlitz in dieser Sehne und begibt sich an der Innenfläche dieses Muskels nach vorn, den er als einzigen innerviert (Abb. S. 246).

Wie die beiden anderen Augenmuskelnerven erhält der Abducens Fasern aus dem Plexus carotis und aus dem Trigeminus. Über ihre Bedeutung gilt das für den Oculomotorius Gesagte. Dort ist auch die Mitbeteiligung des Oculomotorius an der Versorgung des M. rectus temporalis erwähnt.

Die „Abducensbrücke" ist ein Rest der ursprünglichen Seitenwand des Schädels. Sie kann mehr oder weniger verknöchert sein, kann auch gelegentlich fehlen. Unter ihr tritt neben dem Nerven auch der Sinus petrosus inferior hindurch.

## β) Centrale Vertretung der Augenmuskeln.

Kerne der
Augen-
muskel-
nerven

Wie jeder segmentale Muskel im Rückenmark durch einen „Kern", eine Zellsäule vertreten ist, so wahrscheinlich auch jeder Augenmuskel im Hirnstamm, in den Kernen der Augenmuskelnerven. Für die beiden Muskeln, die jeder von einem besonderen Nerven versorgt werden, liegen die Dinge einfach: für den M. obliquus superior ist der centrale Repräsentant der Kern des N. trochlearis, für den M. rectus temporalis der Kern des N. abducens (Abb. S. 267). Der Kern des Abducens liegt im inneren Knie des Facialis am Boden der Rautengrube, der des Trochlearis im Mittelhirn in Höhe des unteren Vierhügels neben dem Fasciculus longitudinalis medialis. Verwickelter ist die Anordnung beim Kern des Oculomotorius, in welchem 5 Muskeln durch ihre zugehörigen Ganglienzellen vertreten sind. Als Kern des Oculomotorius werden mehrere Gruppen von Ganglienzellen beschrieben, die anschließend an den Trochleariskern in der Haubenregion des Mittelhirns liegen (Bd. 3, Abb. S. 87): ein großzelliger von gleicher Zellgröße wie Trochlearis- und Abducenskern, und mehrere kleinzellige. Der großzellige liegt lateral und wird kurz „Lateralkern" genannt, die kleinzelligen liegen medial von ihm. Sie sind in Abb. S. 267 als eine einzige Zellgruppe (gelb) zusammengefaßt. Die Augenmuskeln sind nur in dem großzelligen (in der Figur rot getönten) Lateralkern vertreten, und zwar wahrscheinlich so, daß die Zellsäulen der einzelnen Muskeln sich von lateral nach medial in der Reihenfolge ordnen: M. levator palpebrae superioris, M. rectus superior (beide vom R. superior oculomotorii versorgt), M. rectus nasalis und M. obliquus inferior, M. rectus inferior. Aber das ist mehr Vermutung als wirklich erwiesenes Verhalten, die Frage der genauen Vertetung der einzelnen Muskeln im großzelligen Oculomotoriuskern ist nicht wirklich geklärt.

Zu den großzelligen Lateralkernen kommt noch hinzu der zwischen ihnen gelegene unpaare, ebenfalls großzellige Centralkern (Kern von Perlia), der ebenfalls Wurzelfasern entsendet, und zwar auch zum gegenseitigen Nerven. Welche Muskeln hier vertreten sind, ist unbekannt.

Die kleinzelligen Kerne haben wahrscheinlich mit den äußeren Augenmuskeln nichts zu tun, sondern stehen zu den inneren Augenmuskeln (M. ciliaris, M. sphincter pupillae) in Beziehung. Außer durch die viel geringere Größe ihrer Zellen sind sie von den großzelligen Kernen durch ihre Armut an markhaltigen Fasern unterschieden: die großzelligen Kerne sind wie die graue Substanz des Rückenmarks von einem dichten Gewirr markhaltiger Fasern durchzogen. Die kleinzelligen Kerne haben die Markfaserarmut gemeinsam mit vegetativen Kernen, z. B. des Vagus, was für ihre Zugehörigkeit zum vegetativen parasympathischen System spricht. Sie werden deshalb dort näher besprochen.

Die Angaben über die großzelligen Kerne bedürfen noch einer sehr wesentlichen Ergänzung. Während bei den Kernen der segmentalen Muskeln ohne Ausnahme die Neuriten der Zellen in die vorderen Wurzeln und Spinalnerven der gleichen Seite übergehen und also der rechte M. biceps in der rechten Vordersäule seine Vertretung hat, liegen bei den Augenmuskelkernen die Dinge verwickelter. Vor allem: es ist durchaus nicht selbstverständlich — und das gilt auch für andere Hirnnerven —, daß die Neuriten der motorischen Zellen auf der gleichen Seite austreten, also in den gleichseitigen Nerven übergehen und den gleichseitigen Muskel versorgen. Vielmehr kommt als regelmäßiger und typischer Befund das Übertreten von Wurzelfasern auf die Gegenseite, also eine intracerebrale Kreuzung der Wurzelfasern und Austritt in den gegenseitigen Nerven zum gegenseitigen Muskel vor. Die beiden Extreme weisen die Wurzelfasern des Abducens und des Trochlearis auf: die Fasern aus dem Abducenskern treten ausschließlich in den gleichseitigen Nerven ein, die des Trochlearis ausnahmslos in den gegenseitigen Nerven: die Trochlearisfasern steigen aus dem Kern bogenförmig dorsalwärts und bilden vor ihrem Austritt im Dach des Mittelhirns die Trochleariskreuzung (Abb. S. 267). Im rechten Abducenskern ist demnach der rechte M. rectus temporalis vertreten, im rechten Trochleariskern hingegen der linke M. obliquus superior. Die Wurzelfasern des Oculomotorius halten die Mitte zwischen diesen Extremen: sie verlaufen teils gekreuzt, teils ungekreuzt. Im einzelnen wird angenommen, daß der M. levator palpebrae superioris und M. rectus superior nur ungekreuzte Fasern erhalten, die übrigen Muskeln ungekreuzte und gekreuzte. Danach wären M. levator palpebrae und M. rectus superior nur im gleichseitigen Oculomotoriuskern vertreten, die übrigen Muskeln sowohl im gleich- wie auch im gegenseitigen.

Was diese totalen oder partiellen Kreuzungen der Wurzelfasern bedeuten, ist nicht bekannt. Man hat sie in Verbindung gebracht mit den Blickbewegungen, bei denen ja immer Muskeln beider Augen, und zwar in sehr verschiedener Kombination tätig sind. Nehmen wir den einfachsten Fall der Konvergenzbewegung heraus, bei der die beiden M. recti nasales als Agonisten tätig sind, so klingt es freilich sehr einleuchtend, wenn man sagt: aus der dem M. rectus nasalis zugehörigen Zellgruppe ziehen Wurzelfasern zu dem Muskel sowohl der gleichen als der Gegenseite, also agieren die Muskeln der beiden Seiten zusammen, also ist die Zellgruppe des M. rectus nasalis das „Konvergenzcentrum". Solcher Ausnahme stehen aber alle Erfahrungen an anderen „Centren" für komplexe Bewegungen (z. B. Atemcentrum) entgegen. Nirgends sonst werden sie von den Wurzelzellen dargestellt, sondern von Zellgruppen, die den Wurzelzellen übergeordnet sind, wie sie z. B. den Nucleus motorius tegmenti (Nucleus reticularis, Bd. 3, S. 101) bilden. Vielleicht liegt solche Funktion einem Teil der kleinzelligen Oculomotoriuskerne ob, die keine Wurzelfasern entsenden, und anderen, dem frontalsten Abschnitt des Nucleus reticularis zugehörigen Zellgruppen. Sicher werden die Augen- und Blickbewegungen von anderen Gebieten des Gehirns her bewirkt, die teils unmittelbar teils durch Vermittlung der eben erwähnten Zellgruppen mit den Wurzelzellen des Oculomotorius (und ebenso des Trochlearis und Abducens) verbunden sind.

Im Anschluß an Reize aus dem statischen Organ (Bogengangsapparat) gelangen Impulse über N. vestibularis — hinteres Längsbündel unmittelbar zu den Augenmuskelkernen, die anatomische Grundlage der Augenbewegungen für die Labyrinthreflexe (Stellreflexe, calorischer Nystagmus). Auch von der Großhirnrinde werden den Augenmuskelkernen Impulse zugeleitet. Jedoch gibt es weder eine corticale Repräsentation der einzelnen Augenmuskeln, noch offenbar eine umschriebene Lokalisation einzelner Augenbewegungen. Sicher ist, daß in der psychomotorischen Region der Großhirnrinde, in der vorderen Centralwindung, wo alle übrigen Körperabschnitte vertreten sind, die Augenbewegungen keine Vertretung haben. Dementsprechend gibt es auch keinen Anteil der Pyramidenbahn zu den Augenmuskelkernen. Überhaupt hat eine unmittelbare corticofugale Bahn zu ihnen bisher nicht erwiesen werden können. Es muß angenommen werden, daß die corticalen Bahnen zu den Augenmuskelkernen zuvor umgeschaltet werden, spätestens im Mittelhirn, bis wohin man solche Bahnen hat verfolgen können. Sie kommen aus sehr verschiedenen Teilen der Großhirnrinde (Abb. S. 228): aus dem Fuß der mittleren Stirnwindung (Feld 8, frontales Augenfeld), aus dem Occipitallappen (Feld 19, occipitales Augenfeld), aus dem Fuß der oberen Hirnwindung (Feld 6), aus dem Scheitellappen (Feld 5), aus der oberen Schläfenwindung (Feld 22). Vom frontalen und occipitalen Augenfeld gehen Bewegungen der Augen allein aus, und zwar nach der gekreuzten Seite hin. Ausfall dieser Felder bedingt Unfähigkeit, gewollte oder befohlene Blickbewegungen (Spähbewegungen, Kommandobewegungen) nach der Gegenseite über die Medianebene hinaus auszuführen. Die von den übrigen Feldern hervorgerufenen Augenbewegungen sind nur Teile von größeren Bewegungskomplexen, also z. B. die Mitbewegung der Augen bei Drehen des Körpers nach einer Seite.

Bemerkenswerterweise scheint es keine echten reflektorischen Augenbewegungen auf optische Reize zu geben. Nach den klinischen Erfahrungen sind alle Augenbewegungen, die auf optische Reize erfolgen, soweit es nicht willkürliche Einstellbewegungen sind (Spähbewegungen, frontales Augenfeld), an die Hinterhauptsrinde gebunden (Area striata und occipitales Augenfeld). Eine echte Reflexbahn, unmittelbar vom Tractus opticus zu den Augenmuskelkernen wie vom N. vestibularis her unter Vermeidung der Großhirnrinde ist trotzdem vorhanden (vgl. S. 413).

Ob eine Reflexbahn von den Nackenmuskeln her zu den Augenmuskelkernen besteht, ist nicht erwiesen. Die bei Bewegungen dieser Muskeln auftretenden reflektorischen Augenbewegungen können als Vestibularisreflexe gedeutet werden.

Vom Corpus striatum aus gehen „extrapyramidale" Bahnen zu den Augenmuskelkernen. Jedoch ist Näheres über ihren Verlauf nicht bekannt.

### b) Die Nerven des Mandibular- und Hyoidbogens.
#### (N. trigeminus und N. facialis.)

So wie bei den kiementragenden Tieren jeder Kiemenbogen seinen Nerven hat (Bd. 1, Abb. S. 660, *640*) mit Muskel-, Schleimhaut- und Hautästen, so führt auch jede Kiemenbogenanlage des Säugetierembryos ihren typischen Nerven (Tabelle S. 281, Abb. S. 291). Allen Umlagerungen und Umformungen, die das Material der Kiemenbögen durchmacht, folgen die Nerven. Die Abkömmlinge jedes Kiemenbogens bleiben von ihrem zugehörigen Nerven versorgt, und aus der Nervenversorgung darf auf die Herkunft des betreffenden Gebietes geschlossen werden.

Die beiden ersten Kiemenbögen stehen durch ihre Ausbildung zu Unterkiefer- und Zungenbeinbogen im Dienste der Mundbewegungen und unterscheiden sich damit nach Form und Funktion von den der Atmung dienenden Branchialbögen. Die letzteren werden vom Glossopharyngicus-Vaguskomplex versorgt (IX und X), die beiden ersten von Trigeminus (V) und Facialis (VII) (vgl. Abb. S. 291). Der Trigeminus und Facialis versorgen zugleich das Gebiet des Oberkiefers, überhaupt den Kopf außerhalb des Kiemenbereiches.

## α) Nervus trigeminus.

Der N. trigeminus tritt als dicker, etwas abgeplatteter Strang aus der Brücke hervor (Abb. S. 236). Bei genauer Untersuchung zeigt sich an seinem vorderen äußeren Rande ein drehrundes Bündel, das als Portio minor bezeichnet wird. Es enthält die motorischen Fasern (Portio motoria), während die Portio major den weit mächtigeren sensiblen Anteil darstellt. Der Stamm des Trigeminus zieht schräg nach vorn und außen über den medialen Teil der Felsenbeinpyramide auf deren vordere Fläche. Dabei tritt er, von einer Fortsetzung des Subarachnoidalraumes umgeben, durch eine Öffnung der Dura mater in einen Raum, dessen Boden von der Impressio trigemini an der Vorderfläche der Pyramide gebildet wird (MECKELscher Raum). Die Durchtrittsöffnung wird überbrückt von besonders derben Bindegewebsfasern ähnlich der Abducensbrücke (S. 240), so daß man von einer „Trigeminusbrücke" sprechen könnte, die wie die Abducensbrücke ein Überrest der ursprünglichen Seitenwand des Schädels ist und mehr oder weniger verknöchern kann. Bei vielen Säugetieren ist sie stets verknöchert, so daß der Trigeminus durch ein Foramen trigemini hindurchtritt. Nach dem Durchtritt durch die Dura, im MECKELschen Raum, verbreitert sich der Trigeminus zu dem GASSERschen Ganglion, Ganglion semilunare. Mit der Dura, welche die Wand des MECKELschen Raumes bildet, ist es durch Bindegewebe sehr fest verbunden. Legt man es — von der mittleren Schädelgrube her — frei, so erkennt man die Grenze der Verwachsung als nach vorn und abwärts konvexen Rand (Abb. S. 244) und bekommt dadurch den Eindruck einer halbmondförmigen begrenzten Verbreiterung des Trigeminus. Eine eigentliche knotenartige Verdickung wie bei den Spinalganglien ist nicht zu erkennen, der Nerv wird wohl breiter, aber kaum dicker, und die Oberfläche bietet das Bild eines Geflechtes von Nervenfasern aber nicht eines kapselumhüllten Ganglions (Abb. S. 244). Die Nervenzellen (vom Typus der Spinalganglienzellen) liegen in den Maschen des Geflechtes und im Inneren.

Der Geflechtscharakter setzt sich fort auf den Anfangsteil der drei großen Äste, die aus dem Ganglion semilunare hervorgehen, denen der ganze Nerv den Namen des „dreigeteilten" verdankt. Bis zu ihren Durchtrittsstellen durch den knöchernen Schädel, also so weit sie von Dura mater überzogen sind, sind diese Äste in Geflechte feiner Nervenbündel aufgelöst und zeigen erst außerhalb des Schädels das gewohnte Bild des peripheren Nerven. Nach ihren hauptsächlichsten Verbreitungsgebieten (Abb. S. 256, 287): Augen-, Oberkiefer- und Unterkiefergegend, werden die 3 Äste bezeichnet als N. ophthalmicus ($V_1$, $V_a$), N. maxillaris ($V_2$, $V_b$), N. mandibularis ($V_3$, $V_c$). Die Portio minor zieht in einer eigenen Bindegewebshülle an der Felsenbeinfläche des Ganglions vorbei und schließt sich ganz dem dritten Aste an.

Will man die weitere Astfolge der 3 Äste etwas schematisieren, so kann man sagen, daß jeder von ihnen sich wiederum in 3 Äste teilt: der N. ophthalmicus in N. frontalis, N. lacrimalis, N. nasociliaris; der N. maxillaris in N. infraorbitalis, N. zygomaticus, N. sphenopalatinus; der N. mandibularis in N. lingualis, N. alveolaris mandibularis, N. auriculo-temporalis. Außerdem gibt jeder der drei Trigeminusäste einen feinen rückläufigen Ast, R. meningicus, zur Dura mater ab.

1. Der N. ophthalmicus ($V_a$) verläuft in der lateralen Wand des Sinus cavernosus nach vorn zur Fissura orbitalis superior und gelangt, schon in seine drei Äste gespalten, in die Augenhöhle. Im Bereich des Sinus cavernosus liegt er am weitesten lateral von den dort laufenden Nerven (Abb. S. 237), geht hier die S. 239 erwähnten Verbindungen mit den Augenmuskelnerven ein, erhält Sympathicusfasern vom Plexus caroticus und gibt ein feines rückläufiges Ästchen ab (R. meningicus), das meist ganz oder teilweise eine Strecke weit dem Trochlearis angeschlossen nahe dem freien Rande des Tentoriums in diesem nach rückwärts zieht und sich im Tentorium bis an den Sinus transversus ausbreitet (N. tentorii).

N. trige-<br>minus

N. ophthal-<br>micus

16*

Vor dem Eintritt in die Augenhöhle teilt sich der Nerv in seine drei Äste.
Der stärkste von ihnen, Nervus frontalis (Abb. S. 244, 246), zieht zwischen
Dach der Orbita und M. levator palpebrae superioris gerade nach vorn, biegt

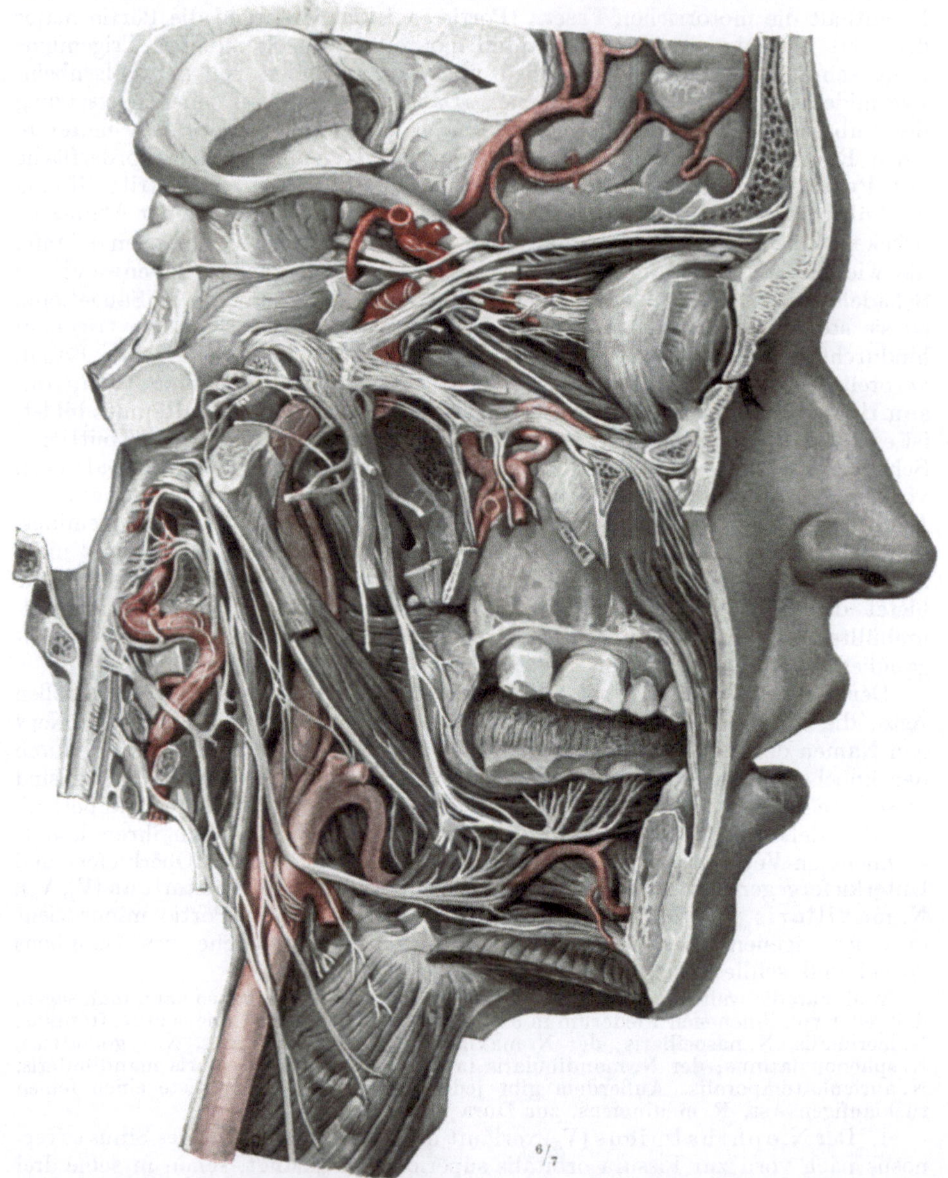

Abb. 115. Übersichtspräparat der Kopfnerven. Präparat von FR. ARNOLD in der anatomischen
Sammlung Heidelberg (vgl. FR. ARNOLD: Icones nerv. capitis, 1840, Tab. V). — Br.

um den oberen Rand der Orbita nach aufwärts (Abb. S. 244) und verteilt sich in
der Haut der Stirne bis zum Scheitel (Abb. S. 256, 264). Vor dem Austritt aus
der Orbita teilt er sich in den schwächeren Ramus medialis s. frontalis und
den stärkeren lateralen R. lateralis s. supraorbitalis. Sie lagern sich

in die entsprechend benannten Incisurae bzw. Foramina am Orbitalrand des Os frontale ein, wo sie leicht durch Druck feststellbar sind (Druckpunkt).

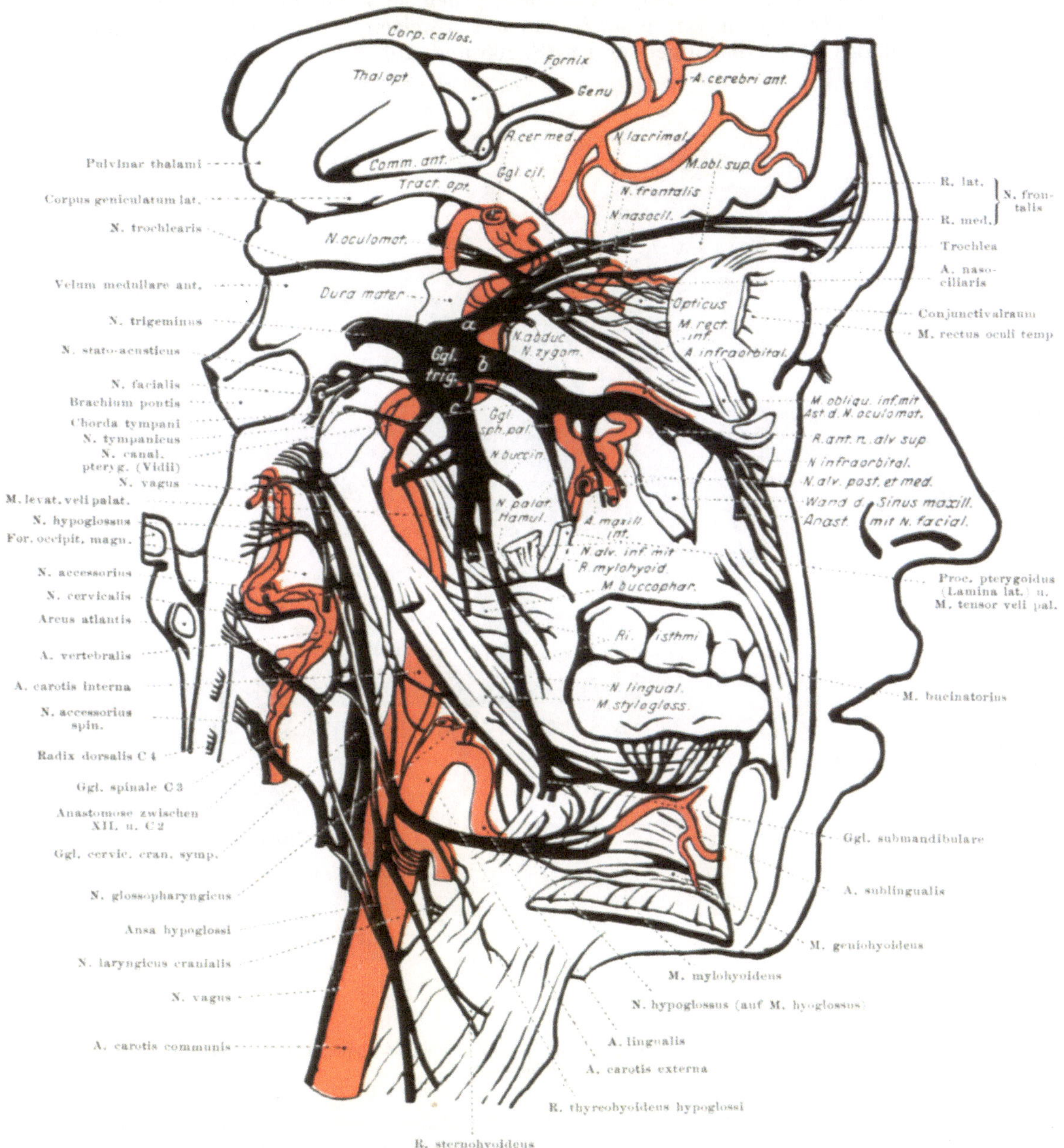


Abb. 116. Erläuterung zu Abb. 115.

Sie teilen sich alsbald spitzwinklig in eine größere Zahl von Ästen, die auf dem Periost des Stirnbeins unter dem M. orbicularis oculi, corrugator glabellae und frontalis scheitelwärts ziehen und früher oder später einzeln die Muskeln durchbohren und so zur Haut gelangen. Von den lateralen Zweigen des N. frontalis gehen mehrere feine Äste bogenförmig nach lateral und abwärts zu Haut und Bindehaut des oberen Augenlides, Ri. palpebrales superiores (Abb. S. 253). Außerdem gehen sie Verbindungen ein mit einem reich entwickelten Nervennetz, das aus Zweigen des N. auriculo-temporalis und des N. facialis aufgebaut ist (S. 265 und Abb. S. 253). — Kurz nach dem

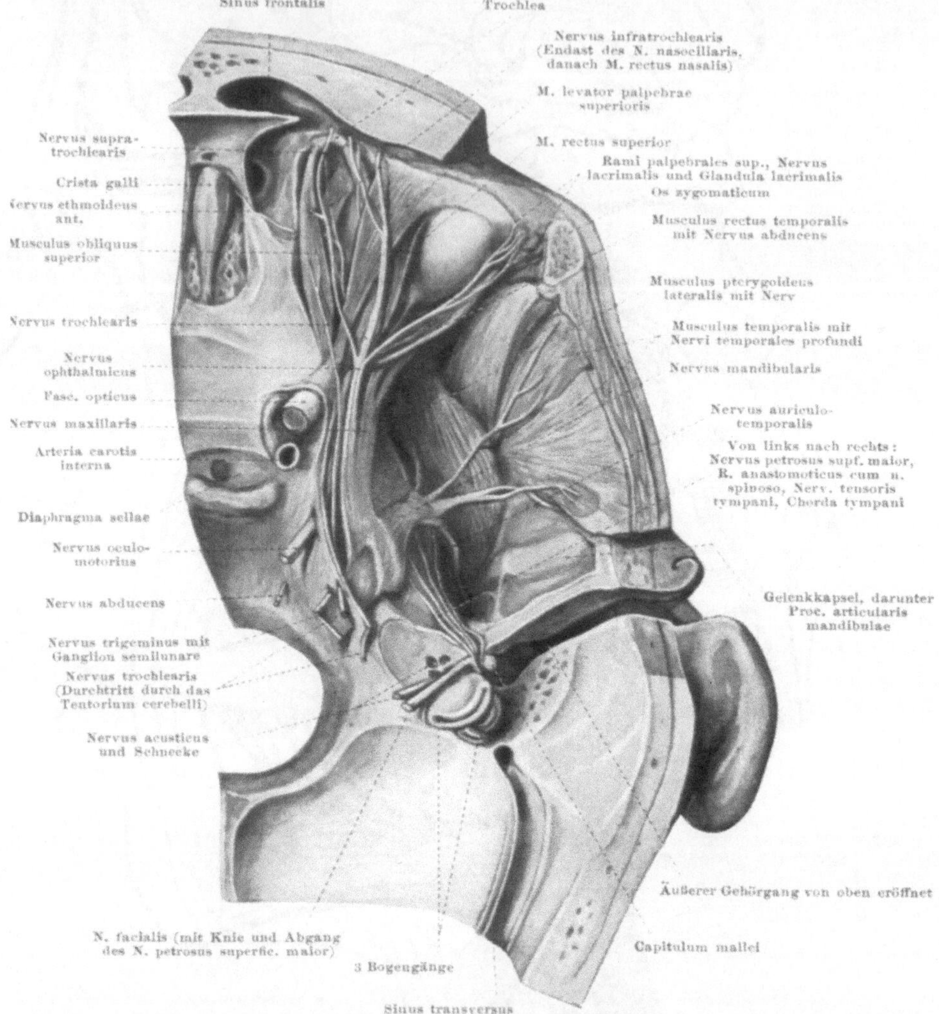


Abb. 117. 1. und 3. Ast des N. trigeminus, Augenhöhle und Schläfengrube vom Schädelinneren aus eröffnet. — Br.

Eintritt in die Orbita gibt der N. frontalis nach medial einen Ast ab, welcher am Rande des M. obliquus superior nach vorn zieht, den N. supra-trochlearis (Abb. S. 246). Er verläßt über der Sehnenrolle (Trochlea) dieses Muskels die Orbita, durchbohrt den M. orbicularis oculi und verzweigt sich in der Haut des Oberlides (R. palpebralis), der Nasenwurzel und der unteren Stirngegend (Rr. frontales, Abb. 253, 256, 264). Bevor er die Trochlea erreicht, verbindet er sich durch eine Anastomose mit dem N. infratrochlearis aus dem N. nasociliaris. — Das Verbreitungsgebiet des ganzen N. frontalis liegt also an der Stirn bis herab zur Lidspalte und zur Nasenwurzel.

Der N. lacrimalis, der schwächste der drei Äste des N. ophthalmicus, wendet sich schon in der Fissura orbitalis superior ganz nach lateral, zieht unmittelbar unter dem Periost der Orbita längs dem oberen Rande des M. rectus lateralis nach vorn, durchsetzt die Tränendrüse und gelangt zu Haut und Bindehaut des lateralen Lidwinkels und seiner Umgebung (Abb. S. 246, 253). Vor dem Eintritt in die Tränendrüse erhält der Nerv eine Anastomose aus dem N. zygomaticus des 2. Trigeminusastes. Sie läuft quer über die laterale Fläche des M. rectus lateralis und führt dem N. lacrimalis Sekretionsfasern für die Tränendrüse aus dem Ganglion pterygopalatinum zu (s. vegetatives Nervensystem, Abb. S. 529).

Der dritte, eigentlich erste Ast des N. ophthalamicus, der N. naso-ciliaris zweigt sich meist schon im Bereiche des Sinus cavernosus vom unteren Umfang des Stammes ab (Abb. S. 244) und betritt zusammen mit Oculomotorius und Abducens die Orbita, zieht zwischen M. rectus superior und Opticus nach medial und erreicht in dem Spalt zwischen dem M. obliquus superior und M. rectus medialis die mediale Wand der Orbita. Am Canalis orbitocranialis angelangt teilt er sich in den N. ethmoideus anterior und den N. infratrochlearis. Der N. infratrochlearis zieht unter der Trochlea des M. obliquus superior nach vorn, gibt feine Äste zum Tränensack und zur Caruncula lacrimalis und endet in der Haut des medialen Augenwinkels und des Nasenrückens (Abb. S. 256, 264). Einer dieser Hautäste verbindet sich meist mit einem Ast des N. facialis (Abb. S. 253). Bevor der Nerv die Höhe der Trochlea erreicht, anastomosiert er mit dem N. supratrochlearis des N. frontalis. — Der N. ethmoideus anterior durchsetzt den Canalis orbitocranialis und gelangt auf die obere Fläche der Lamina cribriformis, bleibt aber außerhalb der Dura und zieht von ihr bedeckt nach vorn (Abb. S. 246). Durch eine der vorderen Öffnungen der Siebplatte zieht er unter die Schleimhaut am Dach der Nasenhöhle und teilt sich in drei Zweige: einen Ramus septi nasi, der unter der Schleimhaut der Nasenscheidenwand parallel dem Nasenrücken nach abwärts läuft und die nachbarlichen, also vorderen Teile der Septumschleimhaut versorgt; einen Ramus nasalis internus, der vor dem vorderen Ende der mittleren Muschel nach abwärts zieht und die Schleimhaut der lateralen Nasenhöhlenwand im vorderen Abschnitt innerviert (Abb. S. 249, 258); einen Ramus nasalis externus, welcher in einer Rinne an der Unterfläche des Os nasale nach vorn und abwärts verläuft und entweder durch ein Kanälchen im Os nasale oder an der Knorpel-Knochengrenze nach außen unter die Haut tritt und die Haut des Nasenrückens und der Seite bis zur Nasenspitze versorgt (Abb. S. 256, 264). Im Falle der Abb. S. 253 fehlt er und ist durch Zweige des Infratrochlearis und des Infraorbitalis (aus dem 2. Trigeminusast) ersetzt.

Der N. ethmoidens ant. gibt während seines Verlaufes durch den Canalis orbitocranialis Zweige zur Schleimhaut der vorderen Siebbeinzellen und der Stirnhöhle ab. Die hinteren Siebbeinzellen und die Keilbeinhöhle erhalten ihre Nerven von dem N. ethmoideus posterior (N. spheno-ethmoidalis), der als ein sehr feiner Ast des M. naso-ciliaris in den Canalis orbito-ethmoideus eintritt. Ob er wirklich regelmäßig vorhanden ist, kann ich nicht sagen. Manchmal ist er verhältnismäßig stark.

In seinem Anfangsteil, meist noch vor dem Eintritt in die Orbita entsendet der N. naso-ciliaris 2—3 Nervi ciliares (longi) nach vorn, die auf der oberen und der medialen Seite des Opticus an den Bulbus oculi gelangen und neben dem Opticus in die Sclera eindringen. Diese durchsetzen sie schräg nach vorn und gelangen mit ihren Ästen in meridionalem Verlaufe in dem lockeren Gewebe zwischen Sclera und Chorioides zu den vorderen Teilen des Auges, besonders zur Hornhaut (s. S. 429).

Einer dieser N. ciliares, und zwar der zuerst aus dem N. naso-ciliaris entspringende, durchsetzt das Ganglion ciliare (Abb. S. 244), ohne aber mit dessen Zellen eine Verbindung einzugehen. Man hat ihn früher irrtümlich als Radix longa (Rad. sensibilis) des Ganglion ciliare bezeichnet (s. Ganglion ciliare). Seine Fortsetzung findet er in den aus dem Ganglion nach vorn austretenden N. ciliares breves, die auch die parasympathischen Fasern aus dem Ganglion führen und sich weiterhin wie die N. ciliares longi verhalten.

Regelmäßig ist mindestens ein N. ciliaris brevis mit einem N. ciliaris longus durch eine Anastomose verbunden, die dem letzteren parasympathische Fasern zuleitet.

Über die Bedeutung gelegentlich vorkommender Zweige des N. nasociliaris zu den ihm benachbarten Augenmuskeln ist nichts näheres bekannt. Sie sind wohl so zu bewerten wie die Verbindungen zwischen N. ophthalmicus und den Augenmuskelnerven (S. 239).

N. maxillaris

2. Der N. maxillaris ($V_b$) zieht vom Ganglion semilunare aus, von der Dura mater gedeckt, zum Canalis rotundus nach vorn (Abb. S. 237). Er ist ähnlich wie der erste Ast in einzelne Bündel zerlegt (Abb. S. 244). Diesen Charakter behält er bei bis zur Fossa pterygo-(spheno-)palatina, in die er in gerade gestrecktem Verlauf durch den Canalis rotundus eintritt (Abb. S. 249). Hier gibt er seine hauptsächlichsten Äste ab. Der weitaus stärkste von ihnen, der als unmittelbare Fortsetzung des Stammes erscheint, der N. infraorbitalis (Abb. S. 244), gelangt durch die Fissura orbitalis inferior an den Boden der Augenhöhle, den er im Sulcus und Canalis infraorbitalis durchsetzt bis zum Foramen infraorbitale, durch das er austritt (Abb. S. 244, 253). Die beiden anderen Äste, N. zygomaticus und N. pterygopalatinus, sind wesentlich schwächer. Unmittelbar nach dem Abgang aus dem Ganglion semilunare zweigt sich der sehr feine R. meningicus ab, der mit dem vorderen Aste der A. meningica media verläuft und sich in deren Bereich in der Dura der mittleren Schädelgrube ausbreitet.

Der N. zygomaticus entspringt in der Flügelgaumengrube als dünner Zweig am seitlichen Umfang des N. maxillaris, tritt lateral vom N. infraorbitalis durch die Fissura orbitalis inferior in die Augenhöhle, an deren Seitenwand er sich in zwei Äste teilt, den N. zygomatico-temporalis und N. zygomatico-facialis, die in die gleichbenannten Kanälchen des Os zygomaticum eintreten. Der N. zygomatico-temporalis gibt vor dem Eintritt in den Kanal nach oben den S. 247 erwähnten Verbindungsast zum N. lacrimalis ab, der die Sekretionsfasern für die Tränendrüse enthält, die aus dem Ganglion pterygopalatinum stammen. Der Nerv selbst gelangt durch seinen Knochenkanal in den vordersten Teil der Schläfengrube neben dem hinteren Rande des Proc. frontalis des Os zygomaticum, tritt hier durch den M. temporalis unter die Hautmuskulatur der Schläfengegend und durch sie hindurch zur Haut (Abb. S. 256, 264). Er beteiligt sich auch an dem Nervengeflecht, das unter der Hautmuskulatur hier gelegen ist (S. 246, Abb. S. 253). — Der N. zygomatico-facialis tritt durch die gleichnamige Öffnung an der Außenfläche des Os zygomaticum unter die Haut und verzweigt sich in ihr in dem Gebiet über dem Jochbein (Abb. S. 256, 264). Die Austrittsstelle ist durch Druck auf das Jochbein am Lebenden leicht zu finden (Druckpunkt).

Der N. pterygo-(spheno-)palatinus, ein oder zwei am unteren Umfang des N. maxillaris in der Flügelgaumengrube entspringende Äste (Abb. S. 244), ziehen fast senkrecht nach abwärts in den Sulcus pterygo-palatinus. Dicht unter seinem Ursprung ist ihm das parasympathische Ganglion pterygo-(spheno-)palatinum (siehe vegetatives Nervensystem) angelagert, dem der N. can. pterygoidei die sekretorischen Fasern aus dem N. facialis zuführt. Es liegt nicht frei in der Flügelgaumengrube, sondern fast frontal gestellt ganz an deren medialer und vorderer Wand, unmittelbar an der Wand der Nasenhöhle. Ein Teil der Nerven zieht am Ganglion vorbei, ein anderer durchsetzt es. In der Höhe des Ganglions findet die Verteilung der Äste des Nerven statt (Abb. S. 249). Er ist Schleimhautnerv, sein Gebiet umfaßt den obersten Abschnitt des Pharynx, den größten Teil der Nasenhöhle und den harten und weichen Gaumen. Außer sensiblen Trigeminusfasern führen seine Äste sekretorische Fasern aus dem Ganglion für die Drüsen ihres Schleimhautgebietes, also für die Drüsen der Nasenschleimhaut, des Gaumens usw.

Von dem Ganglion aus ziehen senkrecht nach aufwärts mehrere zum Teil sehr starke Rami orbitales, die durch die Fissura orbitalis inferior in die

Augenhöhle gelangen, das Periost an deren Boden versorgen und Zweige zu den hinteren Siebbeinzellen entsenden. Sie können Verbindungen mit dem N. nasociliaris des 1. Trigeminusastes eingehen. — Ebenfalls nach aufwärts, aber zugleich nach rückwärts gehen einige feine Rami pharyngici ab, die unter Durchsetzung der Knochenkanälchen an der Unterfläche des Keilbeinkörpers (Canales pharyngici, basopharyngici) zum Dach des Pharynx gelangen, zur Gegend des

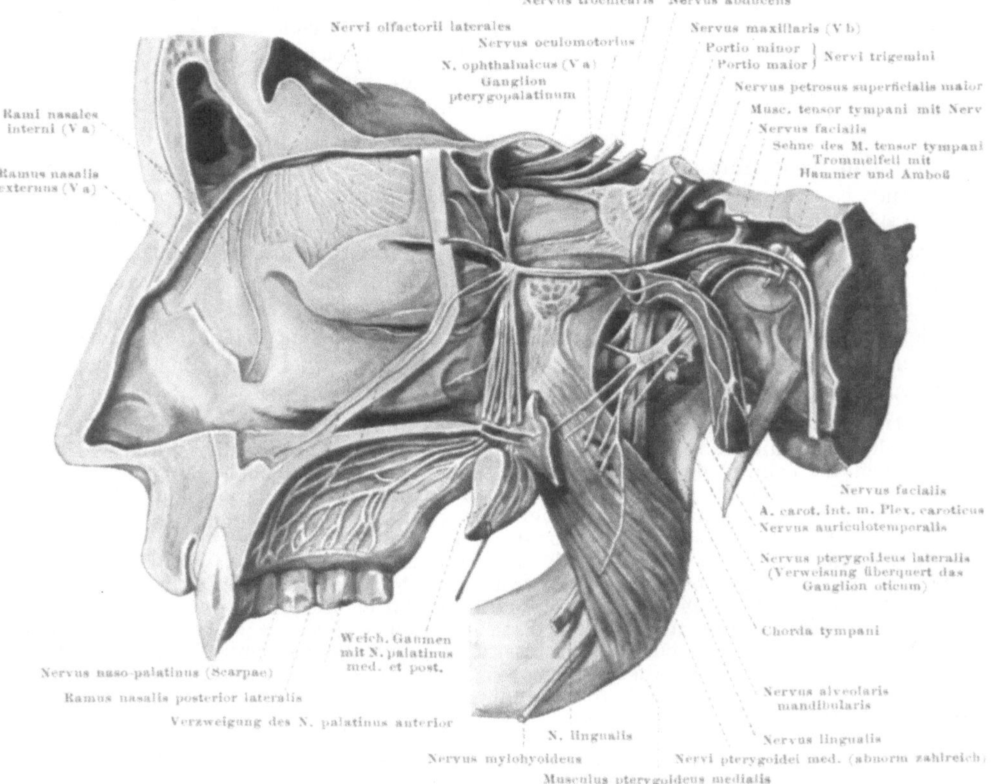


Abb. 118. Trigeminus von medial, mit Ggl. oticum und Ggl. pterypopalatinum. — Br.

Ostium tubae pharyngotympanicae und zur Keilbeinhöhle. — Nach aufwärts und medialwärts ziehen die Nervi septi nasi zum Dach des Cavum nasi und pharyngonasale, und den obersten Teilen der Nasenscheidewand. Einer von ihnen, N. naso-palatinus Scarpae (Abb. S. 249), zieht quer über das Dach der Nasenhöhle (etwa in Höhe des hinteren Endes der mittleren Muschel) zusammen mit einem Ast der A. pterygo-palatina zum Septum nasi und an diesem schräg nach abwärts bis zum Canalis incisivus, in welchem er sich mit seinem Partner von der Gegenseite verbindet. Feinste Ästchen gelangen zur Schleimhaut des Gaumens und zum Zahnfleisch hinter den Schneidezähnen. — Vom vorderen Umfang des Ganglion pterygopalatinum gehen nach vorwärts Rami nasales (interni) superiores durch das Foramen pterygopalatinum zur Schleimhaut der oberen Muschel, des oberen Nasenganges, des hinteren Teiles der mittleren Muschel und zu hinteren Siebbeinzellen.

In der Fortsetzung des N. pterygopalatinus ziehen die Nn. palatini (descendentes) im Sulcus pterygo-palatinus gaumenwärts (Abb. S. 244, 249). Es sind gewöhnlich ein stärkerer N. palatinus major und zwei schwächere Nervi palatini minores. Der N. palatinus major gelangt durch das Foramen palatinum majus auf die Mundhöhlenseite des harten Gaumens, teilt sich sogleich in mehrere Äste, die unmittelbar auf dem Knochen in dessen Furchen und Rinnen nach vorn und nach medial verlaufen und die Schleimhaut des harten Gaumens und das Zahnfleisch an der Gaumenseite des oberen Zahnbogens versorgen. Oberhalb des hinteren Endes der unteren Muschel gibt er einen oder mehrere Zweige nach vorn ab, welche die Lamina medialis des Proc. pterygoideus durchbohren und sich in der Schleimhaut der unteren Muschel sowie des mittleren und unteren Nasenganges verbreiten, Nervi nasales (interni) inferiores. Auch in seinem weiteren Verlauf entsendet er und ebenso die Nervi palatini minores, feinste den Knochen durchsetzende Ästchen, die für die Seitenwand der Choanen und des Nasenrachenraumes sowie der nasalen Fläche des weichen Gaumens bestimmt sind. — Die Nervi palatini minores gelangen durch eigene Knochenkanälchen zum weichen Gaumen. Der hintere wendet sich vor dem Hamulus pterygoideus nach rückwärts und nach medial, versorgt die orale Fläche des weichen Gaumens, sowie den Arcus palatopharyngicus, den M. palatopharyngicus, M. levator veli palatini und den M. uvulae. Die motorischen Fasern stammen aus dem N. facialis (S. 263, 270). — Der kleinere, laterale N. palatinus minor zieht zur Unterfläche des weichen Gaumens im seitlichen Bereich und zur Gegend über der Tonsilla palatina (Fossa supratonsillaris).

Die bisher beschriebenen Äste des N. maxillaris bieten der Präparation aus mancherlei Gründen sehr große Schwierigkeiten. Ein großer Teil ihrer Verlaufsstrecken ist schwer zugänglich (Fossa pterygo-palatina, Knochenkanälchen). Die Nerven selbst und ihre Äste sind im Vergleich zu anderen Nerven sehr dünn, besonders die Rami pharyngici und nasales; der immerhin schon sehr dünne N. nasopalatinus Scarpae ist noch der stärkste unter ihnen. Zudem verlaufen alle Nerven in dem straffen Gewebe des Periostes, mit dem die Schleimhaut fest verbunden ist. Der Ast des N. facialis zum Ganglion pterygopalatinum, der N. petrosus superficialis major, zieht eine Strecke weit durch die das Foramen lacerum erfüllende Fibrocartilago basalis, die der Freilegung des zarten Nerven ganz erhebliche Schwierigkeiten entgegenstellt. Gleiches gilt für den N. petrosus profundus aus dem Plexus sympathicus der Arteria carotis, ähnliches für die Rami pharyngici, die in das faserknorpelige Gewebe an der basalen Fläche des Keilbeinkörpers eingebettet sind.

Der N. infraorbitalis bildet eigentlich die Fortsetzung des N. maxillaris (Abb. S. 244), so daß der N. zygomaticus und N. pterygopalatinus mehr nur wie seine Äste erscheinen als wie ihm gleichgeordnete Nerven. Da sie aber in alter Tradition als Zweige des N. maxillaris beschrieben werden, ist dies auch hier beibehalten worden. Der N. infraorbitalis betritt von der Fossa pterygopalatina die Fissura orbitalis inferior, durchzieht den Sulcus, dann den Canalis infraorbitalis und tritt durch das Foramen infraorbitale (Abb. S. 253) in das lockere Gewebe zwischen M. caninus und M. levator labii maxillaris. In seinem ganzen Verlaufe wird er von der A. infraorbitalis begleitet (Abb. S. 244). Der N. infraorbitalis ist der Nerv der Zähne des Oberkiefers und Hautnerv für das Gebiet von der Lid- bis zur Mundspalte (Abb. S. 253, 264). Noch vor seinem Eintritt in die Fissura orbitalis inferior entsendet er dicht nebeneinander zwei Rami alveolares maxillares posteriores, die mit der gleichnamigen Arterie über das Tuber maxillae nach abwärts ziehen. Der hintere der beiden Nerven bleibt ganz oder wenigstens zum größten Teile auf der Außenseite des Knochens und versorgt mit feinen Ästchen (Rami gingivales) das Zahnfleisch an der buccalen Fläche der drei Molaren (Abb. S. 259) sowie nachbarliche Teile der Wangenschleimhaut. Der andere Teil tritt wie der vordere der beiden Nerven durch die Foramina alveolaria der Maxilla unter die Schleimhaut der Kieferhöhle, versorgt diese und die drei Mahlzähne mit Rr. dentales. — Etwas weiter vorn, schon in der Augenhöhle,

entspringt der R. alveolaris maxillaris medius und zieht in einem Knochenkanal nach abwärts zu den beiden Prämolaren und ihrem buccalen Zahnfleisch. —
Kurz vor dem Foramen infraorbitale zweigt der R. alveolaris maxillaris
anterior ab, der unter der Schleimhaut der Vorderwand der Kieferhöhle zum
Eckzahn und den beiden Schneidezähnen und ihrem labialen Zahnfleisch gelangt,
nachdem er zuvor noch eine Ramus nasalis zum vorderen Abschnitt des Bodens
der Nasenhöhle abgegeben hat.

Die Rami alveolares verbinden sich am Boden der Kieferhöhle durch bogenförmige Anastomosen zu dem teils unter der Schleimhaut, teils im Knochen
gelegenen Plexus dentalis superior, von dem aus die Rami gingivales
zum Zahnfleisch und die Rami dentales durch die Wurzelkanäle zur Pulpa
der Zähne gehen.

Kurz vor dem Austritt aus dem Foramen infraorbitale teilt sich der N. infra-
orbitalis in eine Anzahl Äste (Abb. S. 244), welche außerhalb des Knochens fächer-
förmig auseinanderstrahlen (Abb. S. 253, 264) und unter Durchbohrung des
M. levator labii maxillaris zu Haut und Schleimhaut des Nasenflügels, der
Nasenöffnung und der Oberlippe gelangen (Rami nasales externi, Rami
labiales). Vom Foramen infraorbitale aus wenden sich unmittelbar auf dem
Periost, gedeckt vom M. orbicularis oculi, einige Rami palpebrales zum unteren
Augenlid (Abb. S. 253, 256).

Die Endäste des N. infraorbitalis gehen mehrfache Verbindungen mit Zweigen
des N. facialis ein (Abb. S. 253, 256). Der ganze Nervenfächer wird auch als Pes anserinus minor bezeichnet, als Pes anserinus maior der des Facialis.

3. Der N. mandibularis (V$_c$) zieht vom Ganglion semilunare nach abwärts
und verläßt den knöchernen Schädel durch das Foramen ovale (Abb. S. 237). N. mandi-<br>bularis
Obwohl er hier von einem feinen Venengeflecht umgeben ist, zeigt er doch eine
deutliche Einschnürung. Im Bereiche des Foramen ovale tritt die Portio minor
s. motoria in ihn ein, die bis dahin selbständig als ein breites flaches Bündel an
der medialen Seite des Ganglions verlaufen ist (Abb. S. 249). Außerhalb des
Foramen ovale teilt sich der Nerv in seine drei Hauptäste: N. auriculo-
temporalis, N. alveolaris mandibularis und N. lingualis, von denen
der erste reiner Hautnerv, die beiden anderen vorwiegend Schleimhautnerven
sind. Die Portio minor versorgt die vier eigentlichen Kaumuskeln (daher auch
N. masticatorius genannt) sowie einige kleinere, dem 1. Kiemenbogen (Mandibularbogen) entstammende Muskeln.

Unmittelbar unterhalb des Foramen ovale entsendet der noch ungeteilte Stamm
des N. mandibularis einen sehr feinen rückläufigen R. meningicus, der durch das Foramen spinae mit der Arteria meningica media zur mittleren Schädelgrube zurück-
läuft (N. spinosus). Mit mehreren feinsten Ästchen dringt er in Begleitung kleinster
Arterien durch die Sutura petrosquamosa in das Schläfenbein ein und versorgt die
Schleimhaut der Cellulae mastoideae. Vordere Ästchen sind in die Substanz des
großen Keilbeinflügels zu verfolgen.

Der medialen Seite des Stammes des N. mandibularis ist $^1/_2$ cm unterhalb
des Foramen ovale das parasympathische Ganglion oticum (ARNOLD) angelagert, das oft nur an der ungewöhnlichen Art der Nervenverzweigung, nicht
eigentlich als Ganglion erkennbar ist. Es wird beim vegetativen Nervensystem
näher geschildert werden. Hier sei nur gesagt, daß mehrere feine ganz kurze
Ästchen des N. mandibularis zu ihm ziehen, ohne mit seinen Zellen in Verbindung
zu treten. Es sind Fasern der Pars motoria, die von der Stelle des Ganglion
aus auf mehrere Nerven verteilt werden. Der stärkste von ihnen ist der N. pterygoideus medialis (Abb. S. 249), der in sanftem Bogen nach abwärts zieht und in
den M. pterygoideus medialis eintritt, und zwar in die mediale Fläche nahe dem
cranialen Rande (die große Zahl seiner Zweige in Abb. S. 249 ist ungewöhnlich).
Dicht am Abgang vom Ganglion zweigt sich von ihm der kurze N. pterygoideus
lateralis zur Innenfläche des gleichnamigen Muskels ab. Oft entspringt er

unmittelbar aus dem Stamm des N. mandibularis, oft auch vom Anfangsstück des N. buccalis. Vom vorderen Umfang des Ganglions geht der feine
N. tensoris veli palatini (S. 270) zum Spanner des Gaumensegels, vom
hinteren Umfang der noch feinere N. tensoris tympani zu dem im Canalis
musculotubarius liegenden Spanner des Trommelfells.

Noch vor der Teilung des N. mandibularis in seine drei großen Äste gehen
von ihm mehrere vorwiegend motorische Zweige ab. Zuerst der N. massetericus, der sich über den oberen Rand des M. pterygoideus lateralis nach lateral
wendet und am hinteren Rande des M. temporalis zusammen mit der A. masseterica durch die Incisura mandibulae (Abb. S. 253, 287) an die Innenfläche des
M. masseter gelangt. Er senkt sich zwischen oberflächliche und tiefe Portion
dieses Muskels ein und versorgt beide mit seinen Zweigen. Mit dem N. masseste-
ricus zusammen oder auch selbständig entspringt der N. temporalis profundus
posterior, der unmittelbar dem Knochen anliegend in den hinteren Abschnitt
des M. temporalis eintritt (Abb. S. 253, 246). Er gibt, wie auch der N. massetericus,
einige Fädchen zur Kapsel des Kiefergelenkes ab. — Weiter entspringt hier
der N. buccalis, der ebenfalls dem Knochen des Planum infratemporale
zunächst angelagert ist. Er entsendet hier alsbald den N. temporalis profundus anterior für den vorderen Abschnitt des M. temporalis (Abb. S. 243),
wendet sich nach lateral über oder durch den oberen Rand des M. pterygoideus
lateralis und zieht über dessen Außenfläche nach abwärts auf den M. buccalis (Abb. S. 253). Mit einer Anzahl von Ästen durchbohrt er diesen Muskel
und innerviert die Schleimhaut der Wange, auch einen Abschnitt des buccalen
Zahnfleisches am Unterkiefer am 1. und 2. Molaren. Ein Teil seiner unteren Äste
gelangt zur äußeren Haut vor dem Vorderrande des Masseter (Abb. S. 256, 287).
Mehrere Verbindungen mit dem N. facialis (Abb. S. 253) führen dem N. buccalis motorische Fasern für den M. bucinator zu. Er selbst ist reiner Schleim-
haut- und Hautnerv.

N. massetericus, Nn. temporales profundi und N. buccalis, zusammen auch
N. crotaphitico-buccinatorius genannt, treten vom Stamm des N. mandibularis
nach lateral durch das Foramen pterygo-spinosum (Bd. I, Abb. S. 757, *734*).

Der N. auriculo-temporalis entspringt am hinteren Umfang des N. mandibularis gewöhnlich mit zwei sich alsbald vereinigenden Wurzeln (Abb. S. 244),
welche die Arteria meningica media umfassen. In einem leichten Bogen wendet
sich der Nerv nach rückwärts gegen das Collum mandibulae, biegt an dessen
hinterem Rande nach aufwärts um, gelangt unter den obersten Teil der Glandula
parotis und zieht neben der Arteria temporalis superficialis, und zwar ohrwärts
von ihr, zur Schläfe empor (Abb. S. 253, 264). Bei der Umbiegung um den Kiefer-
hals gibt er einen oder meist zwei kräftige Äste ab, die dem Knochen unmittelbar
anliegend über dessen Außenfläche nach vorn ziehen und in die Bahn des N. facialis eintreten (Abb. S. 253). Auf diese Weise gelangen sensible Auriculo-temporalis-
fasern in die Äste des Facialis. Erst in deren weiterem Verlauf lösen sie sich
wieder von ihnen und treten als feinste Zweige, im rückwärtigen Abschnitt durch
die Parotis, zur Haut über der Parotis und dem Masseter. In Abb. S. 256 sind in
diesem Gebiet keine Nervenzweige eingezeichnet. Auf dem gleichen Wege
oder auch als eigene feine Äste gelangen Sekretionsfasern in die Parotis, welche
dem N. auriculo-temporalis vom Ganglion oticum durch ein feines Ästchen
zugeführt worden sind. — Beim Vorüberziehen am Kiefergelenk werden ein oder
zwei Rami articulares zur Gelenkkapsel abgegeben. Es folgen zwei rückwärts
gerichtete Nervi meatus acustici externi, welche an der Grenze zwischen
knöchernem und knorpeligem Gehörgang unter die Haut des äußeren Gehörganges
treten. Der untere von beiden versorgt die untere Wand, er kann durch einen
Zweig des N. auricularis magnus ersetzt sein. Der obere geht zur oberen und

vorderen Wand und gibt von der oberen Wand des Gehörganges her einen Ast zum Trommelfell. (Die hintere Wand wird von dem Ramus auricularis des N. vagus innerviert.) — Weiter ziehen Äste zum vorderen Teil der Ohrmuschel, Rami auriculares anteriores (Abb. S. 253, 256). — Der Stamm selber teilt

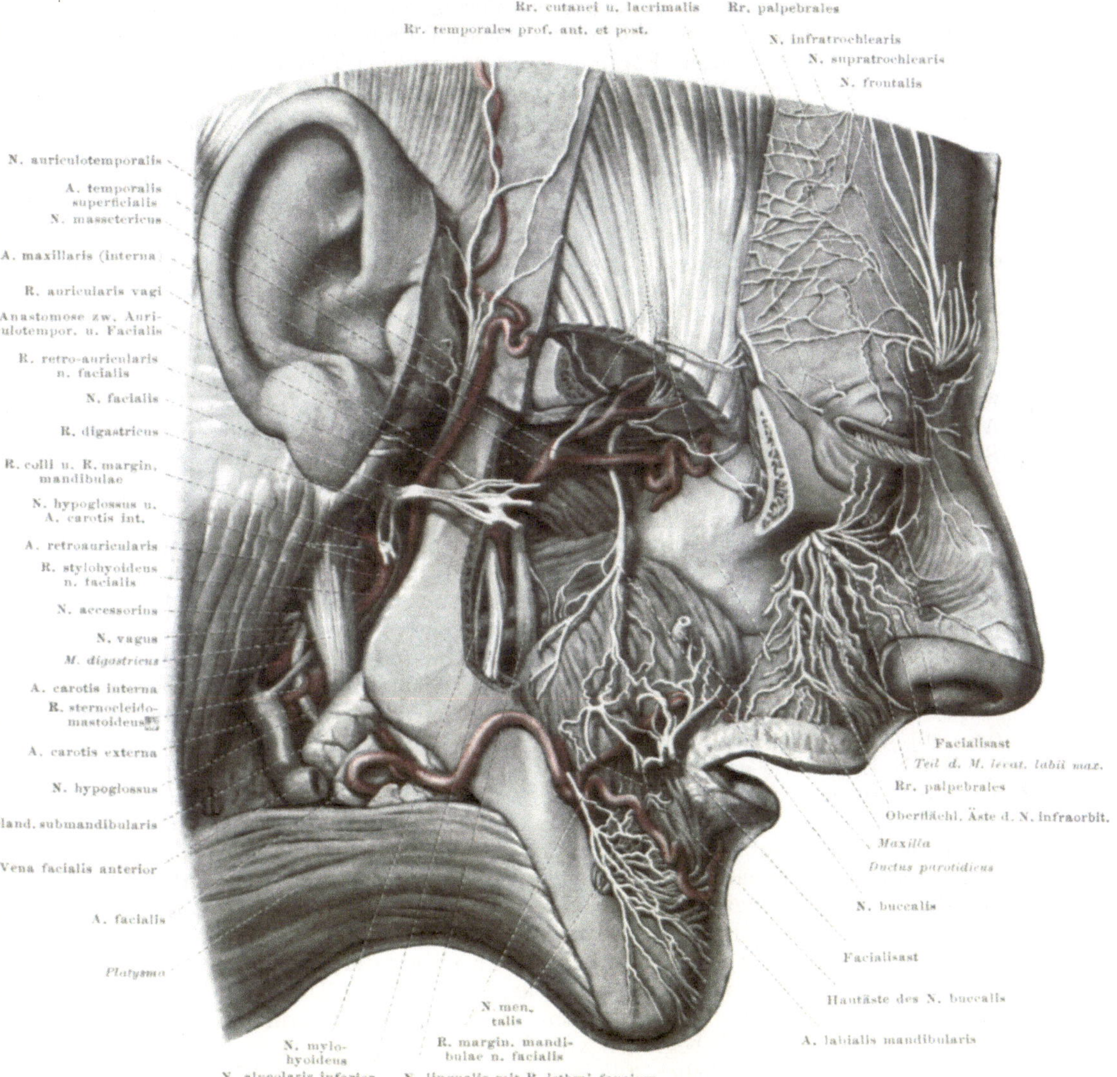


Abb. 119. Hautäste des Trigeminus. — E.

sich gewöhnlich noch neben dem Kieferköpfchen spitzwinkelig in einige Zweige, die oberflächlich von der A. temporalis superficialis nach aufwärts und vorwärts zur Haut der Schläfe ziehen (Abb. S. 253, 256, 264, 287).

Die vordersten Äste bilden zusammen mit Zweigen des N. frontalis, N. zygomaticotemporalis und N. facialis unter dem lateralen Teile des M. frontalis und dem M. epicranius temporoparietalis ein eigenartiges maschenreiches Geflecht von individuell wechselnder Ausdehnung (Abb. S. 253, hier nur der vordere Teil des Geflechtes dargestellt). Die feinen Nerven verbinden sich vielfach untereinander, aber nur wenige Äste gehen von dem Geflecht zu Haut und Muskeln.

Der N. alveolaris mandibularis (Abb. S. 244), der stärkste der drei Äste des N. mandibularis, zieht zwischen M. pterygoideus lateralis und medialis hindurch auf die Außenfläche des letzteren (Abb. S. 253) und zwischen Ramus mandibulae und Lig. sphenomandibulare in das Foramen mandibulare zusammen mit der A. alveolaris mandibularis. Er durchzieht mit ihr den Canalis mandibulae und tritt als N. mentalis aus dem Foramen mentale hervor. Während seines Verlaufes durch den Canalis mandibulae gibt er nach aufwärts zu den Molaren und Prämolaren eine Anzahl feiner Rami dentales, die durch Schlingen zum Plexus dentalis mandibularis verbunden sind. Vor dem Austritt aus dem Foramen mentale geht vom unteren Umfange des Nerven in der Fortsetzung der bisherigen Verlaufsrichtung ein Ast ab, der nach vorn laufend mit seinen Rr. dentales den Caninus und die Incisivi versorgt. Außer den Zähnen innerviert der Plexus dentalis noch mit Rami gingivales das Zahnfleisch der buccalen bzw. labialen Fläche des Proc. alveolaris (Abb. S. 259). Der N. mentalis breitet sich sofort nach seinem Austritt aus dem Foramen mentale unter dem M. quadratus labii inferioris fächerförmig aus (Abb. S. 253, 256, 287) und versorgt Haut und Schleimhaut der Unterlippe und des Kinnes, mit den rückwärtsgewendeten Ästen auch die Schleimhaut des unteren Teiles der Wange. Auch beteiligt er sich an der Versorgung des äußeren Zahnfleisches (Abb. S. 259). Durch Verbindungen mit dem N. facialis (Abb. S. 253) erhält er motorische Fasern für die mimische Muskulatur der Kinngegend und der Unterlippe.

Bevor der N. alveolaris mandibularis in das Foramen mentale eintritt, zweigt sich an seinem hinteren Umfange der N. mylo-hyoideus ab. Er zieht, eingelagert in den Sulcus mylohyoideus der Mandibula, zusammen mit der A. mylohyoidea im Bogen nach vorn auf die der Haut zugewendete Fläche des M. mylohyoideus und über diese hinweg unter den vorderen Bauch des M. biventer. Mit einer Anzahl von Zweigen versorgt er beide Muskeln. Am vorderen Rande des Biventer treten einige feine Ästchen zur Haut des Kinnes und der Unterkinngegend.

Der N. lingualis geht mit dem N. alveolaris mandibularis, ihm unmittelbar von vorn angelagert, zwischen M. pterygoideus lateralis und medialis auf die äußere Fläche des letzteren (Abb. S. 253), zieht auf dieser nach abwärts und gelangt unter die Schleimhaut der Rückwand der Mundhöhle seitlich vom Arcus palatoglossus, und in einem nach vorn offenen Bogen (Abb. S. 244) unter die Schleimhaut des Sulcus alveolo-lingualis, des Bodens der Mundhöhle zwischen Zunge und Unterkiefer. Etwa in Höhe des oberen Randes des M. pterygoideus medialis tritt von rückwärts unter spitzem Winkel die Chorda tympani zu ihm, ein Ast des N. facialis mit Geschmacksfasern für die vorderen Teile der Zunge und Sekretionsfasern für die Speicheldrüsen am Boden der Mundhöhle und in der Zunge. Etwas unterhalb beginnen vom vorderen Umfang des N. lingualis eine Anzahl feine Äste abzugehen für die Schleimhaut, unter welcher der Nerv seinen Verlauf nimmt. Die ersten, Rami isthmi faucium (Abb. S. 244) versorgen die Gegend lateral vom Arcus palatoglossus, vordere Äste die Schleimhaut des Sulcus alveololingualis einschließlich des lingualen Zahnfleisches (Abb. S. 259). Der vorderste, zugleich stärkste von ihnen entspringt in Höhe des hinteren Endes der Glandula sublingualis und läuft längs deren oberem Rande nach vorn bis zur Schleimhaut unter der Zungenspitze und dem Zahnfleisch hinter den Schneidezähnen, N. sublingualis, besser N. alveololingualis. Durch einige Zweige, in welche kleine Häufchen von parasympathischen Ganglienzellen eingelagert sind, versorgt er die Glandula sublingualis mit Sekretionsfasern. — Der Stamm des Lingualis zieht über dem M. mylohyoideus am unteren Rande der Glandula sublingualis nach vorn. Neben dem Zungengrunde überkreuzt er unter sehr spitzem Winkel lateral den Ausführgang der Glandula submandibularis. Vorher entsendet er hinter dem Rande des M. mylohyoideus von der Konvexität seines Bogens die Verbindungszweige zu dem parasympathischen Ganglion submaxillare (Abb. S. 244), das beim vegetativen Nervensystem näher besprochen wird. Seine Endäste, Rami linguales, steigen zwischen M. hyoglossus und M. genioglossus zur Schleimhaut der Zunge auf (Abb. S. 244, 279) und versorgen diese bis zu einer Linie, welche seitlich vor der Papilla foliata beginnt, vor den Papillae vallatae zur Mittellinie zieht und sich hier mit der der anderen Seite unter fast rechtem Winkel trifft (Abb. S. 498). Das Gebiet hinter dieser Linie, das also die Grabenpapillen einschließt, wird vom N. glossopharyngicus versorgt. Der Lingualis führt für sein Schleimhautgebiet an der Zunge die Fasern für die elementaren Sinnesqualitäten, Berührung, Schmerz, Temperatur, und aus der Chorda tympani Geschmacksfasern für bitter und salzig, sauer und süß. Die motorische Innervation der Zungenmuskeln liegt ausschließlich dem N. hypoglossus ob, der regelmäßig einen kleinen Teil seiner Fasern durch eine Anastomose (Abb. S. 279) in Zweige des Lingualis schickt.

### β) Überblick über das Verbreitungsgebiet des N. trigeminus.

Das motorische Gebiet des N. trigeminus umfaßt die Kaumuskeln im engeren Sinne (M. masseter, temporalis, pterygoidei), und von ihren Synergisten den Muskel des Mundhöhlenbodens (M. mylohyoideus) und den vorderen Bauch des M. biventer. Hinzu kommt der Spanner des Trommelfelles, M. tensor tympani, jedoch nicht der M. tensor veli palatini (vgl. S. 270). Der Trigeminus ist also ausgesprochen der Nerv für die Kieferbewegungen bei Kauen und Sprechen und wirkt für diese Bewegungen zusammen mit dem N. facialis (mimische Muskulatur einschließlich M. bucinator) und N. hypoglossus (Zungenmuskeln). Beim Schlucken ist er durch den M. mylohyoideus und Biventer anterior außerdem Partner des N. glossopharyngicus (Gaumenbögen), der auch in wechselndem Grade neben dem Vagus an der Innervation des M. tensor veli palatini beteiligt ist. Alle diese Muskeln und Bewegungen stehen im Dienste der Nahrungsaufnahme. Der Trigeminus spielt in diesem ganzen Getriebe eine sehr wesentliche Rolle, um so mehr als die sensible Kontrolle dieser Bewegungen zum allergrößten Teile ihm obliegt. Hat der Zahnarzt für einen Eingriff eine Anästhesie gemacht, die auch auf die Lippen übergegriffen hat, so läuft beim Trinken ein Teil des Wassers neben dem Glase vorbei, weil der exakte Schluß des Orbicularis oris um das Glas fehlt, infolge der Lähmung der sensiblen Endigungen des Trigeminus in der Lippe. Ausschaltung des Trigeminus bedingt nicht bloß Lähmung der von ihm motorisch versorgten Muskeln, sondern stört zugleich das ganze Bewegungsgetriebe auch der anders innervierten Muskeln im ganzen Bereiche seines sensiblen Gebietes.

Dieses sensible Gebiet umfaßt Haut und Schleimhäute des Gesichtsteiles des Kopfes. Das Hautgebiet (Abb. S. 257) wird nach rückwärts und abwärts gegen das der Cervicalnerven (N. occipitalis major et minor, N. auricularis magnus, N. cutaneus colli) begrenzt durch die „Scheitel-Ohr-Kinn-Linie", die von der Höhe des Scheitels zur Ohrmuschel herabsteigt, diese auf der Außenfläche zum Teil mit einbegreift und unter Aussparung des Kieferwinkels zum Rande des Unterkiefers und zum Kinn verläuft. Oft gehört noch ein kleiner Teil der Unterkinngegend mit dazu (Abb. S. 258). Innerhalb dieses ganzen Bereiches verteilen sich die 3 Äste des Trigeminus derart, daß das Gebiet des 1. Astes von der Nasenspitze bis zur Scheitelhöhe und seitlich bis zu einer Linie

reicht, welche etwa in der Mitte des Nasenflügels beginnt, zum medialen Lidwinkel aufsteigt, der Kante des Oberlides bis zum lateralen Lidwinkel folgt
und von hier im seitlich offenen Bogen zum ersten Drittel der Scheitel-Ohr-
Linie zieht. Das Gebiet des 2. Astes erstreckt sich anschließend von der

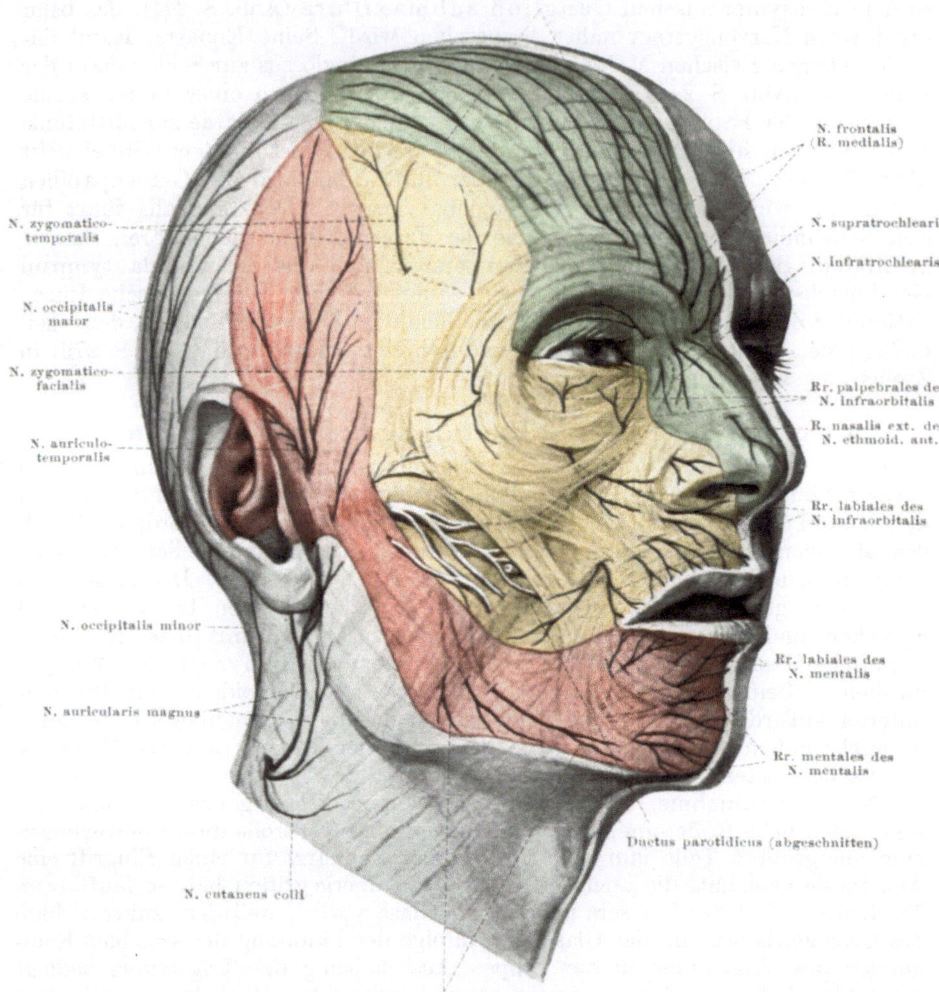


Abb. 120. Hautgebiet des Trigeminus. Grün: 1. Ast, gelb: 2. Ast, rot: 3. Ast. Hautnerven schwarz,
weiß: N. facialis. — Br.

Lidspalte zur Mundspalte, vom Mundwinkel im Bogen etwa zur Mitte des Jochbogens und von hier gerade aufwärts. Die Scheitel-Ohr-Linie wird, wenn überhaupt, nur mit einem ganz schmalen Streifen erreicht (Abb. S. 256), meist
stößt hier das Gebiet des 3. Astes unmittelbar an das des 1. Astes an. Im Bereiche des 1. und 2. Astes wird die Haut von eigenen Hautästen versorgt, die
aus Abb. S. 256 und 264 ersichtlich sind. Im Bereiche des 3. Astes fehlen solche
Äste in einem Areal über dem M. masseter und der Gland. parotis (Abb. S. 256).
Hier wird die Haut von feinsten Ästen der Facialis innerviert, die aus dem

N. auriculotemporalis ($V_c$) auf dem Wege der S. 252 beschriebenen Anastomose Trigeminusfasern erhalten.

Das gesamte Hautgebiet des Trigeminus ist fast in ganzer Ausdehnung „Autonomgebiet" des Trigeminus, d. h. es wird bei allen Individuen immer ausschließlich vom Trigeminus versorgt, der durch keinen anderen Nerven ersetzt werden kann (vgl. S. 143). Nur die Ohrmuschel gehört nicht zu diesem Autonomgebiet dazu, sie wird außer vom Trigeminus noch durch Cervicalnerven und durch den N. vagus versorgt. Die Grenzen des Autonomgebietes ergeben sich bei totaler Unterbrechung des Trigeminusstammes oder Entfernung des Ggl. semilunare (Abb. S. 257). Die „Scheitel-Ohr-Kinn-Linie" tritt hier sehr klar in Erscheinung, besonders auch ihre Aussparung am Kieferwinkel.

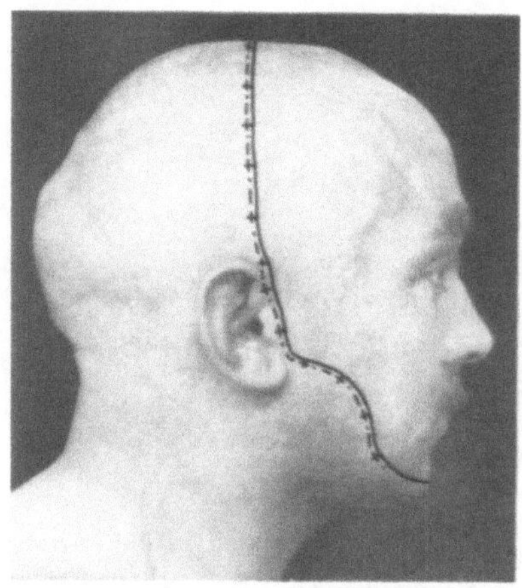

Abb. 121. Autonomgebiet des N. trigeminus. Sensibilitätsdefekt nach Exstirpation des Ganglion semilunare bzw. Durchschneidung der Quintuswurzel. —— Grenze der taktilen Anästhesie, – – – Grenze der Analgesie, +·+·+ Grenze der Thermanästhesie. (Aus O. FOERSTER: In Handb. d. Neurologie, Erg.-Bd. II, Abb. 378. — E.)

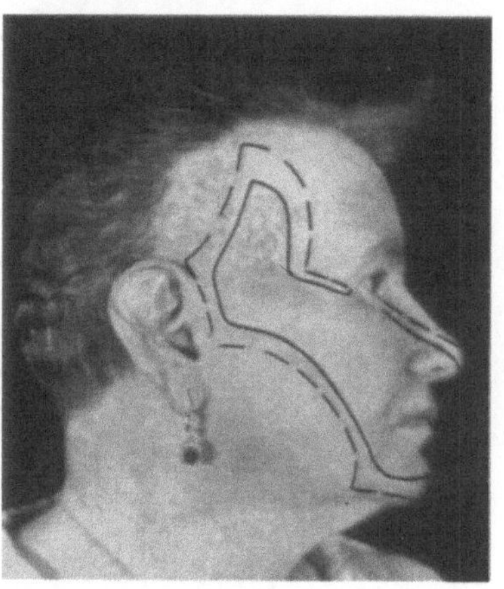

Abb. 122. Autonomgebiet des 2. u. 3. Trigeminusastes. Sensibilitätsdefekt bei Unterbrechung des 2. u. 3. Trigeminusastes. —— Grenze der Analgesie, – – – Grenze der taktilen Anästhesie. (Aus O. FOERSTER: In Handb. d. Neurologie, Erg.-Bd. II, Abb. 390. — E.)

Bemerkenswert ist, daß die Grenze für alle Sinnesqualitäten die gleiche sein kann (Abb. 121, S. 257), aber nicht sein muß (Abb. 122, S. 257). Letztere Abbildung zeigt zugleich die Ausdehnung der Hautzweige des 1. Astes, die sehr genau mit der präparatorisch gefundenen (Abb. S. 256) übereinstimmt. Im Hautgebiet des Trigeminus fehlt die jenseits der Grenze präparatorischer Darstellbarkeit liegende Überschichtung (overlapping) der Hautgebiete der einzelnen Nerven fast vollkommen.

Das Schleimhautgebiet des Trigeminus umfaßt Mund- und Nasenhöhle einschließlich Nebenhöhlen (Abb. S. 258) sowie die Bindehaut des Auges. Der vordere Abschnitt der Nasenhöhle im Bereiche der äußeren Nase, des Stirn- und Nasenbeines ist Gebiet des 1. Astes (N. ethmoideus anterior), ebenso die vordere Partie der Septumschleimhaut. Das plattenepithelbedeckte Vestibulum und ein kleiner vorderer Abschnitt des Nasenbodens wird bereits vom N. infraorbitalis ($V_b$) versorgt, ebenso wie die Schleimhaut der Oberlippe und das labiale Zahnfleisch des Oberkiefers. Das übrige Gebiet des 2. Astes reicht in der Mundhöhle am Gaumen bis zum Zäpfchen einschließlich, seitlich bis dicht an den Arcus palatoglossus heran, in der Nasenhöhle bis zu den Choanen und noch in den obersten Teil des Nasenrachenraumes, also ungefähr entsprechend Maxilla, Ethmoides und Sphenoides. Auch der größte Teil der Septumschleimhaut gehört zum 2. Ast (N. nasopalatinus). Der 3. Ast innerviert die

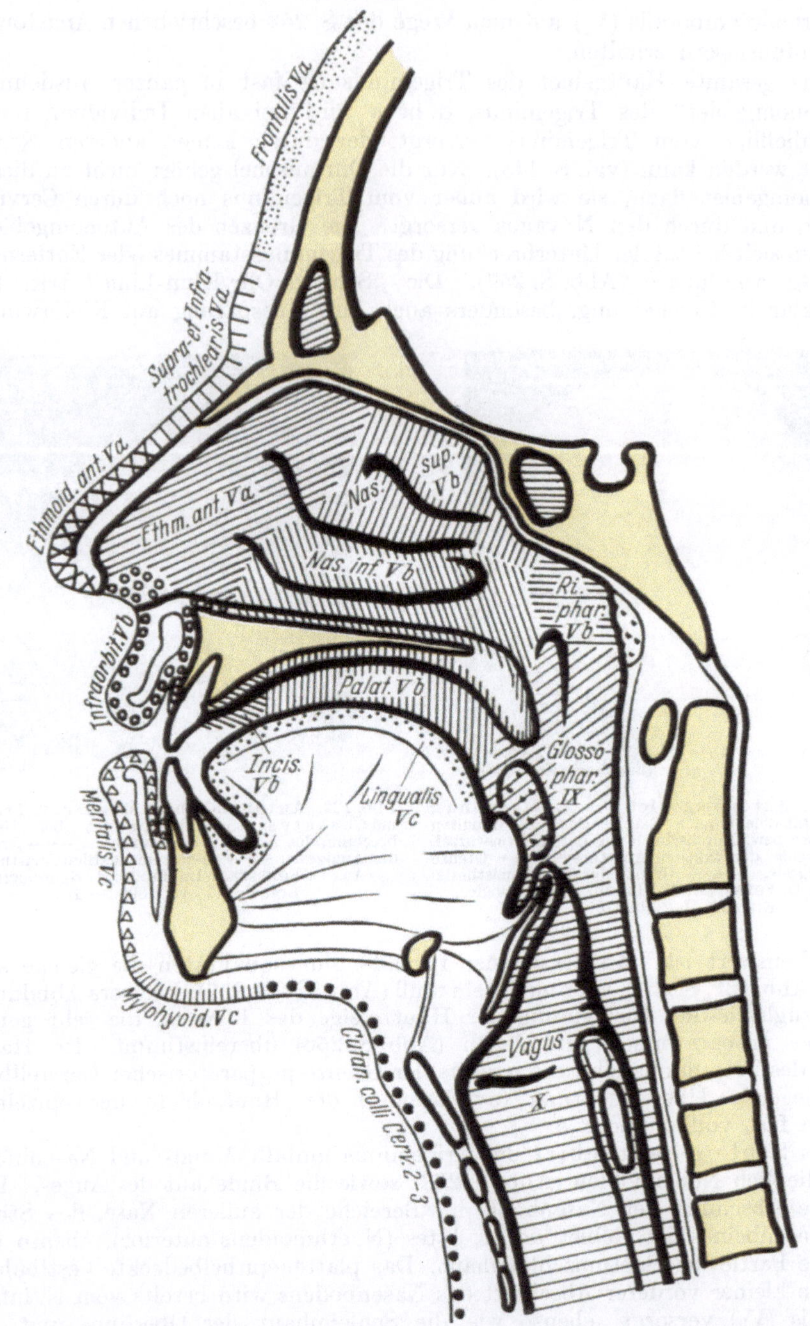



Abb. 123. Haut- und Schleimhautgebiete des Trigeminus. — E.

Innenfläche der Unterlippe und das labiale Zahnfleisch des Unterkiefers (N. mentalis), weiter die Schleimhaut des ganzen Mundbodens einschließlich Zunge bis an die Papillae vallatae (N. lingualis). Diese selbst sowie die Papillae foliatae

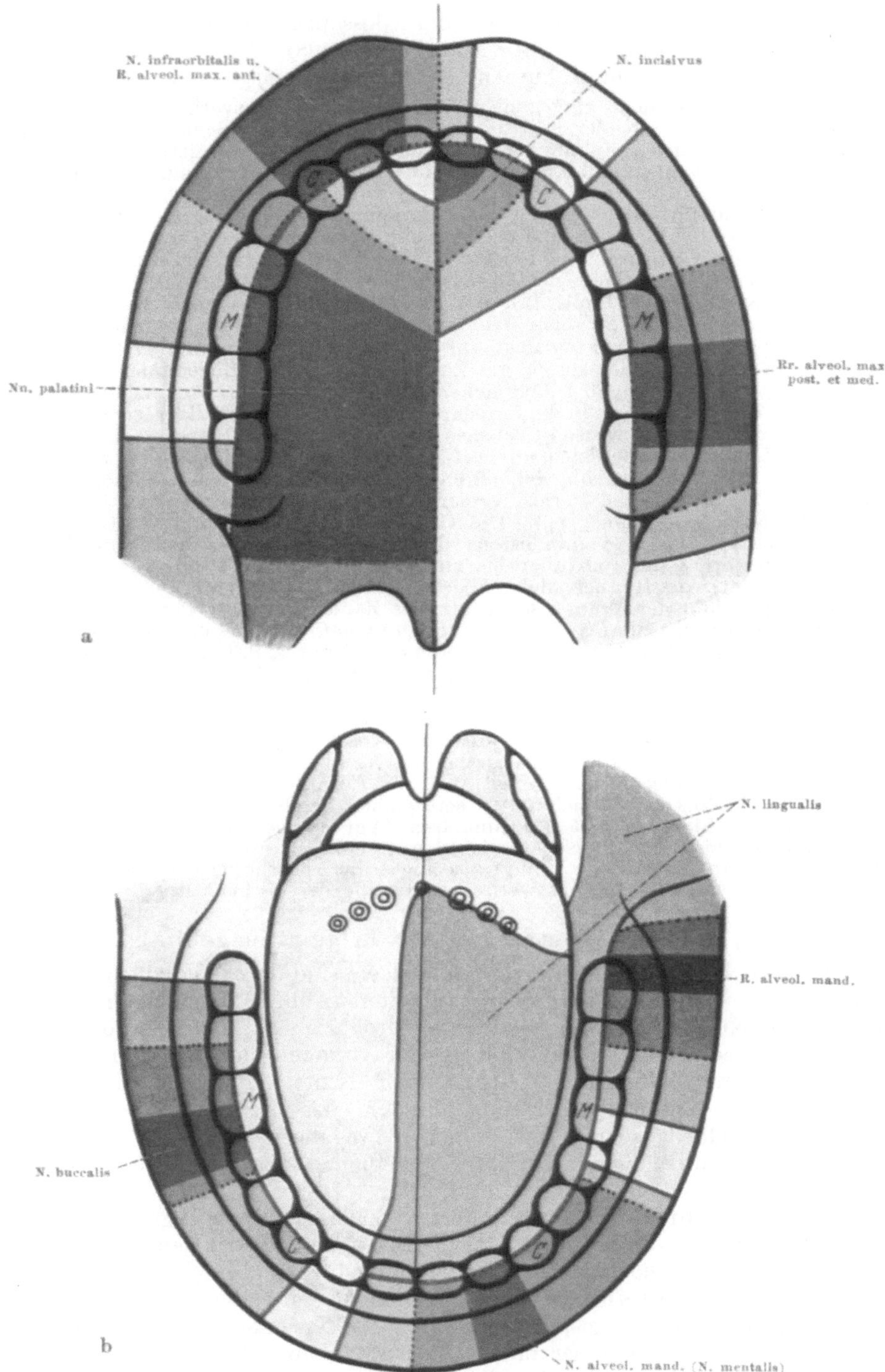


Abb. 124a und b. Innervation von Schleimhaut, Zahnfleisch und Periost am Oberkiefer (a) und Unterkiefer (b). Dunkelgrau: Autonomgebiete, mittelgrau: durchschnittliche Verbreitungsgebiete, hellgrau: Maximalgebiete. *C* Caninus, *M* 1. Molar. (Nach den Angaben von Scharlau: Erg. Zahnheilk. 1914. — E.)

17*

und die Gaumenbögen sind Gebiet des Glossopharyngicus, das sich bis zur hinteren Rachenwand erstreckt (Abb. S. 258, 498). Die Wangenschleimhaut wird hauptsächlich vom N. buccalis (N. buccinatorius) versorgt.

Innervation<br>der Zähne,<br>des Zahn-<br>fleisches<br>usw. Etwas näher sei noch eingegangen auf die Innervationsverhältnisse der Zähne, des Zahnfleisches, des Kieferperiostes und der nachbarlichen Schleimhaut des Mundbodens und Gaumens. Sie sind für die Erreichung der nötigen Anästhesie für schmerzlose Eingriffe an Zähnen und Kiefern von entscheidender Bedeutung. Die Abb. S. 259 fassen die Beobachtungen der Zahnärzte bei ihren Leitungsanästhesien zusammen. Dargestellt sind für jeden Nerven das Autonomgebiet (dunkelgrau), das auf jeden Fall bei allen Individuen von dem betreffenden Nerven versorgt wird und in welchem er von keinem Nachbarnerven ersetzt werden kann; weiter das durchschnittliche mittlere Ausbreitungsgebiet (mittelgrau), wie es bei der Mehrzahl gefunden wird, und das Maximalgebiet (hellgrau), das er äußersten Falles noch versorgen kann. Die Innervationsgrenze zwischen Gebiet des palatinalen bzw. lingualen und des labialen bzw. buccalen Nerven liegt auf der Höhe der interdentalen Schleimhautpapillen entsprechend der durch die Zähne gezeichneten Bogenlinie. Zahnfleisch und Periost der Innen- und Außenflächen der Kiefer werden also verschieden innerviert. Die Zähne selbst, d. h. die Pulpen, werden nur von den Rr. alveolares maxillares bzw. mandibularis versorgt, ebenso der Knochen des Ober- und Unterkiefers. Die Abbildungen beziehen sich nur auf Schleimhaut, Zahnfleisch und Periost.

Am Oberkiefer wird die Schleimhaut und das Periost des Gaumens und das palatinale Zahnfleisch und Periost versorgt von den Nn. palatini ($V_b$) und dem N. incisivus (N. nasopalatinus, $V_b$). Die Grenze liegt gewöhnlich beim Caninus (C). Der N. incisivus versorgt mindestens das Gebiet des mittleren Schneidezahnes (Autonomgebiet), kann sich aber bis zum 1. Prämolaren einschließlich erstrecken (Maximalgebiet), greift aber nicht über die Mittellinie hinaus. Die Schleimhaut der Oberlippe und der Wange sowie labiales Zahnfleisch und Periost sind Gebiet der Rr. alveolares maxillares ($V_b$). Der vordere von ihnen, aus dem N. infraorbitalis, erstreckt sich gewöhnlich von der Mittellinie bis zum 1. Prämolaren einschließlich, kann aber bis zum 1. Molaren und über die Mittellinie hinausreichen.

Am Unterkiefer wird die ganze Innenfläche einschließlich Sulcus alveololingualis und Zunge vom N. lingualis versorgt, bis über die Mittellinie hinaus. Die labiale bzw. buccale Fläche ist im mittleren Abschnitt Gebiet des N. buccalis (N. buccinatorius, $V_c$), vorn und hinten davon des N. alveolaris mandibularis ($V_c$). Stets innerviert der N. buccalis einen Teil auch des Zahnfleisches und Periostes in der Gegend des 1. Molaren. Manchmal ist sein Gebiet beschränkt auf die benachbarten Hälften des 1. Molaren und 2. Prämolaren (Autonomgebiet), es kann aber vom 2. Prämolaren bis zum 3. Molaren ausgedehnt sein (Maximalgebiet). Für schmerzlose Eingriffe am Unterkiefer genügt also nicht die Anästhesierung des N. alveolaris mandibularis, sie muß ergänzt werden durch die des N. buccalis.

### $\gamma$) Centrale Vertretung des Trigeminusgebietes.

Die vom N. trigeminus innervierten Muskeln sind durch Ganglienzellgruppen im Nucleus motorius trigemini vertreten (Abb. S. 267). Pyramidenfasern erhält jeder Nucleus motorius von beiden Großhirnhälften (S. 232, Bd. 3, S. 109), und zwar aus einem kleinen Gebiete der vorderen und vielleicht auch der hinteren Centralwindung unmittelbar an der Fissura Sylvii (Abb. S. 228). Hier ist wie in der ganzen Pyramidenregion nicht der einzelne Muskel vertreten, sondern der Gliedabschnitt mit seinen Bewegungen, hier also das Kauen, dazu andere Bewegungen, die unter Beteiligung der Kaumuskeln ablaufen (Lecken, Schlucken usw., vgl. Abb. S. 228).

Das Hautgebiet des N. trigeminus ist nach rückwärts begrenzt durch die „Scheitel-Ohr-Kinn-Linie" (Abb. S. 256, 257), mit der es an das Gebiet der Cervicalnerven anschließt. Die Sondergebiete der drei Äste sind ebenfalls aus Abb. S. 256 ersichtlich. Die Schleimhautgebiete sind für den ersten Ast die Bindehaut und die Hornhaut des Auges, für den zweiten Ast Nasenrachenraum, Nasenhöhle, Gaumen einschließlich seiner oralen Fläche, Vestibulum oris im Bereich des Oberkiefers, für den dritten Ast die übrige Mundhöhle. Die Grenze zwischen zweitem und drittem Ast entspricht ungefähr der Kauebene der oberen Zahnreihe, nach außen projiziert also etwa der Verbindung von Mundwinkel mit äußerem Gehörgang. Die in diesen Gebieten beginnenden afferenten Trigeminusfasern haben sämtlich ihre Ganglienzellen, die den Typus der Spinalganglienzellen zeigen, im Ganglion semilunare. Die centralen Fortsätze dieser Zellen bilden den Stamm des Trigeminus, der in das Gehirn eintritt. Hier teilen sich die Fasern alsbald Y-förmig in einen kurzen dünnen und einen längeren dicken Ast. Die dünnen Teiläste ziehen ein kleines Stück frontalwärts, etwa so weit wie der Vestibulariskern reicht (Abb. S.267). Die dicken Teiläste wenden sich spinalwärts und reichen als Tractus spinalis trigemini bis in das Rückenmark. Und zwar ziehen Fasern aus dem ersten Ast bis in das dritte Cervicalsegment, während die aus dem dritten Ast schon in der Medulla oblongata endigen (s. Bd. 3, S. 102). Während ihres Verlaufes geben sie zahlreiche Collateralen ab, die teils an Zellen motorischer Hirnnerven (Facialis, Vagus, Hypoglossus) endigen, teils an Zellen des Nucleus reticularis: Reflexcollateralen für die vielfachen, vom Trigeminusgebiet auslösbaren Reflexe. In ihrer ganzen Ausdehnung ist die Radix spinalis von Ganglienzellen verschiedener Größe begleitet, die insgesamt den Nucleus tractus spinalis trigemini bilden. Im Bereiche der frontal gerichteten dünnen Teiläste kommt eine weitere Zellgruppe hinzu. Alle diese Zellen werden unter der Bezeichnung „Nucleus sensibilis trigemini" zusammengefaßt. Die Neuriten der kleinen Zellen enden an Zellen des motorischen Haubenkernes und stellen Reflexwege dar. Die der großen Zellen schließen sich nach Überschreitung der Mittellinie teils dem Tractus spino-mesencephalicus bzw. -thalamicus (der Schmerzbahn) an, teils der Schleifenbahn (Lemniscus medialis, Tastbahn) und enden im Thalamus. Die corticale Endigung liegt in der hinteren Centralwindung nahe der Fissura Sylvii (Abb. S. 231). Hier ist das Verbreitungsgebiet des Trigeminus nicht mehr nach dessen Ästen, sondern nach Körpergebieten repräsentiert: Stirn, Wangen, Lippen, Mundhöhle usw.

Aus dem sensiblen Kern ziehen Fasern auch zum Kleinhirn. — Ein Teil der Trigeminusfasern nimmt innerhalb des Gehirns einen anderen als den beschriebenen Verlauf: sie wenden sich nach vorn bis in das Bereich der Vierhügelplatte und werden deshalb Radix mesencephalica (Abb. S. 267) genannt. Sie liegen unter dem Seitenrande der Rautengrube neben dem Locus caeruleus, mit dessen schwarzpigmentierten Zellen sie jedoch nicht in Verbindung treten. Wohl aber ist diese Radix mesencephalica von einer Ganglienzellsäule begleitet, dem Nucleus mesencephalicus trigemini. Über ihre Leitungsrichtung und Funktion herrscht noch keine Klarheit.

Rechte und linke Gesichtshälfte werden vom rechten bzw. linken Trigeminus innerviert. Jedoch greifen die Äste in der Mittellinie von der einen auf die andere Seite über. Der rechte Trigeminus sendet also Äste auch über die Mittellinie hinaus in einen schmalen Bezirk der linken Seite. Gleiches findet sich auch am Rumpf bei den beiderseitigen Nerven. Ein mittlerer Streifen des Körpers wird also von Nervenästen beider Seiten erreicht. Obwohl dies durch anatomische Präparation durchaus sichergestellt ist, lehrt die klinische Erfahrung, daß z. B. bei Exstirpation des einen Trigeminusganglions die Grenze der sensiblen Lähmung genau in der Mittellinie liegen kann, obwohl nach dem anatomischen Verhalten der Nerven die Sensibilität in einem neben der Mittellinie liegenden Streifen auf der Operationsseite immer erhalten sein müßte.

δ) Nervus facialis und Nervus intermedius.

Der N. facialis (VII), der Nerv des Zungenbeinbogens (Abb. S. 291, 279), tritt an der Hirnbasis im Kleinhirnbrückenwinkel hervor (Abb. S. 236), und zwar am hinteren Rande der Brücke, dem er meist eine kurze Strecke fest angeheftet ist. Seitlich unmittelbar anschließend treten der N. intermedius und N. statoacusticus aus. Die drei Nerven durchsetzen zusammen den Subarachnoidalraum und treten in den Meatus acusticus internus ein (Abb. S. 237). In diesem liegt der Facialis zuoberst am Dach das Ganges und tritt an dessen Grunde durch

eine eigene Öffnung in den Canalis facialis (Falloppii) des Felsenbeins ein.
Hier setzt er zunächst seine bisherige Verlaufsrichtung schräg nach frontal und
lateral fort bis dicht an die Vorderfläche der Felsenbeinpyramide (Abb. S. 246),
wo sich der Kanal unter einer Knochenschuppe öffnet (Hiatus canalis facialis).
Dabei zieht er durch den spongiösen Knochen, der den Zwischenraum zwischen
Vestibulum und unterer Schneckenwindung ausfüllt. In der Gegend des Hiatus
canalis facialis biegt er rechtwinklig nach außen und rückwärts um (Knie,
Genu n. facialis, Abb. S. 244) in eine Richtung parallel der oberen Felsen-
beinkante, zieht zwischen dem vorderen Schenkel des lateralen Bogenganges
und der Fenestra ovalis sanft nach abwärts (Abb. S. 484) und im Bogen um
die Basis der Eminentia pyramidalis herum zum Foramen stylomastoideum,
durch das er den Schädel verläßt. Die letzte Verlaufsstrecke ist gerade nach
abwärts gerichtet (Abb. S. 249). Am Knie findet sich ein kleines dreieckiges
Ganglion, Gangl. geniculi.

Durch den Austritt aus dem Foramen stylomastoideum gelangt der Facialis
in die Regio retromandibularis (Abb. S. 253), tritt in die Substanz der Glandula
parotis ein, teilt sich in der Drüse meist zunächst in einen oberen und unteren
Hauptast, die schräg nach oben bzw. unten ziehen (Abb. S. 264, 287) und sich
spitzwinklig in eine Anzahl Äste aufzweigen, die fächerförmig auseinanderweichen (Plexus parotidicus) und unter dem vorderen Rande der Drüse hervortreten. Sie innervieren die gesamte mimische Muskulatur.

Der Verlauf des Canalis facialis und damit auch des Nerven selber ist am leichtesten am macerierten Schläfenbein des Neugeborenen zu übersehen, am besten nach
Wegnahme der Pars squamosa und tympanica. Im Grunde des inneren Gehörganges
findet man leicht die Eingangsöffnung des Canalis facialis und kann durch die erste
Strecke ganz hindurchsehen, da der Kanal sich an der vorderen Pyramidenfläche frei
öffnet. 1—2 mm lateral von dieser vorderen Öffnung sieht man den Eingang in die
zweite Verlaufsstrecke, in die man etwa 1 cm tief hineinsehen kann, wenn man Licht
in die Paukenhöhle fallen läßt, so daß es durch die dünne Wand des Kanals hindurch-
scheint. Zwischen den beiden Öffnungen an der vorderen Pyramidenfläche hat das
Genu n. facialis mit dem Ganglion geniculi frei unter der Dura gelegen. Später
wird diese Stelle von Knochen mehr oder weniger weit überwachsen, so daß
der Canalis facialis geschlossen wird bis auf eine feine Öffnung, Hiatus canalis
facialis (Abb. S. 484), an die sich schräg nach vorn eine zum Foramen lacerum
führende Rinne anschließt (Sulcus n. petrosi superficialis maioris). An der Wand
der durch Wegnahme der Pars squamosa und tympanica oder durch einen Sägeschnitt weit eröffneten Paukenhöhle (Abb. S. 484) erkennt man unmittelbar
über der Fenestra ovalis den rundlichen Wulst des Canalis facialis, darüber die
Prominenz des lateralen Bogenganges. Hier bildet der Canalis facialis einen Teil der
Paukenhöhlenwand, der Nerv ist nur durch ganz dünnen Knochen von der Paukenhöhle getrennt. Nicht selten ist beim Neugeborenen der Canalis facialis an dieser Stelle
noch nicht knöchern geschlossen, sondern dehiszent und kann auch beim Erwachsenen offen bleiben (Abb. Bd. 1, S. 707, *684*), so daß der Nerv nur von der mit dem
Periost verbundenen Schleimhaut der Paukenhöhle bedeckt ist. Besonders in diesen
Fällen, aber auch bei normal geschlossenem Knochenkanal, ist der Nerv in dieser
Verlaufsstrecke der Mitbeteiligung bei Erkrankungen der Paukenhöhle ausgesetzt.

Der N. intermedius, seinem Kaliber nach etwas dünner als der N. trochlearis, entspringt selbständig lateral vom Facialis oder zusammen mit diesem
oder dem Stato-acusticus. Im Meatus acusticus, oder schon vorher verbindet er
sich durch zarte Fäden mit dem Facialis und dem Vestibularisanteil des Stato-
acusticus, schließt sich dann aber im Grunde des Gehörganges ganz dem Facialis
an, dessen sensible und parasympathische Fasern er führt. Er würde sinn-
gemäßer nicht als eigener Nerv bezeichnet, sondern als Portio minor des Facialis.

Der N. intermedius besteht aus sehr feinkalibrigen Nervenfasern und enthält
in Stamm und Ästen Ganglienzellen vom Typus der Spinalganglienzellen. Deren
überwiegende Mehrzahl ist im Ganglion geniculi zusammengefaßt. — Die Verbindungen mit dem N. vestibularis sind nur vorübergehend, es findet kein Faseraustausch statt, alle Intermediusfasern verlassen den Vestibularis wieder und schließen
sich dem Facialis an.

Während des Verlaufes im Canalis Falloppii gibt der N. facialis drei kleine Äste ab: den N. petrosus superficialis maior, den N. stapedius und die Chorda tympani.

Der N. petrosus superficialis maior entspringt am Knie des Facialis (Abb. S. 244) an der Spitze des dreieckigen Ganglion geniculi, tritt durch den Hiatus canalis facialis unter die Dura. In der nach ihm benannten feinen Furche der vorderen Felsenbeinfläche gelangt er im Periost, das sich hier leicht von der Dura ablösen läßt, zum Foramen lacerum, durchsetzt die Fibrocartilago basalis, die diese Öffnung ausfüllt, in der Richtung nach vorn, tritt in den Canalis pterygoideus (Vidii) ein und endet im Ganglion pterygopalatinum (Abb. S. 249). Er enthält einen Teil der sekretorischen Fasern des N. intermedius (s. vegetat. Nervensystem) und im späteren Verlaufe Facialisfasern für die Gaumenmuskeln (s. unten, Chorda tymp.). Daß sich ihm Trigeminusfasern anschließen, wie aus klinischen Beobachtungen geschlossen worden ist, ist anatomisch nicht erwiesen und auch sehr unwahrscheinlich.

Während der Facialis im Bogen um die Eminentia pyramidalis herumzieht, schickt er den N. stapedius zu dem in deren Hohlraum gelegenen winzigen M. stapedius. Der N. stapedius enthält einzelne Ganglienzellen wie der N. intermedius.

Die Chorda tympani zweigt sich dicht oberhalb des Foramen stylomastoideum vom vorderen Umfang des Facialis ab, läuft unter spitzem Winkel zurück und gelangt durch ein feines Knochenkanälchen an den Boden der Paukenhöhle. Hier steigt sie in einer Schleimhautfalte aufwärts und zieht in einem nach unten offenen Bogen zwischen Handgriff des Hammers und langem Fortsatz des Amboß oberhalb der Sehne des M. tensor tympani dicht hinter dem Trommelfell nach vorn. Von diesem Verlauf durch die Paukenhöhle, Cavum tympani, trägt sie ihren Namen. Sie verläßt die Paukenhöhle durch die GLASERsche Spalte, Fissura petrotympanica, in der sie mit der Arteria tympanica anterior und dem Processus longus (Folii) des Hammers gelegen ist. Die äußere Austrittsöffnung ist umrandet von einem kleinen spitzigen Fortsatz am Os tympanicum, der Spina tympanica anterior. Während die Chorda beim Neugeborenen in der seichten Fissura tympano-squamosa leicht zugänglich nach medial verläuft, ist sie beim Erwachsenen ganz verdeckt durch den über sie hinweggewachsenen Rand der Pars squamosa, so daß sie erst nach dessen Wegmeißelung sichtbar wird. Auch die Spina ossis sphenoidis schiebt sich während ihrer Ausbildung über die Chorda hinweg, so daß diese tief in die Spalte zwischen Spina und Tympanicum zu liegen kommt. In eine Furche oder auch einen Knochenkanal in der medialen Wand der Spina ossis sphenoidis eingebettet läuft sie nach abwärts und wird erst am vorderen Rande der Spina sichtbar. Medial von A. meningica media und N. auriculotemporalis steigt sie abwärts und tritt unter spitzem Winkel an den N. lingualis (Abb. S. 244, 249), dem sie Geschmacksfasern für Zungenspitze und Zungenrücken sowie sekretorische Fasern für die Speicheldrüsen zuführt (Abb. S. 529). Diese beiden Faserarten gehören dem N. intermedius an.

Die Chorda tympani ist im ganzen Verlaufe astlos. Nur während sie medial vom dritten Trigeminusast vorbeizieht, erhält sie eine Verbindung mit dem Ganglion oticum. — Durch die tiefe Einlagerung in die Fissura tympano-squamosa ist sie gegen jegliche etwaige Schädigung von seiten des Kieferköpfchens bei dessen Bewegungen geschützt.

In ihrem Anfangsteil enthält die Chorda tympani die motorischen Fasern für den M. levator veli palatini (und M. uvulae), die also erst am Ende des Facialiskanales den Stamm des Facialis verlassen. Von der Chorda treten sie in deren Verbindungsast zum Gangl. oticum, durchsetzen dieses ohne Unterbrechung und gelangen durch den Nervulus sphenoidalis des Ganglions in den N. canalis pterygoidei (N. Vidianus), also in den N. petrosus superficialis maior. Mit ihm ziehen sie zum Ggl. sphenopalatinum und durch dieses hindurch in den N. palatinus minor (S. 250, vgl. auch S. 270).

Noch oberhalb des Foramen stylomastoideum oder auch in ihm geht der Facialis eine Anastomose mit dem Ramus auricularis n. vagi ein.

Nach dem Austritt aus dem Foramen stylomastoideum, aber noch vor dem Eintritt in die Glandula parotis entsendet der Facialis zwei feine

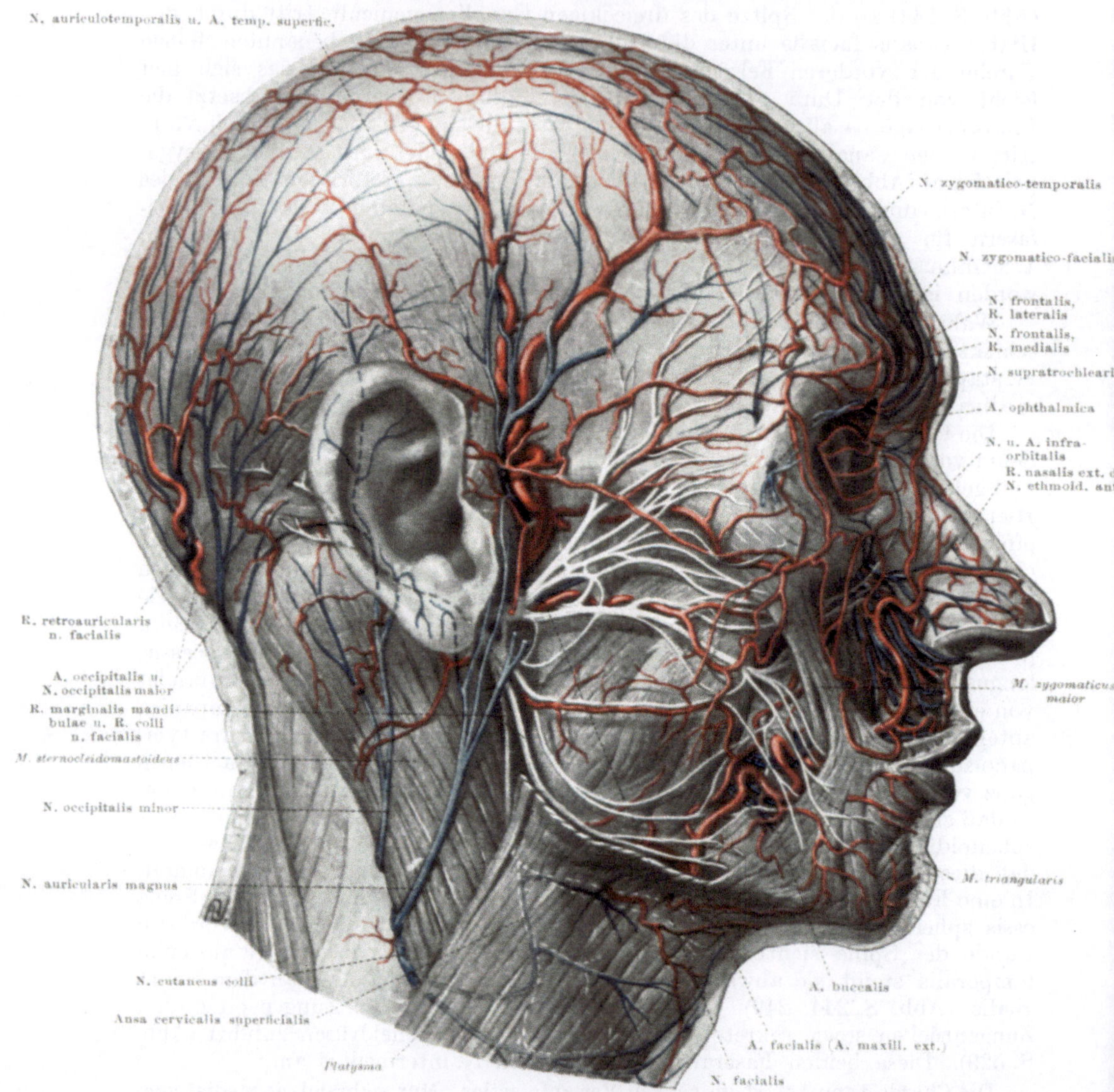


Abb. 125. Oberflächliche Nerven und Arterien des Kopfes. Hautäste blau. — Br.

Muskeläste: Ramus retroauricularis und Ramus biventricus. Der Ramus retroauricularis zieht im Bogen um den Proc. mastoideus herum (Abb. S. 253) und verläuft, ihm und der Ursprungssehne des M. sternocleidomastoideus unmittelbar aufliegend, neben der A. retro-auricularis occipitalwärts zum M. auricularis nuchalis, den er durchsetzt (Abb. S. 264). Er innerviert diesen wie alle mimischen Muskeln der Ohr- und Occipitalgegend, den M. epicranius occipitalis, die meisten kleinen Muskeln der Ohrmuschel, auch variable Muskeln wie den Transversus nuchae. Regelmäßig hat er Verbindungen mit den sensiblen Cervicalnerven, N. occipitalis minor und maior.

In seiner nächsten Nachbarschaft geht der **Ramus biventricus** ab für den hinteren Bauch des gleichnamigen Muskels, in dessen oberen Rand er sich nach einem Verlauf von etwa 1 cm einsenkt. Vorher zweigt sich der **Ramus stylohyoideus** ab, der etwa 3 cm weit am vorderen Rand des Biventer abwärts zieht und erst dann in den hinteren Rand des M. stylohyoideus, und zwar ungefähr in dessen Mitte, eintritt. Ramus biventricus und Ramus stylohyoideus können getrennt aus dem Facialis entspringen (Abb. S. 253). Sie haben meist eine Anastomose mit dem N. glossopharyngicus, selten auch eine Verbindung zum Plexus pharyngicus.

**Innerhalb der Glandula parotis** teilt sich der Facialis alsbald in den **Ramus superior**, der schräg nach aufwärts und nach vorn zieht (Abb. S. 264), und den schwächeren **Ramus inferior**, der schräg nach abwärts gerichtet ist. Beide liegen außen vom Anfangsteil der A. temporalis superficialis (Abb. S. 253, 287). Der obere Ast nimmt die auf S. 252 geschilderte Anastomose vom N. auriculotemporalis auf (Abb. S. 253). Der Ramus superior versorgt die mimische Muskulatur vom Ohr und von der Stirn bis zur Oberlippe. In der Wangengegend schließt sich der Ramus inferior an für die Muskeln bis zum Platysma. Die Muskeläste treten sämtlich von der Unterseite her in die Muskeln ein.

Vom **Ramus superior** nehmen ihren Ursprung die Rami temporofrontales, zygomatici und buccales. Sie treten unter dem oberen bzw. vorderen Rande der Parotis hervor. Als erster Ast zweigt sich in Höhe des äußeren Gehörganges ein sehr feiner **Ramus temporalis** ab (in Abb. 264 nicht gezeichnet), dessen einer Ast unter der A. temporalis superficialis hinweg zum M. auricularis temporalis tritt. Der andere Ast läuft eine Strecke neben und vor der Arterie aufwärts und zieht dann unter ihr zum M. auricularis superior, der auch von dem ersten Ast noch mit versorgt wird. Die weit dickeren **Rami frontales** (Abb. 264) richten sich fast gerade aufsteigend quer über den Jochbogen und über die vordere Schläfengegend zum Seitenrande des M. frontalis. Unterwegs sind sie von dem in seiner Ausdehnung sehr variablen M. epicranius temporo-parietalis gedeckt. Sie innervieren diese Muskeln und bilden auf deren Innenfläche das S. 253 erwähnte eigenartige Geflecht (Abb. S. 253), das durch die hauptsächlich polygonalen Maschen und die gleichbleibende Dicke der sie bildenden Nerven vor den intra- und submuskulären Geflechten der anderen Muskeln ausgezeichnet ist. Die **Rami zygomatici** nehmen die Richtung auf den lateralen Rand der Orbita über das Os zygomaticum hinweg, ziehen unter den M. orbicularis oculi, innervieren dessen obere Hälfte und den M. corrugator glabellae. Die Äste des N. zygomatico-temporalis und zygomatico-facialis aus dem zweiten Trigeminusaste (Abb. S. 264) treten zwischen ihren Zweigen bzw. deren Geflecht hindurch, ohne sich mit ihnen zu verbinden. Die **Rami bucinatorii**, ein oder zwei mächtige Äste, gewöhnlich die stärksten der peripheren Facialiszweige, ziehen mit der A. transversa faciei (Abb. S. 264) oberhalb des Ductus parotidicus und parallel zu ihm nach vorn unter den M. zygomaticus maior, nachdem sie noch eine oder mehrere Anastomosen vom Ramus inferior des Facialis aufgenommen haben. Unter dem M. zygomaticus und dem M. levator labii maxillaris bilden sie untereinander und mit Zweigen des N. infraorbitalis und N. buccalis ein reiches Geflecht. Von diesem aus werden außer dem M. zygomaticus maior und Levator labii versorgt: die untere Hälfte des Orbicularis oculi einschließlich der Pars lacrimalis, M. depressor glabellae (mit einem gegen die Glabella aufsteigenden Aste, Abb. S. 253), die Muskeln der Nase, M. caninus, alle Muskeln der Oberlippe und der Teil des M. bucinator oberhalb des Ductus parotidicus (Abb. S. 253). Die Rami bucinatorii führen viele sensible Trigeminusfasern, welche als Hautzweige über die Muskeln hinweg zur Haut ziehen (Abb. S. 264).

Der untere Teil des M. bucinator wird aus dem Ramus inferior des N. facialis versorgt durch Rami bucinatorii, welche sich an die ebenso benannten Äste des Ramus superior anschließen. Auch sie anastomosieren mit dem N. buccalis des Trigeminus, dessen Zweigen sie die motorischen Fasern für den M. bucinator zuführen (Abb. S. 253). Diese Rami bucinatorii sind zum größten Teil Zweige des Ramus marginalis mandibulae, der am Rande des Unterkiefers über den Masseteransatz und über die Vena facialis und A. facialis (maxillaris externa) hinweg nach vorn zieht unter den M. triangularis (Abb. S. 264). Er innerviert diesen (und auch den M. risorius) sowie die Muskeln der Unterlippe und des Kinns außer dem Quadratus labii mandibularis. Während er oberhalb des Foramen mentale über den N. mentalis hinwegzieht, verbindet er sich mehrfach mit dessen Zweigen (Abb. S. 253). — Als letzter Ast geht aus dem Ramus inferior hervor der Ramus colli, der unter dem unteren Pol der Glandula parotis hervortritt und unter dem Platysma in eine Anzahl Äste zerfällt, von denen sich ein stärkerer und mehrere schwächere bogenförmig mit Zweigen des N. cutaneus colli zur Ansa cervicalis superficialis verbinden (Abb. S. 264). Der Ramus colli versorgt das ganze Platysma sowie den Quadratus labii mandibularis.

Die vorstehende Schilderung der Verzweigungen des Facialis gibt nur einen Typus, der individuell verschieden ausgestaltet ist, besonders nach der Zahl der Äste. Doch sind die einzelnen Gruppen von Ästen (Rami frontales, zygomatici usw.) konstant im Hinblick auf die von ihnen versorgten Muskeln.

Es wurde schon erwähnt, daß alle Muskeläste des Facialis von der Unterseite her in die Muskeln eintreten. Mag auch hier und da ein feines Ästchen einmal von außen her eindringen, so läßt sich trotzdem sagen, daß die auf die Außenfläche der Muskeln tretenden Zweige Hautäste sind mit Trigeminusfasern, die den Facialiszweigen durch die vielfachen Anastomosen mit dem Trigeminus zugeführt worden sind.

Der Stamm des Facialis und die erste Teilung in Ramus superior et inferior liegt tief in der Fossa retromandibularis, während die peripheren Äste, zumal nach dem Austritt aus der Parotis, im subcutanen Fett verlaufen, bis sie unter die Muskeln treten. Eine Druckschädigung des Facialis, z. B. bei einer Zangengeburt, trifft daher nie den Stamm des Facialis, sondern nur periphere Zweige.

### ε) Centrale Vertretung des Facialis- und Intermediusgebietes.

Das periphere Gebiet des Facialis ist die Muskulatur des Hyoidbogens: die gesamte mimische Muskulatur, der M. stylohyoideus, biventer posterior und der M. stapedius (vgl. Tabelle S. 281). Der N. facialis ist also an sich rein motorischer Nerv. Durch den N. intermedius werden ihm jedoch sensorische Fasern für den Zungenrücken beigesellt und sekretorisch für alle Drüsen des Kopfes außer der Parotis.

Die Ganglienzellen, deren Neuriten zum Facialis vereint die mimischen Muskeln versorgen, sind zum Nucleus facialis zusammengefaßt, der in der Medulla oblongata, ungefähr in der Austrittshöhe des Facialis, gelegen ist (Abb. S. 267). Die Neuriten treten innerhalb der Medulla sehr bald zu einem geschlossenen Bündel zusammen, das schon als Facialis bezeichnet wird, treten aber nicht geradeswegs basalwärts aus, sondern ziehen zunächst schräg nach vorn und dorsal gegen den Boden der Rautengrube hinauf an den caudalen Rand des Abducenskernes (Abb. S. 267), wenden sich an dessen medialer Fläche in einer sagittalen Richtung nach vorn parallel dem Boden der Rautengrube, biegen am vorderen Rande des Abducenskernes scharf nach lateral um und ziehen in einem sanften Bogen nach rück- und abwärts zur Austrittsstelle. Die beiden Biegungen in Höhe des Abducenskernes bilden das innere Knie des Facialis. Am Boden der Rautengrube ist es als rundlicher Höcker, Colliculus facialis, kenntlich.

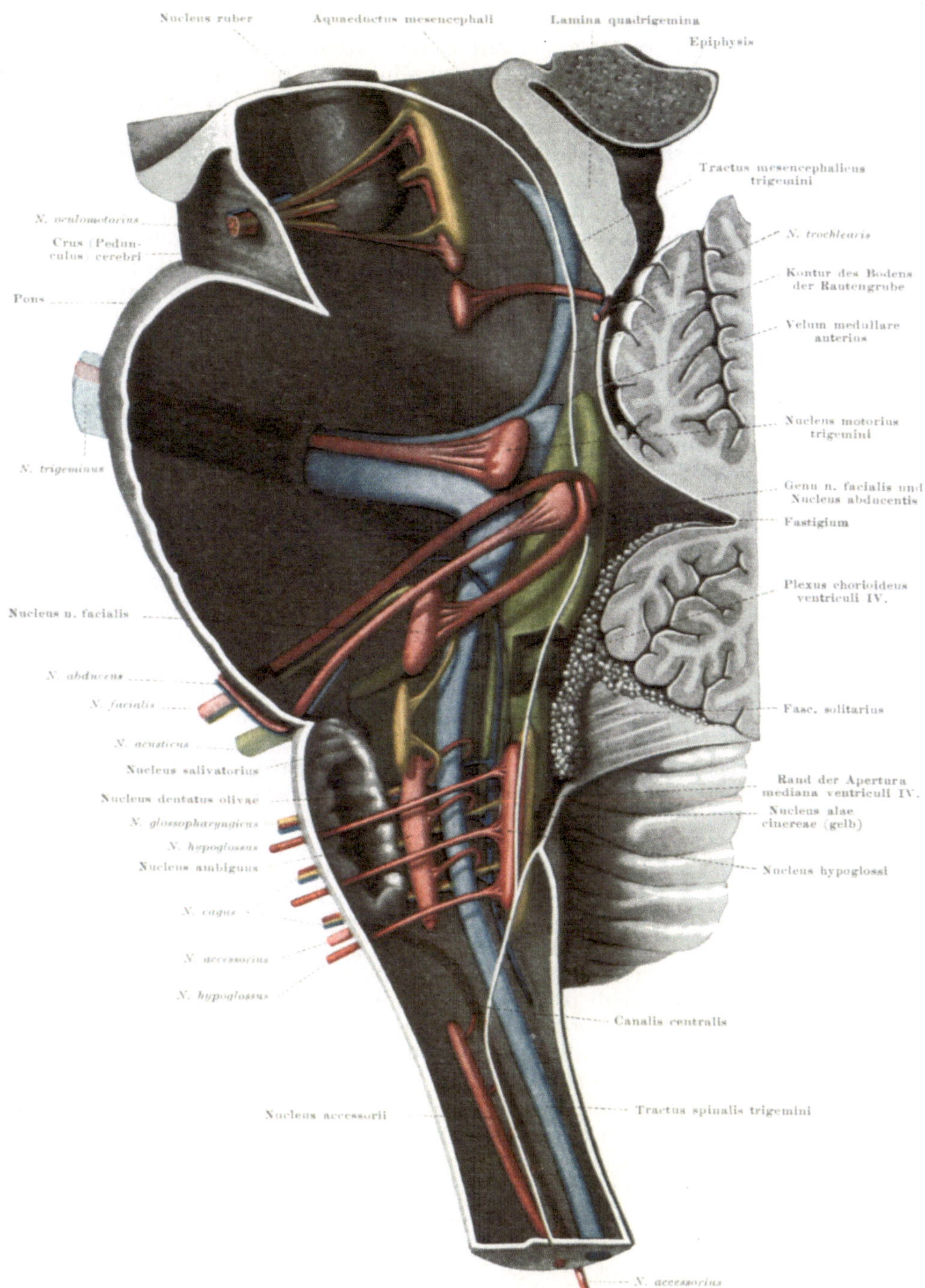


Abb. 126. Kerne der Hirnnerven. Vgl. Bd. 3, Abb. S. 98. — E.

Am Nucleus facialis lassen sich mehrere Gruppen von Zellen unterscheiden, besonders eine dorsomediale und eine ventro-laterale Hauptgruppe, daneben einige kleinere Gruppen. Die Zugehörigkeit der einzelnen Zellen zu den einzelnen Muskeln, also die centrale Vertretung der einzelnen Muskeln im Facialiskern, ist für den Menschen noch nicht im einzelnen sichergestellt. — An den Zellen endigen Reflexcollateralen besonders vom Trigeminus. Die von der Hornhaut und Bindehaut des Auges kommenden vermitteln Reflexe von sehr niedriger Reizschwelle, weshalb sie zur Kontrolle der Narkosetiefe benutzt werden (Corneal-, Conjunctivalreflex).

In der Großhirnrinde ist das Facialisgebiet vertreten im unteren Abschnitt der Centralwindungen (Abb. S. 228), und zwar so, daß die Muskeln an Stirn und Auge ein eignes Gebiet haben und anschließend die an Mund und Wange („oberer" und „unterer" Facialis). Die Gebiete liegen wie am Körper in cranio-caudaler Reihenfolge, ebenso die folgenden bis zum Larynx, während für den übrigen Körper das Umgekehrte gilt: die einzelnen Abschnitte sind in der Großhirnrinde in caudo-cranialer Richtung angeordnet. Die sensiblen Gebiete (Abb. S. 231) verhalten sich wie die motorischen: Kopf- und Kiemenbereich ist in der Anordnung wie im Körper gegeben, alles Übrige in der umgekehrten. Mit anderen Worten: unsegmentierter und segmentierter Teil des Körpers verhalten sich mit Rücksicht auf ihre corticale Vertretung entgegengesetzt.

Von der Großhirnrinde erhält der Facialiskern Pyramidenfasern. Dabei besteht ein ausgesprochener Unterschied für „oberen" und „unteren" Facialis: die Wurzelzellen, deren Neuriten die Muskeln an Stirn und Auge versorgen, erhalten Pyramidenfasern aus beiden Großhirnhemisphären, die übrigen nur von einer, und zwar der gegenseitigen. Beidseitig erhalten Pyramidenfasern diejenigen Muskeln, die gewöhnlich beidseitig zugleich tätig sind, und deren einseitige Betätigung durch besondere Übung gelernt werden muß (z. B. M. frontalis, orbicularis oculi). Werden die Pyramidenfasern für den Facialis in der Capsula interna unterbrochen (z. B. durch einen Schlaganfall), so sind gelähmt nur die Muskeln in der Umgebung des Mundes, und zwar auf der Gegenseite wegen der Kreuzung der Pyramidenfasern. Die Muskeln an Stirn und Auge bleiben frei von Lähmungserscheinungen. Sie zeigen also ähnliches Verhalten wie Kau-, Gaumensegel-, Schlund- und Kehlkopfmuskeln. In der inneren Kapsel liegen die Pyramidenfasern für den Facialis zusammen an deren Knie (Abb. S. 230). Vom Brückenbereich an ziehen sie auf zwei verschiedenen Wegen zum Facialiskern. Der eine Teil der Fasern tritt innerhalb der Brücke in das Areal des Lemniscus medialis, zieht in diesem spinalwärts (also entgegengesetzt den Schleifenfasern) bis zur Höhe des Abducenskernes und dann zum gleichseitigen und vor allem zum gekreuzten Facialiskern. Der andere Teil zieht bis zur Höhe des Facialiskernes mit den Fasciculi pyramidales weiter, tritt an deren medialen Umfang aus, zieht in der Raphe dorsalwärts und biegt zum gleichseitigen und gekreuzten Facialiskern ab (zur Orientierung vgl. Bd. 3, Abb. S. 85, die einen Schnitt ungefähr in dieser Höhe wiedergibt).

Der N. intermedius biegt innerhalb des Gehirnes nach caudal um und bildet den cranialen Teil des Fasciculus solitarius (blau in Abb. S. 267). Die Fasern enden an den Zellen des Nucleus fasciculi solitarii, der deshalb auch als Nucleus gustatorius bezeichnet wird. Die weiteren centralen Verbindungen sind nicht näher bekannt. Sie laufen wahrscheinlich im Lemniscus medialis. Die Rindenendigung wurde früher in die Nähe des Geruchszentrums (Gyrus hippocampi) verlegt, neuerdings in den Opercularteil der hinteren Centralwindung. Eine sichere Lokalisation eines Geschmackszentrums ist noch nicht möglich gewesen.

Die sekretorischen Fasern des Intermedius haben ihre Ursprungszellen im frontalen Abschnitt des Nucleus salivatorius (Abb. S. 267).

## c) Die Nerven der eigentlichen Kiemenbögen.

### Nervus glossopharyngicus, vagus, accessorius.

N. glossopharyngicus und N. vagus sind die Nerven der eigentlichen Kiemen- oder Branchialbögen, die sich an Mandibular- und Hyoidbogen (N. trigeminus, N. facialis) anschließen (Abb. S. 279, 291, Tabelle S. 281). Der Glossopharyngicus versorgt den ersten Kiemenbogen, der Vagus mit seinen Ästen die folgenden. Von diesen Ästen des Vagus bleiben nur der des zweiten und fünften Kiemenbogens als N. laryngicus cranialis und caudalis erhalten, die anderen gehen schon nach kurzem Bestande in embryonaler Zeit zugrunde (Abb. S. 281). Außer den Kiemenästen hat der N. vagus bei allen Wirbeltieren einen mächtigen Ast für die Eingeweide, Ramus visceralis, der als eigentlicher Stamm des Vagus erscheint, von dem die Kiemenäste als Zweige abgehen. Das Verbreitungsgebiet des Vagus erstreckt sich dadurch vom Kiemengebiet bis gegen das caudale Ende der Bauchhöhle, weshalb man ihn auch als N. branchio-intestinalis bezeichnet hat. Der Ramus visceralis gehört dem parasympathischen Anteil des vegetativen Nervensystems zu. An ihn schließt caudal der N. pelvicus an (s. veget. Nervensystem).

Bei den wasserlebenden Wirbeltieren, welche über die Sinnesorgane der „Seitenlinie" verfügen (Fische, manche Amphibien), wird der caudale Teil dieses Seitenliniensystems von dem Ramus lateralis des N. vagus versorgt, die übrigen Teile von entsprechenden Ästen des Facialis und Trigeminus („Lateralis-System").

### α) Nervus glossopharyngicus.

Der N. glossopharyngicus (IX) tritt an der Medulla oblongata am dorsalen Umfange der Olive mit 5—6 Wurzelfäden hervor (Abb. S. 236), die sich bald zu 2 Stämmchen vereinigen, einem vorderen dünneren und einem hinteren dickeren. Vorher entsenden sie feinste Ästchen zur Pia mater und Arachnoidea wie die Wurzelfäden des Oculomotorius. Beide Stämmchen ziehen nebeneinander unter dem Recessus lateralis ventriculi quarti und unter der Flocke des Kleinhirns im Subarachnoidalraum nach lateral, durchsetzen gemeinsam die Dura (Abb. S. 237) und gelangen in die vordere Abteilung des Foramen jugulare, wo sie sich in einer tiefen Rinne an der lateralen Wand zum Stamm des Glossopharyngicus vereinigen, dem hier das kleine Ganglion intracraniale mit Zellen vom Typ der Spinalganglienzellen angelagert ist. Bis an die äußere Schädelbasis ist der Nerv von einer Ausstülpung der Arachnoides begleitet. Unmittelbar nach dem Austritt aus dem Foramen jugulare findet sich ein zweites Ganglion, Ganglion extracraniale s. petrosum (Abb. S. 244). Der Stamm des Nerven gelangt zwischen Vena jugularis interna und A. carotis interna zum hinteren Umfang des M. stylopharyngicus und zieht weiterhin am seitlichen Umfang des Muskels zu seinen Endgebieten in Pharynx und Zunge, nach denen er seinen Namen erhalten hat. Außer diesen Endgebieten versorgt er noch die Schleimhaut der Paukenhöhle und geht Verbindungen mit Facialis, Vagus und Sympathicus ein.

Der erste Ast, N. tympanicus, verläßt den Stamm am vorderen Umfang des Ganglion extracraniale (Abb. S. 244), zieht seitlich zur Fossula petrosa (zwischen Fossa jugularis und Canalis caroticus), dringt in die hier befindliche Apertura externa (inferior) canaliculi tympanici ein und gelangt durch den Knochen zum Boden der Paukenhöhle unter dem Promontorium. In einer feinen Knochenrinne zieht er in der Schleimhaut über das Promontorium aufwärts (Abb. S. 484), dringt vor der Fenestra ovalis unter dem Proc. cochleariformis wieder in den Knochen ein und tritt durch die Apertura interna canaliculi n. petrosi superficialis minoris (Ap. sup. can. tympanici), die 1—2 mm vor und medial von dem Hiatus canalis facialis an der Oberfläche des Felsenbeines gelegen ist, unter die Dura. In dieser verläuft er als N. petrosus superficialis minor zum Foramen lacerum, durchsetzt die Fibrocartilago basalis und gelangt zum Ganglion oticum, in welchem seine Fasern, die für die Glandula parotis bestimmt sind, umgeschaltet werden (s. veget. Nervensystem). N. tympanicus und seine Fortsetzung zum Ganglion oticum, N. petrosus superficialis minor, werden auch als JACOBSONsche Anastomose bezeichnet. Auf der unteren Hälfte des Promontoriums verbinden sich mit dem N. tympanicus Fasern aus dem sympathischen Geflecht der A. carotis interna, welche als N. carotico-tympanicus (inferior) aus dem Anfangsteil des Canalis caroticus durch ein feines Knochenkanälchen zum Promontorium gelangen. Sie verlassen den N. tympanicus wieder in Gestalt des N. carotico-tympanicus superior (N. petrosus profundus minor), der zum Carotisgeflecht am Ende des Carotiskanales zurückkehrt. Auch vom N. facialis erhält der N. tympanicus auf dem Promontorium einen feinen Ast. Alle diese Nerven bilden zusammen auf dem Promontorium den Plexus tympanicus. Mit feinsten Zweigen versorgt der Tympanicus die Schleimhaut der Paukenhöhle und mit einem eigenen, in den Semicanalis tubae eintretenden Aste die Schleimhaut der Tuba pharyngotympanica bis zu deren Ostium pharyngicum.

Unterhalb des Ganglion petrosum entspringen vom Glossopharyngicus Verbindungszweige mit dem Vagus, dem Sympathicus und dem Facialis, weiter 2—3 Rami pharyngici, welche sich mit entsprechenden Ästen des Vagus zu dem auf dem M. hyopharyngicus gelegenen Plexus pharyngicus (S. 273) verbinden. Sie innervieren den Cephalopharyngicus und die Schleimhaut des Pharynx in seinem Bereiche. Nach Abgabe des Astes zum M. stylopharyngicus und kleiner Rami tonsillares zur Schleimhaut der Tonsillengegend und der Gaumenbögen tritt der Stamm des Glossopharyngicus am unteren Pol der Tonsille unter die Schleimhaut und teilt sich unter der Schleimhaut des Zungengrundes in ein Büschel von Endzweigen, Rami linguales, die untereinander vielfach anastomosieren und zahlreiche Ganglienzellen enthalten. Sie innervieren die Schleimhaut bis zu den Papillae vallatae et foliatae einschließlich, besonders die in deren Gräben gelegenen Schmeckbecher (Abb. S. 498).

Der Glossopharyngicus führt sensible, sensorische, motorische und sekretorische Fasern. Das Schleimhautgebiet umfaßt die Paukenhöhle mit Tube pharyngotympanica, den Epi- und Mesopharynx, Tonsille und Gaumenbögen, Zungengrund (Abb. S. 258). Das Sinnesgebiet bilden die Papillae vallatae et foliatae. An Muskeln innerviert er den Stylopharyngicus, Salpingopharyngicus, Cephalopharyngicus, Hyopharyngicus, Palatoglossus und Palatopharyngicus. Die sekretorischen Fasern aus dem Nucl. salivatorius sind für die Glandula parotis und die Drüsen am Zungengrund bestimmt (Abb. S. 529).

Seine Beteiligung an der Innervation des Levator und Tensor veli palatini ist wahrscheinlich, aber nicht ganz sicher: er scheint in individuell sehr verschiedenem Grade accessorisch beide zu innervieren. Präparatorisch ist die Entscheidung nicht zu treffen. Aus klinischen Erfahrungen ist zu schließen, daß der Levator veli palatini in erster Linie vom Facialis innerviert wird (S. 263), außerdem vom Vagus, der Tensor vom Vagus, beide vielleicht noch vom Glossopharyngicus. Die Vagus- (und Glossopharyngicus-)äste stammen aus dem Plexus pharyngicus (s. oben), und zwar aus dem R. pharyngicus superior des Vagus, auch für den M. uvulae. — Die Bedeutung des N. tensoris veli palatini des Trigeminus (S. 252) ist völlig ungeklärt: bei totaler Trigeminuslähmung wird keine Gaumensegelstörung beobachtet, sondern nur bei Unterbrechung des Facialis- bzw. Vagusstammes.

### β) Centrale Verbindungen des Glossopharyngicus.

Die motorischen Wurzelzellen des Glossopharyngeus bilden den vordersten Abschnitt des Nucleus ambiguus (Abb. S. 267). Die Neuriten umgreifen mit einem dorsal gerichteten Bogen den Tractus spinalis trigemini, bilden also ein „Knie" ähnlich dem Facialis. Ein Teil der Neuriten überkreuzt die Mittellinie und tritt mit den gegenseitigen Wurzelfäden aus. Pyramidenfasern aus beiden Großhirnhemisphären endigen an den Zellen jedes Nucleus ambiguus. Sie stammen aus dem Fuß der vorderen (und hinteren) Centralwindung (Abb. S. 228, Velum palatinum, Pharynx), hier findet sich also die corticale Vertretung des Glossopharyngicusgebietes. Außerdem liegt in der vorderen Centralwindung unmittelbar an der Fissura cerebri lateralis ein Gebiet, in welchem nicht mehr die einzelnen Abschnitte Gaumensegel, Rachen, vertreten sind, sondern Gemeinschaftsbewegungen wie Schlucken (Abb. S. 228).

Die afferenten Fasern des Glossopharyngeus, deren Ganglienzellen in den beiden Ganglien des Nerven, aber auch verstreut in den Rami linguales liegen, biegen caudalwärts in den Fasciculus solitarius um und enden an den Zellen des Nucleus fasciculi solitarii. Soweit es sich um Geschmacksfasern handelt, gilt das Gleiche, was beim Facialis über die Fasern des Intermedius gesagt wurde (S. 268). Die den Berührungs- usw. Empfindungen dienenden Fasern müssen zum Teil an den Zellen des Nucleus reticularis endigen, soweit sie dem Schluckreflex dienen (Bd. 3, S. 103). Das Schluckzentrum in der Medulla oblongata kann als eine bulbäre Vertretung des Glossopharyngicusgebietes betrachtet werden, denn normalerweise wird es nur vom Schleimhautgebiet des Glossopharyngicus her in Tätigkeit gesetzt, nicht auch von dem des Trigeminus (Bd. 3, S. 103).

γ) Nervus vagus.

Der N. vagus (X) entspringt mit 10—15 Wurzelfäden, welche unmittelbar an die des Glossopharyngicus anschließen, dorsal von der Olive. Von der Hirnbasis her betrachtet ziehen sie mit denen des Glossopharyngicus über den Recessus lateralis ventriculi IV. und die Flocke (Abb. S. 236) nach lateral gegen das Foramen jugulare. Bevor sie dies erreichen, schließen sie sich zu einem einheitlichen platten Stamm zusammen. Die caudalsten Wurzelbündel treten zum nebenliegenden Stamm des N. accessorius, den sie aber außerhalb des Schädels als dessen Ramus medialis wieder verlassen, um in den Stamm des Vagus überzutreten. Diese Bündel werden als „Accessorius vagi" bezeichnet. Mit dem Accessorius zieht der Vagus durch eine gemeinsame Öffnung der Dura mater, aber getrennt vom Glossopharyngicus (Abb. 237), in die vordere Abteilung des For. jugulare. Auch in dieser bleibt er durch einen nicht selten verknöcherten Streifen straffen Bindegewebes vom Glossopharyngicus geschieden. Noch innerhalb des For. jugulare schwillt er durch Einlagerung von Zellen vom Typus der Spinalganglienzellen zu dem langgestreckten Ganglion jugulare an. Außerhalb des Schädels nimmt er den erwähnten Ramus medialis des Accessorius auf und verbreitert sich unter Auflockerung seiner Faserbündel und Einlagerung von Spinalganglienzellen zu einem zweiten, etwa $1^1/_2$ cm langen Ganglion von zylindrischer Form, dem Ganglion nodosum. Der Stamm des Vagus lagert sich in die Rinne zwischen A. carotis interna und Vena jugularis interna und zieht in dieser mit den beiden Gefäßen in eine gemeinsame Scheide eingehüllt (Abb. S. 272) neben den Halseingeweiden zur oberen Brustapertur. Der linke Vagus gelangt zwischen den Stämmen der A. carotis und A. subclavia sinistra dorsal von der Vena brachiocephalica in das Mediastinum, zieht ventral von der Aorta, dann dorsal vom linken Bronchus zum Oesophagus, an dessen vorderer Fläche er, in ein Geflecht, Plexus oesophagicus ventralis, aufgelöst und dann wieder vereinigt (S. 535), durch das Foramen oesophagicum des Zwerchfells zur vorderen Magenwand absteigt. Der rechte Vagus zieht zwischen Vena brachiocephalica und A. subclavia, und zwar vor dem dem Aortenbogen entsprechenden Abschnitt (vgl. S. 12) in das Mediastinum, dann dorsal vom rechten Bronchus auf die Dorsalfläche des Oesophagus, längs deren er ähnlich wie der linke in die Bauchhöhle gelangt, aber zur Dorsalfläche des Magens.

Die Lage der beiden Vagi zu Oesophagus und Magen hängt mit der entwicklungsgeschichtlichen Drehung des Magens zusammen.

Nach der Doppelnatur des Vagus als Kiemennerv und eigentlicher Eingeweidenerv (Ramus intestinalis) ist sein Verbreitungsgebiet in ursprüngliches

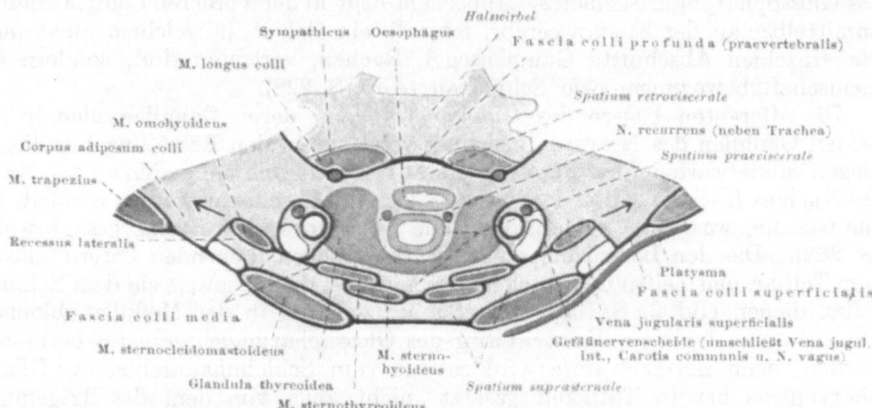


Abb. 127. Halsfascien und Gefäß-Nerven-Scheide des Halses. — Br.

Kiemengebiet und Gebiet der Rumpfeingeweide zu trennen. Das erstere reicht vom äußeren Ohr bis zum Kehlkopf einschließlich. Für dieses Gebiet ist der Vagus typischer Cerebrospinalnerv wie die anderen Kiemennerven. Sein Eingeweideteil hingegen gehört dem Parasympathicus, also dem vegetativen Nervensystem an.

## I. Kiementeil des Vagus.

Nach seinem Austritt aus dem Schädel steht der Vagus in Verbindung mit den nachbarlichen Nerven: N. glossopharyngicus, Sympathicus, Hypoglossus. Die Verbindung mit dem letzteren kann soweit gehen, daß der Ramus descendens hypoglossi als ein Ast des Vagus erscheint. Des Zutrittes des Ramus medialis des Accessorius wurde bereits gedacht.

Als erster Ast geht vom Ganglion jugulare ein Ramus meningicus ab, welcher rückläufig durch das Foramen jugulare zur Dura der hinteren Schädelgrube gelangt, medial vom Sinus sigmoides und transversus verläuft und zu dessen Wand seine Zweige schickt. Ein zweiter Ramus meningicus löst sich viel später von einem der Rami pharyngici ab, tritt zum Hypoglossus und gelangt rückläufig längs diesem durch den Canalis hypoglossi zur Dura in der Umgebung des Foramen occipitale magnum.

Noch in der Höhe des Ganglion jugulare zweigt sich der Ramus auricularis vagi ab. Er empfängt einen feinen Ast vom Glossopharyngicus, überquert die laterale Fläche des Bulbus venae jugularis, dringt gewöhnlich in einen feinen Knochenkanal (Canaliculus mastoideus) ein, welcher in den untersten Abschnitt des Canalis facialis ausmündet. Nach Überquerung des N. facialis, mit dem er sich verbindet, zieht der Ramus auricularis meist wieder in ein Knochenkanälchen, aus dem er an der Grenze zwischen Pars tympanica und Pars mastoidea des Schläfenbeins austritt. Über die Außenfläche des Proc. mastoideus herum verläuft er cranial vom Ramus retroauricularis des Facialis (Abb. S. 253) unmittelbar am Knochen zur Hinterfläche der Ohrmuschel, durchsetzt deren membranösen Teil und versorgt die Haut in der Tiefe der Concha auriculae und der dorsalen Wand des äußeren Gehörganges.

Bei Erkrankungen in anderen sensiblen Gebieten des Vagus, z. B. des Kehlkopfes, können die Schmerzen in das Gebiet des Ramus auricularis projiziert werden: der

Kranke hat Ohrenschmerzen, obwohl das Ohr gesund ist. Solche „irradiierende Schmerzen" sind immer auf einen bestimmten Nerven beschränkt, „irradiieren" von dem Ast des wirklich erkrankten Gebietes auf einen anderen Ast des Nerven, z. B. Schmerzen in der oberen Zahnreihe bei Erkrankung eines Zahnes im Unterkiefer der gleichen Seite (N. trigeminus).

In Höhe des Ganglion nodosum entspringen die Rami pharyngici, gewöhnlich ein stärkerer oberer und ein schwächerer unterer. Sie ziehen zwischen Carotis interna und externa schräg nach abwärts und bilden mit den Rami pharyngici des Glossopharyngicus und mit Zweigen des Sympathicus auf der Außenfläche des M. hyopharyngicus den Plexus pharyngicus. Von ihm gehen zahlreiche Ästchen aus, die in der Muskulatur und in der Submucosa des Pharynx ausgedehnte Geflechte bilden, welche wie der äußere Plexus Gruppen von Ganglienzellen enthalten. Die Vagusanteile des Plexus versorgen den Laryngopharyngicus (und Hypopharyngicus?) und die Schleimhaut in deren Bereiche, außerdem den Tensor und Levator veli palatini (S. 270).

Vom unteren Ende des Ganglion nodosum geht der starke N. laryngicus cranialis ab, der Nerv des vierten Branchialbogens (Tabelle S. 281). An der Außenfläche des M. constrictor pharyngis zieht er medial von der A. carotis externa (Abb. S. 244) zur Membrana hyothyreoidea, die er gemeinsam mit der A. thyreoidea cranialis, und zwar stets cranial von ihr, durchbohrt. So gelangt er unter die Schleimhaut des Sulcus laryngo-pharyngicus (Recessus piriformis), die er zu einer schräg nach caudal und medial verlaufenden, mehr oder minder hohen Falte erhebt, Plica nervi laryngici. Mit vielen Zweigen, die untereinander verbunden sind, versorgt er die Schleimhaut der Epiglottis und der Vallecula epiglottidis, des ganzen Kehlkopfes sowie der vom Kehlkopf gebildeten Vorderwand des Meso- und Hypopharynx. Sein caudalster Ast verbindet sich auf dem M. cricoarytaenoideus dorsalis mit dem Ramus medialis des Laryngicus caudalis (Ansa Galeni). — Nicht der ganze N. laryngicus cranialis durchsetzt die Membrana hyothyreoidea. Schon kurz nach dem Abgang vom Stamm des Vagus zweigt sich ein Ast ab, der auf der Außenfläche des M. laryngopharyngicus bleibt und auf dieser nach abwärts zieht. Er wird als Ramus externus des Laryngicus cranialis bezeichnet, die Fortsetzung des Stammes der Laryngicus cranialis als Ramus internus. Der Ramus externus versorgt den caudalen Teil des M. laryngopharyngicus. Einer seiner Äste, der nahe dem unteren Schildknorpelhorn in den Muskel eintritt, durchsetzt ihn und gelangt zum M. cricothyreoideus. Gewöhnlich gelangt ein feines Ästchen dieses Ramus cricothyreoideus rückläufig durch die Membrana cricothyreoidea und die inneren Kehlkopfmuskeln zur Schleimhaut der vorderen Hälfte der Stimmlippen und der vorderen Kehlkopfwand. — Der N. laryngicus cranialis ist also motorischer Nerv für den M. cricothyreoideus und sensibler für den ganzen Kehlkopf einschließlich der Epiglottis. Dabei wird gewöhnlich die Schleimhaut der vorderen Hälfte der Stimmlippen und der Vorderwand des subglottischen Kehlkopfraumes von dem rückläufigen Ästchen des Ramus externus versorgt, alles übrige vom Ramus internus. In die Ästchen des N. laryngicus cranialis sind vielfach kleine Ganglien eingestreut, die meisten allerdings nur von mikroskopischer Größenordnung.

Bleibt am Schildknorpel des Kehlkopfes ein Foramen thyreoideum erhalten, so kann zwar die A. laryngica cranialis durch dieses hindurch in das Kehlkopfinnere ziehen, nicht aber der N. laryngicus cranialis. Gelegentlich zieht jedoch ein feines Ästchen dieses Nerven von innen nach außen durch das Foramen, das sich dann dem R. externus des Laryngicus cranialis anschließen kann.

Nach Abgabe des N. laryngicus cranialis verläuft der Vagus am Halse ohne größeren Ast bis zum Aortenbogen auf der linken, zur Subclavia auf der rechten

Seite. Nur feine Rami cardiaci zweigen sich ab. Erst bei der Überquerung der genannten Gefäße geht der nächste größere Ast ab, der N. recurrens. Er biegt sich rechts um die A. subclavia, links um die Chorda ductus arteriosi Botalli (Abb. S. 12) und steigt dorsal von dem Gefäß rückläufig neben der Trachea (Abb. S. 272), links meist in der Rinne zwischen Trachea und Oesophagus, zum Kehlkopf auf, in welchen der Endast als N. laryngicus caudalis eintritt. Unterwegs gibt der N. recurrens eine Anzahl Äste an Oesophagus und Trachea, zu deren Muskeln und Schleimhaut, Rami oesophagici et tracheales. Der N. laryngicus caudalis gelangt an den Kehlkopf medial vom unteren Horn des Schildknorpels. Hier teilt er sich in einen schwächeren medialen und einen stärkeren lateralen Ast. Der mediale Ast tritt nach Abgabe des Verbindungszweiges zum Laryngicus cranialis (Ansa Galeni) unter den M. cricoarytaenoideus dorsalis (post.), den er von der Unterfläche her versorgt. Ein feiner Zweig steigt zum M. arytaenoideus auf. Der laterale Ast zieht tief in der Rinne zwischen Ringknorpel und unterem Horn des Schildknorpels aufwärts und versorgt alle übrigen Kehlkopfmuskeln. Durch ihre Lagerung unter den Muskel bzw. in eine tiefe Rinne sind die beiden Äste des Laryngicus caudalis gegen Schädigungen durch die den Hypopharynx passierenden Bissen völlig geschützt.

Bei seinem Aufsteigen von der oberen Thoraxapertur zum Kehlkopf kommt der N. recurrens in die Nähe des unteren Schilddrüsenpoles zu liegen. Dadurch kann er bei pathologischen Vergrößerungen der Schilddrüse durch Druck in Mitleidenschaft gezogen werden. Dabei werden, wie auch in anderen Nerven, nicht alle Fasern gleichmäßig geschädigt. Am frühesten werden leitungsunfähig die Fasern für den M. cricoarytaenoideus dorsalis (post.), den einzigen Öffner der Stimmritze. Im Kehlkopfspiegelbild äußert sich dies darin, daß die Stimmlippe der geschädigten Seite nicht abduziert werden kann. Die Lähmung des ganzen N. recurrens hebt auch die Adductionsbewegung auf und führt zu dem in Bd. 2, S. 168, *166* (Abb. e) dargestellten Bilde. — Die Lage des N. recurrens zur A. thyreoidea caudalis ist nicht konstant. Der Nerv kann dorsal oder ventral zur Arterie verlaufen. — Wie an den Ästen des Laryngicus cranialis, so finden sich auch an denen des Laryngicus caudalis zahlreiche kleinste Ganglien.

Die Rückläufigkeit des N. recurrens ist entwicklungsgeschichtlich bedingt durch den Descensus des Herzens und der caudalen Kiemenarterienbogen (Bd. 2, Abb. S. 147). In Abb. S. 12 ist der Versuch gemacht, dies darzustellen. Im oberen Teil der Abbildungen sind die ursprünglichen Verhältnisse des 3., 4. und 6. Kiemenarterienbogens und der Aortenwurzeln dargestellt (vgl. S. 9). Der Stamm des N. vagus zieht dorsal von den Arterien herab und gibt in Höhe des 3. Bogens den N. laryngicus cranialis, in Höhe des 6. Bogens den N. laryngicus caudalis nach ventral zum Kehlkopf ab, weiterhin dann eine Anzahl Rami tracheales (et oesophagici). Bei dem Descensus cordis bleibt der 3. Bogen, der zum Anfangsstück der A. carotis interna wird, annähernd an seiner Stelle stehen, während der 4. Bogen, der Aortenbogen, mit dem Herzen caudalwärts rückt. Dadurch entsteht die lange, astlose Strecke der Carotis communis am Halse. Der Kehlkopf wird mit den übrigen Halseingeweiden ebenfalls caudalwärts verlagert, jedoch wesentlich weniger als Herz und Aortenbogen. In der Abbildung ist deshalb diese Verlagerung vernachlässigt. Daher verläuft in der Abbildung der N. laryngicus cranialis fast rein quer, während er in Wirklichkeit steil nach abwärts zieht, da zwar sein Endgebiet im Kehlkopf caudalwärts verlagert wird, nicht aber sein Ursprung am Stamm des Vagus. Die dorsale Lage zum 3. Arterienbogen bleibt erhalten: er zieht dorsal (medial) an der Carotis interna vorbei. Ganz anders der N. laryngicus caudalis: die caudalwärts rückenden 4. und 6. Arterienbögen nehmen ihn mit, so daß er links um den Ductus arteriosus, den 6. Bogen, herumzieht, rechts, wo der 6. Bogen ganz zugrunde geht, um den 4. Bogen, das heißt um das

Anfangsstück der A. subclavia (vgl. Abb. 36, S. 60). Der Abgang des Nerven vom Stamm des Vagus wird mit verlagert, so daß er sich schließlich links in Höhe der Chorda ductus arteriosi, rechts in Höhe der Subclavia findet. Mit dem N. laryngicus caudalis werden die caudal von ihm aus dem Vagus entspringenden Rami tracheales et oesophagici caudalwärts verlagert und schließen sich mit ihm zu einem gemeinsamen Ursprungsstück aus dem Vagus zusammen. Dadurch entsteht aus N. laryngicus caudalis und Rami tracheales et oesophagici der N. recurrens. Die ursprünglich selbständigen Vagusäste vom N. laryngicus caudalis abwärts erscheinen nun als Äste dieses gemeinsamen Stammes.

Über diesen Entwicklungsgang des N. laryngicus caudalis und der Luft- und Speiseröhrenäste, also des N. recurrens, geben Naturexperimente klaren Aufschluß, die darin bestehen, daß die Kiemenarterien in einen anderen als den gewöhnlichen Zustand übergeführt werden (vgl. S. 14). Entfällt das Moment, welches die Vagus- äste zwingt, rückläufig zu werden, so bleibt ihr ursprünglicher querer Verlauf und ihr selbständiger Ursprung aus dem Vagus erhalten. Von den entsprechenden Ab- weichungen vom normalen Entwicklungsgang der Kiemenarterien sei hier nur die häufigste erwähnt, bei welcher die A. subclavia dextra als letzter Ast des Aorten- bogens entspringt (Abb. S. 13). Dies kommt dadurch zustande, daß von der rechten Aortenwurzel nicht das craniale Stück bis zum Ursprung der A. subclavia erhalten bleibt, sondern das caudale: der 4. Arterienbogen geht zugrunde, und die Subclavia wird aus der linken Aortenwurzel gespeist (Abb. 9a u. b, S. 10). Mit dem 4. Arterien- bogen fällt das Moment weg, das durch seinen Descensus den N. laryngicus inferior normalerweise mit caudalwärts nimmt. Der Nerv behält seinen ursprünglichen Ver- lauf bei, ebenso die Rami tracheales et oesophagici, ein N. recurrens als gemeinsamer Stamm wird nicht gebildet (Abb. S. 13). — In dem Falle der Abb. 10a u. b, S. 10 war beiderseits ein N. recurrens gebildet und ging rechts um den Aortenbogen (4. Bogen), links um die Chorda ductus arteriosi (6. Bogen). Findet man also bei der Röntgen- untersuchung des Oesophagus die Varietät der A. subclavia dextra oder des Aorten- bogens und seiner Äste, kenntlich an einer entsprechenden Eindellung der Hinter- wand des Oesophagus, so kann man mit Sicherheit auf das Verhalten des N. laryngicus caudalis schließen.

Auf der rechten Seite geht der Descensus des 4. Arterienbogens (Art. sub- clavia) nicht so weit wie der des 6. Bogens (Ductus Botalli) auf der linken Seite. Daher werden rechts die caudalsten Rami tracheales et oesophagici nicht mehr mit in den Stamm des N. recurrens einbezogen, sondern bleiben selbständige Äste des Vagus (Abb. S. 12).

## II. Eingeweideteil des Vagus.

Der N. recurrens ist aus dem letzten Kiemenast des Vagus hervorgegangen (Abb. S. 281). Nach seinem Abgang entspricht der Stamm des Vagus nur noch dem Ramus visceralis der niederen Wirbeltiere und gehört ganz dem Parasympathicus an. Schon äußerlich zeigt der Vagus nunmehr ein ganz anderes Verhalten. Während er bisher als runder Nervenstrang am Halse in die obere Brustapertur verlaufen war, gibt er nach dem Abgang des N. recurrens sehr bald den Charakter des einheitlichen Stammes auf und nimmt den von Geflechten an. Dieser Wechsel beginnt in Höhe des rechten und linken Bronchus, an deren dorsaler Seite. Auch seine Zweige nehmen den anderen Typ an und bilden mit Zweigen des Sympathicus ausgesprochene Geflechte. Weiterhin ist der Eingeweideteil des Vagus dadurch gekennzeichnet, daß er in Stamm und Ästen zahlreiche Ganglien- zellen enthält. Zwar kommen solche auch im Kiementeil vor, aber in be- deutend geringerer Zahl.

In Höhe des Bronchus entsendet der schon in ein enges Geflecht aufgelöste Vagus den Plexus pulmonalis, der in der Hauptsache dorsal vom Bronchus mit diesem in die Lunge eindringt, mit zahlreichen Sympathicuszweigen ver- bunden. Ein Teil des Plexus begibt sich auf die Ventralfläche des Bronchus, so daß man einen Plexus pulmonalis dorsalis und ventralis bzw. Rami bron- chales dorsales und ventrales unterscheiden kann.

18*

In gleicher Höhe gehen zum Oesophagus Rami oesophagici ab, ebenfalls zusammen mit dem Sympathicus ein Geflecht bildend, auch Äste zum Pericard und zum Plexus aorticus. Am Oesophagus selber ziehen dann die Vagi nach Bildung des weitmaschigen Geflechtes der Plexus oesophagici 'durch das Foramen oesophagicum des Zwerchfells zum Magen, wo sie den Plexus gastricus ventralis et dorsalis bilden. Entsprechend der Drehung des Magens, durch welche dessen linke Fläche nach ventral, die rechte nach dorsal zu liegen kommt, verlaufen die geflechtbildenden Äste des linken Vagus hauptsächlich am ventralen Umfang des Oesophagus und bilden den Plexus gastricus ventralis, die des rechten Vagus entsprechend dorsal. Die Plexus gastrici liegen an der kleinen Curvatur des Magens. Der vordere entsendet durch das Omentum minus einige Rami hepatici zur Leber, der dorsale schickt den Hauptteil seiner Fasern als Rami coeliaci zum Plexus coeliacus und den anderen großen Geflechten des vegetativen Nervensystems in der Bauchhöhle (Näheres beim vegetativen Nervensystem).

Die Rami cardiaci (Abb. S. 513) können als obere und untere unterschieden werden. Rami cardiaci craniales entspringen in wechselnder Zahl und Höhe aus dem Stamm des Vagus zwischen N. laryngicus cranialis und N. recurrens. Der oberste von ihnen kann ganz oder teilweise aus dem N. laryngicus cranialis hervorgehen. Die Rami cardiaci caudales gehen als ein Geflecht vom N. recurrens und dem anschließenden Stück des Vagus ab. Alle Herznerven bilden zusammen mit dem Sympathicus den ausgedehnten Plexus cardiacus am Herzen und den großen Arterienstämmen. Ihm gehört auch der centripetal leitende, in der Wand der Aorta bzw. des Tr. brachiocephalicus entspringende N. depressor an (s. veget. Nervensystem).

### δ) Centrale Vertretung des Vagusgebietes.

Das motorische Gebiet des Vagus — es soll hier nur vom Kiementeil des Vagus die Rede sein — umfaßt Gaumen, Pharynx und Larynx, Gaumen und Pharynx teilweise zusammen mit Facialis und Glossopharyngicus (S. 270). Die motorischen Wurzelzellen sind mit denen des Glossopharyngicus zum Nucleus ambiguus in der Medulla oblongata vereint (Abb. S. 267). Ihre Neuriten ziehen im Bogen um den Tractus spinalis trigemini herum. Ein Teil von ihnen überschreitet stets die Mittellinie und tritt in die Wurzelbündel des gegenseitigen Vagus über. Die caudalsten Zellen des Nucleus ambiguus senden ihre Neuriten nicht unmittelbar zum Vagus, sondern zum Accessorius, bilden den „Accessorius vagi" und gelangen erst außerhalb des Schädels als Ramus medialis accessorii zum Vagus. Sie sind hauptsächlich für die Kehlkopfmuskeln bestimmt. In der Großhirnrinde ist das motorische Vagusgebiet abschnittweise im Fuß der vorderen (und hinteren) Centralwindung vertreten nahe der Fissura cerebri lateralis (Abb. S. 228). Von hier aus gehen Pyramidenfasern jeweils zu beiden Nuclei ambigui, so daß jeder Nucleus ambiguus Pyramidenfasern aus beiden Großhirnhemisphären erhält (vgl. Glossopharyngicus, Facialis, Trigeminus). In der inneren Kapsel liegen diese Fasern am Knie (Abb. S. 230). In welcher Höhe sie sich von der Pyramidenbahn abzweigen, und wo die Überkreuzung der Mittellinie liegt, ist noch nicht bekannt. — In anderer Zusammenordnung sind die Vagusmuskeln noch für Gemeinschaftsbewegungen im untersten Abschnitt der Centralwindungen vertreten (Abb. S. 228, Krächzen usw.) und für die Bewegungen beim Sprechen im Brocaschen Sprachzentrum.

Das Hautgebiet des Vagus liegt an der Hinterwand des äußeren Gehörganges und anschließend in der Tiefe der Ohrmuschel, das Schleimhautgebiet reicht von der Vallecula epiglottidis über Kehlkopf, Meso- und Hypopharynx bis zu den Bronchen (Abb. S. 258). Da mindestens in der Epiglottis vereinzelte Geschmacksknospen vorkommen, enthält der Vagus auch sensorische Fasern. Die sensiblen und sensorischen Vagusfasern schließen sich in der Medulla oblongata dem vom Facialis und Glossopharyngicus gebildeten Fasciculus solitarius an (Abb. S. 267). Über den weiteren Verlauf zur Großhirnrinde (vermutlich mit der Schleifenbahn) ist nichts Näheres bekannt. Für Kehlkopf und Pharynx liegt die Endigung im Fuß der hinteren Centralwindung (Abb. S. 231), für das Hautgebiet am Ohr ist sie nicht ermittelt, sie liegt wahrscheinlich in der gleichen Höhe wie für die Wangen. — Vom Fasciculus solitarius bzw. dem Nucleus fasciculi solitarii aus müssen zahlreiche Verbindungen zum motorischen Haubenkern, Nucleus reticularis, bestehen, welche Reflexe vermitteln, an denen sehr verschiedenartige Muskeln beteiligt sind. Verhältnismäßig einfach liegen wohl die Dinge für den Kettenreflex, durch welchen in der bucco-pharyngealen Phase des Schluckaktes die Bissen durch die Tätigkeit der quergestreiften Muskeln des Pharynx und des Oesophagus bis an den glattmuskeligen Teil des Oesophagus befördert werden. Weit mehr und weit verschiedenartigere Muskeln treten bei der Atembewegung und beim Hustenreflex in Tätigkeit. Die Anteile des Nucleus reticularis, die sie zu den entsprechenden Bewegungen zusammenordnen, stellen das **Atemzentrum** und **Hustenzentrum** dar. Auch zum **Schluckzentrum** gelangen Vagusfasern. Überlegt man die Bewegungen etwa beim Husten näher, so ergibt sich, daß von der Schleimhaut des Kehlkopfes oder der Luftröhre aus durch den Vagus die gesamte Körpermuskulatur in Gang gesetzt werden kann, nicht bloß die Atem- oder gar nur die Kehlkopfmuskeln.

### ε) Nervus accessorius.

Der N. accessorius (XI) entspringt mit einer Anzahl von Wurzelfäden, die unmittelbar an die des Vagus anschließen, und mit einzelnen feinen Wurzeln aus dem Rückenmark bis zum 5.—7. Cervicalsegment hinab. Diese spinalen Wurzeln treten an der Seitenfläche des Rückenmarks dorsal vom Lig. denticulatum aus und bilden einen neben dem Rückenmark aufsteigenden, cranial durch den Zutritt immer neuer Wurzeln stärker werdenden Stamm (Abb. S. 236), der durch das For. occipitale magnum in die Schädelhöhle eintritt (Abb. S. 237) und nach Aufnahme der an den Vagus anschließenden Wurzelbündel zum For. jugulare zieht, das er zusammen mit dem Vagus durchsetzt (Abb. S. 244). Kurz nach dem Austritt aus dem Schädel gibt er die aus der Medulla oblongata stammenden Fasern an den Vagus ab (Ramus medialis), die übrigen setzen sich als Ramus lateralis fort und bilden den peripheren Nerven, der kurzweg als Accessorius bezeichnet wird und den M. sternocleidomastoideus und trapezius versorgt.

Die morphologische Stellung des N. accessorius ist nicht klar. Er fügt sich nicht in das Schema für die übrigen Nerven. Man leitet ihn vom Vagus ab, aber er hat weder mit Kiemenapparat noch mit Eingeweiden etwas zu tun. Und dem Schema des segmentalen Nerven mit seinen vorderen und hinteren Wurzeln widerspricht der Austritt aus der Seitenwand des Rückenmarks und die Art des Verlaufes. Sicher ist, daß der craniale Teil seiner Wurzelbündel nur vorübergehend bei ihm bleibt und ganz in den Vagus übertritt (Accessorius vagi). Der Accessorius spinalis, der N. recurrens Willisii der alten Bezeichnungsweise, ist nur für die Brudermuskeln Trapezius und Sternocleidomastoideus bestimmt, die aus einer gemeinsamen Anlage hervorgehen. — Seine Verbindungen mit den dorsalen Wurzeln des ersten, gelegentlich auch des 2. und 3. Cervicalnerven sind ihrem Faserverlauf nach unklar.

Nach Abgabe des Ramus medialis zieht der N. accessorius ventral oder dorsal von der V. jugularis interna nach lateral, dann über die Ventralfläche des Querfortsatzes des Atlas, weiterhin überlagert von tiefen cervicalen Lymphknoten schräg nach abwärts zum Sternocleidomastoideus, den er etwa an der Grenze des oberen und mittleren Drittels erreicht. Meist durchsetzt er in der bisherigen Verlaufsrichtung die dorsale Partie des Muskels oder läuft auch auf seiner dorsalen Fläche weiter, tritt etwa in der Mitte des äußeren Randes des Muskels in das seitliche Halsdreieck, das er unter Beibehaltung seiner Verlaufsrichtung durchzieht. Unter dem vorderen Rande des Trapezius tritt er in die Fascienhülle dieses Muskels ein und läuft in ihr auf der Unterfläche des Muskels und auf der Dorsalfläche der Scapula, deren oberen Rand er lateral vom Ansatz des Levator scapulae mit einem für den Muskel bestimmten Aste der A. transversa colli und ihrer Begleitvene überschreitet, parallel der Mittellinie nach abwärts, durch Abgabe von Ästen an den Muskel sich mehr und mehr erschöpfend.

Innerhalb des M. sternocleidomastoideus verbindet sich mit einem seiner Zweige, die diesen Muskel versorgen, ein Ast des 2. Cervicalnerven. Unter dem Trapezius, noch oberhalb der Scapula, gelangt zum Accessorius ein starker Nerv aus dem 3. und 4. Cervicalnerven, der erst unter dem Muskel meist aus 2 Nerven gebildet wird, die sich meist von 2 der oberen Supraclavicularnerven abzweigen und quer durch das seitliche Halsdreieck ziehen. Sie können gelegentlich selbständig in den Muskel eintreten, ohne sich mit dem Accessorius zu verbinden. Die Bedeutung dieser cervicalen Fasern für die beiden Muskeln ist nicht vollkommen aufgeklärt. Nach klinischen Erfahrungen ist sicher, daß der untere Teil des Trapezius allein vom Accessorius motorisch innerviert wird, der obere Teil in individuell wechselndem Maße von Accessorius und Spinalnerven, vorwiegend aber vom Accessorius. Der Sternocleidomastoideus erhält gewöhnlich nur wenige motorische Cervicalfasern. Vermutlich führen die immerhin sehr starken cervicalen Verbindungen hauptsächlich sensible Fasern aus den sensiblen Endorganen in den Muskeln (Muskelspindeln usw.).

Im Rückenmark liegen die Ursprungszellen des spinalen Accessorius im seitlichen dorsalen Gebiet der Vordersäule. Die Neuriten ziehen zunächst in der grauen Substanz zur Basis der Hintersäule und von hier schräg rückwärts durch den Seitenstrang der weißen Substanz zur Austrittsstelle. Ein Teil der Neuriten läuft an der Basis der Hintersäule erst 1—2 Segmente cranialwärts, ehe er in die weiße Substanz umbiegt. Wahrscheinlich gehören die Ursprungszellen im 1. und 2. Halssegment dem Sternocleidomastoideus zu, die tieferen dem Trapezius.

Die corticale Vertretung der beiden vom Accessorius innervierten Muskeln ist in der vorderen (und hinteren) Centralwindung bei den Foci für Scapula gelegen (Abb. S. 228), außerdem in den verschiedenen Feldern für Gemeinschaftsbewegungen im Stirn-, Scheitel- und Schläfenlappen. Soweit beide Muskeln an den Atembewegungen beteiligt sind, scheinen ihre Wurzelzellen Pyramidenfasern aus beiden Hemisphären zu erhalten, für die übrigen Bewegungen nur von der gekreuzten Hemisphäre.

### d) Nervus hypoglossus.

Als letzter der Hirnnerven (XII) wird der N. hypoglossus gezählt, der Nerv der Zungenmuskeln. Seiner Entwicklung nach ist er segmentaler Natur und gehört zu den Spinalnerven, nicht zu den Hirnnerven. Er ist aus 3 Nerven hervorgegangen, die zu den occipitalen Segmenten gehören, deren Sklerotome in den Occipitalteil des Schädels eingegangen sind, entspricht also 3 spinooccipitalen Nerven (a, b, c, S. 65, 105). In embryonaler Zeit tragen wenigstens der Nerv b und c noch ganz den Charakter segmentaler Nerven mit vorderen und hinteren Wurzeln und Spinalganglien. Die zugehörige segmentale Muskulatur wandert als infrahyale Muskulatur in den Mundbogen, in das Kiemengebiet ein (Abb. S. 279). Mit der spinalen Natur des Hypoglossus stehen seine Verbindungen mit den ersten Cervicalnerven (S. 65) in Zusammenhang, durch welche er an der Bildung des Plexus cervicalis teilnimmt (Abb. S. 44).

Der N. hypoglossus entspringt aus der Medulla oblongata in der Furche zwischen Olive und Pyramide (Abb. S. 236) mit 10—15 Wurzelbündeln, die sich zu 2, selten 1 oder 3 Stämmen vereinigen. Die Vereinigung zum einheitlichen Stamm des Hypoglossus geschieht in der Regel erst innerhalb des Canalis

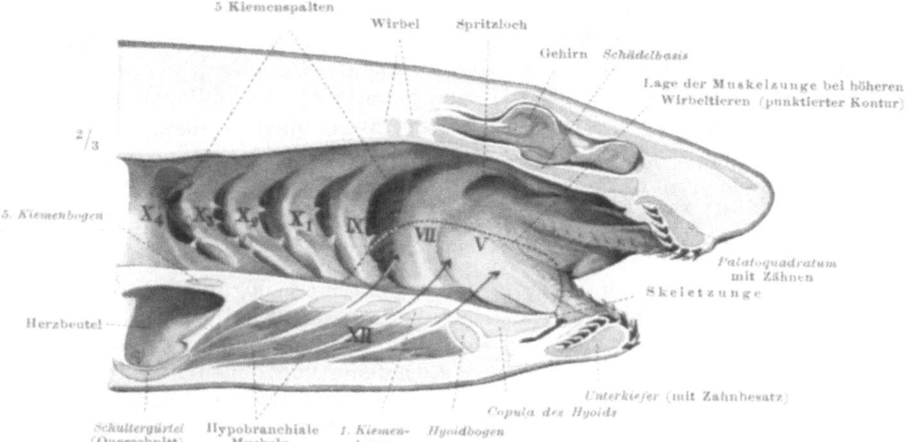



Abb. 128. Medianschnitt durch einen Haikopf (Scyllium catulus). Die Schleimhautbedeckung eines jeden Visceralbogens ist mit der Ziffer des Kopfnervs bezeichnet, welcher sie versorgt (siehe Text, auch Tabelle S. 281), ebenso die hypobranchiale Muskulatur. Denkt man sich die Schleimhaut durch einwandernde Muskeln in der Richtung der Pfeile in die Höhe gedrängt, so werden die von den Nerven der Visceralbogen bestimmten Nervenzonen V, VII, IX und X betroffen. Diese haben wir also auf der Oberfläche der Muskelzunge in der genannten Reihenfolge zu erwarten, im Innern dagegen nur XII. — Br.

hypoglossi, durch welchen der Nerv den Schädel verläßt. Die Dura wird in getrennten Öffnungen durchsetzt (Abb. S. 237), auch der Canalis hypoglossi

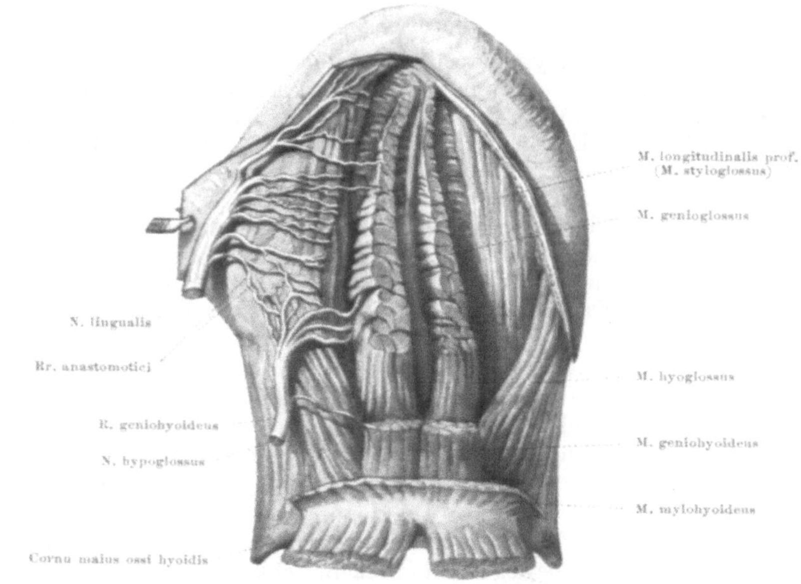



Abb. 129. N. hypoglossus und N. lingualis. Zunge von unten gesehen. — Br. — E.

kann durch eine Knochenspange unterteilt sein. Im Canalis hypoglossi ist der Nerv von einem Venengeflecht umgeben. Außerhalb des Schädels liegt er zunächst dorsal und medial vom N. vagus, zieht zwischen Vena jugularis interna und Vagus schräg abwärts, gelangt in Höhe des Ganglion nodosum an die Außenfläche des Vagus (Abb. S. 2{4) und am unteren Rande des M. biventer posterior, der ihn bisher bedeckte, an die Außenfläche der A. carotis externa (Abb. S. 253), unterhalb des Abganges der A. occipitalis und facialis (maxillaris externa). Hier biegt er aus der bisherigen Verlaufsrichtung im Bogen nach vorn um (Abb. S. 244) und gelangt zur Außenfläche des M. hyoglossus, auf welcher er sich in seine Endverzweigungen auflöst.

Mit dem Ganglion nodosum ist er durch Bindegewebe fest verbunden, so daß er selbst bzw. sein Ramus descendens geradezu als Ast des Vagus erscheinen kann (vgl. S. 272). Statt zwischen Vagus und Vena jugularis hindurchzutreten, kann er auch außen um die Vene herumziehen. Seines rückläufigen Ramus meningicus wurde S. 272 Erwähnung getan.

In seinem absteigenden Verlaufsstück geht der Hypoglossus Verbindungen mit Vagus und Sympathicus, besonders aber mit den Rami ventrales der drei ersten Cervicalnerven ein (Abb. S. 244). Sie bilden die Ansa hypoglossi (Ansa cervicalis profunda) und den Ramus descendens, von denen aus das Rectussystem des Halses versorgt wird (S. 65). Ansa und Ramus descendens liegen auf der Außenseite der Vena jugularis interna. Nicht alle Cervicalfasern verlassen hier den Hypoglossus wieder, sondern ein kleiner Teil begleitet ihn bis über seinen Bogen hinaus und löst sich erst aus der horizontalen Verlaufsstrecke als Ramus thyreohyoideus ab (Abb. S. 244). Die Endverzweigungen, also die eigentlichen Hypoglossusfasern, versorgen alle Innenmuskeln der Zunge, Transversus, Longitudinales, Verticalis, und die vom Skelet in die Zunge einstrahlenden Muskeln, Genioglossus, Hyoglossus, Styloglossus, sowie den Geniohyoideus (Abb. S. 279). Regelmäßig bestehen Verbindungen mit dem N. lingualis.

### Centrale Vertretung des Hypoglossusgebietes.

Die Wurzelzellen des Hypoglossus bilden den langgestreckten Nucleus hypoglossi am Boden des rückwärtigen Teiles der Rautengrube (Abb. S. 267, Bd. 3, S. 84). Vereinzelte Wurzelzellen liegen außerdem in der Nachbarschaft des eigentlichen Kernes. Eine Unterteilung des Kernes in einzelne, den verschiedenen Muskeln zugehörige Zellgruppen ist bei einigen Säugetieren, nicht aber beim Menschen nachgewiesen. Ob sensible Fasern im Hypoglossus enthalten sind, was trotz des Verlustes seiner embryonalen Hinterwurzeln und Spinalganglien möglich wäre, da ja auch durch die Vorderwurzeln der Spinalnerven sensible Fasern verlaufen, ist unbekannt, ebenso auch die sensible Versorgung der Zungenmuskeln. Wahrscheinlich geschieht sie durch den Trigeminus (N. lingualis).

An den Zellen des Nucleus hypoglossi endigen Collateralen des Tractus spinalis trigemini und des Fasciculus solitarius, welche reflektorische Bewegungen der Zunge von der Zungen- und Mundhöhlenschleimhaut her vermitteln. Außerdem sind sie an die ableitenden Wege des Schluckzentrums angeschlossen.

In der Großhirnrinde ist das Hypoglossusgebiet in der vorderen (und hinteren) Centralwindung, und zwar in deren unterem Abschnitt, vertreten (Abb. S. 228, Lingua), ferner noch weiter abwärts an der Fissura Sylvii in einem Centrum für Gemeinschaftsbewegungen (Lecken, Schlucken). In der besonderen Zusammenordnung der Muskeln für das Sprechen ist ihre Vertretung im motorischen Sprachzentrum (BROCA) gegeben. — Die Pyramidenfasern zum Hypoglossuskern liegen in der inneren Kapsel im hinteren Schenkel nahe am Knie (Abb. S. 230). Wahrscheinlich lösen sie sich aus der Pyramidenbahn erst in Höhe des Hypoglossuskernes ab, steigen neben der Mittellinie in der Raphe auf, kreuzen sie erst ganz dorsal und durchsetzen auf dem kurzen Wege zum Kern zum Teil den Fasc. longitudinalis medialis (Bd. 3, Abb. S. 84 bei Verweisstrich „Fasc. longit. med."). Ob die Pyramidenfasern sämtlich gekreuzt werden, ist nicht sicher bekannt.

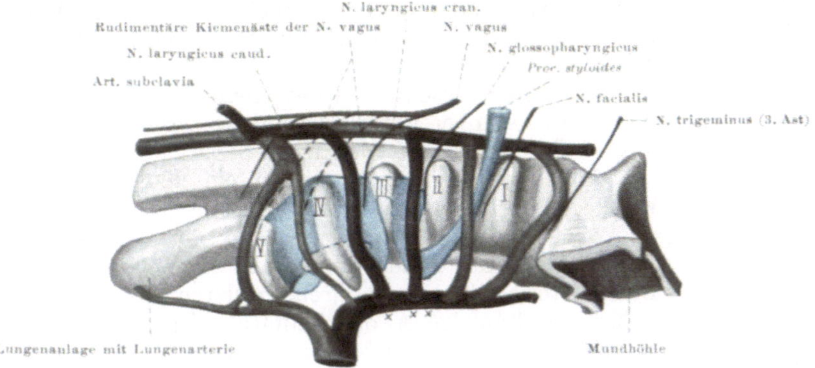


Abb. 130. **Nerven und Arterien der Kiembenögen.** Kiemendarm von rechts gesehen. I—V entodermale Kiementaschen. Blau: Derivate des Kiemenskeletes (Zungenbein und Schildknorpel). — Br. — E.

## Abkömmlinge des Kiemenapparates (vgl. Abb. S. 281, 291 u. Bd. 1, S. 661, *641*).

| Primitiver Zustand | Skelet | Muskulatur | Nerv | Arterie |
|---|---|---|---|---|
| 1. Branchialbogen (Mandibularbogen) | MECKELscher Knorpel, Hammer, Amboß | Kaumuskeln, Mylohyoideus, Biventer ant., Tensor tympani | 3. Ast des Trigeminus | geht zugrunde |
| 2. Branchialbogen (Hyoidbogen) | Proc. styloides, Lig. stylohoid., Cornu minus oss. hyoid. | Mimische Muskulatur, Stapedius, Stylohyoideus, Biventer post., Levator veli palat., Musc. uvulae | Facialis | A. stapedia |
| 3. Branchialbogen (1. Kiemenbogen) | Cornu maius oss. hyoid. | Stylopharyngicus, Cephalo- u. Hyopharyngicus., Salpingo-pharyng. Palatoglossus, Palatopharyngicus | Glossopharyngicus | Anfangsstücke der Arteria carotis interna |
| 4. Branchialbogen (2. Kiemenbogen) | | Tensor u. Levator veli palat. (Palatoglossus, Palatopharyngicus, Hyopharyngicus?) Laryngopharyngicus, Cricothyreoideus | Vagus (N. laryngicus cranialis) | Arcus aortae |
| 5. Branchialbogen (3. Kiemenbogen) | Cartilago thyreoidea | | Vagusast geht zugrunde | geht zugrunde |
| 6. Branchialbogen (4. Kiemenbogen) | | | Vagusast geht zugrunde | Ductus Botalli |
| 7. Branchialbogen (5. Kiemenbogen) | Cartilago cricoidea, aryraenoidea | Kehlkopfmuskeln | Vagus (N. laryngicus caudalis) | |

## 3. Die Arterien des Kopfes.

Embryo-<br>naler<br>Zustand

In früher Embryonalzeit besteht der „Kopf“ aus einem Hirn- und einem Kiementeil. Der Neuralteil wird dargestellt vom Gehirn, das nur von einer ganz dünnen Lage Mesenchym und dem Hautepithel umgeben ist. „Weichteile“ des Kopfes, die beim Erwachsenen eine mächtige, vielschichtige Wand um das Gehirn bilden, gibt es noch nicht. Und das Gesicht wird erst später gebildet, vorwiegend aus den vordersten Abschnitten des Kiemengebietes, dessen rückwärtige Teile zum Aufbau des oberen Halsabschnittes verwendet werden. In dieser frühen Zeit wird der Kiementeil des Kopfes ganz von Kiemenarterien versorgt (Abb. S. 6, 57), der Hirnteil, also Gehirn einschließlich umgebender mesenchymaler Wand, ganz von der cranialen Fortsetzung der dorsalen Aorta, die man deswegen Aorta cerebralis (entsprechend Aorta caudalis) nennen kann, gewöhnlich aber gemäß der Bezeichnung beim Erwachsenen A. carotis interna nennt. Diese Arterie teilt sich an ihrem vorderen Ende in zwei Zweige (Abb. S. 57): der eine, die künftige A. ophthalmica, biegt um den Stiel der Augenblase herum und versorgt die Augenanlage und den vor ihr liegenden Abschnitt des Hirnteiles des Kopfes; der andere, die künftig innerhalb des Schädelraumes liegende Verlaufsstrecke der A. carotis interna, zieht auf- und rückwärts an der Basis des Gehirns, versorgt den ganzen übrigen Hirnteil des Kopfes und verbindet sich mit der A. vertebralis cerebralis schon zu einer Zeit, wo die A. vertebralis cervicalis, die Längsanastomose zwischen den Segmentalarterien, noch nicht gebildet ist. Diese Anastomose zwischen Carotis und Vertebralis wird beim Menschen dauernd erhalten, bleibt aber im Gebiet des Mittelhirns (an der höchsten Stelle des Bogens in Abb. S. 57) im Kaliber zurück. Dadurch entsteht die A. communicans posterior des Circulus arteriosus Willisii (Abb. S. 285) und die Zuteilung des Gehirnes auf die beiden Arterien (Bd. 3, S. 212). Der rückwärtige Abschnitt des Gehirnes wird damit dem Stromgebiet der A. subclavia zugewiesen. — Bei der Umbildung des Kiementeiles des Kopfes zu Gesicht und oberem Halsgebiet werden die beiden ersten Kiemenarterienbögen aufgegeben, ihr Versorgungsbereich wird übernommen von der Aorta ventralis (Abb. S. 291), welche entsprechend neue Zweige aussendet. Dadurch wird sie zur künftigen A. carotis externa mit ihren Ästen. Sie übernimmt dabei die Versorgung aller Weichteile und des Knochens, auch im ursprünglichen Hirnteil des Kopfes, der zunächst alleiniges Gebiet der Aorta cerebralis (Carotis interna) war. Diese wird auf Gehirn und Pia mater beschränkt, alles übrige, von der Dura mater an, wird der Carotis externa zugewiesen. Nur der erste der beiden vorhin erwähnten Endäste der Aorta cerebralis, die spätere A. ophthalmica, behält außer ihrem Hirnast (A. centralis retinae) auch die Schädelwandäste bei und ist mit ihrem Verbreitungsgebiet (Orbitalinhalt, Haut der Nasenwurzel und der Stirn) in das der Carotis externa eingeschoben (Abb. S. 293). Die ursprüngliche arterielle Versorgung des Kopfes wird also fast vollkommen aufgegeben und durch eine neue ersetzt, so daß die endgültige Anordnung der Arterien keinen Schluß auf die genetische Zugehörigkeit der einzelnen Teile des Kopfes zuläßt. Im Gegensatz zu den cerebrospinalen Nerven, die ihre ursprünglichen Beziehungen zu ihren Endorganen zähe festhalten, sind die Arterien, am Kopf wie allenthalben, zur Aufklärung genetischer Zusammenhänge nicht verwendbar. Der Zwerchfellmuskel wird von den Nerven seiner Ursprungsmyotome ($C_3$—$C_5$) versorgt, aber von Arterien, die erst am Orte seiner endgültigen Lage aus der Aorta entspringen (Arteriae phrenicae thor. et abd.). Nur bei ganz späten Vorgängen, die an fertig ausgebildeten Organen ablaufen, wie die Verwachsung des Mesocolon mit der hinteren Bauchwand, erfolgt keine Umlegung der Arterien mehr. Die Leitungsröhren für das Blut werden beim Aufbau des

Organismus unter mannigfachen Umänderungen so gelegt, daß das Blut auf dem kürzesten Wege vom Herzen zu den einzelnen Organen gelangt. Für die Leitung der nervösen Impulse spielt die Wegstrecke keine Rolle: bei der großen Leitungsgeschwindigkeit im Nerven (über 100 m in der Sekunde) sind die im Organismus gegebenen Entfernungen zwischen nervösem Centralorgan und Erfolgsorgan praktisch bedeutungslos.

Der Kopf wird mit Ausnahme eines Teiles des Gehirnes von der A. carotis externa et interna versorgt. Die Carotis interna hat ihr Verbreitungsgebiet hauptsächlich im Innern der Schädelhöhle (daher die Bezeichnung „interna"), der Carotis externa gehören Schädelwand und Außenteile des Schädels zu, außerdem der obere Abschnitt des Halses bis zu Kehlkopf und Schilddrüse, die auch noch von caudal her versorgt werden, und zwar von Ästen der A. subclavia. Sie sind die äußerlich sicht- und tastbare Grenze der Stromgebiete von Carotis und Subclavia. Soweit das Blut für die Carotis externa und interna durch das Stromgebiet der Subclavia hindurchgeleitet wird, geschieht dies durch den astlosen gemeinsamen Stamm der A. carotis communis, deren Teilung in Carotis externa und interna an der Grenze der Stromgebiete, in Höhe des Kehlkopfes erfolgt. Die A. carotis communis ist aus dem System der Kiemenarterien hervorgegangen, ist ein ursprünglich ganz kurzes Stück der Aorta ventralis (Abb. 8a, S. 10) und wird erst durch die Ausbildung des Halses und den damit zusammengehenden Descensus cordis zu einem langen Gefäßrohr gestreckt (Abb. S. 12, Bd. 2, Abb. a u. c, S. 147, *147*). Durch die Umgestaltung des Kiemenarteriensystems wird sie zu einem Aste des Aortenbogens bzw. seines Gegenstückes auf der rechten Seite, des Tr. brachiocephalicus (S. 12). Demgemäß ist sie rechts um einige Zentimeter kürzer als links. Sie zieht anfangs zur Seite der Trachea dann hinter dem Seitenrande der Schilddrüse bis zur Höhe des Kehlkopfes auf. Sie läuft dabei über den Ursprung des Scalenus ventralis und das Tuberculum ventrale des 6. Halswirbels hinweg, gegen welches sie von vorn her durch den Finger komprimiert werden kann (daher die Bezeichnung Tuberculum „caroticum"). In diesem ganzen Verlaufe, in dem sie mit Vena jugularis interna und N. vagus in eine gemeinsame Bindegewebsscheide eingehüllt ist (Abb. S. 272, 295), ist sie vom M. sternocleidomastoideus gedeckt. In Höhe des oberen Kehlkopfrandes teilt sie sich in Carotis externa und interna, noch unter dem Sternocleidomastoideus. Erst die Carotis externa wird vom Muskel frei (Abb. S. 253) und ihr Puls wird an seinem vorderen Rande durch Haut und Platysma hindurch fühlbar. Hier tritt die Carotis externa in das mediale Halsdreieck, Trigonum caroticum ein, und zwar in dessen Spitze, die von den Rändern des Sternocleidomastoideus und des Omohyoideus gebildet wird (Abb. S. 293). In ihm läuft die Carotis externa unter Abgabe ihrer ersten Äste aufwärts zur Fossa retromandibularis, während die Carotis interna unverzweigt unter dem Rande des Sternocleidomastoideus weiter zur Schädelbasis zieht.

Die gegenseitige Lage von Carotis externa und vorderem Rande des Sternocleidomastoideus ändert sich mit Änderung der Kopfhaltung. Bei rückwärtsgeneigtem Kopf läßt der Muskel mehr von der Arterie frei als bei vorwärtsgeneigtem, wo er die Arterie ganz bedecken kann. Die Arterie behält dank ihrer Längsspannung ihre Lage fast unverändert bei, der Rand des Muskels schiebt sich nach vor- und rückwärts über sie hinweg. Auch das mediale Halsdreieck ändert weitgehend seine Größe und Form; bei gesenktem Kopf ist es ganz klein.

Der Puls der Carotisteilungsstelle ist unter allen Umständen fühlbar, auch durch den Sternocleidomastoideus hindurch.

Die Teilung der Carotis communis erfolgt entweder spitzwinklig oder kandelaberartig, d. h. die Carotis interna geht unter fast rechtem Winkel ab und biegt sofort wieder im rechten Winkel nach aufwärts um. Dieses Verhalten wird darauf zurückgeführt, daß das kurze Ursprungsstück aus dem 3. Kiemenarterienbogen hervorgegangen ist und die Bogenform beibehalten hat, während bei der spitzwinkligen Teilung der Bogen durch die Wachstumsverschiebungen im Halsgebiet ausgeglichen wurde. — In dem Teilungswinkel liegt die Carotisdrüse (Bd. 2, S. 397, *402*).

Carotissinus
Das Ursprungsstück der A. carotis interna ist meist deutlich erweitert und wird deshalb Carotissinus genannt. Die Erweiterung kann auch auf das Ende der Carotis communis ausgedehnt sein, ja dieses allein betreffen oder auch auf die Carotis externa übergreifen. Der Carotissinus wird von einem eigenen Nerven mit ausgedehnten Sinnesorganen in der Wand des Sinus versorgt, dem Carotissinusnerv. Er ist ein Ast des N. glossopharyngicus, der sich vom Stamm des Nerven oder einem seiner Rami pharyngici abzweigt und auf der Außenfläche der A. carotis interna nach abwärts zum Sinus läuft, R. caroticus n. glossopharyngici (Abb. S. 244, nicht bezeichnet). Er geht Verbindungen mit Rami pharyngici des Vagus und mit dem Sympathicus ein. Das daraus entstehende zwischen Carotis interna und externa gelegene Geflecht, Plexus intercaroticus, hat aber mit der Versorgung des Carotissinus und mit den Carotissinusreflexen nichts zu tun. Es gibt Äste zu Zweigen der A. carotis externa, zur Schilddrüse und zur Thymus ab.

Die Carotis communis zeigt histologisch den Bau der herznahen Arterien, sie gehört zum elastischen Typ mit zahlreichen dicken elastischen Membranen in der Tunica media. Auch die Anfangsstücke der Carotis externa und interna können noch diesen Typ aufweisen. Der Übergang zum anderen, muskulären Wandtypus erfolgt meist sehr plötzlich, so daß man auf dem gleichen Querschnitt beide Typen nebeneinander vertreten finden kann.

A. carotis interna
Die A. carotis interna (Abb. S. 244) zieht dorsal und etwas lateral von der Carotis externa nach aufwärts zur Unterseite des Schläfenbeines, das sie medial vom Proc. styloides erreicht. Sie durchsetzt, von einem feinen Venengeflecht umgeben, den Canalis caroticus des Felsenbeines, zieht unter der Dura mater über die Fibrocartilago basalis hinweg an der Seite des Clivus zum Sulcus caroticus, seitlich begrenzt von der Lingula carotica, tritt in den Sinus cavernosus ein, biegt neben der Hypophyse nach aufwärts, durchsetzt zwischen Proc. alae parvae und sellae medius die Dura (Abb. S. 237) und gelangt so in den Subarachnoidalraum und zum Gehirn. In dem ganzen, mannigfach gebogenen Verlaufe gibt sie nur ganz feine Zweige ab, zum Boden der Paukenhöhle (R. carotico-tympanicus), zur Dura mater besonders des Clivus, zum Ganglion semilunare des Trigeminus, zu den Nerven, welche durch den Sinus cavernosus bzw. in dessen Wand verlaufen, und zur Hypophyse.

Die Gehirnäste der A. carotis interna (Abb. S. 285) sind in Bd. 3 des näheren geschildert. Hier bleibt als einziger anderer Ast die A. ophthalmica. Die Bezeichnung dieser Arterie begreift nur einen Teil ihres Verbreitungsgebietes, das Auge. Sie versorgt weit mehr, nämlich den ganzen Inhalt der Orbita (einschließlich Muskeln, Fett usw.), Keilbeinhöhle und Siebbeinzellen, überhaupt die Schleimhaut fast auf dem ganzen Siebbein, also am Septum und mindestens an der oberen Muschel. Außerdem gibt sie einen Zweig zur Dura mater der vorderen Schädelgrube und endet mit Hautästen an Stirn, Nasenwurzel und Augenlidern.

Die A. ophthalmica entspringt im Subarachnoidalraum aus der Carotis interna unmittelbar nach deren Durchtritt durch die Dura und zieht mit dem Opticus, und zwar basal und lateral von ihm, durch den Canalis opticus in die Orbita. Hier wendet sie sich sofort um den Opticus lateral herum (Abb. S. 244) und schräg über ihn hinweg in den medialen Abschnitt der Orbita. Die Art ihrer Verzweigung ist sehr variabel. Als erster größerer Ast entspringt gewöhnlich die A. lacrimalis, die längs des oberen Randes des M. rectus temporalis zur Tränendrüse, Conjunctiva und den Lidern gelangt. Sie anastomosiert vielfach

mit feinen Ästchen aus dem Gebiet der Carotis externa. Regelmäßig geht durch
den lateralsten Teil der Fissura orbitalis superior oder auch durch ein eigenes
Knochenkanälchen nach rückwärts ein Ast zur Dura mater der mittleren Schädelgrube, der mit einem Ast der A. meningica media anastomosiert. Von diesem
Ast der Lacrimalis kann das Stromgebiet der Meningica media mehr oder weniger
vollständig übernommen werden. Die Sulci arteriosi an den Knochen zeigen

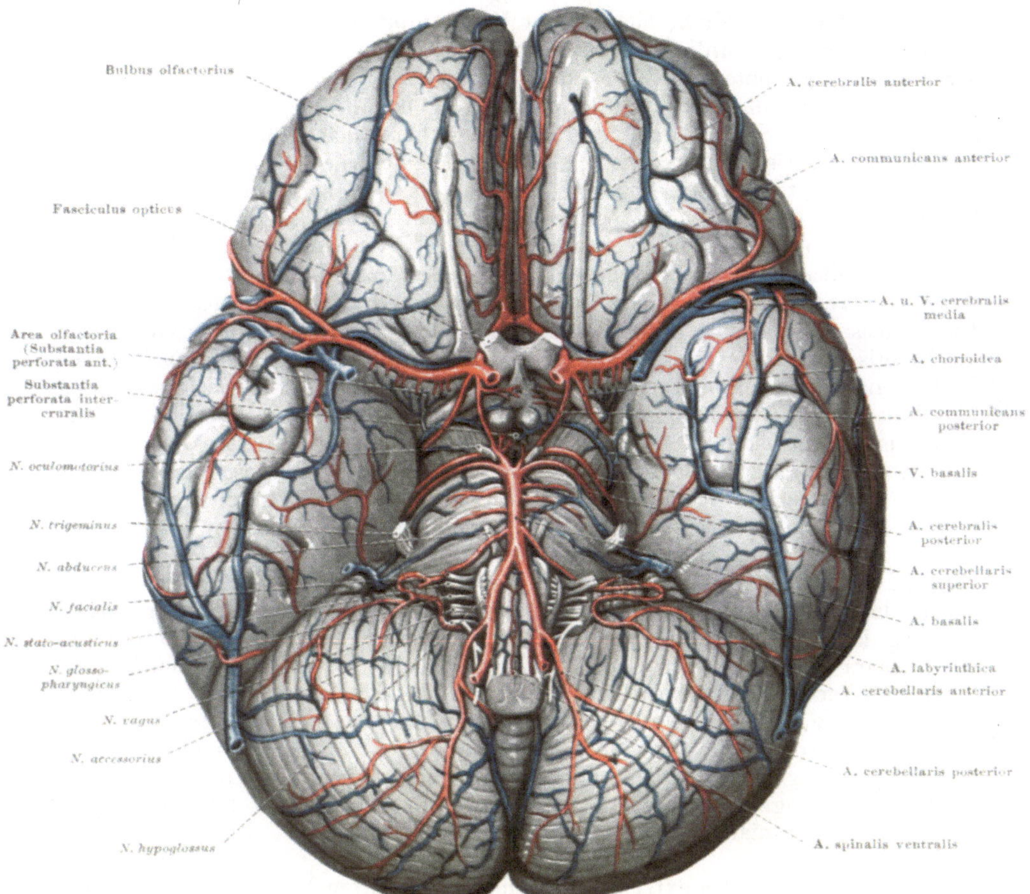


Abb. 131. **Arterien und Venen der Hirnbasis.** Mit Benutzung von Bildern im Atlas
von Toldt-Hochstetter. — E.

dann die entsprechende Anordnung. — Im weiteren Verlaufe der A. ophthalmica
entspringen außer den für den Augapfel bestimmten Zweigen, Aa. ciliares und
A. centralis retinae, welche im Abschnitt Sinnesorgane näher beschrieben werden,
die A. ethmoidea posterior und anterior, welche durch die Foramina
an der Medialwand der Augenhöhle auf die Lamina cribriformis gelangen und
mit ihren Zweigen die Dura mater der vorderen Schädelgrube, die Schleimhaut der Keilbeinhöhle und Siebbeinzellen sowie des obersten Abschnittes der
Nasenhöhle und der Nasenscheidewand versorgen, ungefähr entsprechend dem
Gebiete des N. ethmoideus anterior (Abb. S. 258). — Der Endast der Ophthalmica gelangt als A. frontalis medialis um den oberen Rand der Orbita
zusammen mit dem N. frontalis zur Stirn. Vorher gibt sie die Aa. tarseae

ab, welche sich mit entsprechenden Ästen der A. lacrimalis in den Lidern zu Arterienbogen verbinden (Arcus tarseus sup. et inf. Abb. S. 287), außerdem Ästchen zum Tränensack, zur Caruncula und zur Conjunctiva abgeben. Ein anderer Zweig geht gewöhnlich eine Anastomose mit der A. angularis aus dem Gebiet der Carotis externa ein (Abb. S. 264; im Falle der Abb. S. 287 fehlt diese Anastomose). Die A. frontalis läuft wie der Nerv unmittelbar auf dem Periost, nur ihre Zweige dringen in Muskeln und Haut der Stirn ein. Nach lateral schließt sich an ihr Versorgungsgebiet an die A. frontalis lateralis, die gewöhnlich dicht neben der A. lacrimalis aus dem Stamm der Ophthalmica entspringt.

Mit dem Verlauf über den Opticus hinweg behält die A. ophthalmica ihr ursprüngliches Verhalten zum Stiel der Augenblase bei (Abb. S. 57). Daß sie als Ast der Carotis interna außer einem Teil des Gehirnes (Opticus und Retina) auch Anteile der Hirnkapsel, Haut, Muskeln usw. versorgt, ist ebenfalls Beibehaltung des ursprünglichen Verbreitungsgebietes (vgl. S. 282).

A. carotis externa — Die A. carotis externa beginnt sofort nach ihrem Ursprung aus der Carotis communis mit der Abgabe von Ästen, im Gegensatz zur A. carotis interna, deren erster größerer Ast, die A. ophthalmica, erst in Höhe der Sella turcica entspringt. Die Carotis interna zieht astlos durch das Stromgebiet der Carotis externa wie die Carotis communis durch das der Subclavia. Das ist nicht das ursprüngliche Verhalten. Die Carotis externa und ihre Zweige werden erst im Zusammenhang mit dem Umbau des Kiemenapparates gebildet, während die Carotis interna eines der primitivsten Gefäße darstellt (Abb. S. 291). Die Äste der Carotis externa zeigen daher auch die große Variabilität solcher entwicklungsgeschichtlich späten Arterien. Varietäten der Carotis interna gehören zu den größten Seltenheiten, die Carotis externa verhält sich bei jedem Menschen verschieden, auch rechts und links beim gleichen Menschen. Ihr Stromgebiet läßt sich annähernd durch eine Linie begrenzen, welche das Occiput mit dem Isthmus thyreoideae unterhalb des unteren Kehlkopfrandes verbindet. Mit der Alterssenkung der Halseingeweide verläuft diese Linie zunehmend steiler vom Occiput zur Incisura jugularis sterni. Topographisch betrachtet wird mit zunehmendem Alter das Verbreitungsgebiet der Carotis am Halse immer größer. Schließlich wird der ganze vordere Teil des Halses bis zum Sternum von der Carotis externa versorgt, während beim Neugeborenen die untere Hälfte dieses Gebietes der A. subclavia zugehört. Dabei bleibt die Teilungsstelle der Carotis communis in ihrer ursprünglichen Höhe, so daß der erste Ast der Carotis externa, die A. thyreoidea cranialis, immer steiler nach abwärts zieht, also immer mehr rückläufig wird.

Die Äste der Carotis externa pflegt man nach ihrem Ursprung vom Stamm der Arterie als vordere, hintere und mediale Äste zu beschreiben. Vordere Äste sind: A. thyreoidea cranialis, lingualis, facialis (maxillaris externa); hintere Äste: A. sternocleido-mastoidea, occipitalis, retroauricularis; mediale Äste: A. pharyngica ascendens, palatina ascendens, maxillaris (interna). Der Endast ist die A. temporalis superficialis.

A. thyreoidea cranialis — Als erster Ast entspringt unmittelbar nach der Teilung der Carotis communis, manchmal schon vor ihr, die A. thyreoidea cranialis. Mit einem engen Bogen (Abb. S. 244) wendet sie sich rückläufig nach abwärts zum oberen Pol der Schilddrüse und teilt sich hier in einen starken vorderen und schwachen hinteren Ast. Der letztere erschöpft sich sehr bald durch Abgabe von Ästen an den Pharynx und den dorsalen Teil des oberen Schilddrüsenpoles. Der vordere Ast folgt dem medialen Rande des seitlichen Schilddrüsenlappens und dem oberen Rande des Isthmus. Mit zarten, nach medial gerichteten Zweigen versorgt er das Perichondrium des Kehlkopfes und den M. cricothyreoideus. Die Hauptäste, nach lateral bzw. abwärts gerichtet, gelten der Gland. thyreoidea. Sie verlaufen in der Kapsel der Drüse, nur feine Äste dringen von hier aus in das Parenchym. Durch den vorderen und hinteren Ast der A. thyreoidea cranialis wird der ganze

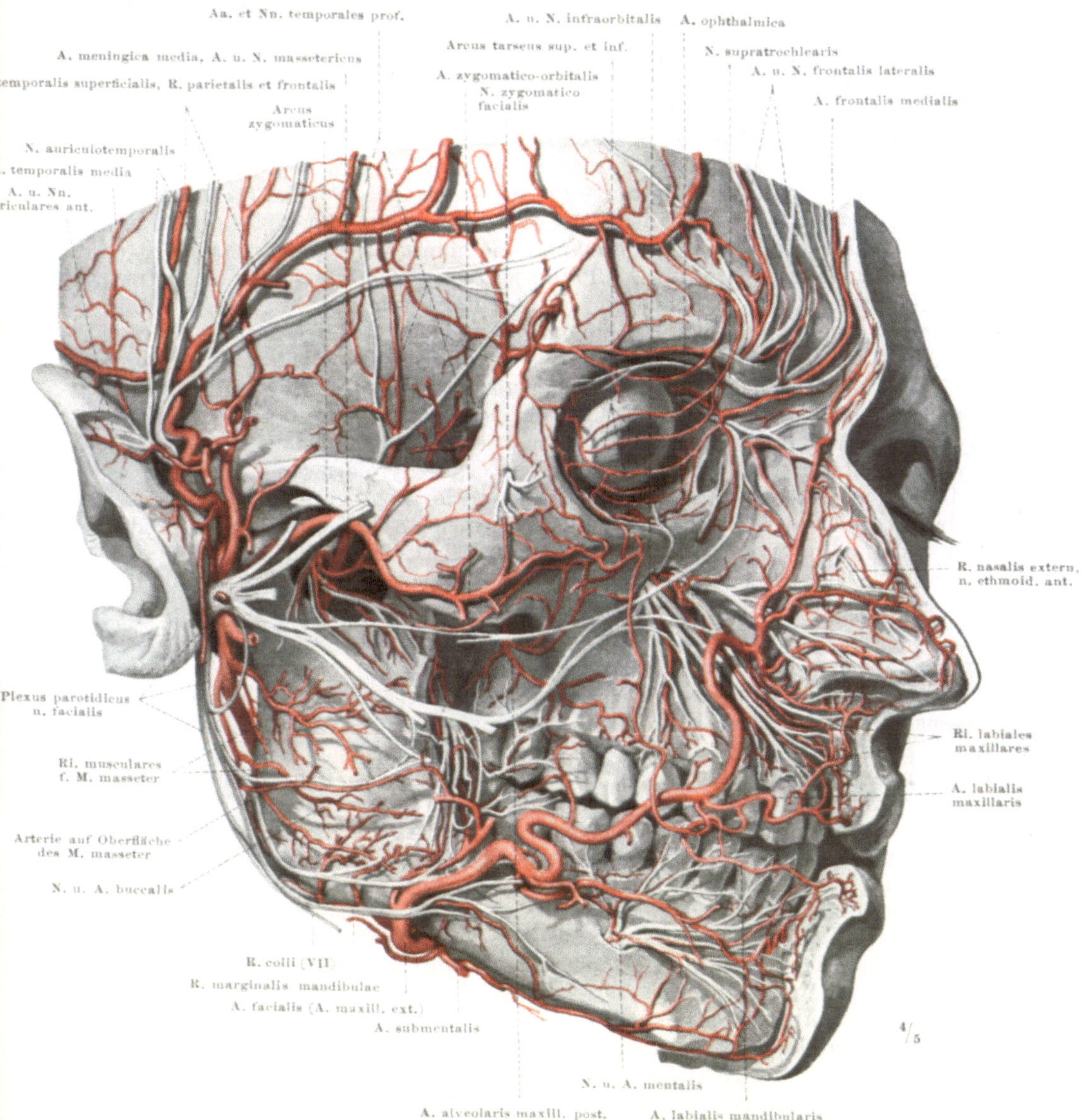


Abb. 132. Arterien und Nerven des Gesichtes, 2. Schicht. Präparat von Oberpräparator Schäffner. — Br.

obere Pol und der ventrale Teil der Drüse versorgt, der dorsale Teil einschließlich des unteren Randes des Isthmus von der A. thyreoidea caudalis aus der Subclavia. Das obere Epithelkörperchen gehört noch ebenso wie das untere zum Gebiet der Thyreoidea caudalis. Die Grenzlinie der Verbreitungsgebiete beginnt hinten oberhalb des oberen Epithelkörperchens, etwa entsprechend dem Unterrande des Ringknorpels und endet vorn auf der Ventralfläche des Isthmus, etwas oberhalb von dessen unterem Rande. Am oberen Rande des Isthmus stehen die beiden oberen Schilddrüsenarterien miteinander in Verbindung, am unteren Rande die unteren. Im übrigen sind Anastomosen zwischen den Ästen der Arterien zwar vorhanden, aber sehr fein, auch zwischen Ästen der oberen und unteren Arterie. Die Drüsenäste sind also keine Endarterien. — Von der A. thyreoidea cranialis wird außer der Schilddrüse der ganze Kehlkopf versorgt durch zwei Arterien: die A. laryngica cranialis und den R. cricothyreoideus. Der Anteil der A. thyreoidea caudalis an der Versorgung des Kehlkopfes (A. laryngica caudalis) ist demgegenüber ganz geringfügig und beschränkt sich fast ausschließlich auf den M. crico-arytaenoideus dorsalis (posterior). Die A. laryngica cranialis entspringt aus der Thyreoidea superior kurz nach deren Ursprung aus der Carotis, schließt sich von caudal dem N. laryngicus cranialis an und durchsetzt mit diesem zusammen die Membrana thyreohyoidea. Nur wenn ein Foramen thyreoideum im Schildknorpel vorhanden ist, pflegt sie, getrennt vom Nerven, durch dieses in den Kehlkopf einzutreten. Mit ihren Zweigen versorgt sie mit einem auf- und einem absteigenden Ast den ganzen Kehlkopf von der Epiglottis an. Nur ein kleiner Teil im vorderen und unteren Abschnitt wird von dem sehr kleinen, aber konstanten R. cricothyreoideus übernommen, welcher meist in Höhe des unteren Schildknorpelrandes aus der A. thyreoidea cranialis entspringt und etwa parallel zu diesem auf dem M. cricothyreoideus nach medial zu der Membrana crico-thyroidea (Lig. conicum) verläuft, auf deren Außenfläche er sich mit seinem Partner von der Gegenseite verbindet. Von dieser queren Anastomose dringen 1—2 Zweige durch die Membran ins Innere, andere von außen in den M. cricothyreoideus.

Im Falle eines Foramen thyreoideum kann die ganze A. laryngica cranialis durch dieses hindurchgehen oder nur ihr unterer Ast, während der obere mit dem Nerven zusammen verläuft. — Auf dem M. crico-arytaenoideus dorsalis (posterior) oder an seinem oberen Rande sind A. laryngica cranialis et caudalis durch eine sehr konstante Anastomose verbunden.

A. lingualis    Die A. lingualis tritt in fast horizontalem Verlaufe unter den Musc. hyoglossus und gelangt lateral von M. styloglossus und M. genioglossus in die Zunge. Als A. profunda linguae läuft sie an der lateralen Fläche des M. genioglossus in einem etwa der Wölbung der Zunge entsprechenden Bogen mit vertikalen Schlängelungen nach vorn gegen die Zungenspitze. Eine Anzahl R. dorsales linguae gehen von ihr zur Oberfläche durch den M. transversus und die anderen Eigenmuskeln hindurch. Einer der rückwärtigen dieser Äste ist oft besonders kräftig und versorgt als A. dorsalis linguae den Zungengrund bis zur Epiglottis und die Tonsilla palatina. Die basalen Teile der Zunge werden von der A. sublingualis versorgt, welche am Mundbogen auf der oberen Fläche des M. mylohyoideus gegen das Kinn verläuft und ihre Zweige außer zu den nachbarlichen Muskeln auch zur Gland. sublingualis sendet (Abb. S. 244).

Die Zweige der rechten und linken A. lingualis gehen keine größeren Anastomosen miteinander ein, außer einer Anastomose über dem Frenulum linguae.

A. palatina
ascendens    An das Gebiet der A. lingualis schließt sich nach rückwärts das der A. palatina ascendens an. Sie geht entweder aus der Carotis externa oder der A. facialis oder A. pharyngica ascendens hervor, tritt zwischen M. styloglossus und stylopharyngicus auf die Außenfläche des M. cephalopharyngicus und gibt Zweige an die genannten Muskeln. Ein vorderer Ast (R. tonsillaris) geht zur Gaumenmandel, zu den Gaumenbögen und zum weichen Gaumen. Ein oberer Ast kann bis zum Rachenende der Tuba pharyngotympanica gelangen.

A. pharyn-
giea
ascendens    Auf dieses Gebiet folgt das der A. pharyngica ascendens. Diese dünne Arterie entspringt aus der Carotis externa am dorsalen Umfang dicht oberhalb der Carotisteilung, verläuft zunächst zwischen A. carotis externa und interna (Abb. S. 244), dann im para- bzw. retropharyngealen Bindegewebe gegen die Schädelbasis.

Sie versorgt den Pharynx von der Höhe des Kehlkopfes, wo sich die A. thyreoidea cranialis anschließt, mit deren Rami pharyngici sie anastomosiert, bis zur Schädelbasis. Unter der Schädelbasis spaltet sie sich in mehrere Äste, von denen einer durch das Foramen jugulare als A. meningica occipitalis zur Dura mater der hinteren Schädelgrube gelangt (Abb. S. 295). Sie geben auch feine Äste an die hier austretenden Hirnnerven und das Gangl. cervicale superius des Sympathicus.

A. palatina und A. pharyngica ascendens können sich in ihren Endgebieten weitgehend ersetzen, wie überhaupt die Gebiete und die Astfolgen der Carotisäste variieren. So greift in die Gebiete der beiden genannten Arterien das nach oben anschließende der A. maxillaris (interna) ein, welche die tiefen Teile des Schädels versorgt: Nasenhöhle, Gaumen, Kaumuskeln, Dura mater, womit sie in das Gebiet der Carotis interna bzw. der Ophthalmica übergeht.

A. maxillaris (interna)

Die A. maxillaris (interna) zweigt sich in Höhe des Collum mandibulae von der Carotis externa ab, die jenseits dieses Abganges als A. temporalis superficialis bezeichnet wird. Sie zieht nach vorn zur Fossa pterygomaxillaris, und zwar entweder lateral vom M. pterygoideus lateralis oder medial von ihm, selten sogar medial vom 3. Ast des Trigeminus. In den beiden letzteren Fällen geht immer wenigstens ein stärkerer Ast lateral über den Pterygoideus lateralis. Von den zahlreichen, im einzelnen sehr variablen Ästen, die sie an die tiefen Teile des Kopfes abgibt, seien neben denen zu allen Kaumuskeln folgende genannt: A. auricularis profunda zum Kiefergelenk, zum äußeren Gehörgang und zur äußeren Fläche des Trommelfells, A. tympanica anterior zur Paukenhöhle, wohin sie neben der Chorda tympani durch die Fissura petrotympanica (Glaseri) gelangt. Der stärkste Ast ist die A. meningica media, welche aus dem Anfangsstück der Maxillaris (interna) entspringend durch das Foramen spinae zur Dura mater gelangt und deren größten Teil versorgt. Sie teilt sich in einen vorderen und hinteren Ast, deren Lage zu den äußeren Schädelnähten aus Abb. S. 295 ersichtlich ist. Ihre Verletzung bei Verletzungen des Schädels ist wegen der Verblutungsgefahr bei der schweren Zugänglichkeit für die Unterbindung sehr gefürchtet, und die Chirurgen haben für ihre Aufsuchung genaue Hilfslinien ausgearbeitet. Im äußersten Falle kann die A. carotis externa am unteren Pol der Gland. parotis in der Regio retromandibularis unterbunden und damit die Blutung aus der Meningica media gestillt werden. Über den abnormen Ursprung aus der A. lacrimalis siehe S. 285.

Vor dem Eintritt in das Foramen spinae kann die A. meningica media ein oder mehrere Ästchen abgeben, die auch selbständig aus der A. maxillaris (interna) entspringen können. Sie sind bestimmt für die Ursprungsteile der Musculi pterygoidei, tensor und levator veli palatini und für die Tuba pharyngotympanica. Ein Ästchen tritt durch das Foramen ovale in die Schädelhöhle, versorgt den dritten Ast des Trigeminus, das Ganglion trigemini und die angrenzende Dura mater. Nach dem Eintritt in den Schädel sendet die Meningica media feine Ästchen zum M. tensor tympani, mit dem N. petrosus superficialis maior zum N. facialis im Canalis facialis und mit dem N. petrosus superficialis minor in die Paukenhöhle. Außer der Dura mater versorgt sie weiterhin die Schädelknochen. Ein die Sutura petrosquamosa durchsetzender Ast gelangt mit seinen Zweigen zur Paukenhöhle und zu den Cellulae mastoideae (S. 491).

Nahe der A. meningica media pflegt die A. alveolaris mandibularis zu entspringen, welche den Canalis mandibulae durchsetzt, Zähne, Zahnfleisch und Knochen des Unterkiefers mit feinen Zweigen beschickt. Ein aus dem Foramen mentale austretendes Ästchen (Abb. S. 287) geht in Verbindung mit Zweigen der Facialis (Maxillaris externa) zu den Weichteilen des Kinnes. Die vor dem Eintritt in den Unterkiefer abzweigende A. mylohyoidea zieht zur cranialen Fläche des gleichnamigen Muskels. Das Gebiet der A. alveolaris mandibularis stimmt also

im großen und ganzen mit dem der N. alveolaris mandibularis überein. Das
gleiche gilt für die **Endäste der A. maxillaris** und den ganzen 2. Ast des Trigeminus, die A. alveolaris maxillaris posterior, infraorbitalis, palatina descendens,
pterygopalatina. Diese Äste entspringen alle in der Flügelgaumengrube. Die
**A. alveolaris maxillaris posterior** sendet ihre Äste teils auf der Außenseite
des Oberkiefers (Abb. S. 287) zu Periost, Schleimhaut und buccalem Zahnfleisch,
teils mit den Nerven in die Kanäle des Knochens zur Schleimhaut der Kieferhöhle, zu den Molaren und Prämolaren des Oberkiefers und zum palatinalen
Zahnfleisch. Die **A. infraorbitalis** durchsetzt mit dem N. infraorbitalis die
Fissura orbitalis inferior und den Canalis infraorbitalis. Ihre **Rami alveolares
maxillares anteriores** versorgen die Frontzähne und ihr Zahnfleisch, die in
der Orbita abzweigenden **Rami orbitales** (Abb. S. 287) den Boden der Orbita
(Periost, M. rectus inferior, M. obliquus inferior, unteres Augenlid), ihr aus dem
For. infraorbitale austretender Endast Periost und tiefe Muskeln (Caninus usw.).
Die **A. palatina descendens** (Abb. S. 245) gelangt mit dem N. palatinus durch
den Canalis pterygo-palatinus und das Foramen palatinum maius zur Schleimhaut des Gaumens und zum palatinalen Zahnfleisch. Sie verläuft mit ihren
Ästen geschlängelt in den Knochenrinnen des harten Gaumens nahe dem Processus alveolaris nach vorn. Ein Zweig zieht durch das Foramen incisivum
zum Boden der Nasenhöhle. Anschließend an diese **A. palatina maior** versorgen **Aa. palatinae minores** den weichen Gaumen, die Gegend der Tonsille und der Choanen. Sie verlassen mit den Nerven den Can. pterygopalatinus durch dessen Nebenkanäle, am Gaumen also durch die Foramina palatina minora. Die **A. pterygopalatina** tritt durch das Foramen pterygopalatinum unter die Schleimhaut der Nasenhöhle und teilt sich hier sofort in
ihre Äste. Der erste, **A. pharyngica descendens**, geht unmittelbar auf dem
Knochen oder in einem Knochenkanal nach rückwärts zum Dach des Pharynx
bis zur Tonsilla pharyngica, gibt auch Zweige zur Schleimhaut der Keilbeinhöhle. Die **A. canalis pterygoidei** (A. Vidiana) durchsetzt den Canalis
pterygoideus und endigt an der Tuba pharyngotympanica und der nachbarlichen
Pharynxschleimhaut. Die **A. nasalis posterior** zieht hinter den Enden der
Nasenmuscheln nach abwärts und gibt Äste zu den Siebbeinzellen, Kiefer- und
Stirnhöhle und nach vorn zur Schleimhaut der Nasengänge und Nasenmuscheln.
Auf deren Knochen bilden sie ein zierliches Netzwerk. Sie anastomosieren mit
den Nasenästen der A. ethmoidea ant. et post. Gleiches gilt für die **A. nasopalatina**, welche wie der N. nasopalatinus über das Dach der Nasenhöhle nach
medial zum Septum nasi zieht und dessen rückwärtigen Teil versorgt. Ihr
Endzweig geht durch den Canalis incisivus zum Gaumen oder verbindet sich
mit dem hier zum Nasenboden aufsteigenden Aste der A. palatina maior.

**Entwicklung der A. maxillaris. A. stapedia** — Es wurde früher (S. 282) ausgeführt, daß ursprünglich die Carotis interna
außer dem Gehirn auch die Schädelwand versorgt, und daß dieses letztere
Gebiet später mit Ausnahme der A. ophthalmica von der Carotis externa übernommen wird. Dieser Umbau der Gefäßbahnen ist des näheren wenigstens
für ein Teilgebiet bekannt aus der **Entwicklung der A. maxillaris**. Die
Maxillaris entsteht nicht unmittelbar aus der ventralen Aorta bzw. Carotis
externa sondern auf dem Umwege über eine primitive Kopfarterie der Säugetiere, die bei manchen Formen zeitlebens bestehen bleibt, bei anderen wie
beim Menschen wenigstens regelmäßig in der Entwicklung zunächst gebildet
wird. Diese Arterie ist durch die Eigentümlichkeit gekennzeichnet, daß sie
durch die Paukenhöhle und dort durch eines der kleinen Gehörknöchelchen
hindurchtritt, den Steigbügel, Stapes, der seine Steigbügelform eben dem
Durchtritt der Arterie durch ihn verdankt. Danach heißt die Arterie **A. stapedia**
(Abb. S. 291). Bei menschlichen Embryonen von 12—20 mm größter Länge

ist sie voll entwickelt. In Höhe des N. facialis entspringt sie aus der Carotis interna — ihr Anfangsstück ist aus dem dorsalen Teil des 2. Kiemenarterienbogens hervorgegangen, also der Arterie des Hyoidbogens, dem der N. facialis zugehört —, zieht nach vorne durch die Anlage des Stapes und teilt sich danach in einen oberen und unteren Ast: der obere läuft lateral vom Trigeminusganglion nach vorn und schließt sich dem 1. Trigemusaste an (R. supraorbitalis), der untere wendet sich nach abwärts, gibt einen den 3. Trigeminusast begleitenden Ramus mandibularis ab und zieht weiter, medial vom 3. Trigeminusast, zum 2. Trigeminusast, dem er sich anschließt als Ramus infraorbitalis. Später

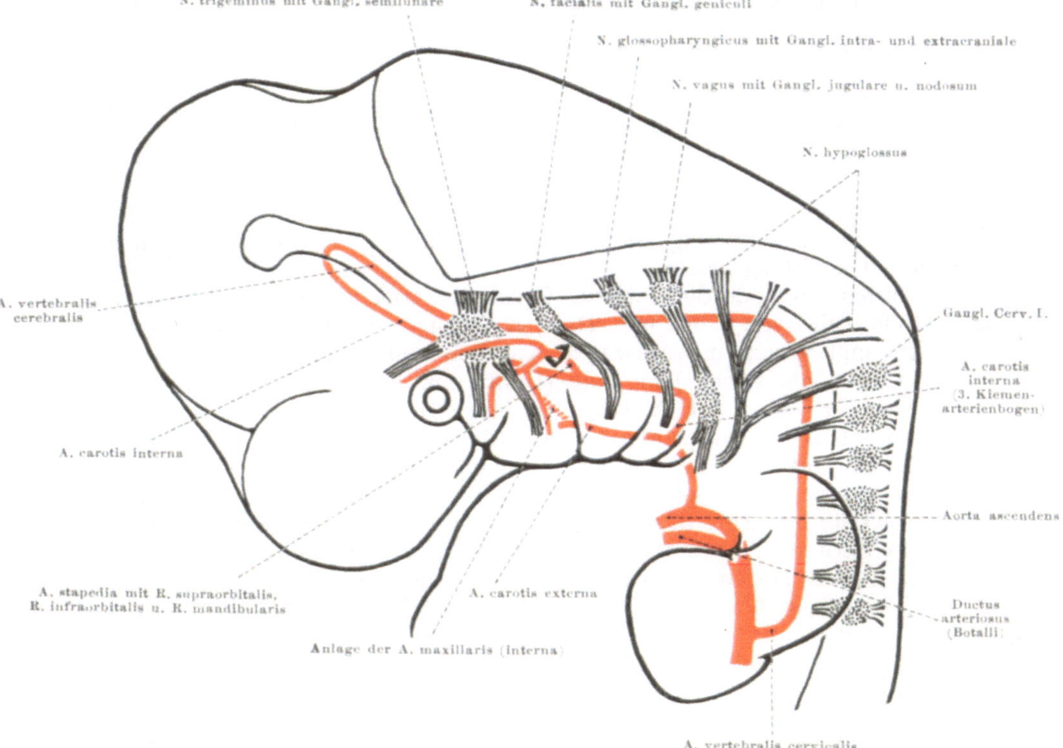


Abb. 133. A. stapedia und Entwicklung der A. maxillaris (interna), menschlicher Embryo, halbschematisch. — E.

gewinnt der Ramus mandibularis Anschluß an die Carotis externa (Abb. S. 291) und das den Stapes durchsetzende Ursprungsstück der A. stapedia bis zum Abgang des R. supraorbitalis wird rückgebildet, so daß nunmehr das Gebiet der A. stapedia von der Carotis externa gespeist wird und nicht mehr von der Carotis interna. Aus diesem Entwicklungsgange ergibt sich: das Anfangsstück der A. maxillaris bis zum 3. Ast des Trigeminus ist die eben erwähnte Anastomose zwischen Ramus mandibularis der A. stapedia und Carotis externa, die A. alveolaris mandibularis ist der R. mandibularis der Stapedia, die A. meningica media mit ihrer Anastomose zur A. lacrimalis ist der Ramus supraorbitalis; vom Abgang der Meningica media an ist die Maxillaris interna und ihre Fortsetzung in die A. infraorbitalis der Ramus infraorbitalis der Stapedia, wenigstens in den allerdings seltenen Fällen, in denen sie den ursprünglichen Verlauf medial vom 3. Trigeminusast beibehält. Gewöhnlich wird hier durch Bildung einer Arterieninsel um den Nerven eine neue Strombahn lateral vom Nerven ausgebildet. —

In sehr seltenen Fällen bleibt die A. stapedia erhalten. Sie entspringt dann aus der Carotis interna, dringt in die Paukenhöhle, durchsetzt den Stapes, gelangt auf die Oberfläche der Pyramide und gibt die der dann fehlenden Meningica media zugehörigen Äste ab mit einem starken Ast zur Orbita, der sich mit der A. lacrimalis verbindet. Es ist dann also die A. stapedia und ihr Ramus supraorbitalis erhalten, während Ramus infraorbitalis und mandibularis auf die Carotis externa übernommen sind.

Von einigen Forschern wird behauptet, daß regelmäßig eine feine den Stapes durchsetzende Arterie vorhanden sei, die die Schleimhaut des Promontoriums versorgt und aus der A. stylomastoidea entspringt, die als ein Ast der A. retroauricularis durch das Foramen stylomastoideum zur Paukenhöhle gelangt. Da das den Stapes durchsetzende Anfangsstück der A. stapedia vollständig zugrunde geht, kann es sich nur um ein neugebildetes Gefäß handeln, nicht um die ursprüngliche A. stapedia.

Das Schicksal der A. stapedia zeigt, wie der Carotis interna ein Teil ihres ursprünglichen Verbreitungsgebietes genommen und auf die Carotis externa übertragen wird. Bei vielen Säugetieren wird die Carotis interna noch sehr viel weiter rückgebildet, bei manchen vollständig. So wird bei den Wiederkäuern ihr ganzes Gebiet, auch die Gehirnäste, auf die Maxillaris interna übernommen, die durch die Einschaltung ausgedehnter subduraler Wundernetze noch eine besondere Umbildung erfährt.

Oberflächliche Äste der A. carotis externa

Die bisher geschilderten Äste der Carotis externa versorgen in der Hauptsache tiefe Teile von Kopf und Hals, die Kopf- und Kiemenabschnitte des Atmungs- und Verdauungsapparates, Knochen und Periost (Dura mater) des Schädels. Die oberflächlichen Teile (Haut, mimische Muskeln) sind Gebiete dreier weiterer Äste: der A. facialis (Maxillaris externa), A. temporalis superficialis, A. occipitalis. Die verwirrende Fülle ihrer Zweige (Abb. S. 264) mit ihren zahlreichen individuellen Varianten, Varianten auch zwischen rechter und linker Seite, läßt sich auf einen sehr einfachen Grundplan zurückführen (Abb. S. 293). Die drei genannten Arterien bilden einen mittleren Stamm (A. temporalis superficialis) und je einen vorderen und hinteren großen Bogen (A. facialis, A. occipitalis). In den vorderen Bogen ist die A. ophthalmica eingeschaltet (vgl. S. 282). In die Felder zwischen den Hauptzügen treten die Äste der Arterien ein und bilden durch die mannigfachen Verbindungen ein ausgedehntes Netz über den ganzen Kopf, in individuell wechselnder Ausbildung auch allenthalben über die Mittellinie hinweg. Daher haben nur wenige stärkere Züge dieses Netzes besondere Bezeichnungen erhalten, so von der Temporalis superficialis ausgehend die A. transversa faciei und A. zygomastico-orbitalis, von der Facialis (Maxillaris externa) ausgehend die A. submentalis, A. labialis maxillaris et mandibularis (Abb. S. 287). Das Ende der A. facialis führt vom Angulus nasi an den Namen A. angularis. Stämme und Äste liegen größtenteils unmittelbar unter der Haut, so daß ihre Pulsationen äußerlich sichtbar sind (A. temporalis superficialis in der Schläfengegend) oder mindestens tastbar: A. occipitalis in Höhe der Linea nuchae superior, A. facialis am Kieferrande vor dem Ansatz des Masseter und am Mundwinkel von der Schleimhautseite her. — Fast alle Arterien des Kopfes verlaufen mehr oder weniger geschlängelt, auch da, wo sie keine nennenswerten Verlagerungen bei der Tätigkeit der Muskulatur erfahren (A. temporalis superficialis), und zwar nicht nur bei alten Leuten.

A. facialis

Die A. facialis (A. maxillaris externa) entspringt aus der Carotis externa in Höhe des Zungenbeines, zieht lateral über den hinteren Bauch des Digastricus und den Stylohyoideus zum hinteren Pol der Gland. submandibularis, bettet sich mit großen Windungen tief in deren Substanz ein und tritt vor dem Masseteransatz um den Kieferrand herum auf das Gesicht (Abb. S. 253, 264, 287). Bedeckt vom Platysma und den oberflächlichen mimischen Muskeln wendet sie sich in einem großen, nach rückwärts offenen Bogen gegen den inneren Augenwinkel, wo sie mit der A. ophthalmica anastomosiert. Noch am Halse entsendet sie die A. submentalis, welche auf der unteren Fläche des M. mylohyoideus kinnwärts verläuft und Muskeln und Haut der Unterkinngegend versorgt (Abb. S. 287).

Die A. occipitalis geht ungefähr in gleicher Höhe wie die A. facialis, meist noch tiefer, vom hinteren Umfange der Carotis externa ab, steigt, vom hinteren Rande des Digastricus bedeckt, steil zum Querfortsatz des Atlas auf und wendet

A. occipitalis

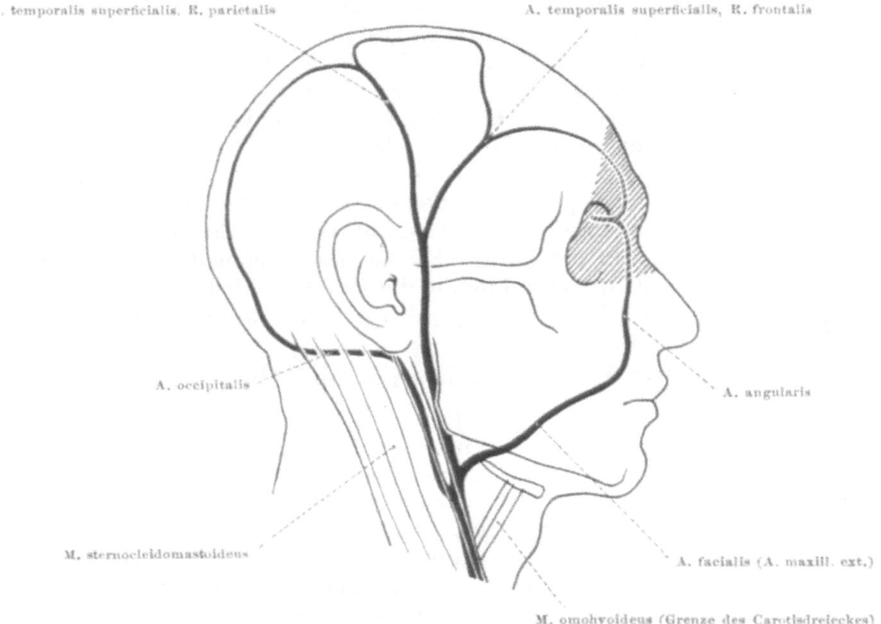


Abb. 134. Schema der oberflächlichen Arterien des Kopfes. Äste der A. carotis externa schwarz, schraffiert A. opththalmica (aus A. carotis interna) und ihr Verbreitungsgebiet. — E.

sich über diesen hinweg in nunmehr horizontalem Verlaufe nach rückwärts. Unmittelbar am Knochen unter den Ansätzen des Splenius und Longissimus capitis gelangt sie bis ungefähr 2 Fingerbreiten seitlich der Protuberantia occipitalis externa, biegt in aufsteigende Richtung um, tritt unter einem Sehnenbogen im Ursprung des Trapezius hervor in das derbe subcutane Gewebe und schließt sich dann eine Strecke weit dem N. occipitalis maior an (Abb. S. 264), mit dem ihre Windungen in ein sehr straffes Bindegewebe eingehüllt sind. Durch das Emissarium mastoideum sendet sie dem Ramus mastoideus zum Mark in der Diploë. Einer ihrer peripheren Zweige schickt durch das Foramen parietale einen feinen Zweig zur Dura mater.

Nachdem die Carotis externa zwischen hinteren Bauch des Digastricus und Stylohyoideus einerseits, dem Styloglossus andererseits unter der Gland. parotis in die Fossa retromandibularis gelangt ist und die A. maxillaris (interna) abgegeben hat, gelangt sie als A. temporalis superficialis unter dem oberen Ende der Parotis vor dem Ohr über die Wurzel des Jochbogens hinweg unter die Haut der Schläfengegend (Abb. S. 253, 264, 287). Früher oder später teilt sie sich hier in den weiterhin aufsteigenden R. parietalis und den nach vorn abbiegenden R. frontalis. Aus ihrem Anfangsteil gehen die A. transversa

A. temporalis superficialis

faciei und A. zygomatico-orbitalis ab, die unter dem vorderen Rande der Gland. parotis hervortreten, die erstere stets zusammen mit den mächtigen Rami buccales des N. facialis, die sie noch eine Strecke weit begleitet (Abb. S. 264), die letztere dem unteren Rande des Jochbogens folgend. In Höhe der Jochbogenwurzel zweigt sich ein tiefer Ast ab, der die Fascia temporalis durchbohrt und in einer Rinne auf der Squama temporalis aufwärts ziehend dem M. temporalis von seiner Unterseite her Zweige zuschickt (A. temporalis media, Abb. S. 287, nur ihr hinterer Ast bezeichnet).

A. retro-
auricularis

Das Hautgebiet hinter der Ohrmuschel und deren größter Teil selbst wird von einem besonderen Aste der Carotis externa versorgt, der A. retroauricularis (A. auricularis posterior), deren Gebiet sich zwischen das der A. temporalis superficialis und A. occipitalis einschiebt. Außer Ästen zu Haut und oberflächlichen und tiefen Muskeln entsendet sie die A. stylomastoidea. Diese tritt neben dem N. facialis in das Foramen stylomastoideum und versorgt den größten Teil der Schleimhaut der Paukenhöhle einschließlich der inneren Fläche des Trommelfelles und der Cellulae mastoideae (S. 491). In die Paukenhöhle gelangt sie mit der Chorda tympani durch den Canaliculus chordae. Ihr den Steigbügel durchsetzender Ast wurde bereits erwähnt (S. 292). Sie anastomosiert am Trommelfellrande mit der die äußere Fläche des Trommelfells versorgenden A. auricularis prof. (S. 289) und mit den in die Paukenhöhle dringenden Ästchen der A. meningica media (S. 289) und der A. tympanica anterior (S. 289).

## 4. Die Venen des Kopfes und Halses.

Unterschied
gegenüber
Venen des
Rumpfes

Von Beginn ihrer Entwicklung an liegen die Venen des Kopfes und Halses getrennt von den Arterien, während im Rumpfe zu jeder segmentalen Arterie eine segmentale Vene zugehört, wie es noch im ausgebildeten Zustande an den Intercostalgefäßen erhalten ist. Auch im peripheren Verlaufe der Intercostalarterien, der erst viel später entwickelt wird, werden die Venen den Arterien unmittelbar angeschlossen, wie überhaupt im Gebiete des segmentierten Teiles des Körpers bei der Ausgestaltung des Gefäßbaumes die Venen als sog. Begleitvenen neben die Arterien gelegt werden. Dies geschieht auch dort, wo Arterien und Venen zunächst ganz getrennt entwickelt werden wie in den Extremitätenanlagen: aus der axial gelegenen Arterie strömt zunächst das Blut durch die Randvenen ab (Abb. S. 11), später werden Begleitvenen der Arterien gebildet und die Randvenen in das Hautvenensystem übernommen. Im Gebiet von Kopf und Hals unterbleibt die Zusammenlegung von Arterien und Venen, so daß allenthalben diese Gefäße auch in ihren peripheren Verzweigungen unabhängig voneinander verlaufen. Nur da, wo offenbar die Knappheit des Raumes dazu zwingt, erfolgt die Zusammenlegung wie im Canalis mandibularis, in der Regio retromandibularis und der aufwärts anschließenden engen Rinne zwischen Kiefergelenk und äußerem Gehörgang, oder in dem engen Eingeweideraum des Halses, wo bei der Streckung des Halses und dem Descensus cordis die bis dahin ganz kurzen und nun entsprechend verlängerten astlosen Strecken der A. carotis communis (Aorta ventralis) und V. jugularis interna (V. cardinalis cranialis) mit dem N. vagus nebeneinander zu liegen kommen (Abb. S. 272). Die Verschiedenheit des Bauplanes von Kopf und Rumpf, auf welche schon mehrfach hingewiesen wurde, äußert sich auch in dem selbständigen Verlaufe der Venen, in dem Fehlen von Begleitvenen der Arterien.

Vena
jugularis
interna

Der Abfluß des Blutes aus Kopf und Hals geschieht durch die Venae jugulares, die als V. jugularis interna und superficiales unterschieden werden. Die weitaus mächtigste von ihnen ist die V. jugularis interna. Sie beginnt

an der Schädelbasis am Foramen jugulare als Fortsetzung des Sinus transversus. Sie führt also das ganze Blut aus dem Gehirn (vgl. Bd. 3, S. 214 u. f.)
und verdankt diesem Umstand ihre Weite. Unmittelbar an ihrem Beginn
ist sie zu dem Bulbus venae jugularis erweitert (Abb. S. 295), der sich
in die Fossa jugularis an der Unterfläche des Felsenbeines einlagert. Entsprechend der verschiedenen Weite der beiden Sinus sigmoidei sind die

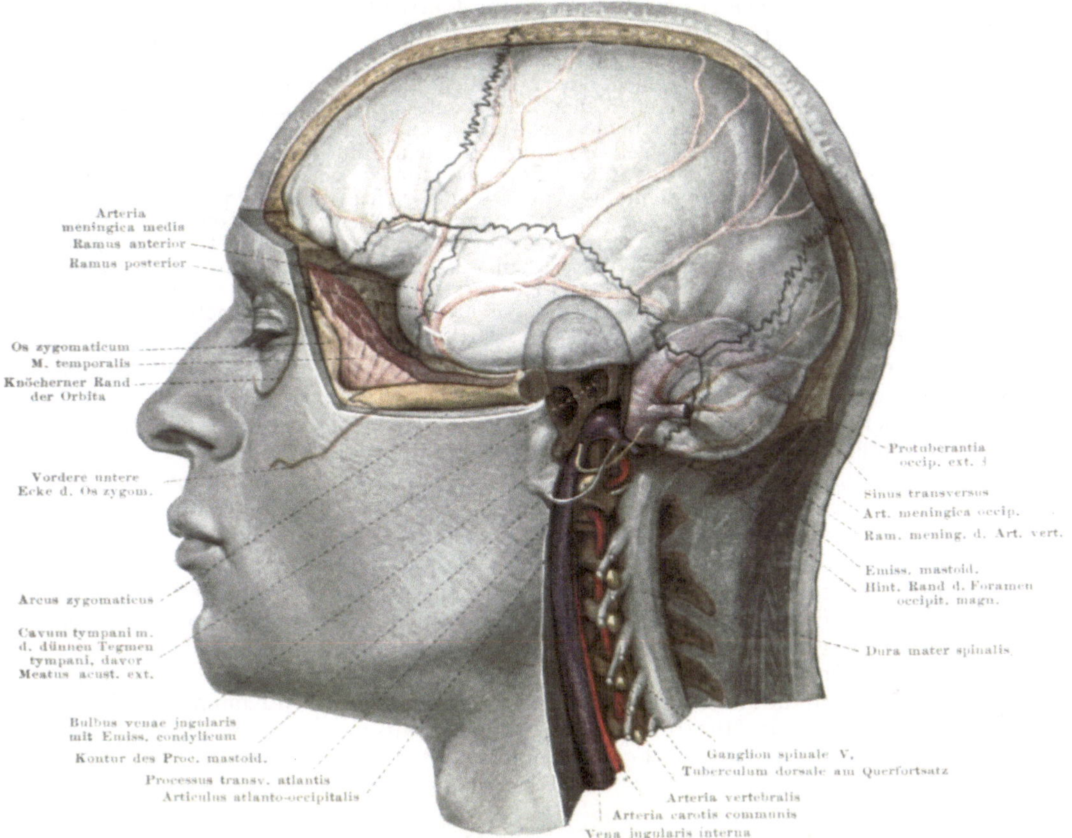


Abb. 135. Vena jugularis interna, A. vertebralis, A. meningica media. Vgl. Bd. 3, S. 206. — E.

beiden Drosselvenen rechts und links verschieden weit und ihre Bulbi verschieden groß, wie man an jeder Schädelbasis erkennen kann. Noch im
Bereiche ihres Bulbus nimmt die Jugularis interna die Abflüsse des
Sinus cavernosus auf: den Sinus petrosus inferior, der mit den Nerven
zusammen durch die vordere Abteilung des Foramen jugulare den Schädel
verläßt. In ihn mündet noch eine Vene, welche aus dem Sinus cavernosus durch
das Foramen lacerum in die Furche zwischen Petrosum und Pars basalis des
Occipitale an der äußeren Schädelbasis gelangt und hier nach rückwärts läuft
so wie an der inneren Schädelbasis der Sinus petrosus inferior. Ferner münden
in den Sinus petrosus inferior oder unmittelbar in die V. jugularis die Abflüsse
des engmaschigen Venengeflechtes, das die A. carotis interna vom Eintritt in
den Canalis caroticus bis zum Sinus cavernosus umhüllt (Rete caroticum)
und mit dem Sinus cavernosus in Verbindung steht, und die Abflüsse des

Geflechtes, welches den N. hypoglossus im Canalis hypoglossi umgibt (Rete canalis hypoglossi) und mit dem Plexus basalis und den Geflechten am Foramen occipitale magnum anastomosiert. — Von rückwärts mündet in den Bulbus venae jugularis die V. condylica (Abb. S. 295), welche mit äußeren Venen am Os occipitale, mit Venen der Diploë und mit dem Plexus venosus vertebralis zusammenhängt. Bleibt sie nicht außen am Knochen, sondern geht durch den Canalis condylicus, so mündet sie nicht in die V. jugularis, sondern in den Sinus transversus und heißt dann Emissarium condylicum.

Die Vena jugularis interna stellt also die Abflußbahn für das gesamte Blut des Gehirnes dar und könnte deshalb V. jugularis cerebralis genannt werden. Dies gilt jedoch nur für den Menschen. Bei fast allen Säugetieren fließt das Hirnvenenblut hauptsächlich zu äußeren Venen des Kopfes, die V. jugularis interna fehlt bei vielen vollständig. Auch beim Menschen kann, abgesehen von den gleich zu erwähnenden Emissarien, ein Teil des Blutes aus dem Sinus transversus den äußeren Venen des Kopfes zugeführt werden. Es geht dann an der Umbiegung des Sinus transversus in den Sinus sigmoideus eine Vene (Sinus petro-squamosus) ab, welche das laterale Ende der Crista pyramidis überschreitet oder in einem Knochenkanal durchsetzt, in einer Furche an der Grenze von Pars petrosa und Pars squamosa, also auf der Sutura petrosquamosa, nach vorn läuft und den Schädel durch das Foramen jugulare spurium verläßt, das sich außen zwischen Fossa mandibularis und Meatus acusticus externus öffnet. Bei vielen Säugetieren ist dies der Hauptabfluß für die Sinus durae matris (Canalis temporalis).

Emissaria Regelmäßig haben beim Menschen die Sinus durae matris einige Verbindungen zu äußeren Venen des Kopfes, die als Emissaria bezeichnet werden. Abgesehen von der durch die V. ophthalmica superior gegebenen Möglichkeit eines Abflusses des Blutes aus dem Sinus cavernosus (normalerweise geht der Blutstrom umgekehrt aus der Orbita zum Sinus cavernosus), führt gewöhnlich das Emissarium mastoideum (Abb. S. 295) vom Sinus transversus durch oder neben der Sutura occipito-mastoidea nach außen (in die V. occipitalis), ähnlich vom Sinus sagittalis superior durch das Foramen parietale ein Emissarium parietale. Außerdem bestehen sonst noch an verschiedenen Stellen derartige Abflüsse nach außen, sie sind aber sehr inkonstant (am häufigsten das Emissarium occipitale neben der Protuberantia occipitalis externa). Auch das Rete foraminis ovalis gehört als Abfluß des Sinus cavernosus hierher. Durch die Emissarien ist im Zusammenhang mit den Kommunikationen der Sinus über die Mittellinie hinweg (Sinus transversi am Confluens sinuum und Sinus cavernosi in der Fossa hypophyseos) die Möglichkeit gegeben, Strömungshindernisse im System der Hirnvenen und der Jugularis interna zu kompensieren.

Vv. ophthalmicae Die V. ophthalmica superior beginnt als V. nasofrontalis am oberen medialen Winkel der Orbita, wo sie mit der V. angularis anastomosiert (Abb. S. 298). Längs der medialen Wand der Augenhöhle verläuft sie nach rückwärts, biegt dicht hinter dem Augapfel quer über den Opticus nach lateral und zieht durch den medialen weiten Teil der Fissura orbitalis superior zum Sinus cavernosus, den sie zusammen mit der V. cerebri media erreicht. Vorher nimmt sie die V. ophthalmica inferior auf, die am Boden der Orbita nach rückwärts zieht und die Fissura orbitalis superior selbständig durchsetzt, nachdem sie eine Verbindung zum Plexus pterygoideus abgegeben hat. Beide Venae ophthalmicae sammeln das Blut aus dem Gebiete der A. ophthalmica, also aus dem Auge selbst, den Lidern (Vv. palpebrales), Tränendrüse (V. lacrimalis), Muskeln, Fettkörper und aus dem Gebiete der Aa. ethmoideae (Vv. ethmoideae). Sie verlaufen unabhängig von den Arterien (die A. ophthalmica kann zwei eigene feine Begleitvenen haben) und sind klappenlos. Jedoch ist das Rückströmen des Blutes in sie aus dem Plexus pterygoideus und aus den äußeren Gesichtsvenen durch Klappen verhindert.

Außer aus dem Gebiete der A. ophthalmica kann die V. ophthalmica innerhalb des Schädels einen Zufluß vom Gehirn erhalten aus der Gegend der Fissura cerebri lateralis (Sylvii). Diese V. ophthalmo-meningica mündet am kleinen Keilbeinflügel, dem die Fissura Sylvii anliegt, in die V. ophthalmica superior oder in den längs des kleinen Keilbeinflügels verlaufenden Sinus spheno-parietalis.

Die V. jugularis interna zieht nach Aufnahme der genannten Zuflüsse medial vom Proc. styloides und vom Biventer posterior nach abwärts und schließt sich von der Höhe des oberen Kehlkopfrandes ab an die laterale Seite der A. carotis communis an (Abb. S. 295). Von der Carotis interna ist sie bis dahin durch die letzten Hirnnerven, Glossopharyngicus bis Hypoglossus, getrennt. Anfangs liegt sie mehr dorsal, allmählich mehr ventral zur Carotis communis und ist im ganzen Verlaufe vom M. sternocleidomastoideus bedeckt. Wenig oberhalb des Sterno-clavicular-Gelenkes vereinigt sie sich mit der V. subclavia im Angulus venosus zur V. brachiocephalica (Abb. S. 22, 27, Bd. 2, Abb. S. 680, *680*). Vor dieser Einmündung findet sich in ihr ein Klappenpaar mit der zugehörigen Erweiterung in ihrem Bereiche, dem **Bulbus valvularis venae jugularis**. Der Stamm der Vene ist fast völlig astlos. Am dorsalen Umfang mündet überhaupt kein Ast ein (Abb. S. 295), am ventralen nur dicht unter dem Kieferwinkel die Venen des Kopfes (Vv. faciales) und die obere Schilddrüsenvene. Bis zur Einmündung dieser Venen ist die Vena jugularis interna Abflußbahn für das Gebiet der A. carotis interna. Nunmehr übernimmt sie auch noch das ganze Gebiet der A. carotis externa, das allerdings einen zweiten Abfluß in den Vv. jugulares superficiales erhält.

In ihrer Grundanordnung und Verteilung, nicht aber in ihrem Verlaufe, stimmen am Kopf die Gebiete der Venen mit denen der Arterien überein. Aus den tiefen Teilen, die von der A. maxillaris (interna) versorgt werden, sammelt sich der Plexus pterygoideus mit der V. maxillaris (interna) (Abb. S. 298). Den oberflächlichen Teilen, versorgt von A. facialis (A. maxillaris externa), A. temporalis superficialis, A. occipitalis und A. retroauricularis, gehören die gleichbenannten Venen zu, ohne daß sie im einzelnen den Arterien angeschlossen wären. Bestehen schon zwischen den Arterien untereinander auch von den oberflächlichen zu den tiefen, zahlreiche Anastomosen, so gilt dies in noch viel ausgedehnterem Maße für die Venen. Der Grundplan ihrer Anordnung ergibt sich aus Abb. S. 298. Oberflächlich ziehen eine mittlere und je eine vordere und hintere Venenbahn nach abwärts. An der Nasenwurzel beginnt die V. facialis (anterior), in ihrem Anfangsstück als V. angularis bezeichnet, die wie die Arterie mit der V. ophthalmica anastomosiert. Sie zieht fast gerade, in der Sehne des von der A. facialis gebildeten Bogens, unter dem M. levator labii maxillaris und dem M. zygomaticus maior hindurch zum vorderen Ende des Masseteransatzes am Unterkiefer und in das Carotisdreieck (Abb. S. 253). Hier vereinigt sie sich gewöhnlich vor der Einmündung in die Jugularis interna mit der der A. temporalis superficialis entsprechenden V. retromandibularis (V. facialis posterior) zu dem kurzen Stamm der V. facialis communis. Sie ist mit der A. temporalis zusammen unter der Parotis in die Regio retromandibularis, dann aber lateral vom Biventer posterior in das Carotisdreieck gelangt (Abb. S. 298, 253). Die V. retroauricularis mündet in die V. jugularis superficialis, die V. occipitalis geht hauptsächlich in das mächtige, zwischen den tiefen Nackenmuskeln gelegene Geflecht der V. cervicalis profunda.

In die oberflächlichen Kopfvenen strömen aber auch die verhältnismäßig großen Venen der Knochen des Schädeldaches, die Vv. diploïcae. Sie liegen eingebettet in die Canales diploïci und ergießen ihr Blut in die oberflächlichen Venen, zum Teil auch in die Sinus durae matris. Man pflegt 4 Diploëvenen zu unterscheiden: V. diploïca frontalis, die am oberen Augenhöhlenrande hervortritt,

V. diploïca temporalis anterior et posterior, die in die vordere Schläfengrube bzw. zum Emissarium mastoideum ziehen, und die V. diploïca occipitalis, welche an der Protuberantia occipitalis externa austritt. Ursprünglich sind diese Venen nach Knochen getrennt, setzen sich aber später durch die Nähte hindurch miteinander in Verbindung.

**Tiefe Venen des Kopfes** Die Venen der tiefen Teile des Gesichtes, aus den Kaumuskeln, aus der Nasenhöhle, vom Isthmus faucium, die Begleitvenen der A. meningica media werden zu dem Plexus pterygoideus (Abb. S. 298) vereinigt, der sich vom Kiefergelenk, das er umspinnt, durch die Fossa infratemporalis zwischen den

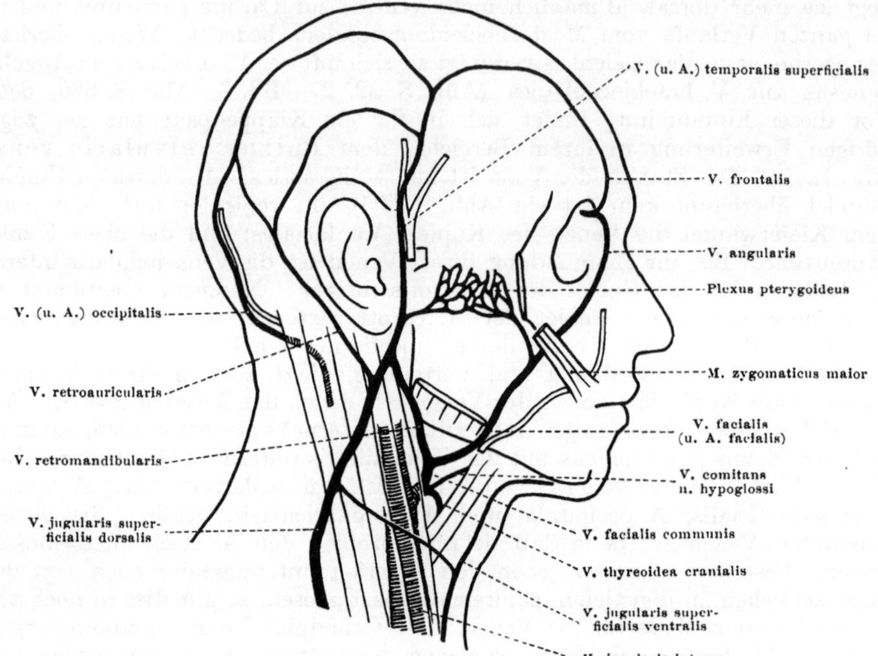


Abb. 136. Schema der oberflächlichen Venen des Kopfes und Halses. Venen schwarz, Arterien (nur Stücke) weiß. — E.

beiden Mm. pterygoidei, auch zwischen den beiden Blättern der Fascia temporalis, bis zur Fossa pterygomaxillaris erstreckt. Sein Hauptabfluß führt als V. maxillaris (interna) medial vom Unterkieferast zur V. retromandibularis ein vorderer als V. facialis profunda (V. anastomotica facialis) zur V. facialis.

Die Venen des Pharynx, auf dessen Dorsalfläche den weitmaschigen Plexus pharyngicus bildend, ergießen sich nahe der Schädelbasis in die V. jugularis interna (V. pharyngica cranialis), zum größten Teile (V. pharyngica caudalis) in die V. facialis communis. Mit dem Plexus pharyngicus steht durch die Muskulatur hindurch das submuköse Venengeflecht des Pharynx (Bd. 2, Abb. S. 103, *103*) in Verbindung. Ein solches, aus varikös erweiterten Venen gebildetes submuköses Geflecht findet sich auch am Zungengrunde dicht unter dem Epithel. Auch die A. profunda linguae wird von einem dichten Venengeflecht umsponnen. Zusammen mit Venen aus dem Gebiete der A. sublingualis zieht sein Abfluß, V. lingualis, zur V. facialis communis, ebenso ein zweiter Abfluß, der als ein verhältnismäßig sehr starkes Gefäß den N. hypoglossus begleitet (V. comitans hypoglossi). Als letzter Ast mündet in die V. facialis communis von unten

aufsteigend die V. thyreoidea cranialis, die das Blut aus den oberen Teilen
der Schilddrüse und dem Kehlkopf sammelt, etwa entsprechend der A. thyreoidea
cranialis. Mächtiger sind gewöhnlich die Vv. thyreoideae caudales, welche
vor der Trachea geflechtartig verbunden und entweder rechts und links getrennt
in die Vv. brachiocephalicae einmünden oder zu einem unpaaren Stamm
(V. thyreoidea ima) vereinigt in die V. brachiocephalica sinistra.

Aus diesem kurzen Überblick ergibt sich, daß die Venen, welche das Blut
aus dem Versorgungsgebiete der A. carotis externa zurückführen, im Carotisdreieck zusammenströmen, das ein wahres Confluens venarum enthält, und
hier an ganz umschriebener Stelle in die V. jugularis interna einmünden, die
nunmehr astlos weiterläuft.

Ein Teil des Kopfvenenblutes wird, allerdings in individuell sehr wechselndem
Maße, nicht in die V. jugularis interna geleitet, sondern in die Venae jugulares superficiales, die aber immer mit den Zuflüssen der V. jugularis
interna in ausgiebiger Verbindung stehen. Die V. jugularis superficialis
dorsalis (Abb. S. 298) sammelt sich als V. retroauricularis aus oberflächlichen Venen der Gegend hinter dem Ohr und zieht vom unteren Pol der Parotis
ab, wo sie noch oberflächliche Venen der Regio parotidico-masseterica aufnimmt,
über die Fascie des Sternocleidomastoideus ziemlich gerade nach abwärts in
das seitliche Halsdreieck. Lateral vom Ansatzstück des Sternocleidomastoideus tritt sie durch die Fascie hindurch und mündet in den Angulus venosus
ein. Im seitlichen Halsdreieck empfängt sie die V. cervicalis superficialis
und nahe ihrer Mündung die V. suprascapularis aus Haut und oberflächlichen Muskeln der oberen bzw. unteren Nackengegend. Ihr Mündungs-
stück verbindet sich mit dem ihres Partners durch eine im Spatium inter-
aponeuroticum suprasternale gelegene quere Anastomose, den Arcus venosus
juguli. Früher oder später anastomosiert sie über den Sternocleidomastoideus hinweg mit der V. jugularis superficialis ventralis (Abb. S. 298),
die in der Unterkinngegend beginnend ungefähr dem vorderen Rande des
Muskels folgt und in den Arcus venosus juguli mündet. Sie kann mehr
oder weniger vollkommen ersetzt sein durch eine in der Mittellinie des Halses
absteigende und ebenfalls in den Arcus venosus juguli sich ergießende
V. mediana colli. Sie liegt unmittelbar unter der Haut, während die Venae
jugulares superficiales vom Plastysma bedeckt sind.

Auf eine Einzelbeschreibung der Venen des Kopfes kann wegen ihrer großen
Variabilität verzichtet werden. Überdies stehen sie überall in so ausgiebigen
Verbindungen miteinander und mit den Venen des Subclaviagebietes, daß nicht
bloß bei Unterbindung oder sonstiger Unterbrechung ihrer peripheren Zweige
ausreichende Abflußwege zur Verfügung stehen, sondern selbst bei Unterbindung der V. jugularis interna. Sogar die Unterbrechung beider Vv. jugulares internae, sofern sie unterhalb der V. facialis communis erfolgt, könnte
ausgeglichen werden, besonders durch die Vv. jugulares superficiales. Im ganzen
ist der Venenapparat des Kopfes auf den Abstrom des Blutes unter Mitwirkung der Schwerkraft, also in aufrechter Haltung und im Liegen, einge-
richtet. Klappen sind viel weniger vorhanden als am übrigen Körper, und
auch die mannigfachen Geflechte anstatt einfacher Venen verlangen die Mitwirkung der Schwerkraft. Auch sind viele Teile des Kopfes starr und unbeweglich (knöcherne Hirnkapsel, Nasenhöhle usw.), so daß bei ihnen nicht
wie zwischen beweglichen Teilen die Fortbewegung des Blutes durch Druck
auf die Venen erfolgen kann, die durch die Klappen herzwärts gerichtet wird.
In großen Gebieten des Kopfes fehlen die Voraussetzungen für diese „Venenpumpe".

## Tabelle der Kopfarterien.

Die A. carotis communis entspringt links medial von der A. subclavia aus dem
Aortenbogen, rechts geht sie gemeinsam mit der A. subclavia aus dem Tr. brachiocephalica hervor und steigt kopfwärts unter dem M. sternocleidomastoideus neben
der Trachea auf. In Höhe des Margo cran. des Schildknorpels (Fossa carotica) teilt
sie sich in die A. carotis interna und externa. Die A. carotis communis gibt
keine Äste ab.

Die A. carotis externa gibt folgende Äste ab:

1. A. thyreoidea cranialis zieht vom M. omohyoideus bedeckt zur Schilddrüse, wo sie sich unter vorheriger Teilung in einen R. anterior und posterior
   mit Rami glandulares aufspaltet. Sie gibt ab: einen R. hyoideus zum Zungenbein, Rr. musculares zur benachbarten Muskulatur (besonders R. sternocleidomastoideus zum gleichnamigen Muskel), die A. laryngica cranialis
   (durchbohrt die Membrana hyothyreoidea) und den R. cricothyreoideus
   (durchbohrt das Lig. cricothyreoideum) zum Kehlkopf.
2. A. pharyngica ascendens steigt an der Seite des Schlundes unter Versorgung
   der benachbarten Gebiete bis zur Schädelbasis auf. Zur Schleimhaut der
   Paukenhöhle schickt sie die A. tympanica inf. (durch den Canaliculus tympanicus). Als Endast tritt die A. meningica occip. durch das Foramen jugulare zur Dura mater der hinteren Schädelgrube.
3. A. lingualis entspringt in Höhe des großen Zungenbeinhorns an dem sie
   unter dem M. hyoglossus entlang zieht, um lateral neben dem M. genioglossus
   zur Zungenspitze zu gelangen. Sie gibt ab:
   a) R. hyoideus, der mit dem Gefäß der anderen Seite einen kleinen auf dem
      Hyoid liegenden Bogen bildet.
   b) A. sublingualis geht am hinteren Rand des M. mylohyoideus ab und
      verzweigt sich in den benachbarten Teilen des Mundhöhlenbodens. Kleine
      Zweige ziehen unter Durchbrechung des M. mylohyoideus zum Kinn und
      anastomosieren mit der A. submentalis.
   c) Rr. dorsales linguae verzweigen sich im Dorsum der Zunge und im
      Kehldeckel bis zu den Tonsillen.
   d) A. profunda linguae (gelegentlich einseitig fehlend) dringt zwischen den
      Bündeln des M. genioglossus in die Zunge ein und gelangt bis zur Schleimhaut.
4. A. facialis (A. maxillaris externa), zieht unter dem M. biventer durch die
   Fossa submandibularis unter oder durch die Gl. submandibularis zum Unter-
   kieferrand. Hier tritt sie vor der Ansatzstelle des M. masseter über den Unterkiefer in die Gesichtshaut ein und steigt unter der oberflächlichen Schicht
   der mimischen Muskulatur am Mundwinkel und als A. angularis am Nasenflügel vorbei zum medialen Augenwinkel auf, wo sie mit dem Endast der
   A. ophthalmica anastomosiert. Außer zahlreichen Ästen in die Nachbarschaft
   gibt sie ab:
   a) A. palatina ascendens entspringt noch im Bereich der Fossa submaxillaris
      und steigt zwischen dem M. stylopharyngicus und M. styloglossus an der
      Seitenwand des Schlundes auf und versorgt dessen oberen Teil, die Gaumen-
      bögen und die benachbarte Muskulatur; zu den Tonsillen gelangt der R.
      tonsillaris.
   b) A. submentalis verzweigt sich an der Unterseite des M. mylohyoideus
      und versorgt insbesondere die Gl. submandibularis. Reichliche Anastomosen
      verbinden das Gefäß mit den benachbarten Ästen anderer Gefäße.
   c) Aa. labiales mand. et max. gelangen zwischen Muskulatur und Schleim-
      haut in die Ober- bzw. Unterlippe. Von der A. labialis max. steigen Ästchen
      zur Nasenscheidewand auf. Varietäten sind sehr häufig.
5. A. sternocleidomastoidea, ein zartes Gefäß für den gleichnamigen Muskel,
   steigt zum Bogen des N. hypoglossus auf und wendet sich über ihn nach lateral
   und abwärts zum Muskel.
6. A. occipitalis gelangt zwischen M. biventer post. und M. stylohyoideus bis
   an den Proc. transversus des Atlas, liegt dann im Sulcus mastoideus des
   Schläfenbeins und zieht unter dem Ansatz des M. splenius unter Durchbohrung
   des M. trapezius mit den Rr. occipitales zum hinteren Teil der Kopfschwarte.
   Vorher gibt sie Äste an den M. sternocleidomastoideus und die benachbarten
   Nackenmuskeln ab. Ein R. mastoideus tritt durch das Foramen mastoideum
   zur Diploe und in die Dura mater. Ein R. descendens versorgt unter dem
   M. splenius capitis verlaufend die benachbarte Muskulatur.
7. A. retroauricularis (A. auricularis posterior), steigt mit dem M. stylohyoideus auf und liegt dann zwischen Ohrmuschel und Warzenfortsatz, von
   wo aus die Versorgung dieser Gebiete mit den Rr. auriculares und Rr. occi-

pitales erfolgt. Eine A. stylomastoidea tritt in das gleichnamige Foramen, und anastomosiert durch ihren Endast mit dem R. petrosus superficialis (aus der A. meningica media). Ein R. tympanicus post. gelangt zur Schleimhaut der Paukenhöhle, Rr. mastoidei zu den Zellen des Warzenfortsatzes und der R. stapedius zum gleichnamigen Muskel.

8. A. temporalis superficialis steigt vor dem äußeren Gehörgang auf dem M. temporalis bzw. dem M. auricularis sup. zur Schläfengegend auf, und gabelt sich hier in einen R. frontalis und R. parietalis. Vorher geht in die Gesichtshaut die A. transversa faciei ab, zur Parotis Rr. parotidici, zur Ohrmuschel Ri. auriculares antt. und die A. zygomatico-orbitalis über das Jochbein zum lateralen Rand der Orbita. Als A. temporalis media gelangt ein Ast unter Durchbohrung der Fascia temporalis zum Periost der Schläfenschuppe, auf der sie in einer Knochenrinne aufsteigt.

9. A. maxillaris (interna) entspringt fast rechtwinklig und gelangt zwischen den Mm. pterygoidei in die Fossa pterygopalatina. Sie gibt ab:

a) A. auricularis profunda zum äußeren Gehörgang und zum Trommelfell.

b) A. tympanica ant. durch die Fissura petrotympanica in die Paukenhöhle.

c) A. alveolaris mandibularis dringt in den Can. mandibulae ein, welchen sie als A. mentalis durch das Foramen mentale verläßt. Sie versorgt den Kieferknochen, die Zähne und das Zahnfleisch. Vor ihrem Eintritt in den Unterkieferkanal zieht ein R. mylohyoideus zum gleichnamigen Muskel.

d) A. meningica media versorgt nach ihrem Durchtritt durch das Foramen spinae den größten Teil der Dura mater und der Schädelknochen. (Der R. meningicus accessorius zweigt sich kurz vor dem Eintritt in das Foramen spinae ab und gelangt selbständig durch dieses in die Schädelhöhle.) Mit der A. lacrimalis aus der A. ophthalmica besteht stets eine Anastomose, durch deren Vermittlung die A. meningica media ganz aus der A. lacrimalis entspringen kann. Während des Verlaufs in der Dura mater gelangt ein R. petrosus superficialis durch den Hiatus canal. facial. zur Schleimhaut der Paukenhöhle, kleine Zweige ziehen zum Gangl. trigemini. Ebenso erhält der M. tensor tympani aus der A. meningica media seine Versorgung. Die A. tympanica sup. gelangt durch die Furche für den N. petrosus superficial. minor zur Schleimhaut der Paukenhöhle. Durch die Fissura petrosquamosa gelangen Ästchen zum Antrum mastoideum.

e) Rami musculares: Aa. temporales profundae anteriores und posteriores für den M. temporalis. Kleine Zweige gelangen durch die Fissura orbitalis inf. in die Augenhöhle und beteiligen sich an der Versorgung der lateralen Orbitawand, von wo aus auch ein Ästchen durch den Canaliculus zygomatico-facialis in die Gesichtshaut gelangt. A. buccalis zum gleichnamigen Muskel und zur Schleimhaut der Wange. A. masseterica zum gleichnamigen Muskel. Rr. pterygoidei zu dem Mm. pterygoidei.

f) A. infraorbitalis entspringt in der Fossa pterygopalatina, entsendet in den Oberkiefer die Aa. alveolares max. post. und ant., dringt dann in den Canalis infraorbitalis ein, den sie durch das Foramen infraorbitale wieder verläßt, und versorgt die Hautgebiete im Bereich des Oberkiefers.

g) A. palatina descendens gibt gleich nach ihrer Entstehung in der Fossa pterygopalatina die A. canalis pterygoidei (Vidiana) zum Canalis pterygoideus ab. Sie selbst verläuft durch den Canalis pterygopalatinus nach Verzweigung in die A. palatina major und minores durch die entsprechenden Foramina zum Gaumen. Die A. palatina major versorgt den harten, die Aa. palatinae minores den weichen Gaumen. Reiche Verzweigungen beider Gefäße erreichen die Tonsillen, das Zahnfleisch und mit der A. nasopalatina durch das Foramen incisivum den vorderen Teil des Bodens der Nasenhöhle.

h) A. pterygopalatina betritt durch das Foramen pterygopalatinum den hinteren Teil der Nasenhöhle und versorgt mit den Aa. nasales post. und der A. septi fast die ganze Schleimhaut der Nasenhöhle und des Septums.

Die A. carotis interna gelangt ohne vorher Äste abzugeben durch den Canalis caroticus in die mittlere Schädelgrube, wo sie im Sulcus caroticus vom Blut des Sinus cavernosus umspült bis zum Processus alae parvae aufsteigt. Beim Durchtritt durch die Schädelbasis gehen ein oder mehrere Ästchen (Rr. carotico-tympanici) durch das Felsenbein in die Schleimhaut der Paukenhöhle, weitere kleine Zweige ziehen zum Ganglion semilunare Gasseri und zur Hypophyse. Nach Durchbohrung der Dura mater medial vom Proc. alae parvae (clinoideus ant.) erfolgt innerhalb der Schädelhöhle die Aufspaltung des Gefäßes in folgende Äste:

1. **A. ophthalmica** zieht durch das Foramen opticum in die Orbita, wo sie sich über den Tractus opticus hinweg nach medial wendet. Sie verästelt sich in die:

a) **A. centralis retinae** meist gleich nach dem Eintritt der A. ophthalmica in die Orbita entspringend, tritt etwa 1 Centimeter hinter dem Bulbus in den Fasciculus (Nervus) opticus ein und gelangt mit diesem zur Retina, in der sie sich reich verästelt (s. S. 404).

b) **A. lacrimalis** verästelt sich nach Verlauf auf dem oberen Rand des M. rectus lat. in der Tränendrüse. Mit kleineren Zweigen gelangt sie noch zur Muskulatur der Nachbarschaft, zur Dura mater, zur Conjunctiva und zum lateralen Augenwinkel (A. palpebral. tempor.), wo sie mit der A. palpebral. nasal. (aus der A. ophthalmica) anastomosiert und dadurch den Arcus tarseus des Unter- und Oberlides bildet. Über ihre Anastomose mit der A. meningica media s. S. 301 d.

c) **Rr. musculares** in wechselnder Zahl entweder direkt aus der A. ophthalmica oder aus ihren größeren Ästen entspringend, versorgen die Augenmuskeln.

d) **Aa. ciliares** ziehen in mehreren Ästen zum Bulbus. Die Aa. ciliares post., unterschieden in 2 Aa. iridis (Aa. ciliares post. longae), die zwischen Sklera und Choriodes verlaufend sich im Corp. ciliare und in der Iris aufspalten, und Aa. chorioideae (Aa. ciliares post. breves), etwa 10 kleine Stämmchen, die in die Choriodes gelangen, treten in der Umgebung der Opticuseintrittsstelle in den Bulbus ein. Die Ramuli ciliares (Aa. ciliares ant.) kommen meist aus den Rr. musculares, durchbrechen die Sklera kurz vor den Ansatzstellen der geraden Augenmuskeln und verzweigen sich mit sehr zahlreichen feinen Stämmchen in den oberen Schichten der Sklera (Aa. episclerales) bis zum Hornhautrand und sind beteiligt an der Versorgung der Conjunctiva (Aa. conjunctivales). Zwischen sämtlichen Aa. ciliares bestehen innerhalb des Bulbus reichliche Anastomosen.

e) **A. frontalis lateralis** (A. supraorbitalis) zieht nach Versorgung der Orbitadecke und der benachbarten Teile durch die Incisura frontalis lat. (supraorbitalis) zur Stirn.

f) **Aa. ethmoideae ant. und post.** treten durch die Canales ethmoidei in das Siebbein ein; als A. meningica ant. gelangt ein Ast der A. ethmoidea ant. durch die Siebplatte zur Dura mater der vorderen Schädelgrube. Das Versorgungsgebiet beider Gefäße sind die Siebbeinzellen, die Dura mater der vorderen Schädelgrube, der Sinus frontalis und das Septum nasi in den oberen Teilen.

Nach Abgabe der genannten Gefäße spaltet sich die A. ophthalmica selbst zwischen der Sehnenrolle des M. obliquus sup. und dem Lig. palpebral. med. in ihre beiden Endäste auf:

g) **A. frontalis medialis**, medial von der A. frontalis lat. gelegen steigt sie in der Incisura frontalis med. auf und verzweigt sich in der Stirnhaut unter reichlichen Anastomosen mit benachbarten Gefäßen.

h) **A. dorsalis nasi** verläßt die Orbita über dem Lig. palpebrale mediale und anastomosiert mit den Gefäßen des Nasenrückens (A. facialis). An der Gehirnversorgung sind folgende Äste der A. carotis interna beteiligt:

2. **A. cerebralis ant.** durch die A. communicans ant. mit der gleichnamigen Arterie der anderen Seite verbunden, verläuft oberhalb des Balkens nach hinten. Sie versorgt insbesondere den Balken und die nahegelegenen medialen Teile des Frontal- und Parietallappens. Meist bestehen auch Anastomosen mit den Gefäßen der Falx cerebri.

3. **A. cerebralis media** läuft in der Fissura cerebri lat. (Fissura Sylvii) aufwärts und versorgt die benachbarten Hirnteile.

4. **A. chorioidea** gelangt zwischen Crura (Pedunculi) und Temporallappen hindurch zur Tela chorioidea der Seitenventrikel.

5. **A. communicans post.** entspringt neben dem Proc. alae parvae, stellt die Verbindung mit der A. cerebralis post. her und schließt so den Circulus arteriosus Willisi.

**Der Circulus arteriosus Willisi** (Abb. S. 285) stellt einen in sich geschlossenen Gefäßkreis dar. Sein wesentliches Merkmal besteht in der Verbindung der A. carotis interna mit der A. vertebralis bzw. der A. basalis. An der Bildung dieses Ringes sind beteiligt: A. cerebralis post. (aus der A. basalis) ist jederseits durch die A. communicans post. mit der A. carotis int. verbunden. Aus letzterer entspringt jederseits die A. cerebralis ant., die durch die A. communicans ant. miteinander verbunden sind.

# G. Lymphgefäßsystem.

## 1. Allgemeines.

Als Lymphgefäßsystem wird die Gesamtheit der Lymphgefäße mit ihren zugehörigen Lymphknoten bezeichnet. Lymphgefäße nennt man die anatomisch durch einfache Präparation oder nach vorheriger Injektion mit farbiger Flüssigkeit darstellbaren feinen Röhrchen, in denen die Lymphe aus den Geweben dem Venensystem zugeführt wird. Die peripheren Lymphgefäße sind nicht dicker als ein starkes Haar und behalten ihr Kaliber auf der ganzen Strecke bis zu dem Lymphknoten, in dessen Randsinus sie einmünden, fast unverändert bei. Erst die großen Sammelstämme sind weiter (2—3 mm weit). Im Gegensatz zu den peripheren Blutgefäßen sind die Lymphgefäße nicht verästelt, man kann nicht von „Lymphgefäßästen" sprechen wie von „Arterienästen". Wohl gehen sie vielfach Anastomosen untereinander ein, aber ohne Kaliberänderung. Und so findet man besonders an den Extremitäten die Lymphgefäße auf lange Strecken in gleicher Stärke verlaufen. Ihre Wand ist ähnlich gebaut wie bei den kleinen Venen, ist aber dünner und besteht oft nur aus Endothel und einer dünnen Hülle collagener und elastischer Fasern (vgl. Bd. 2, S. 613, *618*). Trotzdem sind sie erstaunlich zugfest und zerreißen bei der Präparation ähnlich feinen Nerven mit einem deutlichen Ruck und Knack. Schon manchen Anfänger haben sie schwer enttäuscht, als er, stolz auf die feinen Hautnerven, die er am Oberschenkel gefunden hatte, erfahren mußte, daß es „nur" Lymphgefäße waren.

Diese Lymphgefäße sind die Abflüsse aus feinen Netzen von **Lymphcapillaren**, die ähnlich den Blutcapillaren von mikroskopischer Größenordnung in den Organen sich finden. Sie sind einfache Endothelröhren und zeigen in jedem Organ besondere Anordnung. Sie sind wie die Blutcapillaren klappenlos. Aber schon die aus diesem Netz abführenden Gefäße, besonders aber die eigentlichen Lymphgefäße haben zahlreiche Klappen, die den Lymphstrom venenwärts richten. Es sind jeweils zwei Taschenklappen mit leichten Ausbuchtungen der Wand in ihrem Bereiche, die sich im Abstand von wenigen Millimetern, selten 1 cm und mehr, folgen und einem gestauten Lymphgefäß perlschnurähnliches Aussehen verleihen.

Die Klappen verhindern mit Sicherheit den Rückstrom der Lymphe zur Peripherie. Hingegen können Geschwulstzellen in den Lymphgefäßen trotz der Klappen auch peripherwärts wandern und nicht nur in der Richtung des Lymphstromes.

Die Lymphgefäße der ganzen unteren Körperhälfte einschließlich aller Bauch- und Beckenorgane werden am Hiatus aorticus des Zwerchfells zu einem gemeinsamen Stamm vereinigt, dem **Ductus thoracicus**, die aus den übrigen Körperteilen nahe der Einmündung in die Venen zu den **Trunci lymphacei**. Die Einmündung erfolgt ausschließlich im Angulus venosus dexter et sinister, also rechts und links an der Stelle des Zusammenflusses von Vena jugularis interna und Vena subclavia. Ausnahmsweise mag wohl einmal ein Lymphgefäß auch selbständig in eine periphere Vene münden. Bei südamerikanischen Affen treten regelmäßig Lymphgefäße der Bauchhöhle in die Vena cava inferior bzw. Venae renales ein.

Mit seltenen Ausnahmen mündet jedes Lymphgefäß nach kürzerem und längerem Verlaufe in einen Lymphknoten (Lymphdrüse, Nodus lymphaceus) ein, der mit seinem reticuloendothelialen Apparat gelöste Stoffe und corpusculäre Elemente aus der Lymphe zu entnehmen vermag. Jeder Lymphknoten ist für eine ganze Anzahl von in ihn einmündenden Lymphgefäßen gemeinsam. Meist sind mehrere solcher Abwehreinrichtungen hintereinander in die Lymphbahnen eingeschaltet. Der Bau des Lymphknotens ist in Bd. 2, S. 571 f, *576* eingehend dargestellt, ebenso die Bedeutung als Brutstätte der Lymphocyten. Eine größere Zahl Lymphgefäße treten in seinem ganzen Umfang als Vasa afferentia unter Durchbohrung der bindegewebigen Kapsel in ihm ein und ergießen die Lymphe in den Randsinus. Von hier aus durchläuft diese die Marksinus und wird durch mehrere Vasa efferentia (höchstens etwa halb soviel wie Vasa afferentia) zum nächsten Lymphknoten oder zu den größeren Lymphstämmen weitergeleitet. Die Vasa efferentia treten meist am Hilus des Lymphknotens aus, der Stelle, wo die ernährenden Blutgefäße ein- und austreten.

Regionäre Lymphknoten    Die ersten Lymphknoten, welche in die Lymphbahnen eines Körpergebietes oder Organes eingeschaltet sind, nennt man regionäre Lymphknoten des betreffenden Gebietes. So sagt man z. B. die regionären Lymphknoten der Brustdrüse sind die axillaren Lymphknoten, oder für die Brustdrüse sind die axillaren Lymphknoten regionär, d. h. die ersten Lymphknoten, in welche die Lymphgefäße der Brustdrüse eintreten, liegen in der Achselhöhle. Bei aller Variabilität des Verlaufes und der Anordnung der einzelnen Lymphgefäße ist ihre Einmündung in bestimmte Lymphknoten und damit deren Zugehörigkeit zu bestimmten Körperregionen verhältnismäßig sehr konstant. Die Lymphknoten sind an bestimmten Stellen des Körpers konzentriert, z. B. in der Achselhöhle und Leistenbeuge, und jede dieser Gruppen von Lymphknoten hat ihr bestimmtes Quellgebiet. Diese Zuordnung ist für den Arzt von großer Bedeutung. Aus der schmerzhaften Entzündung eines Lymphknotens kann er z. B. auf die dem Kranken nicht bewußte Stelle der Infektion in der Peripherie schließen und diese finden. Und umgekehrt weiß der Chirurg, welche Lymphknoten von der Krebsgeschwulst eines Organes durch Verschleppung von Krebszellen auf dem Lymphwege erkrankt sind oder erkrankt sein können. Mit der Geschwulst müssen auch die regionären Lymphknoten des betreffenden Organs entfernt werden.

Diese Operation geschieht „radikal", d. h. es werden sämtliche Lymphknoten z. B. der Achselhöhle entfernt, auch diejenigen, die für andere Teile als das erkrankte Organ regionär sind. Dadurch werden zwar die Lymphbahnen vieler Gebiete unterbrochen, aber sie werden wieder neu gebildet. Ganz allgemein können neue Lymphgefäße und Lymphknoten während des ganzen Lebens nach Bedarf entstehen.

Gewebsflüssigkeit u. Lymphe    Begreift man unter „Lymphgefäßsystem" die Lymphcapillaren, die abführenden Lymphgefäße und die Lymphknoten, mit ihrer Aufgabe die Lymphe dem Blutkreislauf wieder zuzuführen, so sind damit noch nicht alle Wege erschöpft, welche die aus dem Blut stammende Gewebsflüssigkeit in das Blutgefäßsystem zurückzuführen. Es gibt Organe, in denen Lymphgefäße bisher nicht haben aufgefunden werden können wie Gehirn und Rückenmark. Da aber auch sie wie der ganze übrige Körper von Gewebsflüssigkeit durchtränkt sind und dadurch eine gewisse Festigkeit und Spannung, Turgor, besitzen, müssen andere Einrichtungen als die Lymphgefäße vorhanden sein. Man sieht sie in den die Blutgefäße umgebenden VIRCHOW-ROBINschen Räumen (Bd. 3, S. 28), die mit dem Subarachnoidalraum in Verbindung stehen und also mit dem Liquor cerebrospinalis, welcher diesen Raum und die Hirnkammern erfüllt. Jedoch kann man den Liquor cerebrospinalis nicht einfach der Lymphe gleichsetzen. Seine chemische Zusammensetzung und das Fehlen von zelligen Bestandteilen verbieten dies. So kann auch der ebenfalls wasserklare und zellfreie Humor aqueus im Auge nicht als Lymphe bezeichnet werden. Er wird aus der vorderen Augenkammer unmittelbar in eine Vene aufgenommen, den SCHLEMMschen Kanal. Überhaupt ist es nicht statthaft, Gewebsflüssigkeit und Lymphe einfach als ein und dasselbe zu betrachten. Lymphe sollte nur die in dem Lymphsystem enthaltene Flüssigkeit genannt werden, die eine bestimmte chemische Zusammensetzung aufweist und zellige Elemente, vorwiegend Lymphocyten, enthält. Deshalb kann man auch die seröse Flüssigkeit in den großen Körperhöhlen (Perikardial-, Pleura-, Peritonealhöhle) nicht als Lymphe bezeichnen. Lymphe ist ebenso etwas Spezifisches wie Blut.

Noch andere Momente zeigen, daß Gewebsflüssigkeit und Lymphe nicht identisch sind. Es ist ganz sicher, daß nicht alle Bestandteile der Gewebsflüssigkeit in die Lymphe übergehen sondern andere Wege nehmen. Zwei solcher Wege *„Resorptionswege", periendotheliale Räume* stehen fest, wenn auch nicht im einzelnen bekannt ist, wie die verschiedenen Stoffe auf sie verteilt werden und wann etwa der eine oder andere bevorzugt wird. Der eine Weg führt unmittelbar in das Blut zurück. Ihn nimmt z. B. die beim Stoffwechsel der Zellen entstehende Kohlensäure. Sie wird durch die lebendige Tätigkeit der Capillarendothelien in das Blut aufgenommen, nicht in Gasform, sondern gelöst, so daß mit ihr mindestens auch Wasser in das Blut gelangt. In gleicher Weise gelangen die Hormone der Mehrzahl der inkretorischen Drüsen in das Blut, während sie bei anderen in die Lymphe übernommen werden. Es scheint, daß den unmittelbaren Weg in das Blut vorwiegend kristalloid gelöste Stoffe nehmen, nicht aber kolloidal gelöste. Der andere Weg ist der der „Saftstrom-" und „Resorptionswege". Er ist erst sehr unvollkommen bekannt, und nur aus den Ergebnissen von Tierversuchen, deren Übertragung auf den Menschen nicht

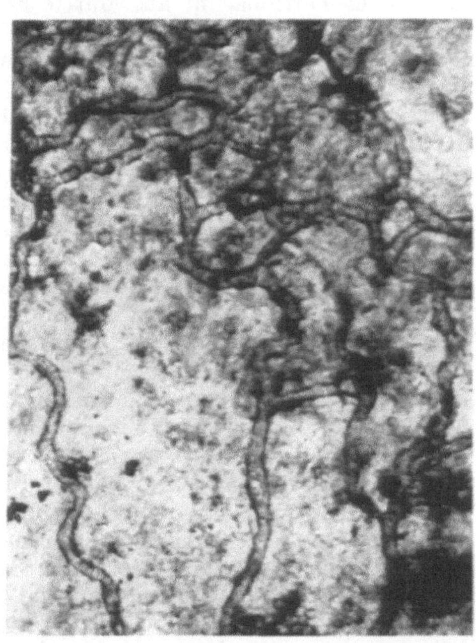

Abb. 137. Capillarnetz aus dem Omentum eines 4 Wochen alten Kaninchens. 2 Stunden nach der Injektion von Farbstoff in die Bauchhöhle. Füllung der periendothelialen Räume. (Aus LOESCHCKE: Virchows Arch. Bd. 292. — E.)

ohne weiteres zulässig ist. Es spricht aber alles dafür, daß auch beim Menschen dieser Weg gegeben ist. Er wird dargestellt von den sog. „perivasculären Räumen". Die Bezeichnung ist irreführend, denn es handelt sich nicht um Räume, die außen um die Gefäße herum liegen, sondern innerhalb der Wand um das Endothel herum. Man sollte deshalb lieber von „periendothelialen Räumen sprechen. Injiziert man einem Tier eine Farblösung (z. B. Trypanblau) in die Gewebe, so findet man sehr bald an den Blutcapillaren diese Räume mit der Farblösung gefüllt (Abb. S. 305). Sie dringt auch noch eine Strecke weit in die Arterien- und Venenwände unter dem Endothel vor. Ihr weiterer Verbleib ist nicht sichergestellt, zum Teil dringt sie durch die Schichten der Gefäßwand nach außen und wird hier teils von Histiocyten aufgenommen, im übrigen mit der Gewebsflüssigkeit vermischt und mit ihr von den Endothelien dem Blut bzw. der Lymphe zugeführt. Injiziert man die Farbstofflösung in die Bauchhöhle, so gelangt sie sehr schnell in die periendothelialen Räume der Capillaren im Fettgewebe unter dem Peritonaeum, besonders im Netz. Die bevorzugtesten Stellen sind die Capillaren der Milchflecken (s. Bd. 2, S. 568, *573*) und des Fettgewebes. Überhaupt spielt allenthalben das Fettgewebe mit seinem großen Capillarreichtum die Rolle eines Resorptionsorgans. Aber der Farbstoff tritt aus der Bauchhöhle nicht bloß in das Fettgewebe ein, sondern gelangt durch die ganze Darmwand hindurch in das Darmlumen. Es geht also ein Saftstrom durch die ganze Dicke der Darmwand bis zum Lumen hin. Auch hier spielt die Tätigkeit der lebendigen Zellen eine wichtige Rolle, wie sich daran zeigt, daß der Farbstoff z. B. in den PANETHschen Zellen gefunden wurde. Innerhalb der Darmwand stellen die periendothelialen Räume wenigstens eine Strecke des Weges dar. Auch in Leber und Pankreas und in die Niere hinein führt vom Peritonaeum aus durch Fettkapsel und fibröse Kapsel hindurch ein Flüssigkeitsstrom. Der injizierte Farbstoff dringt in der Niere längs der Arteriolae afferentes in die Glomeruli ein und wird weiter in die BOWMANsche Kapsel ausgeschieden.

Aus diesen Versuchen ist zu schließen, daß die „Gewebsflüssigkeit" oder der „Gewebssaft" nicht stille steht sondern ständig bewegt ist. Die Strömung geht aus dem Blut in die Gewebe und wieder zurück in das Blut, teils unmittelbar in die Blutcapillaren, teils durch die Lymphgefäße in die Venen, teils durch die periendothelialen Räume, besonders des Fettgewebes, das also neben seiner Aufgabe als Nahrungsspeicher und neben seiner mechanischen Aufgabe (Baufett) auch noch die eines Resorptionsorganes hat (z. B. auch die Fettkörper in den Gelenken und die fettzellenhaltigen Zotten der Synovialmembranen). Dieser Saftstrom- oder Resorptionsweg unterscheidet sich von dem Blut- und Lymphweg dadurch, daß er nicht aus geschlossenen Endothelröhren besteht, sondern „offen" ist. Die periendothelialen Räume längs der Blutcapillaren und der anschließenden Arterien- und Venenstücke bilden nur einen Teil der Wegstrecke. Aber der Strom ist an solche präformierten Wege offenbar nicht gebunden, er durchdringt die serösen Häute, Fascien, Bindegewebskapseln der Organe wie die Grundsubstanz des Knorpels. Er kann zum Blute zurückführen, kann aber auch einen direkten Auscheidungsweg darstellen, z. B. durch Darm und Nieren hindurch. Welche Rolle er im normalen Geschehen spielt, ist nicht bekannt. Aber manche krankhafte Erscheinungen sind an ihn gebunden wie die schnelle Resorption von Bakteriengiften und die Schädigung der Bauchorgane bei akuter Bauchfellentzündung, die Hypertrophie des Netzes und der Appendices epiploicae bei chronischer Erkrankung des Peritonaeums, des subpleuralen Fettes auf den Rippen bei der Erkrankung der Pleura, der Synovialzotten bei der der Gelenke und manches andere.

Die Vorstellung, daß die Lymphgefäße als „Saugadern" nur die Aufgabe hätten, die Gewebsflüssigkeit aus den Geweben abzusaugen, übersieht, daß für die Lymphbildung aktive Tätigkeit lebendiger Zellen erforderlich ist. Die Blutcapillaren scheiden durch aktive Tätigkeit ihrer Endothelzellen die Ernährungsflüssigkeit für die Gewebe aus. Aktive Tätigkeit der Gewebszellen entnimmt dieser Flüssigkeit Stoffe und gibt andere an sie ab, ändert ihre Zusammensetzung. Und durch aktive Tätigkeit der Endothelien der Lymphcapillaren wird aus ihr Lymphe gebildet. Mit der Tatsache, daß hier lebendige Vorgänge sich abspielen und nicht einfache physikalische Gesetze der Osmose und Diffusion wirken, erledigt sich die vielumstrittene Frage, ob die Lymphcapillaren geschlossen sind wie die Blutcapillaren oder offen mit Gewebsspalten beginnen. Da Lymphe etwas Spezifisches, etwas Anderes als Gewebsflüssigkeit ist, muß sie durch aktiv tätige Endothelien hindurchgehen. Nur Gewebsflüssigkeit, aber nicht Lymphe könnte aus den Gewebsspalten in offen hier beginnende Gefäße eintreten. Selbst wenn im einen oder anderen Organ wirklich offene Lymphcapillaren oder „Stomata" an ihnen nachgewiesen würden, so wäre diese „offene Lymphbahn" nicht anders zu bewerten, als die „offene Blutbahn" in der Milz, als eine Sondereinrichtung eines Organs.

Daß für die weitere Fortbewegung der Lymphe in den Lymphgefäßen mecha- Fortbewe-<br>gung der<br>Lymphe
nische Faktoren eine Rolle spielen, steht außer Frage. Nach neueren röntgen-
kinematographischen Untersuchungen kann kein Zweifel mehr sein, daß das
Herz außer wie eine Druckpumpe zugleich wie eine Saugpumpe wirkt. Bei
jeder Systole des Ventrikels wird durch das Herabziehen der Ventilebene gegen
die Herzspitze Blut aus den Venen in den Vorhof gesaugt. Diese Saugwirkung
erstreckt sich weit über die Vena cava superior hinaus, nach klinischen Erfahrungen mindestens bis zur Vena axillaris: wird diese angestochen, so wird Luft
unter feinem Pfeifen in sie eingesogen. Auf jeden Fall reicht die Saugwirkung
des Herzens mindestens bis zum Angulus venosus, der Einmündungsstelle der
Trunci lymphacei. So wird aus ihnen die Lymphe ständig in die Venae brachiocephalicae (anonymae) ab- und aus den Lymphgefäßen nachgesaugt. Darin
liegt der Sinn der Einmündung der Lymphstämme in herznahe Venen. Die
Lymphbewegung erfolgt ähnlich wie die Wasserbewegung in der Pflanze: die
Wasserverdunstung aus den Blättern erzeugt einen Sog, der das Wasser aus
der Wurzel im Wasserleitungssystem nachsaugt, in dessen feinen Röhren der
Wasserfaden infolge der Cohäsionskräfte nicht abreißen kann. Aus den Trunci
lymphatici wird die Lymphe abgesaugt, und diese Saugwirkung erstreckt sich
in den Lymphgefäßen, die im physikalischen Sinne capillare Röhren sind, bis
zu deren Wurzeln in den Geweben.

Wahrscheinlich kommt noch ein äußerer Faktor hinzu ähnlich wie bei den
Venen: die Bewegungen der nachbarlichen Teile, Muskeln, Haut, subcutanes
Gewebe, gegeneinander. Entsprechend der „Venenpumpe" kann man von einer
‚Lymphpumpe' als accidentellem Faktor für die Fortbewegung der Lymphe
sprechen. Die zahlreichen Klappen richten dabei den Strom. Für die Entleerung des centralen Lymphgefäßes der Darmzotten hat man schon immer
eine „Zottenpumpe" angenommen.

## 2. Die großen Lymphstämme, Ductus thoracicus und Trunci lymphacei.

Bevor die Lymphgefäße in die beiden Venenwinkel am Halse einmünden,
werden sie zu einigen wenigen größeren Stämmen vereinigt. Es wurde schon
gesagt, daß in jeden Lymphknoten eine ganze Anzahl Lymphgefäße ein-, aber
nur höchstens halb so viele austreten, oft nur eines. In den Lymphknoten,
besonders in den regionären, wird dadurch die Zahl der Lymphgefäße erheblich
verringert. Die Bildung der großen Lymphstämme kommt also nicht durch
Zusammenfluß der einzelnen Lymphstämme zustande wie bei den Venen.
Die Vereinheitlichung der Lymphbahnen geschieht vielmehr durch die Lymphknoten. So münden die sämtlichen Lymphgefäße der unteren Extremität und
der Rumpfwand bis zum Nabel in ihre „regionären" oberflächlichen Lymphknoten in der Leistenbeuge. Die an Zahl sehr viel geringeren Vasa efferentia
dieses ganzen Komplexes treten zu mehreren in je einen tiefen Leistenlymphknoten. Wieder ist die Zahl von deren abführenden Gefäßen geringer. Sie wird
weiter verringert durch die an den Vasa ilica gelegenen Lymphknoten, in die
nun auch Lymphgefäße aus den Beckenorganen eintreten. Obwohl also immer
neue Lymphgefäße hinzukommen, wird ihre Zahl beim Durchtritt durch die
Lymphknoten immer mehr verringert, sozusagen gerafft. Immer ist jenseits des
Lymphknotens die Zahl der Lymphgefäße geringer als diesseits. So ergibt sich
am Schluß der ganzen Kette der iliacalen und lumbalen Lymphknoten schließlich jederseits ein Truncus lumbalis. Und ebenso entsteht in der Wurzel
des Gekröses neben der A. coeliaca der unpaare Truncus intestinalis, im
cranialen Abschnitt des Mediastinums beiderseits die Trunci mediastinales,

20*

auf der Vena subclavia der Truncus subclavius und auf dem M. scalenus ventralis der Truncus jugularis. Die beiden Trunci lumbales und der Truncus intestinalis treten neben und dorsal von der Aorta in Höhe des Hiatus aorticus zum Ductus thoracicus zusammen, der auch noch die Trunci mediastinales sinistri aufnimmt und den größten aller Lymphstämme darstellt. Er ist etwa 4 mm dick, die übrigen Trunci etwa 2 mm.

Die Vasa efferentia der letzten Lymphknoten, welche vor der Bildung der Trunci lymphacei passiert werden, sind geflechtartig miteinander verbunden. Dem kurzen, nur ein oder wenige Zentimeter langen Truncus lymphaceus geht ein langgestreckter Plexus lymphaceus voraus, also dem Truncus lumbalis ein Plexus lumbalis usw.

Die Entwicklung der Lymphgefäße und Lymphstämme ist nicht sicher geklärt. Früher nahm man an, daß sie aus dem Venensystem aussproßten und Abkömmlinge der Venen wären. Es scheint aber, daß sie sich selbständig im Mesenchym entwickeln, ähnlich den ersten Blutgefäßen und sich erst später mit dem Venensystem in Verbindung setzen.

Trunci lymphacei (Abb. S. 17)

Der Truncus jugularis (Abb. S. 309), der Lymphstamm für Kopf und Hals, entsteht aus zwei Geflechten, deren größeres, der Plexus jugularis profundus, neben der Vena jugularis interna unter dem M. sternocleidomastoideus liegt, während das kleinere, Plexus jugularis superficialis, der Vena jugularis superficialis (externa) und Vena cervicalis superficialis im seitlichen Halsdreieck folgt.

Der Truncus subclavius, die Fortsetzung des den Gefäßnervenstrang begleitenden Plexus axillaris, zieht ventral über die Vena subclavia zum Angulus venosus.

Im Mediastinum finden sich rechts und links je drei Lymphstämme. Aus den Vasa efferentia von Lymphknoten im obersten Abschnitt des Mediastinum unter dem Manubrium sterni entsteht der kurze Truncus mediastinalis ventralis, der ventral quer über die Vena subclavia zum Angulus venosus zieht (Abb. S. 309). Aus Lymphknoten im dorsalen Teil des Mediastinum und vor allem aus denen neben und hinter der Trachea sammelt sich der Tr. mediastinalis dorsalis, der links sehr bald in den Ductus thoracicus mündet, rechts hinter der Vena subclavia bzw. brachiocephalica zum Venenwinkel aufwärts zieht. Dieser rechte Tr. mediastinalis dorsalis wird meist als Tr. bronchomediastinalis (dexter) bezeichnet. Der dritte Stamm ist die Fortsetzung der die A. thoracica (mammaria) interna begleitenden Lymphgefäße, Tr. mammarius internus. Dicht neben dem Sternoclaviculargelenk trennt er sich von der Arterie und zieht ventral von der Vena subclavia (die Arterie liegt dorsal von ihr) zum Angulus venosus oder zu supraclavicularen Lymphknoten.

Aus den Lymphgefäßen der Mesenterien sammelt sich in der Gekrösewurzel der Plexus intestinalis, welcher hinter dem Pankreas durch Vermittlung der Lymphonodi coeliaci in den Truncus intestinalis (Abb. S. 314) übergeht, der neben der A. coeliaca zum Hiatus aorticus zieht. Er ist das Sammelrohr für die Lymphe aus allen unpaaren Baucheingeweiden. Sein Quellgebiet ist das Gebiet von A. coeliaca, mesenterica superior et inferior.

Die beiden Trunci lumbales entstehen aus den Plexus lumbales, welche mit den Vasa ilica und weiterhin zu Seiten der Aorta abdominalis nach aufwärts ziehen. Über die Aorta hinweg sind sie mit dem Plexus aorticus verbunden. In sie gelangt schließlich die Lymphe aus dem Verbreitungsgebiet der paarigen Äste der Aorta abdominalis, also aus unterer Extremität, allen paarigen Bauchorganen und allen Beckenorganen.

Plexus lymphacei

Die „Plexus" axillaris, lumbalis usw. werden von Lymphknoten und ihren Lymphgefäßen gebildet. Dadurch, daß im Bereiche dieser letzten Abschnitte vor den großen Trunci die Vasa efferentia des einen Lymphknotens nicht in

nur einen folgenden Lymphknoten als Vasa afferentia eintreten, sondern in
zwei oder mehr, kommt eine geflechtartige Anordnung zustande, die dann als
Plexus bezeichnet wird. Meist werden nur die in diesen Plexus enthaltenen
Lymphknoten benannt (Lymphonodi axillares, lumbales usw.). Doch stimmt
die Benennung nicht immer überein. So heißen z. B. die Lymphknoten des
Plexus intestinalis Lnn. coeliaci. Der Geflechtcharakter der Plexus bringt
es mit sich, daß ihre Lymphknoten nicht mehr einem umschriebenen Körperabschnitt oder einem einzelnen Organ zugehören können, sondern für größere
Gebiete und Organgruppen gemeinsam sind (vgl. die Tabellen S. 315f.).

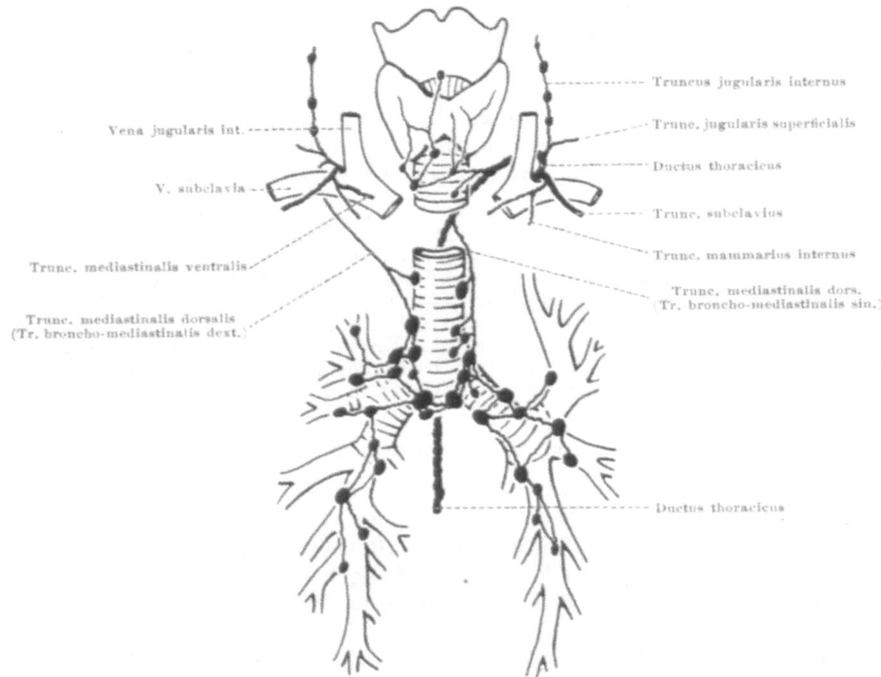


Abb. 138. Anguli venosi mit den Lymphstämmen, Lymphknoten der tiefen Luftwege, Lnn. praelaryngei,
prae- und paratracheales, tracheobronchales und bronchopulmonales. — E.

Die Trunci lumbales bilden zusammen mit dem Truncus intestinalis den
Ductus thoracicus (Abb. S. 22). Die Vereinigung der drei Stämme (Abb.
S. 27) geschieht in der Gegend des Hiatus aorticus des Zwerchfelles dorsal
und rechts von der Aorta, entweder im Hiatus selber oder unter- oder oberhalb
von ihm. Die Vereinigungsstelle nennt man Cisterna chyli. Bei vielen Säugetieren ist in der Tat eine beträchtliche ampullenartige Erweiterung zu finden, die
den Namen Cisterne verdient. Beim Menschen ist sie nur selten vorhanden,
aber doch ist bei tiefer Vereinigung der 3 Trunci das Anfangsstück des Ductus
thoracicus eine Strecke etwas erweitert, bei hoher Vereinigung zeigen die 3 Trunci
selber solche Erweiterung. Die deutsche Bezeichnung „Milchbrustgang" für
den Ductus thoracicus erklärt sich daraus, daß sein Inhalt bei der Fettverdauung
die milchige Farbe einer Fettemulsion zeigt. Denn die im Dünndarm neu gebildeten Fette werden nicht in die Blutbahn, sondern in die Lymphbahn aufgenommen und in den mesenterialen Lymphgefäßen, deren Inhalt dann Chylus
heißt, durch Plexus und Truncus intestinalis dem Ductus thoracicus zugeführt.

Der Ductus thoracicus (Abb. S. 22, 27) steigt mitten vor der Wirbelsäule auf,
zunächst hinter der Aorta, dann rechts von ihr und wendet sich erst nahe der

oberen Brustapertur allmählich nach links. Auf dem M. longus colli, also noch immer dicht vor der Wirbelsäule, zieht er in der Tiefe des Spaltes zwischen Carotis communis sinistra und Subclavia sinistra ventral über die A. vertebralis und biegt nun in einem Bogen nach ventral zum Angulus venosus. Dieser Bogen steht fast sagittal, während die Venen in frontaler Ebene dem Angulus venosus zustreben. Der Scheitel des Bogens liegt weiter cranial als die Einmündungsstelle (Abb. S. 27). In seinem Verlaufe nimmt er die intercostalen Lymphgefäße und die linken Trunci mediastinales auf. Mit seinem Endstück vereinigen sich meist der Truncus jugularis und subclavius sinister. Er trägt zahlreiche Klappen, im mittleren Abschnitt weniger als an Beginn und Ende. Immer findet sich an der Einmündungsstelle eine Taschenklappe, oft ein Paar. Aber diese Mündungsklappe schließt nach dem Tode nicht vollkommen dicht, denn oft findet man in der Leiche das letzte Stück des Ductus thoracicus — und ebenso der Trunci lymphacei — rückläufig mit Blut gefüllt, so daß es wie eine Vene aussieht. Im Lebenden erscheint er wie alle Trunci lymphacei wegen seines hellen Inhalts ganz hell, so daß eine Verwechslung mit einer Vene ausschlossen ist.

Nicht immer ist der Ductus thoracicus ein einfaches Rohr. Häufig weist er Inselbildungen auf oder ist auf größere Strecken verdoppelt oder auch verdreifacht; eine Teilung am oberen Ende mit Einmündung in beide Anguli venosi ist als sehr seltene Abweichung beobachtet worden. Häufiger ist eine andere Varietät: die Einmündung in den rechten Angulus venosus statt in den linken. Sie ist immer gepaart mit einer Varietät der A. subclavia dextra. Entspringt diese (oder auch nur die A. vertebralis dextra) als letzter Ast des Aortenbogens (Abb. 9b, S. 10), so ist der Ductus thoracicus rechts gewendet und mündet in den rechten Venenwinkel.

## 3. Die Verteilung der Lymphknoten im Körper.

Lymphknoten finden sich keineswegs überall im Körper, sondern nur an bestimmten Stellen. Hier liegen sie zu Gruppen vereinigt, und nur an wenigen Orten einzeln. An Rumpf und Extremitäten läßt sich klar unterscheiden zwischen den Lymphknoten, welche der Körperwand zugehören, und denen der Körpereingeweide. An Kopf und Hals ist diese Trennung nicht scharf durchgeführt. Während an Rumpf und Extremitäten die Lymphknotengruppen regionär sind entweder für die Wand oder für die Eingeweide, ist an Kopf und Hals die Mehrzahl regionär für die Wand und Eingeweide. Trotzdem läßt sich auch hier natürlich feststellen, welche Lymphknoten regionär sind für die Lippen, und welche für die Zunge.

Beim Neugeborenen ist die Zahl der Lymphknoten größer als beim Erwachsenen, wie bei ihm überhaupt der ganze lymphatische Apparat verhältnismäßig viel mächtiger entwickelt ist. Im Laufe des Kindesalters, besonders von der Pubertät an, unterliegt er der allmählichen Rückbildung. Wie Thymus oder die Lymphfollikel im Darm so werden auch die Lymphknoten von dieser Altersinvolution ergriffen. Ebenso unterliegen sie der „accidentellen Involution" bei schweren Allgemeinstörungen (z. B. Carcinom) wie sie andererseits krankhaft vergrößert sein können (lymphatische Leukämie). Daß während des ganzen Lebens Lymphknoten neu gebildet werden können, wurde bereits erwähnt. Zumeist geht die Neubildung von den bei der Involution erhalten gebliebenen Resten aus, doch kann sie auch unabhängig davon erfolgen.

### a) Regionäre Lymphknoten der Körperwand.

Betrachtet man die Lymphknoten in ihrer Funktion als aktive Abwehrstellen für in die Gewebe eingedrungene Bakterien und ihre Toxine, so kann man sagen, daß jeder Teil der Körperwand durch seine regionären Lymphknoten abgeriegelt ist. Von einer infizierten Stelle am Fuß aus gelangen die Bakterien nur bis zu den Leistenlymphknoten. Durch diese Sperre wird der Organismus vor dem Eindringen der Entzündungserreger und ihrer giftigen Stoffwechselprodukte in das Blut und vor der Überschwemmung mit ihnen durch den Blutkreislauf (Sepsis) bewahrt. Freilich kann diese Sperre auch durchbrochen werden. Nehmen aber die Erreger nicht den Weg durch die Lymphgefäße, sondern den der oben geschilderten Resorptionsbahnen, so kann dieser Schutz gar nicht in Tätigkeit treten. Statt der lokalen Infektion der regionären Lymphknoten kommt es dann sofort zur Allgemeininfektion des ganzen Organismus.

Die Abb. S. 311 soll in einer stark schematisierten Form die Lage der regionären Lymphknoten der Körperwand veranschaulichen. Nach diesen Lymphknoten kann man die ganze Körperwand in 4 große Gebiete einteilen: 1. Kopf, 2. Hals und Nacken, 3. obere Rumpfhälfte mit oberer Extremität, 4. untere Rumpfhälfte mit unterer Extremität. Das 1. Gebiet umfaßt die Haut und Muskeln des Kopfes, es ist durch eine Reihe von je 1—3 Lymphknoten abgeriegelt, die wie eine Postenkette in der Linie Kinn—Kieferrand—Ohr—Occiput stehen. Es sind die Lymphonodi (Lymphoglandulae) submentales, submandibulares, prae- und retroauriculares und occipitales. Für welche Einzelteile des Kopfes jede Gruppe ihrerseits regionär ist, ist aus Tabelle 1, S. 315 zu entnehmen. Das 2. Gebiet (punktiert) reicht von der

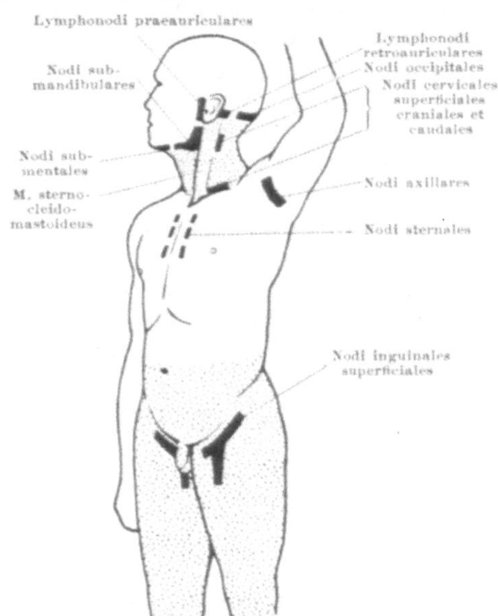



Abb. 139. Schema der regionären Lymphknoten der Körperwand. Punktiert: Gebiet der Lnn. cervicales superficiales und der Lnn. inguinales superficiales. — E.

eben genannten Linie bis zur Linie Jugulum—Clavicula—Mitte des Nackens. Die regionären Lymphknoten (Lymphonodi cervicales superficiales) liegen im medialen Halsdreieck am unteren Pol der Parotis anschließend an die Glandula submandibularis, und in Spitze und Basis (Fossa supraclavicularis) des seitlichen Halsdreieckes (Ln. cervicales superficiales craniales et caudales. Anschließend folgt das 3. Gebiet, das die ganze obere Rumpfhälfte von der Mitte des Nackens an mitsamt dem Arm umfaßt und nach abwärts um den Rumpf herum bis zur Höhe des Nabels reicht. Alle Lymphgefäße des ganzen Gebietes treten in die axillaren Lymphknoten ein (Lymphonodi axillares superficiales). Nur die aus einem mittleren Streifen über dem Sternum bis etwa zur Mitte zwischen Sternal- und Axillarlinie senken sich zum Teil in die Lnn. sternales, welche die Vasa thoracica (mammaria) interna begleiten. Der unterste von ihnen liegt auf dem Zwerchfell hinter der 7. Rippe. Zu diesem großen 3. Gebiete gehört als Hautorgan auch die Brustdrüse, deren regionäre Lymphknoten also in der Achselhöhle liegen (aus einem kleinen medialen Teil der Drüse ziehen die Lymphgefäße auch in sternale Lymphknoten). — Die ganze Körperwand unterhalb Nabelhöhe (punktiert) schickt ihre Lymphgefäße in die subcutanen Leistenknoten, Lymphonodi inguinales superficiales. Diese sind demnach regionär für die untere Hälfte der vorderen Bauchwand, Lendengegend, Gesäß,

Damm, äußeres Genitale und untere Extremität. Die subcutanen Leistenlymphknoten liegen am Oberschenkel teils unmittelbar unterhalb des Lig. inguinale Pouparti, teils neben dem Endstück der Vena saphena magna. Insgesamt bilden sie ein verzogenes T (Abb. S. 314), dessen waagerechter Schenkel parallel dem Leistenbande, der senkrechte an der Vena saphena liegt. Bei einiger Schematisierung kann man sagen: die Knoten, welche den lateralen Teil des waagerechten Schenkels dieses T einnehmen, sind regionär für vordere Bauchwand, Lenden- und obere Gesäßgegend; die medial anschließenden für das äußere Genitale, Damm und untere Gesäßgegend, die des senkrechten Schenkels für die freie Extremität.

Die regionären Lymphknoten der Körperwand liegen unter der Haut und sind im Falle der Entzündung und Vergrößerung schmerzhaft, tastbar und oft auch sichtbar. Bei einer schweren Erkrankung der Lymphknoten (Lymphogranulomatose) erscheinen sie als dicke Pakete am Hals, in Achselhöhle und Leistenbeuge. Ihre Untersuchung gehört zu jedem klinischen Status.

An den Extremitäten wird ein kleiner Teil der Lymphbahnen schon in der Extremität selber durch Lymphknoten geführt. Diese liegen vereinzelt an den großen subcutanen Venen und in der Tiefe an den Arterien, hauptsächlich in der Nähe des Ellbogen- und des Kniegelenkes. So findet sich z. B. regelmäßig ein präfascialer cubitaler Lymphknoten neben der Vena basilica oberhalb des Epicondylus medialis.

Für die Einzelheiten der Zugehörigkeit der regionären Knoten vgl. Tabelle S. 316.

Die Vasa efferentia der subcutanen regionären Lymphknoten münden, wie schon geschildert wurde, in tiefere Lymphknoten ein. Krankheitserreger, die das Filter der regionären Knoten haben überwinden können, oder Geschwulstzellen gelangen in diese zweiten und eventuell folgenden Knoten der ganzen Kette. Sie liegen subfascial und sind der Betastung nicht ohne weiteres zugänglich. Sie halten sich an die großen Gefäßstämme. So hat jedes der erwähnten Körperwandgebiete eine oder mehrere Gruppen tiefer Lymphknoten, die aber nicht mehr streng regionär sind. Die an die oberflächlichen Knoten der Kinn-Ohr-Hinterhauptslinie anschließenden tiefen Lymphknoten liegen unter dem Sternocleidomastoideus (Lymphonodi cervicales profundi) längs der Vena jugularis interna. Die unteren, in der Fossa supraclavicularis gelegenen, werden meist als Lnn. supraclaviculares bezeichnet. Die tiefen Halsknoten bilden mit ihren Vasa efferentia den Plexus cervicalis profundus. Sie sind zugleich die nächsten Stationen nach den regionären Knoten des Halses, also für Kopf und Hals gemeinsam. — Die oberflächlichen Achsellymphknoten finden ihre Fortsetzung längs des Gefäßnervenbündels als Lnn. axillares profundi et subclaviculares, die in den Plexus subclavius eingeschaltet sind. Im einzelnen kann man an ihnen noch unterscheiden: Lnn. pectorales unter dem Rande des M. pectoralis maior längs der A. thoracica lateralis, Lnn. subscapulares längs der A. subscapularis bzw. thoracodorsalis, Lnn. subpectorales et infraclaviculares unter dem M. pectoralis minor längs der Vena subclavia. — Die oberflächlichen Leistenlymphknoten senden ihre Vasa efferentia in die Lnn. inguinales profundi, welche die A. femoralis von der Fossa ovalis durch die Lacuna vasorum hinauf begleiten und ihre Fortsetzung in den Lnn. ilici längs der A. ilica externa und communis finden. Diese werden fortgesetzt durch die Lnn. lumbales, die vor dem Psoas maior und den Zwerchfellschenkeln neben Aorta und Vena cava inferior liegen. Aus ihnen geht dann der Truncus lumbalis hervor. Der in der Lacuna vasorum liegende Lymphknoten wird besonders als ROSENMÜLLERsche (CLOQUETsche) Lymphdrüse benannt.

## b) Die regionären Lymphknoten der Eingeweide.

Die regionären Lymphknoten der Eingeweide liegen subfascial, sind Lymphonodi profundi, sind daher der Betastung nicht zugänglich. Von den regionären Knoten der Körperwand sind sie streng geschieden. Es kommt nur ganz ausnahmsweise vor, daß ein Lymphgefäß eines Bauch- oder Beckenorganes etwa in einen oberflächlichen Leistenknoten eintritt. So sind für das Scrotum als Teil der Körperwand die Lnn. inguinales superficiales regionär, für den Hoden aber Lnn. ilici bzw. aortici. Nur den für Anfang des Atmungs- und Verdauungsapparates am Kopf sind die regionären Knoten zum Teil gemeinsam mit denen von Haut und Muskeln: Nasen-, Mund- und Zungenschleimhaut senden ihre Lymphgefäße zu einem Teile in die Lnn. submandibulares und submentales. In der Hauptsache sind für diese Gebiete regionär die Lnn. cervicales profundi im Trigonum colli mediale unter dem Rande des Sternocleidomastoideus, also z. B. für Gaumen, Zungengrund, Tonsillen. Näheres siehe Tabelle S. 318.

Am Hals liegen die regionären Lymphknoten der Eingeweide, Pharynx, Larynx, Gl. thyreoidea, teils in und neben der Mittellinie (Lnn. cervicales profundi anteriores) unterhalb des Zungenbeinkörpers (Lnn. infrahyoidei), auf der Membrana cricothyreoidea (Lnn. praelaryngici) und vor und neben der Trachea (Lnn. praetracheales, Abb. S. 309). Der größere Teil liegt tiefer in der Rinne zwischen Oesophagus und Trachea (Ln. paratracheales), längs des N. recurrens („Recurrenskette"), den sie bei ihrer Erkrankung schädigen können, einzelne Knoten auch am oberen Abschnitt des Pharynx in Höhe des Atlas (Lnn. retropharyngici). Dazu kommen weiter die Lnn. cervicales profundi längs der Vena jugularis interna.

Die regionären Lymphknoten der Brusteingeweide lassen sich trennen in die für die Lungen und die für die Mediastinalorgane (Herz, Thymus). Die letzteren liegen im ventralen Abschnitt des Mediastinum vor dem Perikard und den großen Gefäßen bis hinauf zur Vena anonyma sinistra: Lnn. mediastinales ventrales, und im dorsalen Abschnitt neben Aorta und Oesophagus (Lnn. mediastinales dorsales). Die regionären Knoten für Trachea und Lunge liegen neben und vor der Trachea und im Teilungswinkel und weiterhin an den Bronchi bis an den Hilus und an ihren Verästelungen bis tief in die Lungen hinein (Abb. S. 309). Man unterscheidet an ihnen Lnn. paratracheales, tracheobronchales (von der Bifurkation bis zum Hilus „Hilusknoten") und bronchopulmonales (innerhalb der Lungen). In der Nachbarschaft der linken tracheobronchalen Knoten verläuft der N. recurrens sinister bei seiner Umbiegung nach aufwärts.

Bei den Baucheingeweiden kann man wie bezüglich ihrer Gefäßversorgung unterscheiden zwischen dem unpaaren Verdauungstraktus mit seinen großen Drüsen und den paarigen retroperitonealen Organen. Jedes der unpaaren Bauchorgane hat seine eigenen regionären Lymphknoten, die ihm unmittelbar angelagert sind. Daran schließt sich dann eine Kette weiterer Knoten an, in welche deren Vasa efferentia eintreten. So findet man am Magen längs der beiden Curvaturen die Lnn. gastrici craniales et caudales, im Lig. hepatoduodenale die Lnn. hepatici, am Hilus der Milz die Lnn. lienalis, am oberen Rande des Pankreas längs der Vasa lienalia die Lnn. pancreatici craniales mit den an sie anschließenden Lnn. lienales auch als Lnn. pancreaticalienales zusammengefaßt), am unteren Rande des Pankreas einige Lnn. pancreatici caudales und an seinem Kopf Lnn. pancreatico-duodenales. In Ln. pancreatici craniales münden Lymphgefäße auch aus der Lunge. — Die regionären Lymphknoten des Dünndarms liegen im Mesenterium, Lnn. mesenterici. Es sind ihrer insgesamt 100—200. Sie lassen sich nach Lage und Größe

in 3 Gruppen ordnen: die erste umfaßt die nahe am Darm selber gelegenen
kleinsten Knoten; eine mittlere Gruppe größerer Knoten liegt nach der Radix
mesenterii hin, die Gruppe der größten an der Gekröswurzel selber. Die beiden
ersten Gruppen nehmen die aus der Darmwand kommenden Lymphgefäße auf
und sind im strengen Sinne die regionären Knoten für die einzelnen Abschnitte

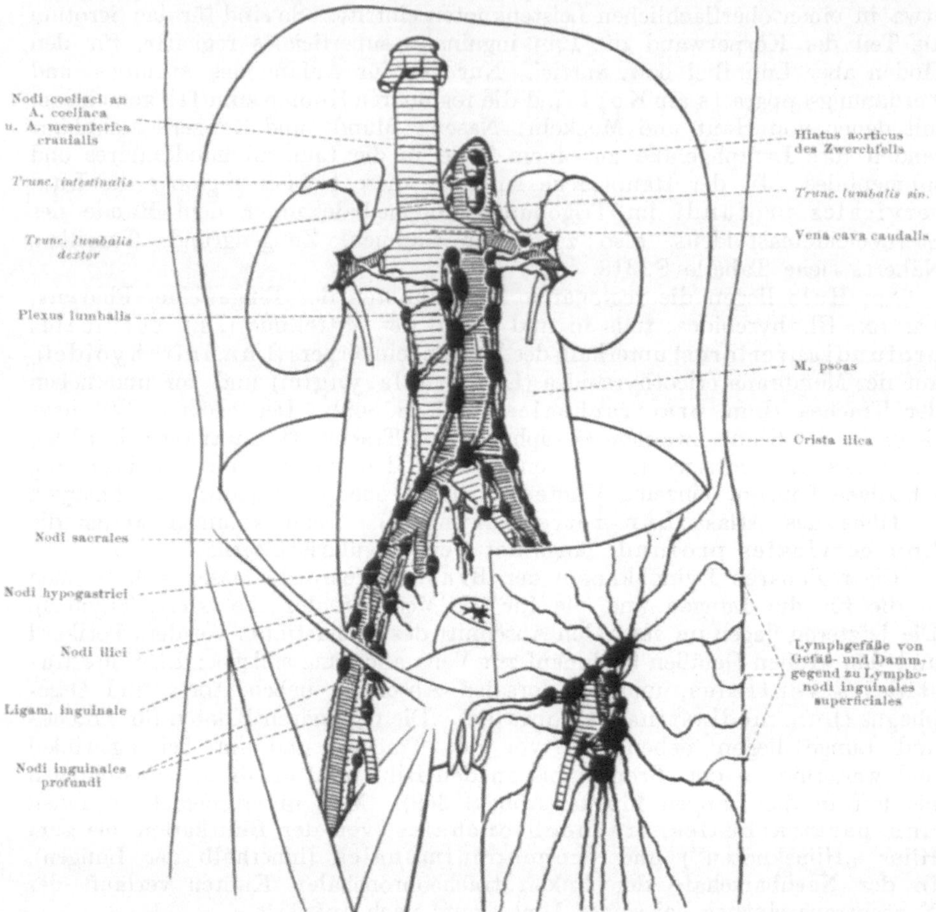


Abb. 140. Oberflächliche Lymphknoten der Leistenbeuge und tiefe Lymphknoten
der Bauchhöhle. — E.

des Dünndarms. Die 3. Gruppe bildet die 2. und 3. Station in der ganzen Darm-
lymphbahn. Ihre Vasa efferentia führen zu den Lnn. coeliaci. In sie treten auch
die Vasa efferentia der Lymphknoten für den Dickdarm ein, die zu höchstens
20—30 im Mesocolon liegen, Lnn. mesocolici.

Die paarigen Bauchorgane, Nieren, Nebennieren, Keimdrüsen, Tubae uterinae,
haben ihre regionären Lymphknoten in den Lnn. aortici, welche vor der
Aorta abdominalis und der Vena cava caudalis gelegen ist. Von den mehr seitlich
gelegenen Lnn. lumbales sind sie nicht scharf zu trennen. Eine untere Gruppe
findet sich etwa in Höhe des Ursprunges der A. mesenterica caudalis, eine obere
an A. mesenterica cranialis und coeliaca (Lnn. coeliaci). Der Abfluß der
Ln. aortici ist der letzte Abschnitt des Plexus lumbalis und der Truncus lumbalis,
der Abfluß der Ln. coeliaci der Tr. intestinalis.

Wie die Bauchorgane haben auch die Beckenorgane eigene regionäre Lymphknoten. Die des Rectum liegen an seinen seitlichen Umfang auf seiner Muskulatur, Lnn. anorectales. Sie finden ihre Fortsetzung in den Lnn. haemorrhoidales im Gebiete der A. rectalis (haemorrhoidalis) cranialis. An der Harnblase liegen die Lnn. vesicales längs der Chorda art. umbilicalis. Für Uterus, Vagina, Prostata und Vesiculae seminales sind regionär die an der A. hypogastrica und ihren Ästen gelegenen Lnn. hypogastrici, zum Teil auch Lnn. ilici an der A. ilica communis. Lymphgefäße aus der Prostata gelangen auch in die auf der Vorderfläche des Os sacrum gelegenen Lnn. sacrales.

## 4. Allgemeines über den Verlauf der Lymphgefäße.

Die Lage der Lymphknoten und ihre Zugehörigkeit zu den Körperabschnitten und Organen ist sehr konstant, wenngleich selbstverständlich auch Varietäten vorkommen. Anders ist es mit dem Verlauf der zu ihnen führenden Lymphgefäße. Für sie lassen sich nur einige allgemeine Angaben machen, der Verlauf im einzelnen variiert sehr stark. So pflegen sie nicht den kürzesten Weg vom Organ zum regionären Lymphknoten zu nehmen und etwa so gestreckt zu laufen wie die Nerven. Vielmehr ziehen sie zumeist in Bögen und Schlängelungen, so daß sie den Verschiebungen bei Bewegungen ohne weiteres folgen können. In der Körperwand, besonders an den Extremitäten verläuft ihre Mehrzahl subcutan, und zwar in zwei verschiedenen Höhen. Die meisten sind oberflächlich in das subcutane Fettgewebe eingelagert, sie bedingen bei Entzündungen die roten Streifen in der Haut. Ein kleiner Teil liegt unmittelbar auf der Fascie. Zu diesen subcutanen Lymphgefäßen kommen die tieferen hinzu, welche neben den Arterien (z. B. A. radialis, ulnaris, interossea, circumflexa scapulae) verlaufen. Die beiden Lagen oberflächlicher und die tiefen Lymphgefäße stehen in Verbindung miteinander derart, daß von den tiefen Gefäßen die Lymphe in die oberflächlichen einströmen kann (aber nicht umgekehrt), oder daß ein tiefes Gefäß die Fascie durchsetzt und oberflächlich weiterläuft. Die Bindung der tiefen Lymphgefäße an den Verlauf der peripheren Arterien ist so fest, auch im Bereich des Kopfes, daß z. B. aus den Muskeln an so vielen Stellen Lymphgefäße austreten als Arterien eintreten, und daß bei Varietäten einer Arterie die Lymphgefäße der abnorm verlaufenden Arterie folgen. Man kann also die tiefen Lymphgefäße nach den Arterien benennen und von Vasa (lymphacea) brachiales, ulnares, circumflexa scapulae usw. sprechen. In den Verlauf dieser tiefen Gefäße sind häufig einzelne Lymphknoten eingeschaltet. — Verbindungen der Lymphgefäße über die Mittellinie hinweg und Kreuzungen über die Mittellinie zur anderen Seite sind regelmäßig vorhanden.

1. Tabelle der Lymphknoten mit zugehörigen Körpergebieten[1].

| Lymphonodi | Lage | Wurzelgebiet | Abfluß |
| --- | --- | --- | --- |
| Occipitales | Über dem Ansatz des Trapezius | Haut der Hinterhaupt- und oberen Nackengegend | Ln. cervicales profundi |
| Retroauriculares | Hinter der Ohrmuschel | Hinterfläche der Ohrmuschel, benachbarte Kopfhaut | desgl. |

[1] Die Tabellen orientieren über das „normale" Verhalten. Da die Natur sich beim Aufbau der einzelnen Menschen nicht nach unseren Lehrbüchern richtet, hat man mit mancherlei Abweichungen von der hier gegebenen Übersicht zu rechnen. Es kann vorkommen, daß ein Teil der Lymphgefäße eines Organes ausnahmsweise auch in andere als seine hier aufgeführten regionären Lymphknoten einmünden. Auch können sich einzelne Lymphknoten an anderen, ungewöhnlichen Stellen finden.

1. Tabelle (Fortsetzung).

| Lymphonodi | Lage | Wurzelgebiet | Abfluß |
|---|---|---|---|
| Präauriculares (Auriculares anteriores et parotidici) | Vor dem Ohr, an und in der Parotis | Vorderteil der Ohrmuschel, Nasenwurzel, Lider, Parotis | Ln. cervicales profundi |
| Submandibulares | An der Gland. submandibularis | Lippen, äußere Nase, Wangen, mediale Lidabschnitte, Zähne, Zahnfleisch, Zunge, Mundboden, Wangenschleimhaut | desgl. |
| Submentales | Unter dem Kinn | Lippen (mittlerer Teil), Zahnfleisch, Zungenspitze | desgl. |
| Cervicales superficiales craniales | Auf Sternocleidomastoideus, nahe dem Kieferwinkel | Ohr, Parotis, Gegend des Kieferwinkels, vordere Halsgegend, Nacken (bis zur Mitte) | desgl. |
| Cervicales superficiales craniales | Im seitlichen Halsdreieck | Hinterhaupt, Nacken (bis Mitte), seitliche Halsgegend | desgl. |
| Cervicales profundi craniales et caudales (supraclaviculares) | Längs d. Vena jugularis interna | Isthmus faucium, Tonsillen | Truncus jugularis |
| Cervicales anteriores (infrahyoidei, praelaryngei, praetracheales) | | Kehlkopf, Schilddrüse, Trachea, Pharynx | Supraclaviculares |
| Axillares superficiales | Präfascial in der Achselhöhle | Unterer Teil des Nakkens, obere Extremität, Brust- und Rückenhaut von Clavicula bis Nabelhöhe, Brustdrüse | Ln. axillares profundi et subclaviculares |
| Axillares profundi et subclaviculares (pectorales) | An Gefäßen der Achselhöhle (Pectoralisrand) | Vasa efferentia der vorigen (Pleura costalis) | Truncus subclavius bzw. jugularis |
| Cubitales superficiales | Präfascial an V. basilica oberhalb Epicondylus medialis | Ulnare Haut des Unterarms | Ln. axillares profundi |
| Cubitales profundi | Tiefe der Ellenbeuge | Knochen, Gelenke, Muskeln des Unterarms und der Hand | Ln. axillares profundi |
| Sternales | Längs Vasa thor. (mammaria) int. | Haut neben der Mittellinie, Brustdrüse, Zwerchfell | Truncus sternalis |
| Mediastinales anteriores | Unter dem Sternum im ventralen Mediastinum | Herz, Thymus | Tr. mediastinalis anterior |
| Mediastinales posteriores | Neben Aorta | Oesophagus, Lungen | Tr. mediastinalis post. |
| Paratracheales, Bronchales (Tracheales, tracheo-bronchales, broncho-pulmonales) | Längs der Luftröhre und ihrer Verzweigungen | Unterer Teil der Trachea, Bronchi, Lunge, Herz, Oesophagus | desgl. |
| Inguinales superficiales | Präfascial in der Leistenbeuge | Rumpfwand unterhalb Nabelhöhe, Gesäßgegend, Damm, äußeres Genitale, Lig. teres ut., untere Extremität | Ln. inguinales profundi |

1. Tabelle (Fortsetzung).

| Lymphonodi | Lage | Wurzelgebiet | Abfluß |
|---|---|---|---|
| Inguinales profundi | An der A. femoralis in Fossa ovalis und Lacuna vasorum | Vasa efferentia der vorigen | Ln. ilici |
| Poplitei | Oberflächlich und tief in Kniekehle | Haut und tiefe Teile der Wade | Ln. inguinales profundi |
| Mesenterici | Mesenterium des Dünndarms | Dünndarm | Ln. mesenterici in der Radix mesenterii, coeliaci |
| Mesocolici | Mesenterium des Colon | Dickdarm | desgl. |
| Gastrici craniales et caudales | Kleine und große Curvatur des Magens | Magen | Ln. coeliaci |
| Pancreatico-lienales (lienales, prancreatici cran. et caud., pancreatico-duodenales) | Hilus der Milz, oberer, unterer Rand und Kopf des Pankreas | Milz, Pankreas, Duodenum, Lungen! | desgl. |
| Hepatici | Lig. hepato-duodenale | Leber, Gallenblase, Pylorus, Duodenum, Pankreaskopf | desgl. |
| Haemorrhoidales medii et cran. | An A. rectalis (haemorrhoid.) cran. | Oberer Teil des Rectum | Ln. mesenterici in der Radix mesenterii, coeliaci |
| Anorectales | Seitenfläche des Rectum | Rectum | Ln. haemorrhoidales craniales |
| Vesicales | Seitlich und vorn an Harnblase am Lig. vesico-umbilicale lat. | Harnblase | Ln. hypogastrici et ilici |
| Sacrales | Vor dem Os sacrum | Rectum, Prostata | Ln. hypogastrici et aortici |
| Hypogastrici | Seitliche Beckenwand, an A. hypogastrica und ihren Ästen | Vagina, Uterus, Prostata, Gland. vesiculosae, Harnblase | Ln. ilici et aortici |
| Ilici | Längs A. ilica ext. et communis | Vasa efferentia der tiefen Leistenknoten, ausserdem Penis, Clitoris, unterer Teil der Vagina, Harnblase | Ln. lumbales |
| Lumbales | Lateral von Aorta u. Vena cava caud. | Vasa efferentia der Ln. hypogastrici et ilici | Truncus lumbalis |
| Aortici | Ventral von Aorta und V. cava caud. | Vasa efferentia der Ln. sacrales, hypogastrici, außerdem Nieren, Nebennieren, Hoden, Ovarien, Tubae uterinae | desgl. |
| Coeliaci (craniale Gruppe der Ln. aortici) | Umgebung der A. coeliaca | Vasa efferentia der Ln. gastrici, pancreatico-lienales, mesenterici mesocolici | Truncus intestinalis |

**2. Tabelle**
der Körpergebiete und Organe mit ihren regionären Lymphknoten.

| Körpergegend | Regionäre Lymphknoten | Weitere Lymphknoten |
|---|---|---|
| **Kopfhaut**<br>Stirn, Schläfe, Scheitel, Wange, Gegend hinter dem Ohr | Ln. praeauriculares, Ln. parotidici, Ln. retroauriculares, cervicales superfic. et prof. | |
| Occiput | Ln. occipitales, Ln. cervicales superfic. caudales | |
| Haut des Halses | Ln. cervic. superfic. craniales et caudales | |
| **Auge**<br>Lider, Conjunctiva, medialer Abschnitt | Ln. submandibulares | |
| Lateraler Abschnitt | Ln. parotidici | |
| Bulbus oculi | fehlen | |
| **Gehirn** | fehlen | |
| **Ohr**<br>Äußeres Ohr, Gehörgang, Trommelfell (äußere Fläche) | Ln. praeauriculares, parotidici, retroauriculares, cervicales profundi cran. | |
| Paukenhöhle, Trommelfell (innere Fläche) | Ln. prae- et retroauriculares, retropharyngici | |
| Tuba auditiva | Ln. retropharyngici | |
| **Nase**<br>Äußere Nase, Nasenwurzel | Ln. parotidici | |
| Nasenrücken und Nasenflügel | Ln. submandibulares, cervicales superfic. | |
| Schleimhaut, vorderer Abschnitt | Ln. submandibulares, cervicales superfic. | Ln. cervicales prof. |
| Übrige Schleimhaut und Nebenhöhlen | Ln. retropharyngici cervicales prof. cran. | |
| Wangenhaut | Ln. submentales, submandibulares, cervicales superficiales | |
| **Mund**<br>Schleimhaut | Ln. submandibulares, cervicales superfic. cran. | |
| Lippen | Ln. submentales, submandibulares | |
| Zahnfleisch und Zähne | Ln. submentales, submandibulares, Ln. cervicales superfic. et prof. | |
| Gaumen, Isthmus faucium, Tonsillen | Ln. cervicales profundi cran. | |
| Zunge, Mundboden, Gl. sublingualis | Ln. submentales (nur für Zungenspitze), cervicales superfic. et prof. cran. (für Zunge ausnahmsweise auch Ln. supraclaviculares) | |
| Gl. parotis | Ln. parotidici | |
| Gl. submandibularis | Ln. submandibulares | |
| Kiefergelenk | Ln. praeauriculares, parotidici, cervicales prof. cran. | |

2. Tabelle (Fortsetzung).

| Körpergegend | Regionäre Lymphknoten | Weitere Lymphknoten |
|---|---|---|
| Pharynx, Tonsilla pharyngica | Ln. retropharyngici, cervicales prof. cran. | Ln. cervicales prof. |
| Larynx<br>Epiglottis, Aditus lar. | Ln. infrahyoidei, cervicales prof. cran. | |
| Oberhalb Rima glott. | Ln. cervicales prof. cran. | |
| Unterhalb Rima glott. | Ln. praelaryngei, prae- et paratracheales | Ln. cervicales prof. caud., mediastinales ventr. supremi |
| Trachea | Ln. praelaryngici, prae- et paratracheales, cervical. prof. caud. (supraclavicul.) | Ln. cervicales prof. caud., mediastinales ventr. (supremi) |
| Gl. thyreoidea | Ln. praelaryngici, prae- et paratracheales, cervicales prof. cran. et caud. (supraclavic.) | Ln. cervicales prof., mediastinales ventrales (supremi) |
| Nackenhaut<br>Obere Hälfte | Ln. occipitales, cervicales superficiales caudales | Ln. cervicales prof. |
| Untere Hälfte (bis Vertebra prominens) | Ln. axillares superfic. | Ln. axillares prof. |
| Obere Extremität<br>Haut<br>1. und 2. Finger und radialer Teil der Hand | Ln. axillares superficiales | Ln. axillares prof. |
| 3.—5. Finger<br>und ulnarer Teil der Hand | Ln. axillares superficiales<br>Ln. cubitales superficiales | |
| Unterarm<br>radial | Ln. axillares superficiales | |
| ulnar | Ln. axillares superficiales, cubitales superficiales | |
| Oberarm und Schulter | Ln. axillares superficiales | |
| Sehnenscheiden<br>Finger | wie Haut | |
| Vola und Dorsum | wie Haut, dazu Ln. cubitales prof. | |
| Knochen, Periost<br>Hand | wie Haut | |
| Unterarm | Ln. cubitales prof., axill. prof. | |
| Oberarm | Ln. axillares prof. | |
| Gelenke<br>Fingergelenke | wie Haut | |
| Handgelenk | Ln. cubit. prof. | |
| Ellenbogengelenk | Ln. axillares prof. | |
| Schultergelenk | Ln. axillares prof. | |
| Brust<br>Brustwand<br>Haut | Ln. axillares superficiales, sternales | Ln. axillares prof., supraclaviculares |
| Mamma | Ln. axillares superficiales, sternales (4. Intercostalraum), subpectorales, subclaviculares | Ln. axillares prof., cervicales prof. (supraclaviculares) |
| Sternoclaviculargelenk | Ln. cervicales prof. (supraclaviculares), Ln. axillares prof. (subclaviculares), mediastinales ant. | |

2. Tabelle (Fortsetzung).

| Körpergegend | Regionäre Lymphknoten | Weitere Lymphknoten |
|---|---|---|
| Mm. pectorales | Ln. axillares prof. (subpectorales), sternales, supraclaviculares | Ln. axillares prof. (subclaviculares) |
| Zwerchfell | Ln. sternales (supradiaphragmatici), mediastin. dors., coeliaci, lumbales (cran.) | |
| Pleura parietalis | Ln. intercostales, sternales, mediastinales | Ductus thoracicus |
| Pleura visceralis | Ln. bronchopulmonales | Tr. mediastinalis dors. |
| Lungen | Ln. bronchopulmonales, tracheobronchales, mediastin. dors., pancreatico-duodenales (!) | Ln. paratracheales, mediastinales, supraclaviculares, coeliaci |
| Herz<br>Rechte Hälfte | Ln. mediastinales ventr. | Ln. mediastinales |
| Linke Hälfte | Ln. mediastinales ventr., bronchopulmonales | |
| Perikard | Ln. mediastinales | |
| Thymus | Ln. mediastinalis ventr. | Ln. mediastinales ventr. (supremi), supraclaviculares |
| Oesophagus<br>Oberes Drittel | Ln. cervicales prof., paratracheales | Ln. cervicales prof. (supraclaviculares) |
| Mittleres Drittel | Ln. tracheo-bronchales, mediastinales dors. | Ln. paratracheales, mediastinales |
| Unteres Drittel | Ln. gastrici cran. (cardiaci) | |
| Bauchwand<br>Haut oberhalb Nabel | Ln. axillares superficiales, sternales | Ln. axillares prof., supraclaviculares |
| Haut unterhalb Nabel | Ln. inguinales superficiales | Ln. inguinales prof. |
| Nabelhaut | Ln. inguinales superficiales | |
| Nabeltiefe | Ln. epigastrici caud. (an Vasa epigastrica caud.), sternales | Ln. ilici, Ln. supraclaviculares |
| Muskeln<br>Oberhalb Nabel | Ln. sternales | Ln. supraclaviculares |
| Unterhalb Nabel | Ln. epigastrici caud. | Ln. ilici |
| Peritonaeum parietale<br>Oberhalb Nabel | Ln. sternales | Ln. supraclaviculares |
| Unterhalb Nabel | Ln. epigastrici caud. | Ln. ilici |
| Magen | Ln. gastrici cran. et caud. | Ln. pancreatico-lienales hepatici, coeliaci |
| Duodenum | Ln. pancreatici cran., pancreatico-duodenales | Ln. coeliaci |
| Jejunum, Ileum | Ln. mesenterici | Ln. coeliaci |
| Coecum | Ln. mesenterici (prae- et retrocaecales) | Ln. mesenterici ileocaecales (an A. ileocaecalis), coeliaci |
| Proc. vermiformis | Ln. mesenteriales (appendiculares et ileocaecales) | Ln. mesenterici, coeliaci |
| Colon | Ln. mesocolici | Ln. coeliaci |
| Leber | Ln. hepatici, pancreatici cran., gastrici cran. (cardiaci), sternales, mediastinales ventr. et dors. | Ln. coeliaci, mediastinalis, supraclaviculares |
| Gallenblase | Ln. pancreatici cran. | Ln. coeliaci |

## 2. Tabelle (Fortsetzung).

| Körpergegend | Regionäre Lymphknoten | Weitere Lymphknoten |
|---|---|---|
| Pankreas | Ln. pancreatico-lienales, pancreatico-duodenales, hepatici, gastrici cran., mesenterici, mesocolici, aortici | Ln. coeliaci |
| Milz | Ln. lienales | Ln. pancreatico-lienales, coeliaci |
| Niere | Ln. aortici | Ln. coeliaci |
| Ureter | Ln. aortici, ilici, hypogastrici | Ln. coeliaci, lumbales |
| Nebenniere | Ln. aortici, mediastinales dors. caud. | Ln. coeliaci, mediastinales dors. |
| **Becken** | | |
| Harnblase | Ln. vesicales | Ln. hypogastrici, iliaci, lumbales |
| Harnröhre | Ln. ilici, hypogastrici | Ln. lumbales |
| Prostata | Ln. vesicales, ilici, hypogastrici, sacrales, haemorrhoidales | Ln. ilici, lumbales, aortici |
| Samenblase und Ductus deferens | Ln. hypogastrici | Ln. ilici, lumbales |
| Hoden und Nebenhoden | Ln. aortici | Ln. coeliaci, lumbales |
| Uterus | Ln. hypogastrici, aortici, sacrales, haemorrhoidales (?), auch Ln. inguinales superficiales (via Lig. teres) | Ln. ilici, lumbales, aortici |
| Vagina | Ln. ilici, hypogastrici, anorectales | Ln. lumbales, aortici |
| Tuba uterina, Ovarium | Ln. aortici | Ln. coeliaci, lumbales |
| Rectum | Ln. anorectales, haemorhoidales | Ln. aortici, lumbales, coeliaci |
| Anus | Ln. inguinales superficiales | Ln. inguinales prof. |
| **Beckenwand** | | |
| Penis, Clitoris, Haut | Ln. inguinales superficiales | Ln. inguinales prof., ilici, lumbales |
| Corpora cavernosa | Ln. inguinales superficiales, ilici | |
| Scrotum, Vulva, Perineum, Glutaealgegend | Ln. inguinales superficialis | Ln. inguinales prof., ilici, lumbales |
| **Untere Extremität** | | |
| **Haut** | | |
| Unterschenkel (Vorderfläche), Zehen und Fuß | Ln. inguinales superficiales | Ln. inguinales prof., ilici, lumbales |
| Wade | Ln. poplitei, inguinales superficiales | |
| Oberschenkel | Ln. inguinales superficiales | |
| **Sehnenscheiden** | Ln. poplitei, inguinales prof. | Ln. ilici, lumbales |
| **Gelenke** | | |
| Zehen und Fuß | Ln. inguinales superficiales | Ln. inguinales prof., ilici, lumbales |
| Knöchelgelenk | Ln. poplitei, inguinales prof. | |
| Knie | Ln. poplitei | |
| Hüfte | Ln. inguinales prof., hypogastrici, ilici | |
| **Knochen und Muskeln** | | |
| Zehen, Fuß | Ln. inguinales, superficiales et prof., poplitei | Ln. ilici, lumbales |
| Unterschenkel | Ln. poplitei, inguinales prof. | |
| Oberschenkel | Ln. inguinales prof., hypogastrici | |

# Haut und Sinnesorgane (Ästhesiologie).



Von alters her schreibt man dem Menschen fünf Sinne zu: Gesichts-, Gehörs-, Geruchs-, Geschmacks- und Tastsinn („Gefühl"). Die systematische Anatomie kennt und beschreibt entsprechend ein Sehorgan (Organon visus), Gehörorgan (Organon auditus), Geruchsorgan (Organon olfactus), Geschmacksorgan (Organon gustus) und als Tastorgan (Organon tactus) die Haut mit ihren Anhangsgebilden, Haaren, Nägeln, Drüsen (Integumentum commune). Neuerdings hat sie das Gehörorgan unterteilt in Gleichgewichts- und eigentliches Gehörorgan (Organon status et auditus). Die Zahl unserer Sinnesorgane ist damit aber nicht erschöpft. Abgesehen davon, daß die Haut eine ganze Reihe davon enthält, für Berührung, Druck, Schmerz, Wärme, Kälte, Spannung, finden sich Sinnesorgane in den Muskeln und Sehnen, im Periost, in den Wänden von Blutgefäßen und andernorts. Sie sind anatomisch gekennzeichnet als „sensible Nervenendigungen", zumeist in Form besonderer Nervenendapparate, oder bei Seh-, Gehör-, Geruch- und Geschmacksorgan durch besondere Sinneszellen. Zu jedem Sinnesorgan gehören außer dem Nervenendapparat als integrierende Bestandteile eine Nervenleitung und das Centralnervensystem mit seinen Umschaltstellen und den efferenten Bahnen zur Muskulatur, sei es Skelet-, Herz-, glatte Muskulatur, oder zu Drüsen. Die ursprüngliche, eigentliche biologische Bedeutung der Sinnesorgane liegt nicht in bewußter Sinneswahrnehmung, sondern in der Auslösung von Reflexen. Das Lebewesen steht in ständiger Abwehr gegenüber der Bedrohung seiner Existenz, des regelrechten Ablaufes seiner Lebensfunktionen. Die Irritabilität des Protoplasmas, seine Fähigkeit auf solche Bedrohung („Reize") lebenschützend und -bewahrend zu antworten, ist für die Abwehr die Grundlage, die bei den Amöben ausreicht, bei höheren Formen fortentwickelt und unter Bewahrung der ursprünglichen Aufgabe differenziert wird. Die Leitungsbögen, welche den Elementarapparat von Rückenmark und Gehirn bilden (vgl. Bd. 3), beginnen in der Peripherie mit den Sinnesorganen, den Einrichtungen zur Aufnahme von Reizen. Insofern kann eigentlich nicht von „Sinnes"organen gesprochen werden. Erst wenn die Nervenleitungen über den Elementarapparat hinaus bis zur Großhirnrinde geführt sind und die „Reize" Bewußtseinsinhalte werden können, kann ein Gesichts„sinn", Gehörs„sinn" usw. entwickelt, und kann das periphere Aufnahmeorgan ein „Sinnes"organ werden. „Sinn" ist ein Begriff aus unserem menschlichen Seelenleben, der für andere Lebewesen keine Gültigkeit besitzt. Er verführt dazu, über den bewußten optischen, akustischen usw. Wahrnehmungen die ursprüngliche und wesentlichste biologische Bedeutung der „Sinnes"organe als Reflexorgane zu unterschätzen. Auch für den Menschen ist diese Funktion der Sinnesorgane völlig unentbehrlich und ist durch die nervösen Verbindungen sichergestellt. Wie in Bd. 3 gezeigt ist, wird auch beim Menschen jeder Impuls aus der Peripherie zunächst über den Elementarapparat des Centralnervensystems in einem Reflexbogen zu den Bewegungsorganen geleitet. Darüber hinaus kann er auch noch bis zur Großhirnrinde weitergeführt werden. So · stark hält der Organismus an der Grundaufgabe der Sinnesorgane fest, daß auch bei der stammesgeschichtlich jüngsten Sinnesbahn, der Hinterstrangsbahn des Rückenmarks, durch Ausbildung der absteigenden Teiläste und der Kollateralen der Reflexweg verbürgt ist (Bd. 3, S. 54/55).

Nicht von allen peripheren Aufnahmeorganen (Receptoren) werden die Impulse bis zur Großhirnrinde geführt, z. B. nicht von denen in den Wänden der Blutgefäße. Deshalb fehlt uns der entsprechende „Sinn“, wir haben keinen „Arteriensinn“ oder „Blutdrucksinn“. Da aber diese Organe mit allen Sinnesorganen deren ursprüngliche Bedeutung gemeinsam haben, so werden wir sie hier mitbehandeln und also unter „Sinnesorganen“ alle peripheren Aufnahmeapparate mit ihren Nervenleitungen verstehen, unabhängig davon, ob sie uns bewußte Sinnesempfindungen zu vermitteln vermögen oder nicht. Wir werden also abhandeln:

A. die Haut mit ihren Sinnesorganen,
B. die Apparate der Tiefensensibilität,
C. Sehorgan,
D. Gleichgewichts- und Gehörorgan,
E. Geruchsorgan,
F. Geschmacksorgan.

In dieser Übersicht fehlen eine Anzahl von Sinnen, z. B. Raumsinn und Zeitsinn. Sie sind höhere Funktionen der hier aufgeführten Sinnesorgane, gemeinschaftliche Funktionen mehrerer von ihnen. Es fehlen die „Gemeingefühle“ Hunger, Durst usw., für welche eine besondere anatomische Einrichtung nicht gegeben, mindestens nicht bekannt ist.

Die Tätigkeit der Sinnesorgane ist lebendige Tätigkeit, nicht nur in dem Sinne, daß ein totes Organ nicht mehr tätig ist, sondern daß eine aktive, besonders geartete Tätigkeit stattfindet. Die Schwingungen des Lichtäthers bilden zwar den Lichtreiz, können aber als solche nicht vom Auge dem Gehirn zugeleitet werden. Die Sinneszellen in der Netzhaut des Auges wandeln durch ihre lebendige Tätigkeit diesen Reiz, der sie in Form der Ätherschwingungen trifft, in eine Form um, die im Nerven leitbar ist. Sie vermögen auch andere Reize umzuwandeln: Druck oder Stoß, der den Augapfel trifft, ruft Lichtempfindung hervor. Immer aber ist es Lichtempfindung, die von der Netzhaut vermittelt wird, nie eine andere, etwa Druck- oder Schmerzempfindung. Dies trifft für alle Sinnesorgane zu, sie sind alle „spezifisch“, das Sehorgan ist spezifisch für Lichtempfindungen, das Gehörorgan für Schallempfindungen usw. Jeder Reiz, der überhaupt von dem Sinnesorgan aufgenommen wird, wird in die für dieses Organ spezifische Erregungsform umgewandelt („spezifische Sinnesenergien“ Joh. Müllers), der adäquate Reiz (Licht, Schall), wie mancher inadäquate (mechanische, chemische, thermische Reize). An dieser Umwandlung der Reize ist der ganze Sinnesapparat beteiligt, auch die ableitenden Nervenfasern und das Centralnervensystem. Ein mechanischer Reiz, der den Sehnerven trifft, ruft Lichtempfindung hervor, Reizung der Chorda tympani in der Paukenhöhle spezifische Geschmacksempfindungen (sauer, metallisch, süß, bitter). Bei elektrischer Reizung der optischen Bahnen im Gehirn oder der optischen Rindenfelder des Großhirns treten Lichtempfindungen auf. „Spezifisch“ arbeitet nicht nur das periphere Aufnahmeorgan, sondern mit ihm die zugehörige Nervenleitung und die entsprechenden Teile des Centralnervensystems. Sie bilden mit dem Receptor eine funktionelle Einheit. Bei den niederen Sinnen, Schmerz, Temperatur usw., ist sogar nur die Nervenleitung spezifisch, nicht der Receptor. Danach kann man geradezu sagen: für die spezifische Leistung eines Sinnesorganes ist nicht so sehr der periphere Sinnesapparat entscheidend als seine centralnervösen Verbindungen. Zur Darstellung der einzelnen Sinnesorgane gehört also die ihrer Nerven und ihrer centralen Verbindungen dazu.

Die Lebhaftigkeit der Sinnesempfindungen ist abhängig von der Einwirkung des vegetativen Nervensystems auf das Gehirn. Herabsetzung dieser Einwirkung

21*

führt zu verminderter Empfindlichkeit für Sinnesreize. Viele periphere Sinnesorgane weisen eine eigene Innervation aus dem vegetativen Nervensystem auf,
die wohl ebenfalls die Bedeutung hat, die Empfänglichkeit des Receptors für
Reize zu beeinflussen. Sicherlich spielen auch Hormone eine Rolle. Der regel-
rechte Ablauf der Sinnesfunktionen ist nicht an die Sinnesorgane als solche
allein gebunden.

# A. Die Haut, Integumentum commune.

Die Haut bildet die äußere Umhüllung, Bedeckung des Körpers („Integumentum"). Sie ist aufgebaut aus Epithel, Epidermis, und Bindegewebe,
Corium. Beide bilden eine lebendige Einheit, so daß sie mit Recht unter einem
gemeinsamen Namen, Cutis, Derma, zusammengefaßt werden. Als dritter
Anteil folgt unter der Cutis die fettzellenhaltige Subcutis. Sie ist durch eine
lockere Verschiebeschicht mit ihrer Unterlage (Fascie, Sehne, Knochen) verbunden. Dadurch ist die Haut gegen diese Unterlage beweglich.

Im Gange der anatomischen Präparation wird zuerst die Cutis von der Subcutis
getrennt (Abpräparieren der „Haut"), so daß die Subcutis mit ihrem Fettgewebe
erhalten bleibt. Im nächsten Akt wird die Subcutis entfernt und dadurch die Fascie
usw. freigelegt.

Funktionen
der Haut

Als äußere Bedeckung des Körpers ist die Haut zunächst einmal Schutz-
organ gegen mechanische, chemische, thermische Einflüsse. Sie ist Schutz-
organ auch in dem weiteren Sinne, daß sie dank ihrer Nervenendigungen Abwehr-
reflexe vermittelt, insbesondere durch die Schmerzempfindung den Organismus
bei gefährlichen Schädigungen warnt. Ist die Schmerzempfindung aufgehoben,
so sind ernste Schädigungen die Folge, weil die Warnung und Abwehr wegfällt
(Verbrennungen, Verletzungen mit nachfolgender Infektion usw.).

Alle krankhaften Prozesse, die keine Schmerzempfindung hervorrufen, sind
gefährlich, weil sie nicht beachtet werden. Die bösartigen Geschwülste sind an sich
nicht bösartiger als mancher andere krankhafte Prozeß, aber sie sind heimtückisch
dadurch, daß sie keine Schmerzen machen, weil die Reize, die sie verursachen, unter-
schwellig sind und deshalb unbemerkt bleiben. Ein infektiöser Entzündungsprozeß
hingegen macht sich sehr bald durch den Schmerz bemerkbar.

Als Warnorgan spielt die Haut eine außerordentlich bedeutungsvolle Rolle.
Jeder weiß aus Erfahrung, wie sehr eine kleine Verletzung an der Hand durch
den Schmerz den Menschen veranlaßt, alle Bewegungen zu unterlassen, welche
die Heilung der Wunde stören. — Weiterhin dient die Haut der Regelung
der Körpertemperatur, schützt durch Wärmeabgabe den Organismus vor
Überhitzung, die bei Erhöhung der chemischen Umsetzungen, z. B. bei der Muskel-
arbeit droht, und schützt vor Unterkühlung teils durch stärkere Durchblutung,
teils durch die isolierende Luftschicht, die sich an ihrer Oberfläche zwischen
den Haaren bzw. zwischen Haut und Kleidung hält. Der Wind, der diese Isolier-
schicht wegbläst, macht uns frösteln. Werden größere Teile der Haut von der
temperaturregelnden Tätigkeit ausgeschlossen, z. B. durch ausgedehnte Verbrennungen, so ist der Organismus aufs höchste gefährdet. Die Wärmeabgabe
durch die Haut wird wesentlich ermöglicht durch das Verdunsten des Schweißes,
der von Drüsen der Haut sezerniert wird, und mit welchen außer Wasser auch
andere Stoffe ausgeschieden werden. Mit den Produkten weiterer Drüsen,
z. B. der Talgdrüsen, bildet der Schweiß das, was man unter dem Sammelbegriff
„Hautsekret" zusammenfaßt, das in seiner Zusammensetzung nach Rasse,
aber auch beim Einzelindividuum spezifisch ist und dem Hunde die Verfolgung
der Spur ermöglicht. Bei vielen Erkrankungen ändert sich diese Zusammensetzung, ein feinnasiger Arzt kann deshalb oft allein an dem Geruch des Kranken
die Diagnose stellen. Immer spielt bei der sekretorischen Tätigkeit der

Haut die Wasserabgabe und damit die Regelung des Wasserhaushaltes des Organismus eine Rolle. Fügen wir noch die Funktion der Haut als Sinnesorgan für eine ganze Reihe von verschiedenen Sinnesqualitäten hinzu (Berührung, Druck, Schmerz, Temperatur usw.), so sind damit die wohlbekannten Aufgaben der Haut angedeutet. Weniger gut sind wir über andere unterrichtet, die ihr sicherlich zufallen, die aber mehr vermutet werden als wirklich erwiesen sind. Sicher ist nur, daß sich der Organismus in vielen Fällen der Haut bedient, um Allgemeinstörungen zu bekämpfen oder abzureagieren. Der „Blutreinigungstee" bei „schlechter" Haut hat seine gute Begründung. Manches Nähere über die Haut im Dienste des Gesamtorganismus wird sich aus der folgenden Einzelschilderung ergeben.

## 1. Äußeres Bild der Haut.

Die gesunde Haut zeigt einen matten Glanz, der sich von dem Glanz fettiger Haut, sei sie durch ihr eigenes Sekret oder künstlich eingefettet, deutlich unterscheidet. Das Matte des Glanzes ist bedingt durch das Oberflächenrelief, feinste Fältchen und Furchen. Wo diese fehlen, weist die Haut einen spiegelnden Glanz auf, z. B. an den Nagelwällen im jugendlichen Alter und am Glatzkopf. Die gleiche Erscheinung zeigt stark gespannte Haut, etwa über einer Geschwulst oder über einem Furunkel. Dieser Glanz ist auch das Merkmal völlig unbewegter Haut: wird eine Hand infolge Nervenlähmung nicht bewegt, so wird nach einiger Zeit die Haut vollkommen glatt, sämtliche Furchen und Falten verschwinden und sie bekommt den spiegelnden Glanz, der wieder zu dem matten Glanze wird, wenn mit wieder beginnender Bewegung das Falten- und Furchenrelief zurückkehrt.

Die Oberfläche der Haut ist durch Furchen in Felder unterteilt, Felder von polygonaler, meist rhombischer Form (Abb. S. 325). Durch feinere, seichtere Furchen ist das einzelne Feld noch weiter unterteilt. Die Haare treten zumeist in den Furchen, gewöhnlich in den Schnittpunkten der Furchen, hervor. Über den Gelenken kommen unabhängig von dieser Felderung noch tiefere Furchen hinzu,

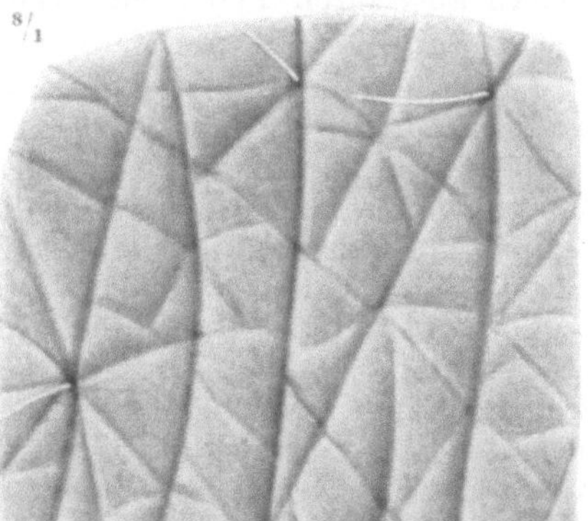

Abb. 141. Felderhaut. Haut von der Volarseite des Unterarmes nahe dem Handgelenk. (Aus PETERSEN, Histologie, Abb. 807, S. 686. — E.)

z. B. über den Fingergelenken, über dem Handgelenk (Linea restricta). Ähnliche tiefe Furchen finden sich auch im Gesicht: der Sulcus nasolabialis, die Lidfurchen u. a. (vgl. Bd. 1, Abb. S. 807, 785). Die so gefelderte Haut, Felderhaut, bildet den weitaus größten Teil der Körperoberfläche. Sie ist durchweg behaart. Ein völlig anderes Bild bieten die unbehaarten Volar- bzw. Plantarflächen von Hand und Fuß. Zwar sind auch hier größere und kleinere Furchen vorhanden, in der Hand jene Furchen, welche seit alters die Chiromanten besonders beachtet haben (Bd. 1, S. 442, 421), aber die feine Felderung fehlt. An ihrer Stelle finden sich Systeme von parallelen Furchen, welche flachgewölbte Leisten von etwa $1/_2$ mm Breite begrenzen. Man nennt diese Haut Leistenhaut, auch Reibehaut. Auf den Leisten sieht man schon mit bloßem Auge feinste Pünktchen, die Mündungen der Ausführungsgänge der Schweißdrüsen.

Papillar-<br>leisten

Die Leisten der Leistenhaut, die Papillarleisten oder Papillarlinien, zeigen eine individuell typische Anordnung. Jeder Mensch hat sein eigenes Hand- (und Fuß-) Muster. Die kriminalistische Bedeutung ist bekannt: der Fingerabdruck ist integrierender Bestandteil des Verbrecheralbums. Die Leistenmuster sind erblich bedingt, doch entspricht hier wie auch sonst der Phänotypus nicht immer dem Genotypus. Trotzdem können besonders die seltenen Formen der Papillarlinien zur Beurteilung von Verwandtschaftsverhältnissen, z. B. der Vaterschaft, dienen. Die Kriminologie hat genaue Methoden zur quantitativen und qualitativen Auswertung der Leistenmuster ausgearbeitet, um eine sichere Identifizierung der Personen nach den Fingerabdrücken zu ermöglichen. Über Einzelheiten der „Daktyloskopie" vgl. die Spezialwerke. Hier sei nur einiges angedeutet.

Man unterscheidet drei Haupttypen von Mustern: Bogen, Schleifen, Wirbel. Die zwei Einzelabdrucke von Fingerbeeren der Daumen bei Abb. S. 327 unten zeigen links eine Schleife, rechts einen Wirbel, die übrigen Finger zumeist Schleifen. Abweichungen von diesen Grundanordnungen werden als „Wirbel mit Spirale", „Zwillingsschleife" usw. bezeichnet. Die Muster bleiben während des ganzen Lebens gleich, während des Wachstums werden sie nur entsprechend vergrößert, ändern aber ihren Typ nicht. Gleiches gilt für die Leistenmuster des Handtellers.

Vierfinger-<br>furche

Über die „Handlinien", Linea vitae, fortunae usw. ist in Bd. 1, S. 442, *421* gehandelt. Hier sei nur eine nicht seltene Abart hinzugefügt, die „Vierfingerfurche" oder Affenfurche. Gewöhnlich sind in der Vola zwei quere Linien vorhanden, die proximale Linea cephalica und die distale Linea mensalis. Letztere beginnt am ulnaren Rand und endet in der Höhe des Interstitiums zwischen Mittel- und Zeigefinger, erreicht also den radialen Rand der Vola nicht. Erstere beginnt am radialen Rand und erreicht den ulnaren Rand nicht (Abb. S. 125). Die Vierfingerlinie ist dadurch gekennzeichnet, daß sie vom ulnaren zum radialen Rande quer herüberzieht (Abb. S. 327), während Linea cephalica und mensalis fehlen. Meist tritt sie vor dem radialen Rande mit der den Daumenballen umziehenden Linea vitalis zusammen, meist fehlt auch die in der Längsrichtung der Vola ziehende Linea fortunae, so daß sich ein sehr vereinfachtes Handlinienbild ergibt: nur zwei Linien, die einen spitzen Winkel begrenzen (Abb. S. 327). Doch ist das Bild nicht immer so einfach.

Die Vierfingerfurche ist ziemlich häufig, meist nur einseitig. Sie tritt familiär auf, ist also erblich und kann als Verwandtschaftszeichen dienen. Bei mongoloiden Idioten und bei schweren Mißbildungen (Anencephalie) ist sie erheblich häufiger als bei Normalen.

Striae<br>gravidarum

Das Bild der Felder und Leisten wird durch Narben verändert, die sich im übrigen so vollkommen in das ganze System der Haut einfügen, daß sie, im Kindesalter erworben, mitwachsen. Weniger ist das Oberflächenrelief verändert im Bereiche der Schwangerschaftsstreifen, Striae gravidarum, die an der Haut der Unterbauchgegend, der Brüste, aber auch am Oberschenkel auftreten können, und zwar als Folge starker Dehnung der Haut, also nicht bloß bei der Schwangerschaft. Es sind helle, glänzende Streifen, über denen die Hautfelder auseinandergezogen, größer geworden sind. Im Bereiche der Striae sind die elastischen Fasern des Coriums verschwunden, nach manchen Anzeichen sind sie zerrissen und haben sich zurückgezogen. Zahl und Ausdehnung der Striae ist individuell sehr verschieden.

Bewegungs-<br>furchen<br>und<br>Bildungs-<br>furchen

Die Furchen der Haut hat man als Bewegungsfurchen und Bildungsfurchen unterschieden, um zum Ausdruck zu bringen, daß die einen durch die Beanspruchung der Haut bei den Bewegungen bedingt sind, die anderen unabhängig von der Funktion gebildet werden. Ohne Zweifel sind die an den Gelenken befindlichen Furchen in diesem Sinne Bewegungsfurchen. Sie verschwinden, wenn das Gelenk längere Zeit nicht bewegt wird (vgl. oben) und treten wieder auf, wenn die Bewegungen wieder einsetzen. Ob sie dann an genau den gleichen

Stellen und in genau gleicher Form wie vorher wieder gebildet werden, ist nicht bekannt. Diese Bewegungsfurchen kommen dadurch zustande, daß die Haut nicht straff über ihre Unterlage gezogen ist, sondern weiter ist als es der

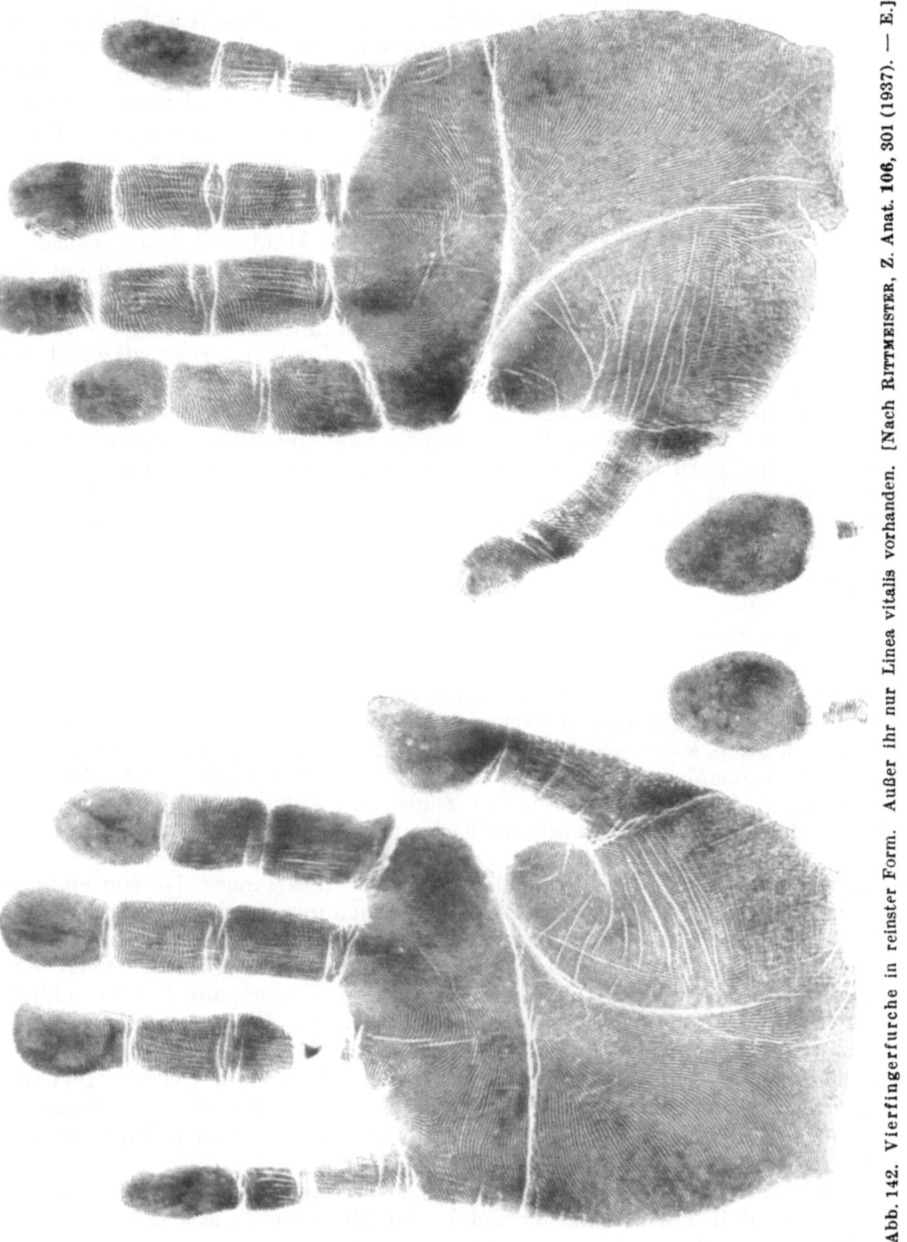

Abb. 142. Vierfingerfurche in reinster Form. Außer ihr nur Linea vitalis vorhanden. [Nach Rittmeister, Z. Anat. 106, 301 (1937). — E.]

Form des ruhenden Gliedes entspricht. Sie bildet also nicht einen enganliegenden, sondern einen zu weiten Strumpf, der über den Bewegungsstellen je nach der Gelenkstellung gespannt wird oder in Falten gelegt, wie man am Fingerrücken leicht beobachten kann. Die Spannung und Stauchung ist nicht beschränkt auf die Haut unmittelbar über dem Gelenk, sondern greift weit über das Gelenk hinaus, also weit über das Gebiet der eigentlichen Stauchungsfalten und -furchen. Man betrachte etwa die Haut an der Volarseite des Unterarmes bei radialer und ulnarer Abduktionsbewegung der Hand. Die gestauchte Haut faltet sich entsprechend der feinen Felderung der Haut, die Spannung macht sich mindestens bis zur Hälfte des Unterarmes deutlich bemerkbar. Besonders deutlich ist diese Erscheinung bei älteren Menschen, deren Haut verhältnismäßig schlaffer und weiter ist als im jugendlichen Alter. An ihr tritt auch die Felderung viel deutlicher hervor. Man muß also annehmen, daß auch die Felderung der Haut, nicht bloß die groben Falten und Furchen über den Gelenken, funktionell bedingt sind. Es steht damit nicht in Widerspruch, daß die Form, Größe und Anordnung der Felder nach Körpergegenden verschieden ist, so verschieden, daß man bei genügender Erfahrung einem isolierten Hautstück wohl anzusehen vermöchte, von welcher Gegend es stammt. Insofern sind alle Furchen der Felderhaut, auch die feinsten, Bewegungsfurchen. Damit ist aber nicht ausgeschlossen, daß diese Furchen nur an vorgebildeten Stellen auftreten und also zugleich auch Bildungsfurchen sind. Für Bildungsfurchen spricht, daß sich für die Felderung z. B. der Bauchhaut ein typischer Geschlechtsunterschied nachweisen läßt: in der Bauchhaut des Mannes sind die Felder gerichtet, die größeren Furchen halten eine bestimmte Richtung, und zwar die quere, ein, während die Bauchhaut der Frau ein „Indifferenzbild" ohne betonte Richtung zeigt. — Mit Sicherheit sind die Furchen der Leistenhaut an Hand und Fuß reine Bildungsfurchen. Aber auch die Bewegungsfurchen der Handfläche, die „Handlinien" der Chiromanten, sind zugleich Bildungsfurchen, wie man aus der Übereinstimmung bei eineiigen Zwillingen und aus dem Verhalten der Vierfingerfurche (S. 326) schließen muß.

Die Frage, ob entweder Bewegungsfurchen oder Bildungsfurchen, ist falsch gestellt. In dem lebendigen System Haut gibt es das Entweder-Oder nicht. Die Haut wird wie der ganze Körper im Hinblick auf die Funktion gebildet, sie ist kein toter Strumpf, dessen Veränderung bei Beanspruchung mathematisch berechnet werden kann. Sie besteht auch nicht für sich, sondern im harmonischen Zusammenhang mit ihrer Unterlage, sie unterliegt nicht bloß den äußeren mechanischen Momenten des Zuges und Schubes.

Weite und Verschieblichkeit

Wie sehr Anlage und funktionelle Ausgestaltung zusammenwirken, zeigt sich noch an anderen Merkmalen. So an der Weite und an der Verschieblichkeit der Haut. Die Weite des Hautschlauches z. B. eines Fingers ist von embryonaler Zeit her mit Rücksicht auf die Beanspruchung angelegt, er ist so weit, daß er die Bewegungen der Fingerglieder nicht hemmt. Die Bewegungsfurchen treten aber erst auf mit den Bewegungen. Hören die Bewegungen längere Zeit auf, so wird der Hautschlauch enger, bis er den Finger ganz fest umschließt (vgl. S. 325). Die Haut hat also eine funktionelle Weite wie die Gelenkkapseln, ähnlich der funktionellen Länge der Muskelbündel; bei längerer Ruhigstellung eines Gelenkes verkürzen sich die Fasern der Gelenkkapsel und die Muskelbündel. Nur ist die Haut plastischer. Während die Verkürzung der Muskeln und Gelenkkapseln fast völlig irreparabel werden kann, erlangt die Haut stets wieder die funktionelle Weite.

Die Verschieblichkeit der Haut gegen die Unterlage ist örtlich sehr verschieden, ebenfalls ein Bildungsmerkmal. Am Handrücken läßt sich leicht eine hohe Hautfalte aufheben, in der Handfläche nicht. An bestimmten Stellen ist die Haut durch straffe Bindegewebszüge (Retinacula cutis) mit der Unterlage verbunden (Abb. S. 343), so in der Hohlhand mit der Fascia palmaris, an der Fingerbeere mit der Tuberositas unguicularis der Endphalanx, die ihre rauhe Oberfläche nicht dem Nagel, sondern den mächtigen Retinacula cutis verdankt. Wo sich

Retinacula finden, kann weniger subcutanes Fett abgelagert werden als sonst. Die Stellen stärkerer Befestigung an der Unterlage und geringerer Verschieblichkeit treten deshalb bei stärkerer Entwicklung des subcutanen Fettpolsters als Vertiefungen besonders deutlich hervor, so beim wohlgenährten Säugling und später bei reichlichem Fettansatz. Es sind immer wieder die gleichen vorgebildeten Stellen. Wie an diesen Stellen nur wenig Raum für Fett ist, so auch für entzündliche Flüssigkeitsansammlungen (Ödem). Je fester die Haut fixiert ist, desto schmerzhafter ist schon das kleinste Ödem durch seinen Druck, z. B. bei einem Pickel (Acnepustel) am Nasenflügel oder im äußeren Gehörgang. Fast unverschieblich ist am Kopf die Haut über den Nasen- und Ohrknorpeln, im Bereiche des behaarten Kopfes (soweit sie mit der Galea aponeurotica verbunden ist), verschieblicher über der Stirn, über der knöchernen Nase und am Mundwinkel. Überall sonst im Gesicht ist sie weit leichter verschieblich, besonders an den Augenlidern, die durch Ödem zu unförmlichen Wülsten anschwellen und die Lidspalte völlig überdecken können. Am Nacken ist die Haut fester fixiert als am Halse, an der Brust über dem Sternum und am unteren Umfang der Mamma, am Bauch im Bereiche des Nabels, am Rücken über der Dornfortsatzlinie, an den Extremitäten in der Ellbeuge und Kniekehle, an der Beugeseite des Handgelenkes, am Spann (Rist), an der Vola und Planta und an den Nagelwällen. Dazu noch am Schultergürtel am Acromion, und am Becken längs der ganzen Crista ilica, des Lig. inguinale Pouparti und quer über den Mons pubis. Je stärker die subcutane Fettschicht, desto tiefer die Rinnen oder Gruben, die den Retinacula entsprechen, z. B. über dem Lig. Pouparti beim Schmerbauch. Niemals werden diese Rinnen etwa ausgeglichen. Regelmäßig ist auch über der Spina ilica dorsalis cranialis die Haut mit dem Knochen fester verbunden. Schon bei mäßigem Fettpolster entsteht daher hier eine Grube, das seitliche untere Lendengrübchen, die seitliche Ecke der Venusraute, Rhombus sacralis (Bd. 1, S. 461, *441*).

Beim wohlgenährten Säugling werden durch das subcutane Fettpolster tiefe Rinnen erzeugt, die zum Teil später endgültig ausgeglichen werden, so zwei quere Rinnen an der Medialseite des Oberschenkels, die der pflegenden Mutter wegen ihrer Tiefe manche Schwierigkeit bereiten können. Weiter sind sehr ausgesprochen Rinnen am Hand- und Fußgelenk, ebenso Grübchen über den Köpfchen der Metacarpalia. Diese letztgenannten Rinnen und Grübchen können im späteren Leben bei entsprechendem Fettansatz wieder deutlich werden.

Das Oberflächenbild des Körpers wird wesentlich beeinflußt durch die verschieden enge und feste Verbindung der Haut mit ihrer Unterlage und die dadurch bedingte verschiedene Menge des subcutanen Fettes. Dazu kommt die modellierende Wirkung der Muskeln und Sehnen, über welche die Haut übergezogen ist (vgl. Bd. 1). Für die Ausgestaltung der Oberfläche wirken also mehrere Momente zusammen: die Haut selber in ihrer verschiedenen Dicke, mit ihrer Befestigung, ihrem subcutanen Fett, und die unter ihr liegenden Teile des Bewegungsapparates.

Ein wesentliches Moment bildet auch der Turgor der Haut, ihre innere Spannung und Straffheit, die durch den Gehalt an Gewebsflüssigkeit bedingt ist. Verringerung des Turgors zusammen mit Herabsetzung des Tonus der Muskulatur gibt das Bild, das der Sprachgebrauch sehr treffend mit den Worten kennzeichnet: Der Mensch sieht „abgespannt" aus.

Die Dicke der Haut, der Cutis, schwankt erheblich, sie ist nach Körpergegenden sehr verschieden. Auf der Rücken-, der Streckseite des Rumpfes und der Extremitäten ist sie dicker als auf der Bauch-, der Beugeseite, mit Ausnahme von Palma und Planta. An der unteren Extremität ist der Unterschied weniger deutlich als an der oberen. Die dünnste Haut haben die Augenlider.

Farbe　　Die Farbe der Haut ist von einer Reihe von Bedingungen abhängig und wechselt mit diesen Bedingungen. Die ganze Haut, Epidermis und Corium, ist durchscheinend, optisch ein „trübes Medium". Dadurch ist es möglich, daß das Blut in den oberflächlichen Venen durchscheint, aber nicht mit seiner Eigenfarbe, sondern blau, wegen der trüben Schicht darüber. Je dünner die trübe Schicht ist, welche über der Blutsäule in den Venen liegt, desto deutlicher blau erscheint das Blut (man vergleiche Handrücken und Beugefläche des Unterarmes). „Blaues Blut" ist ein Zeichen zarter Haut. Das Durchscheinen der Haut ist auch die Unterlage für das Tätowieren. Wäre die Haut undurchsichtig, so würde man die in das Corium eingebrachte schwarze Tusche nicht sehen können. Da die Haut trübe ist, erscheint die Tusche blau. Wird Pigment in der Epidermis (und im Corium) abgelagert, so bekommt die Haut eine entsprechende Eigenfarbe (z. B. wettergebräunte Haut, Leberflecke, Negerhaut). Die Blutgefäße reichen bis sehr dicht unter die Oberfläche, ihr Blutgehalt bedingt den roten Grundton der ganzen Haut, der je nach der Entfernung von der Oberfläche reiner oder trüber ist (z. B. Lippe) und je nach der Weite der Blutgefäße wechselt (Erröten, Erblassen). Das Blut des venösen Geflechtes im Corium erzeugt wegen der dickeren darüberliegenden Schicht einen bläulichen Ton, z. B. an kalten Händen (Cyanose, livide Verfärbung bei Kreislaufstörungen). Der Wechsel in der Färbung der Haut ist danach im allgemeinen eine Folge verschieden starker Durchblutung. Unabhängig von den genannten Momenten besitzt aber die Haut eine wenn auch nur sehr geringe Eigenfarbe, und zwar einen leicht geblichen Ton, das „trübe Medium" ist nicht rein weiß. Mindestens bei Säuglingen kann man beobachten, daß die einen einen geblichen, die anderen einen bläulichen Ton in ihrer Haut aufweisen. Die bläuliche Haut ist zarter und dünner und läßt das Venengeflecht des Coriums durchscheinen so wie bei den ausgesprochen Rothaarigen, die im Volksmund deshalb die „Blauen" heißen. Die Haut von normaler Dicke und Dichte ist leicht gelblich, nicht rein weiß. Die Eigenfarbe ist bedingt durch Pigment (S. 334), das sich in geringer oder größerer Menge besonders in der Epidermis bei allen Menschen findet.

Das Trübe des trüben Mediums Haut scheint hauptsächlich durch die oberflächliche Lage des Coriums bedingt zu sein, der die Papillen aufsitzen, durch das Stratum subpapillare. Denn das Blut in den Capillarschlingen der Papillen und im venösen Hauptnetz, über welchen fast nur das Epithel, die Epidermis, liegt, erscheint rot, erst das Blut im tieferen Venengeflecht unter dem Stratum subpapillare erscheint blau wie das der noch tieferliegenden Venen. Allerdings kommt noch ein weiteres Moment für diesen Farbunterschied in Betracht, die Farbe des Blutes selber. Betrachtet man beim Lebenden die feinen Blutgefäße in einer völlig durchsichtigen Haut, z. B. Bindehaut des Auges, so ist ein deutlicher Farbunterschied am Blute in den feinsten und den größeren Gefäßen zu erkennen. Am hellsten rot, am rötesten erscheint das Blut in den dünnen Blutsäulen der Capillaren. In den Arterien ist es deutlich dunkler, noch mehr in den Venen, in denen der blaurote Ton des kohlensäurereichen Hämoglobins hinzukommt. Auch am Augenhintergrund sind die 3 Farbtöne sehr deutlich: das Hellrot der Capillaren, das dunklere der Arterien und das Blaurot der Venen. Nicht ganz so deutliche Unterschiede zeigt die mikroskopische Untersuchung der Capillaren in der lebenden Haut, hier ist die überlagernde Schicht nicht so durchsichtig. Daß aber die verschiedene Eigenfarbe der Blutsäule in Capillaren und Venen für den Farbton der Haut, rot oder bläulich, außer dem trüben Medium eine Rolle spielen muß, zeigen die Tätowierungen: die schwarze Tusche erscheint blau, die rote rot.

Kohlepartikelchen, die bei einer leichten Schrammung nur in die Epidermis gelangt sind, erscheinen schwarz, ins Corium gelangt blau. Die trübe Schicht, die das Schwarz blau erscheinen läßt, ist demnach vorwiegend das Stratum subpapillare corii.

Sicherlich wirkt auch der Fettgehalt der Haut mit, der die Haut durchscheinender macht. Fettarme Haut ist trüber, weniger farbig, z. B. die der Greise. Eingefettete Haut ist außer ihrem größeren Glanz röter, das hellrote Blut der Capillaren in den Papillen leuchtet durch die besser durchscheinende Epidermis besser hindurch.

## 2. Feinerer Bau der Haut.

Die lebendige Einheit der Haut besteht stofflich-geweblich aus 3 Schichten, nach welchen die schon erwähnte Unterteilung in Epidermis, Corium und Subcutis geschieht.

### a) Epidermis.

Die Epidermis, das Epithel der Haut, ist ein mehrschichtiges verhorntes Plattenepithel (Abb. S. 331). Im groben lassen sich zunächst 2 Lagen unterscheiden, die oberflächliche Hornschicht, Stratum corneum, und die tiefe Keimschicht, Epidermis

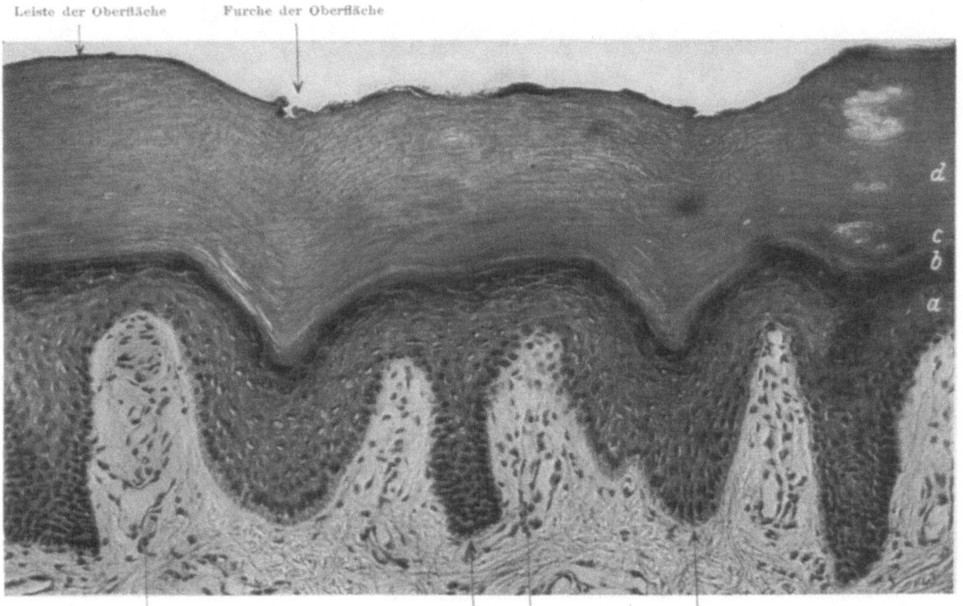


Abb. 143. Epidermis der Handfläche, 6jähr. Kind. *a* Stratum germinativum, *b* Stratum granulosum, *c* Stratum lucidum, *d* Stratum corneum. (Aus PETERSEN, Histologie, Abb. 792, S. 675. — E.)

Stratum germinativum, Stratum Malpighi. Die Keimschicht sitzt dem Corium und seinen Erhebungen, den Papillen, unmittelbar auf, zeigt daher eine je nach der Ausgestaltung des Papillarkörpers mehr oder minder reich gestaltete Unterfläche (Abb. S. 336, 332). Ihre an das Stratum corneum grenzende Oberfläche ist sehr viel einfacher (Abb. S. 331), noch einfacher die Außenfläche des Stratum corneum. Tatsächlich haftet die Epidermis auch sehr viel fester am Corium als etwa das Stratum corneum am Stratum germinativum. Bei Blasenbildung an der Haut (z. B. Brandblasen) tritt der Hohlraum im Stratum germinativum auf, nicht trennt sich das letztere vom Corium. Der Grund einer Brandblase ist deshalb fast glatt und zeigt nie das Gebirge der Papillen, von dem später zu reden sein wird (Abb. S. 336). Erst durch Fäulnis, durch Einwirkung von starker Salpetersäure oder stark verdünnter Essigsäure löst sich auch das Stratum germinativum vom Corium. Für die Leistenhaut gilt im Besonderen: Was am Schnitt (Abb. S. 331) als Epithelzapfen erscheint, entspricht in Wirklichkeit Kämmen oder Leisten (Abb. S. 332), neben und zwischen denen die Vertiefungen liegen, in welchen die Papillen gesteckt haben. An den Epithelzapfen bzw. -kämmen kann man unterscheiden solche, in welche die Ausführungsgänge der Schweißdrüsen eintreten, und in welche nicht, Drüsenkämme und

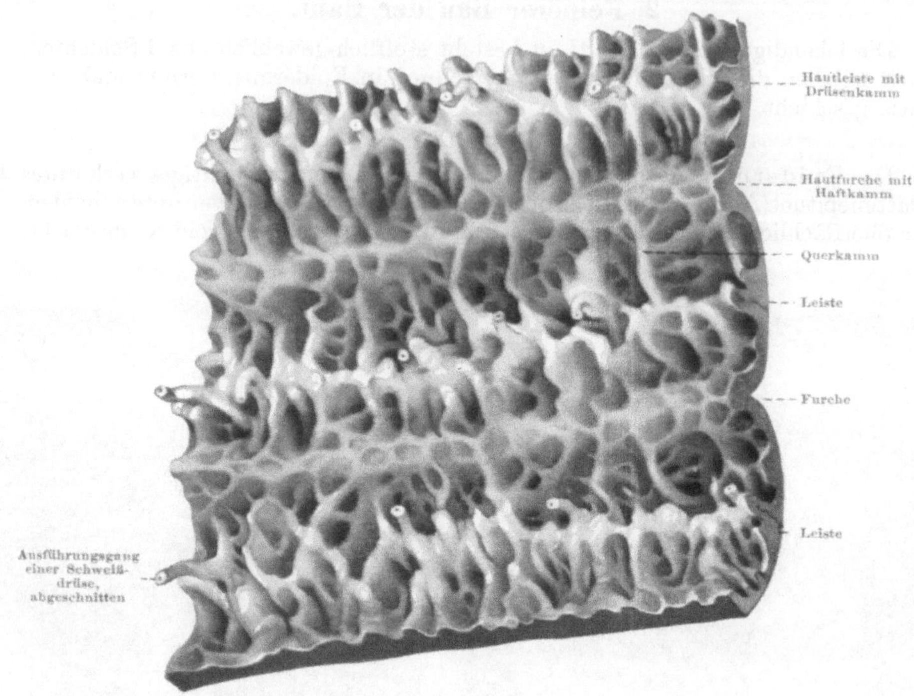


Abb. 144. Epidermis-Unterfläche der Leistenhaut. Epidermis der Fingerbeere abgelöst und von der Unterfläche betrachtet. (Aus HOEPKE, Handbuch mikroskopischer Anatomie Bd. III/1, Abb. 2, S. 3. — E.)

Haftkämme (Abb. S. 331). Die Drüsenkämme sind höher als die Haftkämme, reichen tiefer in das Corium hinein. Die Haftkämme entsprechen den Furchen der Leistenhaut, die Drüsenkämme den Leisten.

Stratum germinativum    Die unterste, basale Schicht des Stratum germinativum besteht aus einer einfachen Lage kubischer oder zylindrischer Zellen, an welche sich mehrere Lagen polyedrischer Zellen anschließen. Dies sind die eigentlichen Keim- bzw. Vermehrungsschichten, in ihnen, wenigstens in den tiefsten Lagen, finden sich die Mitosen. Gegen das Stratum corneum hin werden die Zellen flacher, zeigen im Schnitt die Form von Rhomben, deren längere Diagonale parallel der Hautoberfläche verläuft. Die zylindrischen Zellen der basalen Schicht haften mit feinen Plasmafortsätzen, „Wurzelfüßchen", am Corium, das seinerseits feine Fortsätze zwischen die Wurzelfüßchen schickt, ohne daß diese aber in die Zellen eindringen. Die Wurzelfüßchen und die Coriumfortsätze verhalten sich zueinander wie die Borsten zweier ineinander geschobener Bürsten.

Eine eigentliche homogene Basalmembran besteht unter dem Epithel offenbar nicht. Was oft dafür angesprochen worden ist, ist ein Filz feinster Coriumfasern. In der Leistenhaut stehen Wurzelfüßchen der Basalzellen und

Fortsätze dieser Pseudo-Basalmembran nicht in unmittelbarer Berührung miteinander, sondern sind durch eine überaus dünne homogene Schicht verbunden, die man vielleicht als eine Art Kittsubstanz anzusprechen hat. Diese Schicht, die bei der Behandlung mit Silbersalzen sehr deutlich hervortritt, also ausgesprochen argyrophil ist, überzieht als ganz feine ununterbrochene Membran die zarten Fortsätze des Coriums. Sie dringt mit ihnen zwischen die Wurzelfüßchen der Basalzellen bis an die Zellkörper ein. Am Querschnitt durch die Haut erscheint sie deshalb im Silberpräparat als eine feine stark gewellte Linie. Im Bereiche der Papillen des Coriums sind die Wellen sehr eng und steil, zwischen den Papillen weiter und niedriger. Wo eine Capillarschlinge in der Kuppe einer Papille unmittelbar an das Epithel anstößt, ist die Membran glatt: hier fehlen die Wurzelfüßchen an den Basalzellen.

Die an die basale Schicht anschließende Schicht polyedrischer Zellen ist dadurch ausgezeichnet, daß die Zellen sich nicht unmittelbar aneinanderschließen, sondern durch Zwischenräume voneinander getrennt sind (Abb. S. 334), die in ihrer Gesamtheit ein Saftlückensystem bilden. Die Zellen hängen nur durch feine Plasmabrücken zusammen. Isoliert man sie, so zerreißen diese Brücken und ihre Reste geben den Zellen das Aussehen der „Stachelzellen", so daß man diese ganze Zellschicht auch als die Stachelzellschicht, Stratum spinosum, bezeichnet. Die Brücken weisen etwa in der Mitte zwischen 2 Zellen eine feine Verdickung, ein „Knötchen" auf, dessen Bedeutung nicht sicher bekannt ist.

Durch die Intercellularbrücken ziehen von Zelle zu Zelle Fasern, welche in den Basalzellen beginnen und durch die Stachelzellen, wahrscheinlich ununterbrochen, hindurchlaufen. Sie bilden in der ganzen Epidermis ein großes System, das von den Wurzelfüßchen der basalen Zellen zunächst senkrecht gegen die Oberfläche aufsteigt, in der Stachelzellschicht allmählich umbiegt in die Richtung parallel zur Oberfläche. Im Stratum corneum bestehen sie aus Hornsubstanz, im Stratum germinativum vielleicht auch, doch ist dies nicht sicher. Sicher ist aber, daß sie nicht kollagene Fasern sind und auch nicht mesenchymaler Herkunft. Man nennt sie Epithelfasern, auch Tonofibrillen. Die Anordnung ihres Systems stimmt überein mit der der kollagenen Fibrillen im Gelenkknorpel und entspricht der Beanspruchung auf Druck und Schub.

Die Zellen der Keimschicht haben Kerne verschiedener Größe, mit 1 oder 2, manchmal auch 3 kleinen Nucleoli. Auch zweikernige Zellen kommen vor, wenngleich selten, ebenso eiförmige Kerne mit ringförmiger Einschnürung, die auf den ersten Blick wie amitotische Teilungen aussehen, es aber der Kernstruktur nach nicht sind.

Außer den typischen Zellen kommen in der Basal- und Stachelzellschicht regelmäßig noch andere Zellformen vor: Sinneszellen mit intracellulären Nervenendigungen, über die S. 360 näher berichtet wird, und Zellen mit einem Kern, dessen chromatische Substanz auf Halbmondform zurückgezogen ist, der übrige Kern erscheint leer. Im gefärbten Präparat fallen deshalb diese Zellen sofort unter den übrigen Zellen durch einen großen ungefärbten Hohlraum im Kern auf. Ich habe sie stets angetroffen, oft in Gruppen, vermag aber über ihre Bedeutung nichts zu sagen.

Mitosen werden im Stratum germinativum nur selten gefunden. Ob amitotische Teilungen vorkommen, ist umstritten. Bei der ständigen Abschilferung von Hornschüppchen an der äußeren Oberfläche und dem dadurch notwendigen ständigen Ersatz ist die große Seltenheit von Zellteilungen im Stratum germinativum auffallend. Sie erklärt sich zum Teil aus der verhältnismäßig sehr großen Zahl der Zellen im Stratum germinativum. Dessen Unterfläche ist, wie schon S. 331 erwähnt, sehr kamm- und buchtenreich (Abb. S. 332), während seine Oberfläche gegen das Stratum corneum fast glatt ist wie die äußere Oberfläche (Abb. S. 331). Die untere Fläche ist also sehr viel größer als die obere Fläche, an welcher die Verhornung (bzw. die Abschilferung) vor sich geht.

Auf 1 Zelle der glatten Fläche gegen das Stratum corneum kommen etwa 30 Zellen des Stratum germinativum. Wenn also eine Zelle ersetzt werden soll, braucht sich nur eine von 30 im Stratum germinativum zu teilen. Immerhin müßten auch bei diesem Zahlenverhältnis mehr Zellteilungen erwartet werden als wirklich zu beobachten sind. Vielleicht finden die Teilungen hauptsächlich in den Zeiten der Ruhe statt, also während der Nacht, während welcher man

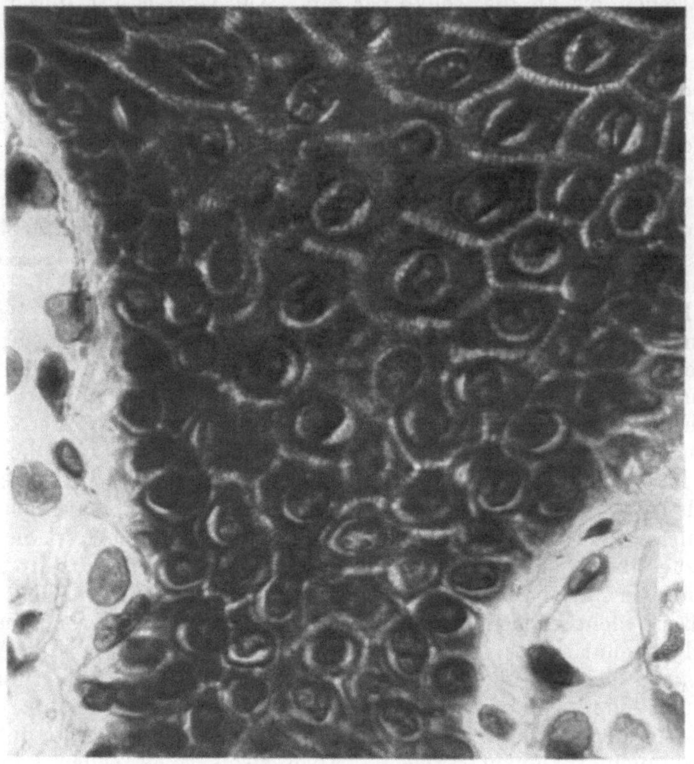

Abb. 145. Stachelzellschicht. Epidermis, Handfläche. (Aus Petersen, Histologie, S. 676. — E.)

keine Haut zu mikroskopischer Untersuchung vom lebenden Menschen zu entnehmen pflegt. Jedenfalls ist daran zu denken, daß die Teilungen schubweise und an verschiedenen Stellen zu verschiedener Zeit erfolgen und man bei der Konservierung und Untersuchung nur selten den Schub gerade treffen wird. Die Teilung läuft ja in sehr kurzer Zeit, $^1/_2$—1 Stunde, ab. Gelegentliche Befunde zahlreicher Mitosen sind wohl darauf zurückzuführen, daß zufällig im Teilungsschub die Konservierung erfolgte. Am häufigsten trifft man Teilungen vielleicht in Präparaten von der Kopfhaut.

Das Stratum germinativum ist Hauptsitz des Hautpigmentes. Es findet sich bei allen Menschen, wenn auch an verschiedenen Stellen und bei den verschiedenen Individuen in sehr verschiedener Menge. Beim Europäer ist es im allgemeinen beschränkt auf die basale Zellschicht, bei dunkelhäutigen Rassen ist auch das Stratum spinosum pigmenthaltig. Beim Europäer ist nicht jede Basalzelle pigmenthaltig, sondern nur einzelne oder kleine Gruppen. Die Pigmentkörnchen selbst sind gelb bis dunkelbraun, beim Neger fast schwarz. Außerdem liegen Pigmentzellen in den oberflächlichen Schichten des Coriums, auch beim

Europäer. Die Rücken- bzw. Streckseite ist pigmentreicher als Bauch- und Beugeseiten. Einige Stellen sind besonders pigmentreich. Nach dem Pigmentreichtum
ergibt sich folgende Reihe mit abnehmendem Pigmentgehalt: Brustwarze und
Warzenhof, äußeres Genitale, Rücken, Streckseite der Extremitäten, Bauch,
Brust, Gesicht, Beugeseiten der Extremitäten, Vola, Planta. Vola und Planta
sind praktisch pigmentfrei, zeigen auch beim Neger nur wenig Pigmentkörnchen
in der basalen Zellschicht, nie auch im Corium.

Eine Sonderstellung nehmen die Pigmentzellen ein, welche den Mongolen-
fleck, Geburtsfleck, bilden, der als bläulich gefärbte Hautpartie in der Sacral-
gegend besonders häufig, ja fast regelmäßig, bei den Neugeborenen der mongo-
lischen Rassen gefunden wird, hier auch beim Erwachsenen bestehen bleiben
kann. Bei den Europäern ist die äußere Erscheinung als wirklicher blauer Fleck
selten, doch sind beim älteren Fetus und beim Neugeborenen bis in die frühe
Kindheit hinein die ihn bildenden Pigmentzellen meist vorhanden. Diese sind
von den übrigen Pigmentzellen der Haut in Epidermis und Corium unterschieden
durch ihre Lage in den tiefsten Schichten der Lederhaut, ihre Größe, das zeitliche
Auftreten der Pigmentkörner im 5. Fetalmonat, lange bevor das übrige Haut-
pigment gebildet wird. Man hat sie deshalb mit der besonderen Bezeichnung
Mongolenzellen, cutane Melanoblasten, belegt und faßt sie auf als stammes-
geschichtliches Überbleibsel eines bei den Affen weit ausgedehnten eignen
Pigmentsystems der Lederhaut.

Die Hornschicht, Stratum corneum (Abb. S. 331), besteht aus verhornten
Zellen, die kernlos geworden sind oder nur noch Überreste eines Kernes enthalten.
Sie bestehen aus einer Membran aus Horn, Keratin, sind flache Blasen, die durch
Flüssigkeitsaufnahme quellen können (Waschfrauenhände). Im Inneren finden
sich zahlreiche Körnchen, die sich in Essigsäure lösen oder mit manchen Farb-
stoffen färben lassen, ferner Fette und Lipoide. Daher ist die Haut auch an
denjenigen Stellen nicht mit Wasser benetzbar, an denen sich keine Talgdrüsen
befinden (Vola, Planta). Die Tonofibrillen des Stratum germinativum durchziehen auch das Stratum corneum und bestehen hier aus Keratin (vielleicht
auch im Stratum germinativum!). — Die Dicke der Hornschicht ist örtlich
sehr verschieden, am größten in der Planta und Vola. Mechanische Beanspruchung der Haut läßt die Hornschicht dicker werden (Schwielen).

Die Hornschicht ist die mechanische Schicht der Epidermis. Sie ist trocken
und derb, im Gegensatz zur Keimschicht, die so weich und plastisch ist, daß
man sie auch als Schleimschicht, Stratum mucosum, bezeichnet hat. Die
oberste Lage der Hornschicht wird in Form von Schüppchen abgeschilfert, die
an dichtbehaarten und dadurch mechanisch nicht unmittelbar beanspruchten
Hautstellen besonders groß sind (Schuppen der Kopfhaut). Bei Erkrankungen
der Haut kann dieser Prozeß wesentlich verstärkt werden (kleienförmige Ab-
schuppung nach Scharlach), bei manchen Krankheitsformen so gesteigert, daß
nicht einzelne Schuppen, sondern große Membranen abgestoßen werden (z. B.
nach Sonnenbrand, Masern). Amphibien und Reptilien stoßen die oberste
Epidermisschicht im ganzen Zusammenhang ab (Natternhemd).

Die Verhornung findet an der oberen Fläche des Stratum spinosum statt.
Die Zellen bilden nach Art eines Sekretes die Hornsubstanz, das Keratin.
Als Abfallprodukte entstehen dabei aus dem Protoplasma stark lichtbrechende
und intensiv färbbare grobe Körnchen, so daß die Zellen grobgranuliert erscheinen. Sie bilden in einer oder mehreren Lagen (je nach der Dicke der Hornschicht) das Stratum granulosum (Abb. S. 331). Die Substanz der Körnchen
wird Keratohyalin genannt, hat jedoch mit Horn nichts zu tun.

In einer anschließenden, an hornarmer Haut nur sehr dünnen Schicht sind
diese Körnchen nicht mehr enthalten. Diese Schicht erscheint fast homogen

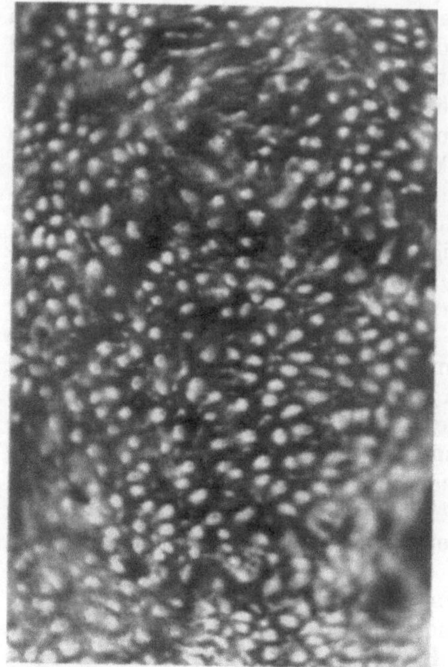

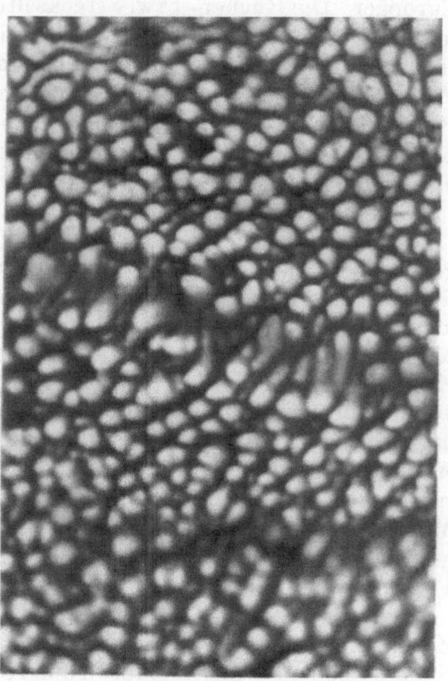

Abb. 146. Unterarm, Streckseite. 59jähr. Mann.

Abb. 147. Haut über der Patella. Vom gleichen
Mann wie Abb. 146.

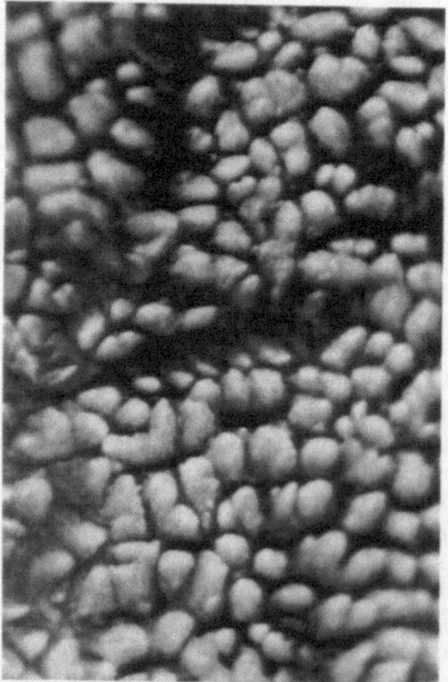

Abb. 146—152. Papillarkörper der Haut nach
Entfernung der Epidermis. Photogramme.
Vergr. 30/1. [Aus GREB, Z. Anat. 110 (1939),
Abb. 5, 14, 19, 8, 10, 11, 20. -- E.]

Abb. 148. Haut über dem Olecranon. 6jähr. Junge.

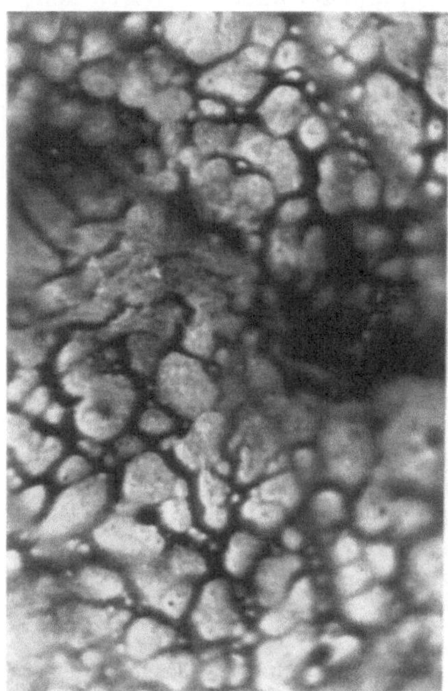

Abb. 149. Schulter (über dem Ursprung des M. deltoideus). 52jähr. Mann.

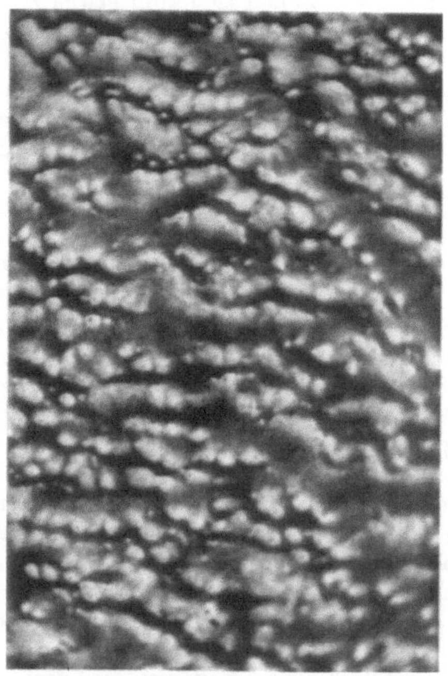

Abb. 150. Leistenbeuge. 59jähr. Mann.

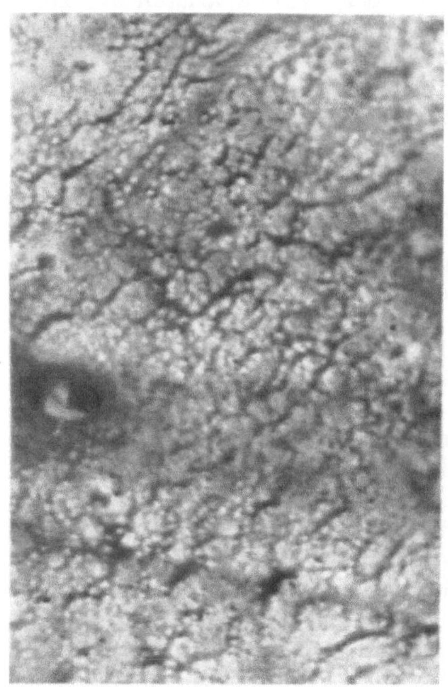

Abb. 151. Rücken (über dem medialen Schulterblattrand). Vom gleichen Mann wie Abb. 149.

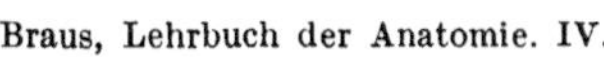

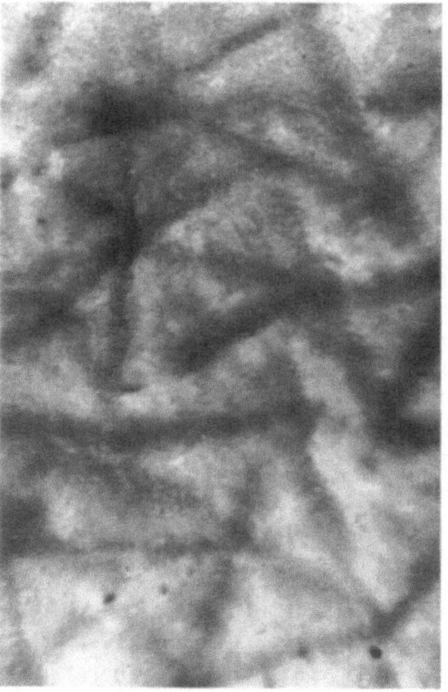

Abb. 152. Oberarm, Innenseite. 82jähr. Mann.

Braus, Lehrbuch der Anatomie. IV.

— auch von Zellen ist kaum etwas zu sehen —, und zeichnet sich durch hohes
Lichtbrechungsvermögen und besonderes färberisches Verhalten aus. Man nennt
sie Glanzschicht, Stratum lucidum (Abb. S. 331). An diese schließt sich
dann die Hornschicht im engeren Sinne, das Stratum corneum, an. Die optische
Homogenität der Glanzschicht beruht auf der Verflüssigung des Keratohyalins,
das man in diesem Zustand als Eleïdin (Eladin) bezeichnet. Die Körnchen
in den Schüppchen der Hornschicht sind nicht Keratohyalin und nicht Eleïdin.
Was aus dem Keratohyalin bzw. Eleïdin wird, ist nicht bekannt.

## b) Corium.

Corium
    Das Corium, die Lederhaut, bildet die derbe Unterlage der Epidermis
und formiert mit ihr zusammen die Haut im engeren Sinne, Cutis, Derma.
Die Epidermis ist Abkömmling des äußeren, das Corium des mittleren Keim-
blattes. Es geht hervor aus der Hautplatte des Ursegmentes, dem Dermatom
(Bd. 1, S. 26, 20), und bedingt die segmentale Gliederung der Haut (S. 86 ff.). Die
Epidermis ist ursprünglich nicht segmental gegliedert, wird es erst vom Corium
her. Allerdings bleibt die strenge Gliederung nach Ursegmenten beim Corium
nicht erhalten, die benachbarten Hautplatten durchdringen sich gegenseitig,
so daß die ursprünglich strenge Metamerie verlarvt wird. Die Grenzen der
alten Dermatome sind später nicht mehr zu erkennen, sondern nur aus der
Innervation zu erschließen (S. 86).

    Das Corium ist Träger der Blutgefäße und Nerven der Haut. Als mechanische
Schicht besteht es aus einem dichten Geflecht kollagener und elastischer Fasern.
Seine Oberfläche ist gegen die Epidermis scharf begrenzt, seine Unterfläche
geht mehr oder weniger allmählich in die Subcutis über (Abb. S. 347). Die
untere Fläche ist im großen und ganzen glatt, weist aber runde Grübchen auf,
in welche Fetträubchen der Subcutis hineinragen. Die Grübchen geben ihr
ein pockennarbiges Aussehen, an welchem man beim Abpräparieren der Haut
erkennt, daß man die Unterfläche des Coriums vor sich hat und in der richtigen
Schicht arbeitet. Vom Präparieren her weiß man aber auch, daß das Bild
der Hautunterfläche örtlich sehr verschieden ist. — Die Oberfläche des Corium
ist nichts weniger als glatt, weist vielmehr zahlreiche, mit bloßem Auge freilich
nicht erkennbare finger-, zapfen- oder höckerartige Fortsätze auf, die Papillen
(Abb. S. 336), die in ihrer Gesamtheit den Papillarkörper der Haut bilden.

Papillen
    Im größten Teil der Haut sind die Papillen flache, rundliche oder spitze
Höcker, die über das Corium herausragen. An anderen Stellen sind sie viel
höher und schmaler, fingerförmig, wieder an anderen fehlen sie gänzlich. Die
Abb. S. 336, 337 mögen eine Vorstellung verschiedener Formen und Anordnungen
geben. Die örtlichen Verschiedenheiten sind sehr groß, ohne daß man mit Sicherheit sagen könnte, warum. Rumpfhaut und Extremitätenhaut zeigen verschiedenen Typ des Papillarkörpers. Die Extremitätenhaut weist finger- oder zotten-
förmige Papillen auf, die Rumpfhaut hauptsächlich platten- oder kammförmige
(Abb. 146, S. 336). An mechanisch besonders beanspruchten Stellen, z. B. über
dem Olecranon und der Patella, sind die Papillen besonders mächtig und zahlreich
(Abb. 147, 148, S. 336). In der Haut des Gesichtes finden sich meist nur einzelne
Nester von Papillen, während die übrige Coriumoberfläche glatt ist. Auch individuell variiert der Papillarkörper sehr. In der Haut des Mons pubis z. B. habe ich
bei einem Menschen dichtstehende, sehr hohe Papillen, beim anderen nur ganz
flache, breite Höcker gefunden. In der Leistenhaut stehen die Papillen in Doppel-
reihen (Abb. S. 339), wie junges Getreide, das mit der Maschine gesät ist. In
der Felderhaut sind sie über die Fläche verteilt (Abb. S. 336) wie Saat, die
mit der Hand gestreut wurde und vollständig oder nur teilweise aufgegangen ist.
Die Papillenreihen der Leistenhaut werden nicht von Einzelpapillen gebildet,

sondern von Papillenbüscheln. In der Fußsohle findet man große Papillen in Form stumpfer Kegel, von deren jeder eine Anzahl langer, fast fadenartig dünner Papillen ausgeht. Besonders hohe schmächtige Papillen hat außer der Fußsohle der Nagelfalz und das Lippenrot. In den Furchen der Haut fehlen sie oder

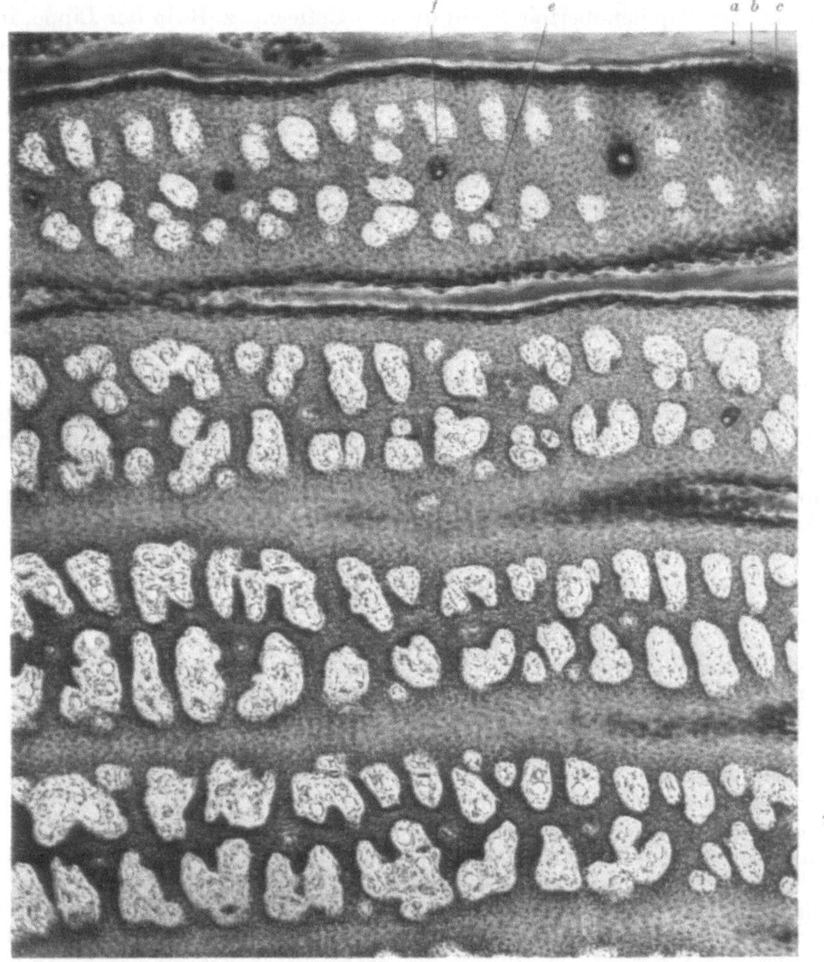

Abb. 153. **Flachschnitt durch Leistenhaut.** Fingerbeere. Getroffen sind 4 Leisten mit ihren Papillarreihen. In den Furchen die Schichten der Epidermis. *a* Stratum corneum, *b* Stratum lucidum, *c* Stratum granulosum, *e* Stratum germinativum zwischen den Papillen, *f* Schweißdrüsengang. (Aus PETERSEN, Histologie, Abb. 812. — E.)

sind sehr viel niedriger als in den Feldern und Leisten, manchmal erscheinen sie gegabelt (Abb. 147, S. 336). Beim Neugeborenen ist der Papillarkörper viel weniger entwickelt, und seine Weiterbildung verläuft in örtlich sehr verschiedenem Tempo: So bleibt die Fußsohle hinter allen anderen Körpergebieten weit zurück. Etwa um das 60. Lebensjahr beginnt eine Rückbildung des Papillarkörpers, die nach Ort und Maß individuell sehr verschieden verläuft, stellenweise bis zum völligen Schwund der Papillen führen kann (Abb. 152, S. 337).

Zwischen Höhe der Papillen und Dicke des Epithels besteht ein Zusammenhang: über hohen Papillen enthält das Epithel erheblich mehr Zellschichten als über niederen; je flacher der Papillarkörper, desto niedriger das Epithel und umgekehrt.

Die Papillen bestehen aus zartem kollagenen und elastischen Bindegewebe. Die kollagenen Fasern verlaufen in der Längsrichtung der Papille, die elastischen bilden ein engmaschiges Netz. An manchen Hautstellen bilden die elastischen Fasern an der Papillenoberfläche ein dichtes Geflecht, z. B. in der Lippe, in der Fingerbeere (Abb. S. 343). Ob dies ein regelmäßiger Befund ist, vermag ich nicht zu sagen. Die Haut variiert ja in ihrem Bau von Mensch zu Mensch sehr stark.

Capillar-
schlingen
der Papillen
Jede Papille enthält mindestens eine Capillarschlinge, und nur in Papillen finden sich capillare Blutgefäße der Haut, nicht zwischen den Papillen, nicht in der Epidermis, nicht im Corium. Erst die Subcutis enthält wieder Capillaren (S. 355). Eine mechanische Rolle, etwa im Sinne einer Verzahnung des Epithels mit dem Corium („Haftkämme", S. 332) kommt dem Papillarkörper kaum zu. Sonst müßte sich die Epidermis von dem papillenlosen Corium des Greises viel leichter ablösen als an der papillenreichen Haut. An die Papillen sind streng gebunden bestimmte Sinnesorgane, die MEISSNERschen Tastkörperchen. In der Haut der Fingerbeere spricht man deshalb geradezu von Gefäßpapillen und Tastpapillen.

Die Capillarschlingen in den Papillen sind sehr einfach gestaltet: arterieller und venöser Schenkel laufen parallel zueinander und sind durch einen kurzen Bogen miteinander verbunden, also der Form einer Haarnadel entsprechend. Quere Anastomosen zwischen den Schenkeln fehlen, ebenso zwischen den Schlingen untereinander. Jede Schlinge geht für sich allein unmittelbar aus der Arterie hervor und mündet unmittelbar in die Vene ein. Von einer netzförmigen Anordnung, von einem Capillarnetz wie in anderen Organen ist keine Rede. Die Anordnung ist ganz einzigartig im menschlichen Körper. Sie erinnert in ihrer einfachen Gestaltung an die Gefäßschlingen in den äußeren Kiemen junger Fisch- und Amphibienlarven.

Form und Zahl der Capillarschlingen entspricht der Ausbildung des Papillarkörpers. Es gibt also capillarreiche und capillararme Hautgebiete, solche mit flachen und solche mit hohen Capillarschlingen. Immer geht die Bildung von Papillen mit der von Capillarschlingen einher, so daß es keine Papillen ohne Capillaren und keine Capillaren ohne Papillen gibt.

Mit geeigneter Methodik kann man die Capillarschlingen in der Haut des Lebenden untersuchen (Capillarmikroskopie). Die örtlichen Verschiedenheiten treten dabei sehr eindrucksvoll hervor. Auch zeigen sich die individuellen Unterschiede und die funktionellen Veränderungen. Keineswegs sind immer alle Capillarschlingen offen und durchströmt, viele sind geschlossen („Ruhecapillaren"). Unter vielerlei Einflüssen von außen und innen ändert sich Zahl und Weite der durchströmten Capillaren, im groben kenntlich an der Veränderung der Hautfarbe, genauer im capillarmikroskopischen Bilde. Werden diese funktionellen Änderungen längere Zeit aufrechterhalten, so können sie irreversibel werden und als anatomische Veränderungen erhalten bleiben. Das anatomische Bild des Papillarkörpers ist also veränderlich. Seine individuellen Varianten werden dadurch so vermehrt, daß wir vorerst mangels ausreichender Untersuchungen nicht imstande sind, nach einem einzelnen mikroskopischen Präparat eindeutig zu beurteilen, ob eine normale oder durch funktionelle Änderung der Capillaren veränderte Haut vorliegt. Funktionelle Änderungen an den Capillarschlingen können zu anatomischen Änderungen führen. Dadurch werden die Bedingungen für die Funktion der Capillaren verändert und die Reaktionsfähigkeit der Haut. Die Capillaren in unbedeckter und von Kleidung bedeckter Haut verhalten sich verschieden. Luft und Licht ändern das funktionelle und allmählich auch das anatomische Verhalten der Hautcapillaren. Dauernde

Besonnung der Haut bewirkt neben der Pigmentbildung Capillarveränderungen.
Alle hellfarbigen Völker schützen sich durch Kleidung dagegen. Bei den dunkel-
farbigen bildet das reichliche Pigment offenbar hinreichend Schutz.

Die Papillen sitzen auf einer dünnen einheitlichen Schicht des Corium, dem **Stratum subpapillare**, das die oberflächlichen Arterien, Venen und Nerven enthält, im übrigen ein feinfädiges Flechtwerk kollagener und elastischer Stratum subpapillare, Stratum compactum

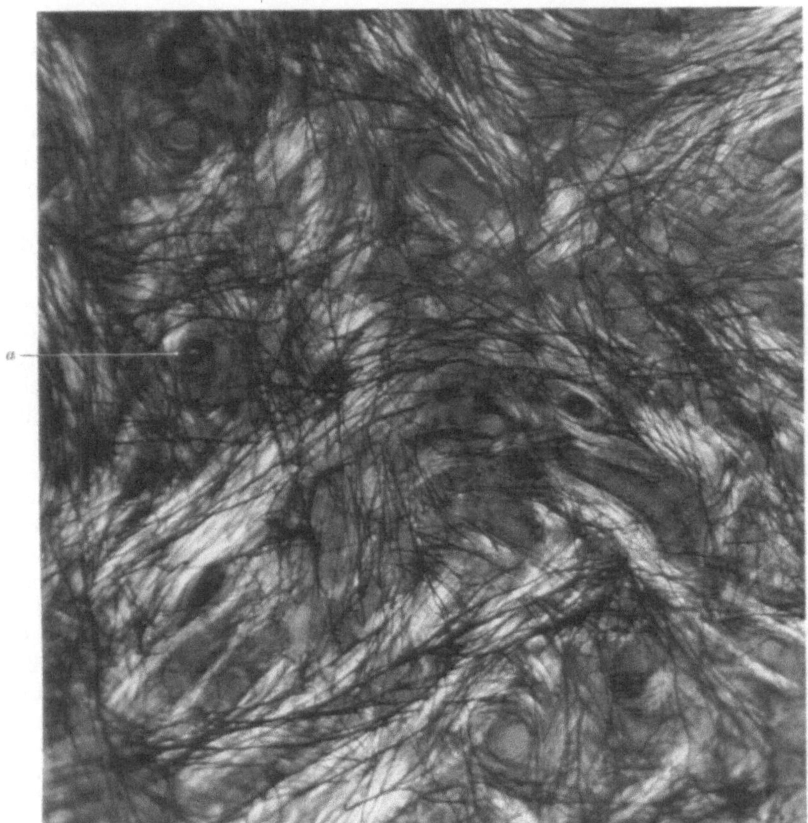


Abb. 154. Elastische Fasern des Corium. Haut vom Fingerrücken, Flachschnitt. Elastische Fasern
schwarz, kollagene Bündel hell. *a* Schweißdrüsengang. (Aus PETERSEN, Histologie, Abb. 805. — E.)

Fasern darstellt. Dadurch unterscheidet es sich (Abb. S. 343) von dem erheblich dickeren grobbündeligen **Stratum compactum**, an welches sich dann
die Subcutis anschließt. Beide Schichten gehen allmählich ineinander über.
In ihrer Textur sind sie außer durch die Faserdicke nur in soweit unterschieden,
als die Blutgefäße im Stratum subpapillare im wesentlichen parallel zur Hautoberfläche verlaufen, im Stratum compactum schräg und senkrecht dazu. Die
elastischen Fasern folgen fast genau der Richtung der kollagenen Bündel, so daß
ihre Anordnung mit der der kollagenen Fasern in der Hauptsache beschrieben ist
(Abb. S. 341).

Von der Webart des Coriums ergeben mikroskopische Präparate ein ganz unzu-
längliches Bild. Die klarsten Aufschlüsse habe ich gewonnen, indem ich zu Leder
gegerbtes oder getrocknetes formolfixiertes menschliches Corium unter der stereoskopischen Lupe zerfaserte. Ich habe nicht die ganze Haut untersuchen können.
Da aber alle untersuchten Stücke annähernd die gleichen Bilder ergaben, so kann
die folgende Darstellung jedenfalls für den größten Teil der Haut gelten.

Das Corium ist gewebt ähnlich wie ein Tuch: die kollagenen Bündel laufen in zwei Hauptrichtungen wie Kette und Schuß, in Ebenen parallel der Hautoberfläche. Wie der Schußfaden abwechselnd über und unter den Kettfäden läuft, so auch das kollagene Bündel der einen Richtung über und unter dem der anderen. Die beiden Richtungen stehen nicht senkrecht aufeinander, sondern schräg. Die von ihnen gebildeten Maschen sind daher rhombisch, nicht quadratisch. Nur ausnahmsweise kommt rechtwinklige Durchflechtung mit rechteckigen Maschen vor, z. B. an der Außenseite der Hüfte.

Die Dicke der kollagenen Bündel, der Kett- und Schußfäden des Gewebes, ist im Stratum subpapillare gering, nimmt im Stratum compactum plötzlich stark zu und wird gegen die Subcutis zu noch größer. Die dicksten Bündel liegen an der Unterfläche des Coriums, die zartesten im Stratum subpapillare. Die Faserrichtungen bleiben dabei unverändert. Mancherorten sind die Bündel der einen Verlaufsrichtung dicker als der anderen, sozusagen der Kettfaden stärker als der Schußfaden. Die Länge der Fäden scheint mit ihrer Dicke einherzugehen, die dünnen Fäden des Stratum subpapillare sind kürzer als die des Stratum compactum, die wohl einen oder einige Zentimeter lang sein können.

Der einzelne Faden des Gewebes, ein Bündel kollagener Fibrillen, ist parallelfaserig wie Bast, nicht gedreht und gezwirnt. Die Lederhaut ist also nicht eigentlich wie ein Tuch gewebt, sondern wie eine Bastmatte geflochten. An sich besteht sie aus einer Anzahl von Lagen. Aber dadurch, daß im Flechtwerk Fäden aus der einen Lage in die nächsthöhere oder die nächsttiefere eintreten, werden die Lagen untereinander zu einer festen Einheit verbunden.

Das Flechtwerk ist so dicht, die Fäden liegen so dicht aneinander, daß keine Zwischenräume entstehen, also keine „Maschen". Nur künstlich kann man die Fäden zu Maschen auseinanderdrängen. Um Blutgefäße, Haare, Schweißdrüsengänge sind besondere Kanäle durch umbiegende Fäden gebildet. Die Fäden sind so geschlungen, daß die Kanäle niemals verengt oder gar geschlossen werden können. Oft ziehen in diesen Kanälen auch noch Faserbündel in der Richtung senkrecht zur Oberfläche. Auch sonst findet man durch das Flechtwerk dünne Faserbündel in dieser Richtung durchgezogen, die zumeist aus dickeren Bündeln stammen, die aus der Subcutis in die Unterfläche des Coriums eintreten und in diesem in dünne Bündel sich auflösen. An den Stellen, wo die Haut mit der Unterlage fester verbunden ist (S. 328), sind diese zur Oberfläche aufsteigenden Bündel sehr mächtig (Retinacula) und strahlen büschelförmig in das Corium aus (Abb. S. 343).

Die elastischen Fasern des Coriums sind an Masse weit geringer als die kollagenen und verlaufen mit diesen in fast genau gleicher Richtung. Dünne kollagene Bündel sind von wenigen dünnen elastischen Fasern begleitet, dicke von vielen stärkeren. Auch an der Bildung der besprochenen Gefäß- (usw.) Kanäle sind die elastischen Fasern parallel mit den kollagenen beteiligt (Abb. S. 341).

Mit dem Alter nimmt das elastische Gewebe im Corium zu, und zwar stärker als die kollagenen Fasern, die ebenfalls im hohen Alter vermehrt werden, wahrscheinlich wenigstens. Wegen der starken individuellen Variationen und den oben besprochenen Veränderungen ist die Frage noch nicht völlig geklärt. Die Haut, und gerade auch das Corium, unterliegt während des ganzen Lebens einem Umbau, der wahrscheinlich weitgehender ist als man bisher weiß. Wie die ähnlichen Umbauten in anderen Organen erfolgen sie zum Teil schubweise.

Das Corium ist wie alles faserige Bindegewebe an sich arm an Zellen, aber das adventitielle Gewebe der Gefäße, besonders im Stratum subpapillare, ist ungewöhnlich reich entwickelt. Darüber wird bei den Gefäßen gesprochen werden (S. 355).

Vereinzelt finden sich im Corium glatte Muskelzellen, abgesehen von den Musc. arrectores pilorum (S. 369). In großen Mengen liegen sie in der Brustwarze und im Warzenhof (S. 353) und in der Haut des Scrotums, dessen Tunica dartos sie bilden.

Blutcapillaren fehlen außer in den Papillen vollkommen. Obwohl man gelegentlich einmal eine langgestreckte Capillarmasche im Stratum subpapillare

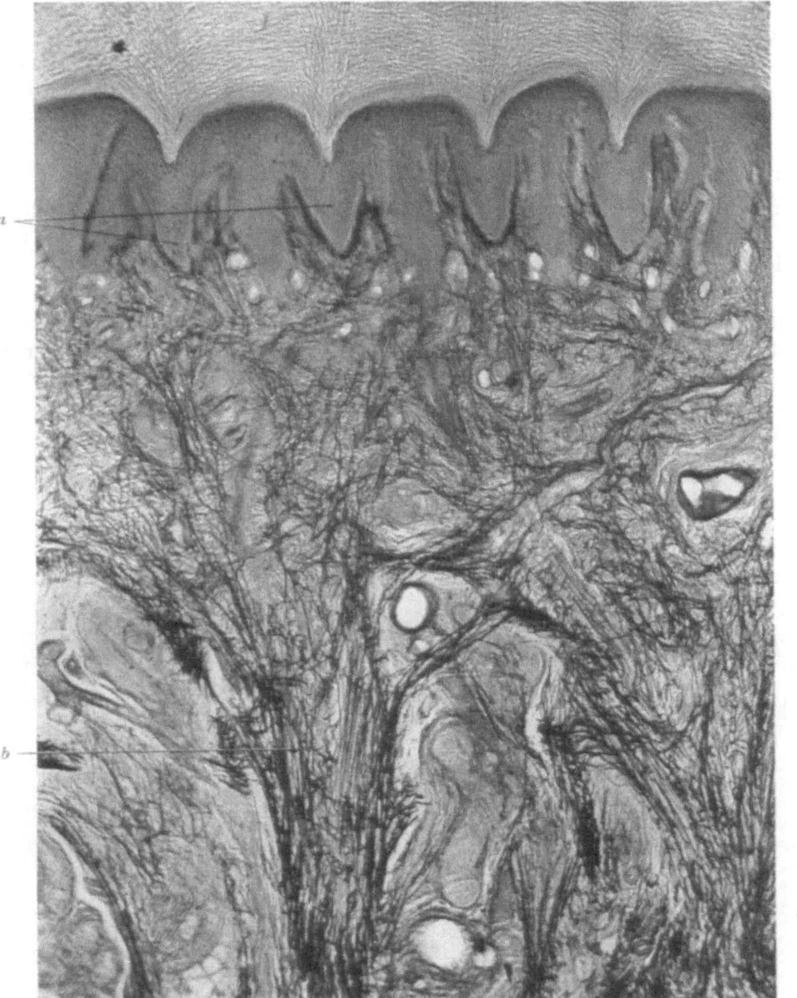

Abb. 155. **Retinacula cutis** (*b*). Fingerkuppe, Querschnitt. Schwarz elastische Fasern. Den elastischen Fasern entsprechen die kollagenen. *a* Haftkämme mit Fassungen aus elastischen Fasern. (Aus PETERSEN, Histologie, Abb. 816. — E.)

beobachten kann, darf man doch sagen, daß außer dem Papillarkörper das Corium völlig capillarfrei ist und lediglich Arterien und Venen enthält (S. 355). Erst die Subcutis weist wieder Capillaren auf, aber nur an den Drüsen und Fettläppchen.

Mit der Flechtart des Coriums hängt, wahrscheinlich wenigstens, die Spaltbarkeit der Haut zusammen, die in den Spaltlinien ihren Ausdruck findet. Spaltlinien der Haut

Sticht man eine runde Ahle in die Haut, so bleibt nach dem Herausziehen die Öffnung nicht rund, sondern wird spaltförmig. Wird die ganze Hautoberfläche so untersucht, so zeigen die spaltförmigen Öffnungen eine ganz bestimmte Ordnung, sie laufen in bestimmten Richtungen, in den Spaltlinien. Von der intrauterinen Entwicklung bis zur fertig gebildeten Haut wechselt die Richtung der Spaltlinien mehrfach, was man als Ausdruck verschiedener Wachstumsrichtung und dadurch bedingter Spannungsänderung deutet. So laufen sie an den Extremitäten zeitweise längs, zeitweise zirkulär, endgültig dann längs. Wo Spaltliniensysteme verschiedener Richtung einander begegnen, gehen sie nicht ineinander über, sondern lassen zwischen sich eine Art Indifferenzgebiet. Sticht man hier die Ahle ein, so wird die Einstichöffnung nicht spaltförmig, sondern dreieckig. Schneidet man mit dem Messer die Haut bis in die Subcutis in der Richtung der Spaltlinien durch, so bleibt die Wunde linienförmig, schneidet man senkrecht zu den Spaltlinien, so klafft der Schnitt.

Wodurch die Erscheinung der Spaltlinien bedingt ist, ist nicht völlig aufgeklärt. Es ist mir wie anderen Untersuchern bisher nicht gelungen, etwa eine eindeutige Beziehung zum Verlauf der Bindegewebsbündel im Corium zu finden, ebensowenig zu den Feldern der Hautoberfläche. In vielen Gegenden stellen sich Spalten in die längere Diagonale der rhombischen Felder, z. B. an Schulter und seitlicher Brustwand, anderwärts aber nicht, z. B. unterhalb der Spina ilica ventralis (anterior sup.) und des Leistenbandes. Spannungsänderung der Haut durch Änderung der Gliedstellung, z. B. Abduktion des Armes, ändert die Richtung der Spaltlinien nicht.

### c) Subcutis.


Die Subcutis, Tela subcutanea, wird dargestellt von einem System fetterfüllter Kammern (Abb. S. 344, 345). Die Wände der Kammern sind aus kollagenen Bündeln gebildet, denen elastische Fasern beigefügt sind. Die Kammern

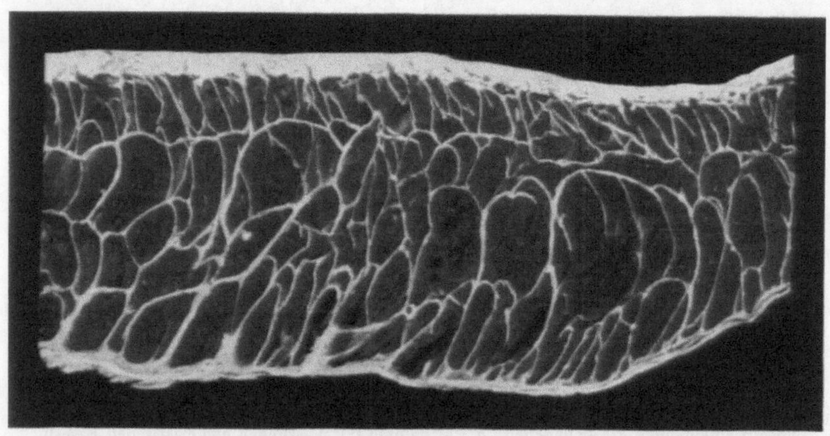

Abb. 156. Subcutis. Gefrierschnitt senkrecht durch die Gesäßhaut bis auf die Glutäalfascie. Erwachsener, natürliche Größe. Bindegewebe hell. Heller Streifen oben: Corium, unten Fascia glutaea.
[Nach E. BLECHSCHMIDT, Z. Zellforsch. 12 (1930), Abb. 3. — E.]

sind nahezu völlig geschlossen und ganz mit Fettzellen erfüllt. Die cutisnahen Kammern enthalten zugleich die Knäuel der Schweißdrüsen (Abb. S. 347). Die Größe und Form der Kammern und die Dicke ihrer Wände ist örtlich sehr verschieden. Doch sind im allgemeinen die von der Cutis geschlossenen oberflächlichsten und die von der Fascie geschlossenen tiefsten Kammern kleiner als die mittleren. Die stärksten Wände finden sich unter mechanisch stark beanspruchter Haut (Handteller, Fußsohle). Hier sind die Wände zum Teil so gerichtet, daß die einen senkrecht zur Hautoberfläche stehen, die anderen teils parallel, teils schräg dazu. Die senkrechten Wände bilden zugleich die Retinacula cutis. Man könnte hier von stehenden Kammern sprechen, unter verschieblicher Haut von liegenden, da hier die Richtung senkrecht zur Oberfläche eine untergeordnete Rolle spielt und die schrägen und parallelen im Vordergrunde stehen. Dickwandige Kammern sind durch dünne Zwischenwände mehr oder weniger vollständig unterteilt.

Die Kammern sind ausgefüllt von Fettzellen, die gegen die Kammerwand durch eine dünne, gegen diese verschiebliche Membran abgeschlossen sind (Abb. S. 345, links). Die wandständigen Fettzellen sind kleiner als die übrigen. In der Subcutis ist also ein System flüssigkeitserfüllter Kammern gegeben, die form-, aber nicht volumveränderlich sind. Die Subcutis wirkt mechanisch wie eine Anzahl Lagen kleiner Wasserkissen. Die mechanische Leistung der einzelnen Fettzellen ist hier in eine erheblich größere Dimension gesteigert. Diese Grundkonstruktion ist an den verschiedenen Hautstellen je nach der örtlichen Beanspruchung abgewandelt.

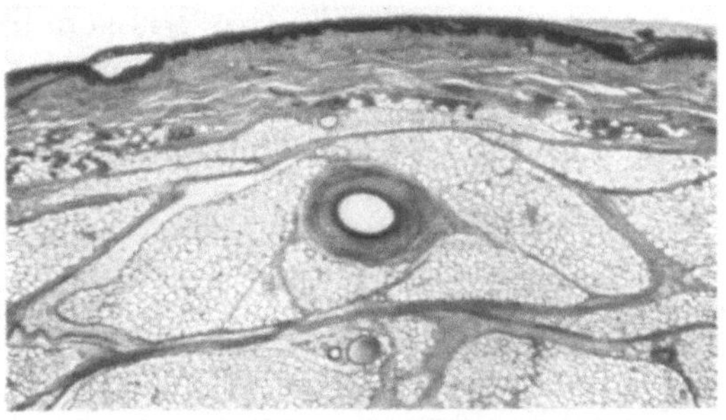

Abb. 157. Subcutane Vene. Querschnitt durch Haut und Subcutis des Handrückens.
[Nach E. FREERKSEN, Z. Anat. 108 (1937), Abb. 17. — E.]

Die Blutgefäße und Nervenstämme laufen an mechanisch stark beanspruchten Hautstellen in den Wänden der Kammern, in verschieblicher Haut in den Kammern selber, in denen sie durch dünne Bindegewebsplatten beweglich aufgehängt sind (Abb. S. 345), wie sich bei Bewegungen am Handrücken oder am Ausweichen vor der Punktionsnadel beobachten läßt. Nach der Oberfläche zu sind die Kammern der Subcutis durch das Corium abgeschlossen. Den unteren Abschluß bildet entweder die unterliegende Fascie oder eine eigene dünne Abschlußmembran, die Fascia superficialis s. subcutanea. Ist eine solche ausgebildet, so liegt zwischen ihr und der Hauptfascie wieder eine Schicht von Fettzellen.

Die Menge des Fettgewebes in der Subcutis, das subcutane Fettpolster, Subcutanes Fettpolster
Panniculus adiposus, schwankt, wie bekannt, sehr stark. Daß auch bei stärkster Entwicklung des subcutanen Fettpolsters bestimmte Stellen der Haut verhältnismäßig fettarm bleiben, wurde bereits erwähnt (S. 329). Die Dicke des Fettpolsters ist weitgehend abhängig von hormonalen Einflüssen, besonders von seiten der Keimdrüsen. Mit Eintritt der Pubertät ändert sich die Verteilung des subcutanen Fettes, ebenso nach Erlöschen der Keimdrüsentätigkeit. Fehlen der Keimdrüsenfunktion ist begleitet von erhöhter Fettablagerung in der Subcutis (Dystrophia adiposogenitalis, Kastraten). Das verhältnismäßig starke subcutane Fettpolster der Frau ist ausgesprochenes sekundäres Geschlechtsmerkmal. Seine besondere regionäre Verteilung ändert sich bei aktiver Geschlechtsfunktion, besonders bei der Gravidität. Die Anordnung des subcutanen Fettes an Hüften und unterer Extremität ist bei der verheirateten Frau anders als bei der Virgo, und wieder anders bei der Frau, die geboren hat.

Schwindet das subcutane Fett, so legen sich die Wände der nun leeren Kammern aneinander, die Haut wird zu weit und umschließt den Körper nicht mehr so eng wie vorher. Daß die Haut des Greises schlaff und faltig ist, liegt nicht so sehr daran, daß sie selbst, die Cutis, weiter geworden wäre, als an dem Wegfall des subcutanen Fettes bei gleichzeitiger Volumverringerung der Muskulatur infolge Atrophie. Der Cutisschlauch, der den Arm umhüllt, bleibt gleich weit, aber sein Inhalt wird wesentlich schmächtiger durch den Fett- und Muskelschwund. Daneben unterliegt die Cutis selbst gewissen Altersveränderungen. Sie wird trockener, fettärmer und verliert an Elastizität. Hebt man am Handrücken zwischen 2 Fingern eine Hautfalte auf, so verstreicht sie beim Jugendlichen nach dem Loslassen sofort, beim Greis bleibt sie eine Weile stehen. Dabei spielt die geringe Spannung der Greisenhaut die Hauptrolle. Infolge ihrer zu großen Weite sind die einzelnen elastischen Elemente weniger stark gespannt und weniger zugkräftig. An Masse sind sie zwar stärker entwickelt als im Jugendalter, aber trotzdem wegen ihrer geringeren Spannung weniger wirksam.

## 3. Die Drüsen der Haut.

In der Haut kommen drei Arten von Drüsen vor, die sich durch ihren Sekretionstyp unterscheiden: die mero- oder ekkrinen Knäueldrüsen, die apokrinen Knäueldrüsen und die holokrinen Talgdrüsen. Die Knäueldrüsen sind einfache, unverzweigte tubulöse Drüsen, die an ihrem Ende zu einem Knäuel aufgewunden sind, die Talgdrüsen sind verzweigte alveoläre Drüsen. Die ekkrinen Knäueldrüsen, die Schweißdrüsen, kommen allenthalben in der Haut vor, die apokrinen Knäueldrüsen (Duftdrüsen) und die Talgdrüsen sind an die Haare gebunden.

Die **Schweißdrüsen**, Glandulae sudoriferae, entstehen als epitheliale Zapfen der Epidermis zuerst in der unbehaarten Leistenhaut (vom 2. Embryonalmonat an). Ihre Ausmündungen liegen in einer Reihe auf der Höhe der Leisten, wie man z. B. an der Fingerbeere leicht erkennen kann. In der behaarten Felderhaut treten von vornherein im Umkreis der Haaranlage 6—10 Schweißdrüsenanlagen auf. Die Epithelzapfen wachsen in die Tiefe und winden sich in den mittleren oder tiefen Schichten des Coriums oder in der Subcutis zu einem rundlichen Knäuel auf (Abb. S. 347). Die ersten Windungen des Knäuels pflegen noch den Charakter des Ausführungsganges, die anderen den des sezernierenden Anteils zu zeigen. Der Ausführungsgang durchsetzt fast gerade gestreckt die Lederhaut und das Stratum germinativum der Epidermis und ist bis in das Stratum subpapillare stets von einem lockeren Venengeflecht begleitet. In der Felderhaut zieht er schräg durch die Epidermis hindurch, in der Leistenhaut vom Stratum granulosum an in korkzieherartig gewundenem Verlaufe.

Die in einfacher Lage geordneten Zellen des sezernierenden Endstückes sind kubisch bis zylindrisch, das Lumen ist höchstens so weit wie eine begrenzende Zelle hoch ist. Die Schläuche sind von vorwiegend zirkulär geordneten elastischen Fasern umgeben, ebenso der Ausführungsgang; den Endstücken liegen in der Längsrichtung dünne stabförmige Muskelzellen, „Stabzellen", an, die oft in Rinnen an der Außenfläche der Drüsenzellen eingesenkt sind. An den sezernierenden Teil schließt sich unvermittelt der mit einem zweischichtigen Epithel ausgekleidete Ausführungsteil an. Seine innere, aus flachen Zellen aufgebaute Schicht nimmt innerhalb der Epidermis den Charakter einer Membran an. Beim Durchtritt durch das Stratum granulosum finden sich in ihr Keratohyalinkörner wie in den Zellen dieser Schicht.

In bestimmten Sekretionsphasen enthalten die Zellen des Endstückes Sekretgranula wie in anderen mero-(ek-)krinen Drüsen.

Im Bereiche der Knäuel sind die Drüsen von einem außerordentlich reichen Netz von Blutcapillaren in sehr charakteristischer Anordnung umsponnen. Zu jedem Drüsenknäuel gehört ein eigener Capillarknäuel.

Die **apokrinen Knäueldrüsen**, den Duftdrüsen der Säugetiere ent- sprechend, sind außer durch den Bau der sezernierenden Endstücke von den ekkrinen Schweißdrüsen unterschieden durch ihren unmittelbaren Zusammenhang mit Haarfollikeln, durch ihr späteres embryonales Auftreten, durch ihr Vorkommen nur an bestimmten Stellen der Haut und durch ihre Beziehungen zu der Keimdrüsentätigkeit. Zu voller Entwicklung gelangen sie erst mit dem Eintreten der Pubertät und gehören dadurch zu den sekundären Geschlechtsmerkmalen. Sie kommen vor in der Achselhöhle, am Mons pubis, am Scrotum und den Labia maiora, am Damm und in der Umgebung der Analöffnung und

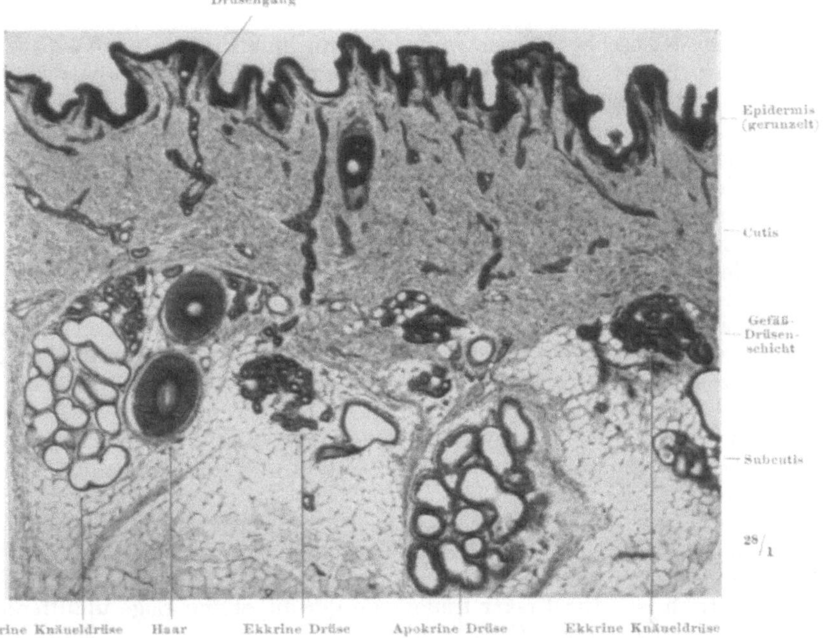


Abb. 158. Achselhaut. (Aus PETERSEN, Histologie, Abb. 835. — E.)

im Warzenhof der Brustdrüse. Sie sind bei der Frau im allgemeinen stärker entwickelt als beim Manne. Im Alter werden sie großenteils rückgebildet. In abweichender Ausbildung finden sie sich an den Wimpern im Augenlid (MOLLsche Drüsen), im Vestibulum nasi und im äußeren Gehörgang (Ohrenschmalzdrüsen). Stets sind sie an Haare gebunden: ihr Ausführungsgang mündet oberhalb der Talgdrüsen in den Haartrichter. Ausnahmsweise kann die Mündung nachträglich an die freie Hautoberfläche neben dem Haar verlegt werden. Die Entwicklung geht stets von der Haaranlage aus. Mit den Schweißdrüsen haben sie lediglich die äußere Form gemein, den langen unverzweigten Ausführungsgang und die Ordnung des Endstückes in einen Knäuel. Da Schweißdrüsen überall in der Haut vorkommen, finden sie sich auch zwischen den apokrinen Knäueldrüsen. Durch den verschiedenen Bau sind sie sofort erkennbar (Abb. S. 347).

Die Endstücke sind sehr weit, die sezernierenden Zellen, einschichtig, sind je nach der Sekretionsphase kubisch bis hochzylindrisch. Auf der Höhe der Sekretionstätigkeit enthalten sie Sekretkörnchen und stoßen den innersten Teil des Protoplasmas ab, weshalb sie zu den apokrinen Drüsen zu rechnen sind. Außen sind ihnen stabförmige Muskelzellen angelagert. Der Ausführungsgang

Apokrine
Knäuel-
drüsen

hat zweischichtiges Epithel und ist scharf gegen das Endstück abgesetzt. An der Bildung des Knäuels ist er gewöhnlich nicht beteiligt.

Die Blutgefäße verhalten sich ähnlich wie bei den Schweißdrüsen.

Die Knäuel sind, mindestens an den Achseldrüsen, so groß, daß man sie leicht mit bloßem Auge sehen kann. Präpariert man die Haut der Achselhöhle ab, so werden sie als bräunliche Knötchen an der Unterfläche der Cutis sichtbar in dem den Achselhaaren entsprechenden Felde.

Die Gesamtheit der apokrinen Achseldrüsen hat man als Achselhöhlenorgan bezeichnet. Die Voraussetzung dazu, die zyklischen Änderungen im Zusammenhang mit dem Menstruationszyklus, ist aber unzutreffend, mindestens umstritten.

Über die MOLLschen Drüsen und die Ohrschmalzdrüsen s. S. 438 bzw. 493.

**Talgdrüsen**　　Die Talgdrüsen, Glandulae sebaceae, sind der Form nach alveoläre Drüsen, gedrungene kolbenförmige Körper mit kurzem Ausführungsgang, der in den Haartrichter einmündet, also oberhalb der Stelle, an welcher sich das Haar von seinen Wurzelscheiden gelöst hat (Abb. S. 368). Zu jedem Haar gehört eine Talgdrüse, gewöhnlich mehrere Drüsenkolben mit einem gemeinsamen Ausführungsgang. Die Drüsenkolben oder -körper besitzen kein Lumen, sondern sind massiv aus Zellen aufgebaut. Die äußersten bilden eine geschlossene Lage kleiner kubischer Zellen, alle anderen sind weit größer, polyedrisch, mit einem grobwabigen Protoplasma, in dessen Waben das fettartige Sekret eingelagert ist. Gegen den Ausführungsgang hin zeigen die Kerne dieser Zellen deutliche Zeichen des Absterbens: sie verlieren ihre Kugelform, ihre Oberfläche wird zackig, das Chromatin rückt zusammen, so daß im Schnitt diese Kerne als dunkel gefärbte Sterne erscheinen. Noch weiter zum Ausführungsgang hin werden diese geschrumpften, „pyknotischen" Kerne kleiner und verschwinden schließlich ganz, wie auch die Zellkörper und -grenzen undeutlich werden und verloren gehen. Diese Erscheinungen sind der gestaltliche Ausdruck des Absterbens der Zellen und ihres Eingehens in das Sekret, den Hauttalg, in welchem man höchstens noch unkenntliche Reste der Zellen findet. Im lebendigen Ablauf der Sekretbildung gehen die Zellen zugrunde (Nekrobiose), wie es für die holokrinen Drüsen charakteristisch ist. Ihr Ersatz findet von der äußersten Lage undifferenzierter kubischer Zellen her statt (Ersatzzellen).

**Freie Talgdrüsen**　　Außer den an die Haare gebundenen Talgdrüsen kommen regelmäßig auch freie Talgdrüsen ohne Zusammenhang mit Haaren vor: im Lippenrot, an der Brustwarze (Abb. S. 349), an der Glans penis (TYSONsche Drüsen, Bd. 2, S. 451, *456*), an den Labia minora, in der Umgebung des Anus. Nicht selten finden sie sich auch in der Wangenschleimhaut in dem Teil, der durch Verkürzung der ursprünglich sehr breiten Mundspalte entstanden ist, also in der gleichen Linie wie die Glandulae buccales. Sind sie hier außergewöhnlich groß, so sind sie durch die Schleimhaut hindurch als gelbliche Knötchen sichtbar.

In besonderer Form und Anordnung finden sich Talgdrüsen in den Augenlidern (MEIBOMsche Drüsen, S. 438).

**Milchdrüse**　　Die Milchdrüsen, Brustdrüsen, Mammae, ein Charakteristicum der Säugetiere, Mammalia, sind Hautdrüsen, sie nehmen ihren Ursprung von der Epidermis. Bei menschlichen Embryonen von etwa 8—10 mm größter Länge, also im 2. Monat der Schwangerschaft, findet sich wie bei Säugerembryonen jederseits in der seitlichen Rumpfwand ein Streifen verdickten Epithels, der sich vom Ansatz der oberen Extremität bis zu dem der unteren erstreckt, die „Milchleiste". Im Bereiche dieses Streifens bilden sich die Milchdrüsen in der für die verschiedenen Säuger typischen Zahl und Anordnung zunächst ähnlich den Haar- und Schweißdrüsenanlagen als kugelige Verdickungen des Epithels, die dann durch Streckung und Sprossung zu verzweigten Schläuchen

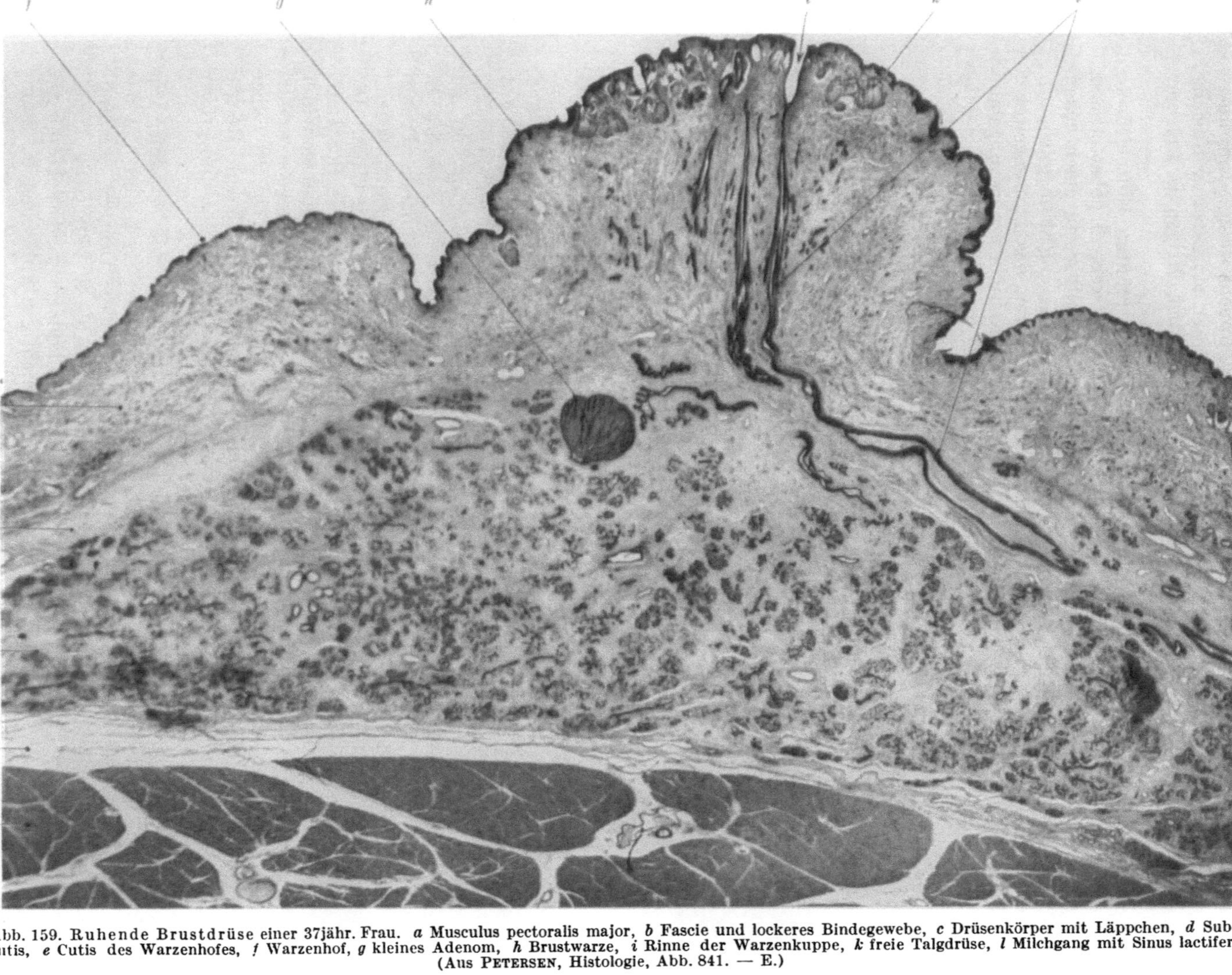

Abb. 159. Ruhende Brustdrüse einer 37jähr. Frau. *a* Musculus pectoralis major, *b* Fascie und lockeres Bindegewebe, *c* Drüsenkörper mit Läppchen, *d* Subcutis, *e* Cutis des Warzenhofes, *f* Warzenhof, *g* kleines Adenom, *h* Brustwarze, *i* Rinne der Warzenkuppe, *k* freie Talgdrüse, *l* Milchgang mit Sinus lactifer. (Aus PETERSEN, Histologie, Abb. 841. — E.)

umgewandelt werden. Sie werden bei beiden Geschlechtern in gleicher Weise angelegt und wachsen bis zum Beginn der Pubertät nur sehr wenig. Erst unter der Wirkung der Hormone des Ovariums werden sie zu stärkerer Entfaltung gebracht, erlangen aber ihre volle Ausbildung zu wirklich tätigen Drüsen nur durch den Einfluß der Schwangerschaftshormone.

Stroma      Jede Milchdrüse besteht aus mindestens 15—20 getrennten Einzeldrüsen, die in ein gemeinsames Stroma aus sehr derbem Bindegewebe eingebettet sind (Abb. S. 350). Präparatorisch ist nur dieses Stroma darstellbar, die eigentlichen Drüsen mit dem Messer aus ihm herauszupräparieren ist nicht möglich. In der ruhenden Drüse überwiegt das Stroma an Masse weit das Drüsengewebe, bei tätiger Drüse ist es umgekehrt. Dieser Bindegewebskörper ist ungefähr eine Kugelkalotte, die dem Musc. pectoralis maior und über dessen seitlichen Rand hinaus dem Serratus lateralis aufliegt, mit der Fascie der Muskeln durch ein lockeres Bindegewebe verbunden (Abb. S. 349) und daher gegen die muskulöse Unterlage verschieblich. Eine feste Verbindung zwischen beiden ist immer pathologisch. Die Unterfläche des Bindegewebskörpers paßt sich der Form seiner muskulösen Unterlage an, ist glatt und etwas gehöhlt. Die Außenfläche ist durch Gruben und Buchten sehr verschiedener Größe und Tiefe unregelmäßig gestaltet. In der unteren und

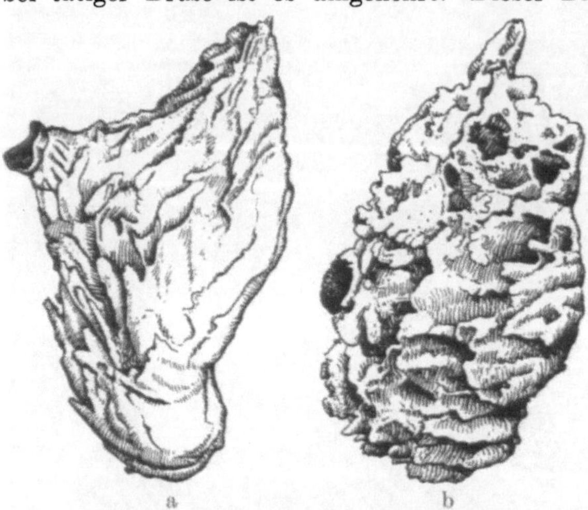



Abb. 160a u. b. Bindegewebskörper der Mamma, durch Entfernung des Fettgewebes dargestellt. a 20jähr. Nullipara, b frisch entbundene Frau. Auf gleiche Größe gebracht.
[Nach v. EGGELING, Anat. Anz. 45 (1913). — E.]

äußeren Hälfte sind diese Gruben bedeutend zahlreicher und tiefer (Abb. S. 350). Die Leisten des Bindegewebskörpers, die sie begrenzen, sind bei ruhenden Drüsen schmal und scharfkantig, bei tätiger Drüse breiter und runder, entsprechend der mächtigeren Entfaltung des in ihnen eingeschlossenen Drüsengewebes. Die Kämme und Leisten sind durch straffe Bindegewebsplatten mit der Cutis verbunden, und zwar nach kranial hin, so daß sie selbst kranial gerichtet werden (Abb. S. 350). Die Gruben und Buchten sind mit Fettgewebe erfüllt.

Im ganzen ist der Bindegewebskörper und damit auch die Drüsen selber im unteren und lateralen Teil beträchtlich dicker als im oberen medialen. Rechte und linke Drüse sind nie gleich groß. Gewöhnlich ist die linke Drüse größer und ergiebiger als die rechte, auch bei Linkserinnen.

Drüsen-parenchym      Die eigentliche Drüse, das Drüsenparenchym, wird, wie erwähnt, von mindestens 15—20 Einzeldrüsen gebildet, die völlig selbständig sind. In der ruhenden Drüse haben sie die Form verzweigter tubulöser Drüsen. Die Endverzweigungen bilden Läppchen, Lobuli mammae (Abb. S. 349). Die Tubuli sind meist unvollkommen kanalisiert, besonders die kolbigen Endstücke pflegen lumenlos zu sein. Sie werden von einem zweischichtigen kubischen bis zylindrischen Epithel gebildet. Die mit gleichem Epithel versehenen Ausführungsgänge der Läppchen gehen in einen größeren gemeinsamen Ausführungsgang, Ductus lactifer, über, der an die Oberfläche des Drüsenkörpers aufsteigt, hier noch rückläufig gerichtete Läppchenausführungsgänge aufnimmt und dann in die Subcutis eintritt (Abb. S. 349). Unter dem Warzenhofe erweitert er sich auf eine Strecke von 1—2 cm zu dem Sinus lactifer (s. galactophorus), zieht, wieder eng geworden, gegen die Basis der Brustwarze, biegt hier fast rechtwinklig um und steigt gegen die Kuppe der Warze auf, wo er mit einer nadelstichfeinen Öffnung nach außen mündet, meist in einer der Rinnen der Warzenkuppe. Einer oder der andere Gang kann auch am seitlichen Umfang der Warze ausmünden. Die Wand der Milchgänge ist nicht glatt, sondern zeigt längsgerichtete Falten. Von den Rinnen zwischen den Falten können kurze, schlauchförmige Krypten, Divertikel, mit gleichem Epithel ausgehen, oder auch echte kleine Drüsenläppchen, die dann im Bindegewebe der Brustwarze liegen (Abb. S. 349).

Jeder Milchgang ist von einer dünnen vorwiegend zirkulären Hülle kollagener und einer longitudinalen von elastischen Fasern umgeben. Die Falten enthalten ein dichtes Netz feiner, hauptsächlich längsgerichteter elastischer Fasern. Eine eigene Muskelwand fehlt.

In der Umgebung der Milchgänge wie auch der Drüsenläppchen finden sich regelmäßig Lymphocyten bzw. Plasmazellen und, in sehr großer Menge, Mastzellen.

Jeder Milchgang mündet gesondert aus, jede Einzeldrüse bleibt also bis zur Ausmündung selbständig.

Unter dem Warzenhof verlaufen die Ductus bzw. Sinus lactiferi in radiärer Richtung zur Warze hin. Der Operationsschnitt, der nur einen Sinus eröffnen soll (bei Mastitis), muß demnach radiär geführt werden, ein zirkulärer Schnitt würde eine Anzahl Milchgänge quer durchtrennen.

Im allgemeinen ruht die Milchdrüse. In Tätigkeit ist sie nur nach Beendigung der Schwangerschaft, und auch nur solange gestillt wird. Die vorbereitenden Veränderungen dazu beginnen jedoch schon im 2. Monat der Schwangerschaft. Die Enden der Drüsenschläuche wachsen, füllen schließlich den Bindegewebskörper vollkommen aus und gestalten ihn um. Zugleich wird der Gefäßapparat, vermutlich auch der der Sekretionsnerven, entsprechend ausgebildet. Die ganze Drüse erfährt eine harmonische Ausgestaltung in allen ihren Teilen. Die sekretorischen Endstücke sind im fertigen Zustand kugelige Bläschen mit einschichtigem Epithel, nur durch ganz zarte Bindegewebssepten getrennt, so daß ein Bild zustande kommt fast wie bei den Lungenalveolen. In den nach dem Lumen zu ausgebauchten Epithelzellen werden die Bestandteile der Milch, besonders Fetttröpfchen gebildet, die dann ausgestoßen werden.

Zu wirklich voller Tätigkeit gelangt die Drüse erst durch das Stillen (Lactation), und das Ausmaß ihrer Tätigkeit ist weitgehend von der Beanspruchung durch das saugende Kind abhängig. Allerdings ist die Leistungsfähigkeit der lactierenden Mamma individuell sehr verschieden, sowohl bezüglich der Menge der Milch wie der zeitlichen Dauer der Stillfähigkeit.

Wird das Kind abgesetzt, so bilden sich die sezernierenden Endstücke nach anfänglicher Ausdehnung durch Sekretstauung wieder zurück. Phagocyten besorgen den Abtransport von Sekret und Epithelzellen. Das verbleibende, nunmehr ruhende Gangsystem erreicht wie auch der Bindegewebskörper nicht wieder ganz den Stand vor der Schwangerschaft. Erst nach dem Aufhören der Ovariumfunktion, nach der Menopause, setzt eine sehr viel stärkere Rückbildung ein, so daß bei der Greisin die Drüsen nur noch aus wenigen kurzen Epithelsträngen des Gangsystems bestehen.

Beim Neugeborenen besteht jede Einzeldrüse nur aus einem zwei- bis dreimal verästelten Gang, der vorübergehend schon sezernieren kann (Hexenmilch). Bis zur Pubertät wird das Gangsystem nur wenig durch Sprossung weiter entwickelt. Beim Manne besteht das Rudiment der Milchdrüse ähnlich wie beim Kinde aus verzweigten, jedoch längeren Gängen. Sie erreicht ihre höchste Ausbildung im 3. Jahrzehnt.

Milch

Die Milch, Lac, ist eine Emulsion von feinen und feinsten Fetttröpfchen ($1—20 \mu$). Daher rührt ihre weiße Farbe. Sie enthält in dem Milchplasma außer dem spezifischen Eiweißkörper (Caseïn) Kohlehydrate (Milchzucker), die sonst nirgends im Körper vorkommen, und Salze. Die bei der Entleerung der Drüse zuerst austretende Milch ist sehr dünnflüssig und fettarm und wird zunehmend konzentrierter. Der Säugling erhält also jeweils Nahrung von steigender Konzentration.

Colostrum

Vor und bei Beginn der Lactation und ebenso bei der Rückbildung wird ein Sekret gebildet, das dicker und von gelblicher Farbe ist und als Colostrum bezeichnet wird. Es enthält in großer Menge kugelige, mit Fetttröpfchen erfüllte Zellen, die Colostrumkörperchen. Sie enthalten einen meist polymorphen Kern und sind Leukocyten, die die Fetttröpfchen phagocytiert haben. Sie kommen vereinzelt auch in der fertigen Milch vor. Außerdem enthält das Colostrum noch blasse Zellen mit rundem Kern, abgestoßene Epithelzellen, wie sie sich auch in der Hexenmilch finden.

Weibliche Brust

Der Bindegewebskörper der Milchdrüsen mit dem in seine Buchten eingelagerten Fett bedingt die weibliche Brust, die entsprechend der Ausbildung der Drüse erst vom Beginn der Pubertät an gebildet wird. Ihre Größe ist nur zum Teil durch den Drüsenkörper selbst bedingt, mehr durch das Fettgewebe. Am unteren Umfange ist die Brust stets von einer halbkreisförmigen Furche begrenzt, in deren Verlauf zwischen den stärkeren Retinacula weniger subcutanes Fett abgelagert werden kann ähnlich wie bei der Leistenfurche. Auch unterhalb dieser Furche ist die Brusthaut fester mit der Unterlage verbunden als im Bereiche der Brust selber. Deshalb hängt die Brust bei stärkerer Ausbildung über diese Furche über (hängende Brust), die Furche wird niemals ausgeglichen. Lactierende Brüste sind immer hängend und bleiben es auch nach Beendigung der Lactation und nach der Rückbildung.

Brustwarze und Warzenhof

Die Brust trägt die leicht nach lateral gekehrte Brustwarze, Papilla mammae, Mamilla, umgeben vom Warzenhof, Areola mammae. Beim Manne sind Warze und Warzenhof erheblich kleiner. Gewöhnlich liegen sie auf dem 4. Intercostalraum. Die Kuppe der Warze ist nicht glatt, sondern weist eine Anzahl schmaler Furchen und Rinnen auf. Bei beiden Geschlechtern zeigt der Warzenhof kleine rundliche Höckerchen, Tubercula Morgagni, welche durch große Talgdrüsen oder durch große apokrine Knäueldrüsen bedingt sind. In jeder Schwangerschaft treten am Rande des Warzenhofes eine Anzahl größerer Höckerchen auf, Tubercula Montgomery, ebenfalls durch Drüsen bedingt, die als akzessorische Milchdrüsen angesprochen werden (Glandulae areolares Montgomery), jedoch nur Gruppen von Knäueldrüsen darstellen. Ihr Sekret ermöglicht den luftdichten Abschluß beim Saugen (s. u.).

Die Epidermis von Warze und Warzenhof enthält stets in den basalen Zellen Pigmentkörnchen. Im Beginn der Schwangerschaft wachsen Warze und Warzenhof und wird das Pigment stark vermehrt, die Körnchen sind auch dunkler, so daß Warze und Warzenhof im ganzen während der Gravidität eine braune Farbe annehmen. Diese Verfärbung ist eines der frühesten objektiven Schwangerschaftszeichen. Nach Beendigung der Schwangerschaft bleibt der größte Teil des Pigmentes erhalten, so daß Warze und Warzenhof niemals wieder die gleiche hellrote Farbe zeigen wie vor der ersten Schwangerschaft, wie ja auch die übrigen mit der Schwangerschaft einhergehenden körperlichen und psychischen Veränderungen niemals wieder völlig rückgängig gemacht werden.

Die Brustwarze ist frei von Haaren, enthält aber an der Kuppe in großer Anzahl freie Talgdrüsen (Abb. S. 349). Gelegentlich kommen in ihr kleine Milch-

drüsenläppchen vor, die von den in ihr laufenden Milchgängen ausgehen (Abb.
S. 349). Schweißdrüsen fehlen. Im Warzenhof hingegen finden sich sowohl
Schweißdrüsen wie apokrine Knäueldrüsen (s. o.), auch feine Härchen, mitunter
einzelne Terminalhaare mit ihren Talgdrüsen.

Die Cutis der Warze wie des Warzenhofes weist zahlreiche Bündel glatter
Muskulatur auf. Bei ihrer Kontraktion verkleinert sich der Warzenhof,
seine Haut runzelt sich, und die Warze wird steif und hoch. Diese Kontraktion
tritt stets ein, wenn der Säugling zu saugen beginnt, er saugt sich an dem Warzenhof fest, der gänzlich von seinen Lippen bedeckt wird und mit ihnen einen luftdichten Abschluß bildet. Hierzu hilft das Sekret der sog. MONTGOMERYschen
Drüsen, das den Warzenhof und die Lippen des Säuglings anfeuchtet. Trockene
Oberflächen würden keinen luftdichten Abschluß ermöglichen. Die erigierte
Warze reicht tief in die Mundhöhle des saugenden Kindes hinein. Durch die
Erektion der Warze werden die in ihr enthaltenen ohnedies sehr engen End-
stücke der Milchgänge zu förmlichen Spritzkanälen, aus denen sich die Milch in
feinen Strahlen entleert und unmittelbar in den rückwärtigen Abschnitt der
Mundhöhle bzw. den Pharynx gelangt, jedenfalls in dasjenige Gebiet, von dessen
Schleimhaut aus der Schluckreflex ausgelöst wird.

Die Haut über der Brustdrüse außerhalb des Warzenhofes ist dünn und **Haut über der Brust**
zart, so daß die subcutanen Venen durchscheinen, besonders bei lactierender
Drüse. Die Oberfläche der Lederhaut ist fast ganz glatt, Papillen und somit
ein eigentlicher Papillarkörper fehlen. Auch sind elastische Fasern nur auffallend wenig vorhanden. Hingegen finden sich in den tieferen Lagen der Lederhaut regelmäßig einzelne Bündel glatter Muskulatur, besonders in der Haut
unterhalb des Warzenhofes.

Außer den beiden typischen Milchdrüsen kommen bei beiden Geschlechtern, **Hyper-thelie**
häufiger beim weiblichen, akzessorische Milchdrüsen vor. Sie sind an den
verschiedensten Stellen des Rumpfes, auch am Oberschenkel, beobachtet worden.
Das häufigste Vorkommnis ist eine, selten mehrere überzählige Brustwarzen
ohne Drüsen, Hyperthelie. Die überzählige Brustwarze sitzt meist etwa
handbreit caudal und etwas medial von der typischen Warze und ist erheblich
kleiner, der Warzenhof kann fehlen. Seltener sind echte akzessorische Milchdrüsen, die sich in jeder Hinsicht verhalten wie die normalen, bezüglich Bau
wie Funktion, Hypermastie. Ausnahmsweise können auch beim Manne
funktionierende Milchdrüsen auftreten, Gynaikomastie. Alle diese Erscheinungen treten auf bei sonst normalen Geschlechtsorganen.

Die Arterien der Brustdrüsen sind die Ri. mammarii externi der Intercostal- **Gefäße und Nerven der Milchdrüse**
arterien (aus deren Ri. laterales), der A. thoracica (mammaria) interna und der
A. thoracica lateralis. Die größeren Stämme laufen in der Subcutis und geben
von da aus ihre Zweige einerseits zum Warzenhof und zur Warze, andererseits
in die Drüse hinein. Hier dringen sie von außen in die einzelnen Läppchen, deren
jeder sein eigenes Capillarnetz aufweist. Längs der Milchgänge laufen nur feinere
Zweige, die ein eigenes Capillarsystem der Gänge bilden. Die Venen sammeln
sich zu größeren Stämmen in der Subcutis. Ihr sehr weitmaschiges Netz ist
durch die zarte Haut der Brust, besonders bei lactierender Drüse erkennbar.
Unter der Haut des Warzenhofes findet sich ein mehr oder weniger geschlossener
Venenring, Plexus (Circulus) venosus mamillae.

Die Lymphgefäße bilden zwei Geflechte: ein Hautgeflecht, welches der
Haut der Brust mit Warze und Warzenhof zugehört, und ein Drüsengeflecht
für die eigentliche Drüse. Beide stehen miteinander ausgiebig in Verbindung.
Das Drüsengeflecht beginnt mit einem Netz buchtiger Lymphgefäße, das in
dem die Läppchen umhüllenden Bindegewebe gelegen ist. Die Läppchen selbst
enthalten nur Lymphspalten. — Die abführenden Lymphgefäße ziehen in der

Hauptsache subcutan zu axillaren Lymphknoten, vereinzelte auch zu einer oder mehreren (?) parasternalen Lymphknoten (an der A. thoracica interna). Dieser letztere Abflußweg scheint aber für den gewöhnlichen Lymphabfluß nur eine untergeordnete Rolle zu spielen. Außer der subcutanen Abflußbahn besteht eine zweite, intermuskuläre: ein großer Teil der Lymphgefäße aus dem Drüsengeflecht durchsetzt den M. pectoralis maior und zieht zwischen Pectoralis maior und minor, evtl. durch hier gelegene Lymphonoduli interpectorales zu den infraclavicularen Lymphknoten.

Die Hautnerven der Brust stammen aus Nn. supraclaviculares und Nn. intercostales, die Sekretionsnerven gehen von den perivasculären Geflechten ab.

## 4. Die Blutgefäße der Haut.

Doppelte Aufgabe der Hautgefäße

Das Blutgefäßsystem der Haut hat eine doppelte Aufgabe, eine örtliche und eine allgemeine. Die örtliche Aufgabe ist die der Ernährung, dem Stoffwechsel der geweblichen Bestandteile der Haut dienende, wie sie in allen Organen gegeben ist. Die allgemeine Aufgabe ist die Wärmeabgabe, die die Haut in den Dienst der Wärmeregulation des ganzen Körpers stellt. Die Wärmeabgabe von seiten der Haut ist abhängig von der Hauttemperatur: je wärmer die Haut gegenüber der Umgebung, desto stärker die Wärmeabgabe. Die Hauttemperatur ihrerseits ist hauptsächlich abhängig von der Temperatur des durchströmenden Blutes. Dies hat man durch folgenden Versuch besonders deutlich gemacht: Taucht man die Hand in eiskaltes Wasser und kühlt dadurch die Haut

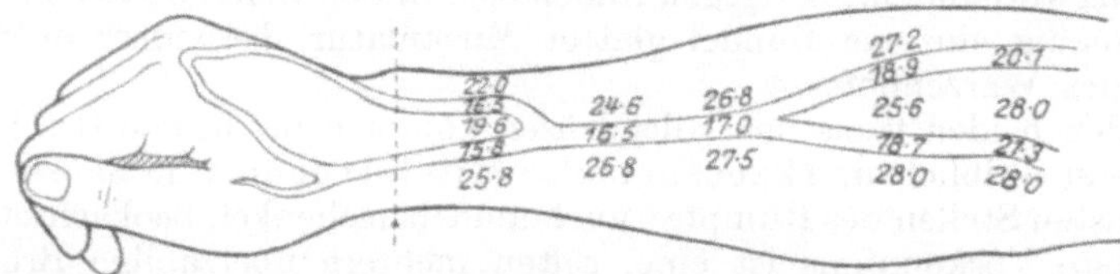

Abb. 161. Einfluß der Bluttemperatur auf die Hauttemperatur. Durch Eintauchen der Hand in eiskaltes Wasser ist das Blut in der Hand abgekühlt worden und kühlt beim Abströmen durch die subcutanen Venen des Unterarmes die unmittelbar über ihnen liegende Haut ab. (Aus REIN: In Handbuch der Haut- und Geschlechtskrankheiten, Bd. I/2, S. 15. — E.)

der Hand und das sie durchströmende Blut ab, so bedingt die niedrige Bluttemperatur in den abführenden Hautvenen des Unterarmes eine beträchtliche Abkühlung der unmittelbar über ihnen liegenden Haut (Abb. S. 354). Wird in einem Glied die Blutzirkulation aufgehoben, so nimmt das Glied annähernd die Temperatur der Umgebung an, es verliert mit dem Durchstrom des Blutes seine Eigenwärme. Mit der Durchblutung der Haut arbeiten die Schweißdrüsen im Dienste der Wärmeregulation zusammen: durch Verdunsten des Schweißes an der Oberfläche wird Verdunstungskälte erzeugt und dadurch ein höheres Temperaturgefälle zwischen Haut und Umgebung. Die Haut wirkt wie ein Kühler: sie wird erwärmt durch das zuströmende Blut, kühlt sich durch Wärmeabgabe an die Umgebung ab und kühlt dadurch wieder das sie durchströmende Blut. Je feuchter die Haut, desto besser die Kühlwirkung: ein trockenes Stratum corneum ist ein außerordentlich schlechter Wärmeleiter (Wärmeleitzahl 0,0001, Wasser 0,002). So erklärt sich die besondere Wirkung des Bades.

Besonderheiten der Hautgefäße

Die feinere Anordnung der Blutgefäße in der Haut mit ihren beiden Aufgaben in Übereinstimmung zu bringen, ist vorläufig nicht möglich, allein schon deshalb, weil sie nicht genügend bekannt ist. Genauer untersucht ist sie nur in der Leistenhaut von Hand und Fuß; wie sie in der Felderhaut, also in dem weitaus größten Hautbereich aussieht, muß noch erforscht werden. Nur so

viel ist sicher, daß die Gefäßanordnung in der Haut völlig abweicht von allen
übrigen Organen und Teilen unseres Körpers. Insbesondere ist bemerkenswert das völlige Fehlen eines Hautcapillarnetzes. Wohl haben die
besonderen Organe der Haut, Schweiß- und Talgdrüsen, Haare, Lamellenkörperchen und die Fettläppchen der Subcutis echte Capillarnetze, aber in
der Haut selbst finden sich Capillaren lediglich einzeln in den Papillen der Lederhaut, und auch hier in einer ungewöhnlichen Form (S. 340). Jede Papille enthält
eine einfache ungefähr haarnadelartig gebogene Gefäßschlinge, kurz oder langgestreckt, je nach der Form der Papille. Aber nur der zuführende Schenkel
dieser Schlinge zeigt den Charakter der Capillare, der abführende schon den der
postcapillaren Vene. Ein Capillarnetz, wie in den übrigen Organen, fehlt vollkommen. An seiner Stelle findet sich in der Schicht unmittelbar unter den
Papillen, im Corpus subpapillare, ein ausgedehntes Venennetz, das „venöse
Hauptnetz" (Abb. S. 356), dessen Wände wie bei Capillaren nur aus Endothel
und Grundhäutchen bestehen. Es erhält seine Zuflüsse, soweit bekannt, lediglich
aus den Papillarschlingen, an wenigen Stellen auch aus arteriovenösen Anastomosen.

Eine weitere Besonderheit besteht darin, daß innerhalb des Coriums Arterien,
größere Venen, Nerven (auch die feinsten) und Ausführgänge der Schweißdrüsen begleitet werden von gestrecktmaschigen einfachen Netzen feinster
Venen, die zum Teil nur die Weite von Capillaren haben. Sie gehen nur von Venen
aus, haben keine arteriellen Zuflüsse. Daneben kommen unabhängig von den
genannten Gebilden im Corium ganz kleine isolierte Netze vor, die von einem
Venenzweig gebildet werden und in einen anderen einmünden.

Die genannten Gebilde, die von feinen Venennetzen begleitet werden, sind
zugleich ausgezeichnet dadurch, daß sie von einem dünnen Mantel eines zellreichen, faserarmen Bindegewebes umhüllt sind, wodurch sie in Präparaten
mit reiner Kernfärbung als kernreiche Stränge sehr deutlich hervortreten.
Besonders die Blutgefäße des Stratum subpapillare besitzen solche Hüllen. Es
handelt sich um das adventitielle Gewebe, das allen feineren Blutgefäßen
eigen ist, hier in der Haut aber besonders reich entwickelt und zu einem außerordentlich reaktionsfähigen und reaktionsbereiten Gewebe ausgebildet ist, auf
dessen Tätigkeit zum größten Teil die Abwehrtätigkeit und Regenerations-
fähigkeit der Haut beruht. Im ruhenden Zustande liegen die Zellen in einem
zarten Fasergewebe nahe beieinander und der Wand des umhüllten Gebildes
dicht an. Sie enthalten teils kleine runde, teils große eiförmige Kerne, es sind
Lymphocyten, Fibroblasten und indifferente Mesenchymzellen. Bei der reak-
tiven Tätigkeit wird das Fasergewebe stark aufgelockert, in ein Maschenwerk
von flüssigkeitserfüllten Räumen umgewandelt und die Zahl der Zellen vermehrt. Dabei treten die verschiedenartigsten Zellformen auf, so daß man neben
vermehrten Lymphocyten, Mesenchymzellen und Fibroblasten ein sehr buntes
Bild findet von Zellen mit basophilem Protoplasma, Plasmazellen und Zellen
mit eosinophilen Granulis. Die Grenze zum Pathologischen mit Zelldegeneration,
Kerntrümmern, Leukocyten ist nicht zu ziehen. Es handelt sich ja um biologische
Vorgänge der Abwehr von Schädigungen, um die Vermeidung krankhafter
Veränderungen. — Das gleiche Bindegewebe, wenn auch in geringerem Umfange,
findet sich an den Schlingen in den Papillen und um die Capillaren der Schweiß-
drüsenknäuel.

Die Arterien der Haut gehen zumeist nicht als reine Hautäste von den
tiefen Arterienstämmen ab. Dies ist nur ausnahmsweise der Fall, z. B. A. plicae
cubiti superficialis aus A. brachialis, A. epigastrica superficialis aus A. femoralis.
Fast alle Hautarterien zweigen sich von Muskelarterien ab (vgl. Abb. S. 29).
Nachdem sie die Fascie durchsetzt haben, teilen sie sich in dem lockeren Gewebe

Adventi-<br>tielles<br>Gewebe

Arterien

23*

zwischen Fascie und subcutanem Fett in Äste auf, die mit denen der Nachbararterien anastomosieren und ein weitmaschiges, nach zuvoriger Injektion präparierbares Netz bilden, präfasciales oder fasciales Arteriennetz. Von diesem Netz steigen Zweige durch das subcutane Fett bis an die Grenze von

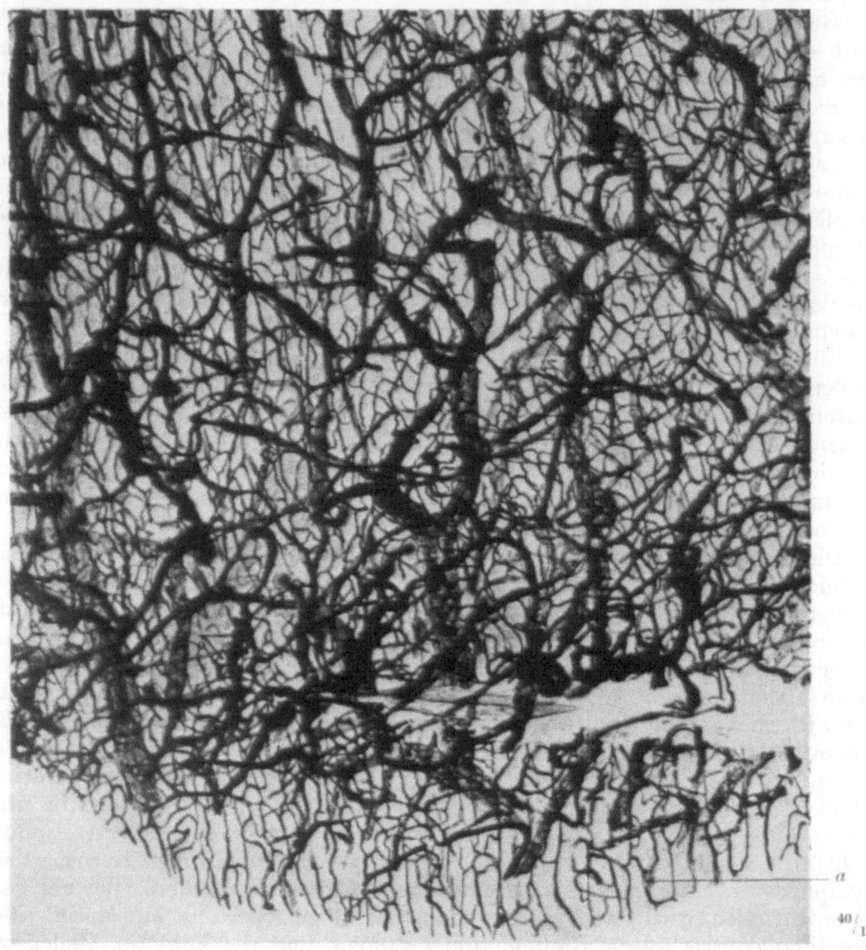

Abb. 162. Venöses Hauptnetz (*a*) und Abflüsse (dick) zum cutanen Venennetz. Haut des Fingerrückens hinter dem Nagelwall. (Aus PETERSEN: Histologie Abb. 829. — E.)

Cutis und Subcutis auf. Hier verästeln sie sich und formen durch Anastomosenbildung ein zweites Netz, das cutane Arteriennetz. Es breitet sich parallel der Oberfläche in der Höhe der Schweißdrüsenknäuel aus, zusammen mit dem cutanen Venennetz. Dadurch bekommt die Grenzschicht zwischen Haut und Unterhaut den Charakter der Gefäß-Drüsenschicht (Abb. S. 347). Äste aus dem cutanen Arteriennetz versorgen die oberflächlichen Fettläppchen der Subcutis sowie die Schweißdrüsenknäuel. Stärkere Äste steigen in das Stratum subpapillare auf, die im Stratum compactum des Coriums, mehr noch an dessen Grenze gegen das Stratum subpapillare durch Anastomosen in Form von gegen die Oberfläche konvexen Bögen verbunden sind (subpapilläres Arteriennetz). Von den Bögen gehen Ästchen zu den oberflächlichen Schweißdrüsenknäueln,

vor allem aber steigen von ihnen reichlich verzweigte Äste gegen die Epidermis
auf, deren Endzweige die arteriellen Schenkel der Papillarschlingen bilden. Die
letzten Zweige, die jeweils eine Anzahl von Papillen versorgen, haben keine
Anastomosen mehr und können als Endarterien betrachtet werden. Das Auftreten von weißen bzw. hellroten Flecken in der Haut ist wohl auf diesen Umstand
zurückzuführen, daß die Haut im Hinblick auf ihre Arterienversorgung in kleine
Felder, den Endarterien zugehörig, unterteilt ist. Diese Endarterien sind mit
ihren Papillenästen die einzigen arteriellen Zuleitungen zu dem venösen Hauptnetz, das die Stelle eines Capillarnetzes vertritt (S. 355).

Die Venen der Haut beginnen mit den abführenden Schenkeln der Papillar- Venen
schlingen. Diese führen das Blut in das eben erwähnte, unmittelbar unter den
Papillen bzw. der Epidermis
ausgebreitete venöse Hauptnetz (Abb. S. 356), dessen Gefäße
dem Bau der Wand nach den
Charakter von Capillaren haben.
Wieweit dieses Venennetz der
aktiven Verengerung und Erweiterung fähig ist, ist nicht bekannt. Muskelelemente fehlen
in der Wand vollkommen. Aus
ihm führen größere, weitere
Venen mit dünner bindegewebiger Wand, die vielfach miteinander anastomosieren (Abb.
S. 356), zu dem an der Grenze
von Cutis und Subcutis in der
Gefäßdrüsenschicht (Abb. S. 355)
gelegenen cutanen Venen-
netz. Sie enthalten vereinzelte
Klappen. In ihrem Verlauf sind

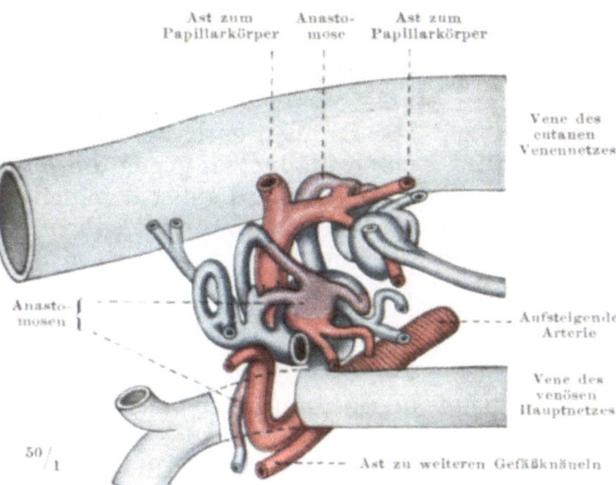



Abb. 163. HOYER-GROSSERsches Organ. Plastische Rekon-
struktion. Ansicht von der Epidermisseite. (Nach O. GROSSER
aus Handbuch der mikroskopischen Anatomie, Bd. III/1,
S. 97. — E.)

sie unabhängig von den Arterien. In dem cutanen Venennetz wurzeln die
„Hautvenen" oder subcutanen Venen der beschreibenden Anatomie. Sie
liegen in der Subcutis (Abb. S. 345) und sind dank ihrer Größe vielfach durch die
Haut hindurch sichtbar (z. B. Hautvenen des Armes). Während die Venen des
cutanen Netzes noch muskelfrei zu sein pflegen, weisen die subcutanen Venen
Muskelelemente in ihrer Wand auf. Der Wandbau im einzelnen ist auch bei
großen Hautvenen (V. saphena) individuell sehr verschieden. Außerdem können
die einzelnen Bahnen des subcutanen Venennetzes einer Gegend sehr verschiedenen Bau zeigen. So kommen z. B. am Handrücken nebeneinander vier
verschiedene Typen des Wandbaues der subcutanen Venen vor, ohne daß die
Bedeutung dieser Verschiedenheit ersichtlich wäre.

Soweit in der Haut echte Capillarnetze vorhanden sind, wie an den Schweißdrüsenknäueln (S. 355) und an den Haaren, ziehen die abführenden Venen sowohl
zum venösen Hauptnetz wie zum cutanen Venennetz. Ebenso stehen die feinen
Venennetze der Arterien und Nerven (S. 355) mit beiden großen Venennetzen
in Verbindung.

An einigen wenigen Stellen der Haut, an den Enden der Glieder: im Nagel- HOYER-
bett (Abb. S. 375 u. S. 377), Nagelfalz und in den Finger- und Zehenbeeren GROSSER-
finden sich im Corium in sehr großer Anzahl besondere Einrichtungen in sche
Gestalt von Gefäßknäueln mit arteriovenösen Anastomosen. Abb. S. 357 Organe
gibt einen Teil eines solchen Apparates, eines HOYER-GROSSERschen Organes
wieder, der aus drei Teilknäueln gebildet ist, von denen zwei dargestellt sind.

Die Knäuel sind angeschlossen an Arterienäste, die zu den Papillen aufsteigen: ein Seitenzweig geht unmittelbar oder mit mehreren Ästen in Venenzweige über (An.), die nach gewundenem Verlaufe in das venöse Hauptnetz einmünden. Die kurzen anastomotischen Gefäßstrecken sind durch sehr starke, zum Teil epitheloide Wandmuskulatur ausgezeichnet und von einer Hülle zellreichen Bindegewebes umgeben. Jedes Organ enthält einen reich entwickelten nervösen Apparat. Über die Bedeutung ist nichts näheres bekannt. Die unmittelbaren Verbindungen zwischen Arterien und Venen ermöglichen den Zufluß arteriellen Blutes in das venöse Hauptnetz neben dem durch die Papillarschlingen.

Lymphgefäße    Die Lymphgefäße bilden im Corium ein im Vergleich zu dem venösen Hauptnetz maschenarmes Geflecht, aus dem die subcutanen Lymphgefäße hervorgehen. Das lymphatische Netz liegt vorwiegend unterhalb (subcutiswärts) von dem venösen Hauptnetz. Seine Gefäße bestehen nur aus Endothel und weisen im Gegensatz zu den Blutgefäßen keine Hülle aus zellreichem Bindegewebe auf. Die Papillen enthalten keine Lymphgefäße, jedoch sind Ausbuchtungen des Lymphgefäßnetzes gegen die Papillen hin beschrieben worden. Von manchen Untersuchern wird außer dem genannten Netz noch ein zweites tieferes beschrieben. Über die abführenden subcutanen Lymphgefäße siehe das Kapitel „Lymphgefäßsystem".

## 5. Die Haut als Sinnesorgan.

Die Haut enthält eine Anzahl verschiedenartiger Nervenendigungen und reizaufnehmender Organe, z. B. Tastkörperchen und Haare, die ihren Charakter als Sinnesorgan bedingen.

Dank ihrer Ausbreitung über den ganzen Körper ist sie die ausgedehnteste Sinnesfläche, über die wir verfügen. Gewöhnlich achten wir ihrer nicht — Auge und Ohr beherrschen uns zu sehr — und verwenden bewußt nur die Haut der Vola manus und der Beugeseite der Finger. Die Hand als Sinnesorgan spielt dann freilich eine außerordentliche Rolle, und kein Teil unseres Körpers ist so weitgehend in unser Bewußtsein und seine sprachliche Gestaltung eingegangen wie die Hand. Alles Handeln leitet sich von Hand her, alles Erfassen, Begreifen, aber auch alles Fühlen, Empfinden. Selbst die Tasten des Klavieres haben ihre Bezeichnung von der Tastfunktion der Hand. Gegenüber der Hand pflegen wir die übrige Haut sehr stiefmütterlich zu behandeln — sehr zu Unrecht. An jeder Bewegung leistet sie einen uns unbewußten, aber entscheidenden Teil. Durch Schmerz- und Temperaturempfindung ist sie ein aufmerksamer Warner vor zahllosen Bedrohungen aus der Nähe wie Auge und Ohr vor solchen aus der Ferne.

Die zugehörigen Nerven sind die „Hautnerven", von deren Herkunft, Verlauf, segmentaler Zugehörigkeit in den Kapiteln über das periphere Nervensystem gehandelt worden ist. Es sind die Nerven, soweit sie sich präparatorisch verfolgen lassen, also bis zu den Verzweigungen in der Subcutis. Die hier zu schildernden Nervenäste und Endapparate gehören ganz der mikroskopischen Größenordnung an. Sie liegen in Corium und Epidermis. Die Zwischenstrecke zwischen dem präparatorisch dargestellten „Ende" und der nur mikroskopisch sichtbaren Verlaufsstrecke, ist vom Menschen nicht genau bekannt. Sie liegt in den oberflächlichen Lagen der Subcutis. Wahrscheinlich bilden hier die Nervenäste ein weitmaschiges Geflecht. Durch das Corium ziehen feine Stämmchen einzeln gegen die Oberfläche, mit Blutgefäßen zusammen oder selbständig, auch einmal mit einem Schweißdrüsengang. So gelangen sie in das Stratum subpapillare. Auch hier scheinen sie nicht einzeln zu laufen, sondern ein oberflächliches Geflecht zu bilden. Sie sind hier schon sehr fein, enthalten meist nur 2—3 Nervenfasern, oft nur eine, selten fünf oder gar mehr. In die Papillen hinein setzen sie ihre bisherige Verlaufsrichtung ohne wesentliche Änderung fort. In den Gebieten zwischen den Papillen biegen sie

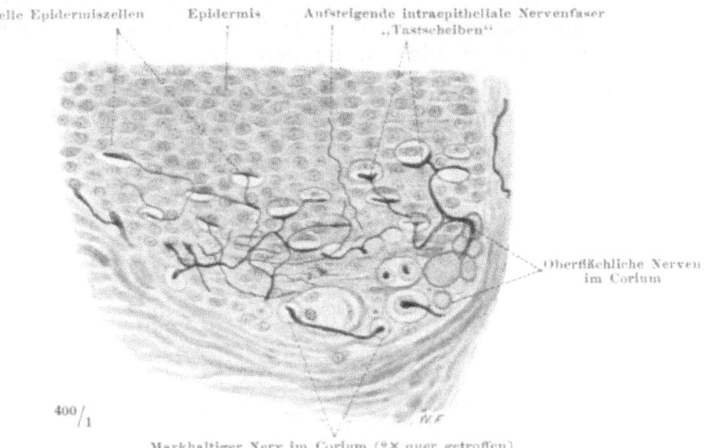


Abb. 164. MERKELsche Tastscheiben (DOGIELsche Körbchen). Epidermis des Schweinerüssels. BIELSCHOWSKYs Silbermethode. Präparat Dr. KADANOFF. — Br.

unmittelbar unter dem Epithel fast rechtwinklig um und laufen eine Strecke weit unmittelbar unter ihm, parallel zur Oberfläche. An den Umbiegestellen findet man T-förmige Teilungen einzelner Fasern, manchmal auch pinselartige

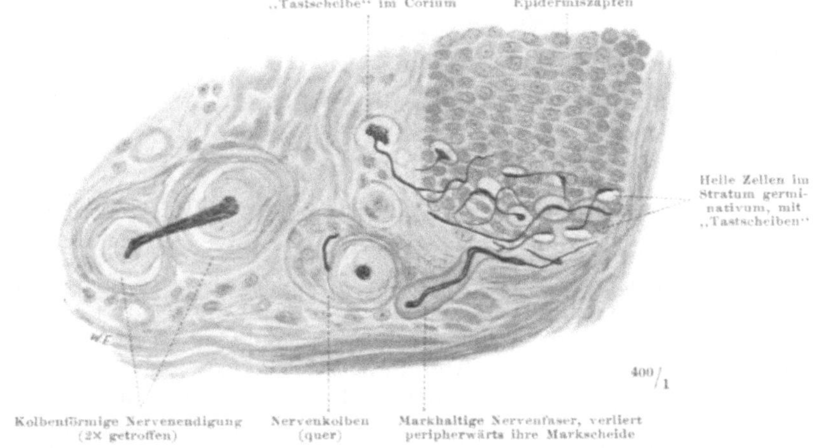


Abb. 165. MERKELsche Tastscheiben, eine davon im Corium. Präparat wie Abb. 164. — Br.

Teilung, in 3—5 Fäserchen. Die Dicke der einzelnen Nervenfasern bzw. Achsenzylinder im Corpus subpapillare ist außerordentlich verschieden. Die meisten besitzen eine Markscheide, jedoch kommen auch marklose Fasern in großer Zahl vor; sie gehören zum sympathischen Nervensystem.

Die Endigungen dieser Nerven sind von sehr verschiedener Form, doch lassen sie sich bei aller Mannigfaltigkeit in wenige Grundtypen einteilen, die zugleich durch ihre typische Lage unterschieden sind. Es gibt Endigungen in der Epidermis, in den Papillen, im Stratum subpapillare und in der Subcutis. Das

Lage der<br>Nerven-<br>endigungen<br>in der<br>Haut

Stratum compactum corii enthält keine Endigungen. Allen ist das eine gemeinsam: sie sind nicht gleichmäßig und diffus verteilt, sondern liegen jeweils in kleinen Gruppen beieinander, selten ganz einzeln. Des näheren ist diese Verteilung in den verschiedenen Hautgebieten noch nicht bekannt. Sicher ist sie sehr verschieden. Die üblichen Beschreibungen betreffen die Leistenhaut (Vola, Planta) und Lippen. Die Felderhaut ist sehr viel ärmer an Nervenendigungen und im einzelnen nicht untersucht.

Nervenendigungen in der Epidermis

Die Endigungen in der Epidermis, also im Epithel der Haut, sind von zweierlei Art. Die eine ist auf die tiefsten Lagen beschränkt, die andere

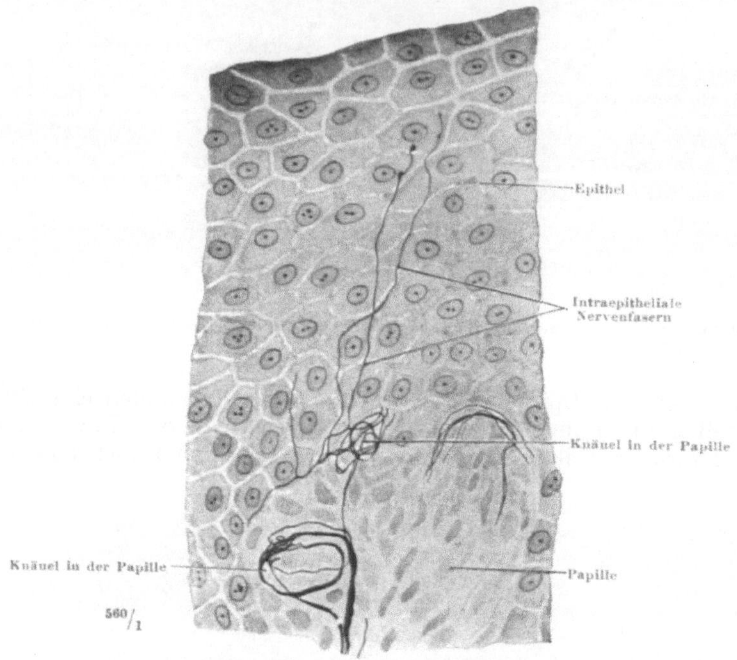


Abb. 166. Intraepitheliale Nervenendigung, von einem Knäuel in der Papille ausgehend. Gaumenschleimhaut, Mensch. [Aus KADANOFF: Z. Zellforsch., Bd. 5, 617 (1927). — E.]

reicht bis an oder in das Stratum granulosum. Die erste Art sind die MERKELschen Tastscheiben oder Tastmenisken, DOGIELsche Körperchen, wobei zunächst dahingestellt sei, ob sie mit der Tastfunktion überhaupt etwas zu tun haben. Die Abb. S. 359 zeigen sie vom Schweinerüssel, wo sie besonders zahlreich vorkommen. Es handelt sich um große Zellen der Basalschicht oder der unmittelbar anschließenden Lage, in welche eine ziemlich starke Nervenfaser eintritt. Innerhalb des Protoplasmas bildet diese Faser ein Netz feinster Fibrillen von der Form eines flachen Körbchens, in dem der Zellkern liegt. Aus diesem intraplasmatischen Netz geht die Fortsetzung der Faser hervor, tritt aus der Zelle aus und in eine weitere ein und bildet hier wiederum einen Fibrillenkorb. Auf diese Weise sind eine Anzahl Sinneszellen an eine Nervenfaser angeschlossen. Diese selbst ist zunächst unmittelbar unter dem Epithel eine Strecke weit parallel dessen Unterfläche verlaufen, dann unter Verlust ihrer Markscheide in die Basalschicht eingetreten. Hier ist sie in mannigfachen Windungen zwischen einigen Zellen hindurchgelaufen, bevor sie dann in eine eingetreten ist. Bei ihrem intercellulären Verlauf kann sie sich teilen, jeder Teilast versorgt eine oder mehrere Zellen, so daß von der einen in das Epithel eingetretenen Nervenfaser eine ganze Gruppe von Zellen versorgt wird. Bei unspezifischer Färbung, etwa mit Hämatoxylin-Eosin, habe ich diese Sinneszellen nicht identifizieren können (vgl. S. 333). Charakteristisch ist, daß diese MERKELschen Zellen sich ausschließlich in den Kämmen bzw. Leisten zwischen den Papillen, den Haft- wie den Drüsenkämmen finden, nie im Bereiche der Papillen selber. Und immer enthalten mehrere benachbarte Kämme solche Zellgruppen mit je einer eigenen Nervenfaser.

Es scheint aber, daß diese Einzelfasern aus Teilung einer einzigen, im Stratum subpapillare gelegenen dickeren Faser stammen, die also die auf mehrere Epithelkämme verteilte gesamte Gruppe versorgt. In der Haut der Hohlhand habe ich auf etwa 10 qmm je eine solche auf mehrere Epithelkämme verteilte Gesamtgruppe gefunden.

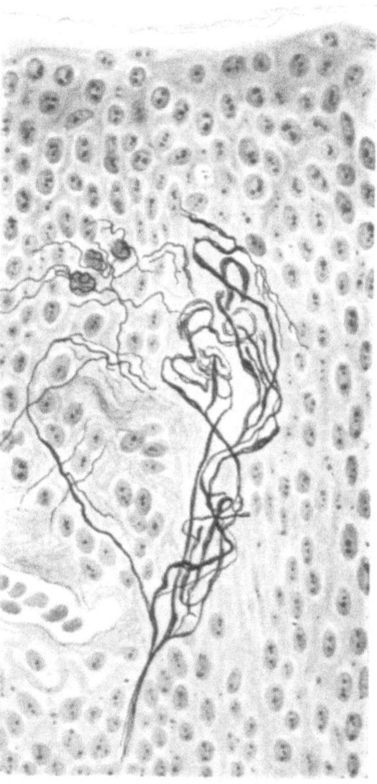

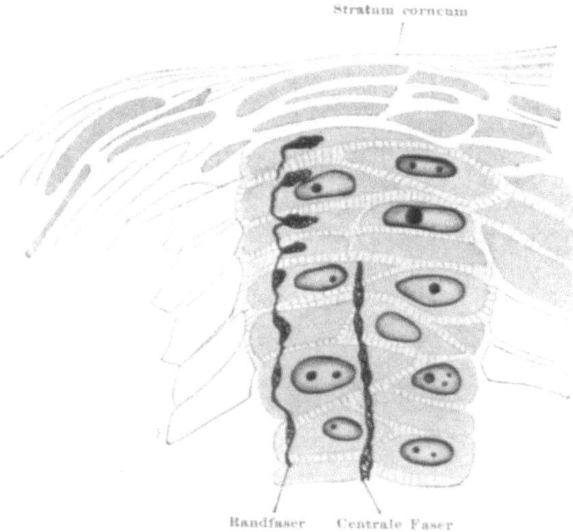



Abb. 167. Längsschnitt durch einen Epithelzapfen des EIMERschen Organs aus der Schnauze von Talpa europaea. BIELSCHOWSKY-Methode. (Nach BOEKE: Aus Handbuch der mikroskopischen Anatomie, Bd. IV/1. S. 226. — E.)

Abb. 168. Nervenknäuel aus der Lippe vom Menschen. BIELSCHOWSKY-Methode. Präparat von Dr. KADANOFF. (Aus PH. STÖHR jr.: In Handbuch der mikroskopischen Anatomie, Bd. IV/1, S. 276, Abb. 45. -- E.)

Außer diesen Sinneszellen mit intraplasmatischer Nervenendigung, die auf die Epithelkämme, also die tiefsten Lagen der Epidermis beschränkt sind, kommen noch andere intraepitheliale Nervenendigungen in höheren Lagen vor. Es sind feinste marklose Fasern, welche in den intercellulären Spalten des Stratum spinosum in stark geschlängeltem Verlauf bis zum Stratum granulosum aufsteigen. Im Bereiche der Papillen gehen sie von eigenartigen nervösen Endigungen aus, die hier gelegen sind (Abb. S. 360). Über ihr Verhalten zu den Zellen und über die Art ihrer Enden ist nichts näheres bekannt, auch nicht über die Häufigkeit ihres Vorkommens und ihre Verteilung. Regelmäßig sind sie gefunden worden im Schnauzenepithel z. B. des Rindes (Abb. Bd. 3, S. 23) und des Maulwurfes. Hier endigen sie mit Seitenzweigen wohl intraplasmatisch (Abb. S. 361). Man darf annehmen, daß sie auch in der menschlichen Epidermis in großer Zahl vorhanden sind, jedoch bereitet ihr Nachweis gerade beim Menschen die größten technischen Schwierigkeiten.

Die Endigungen in den Papillen sind völlig anderer Art. Die einen sind die eben schon erwähnten, von denen intraepitheliale Fasern ausgehen. Es handelt sich um knäuelartige Aufwicklungen einzelner oder mehrerer Nervenfasern (Abb. S. 361). Immer scheint außer mindestens einer markhaltigen Faser auch eine dünne marklose beteiligt zu sein. Das Bild des Knäuels ist niemals ganz das gleiche, oft sind nur einige wenige Schlingen vorhanden. Die Windungen der Fasern liegen im Bindegewebe der Papille zwischen den Capillaren. Das eigentliche Ende der Fasern ist nicht bekannt. Nicht jede Papille enthält einen solchen Knäuel, sondern nur eine einzelne oder mehrere benachbarte. Im einzelnen ist ihre Verteilung nicht untersucht. Hie und da kommen ähnliche Endigungen nur von einer dünnen marklosen Faser gebildet vor.

Eine zweite Art von Nervenendigungen in den Papillen stellen die MEISSNERschen Tastkörperchen dar (Abb. S. 362).

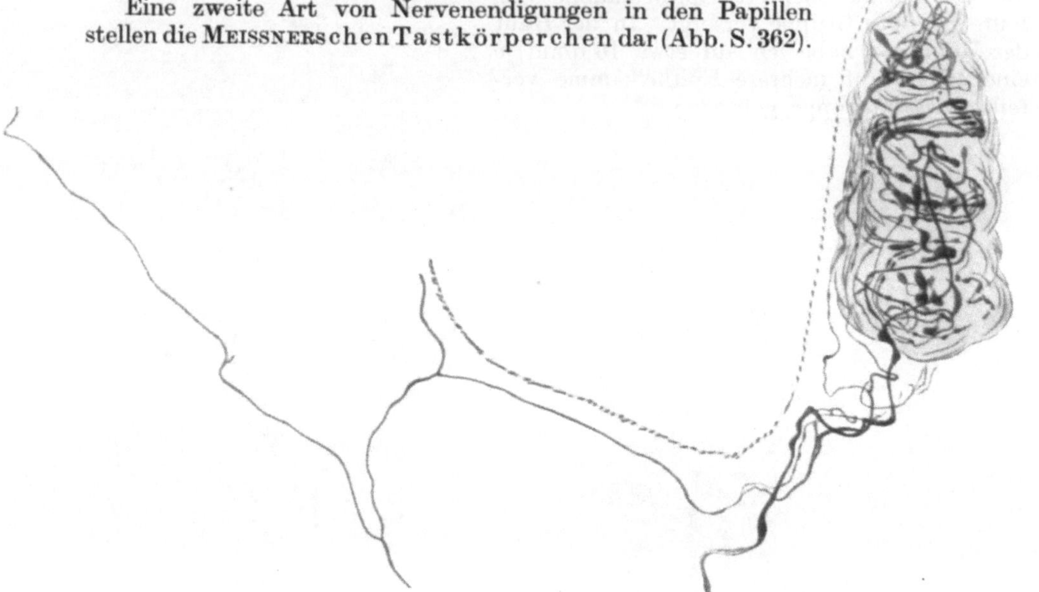

Abb. 169. MEISSNERsches Tastkörperchen. Mensch. Methylenblau. (Nach DOGIEL: Aus Handbuch der mikroskopischen Anatomie, Bd. IV/1, S. 234. — E.)

Im Gegensatz zu den vorigen sind sie „eingekapselt", d. h. sie liegen in einer Hülle, durch die sie gegen die Umgebung abgeschlossen sind. Das ganze MEISSNERsche Körperchen ist ein eiförmiges Gebilde, manchmal etwas gebogen oder auch am Ende geteilt. In der zirkulär angeordneten faserigen Hülle liegen keilförmige Zellen (Abb. S. 364). In das Körperchen tritt am einen Ende eine markhaltige Nervenfaser unter Verlust ihrer Markscheide ein und zieht sich in mannigfachen Windungen zwischen den Zellen hindurch (Abb. S. 363). Sie entsendet zahlreiche Zweige, die innerhalb der Zellen sich in ein intraplasmatisches Fibrillengitter auflösen (Abb. S. 364). Zwischen den Zellen finden sich kurze netzartige Aufteilungen der Nervenfaser (Abb. S. 364), aus denen die Faser wieder einheitlich hervorgeht. Gelegentlich durchsetzt ein Seitenästchen der Nervenfaser die Hülle und endigt im Bindegewebe der Papille neben dem Körperchen (Abb. S. 364). Regelmäßig tritt auch eine oder mehrere zarte marklose Fasern an das Körperchen heran (Abb. S. 362) und umgibt es mit zahlreichen Windungen, die vorwiegend in der Hülle liegen. Daß sie auch Ausläufer in die Zellen schicken, ist nicht mit Sicherheit beobachtet.

Die MEISSNERschen Körperchen stehen im allgemeinen nur ganz vereinzelt.
In der Leistenhaut von Hand und Fuß sind sie häufiger, am häufigsten in den
Fingerbeeren. Aber auch hier enthält nie jede Papille eines von ihnen, sondern
auch hier ist wie bei den übrigen Nervenendigungen die Einzel- bzw. Gruppen-
stellung typisch.

Außer den MEISSNERschen Körperchen kommen, wenn auch selten, in den
Papillen KRAUSEsche Endkolben vor (Abb. S. 365). Es sind ebenfalls eingekapselte Endigungen, in denen aber die keilförmigen Zellen mit den intraplasmatischen Fibrillengittern fehlen. Sie enthalten eine in viele Windungen gelegte
Nervenfaser, die streckenweise in ein
kurzes Fibrillennetz aufgelöst sein
kann. Sie zeigen mancherlei Über-
gangsformen zu den MEISSNERschen
Körperchen, auch zu den Lamellenkörperchen (S. 364).

Im Stratum subpapillare finden sich ebenfalls verschiedene Arten
von Nervenendigungen. Vereinzelt
kommen unmittelbar unter der Epidermis kleine Gruppen von Zellen vor,
die von einer sich teilenden Nervenfaser mit pericellulären Faserkörben
umgeben werden (Abb. S. 366). Sie sind
als MERKELsche Tastzellen angesprochen worden. Sie liegen oft im
Corium unter einer Gruppe dieser
Zellen und können auch an die gleiche
Nervenfaser angeschlossen sein (Abb.
S. 359). Doch unterscheidet sich ihre
typische Form von den MERKELschen
Zellen außer durch ihre subepitheliale
Lage dadurch, daß sie nicht ein
feinstes intraplasmatisches Fibrillengitter enthält, sondern außen von
einem verhältnismäßig groben Faser-

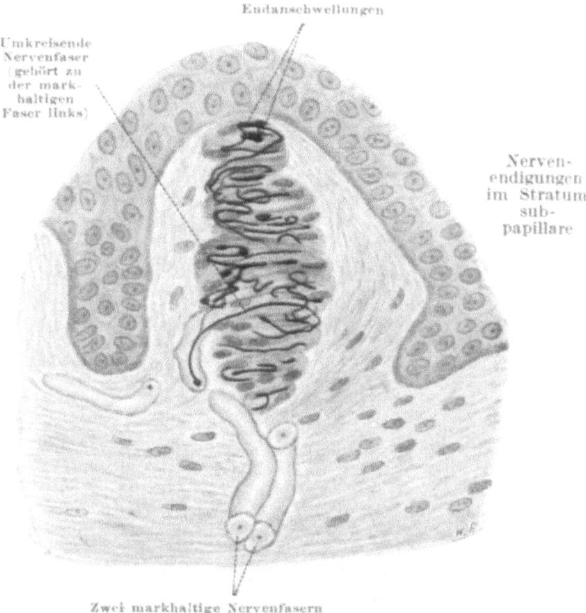



Abb. 170. MEISSNERsches Tastkörperchen. Fußsohle, Mensch. BIELSCHOWSKYs Silbermethode.
(Präparat von Dr. KADANOFF. — Br.)

geflecht umgeben wird. Sie sind zuerst in der Haut der Fußsohle gefunden
worden, ich habe sie in der der Vola manus gesehen. Über ihre Verbreitung
ist nichts näheres bekannt. Ähnliche Bildungen kommen auch in Papillen
vor (Abb. S. 366).

Im Stratum subpapillare finden sich weiterhin RUFFINIsche Körperchen.
Es sind langgestreckte, der Hautoberfläche parallel gelagerte Gebilde, die von
der überaus reichen Aufzweigung mehrerer Nervenfasern dargestellt werden.
Die vielfach verschlungenen und miteinander anastomosierenden Nervenfasern
erscheinen in Silberpräparaten außerordentlich zart und fein, bei anderen
Methoden varicös erweitert (Abb. S. 386). Sie breiten sich zwischen den Binde-
gewebsbündeln aus, eine besondere Hülle ist nur ausnahmsweise ausgebildet.
Größe und Faseranordnung ist bei jedem RUFFINI-Körperchen anders.

Auch KRAUSEsche Endkolben (Abb. S. 365) finden sich im Stratum subpapillare. Ihnen sind ähnlich die Genitalnervenkörperchen in der Glans
penis und in der Klitoris. Dazu kommen die GOLGI-MAZZONIschen Körperchen (Abb. S. 386), wie die KRAUSEschen wohlumgrenzte, ovoide Gebilde von
großem Formenreichtum. Charakteristisch ist die konzentrische, lamelläre
Schichtung der Hülle, die einen Innenkörper von nicht näher bekannter

Struktur umschließt, in welchem sich die mehr oder minder reiche Auf-
knäuelung der markhaltigen Nervenfaser befindet (s. a. S. 385). Manchmal
tritt eine zweite, marklose Faser hinzu. Oft sind diese Körperchen den VATER-
PACINIschen Körperchen überaus ähnlich, sie sind aber bedeutend kleiner.

Die Subcutis enthält ebenfalls Nervenendorgane, besonders in ihrem
obersten coriumnahen Bereich, z. B. RUFFINIsche Körperchen (S. 363).
Ihre typischsten Nervenendigungen sind die an den Haaren und die VATER-
PACINIschen Lamellenkörperchen.

Die Lamellenkörperchen,
VATER-PACINIsche Körperchen
sind mit bloßem Auge sicht- und
präparierbar, da ihr eiförmiger
Körper 2 mm lang sein kann. Ihr
Hauptkennzeichen ist der Aufbau
aus konzentrischen Lamellen (Abb.
S. 367 u. Bd. 2, S. 604, *609*), bis
50 und mehr an Zahl. Auf den
ersten Blick erscheint ein solches
Körperchen in der Tat als aus

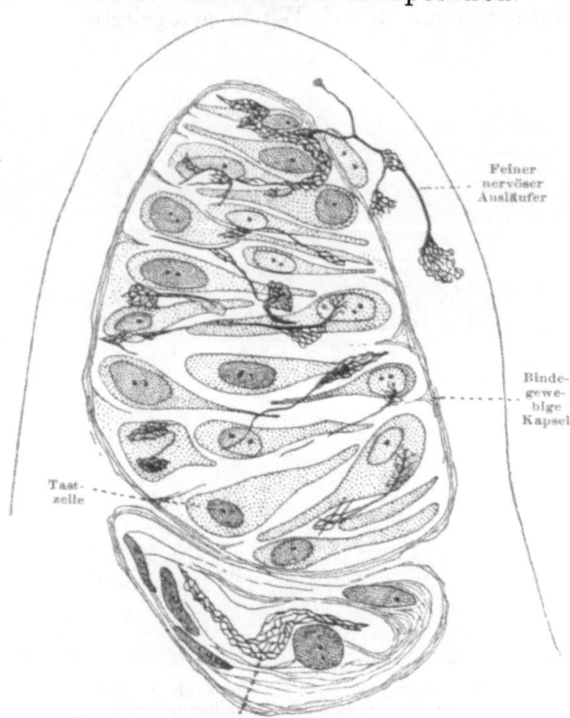


Abb. 171. MEISSNERsches Tastkörperchen. Mensch.
BIELSCHOWSKY-Methode.
(Nach VAN DER VELDE aus Handbuch der mikroskopischen
Anatomie, Bd. IV/1, S. 275. — E.)

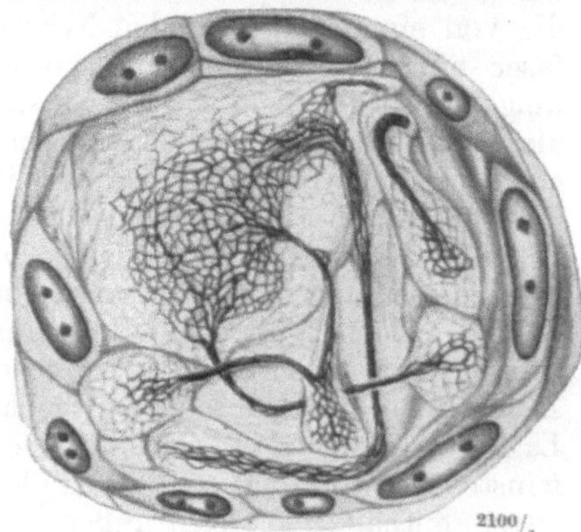


Abb. 172. Querschnitt durch ein MEISSNER-
sches Tastkörperchen. Neurofibrillennetz
im Protoplasma einer Innenkolbenzelle. Mensch.
BIELSCHOWSKY - Methode. (Nach BOEKE aus
Handbuch der mikroskopischen Anatomie,
Bd. IV/1, S. 235. — E.)

konzentrischen Membranen oder Lamellen aufgebaut, die durch Spalträume
voneinander getrennt sind. In Wirklichkeit sind die Spalten die Hohlräume
von doppelwandigen Hohlzylindern, von zylindrischen Kammern, die mit
eiweißhaltiger Flüssigkeit gefüllt sind. Die Kammerwände bestehen aus dünnen
Bindegewebsmembranen, denen vereinzelte Zellen außen aufliegen. Indem
die äußere Wand der Kammer sich unmittelbar an die innere der nächstfolgenden anlegt, entstehen die „Lamellen", die also in Wahrheit immer aus
zwei dünnen Kammerwänden mit ihren Zellen bestehen, die zwar unmittelbar
einander anliegen, aber nicht miteinander verbunden sind, so daß sie bei
mangelhafter Konservierung sich voneinander abheben. Die innere und
äußere Wand jeder Kammer sind durch den von ihnen begrenzten Hohlraum
hindurch durch feinste Fäserchen miteinander verbunden. Die markhaltige
Nervenfaser tritt an dem einen Pol in das Körperchen ein, verliert dabei
ihre Markscheide und zieht in dem stabförmigen plasmatischen „Innenkolben"

in der Längsachse des Körperchens weiter. An ihrem Ende löst sie sich in ein Fibrillengitter auf, manchmal auch in der ganzen Länge des Innenkolbens. Feine Seitenzweige können zwischen die Lamellen vordringen. Oft (oder immer ?) tritt eine marklose Faser mit der markhaltigen ein und umspinnt mit einem reichen Geflecht den Innenkolben (TIMOFEJEWscher Apparat, Abb. S. 367). Es können zwei oder mehr Lamellenkörperchen an eine Nervenfaser angeschlossen sein. Regelmäßig treten in das Lamellenkörperchen zusammen mit dem Nerven eine oder mehrere Blutcapillaren ein, die sich in der Nachbarschaft des Nerven verzweigen. Auch am Gegenpol, nicht selten auch an anderen Stellen. können Blutgefäße zwischen die Hohlkammern des Körperchens eindringen. Nur im Innenkolben finden sich niemals Gefäße.

Die Haare weisen eine so reiche Nervenversorgung auf, daß sie geradezu als Sinnesorgane angesprochen werden können, besonders die dem Menschen allerdings fehlenden „Sinushaare" der Säugetiere, die großen Borsten in der Umgebung des Maules (Schnurrhaare der Katze) oder an den Extremitäten (Eichhörnchen), die durch weite Bluträume (Sinus) um die Haarwurzel ausgezeichnet sind. Auch beim Menschen spricht man geradezu von einem Haarsinn. Bei ihm tritt die Sinnesfunktion aller Haare in den Vordergrund, da sie ihre Aufgabe als schützendes, wärmehaltendes Fell nicht mehr erfüllen können. Immerhin bedeuten Kopfhaare und Vollbart durchaus einen Wärmeschutz. Der ältere Herr mit Glatze trägt ein seidenes Käppchen, ebenso der Herr Prälat auf seiner Tonsur. Andererseits haben sich im Weltkrieg viele Soldaten als Kälteschutz für den Winter einen Vollbart wachsen lassen, bis die Gasmaske es verbot, die über dem Bart nicht dicht schließt.

Jeder Mensch wird mit einem vollen Haarkleid geboren, Wollhaarkleid, Lanugo. Nur die Leistenhaut in Vola und Planta ist von Anfang an haarlos. Die Lanugo besteht aus sehr feinen kurzen, hellen Haaren. Nur die Kopfhaare und Augenbrauen sind stärker, länger und mehr oder weniger dunkel gefärbt. Zur Zeit der Pubertät werden die Lanugohaare etwas stärker und länger (etwa 1 cm) und bleiben in der Form des „mittleren Haarkleides" bestehen, besonders bei der Frau im Gesicht, an Hals, Rumpf und Extremitäten. Beim Manne wird es fast durchweg, bei der Frau meist nur an wenigen Stellen durch lange, starke, gefärbte Terminalhaare ersetzt, zu denen vor allem die Sexualbehaarung gehört. Terminalhaare entstehen nur bei ausgebildeten Keimdrüsen, bei fehlender Keimdrüsenfunktion bleibt ihre Bildung aus. Im Zusammenhang mit der Pubertät wird die Sexualbehaarung (Scham-, Achselhaare, Bart, Vibrissen der Nasenöffnung, Hirci der Ohröffnung, Haare in der Analgegend) allmählich ausgebildet. Das übrige terminale Körperhaar beginnt etwa mit dem 20. Jahr sich zu bilden und gewinnt erst im Laufe weiterer etwa 20 Jahre seine volle Entwicklung, bei manchen Männern zu einem förmlichen Pelz. Dann pflegt eine mehr oder weniger starke Rückbildung einzusetzen.

Durch ihre Form, Länge und Farbe und besonders durch ihren typischen Standort sind ausgezeichnet die Wimpern, Augenbrauen und Kopfhaare. Die Wimpern, Cilia, sind dick, glatt, nie kraus, bis höchstens 11 mm lang. Im

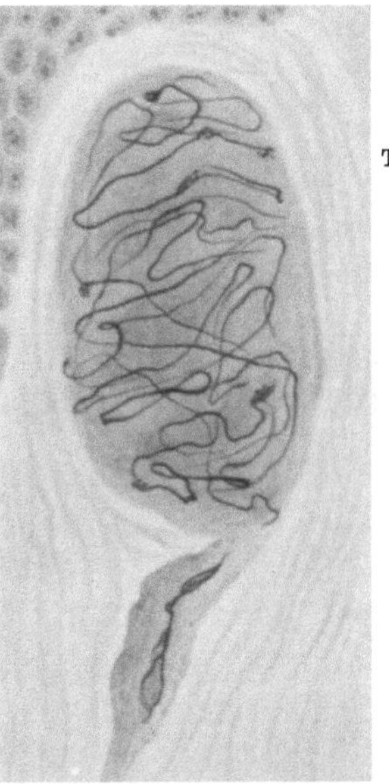

Abb. 173. KRAUSEscher Endkolben aus der Haut der Fußsohle. Mensch. BIELSCHOWSKY-Methode. Präparat von Dr. KADANOFF. (Aus PH. STÖHR jr.: In Handbuch der mikroskopischen Anatomie, Bd. IV/1, S. 233. — E.)

Haare
Tab. S. 378

Lanugo,
Terminalhaare

Oberlid stehen 150—200, im Unterlid 75—100 Cilien. Sie sind meist die dunkelsten Haare, ergrauen nur selten und dann sehr spät. Sie wechseln mindestens zweimal im Jahr. Sie haben keine Muskeln. — Die Augenbrauen, Supercilia, sind den Wimpern ähnlich. Auch sie sind meist dunkler als Kopf- und Barthaar, und zwar schon sehr frühzeitig. Ein hellblondes Kind mit dunklen Wimpern und Augenbrauen bleibt nicht hellblond, sondern bekommt dunkleres Kopfhaar. Auch sie haben keine Muskeln, jedenfalls nur selten. Wie die Wimpern bilden sie einen Schutz gegen Blendung, verhüten außerdem, daß der Schweiß von der Stirne auf das Oberlid und in die Lidspalte läuft. Die Wimpern sind ausgesprochene Sinneshaare, leiseste Berührung ruft reflektorischen Lidschluß hervor. — Die Kopfhaare, Capilli, sind durch ihre Lebensdauer und entsprechendes

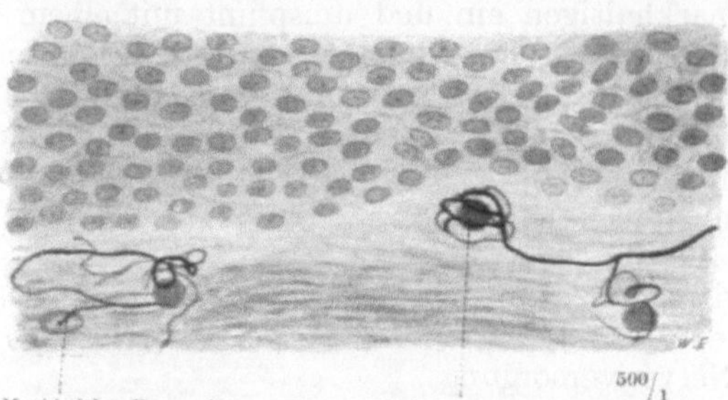



Abb. 174. Pericelluläre Faserkörbe. Fußsohle. Mensch. Modifizierte BIELSCHOWSKY-Methode. Präparat von Dr. KADANOFF. [Vgl. KADANOFF: Z. Anat. 72, 542 (1924). — Br.].

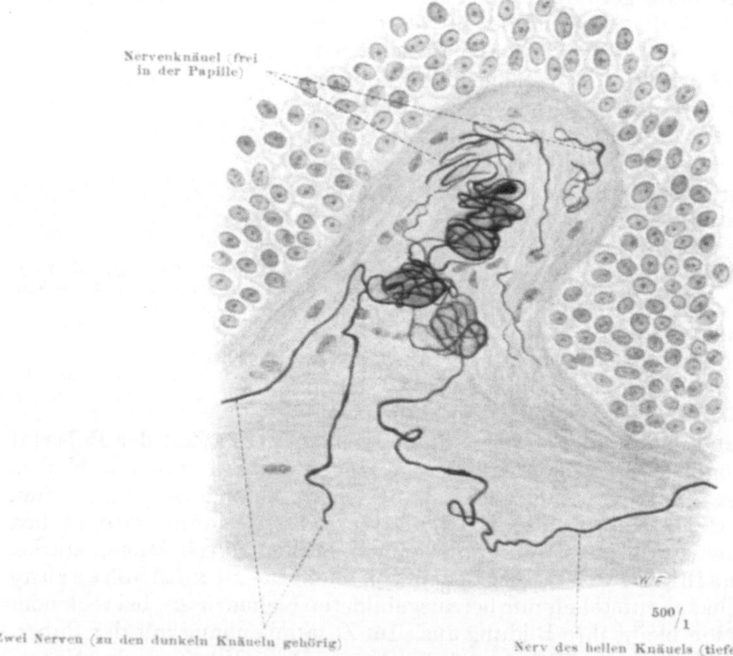



Abb. 175. Faserkörbe ähnlich Abb. 174. Präparat von Dr. KADANOFF. [Vgl. KADANOFF: Z. Anat. 72, 542 (1924). — Br.]

Wachstum ausgezeichnet. Sie wachsen ungefähr 1 cm im Monat, also 12 cm im Jahr. Durchschnittlich erreichen sie eine Länge von 60—70 cm, wachsen also 5—6 Jahre. Doch sind Längen von 1,50 m und darüber beobachtet worden, was einem Wachstum und einer Lebensdauer von 10—15 Jahren entsprechen würde. Die längsten Kopfhaare sind die über der Stirne. Länge, Dichte, Form und Querschnittsbild des Kopfhaares ist rassenmäßig sehr verschieden, von dem Pfefferkornhaar des Buschmanns zu dem völlig schlichten Haar gibt es alle Übergänge. Schlichtes Haar hat innerhalb der Haut gerade Haarwurzeln, krauses Haar gebogene.

Die Haare stecken in der Haut nicht senkrecht zur Oberfläche, sondern schräg, zum Teil fast parallel der Oberfläche. Die freien Haare behalten außerhalb der Haut diese Richtung bei. Durch diese Schrägstellung kommen die „Haarströme" und „Wirbel" zustande.

Zumeist stehen die Haare einzeln, an dichter behaarten Stellen jedoch in Gruppen zu mehreren (gewöhnlich 3), deren einzelne Haare dann verschieden

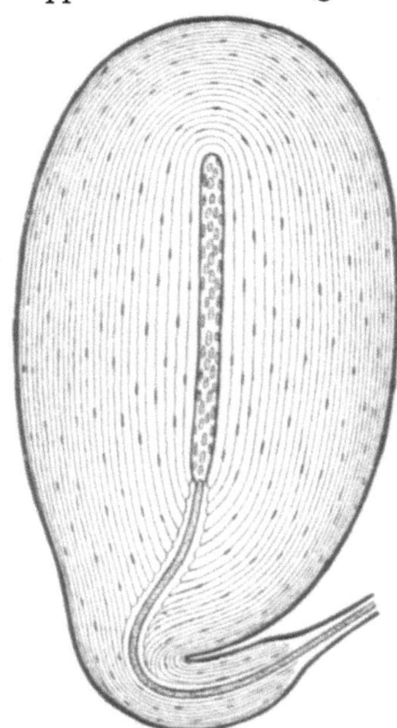

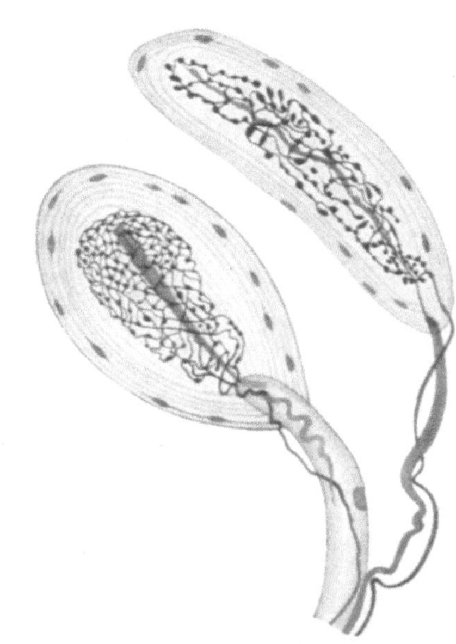

Abb. 176. Lamellenkörperchen, Schema. (Aus Petersen: Histologie, Abb. 1009. — E.)

Abb. 177. Lamellenkörperchen mit Timofejews Apparat. Bindegewebshülle der Prostata, Hund. Methylenblau. (Nach Timofejew: Aus Handbuch der mikroskopischen Anatomie, Bd. IV/1, S. 388. — E.)

dick zu sein pflegen. Alle Haare sind gleich gebaut und unterscheiden sich nur durch Länge, Dicke und Zeit des Auftretens.

Das einzelne Haar ist ein dünner Hornstab, zum Stab geformtes Stratum corneum der Epidermis. Die Formung geschieht in einer zylindrischen Röhre von Epidermis, die bis in die Subcutis eingesenkt ist, dem Haarbalg, den Wurzelscheiden des Haares (Abb. S. 368). Sie bestehen aus den Schichten der Epidermis, Stratum germinativum (äußere Wurzelscheide), Stratum granulosum et lucidum (innere Wurzelscheide). Die innere Wurzelscheide, die nur bis zur Einmündung der Talgdrüse reicht, zeigt zwei Schichten, die äußere Henlesche Schicht und die innere Huxleysche Schicht, welche durch grobe Körner in den Zellen ausgezeichnet ist, die sich mit Eosin leuchtend rot färben. Die Bildung des Haares selbst erfolgt keineswegs in der ganzen Ausdehnung des Haarbalges, sondern nur am untersten Ende, im Bereiche der Haarzwiebel. Diese enthält eine bindegewebige Papille, die einer Coriumpapille entspricht. Die Zellen der Haarzwiebel bilden das Haar und seine epithelialen Scheiden, auf jeden Fall die innere Wurzelscheide und einen großen Teil der äußeren Wurzelscheide, außerdem das Pigment.

Bau des Haares (vgl. Tab. S. 373)

Jedes Haar hat nur beschränkte Lebensdauer (im Durchschnitt 3—4 Monate, Kopfhaar bis mehrere Jahre) und wird dann ersetzt. Ist das Haar fertig gebildet und in seinem Wachstum abgeschlossen, so zieht es sich von der Papille und

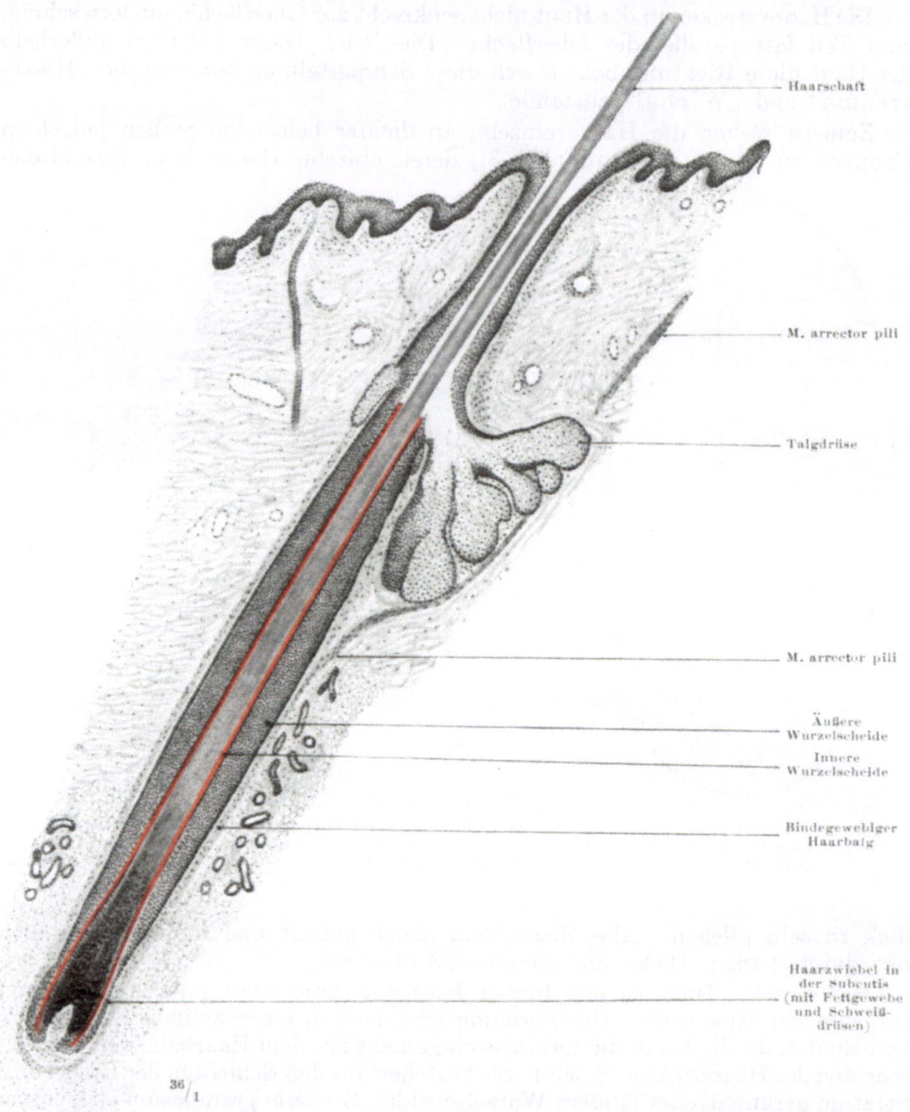


Abb. 178. Kopfhaar, Längsschnitt, etwas schematisiert. (Aus Petersen: Histologie, Abb. 847. — E.)

dem Ende der Wurzelscheiden zurück, die als epithelialer Schlauch bzw. Strang mit der verkleinerten Papille am Ende erhalten bleiben. Das Ende des Haares, vorher zur Haarzwiebel verdickt, wird schmächtiger, zeigt nur noch eine leichte kolbige Anschwellung und bleibt als „Kolbenhaar“ in den Scheiden zunächst liegen (Abb. S. 369). Von der zurückgebliebenen oder einer neuentstandenen Haarpapille und einem vom Haarwulst auswachsenden Epithelzylinder wird das Ersatzhaar gebildet, das sich in den vorhandenen Haarbalg, evtl. neben

das noch vorhandene Kolbenhaar, hineinschiebt. So können aus einem Haarbalg eine Zeitlang zwei Haare herauskommen.

In jedem Haarbalg mündet im Bereiche der Lederhaut eine Talgdrüse,
Glandula sebacea (S. 348). Sie gehört zu jedem Haar (Abb. S. 368, 369). Es
gibt kein Haar ohne Talgdrüse. Von der Einmündung der Talgdrüse an ist das

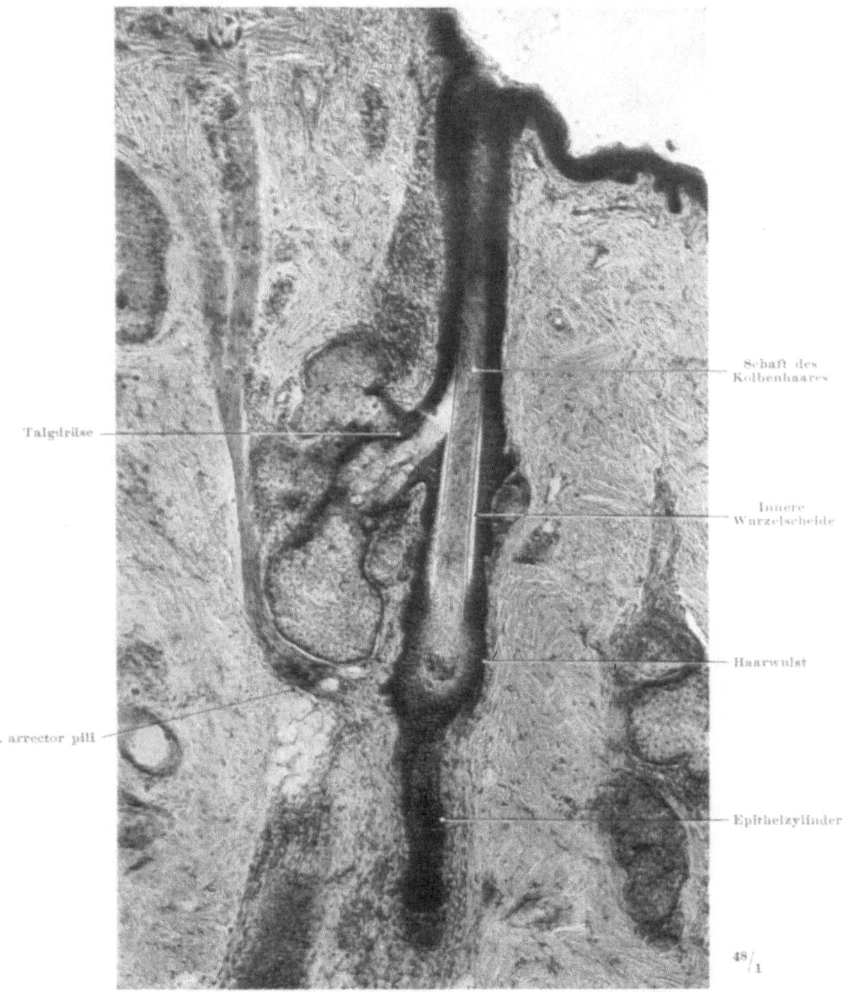


Abb. 179. Kolbenhaar mit Epithelzylinder, Kopfhaar. (Aus PETERSEN: Histologie, Abb. 857. — E.)

Haar frei, d. h. es hat keine eigentlichen Scheiden (Abb. 368). Es liegt im
Haartrichter ohne mit dessen Wand verbunden zu sein. Die innere Wurzelscheide hört hier ganz auf, die äußere nimmt den Charakter der Epidermis mit
typischem Stratum corneum an.

Unterhalb der Talgdrüse setzt sich an das Haar, richtiger an die bindegewebige Wurzelscheide sein Stellmuskel, M. arrector pili (Abb. S. 368) an,
ein glatter vom Sympathicus innervierter Muskel, der mit einer an elastischen
Fasern reichen Sehne im Stratum subpapillare entspringt. Je nachdem, ob
das Haar steiler oder schräger in die Haut eingepflanzt ist, verläuft auch der

Arrector fast senkrecht oder fast parallel zur Hautoberfläche. Immer liegt er wie die Hauptmasse der Talgdrüse auf derjenigen Seite des Haares, die mit der Hautoberfläche den stumpferen Winkel bildet. Über den unteren Pol der Talgdrüse zieht er wie über eine Rolle hinweg (Abb. S. 369). Durch seine Kontraktion wird das Haar mehr senkrecht zur Oberfläche gestellt („gesträubt"), zugleich mitsamt seinen Scheiden gehoben, so daß das Bild der Gänsehaut, Cutis anserina, entsteht.

Das einzelne Haar, obwohl nur aus toter Hornsubstanz bestehend, ist dennoch ein lebendiger Teil des Körpers, auch abgesehen von seiner Sinnesfunktion. Mit dem Grade der Einfettung durch die Talgdrüsen ändert sich Schmiegsamkeit, Glanz und Farbton. Die Längenänderung bei Änderung des Wassergehaltes hat zur Verwendung als Feuchtigkeitsmesser geführt (Haarhygrometer), doch das ist eine rein physikalische Eigenschaft. Bei sehr vielen, vielleicht bei allen Kindern, ist das Haar im Sommer heller als im Winter (ähnlich wie die Iris); nach der Pubertät ist diese Erscheinung weniger deutlich und verschwindet später ganz. Vielleicht beruht dieser Wechsel auf Veränderung des Gefüges der Haarcuticula, auf der Lockerung bzw. dem festen Aneinanderliegen der

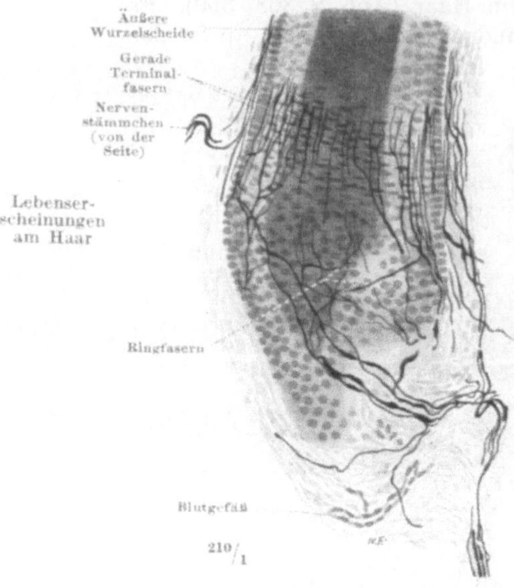



Abb. 180. Gerade Terminalfasern, mittelgroßes Haar von der Schnauze des Schafes, schräg abgeschnitten dicht unterhalb der Talgdrüsen. Natronlauge-Silber-Methode von O. SCHULTZE. Präparat von Dr. KADANOFF. — Br.

Schüppchen der Cuticula. Deutlich ist die Abhängigkeit des Haares vom Allgemeinzustand des Körpers, das wissen besonders die Frauen vom Frisieren. Bei Krankheiten läßt sich das Haar nicht so frisieren wie sonst, es ist störrisch und weniger schmiegsam, wie auch die Nägel spröde werden und rissig. Bei sehr vielen Menschen ist das Verhalten des fertigen, freien Haares ein Gradmesser ihres Befindens. Bei schweren Allgemeinzuständen verändert sich das Haar, besonders das Nackenhaar so, daß der erfahrene Arzt daraus bestimmte diagnostische Schlüsse ziehen kann. Dies beruht auf einer funktionellen Änderung der Haarmatrix, der Bildungsstätte des Haares: der während solcher Beeinflussung gebildete Teil des Haares ist von dem normal gebildeten verschieden. — Wie das Ergrauen der Haare, das auf Eindringen, vielleicht auch Bildung

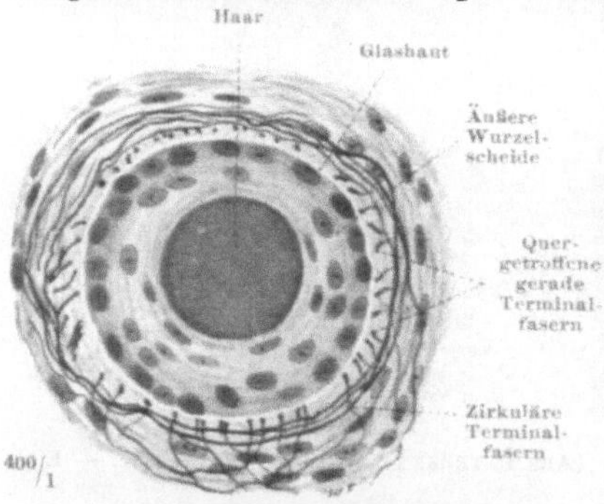



Abb. 181. Zirkuläre und gerade Terminalfasern. Backenhaar der Katze. Querschnitt unterhalb der Talgdrüse. Natronlauge-Silber-Methode von O. SCHULTZE. Präparat von Dr. KADANOFF. — Br.

von Luft im Haar beruht, zustande kommt, ist im einzelnen noch nicht bekannt. Das oft behauptete plötzliche Ergrauen „über Nacht" ist noch nicht durch einwandfreie Beobachtung sichergestellt. Form, Farbe, Wachstum, Ausfall, Ergrauen des Haares ist an sich erblich bedingt und konstitutionell verschieden, kann aber während des Lebens durch verschiedene Momente beeinflußt werden.

Die **Nerven der Haare**, welche deren Hauptfunktion als Sinnesorgane be- Nerven der<br>Haare
dingen, treten zu mehreren von unten und von der Seite an den Haarbalg heran,
und bilden dicht unterhalb der Talgdrüsenmündung ein reiches Endorgan,
indem sie sich in zahlreiche feine Fasern aufteilen, die wie ein Staketenzaun
die äußere Wurzelscheide umgeben („gerade Terminalfasern", Abb. S. 370). Diese
Längsfasern sind außen von Ringfasern umzogen („zirkuläre Terminalfasern",
Abb. S. 370). Die Hauptendigung liegt außerhalb der epithelialen äußeren Wurzelscheide. Doch können bei starken Haaren auch feinste Fäserchen in diese eindringen (Abb. S. 371) und hier zum Teil nach Art der „Tastmenisken" enden
(S. 360, Abb. Bd. 3, S. 24). An jedem Haar ist die Ausgestaltung der Endigung
etwas verschieden. Am reichsten sind die nervösen Endigungen an den Wimpern
und, bei den Säugetieren, an den Tast- oder Sinushaaren.

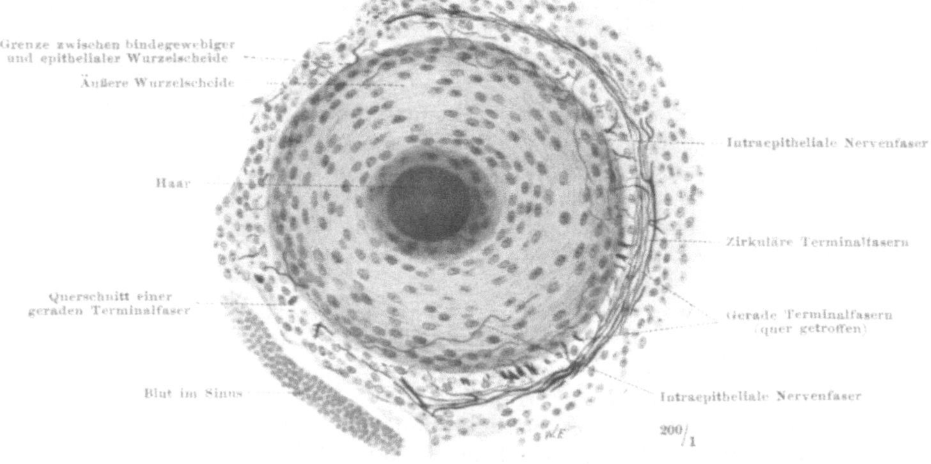


Abb. 182. **Zirkuläre und gerade Terminalfasern mit intraepithelialen Fasern in der äußeren
Wurzelscheide.** Sinushaar, Schwein (Rüssel). Gelatine-Silber-Methode. Präparat von Dr. KADANOFF. — Br.

Außer den markhaltigen Fasern, die die beschriebenen Endigungen bilden,
scheinen regelmäßig auch marklose Fasern an dem Aufbau der Endigung beteiligt
zu sein, ähnlich wie z. B. bei den MEISSNERschen Tastkörperchen.

In der Haarpapille werden ebenfalls Nervenfasern gefunden, die um und
zwischen den Gefäßen ein zartes Geflecht bilden wie in manchen Coriumpapillen.
Mit der Sinnesfunktion des Haares haben sie wahrscheinlich nichts zu tun.

Aus dem Gesagten ergibt sich: Jedes Haar ist mit **einer** Nervenendigung
versehen, und zwar an bestimmter, umschriebener Stelle, nämlich unmittelbar
unterhalb der Einmündung der Talgdrüse. Das ist die Stelle, wo das Haar
noch fest mit seinen Wurzelscheiden verbunden ist und sich noch nicht von ihnen
gelöst hat. Die Nervenendigung liegt den epithelialen Wurzelscheiden außen
auf, nur in manchen Haaren dringen Nervenfasern auch in die äußere Wurzelscheide ein. Das Haar selbst erhält niemals Nervenfasern, stets nur die Wurzelscheiden. Wird ein Haar berührt oder durch einen Lufthauch gebogen, so wird
diese Biegung dort, wo das Haar mit seinen Wurzelscheiden verbunden ist,
unterhalb der Talgdrüsenmündung, auf die Wurzelscheiden und durch diese
auf die Nervenendigung übertragen. Das freie Haar wirkt wie ein Hebelarm.
Da das Haar schräg in der Haut steckt, so stimmt die Stelle der Nervenendigung nicht mit der Austrittsstelle des Haares überein, sondern liegt in
der Fortsetzung der Richtung des Haares neben der Austrittsstelle.

## 6. Centrale Sinnesleitungen der Haut.

Überblickt man die Arten der Nervenendigungen in der Haut, so sind deren mindestens zehn festzustellen, die in charakteristischer Art in den verschiedenen Schichten der Haut gelegen sind. Von diesen 10 Arten sind aber, wie sich aus dem folgenden Abschnitt über die Tiefensensibilität ergeben wird, wirklich spezifisch für die Haut nur die Haare mit ihren Nervenendigungen, die MEISSNER-schen Körperchen und die MERKELschen Tastscheiben. Außer diesen dreien sind für die spezifischen Sinnesfunktionen der Haut, Tast-, Druck-, Schmerz-, Wärme-, Kältesinn hautspezifische Sinnesorgane nicht vorhanden. Für die Qualität der einzelnen Sinneswahrnehmung ist also offenbar weniger der anatomische Bau der Nervenendigung maßgeblich als die centralen Verbindungen der von ihr ausgehenden afferenten Nervenfasern.

Über die „Hautnerven", ihren Verlauf, ihre Ausbreitungsgebiete, ihre segmentale Zugehörigkeit, ist früher gehandelt worden, ebenso über das verschiedene funktionelle Verhalten der Schmerz- usw. Fasern gegenüber Schädigungen und bei der Regeneration (S. 144).

Die Zuleitung zum Rückenmark geschieht in erster Linie durch die hinteren Wurzeln. Jedoch ist sicher, daß auch die vorderen Wurzeln afferente Fasern führen, mindestens für die Schmerzempfindung. Diese Fasern sind vorher zum großen Teile, wenn nicht alle, eine Strecke weit im Grenzstrang des Sympathicus verlaufen (S. 544). Im gewöhnlichen Geschehen spielen sie eine untergeordnete Rolle, ihre Tätigkeit tritt nur in Erscheinung, wenn die übrigen Schmerzbahnen unterbrochen sind.

Nach dem Eintritt in das centrale Nervensystem werden alle der Sensibilität dienenden afferenten Fasern oder ihre Kollateralen in Gestalt von Reflex-bögen auf die motorischen Vordersäulenzellen umgeschaltet (Bd. 3, S. 48): die anatomische Grundlage der Hautreflexe, z. B. Cremasterreflex, Corneal-reflex. Außerdem findet eine Übertragung auf die Ursprungszellen der sympathischen Fasern für die Blutgefäße, Haarmuskeln, Schweißdrüsen statt (reflektorische Gefäßerweiterung und -verengerung mit Erröten und Erblassen der Haut, Gänsehaut).

Die Weiterleitung innerhalb des centralen Nervensystems geschieht auf zwei Wegen: Im Vorderseitenstrang und im Hinterstrang des Rückenmarkes, und zwar für alle Sinnesqualitäten der Haut. Die einen Fasern werden in der Höhe ihres Eintrittes in das Rückenmark auf Zellen der Hintersäule und des Mittel-feldes der grauen Substanz umgeschaltet. Deren Neuriten ziehen dann im gegen-seitigen, zu einem weit geringeren Teile auch im gleichseitigen Vorderseitenstrang der weißen Substanz hirnwärts (z. B. Tractus spinomesencephalicus, EDINGER-sches Bündel), untermischt mit den absteigenden Fasern des Tractus reticulo-spinalis. Ein kleiner Teil der Fasern scheint im Hinterseitenstrang, neben der Hintersäule der grauen Substanz, aufwärts zu ziehen. Die anderen Fasern bilden die Hinterstränge und werden erst in den Hinterstrangkernen umgeschaltet (Bd. 3), von wo aus sie in der Schleifenbahn über den Thalamus zur Großhirn-rinde fortgeführt werden. Die aufsteigenden Vorderseitenstrangfasern halten eine bestimmte Ordnung nach Segmenten wie auch nach funktioneller Zugehörig-heit ein (Abb. S. 227): von der Fissura anterior folgen sich nach lateral hin die Felder, welche die Fasern für Druck-, Berührungs-, Schmerz-, Temperatur-empfindung enthalten. Im Hinterstrang ist eine funktionelle Zuordnung nicht gegeben.

Die Fasern aus der Haut des Gesichtes (N. trigeminus) verhalten sich grund-sätzlich gleich und schließen sich innerhalb der Medulla oblongata den ent-sprechenden, aus dem Rückenmark aufsteigenden Fasersystemen an.

Die Vorderseitenstrangfasern werden bis zum vorderen Vierhügel und zum Thalamus fortgeführt. Ob weiter bis zur Großhirnrinde ist nicht sicher. Jedenfalls vermitteln sie nur allgemeine Sinnesempfindungen aus der Haut, also z. B. Schmerzempfindung überhaupt, ohne daß die Art, der Ort, die Stärke des Reizes näher beurteilt werden könnte. Solches Unterscheidungsvermögen ist gebunden an die Hinterstrangbahn und die Großhirnrinde. Die primäre Rindenendigung der Hinterstrangbahn liegt in der hinteren Centralwindung, und zwar infolge der Kreuzung der Schleifenbahn (Decussatio lemniscorum in der Medulla oblongata) vorwiegend, aber nicht ausschließlich in der gegenseitigen Hemisphäre. In der hinteren Centralwindung sind die einzelnen Körper- und Gliedabschnitte sensibel in gleicher Art und Anordnung vertreten wie sie es motorisch in der vorderen (und auch hinteren) Centralwindung sind (Abb. S. 228 u. 231). Dies gilt auch für Blase, Rectum und Genitalsphäre, die sensibel wie motorisch auf der Medialfläche der Hemisphäre ihre corticale Repräsentation haben (Abb. S. 228). Umschriebene Zerstörung der Rinde hat die entsprechenden Sensibilitätsstörungen zur Folge. Sie zeigen einen völlig anderen Typ als bei peripheren Lähmungen (vgl. Abb. S. 143). Dabei sind die verschiedenen Sinnesqualitäten in verschiedenem Ausmaße zerstört. Die geringste Ausdehnung zeigt der Ausfall der Schmerzempfindung, der größte der der Temperaturempfindung, der Ausfall der Berührungsempfindung hält zwischen beiden die Mitte (Abb. S. 144).

Außer in der hinteren Centralwindung ist der Körper sensibel vertreten auch im oberen Teil des Scheitellappens, oberhalb des Sulcus intraparietalis, hier aber nicht mit umschriebenen Stellen gegliedert für die einzelnen Körperteile, sondern der Körper als ganzes, als Einheit (Abb. S. 231), und zwar in erster Linie die gekreuzte Körperhälfte, in erheblichem Maße aber auch die gleichseitige.

Zu diesen Hauptrindenfeldern für die Sensibilität kommen noch Nebenfelder hinzu: Vordere Centralwindung und Fuß der oberen Stirnwindung (Abb. S. 231, schraffiert). Für gewöhnlich sind sie in ihrer Tätigkeit ganz übertönt von den Hauptfeldern. Sind aber die Hauptfelder zerstört, so treten die Nebenfelder in die Bresche, können freilich die sensiblen Ausfälle nicht völlig ersetzen.

Ein Vergleich der motorischen und sensiblen Vertretung des Körpers in der Großhirnrinde zeigt, daß sie in ihrer Gesamtausdehnung wie auch in der Art der Untergliederung weitgehend übereinstimmen (Abb. S. 228 u. 231; vgl. auch S. 234).

Die Fähigkeit der Stereognose ist ausschließlich an die hintere Centralwindung gebunden. Hier endet die Hinterstrang-Schleifenbahn, das stammesgeschichtlich jüngste aufsteigende System. Unterbrechung der Hinterstrangbahn ergibt das gleiche klinische Bild wie Zerstörung der Rinde der hinteren Centralwindung.

Die Endigung der Hinterstrangbahn außerhalb der hinteren Centralwindung, also im oberen Scheitellappen und in den Nebenfeldern vor dem Sulcus centralis ist anatomisch nicht erwiesen. Nach den klinischen Beobachtungen könnte man auf den Gedanken kommen, daß hierin die zweite sensible Bahn, die Vorderseitenstrangbahn, ihre Fortsetzung fände. Doch ist dies ebensowenig erwiesen wie die Vorstellung, daß die verschiedenen Sinnesqualitäten an die verschiedenen Zellschichten der Rinde gebunden wären.

## 7. Die Nägel, Ungues.

Zu jedem vollständigen Finger- und Zehenstrahl des Säugetieres gehört an der Dorsalfläche der Endphalanx ein Horngebilde, Huf, Kralle oder Nagel. Das Rudimentärwerden eines Fingerstrahles beginnt meist mit dem Verlust dieses Gebildes (Hufe der Elefanten, Nagel an der 1. Zehe des Orang). Das Horn bedingt die mechanische Leistung der Nagelphalanx. Bei Affe und Mensch hat die Endphalanx noch eine andere als die mechanische Funktion: durch Ausbildung der Fingerbeere ist sie zu einem Tastorgan geworden, und der Nagel hat die Bedeutung eines Widerlagers für den tastenden Fingerballen.

**Form**   Die Nägel sind gewölbte Hornplatten. Die Querwölbung ist ausgesprochener als die Längswölbung. An der Hand weist der Nagel des Zeigefingers die geringste Querwölbung, der des kleinen Fingers die größte auf. An hart arbeitenden Händen ist die Wölbung geringer als an geschonten, doch spielt für die Nagelform auch die Vererbung eine Rolle. In der Längsrichtung zeigen die Fingernägel zumeist feine Leisten und Furchen von verschiedener Höhe und Breite. Doch unterliegt die Oberflächengestaltung wie die Form großen individuellen Schwankungen, welche die Chiromantie ebenso beachtet wie die Handlinien. Quere Furchen auf der Oberfläche der Nägel sind stets ein Zeichen von Wachstumsstörungen und geben dem Arzt wichtige diagnostische Hinweise (s. u.).

**Farbe**   Die Nägel haben keine Eigenfarbe, sie sind leicht trüb und durchscheinend. Ihre Farbe ist durch ihre Unterlage bedingt, soweit nicht alte Bräuche mancher Völkerschaften oder moderne Modetorheiten eingreifen. Weiße Flecken in der Nagelsubstanz sind wie in den Haaren durch feinste Luftbläschen bedingt. Die durch den Nagel durchscheinende Unterlage, das Nagelbett, hat in verschiedenen Abschnitten etwas verschiedene Farbe. Proximal liegt zunächst ein kleines blasses Gebiet, das wegen seiner distalen bogenförmigen Begrenzung Lunula genannt wird. Die Lunula ist am Daumen stets sichtbar, an den übrigen Fingern nur, wenn die sie bedeckende Haut (Eponychium) zurückgeschoben wird. Dann folgt der nicht ganz gleichmäßig, sondern etwas fleckig rosa gefärbte größte Teil des Nagelbettes, nach distal durch eine bogenförmige Linie begrenzt, die dem Rande der Fingerbeere parallel läuft. An sie schließt sich, bevor der Nagel frei wird, häufig eine schmale, „gelbe Linie" an, bedingt durch unterliegendes Stratum corneum der Haut (vgl. S. 376 u. Abb. S. 375).

**Wachstum**   Das Wachstum des Nagels geht ausschließlich von der Lunula aus, die nur der vordere, sichtbare Rand des größeren Bildungsbezirkes des Nagels ist (Abb. S. 375). Der frisch gebildete Nagel selber ist unter der Haut, im Nagelfalz verborgen. Er ist bei manchen Menschen durch Druck auf das freie Ende des Nagels als Hauterhebung sichtbar zu machen, bei vielen wenigstens durch die Haut zu tasten. Der Nagel wächst vom 5. Fetalmonat an durch das ganze Leben hindurch ununterbrochen fort, wird aber im natürlichen Gebrauch der Hand am freien Ende abgenutzt. Wird er geschont und gepflegt, so entsteht die Hand des Struwwelpeters bzw. die des Annamiten mit Nägeln bis zu 45 cm Länge. — Bei schweren Allgemeinstörungen des Organismus (Infektionskrankheiten mit hohem Fieber und schweren chronischen Erkrankungen) wird weniger Nagelsubstanz gebildet, der neue Nagelabschnitt wird dünner. Da der Nagel ständig nach distal geschoben wird, tritt dann eine quere Stufe an der Grenze des normal dicken und des krankhaft dünnen Nagels auf der Oberfläche auf. Ist die Störung vorüber, und wird wieder normal viel Nagelsubstanz gebildet, so ergibt sich eine entsprechende Stufe von dem dünnen zum dicken Teil des Nagels. Vorübergehende Störungen erzeugen demnach zwei Stufen mit einer queren Furche zwischen ihnen. Der Nagel schiebt sich im Laufe einer Woche ungefähr 1 mm nach vorn. Aus der Entfernung der Querfurche von der Lunula kann der Arzt danach ungefähr berechnen, wie lange Zeit die Störung zurückliegt, und aus ihrer Breite, wie lange die Störung gedauert hat. Es kann vorkommen, daß infolge einer Erkrankung überhaupt keine Nagelsubstanz gebildet wird, sondern nur Stratum corneum. Der alte Nagel wird dann nicht nach distal geschoben wie in der Norm, sondern bleibt an Ort und Stelle, bis der neue nur durch eine dünne Haut aus Horn mit ihm verbundene ihn erreicht und weiterschiebt. — Bei völliger Ruhigstellung der Hand, z. B. durch einen fixierenden

Verband, kommt es außer zu den S. 325 erwähnten Veränderungen der Haut
zu geringerem Ansatz von Nagelsubstanz. Wird die Hand wieder benutzt, so
wird wieder normal dicker Nagel gebildet
und eine quere Stufe tritt an seiner Oberfläche auf, für den Arzt die Kontrolle,
seit wann der Kranke seine Finger wieder
bewegt hat.

Der Nagel besteht aus schuppenartigen
verhornten Zellen, die zum größten Teile
noch Kerne aufweisen. Von den Schuppen
des Stratum corneum unterscheiden sie
sich außer durch ihre größere Festigkeit
durch ihr färberisches Verhalten: keiner
der Farbstoffe, die das Stratum corneum
färben, färben den Nagel, der überhaupt
nicht eigentlich färbbar ist. Die Zellen
des Nagels werden von der Lunula lagen-
weise gebildet. Die Lunula steht weder
parallel zur Oberfläche des Nagels noch
senkrecht zu ihr, sondern schräg (Abb.
S. 375). In dem Maße, wie neue Lagen
Zellen gebildet werden, schiebt sich der
Nagel nach vorn, aus dem Falz heraus.
Jede neue Lage Zellen kommt dadurch
unter und etwas hinter die vorige zu
liegen. Der Nagel besteht also aus dach-
ziegelartig sich deckenden Zellen bzw.
Lagen von Zellen. Am distalen Ende
des Nagels vom Neugeborenen und Säugling pflegt dies sehr deutlich sichtbar zu
sein. Die Ziegel liegen so, als wäre der
freie Rand des Nagels der Dachfirst und
der Margo occultus der Rand des Daches.—
Auf diese eigentliche Nagelsubstanz wird
auf der Oberfläche eine Lage Stratum
corneum aufgelegt, kenntlich außer am
färberischen Verhalten an dem Umstand,
daß sich das Stratum granulosum, die
für die Bildung des echten Stratum corneum charakteristische Schicht der Epidermis, über die ganze Oberfläche der
Nagelwurzel bis zum Margo occultus
erstreckt (Abb. S. 375). Diese Schicht
Stratum corneum reicht über den ganzen
Nagel bis zum freien Rande, ist allerdings auf der freien Oberfläche infolge
Abnutzung sehr dünn. Ihr gesellt sich
vom Rande des Nagelwalles her das Eponychium zu, das sich in Fortsetzung
des Nagelwalles, durch eine Furche von
ihm getrennt, als durchscheinende Haut mit distal konkavem Rand über
den Nagel schiebt. Es ist nur aus Stratum corneum gebildet (Abb. S. 375).
Wird es nicht bei der Nagelpflege zurückgeschoben bzw. weggeschnitten, so

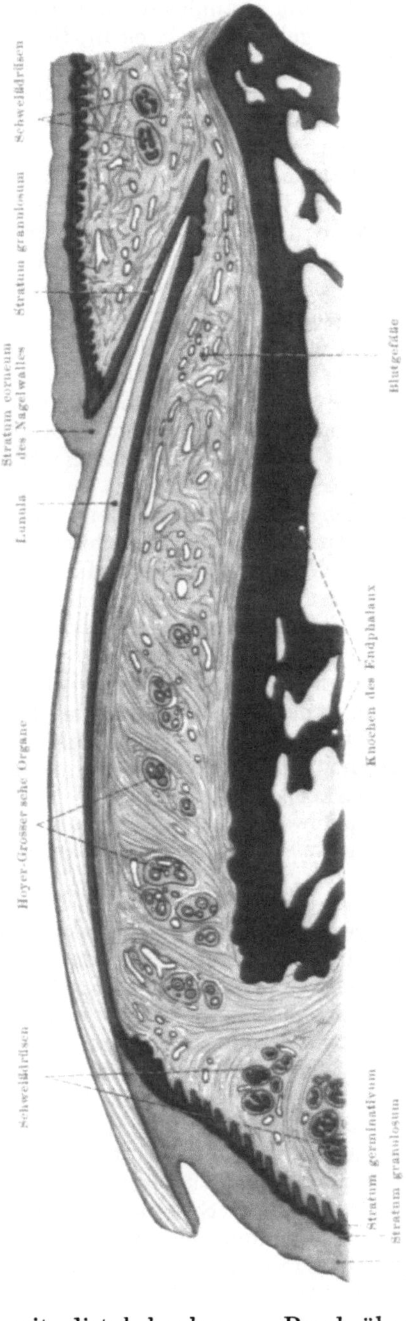

Feinerer
Bau



Abb. 183. Längsschnitt durch Endphalanx und Nagel, halbschematisch. — E.

kann es bis zu einem Viertel oder gar zur Hälfte des Nagels vorwachsen. — Wie die freie Oberfläche so erhält auch die kurze freie Unterfläche des Nagels einen dünnen Überzug von Stratum corneum (Abb. S. 375). Auch hier gibt die Grenze des Stratum granulosum der Epidermis an, bis wie weit die Lage Stratum corneum geht. Soweit es in dicker Schicht von unten her sich an den Nagel anlegt, was in individuell sehr verschiedenem Ausmaße der Fall ist, bedingt es die „gelbe Linie", die bei vielen Menschen an der Grenze des freien Nagelrandes, als vordere Bregrenzung des Nagelbettes, bei der Betrachtung des Nagels zu sehen ist. An Fußnägeln, die durch unzweckmäßiges Schuhwerk verbildet sind, kann an die ganze Unterfläche des Nagels bis zur Lunula Stratum corneum angelagert werden, so daß das ganze Nagelbett gelb erscheint.

Der Seitenrand des Nagels verhält sich im Bereiche der Wurzel, also innerhalb des Nagelfalzes, wie der hintere Rand (Margo occultus). Am freien Nagel geht der Seitenrand in das dicke Stratum corneum der Furche über, in die er eingelassen ist (Abb. S. 377). Eine Grenze zwischen Nagel und Stratum corneum ist hier oft nicht zu ziehen. Immer aber hat die Unterfläche des Nagels auch hier eine Strecke weit einen Belag von Stratum corneum.

Der freie Teil des Nagels zeigt bei den meisten Menschen auf der Unterfläche unter dem Stratum corneum noch eine dünne Schicht, die in Härte und färberischem Verhalten von der eigentlichen Nagelsubstanz wie auch vom Stratum corneum abweicht. Sie ist kernhaltig und besteht aus einigen Lagen Zellen, die nach rückwärts mit dem Epithel des Nagelbettes zusammenhängen, das als Hyponychium bezeichnet wird (Abb. S. 375, dunkel).

Der Nagel ist wie das Haar ein reines Epithelprodukt der Epidermis, die sich vom Nagelwall aus in den Nagelfalz einsenkt, in dessen Tiefe spitzwinklig nach vorn auf das Nagelbett sich fortsetzt und unter dem freien Nagelrande in die Epidermis der Fingerbeere übergeht (Abb. S. 375). In den verschiedenen Abschnitten hat sie verschiedenen Bau, entsprechend den verschiedenen Aufgaben. Auch das Verhalten des Papillarkörpers ist verschieden. Die Haut des Nagelwalles und die der Fingerbeere zeigt das typische Bild: Epidermis mit Stratum germinativum, granulosum, lucidum und corneum, darunter den Papillarkörper und in der Lederhaut Schweißdrüsen (Abb. S. 375). Am Rande des Nagelwalles ist das Stratum corneum besonders mächtig (Eponychium), nicht ganz so am seitlichen Rande (Abb. S. 377). Beim Übergang auf die obere Fläche der Nagelwurzel ändert sich das Bild: die Epidermis wird plötzlich dünner, Papillen fehlen. Bis zum Grunde des Nagelfalzes behält die Epidermis ihre geringe Dicke gleichmäßig bei, dann erst wieder wird sie dicker, auch treten hier einzelne plumpe Papillen auf. Dabei weist die Epidermis die typischen Schichten auf, nur das Stratum lucidum fehlt. Das Stratum granulosum endet kurz vor dem Margo occultus des Nagels, seitlich reicht es weniger weit an den Nagelrand heran. Das Stratum corneum legt sich der Oberfläche des Nagels unmittelbar auf, so daß man es folgerecht auch hier als Eponychium bezeichnen sollte. — Auf der Unterseite des Nagels setzt sich die Epidermis in verändertem Bau nach vorne fort als Hyponychium. Für dieses ist charakteristisch das Fehlen des Stratum granulosum, lucidum und corneum, es besteht also nur aus Stratum germinativum und mucosum, Basal- und Stachelzellschicht. Der Papillarkörper ist in ein System von Längsleisten umgewandelt. Am Margo occultus des Nagels finden sich noch plumpe Papillen, dann aber folgen Längsleisten, die unter der Lunula sich noch spalten und bis zum vorderen Ende des Hyponychiums ohne Unterbrechung durchlaufen. Sie sind also zunächst breiter, dann schmäler, meist mit rundem Rande, bei manchen Menschen zugeschärft (Abb. S. 377). Schweißdrüsen fehlen. In großer Zahl finden sich HOYER-GROSSERsche Organe von besonders verschlungenem Bau. Das Hyponychium selbst

läßt deutlich zwei Abschnitte erkennen: das Epithel der Lunula und das des
übrigen Nagelbettes. An letzterem lassen sich drei Schichten unterscheiden:
die basale Schicht von zylindrischen Zellen, eine mittlere von polyedrischen
und eine obere von großen kubischen bis zylindrischen Zellen in einfacher Lage.
Die Zellen der obersten Schicht sind so viel größer als die der mittleren, daß
fast das Bild des Übergangsepithels der ableitenden Harnwege entsteht. Diese
Zellen bilden keine ganz glatte, sondern eine leicht buckelige Oberfläche, der die
Unterfläche des Nagels mit entsprechenden Ausbuchtungen unmittelbar aufliegt.
Die Grenze zwischen Epithel und Nagel ist immer scharf. Kurz bevor der
Nagel frei wird, tritt von der Fingerbeere her an die Stelle der großen Zellen
das Stratum granulosum (Abb. S. 375). Soferne distal davon die Unterfläche

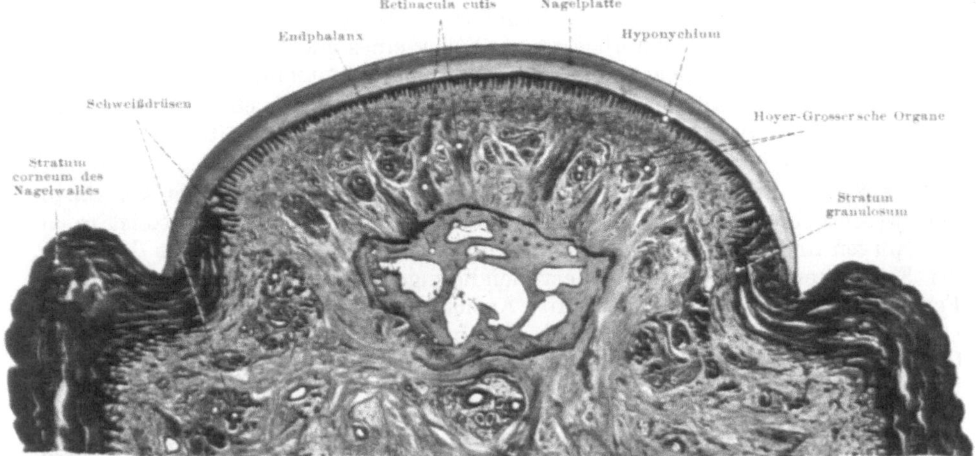


Abb. 184. Querschnitt durch das Endglied eines Fingers. Photogramm, überarbeitet. — E.

des Nagels einen zelligen Belag aufweist, ist nicht mit Sicherheit zu sagen, ob
diese Zellen dem Hyponychium entstammen, jedenfalls fehlen die großen Zellen
von dessen oberster Lage. — Auch an der Lunula sind drei Schichten erkennbar, Lunula
aber die oberste Schicht besteht nicht aus einer einfachen Lage, sondern aus einer
ganzen Anzahl. Die Zellen sind größer als die der mittleren Schicht, im Längsschnitt rhombisch, ihr Plasma färbt sich blaß mit Eosin. Das Gebiet der Lunula
ist an diesen Merkmalen ohne weiteres kenntlich und nach vorn scharf begrenzt
(Abb. S. 375). Die Grenze gegen den Nagel ist meist sehr deutlich: die Zellen
behalten zwar ihren Kern, verlieren aber ihre Färbbarkeit, und ihre in der Lunula
deutlichen Grenzen werden undeutlich. Daß die Lunula die eigentliche Matrix
des Nagels, seine alleinige Bildungsstätte ist, ergibt sich weniger aus den mikroskopischen Bildern als aus den klinischen Erfahrungen, die sämtlich dahin
gehen, daß nur Schädigungen der Lunula die Nagelbildung aufheben. — Die
hellere Farbe der Lunula gegenüber dem übrigen Nagelbett möchte ich auf zwei
Momente zurückführen. Zunächst auf das Epithel, das zwar nicht wesentlich
dicker ist als das übrige Hyponychium, dessen oberste Zellschichten aber ein
ganz anderes Verhalten zeigen. Außerdem auf das Corium: der Lunula ist eine
sehr kompakte Lage dicker vorwiegend längs, aber auch quer verlaufender
Bindegewebsbündel untergelegt; vor der Lunula ist die Lederhaut lockerer, die
Bündel dünner und die Längs- und Querbündel treten zurück gegenüber Bündeln,
die schräg nach rückwärts gegen das Epithel aufsteigen und sich unter ihm pinsel-
artig aufspalten. In dem Gefäßreichtum finde ich zwischen dem Gebiet der

Lunula und des übrigen Nagelbettes keinen Unterschied, das der blassen Lunula ist eher gefäßreicher als -ärmer.

Wie die Verschiebung des von der Lunula gebildeten Nagels nach vorne geschieht, darüber geben die mikroskopischen Präparate keinen Aufschluß. Die Zellen des Hyponychiums sind mit ihren Achsen der Bewegung entgegengerichtet, schräg nach rückwärts wie die unterliegenden Bündel des Coriums. Erst im vordersten Abschnitt richten sie sich senkrecht zur Oberfläche oder zuletzt auch schräg nach vorn. Danach müßte man annehmen, daß die Verschiebung an der Grenze von Nagel und Hyponychium erfolgt, an der auch bei der operativen Entfernung des Nagels die Lösung geschieht. Andererseits beobachtet man, daß ein dicht unter den Nagel geratener Spreißel allmählich nach vorn geschoben wird, als schöbe sich das unter dem Nagel gelegene Gewebe mit nach vorn. Die Kraft, die den Nagel vorwärts bewegt, liegt in der Lunula. Das vordere, von der Lunula abgetrennte Stück eines querdurchtrennten Nagels bleibt an Ort und Stelle liegen, das mit der Lunula zusammenhängende rückt vor.

Bei dem Vorwärtsschieben wird der Nagel flacher und zugleich breiter, eine ungeklärte Erscheinung; der Nagel ist am distalen Ende deutlich breiter als an seiner Wurzel, d. h. die Nagelplatte ist distal breiter als ihre Bildungsstätte, die Lunula.

Der Nagel besitzt keinen eigenen nervösen Apparat, unterscheidet sich darin sehr wesentlich vom Haar. Er ist kein Sinnesorgan. Das Nagelbett ist reich mit Nerven und nervösen Endigungen versehen, aber ganz anders als die Haut der Fingerbeere. Die Zahl der Nervenendigungen ist zwar sehr groß, aber der Formenreichtum sehr gering. Mit Ausnahme der lamellenkörperähnlichen GOLGI-MAZZONISchen Körperchen, die sich in der Cutis des Nagelbettes reichlich finden, fehlen sämtliche eingekapselte Endigungen (MEISSNERsche, KRAUSEsche Körperchen usw.), auch die RUFFINISchen Körperchen. Nur uneingekapselte Schlingen und Bäumchen sind vorhanden, mit denen die Cutisleisten wie die Cutis selber reich ausgestattet sind. Im Hyponychium fehlen die MERKELschen Tastmenisken, jedoch sind die sog. freien intraepithelialen Endigungen vorhanden.

### Tabelle für Haar und Nagel.

**Haar,** Pilus.

Lanugo, das Wollhaarkleid des Neugeborenen, feine Härchen, werden größtenteils ersetzt durch Terminalhaare, Langhaare. Zu diesen gehören:
  Kopfhaar, Capilli,
  Augenbrauen, Supercilia,
  Wimpern, Cilia,
  Haare des Naseneinganges, Vibrissae,
  Haare des äußeren Gehörganges, Tragi,
  Barthaare, Bart, Barba,
  Achselhaare, Hirci,
  Schamhaare, Pubes.
Kolbenhaar, fertiges, von der Haarpapille gelöstes, vor dem Ausfall stehendes Haar.
Haarschaft, Scapus pili, der über die Haut ragende freie Teil des Haares,
  Haarwurzel, Radix pili, der in der Haut steckende.
Rindensubstanz, Hauptmasse des Haares, aus langgestreckten verhornten Zellen (im Bereiche der Wurzel noch kernhaltig) bestehend. Zwischen und in ihnen Pigment, auch Luft.
Haarmark, in der Achse des Haares, nur in dickeren Haaren, und auch da nicht durchgehends, an der Spitze immer fehlend. Fehlt allen dünnen Haaren (Wollhaaren, Haaren der jungen Kinder). Besteht aus polyedrischen Zellen mit wenig Pigmentkörnchen. Enthält häufig Luft, dann im auffallenden Licht weiß (graues bzw. weißes Haar), im durchfallenden (Mikroskop) schwarz.
Haaroberhäutchen, Cuticula, einfache Lage platter kernloser Hornschüppchen.
Haarbalg, Folliculus pili, Wurzelscheiden, die Umhüllung der Haarwurzel, aus epithelialem und bindegewebigem Anteil bestehend. Die binde-

gewebige Wurzelscheide, innere Ring-, äußere Längslage feiner kollagener und elastischer Fasern, ist die Gefäßschicht des Haares, dem Stratum papillare et subpapillare des Coriums entsprechend, aber mit nur einer einzigen Papille am Ende des Haares. In dieser Papille stets eine Capillarschlinge, im übrigen ein zellreiches Bindegewebe. Papille nur am wachsenden Haar vorhanden. — Epitheliale Wurzelscheide von der bindegewebigen durch eine Basalmembran, Glashaut, getrennt. Man unterscheidet äußere Wurzelscheide, dem Stratum basale et spinosum der Epidermis entsprechend, jedoch ohne intercelluläre Lücken und Brücken, sondern Zellen dicht aneinanderschließend, und innere Wurzelscheide, dem Stratum granulosum et lucidum entsprechend, nur bis zur Mündung der Talgdrüse reichend; im oberen Abschnitt zumeist homogen und kernlos, tiefer deutlich in zwei kernhaltige Schichten geschieden, die Fortsetzung der bisherigen einfachen Schicht, hier aber durch grobe intensiv färbbare Körner (Thrichohyalinkörner) ausgezeichnet, HUXLEYsche Schicht, und außen von ihr die deutlich zellige HENLEsche Schicht.

Haarzwiebel, Bulbus, der der Haarpapille aufsitzende verdickte Teil des Haares und seiner epithelialen Wurzelscheiden, eigentliche Bildungsstätte des Haares. Alle Schichten der epithelialen Scheiden gehen hier ineinander über und bilden eine gemeinsame, stark pigmentierte Zellmasse. Aus dieser Matrix gehen das Haar selber und die epithelialen Scheiden hervor, hier auch Bildung des Pigmentes.

Haarkolben, das nicht mehr von einer Papille ausgehöhlte, zwiebelartig verdickte Ende des in Bildung und Wachstum begriffenen, sondern das kaum noch ein wenig kolbig angeschwollene Ende des in Ausstoßung begriffenen Haares.

Haarwulst, ein beim ausgebildeten Haar kaum kenntlicher, bei der Haaranlage sehr deutlicher Buckel der äußeren Wurzelscheide unterhalb der Talgdrüse, am Ansatz des Arrector pili. Von ihm aus wird der Cylinder für das neue Haar gebildet.

Haartrichter, der Teil des Haarbalges oberhalb der Einmündung der Talgdrüse, in welchem das Haar losgelöst von seinen Wurzelscheiden liegt.

Durchschnittliche Haardicke (beim Europäer):

| | |
|---|---|
| Wollhaar von 5 $\mu$ an, | Bart 105—125 $\mu$, |
| Kopfhaar 70 $\mu$, | Achselhaar 75 $\mu$, |
| Wimpern 100 $\mu$, | Schamhaar 125 $\mu$. |
| Brauen 80 $\mu$, | |

**Nagel,** Unguis, Onyx.

Corpus unguis, Nagelplatte, bestehend aus dem sichtbaren und dem verborgenen Teil, Pars aperta und occulta, Corpus im engeren Sinne und Radix unguis, und dem freien Teil, der keine Unterlage mehr hat, dem abzuschneidenden, Pars libera oder secanda. Die annähernd viereckige Nagelplatte wird begrenzt von dem distalen freien Rande, Margo liber, dem proximalen Margo occultus und den beiden Seitenrändern, Margines laterales.

Lectulus unguis, Matrix, Nagelbett, die Unterlage, mit der der Nagel verbunden ist. Der nagelsubstanzbildende proximale Teil davon ist die Lunula. Die Leisten des Nagelbettes, Cristae lectuli unguis, die feinen Längsleisten am Corium des Nagelbettes. Als frei sichtbare Leisten sind sie ähnlich wie die Papillen des Coriums nur an der Leiche durch Loslösung des Nagels mitsamt dem Epithel (Hyponychium) infolge Fäulnis oder künstlicher Maceration darstellbar. Bei operativer Entfernung des Nagels beim Lebenden ist das Nagelbett glatt, da das Hyponychium mit ihm verbunden bleibt.

Vallum unguis, Nagelwall, der proximale und seitliche Hautrand um den Nagel herum, von ihm durch eine Furche getrennt, den

Sinus unguis, Nagelfalz, dessen mittlerer Teil die Radix (Pars occulta) des Nagels enthält.

Eponychium, das vom Nagelwall auf die Oberfläche sich vorschiebende Stratum corneum, wird bei der Manikure zurückgeschoben bzw. weggeschnitten.

Hyponychium, das Epithel des Nagelbettes.

# B. Apparate der Tiefensensibilität.

Cutane und<br>Tiefen-<br>sensibilität

Die Sinnesleistungen der Haut faßt man zusammen unter dem Begriff der cutanen oder Oberflächensensibilität und stellt ihr gegenüber die Tiefensensibilität, die vermittelt wird von den übrigen Teilen der Körperwand, vom subcutanen Gewebe, Fascien, Knochen, Gelenken, Muskeln, Sehnen, Blutgefäßen. Sie enthalten Nervenendigungen, wie sie in der Lederhaut vorkommen, vielfach werden auch Periost, Gelenkkapseln, Sehnen von Zweigen der Hautnerven versorgt. Insoferne besteht in der anatomischen Grundlage kein scharfer Unterschied zwischen Oberflächen- und Tiefensensibilität, sondern nur ein topographischer. Auch funktionell lassen sich cutane und tiefe Sensibilität nicht scharf trennen. Im biologischen Geschehen sind am Zustandekommen fast aller Empfindungen, die durch die Körperwand, wozu auch die Extremitäten gehören, vermittelt werden, beide beteiligt, mit Ausnahme aller Temperaturempfindungen und der Tastwahrnehmungen, die auf die Haut allein beschränkt sind. Die Organe der Tiefensensibilität sind mitbeteiligt am Empfinden von Berührung, Druck, Schmerz, Bewegungen, Lageveränderungen der Glieder, Kontraktion der Muskeln, Vibration, Oberflächenbeschaffenheit eines Körpers (rauh oder glatt). Auch kann der Ort, an dem der Reiz angreift, lokalisiert, nicht aber seine Form erkannt werden. Alle diese Leistungen bleiben erhalten, wenn die Haut völlig anästhetisch ist. Die volle „normale" Empfindung kommt allerdings nur durch Zusammenwirken von cutaner und tiefer Sensibilität zustande.

Da der Begriff der Tiefensensibilität also ein topographischer ist, können wir auch die nervösen Apparate nach ihrer Lage ordnen, also behandeln: die Nervenendigungen in Muskeln, Knochen usw. Dabei wird sich zeigen, daß ihnen zum Teil eine spezifische Form und Leistung zukommt.

## 1. Sensible Nervenendigungen der Muskeln und Sehnen.

Die Muskeln sind nicht nur Bewegungs-, sondern zugleich Sinnesorgane. Außer den motorischen Nervenendigungen (vgl. Bd. 3, S. 25/26) kommen in ihnen in großer Zahl sensible Endigungen vor. Der Muskelast eines Nerven enthält außer den motorischen, stets auch sensible Fasern in beträchtlicher Anzahl.

Inter-<br>stitielle<br>Endigungen

Ein Teil der Endigungen liegt in dem Bindegewebe zwischen den Muskelbündeln: „interstitielle Nervenendigungen". Es sind baumförmige Verzweigungen ähnlich den RUFFINIschen Körperchen, auch echte RUFFINIsche Körperchen (Abb. S. 386) oder viel verschlungene Knäuel, wie sie im Bindegewebe vorkommen. Die Mehrzahl der Endigungen aber sind spezifisch für die Muskeln, sie finden sich nirgends anders als in quergestreiften Skeletmuskeln. An den Muskelfasern selber treten sie in zwei Formen auf, als Endigungen an einzelnen Muskelfasern und als Muskelspindeln. Am Übergang von Muskelfaser und Sehne findet sich eine weitere Form. Und die Sehne ihrerseits weist noch besondere Endigungen auf.

Muskel-<br>ranken

Die einfachere Form — um eine kurze Bezeichnung dafür zu haben, nenne ich sie Muskelranken — besteht darin, daß ungefähr in der Mitte einer gewöhnlichen Muskelfaser, die sich sonst in nichts von den übrigen unterscheidet, eine markhaltige Nervenfaser unter Verlust ihrer Markscheide sich um die Faser herumwindet wie eine Ranke. Die mehr oder minder zahlreichen Windungen liegen entweder fast parallel zueinander oder laufen auch ganz steil. Diese bei den Reptilien anzutreffende einfachste Form ist bei den Säugetieren meist komplizierter ausgestaltet, die Faser teilt sich in mehrere rankende Äste, und diese geben feine Seitenzweige ab, die wie mit Saugfüßchen auf dem Sarkolemm endigen. Abb. 185, S. 381 gibt eine einfachere Form aus einem Augenmuskel des Schafes wieder, Abb. 186, S. 381 eine hochdifferenzierte aus einem Augenmuskel des Menschen. Von einer einzigen Nervenfaser werden mehrere benachbarte Muskelfasern in dieser Art sensibel versorgt. Meist ist auch noch eine marklose, sympathische Faser am Aufbau der Endigung beteiligt. Immer liegt die ganze Bildung außen der Muskelfaser auf, außerhalb des Sarkolemms, epilemmal.

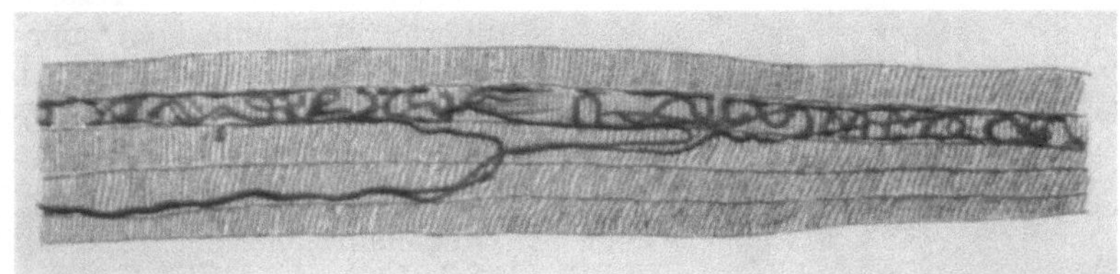

Abb. 185. Sensible Endigung an einer Muskelfaser. Muskelranke. M. rectus oculi sup., Schaf. Methylenblau. [Nach CILIMBARIS: Arch. mikr. Anat. 75, Taf. 29, Abb. 11 (1910). — E.]

Dadurch unterscheidet sie sich unverkennbar als sensible Endigung von der hypolemmalen motorischen. Über die Zahl und Verteilung dieser Muskelranken in den einzelnen Muskeln ist nichts näheres bekannt. In den äußeren Augenmuskeln des Menschen soll jede einzelne Muskelfaser eine solche Endigung aufweisen.

Die Muskelspindeln, Corpora musculo-nervosa, sind eigene nervöse Organe, den eingekapselten Nervenendigungen vergleichbar: in einer mit feinen elastischen Spiral- und Längsfasern ausgestatteten fibrösen Hülle liegt, von einem

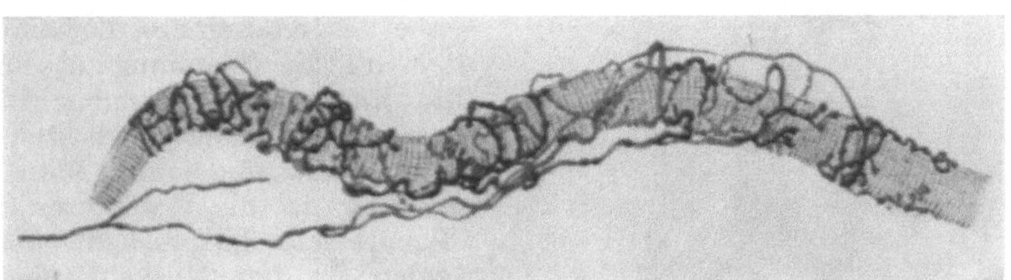

Abb. 186. Sensible Endigung an einer Muskelfaser, Muskelranke. Augenmuskel, Mensch. Methylenblau. [Nach DOGIEL: Arch. mikrosk. Anat. 68, Taf. 32, Abb. 2 (1906). — E.]

weiten Lymphraum umgeben, ein Bündel sehr zarter Muskelfasern. An einem Ende des bis 3 mm langen, dünnen Gebildes (Abb. S. 2) treten die Muskelfasern ein, teilen sich meist und gehen am anderen Ende wie mit einer Sehne in die Hülle über. Das ganze Organ hat eigene Blutgefäße. Der nervöse Apparat gliedert sich in motorische und sensible Endigungen, die Nervenfasern sind Zweige der Muskeläste. Die motorischen Endplatten liegen an den Enden der Muskelfasern, die sensiblen in der Mitte. Eine oder mehrere dicke sensible Fasern winden sich um die Muskelfasern und bilden ähnliche Endigungen wie die eben beschriebenen komplizierteren Ranken (Abb. S. 382). Treten mehrere Nervenfasern an die Spindel, so können sie aus verschiedenen segmentalen Nerven stammen, die Muskelspindel kann also plurisegmental innerviert sein. Die Abbildung betrifft eine Muskelspindel in einem Beinmuskel eines sechsmonatigen menschlichen Embryo. Sie ist noch nicht fertig gebildet, wie man an der noch sehr einfachen Form der motorischen Endplatten erkennt. Die Ausbildung im einzelnen ist sehr verschieden. Stets

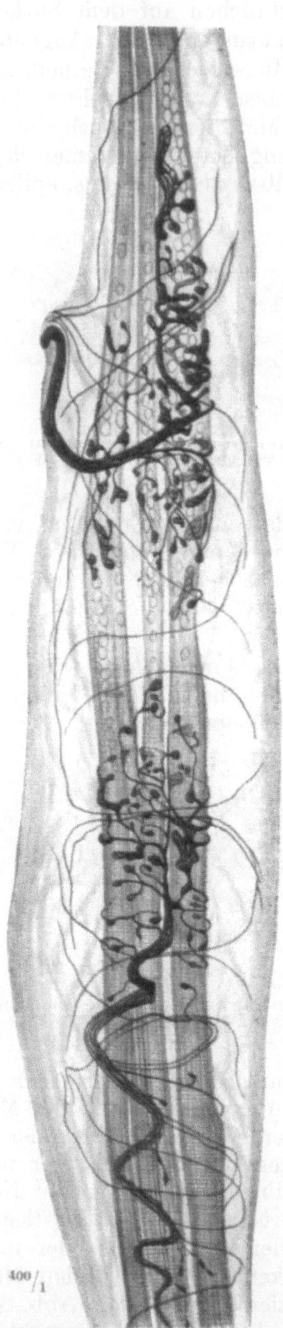

Abb. 187. **Mittlerer Teil einer Muskelspindel.**
Menschlicher Fetus, 6. Monat. 2 dicke Nervenfasern
treten getrennt an die Spindel und bilden sensible
Endigungen nach Art der Muskelranken. Die untere
Faser teilt sich, ihr unterer Teilast bildet kleine ovale,
noch unfertige motorische Endplättchen. Die dünnen
Fasern wahrscheinlich aus Sympathicus.
[Nach Tello: Z. Anat. **64,** 411 (1922) — E.]

Muskel-
palisaden

sind feine marklose Fasern mitbeteiligt, die dem Sympathicus zugehören. Im Bereiche der sensiblen Endigung findet sich eine große Zahl von Kernen des Sarkoplasmas, Myofibrillen fehlen hier.

Muskelspindeln sind in allen Skeletmuskeln enthalten mit Ausnahme der äußeren Augenmuskeln, der eigentlichen Kehlkopfmuskeln und fast aller mimischen Muskeln. Ihre Zahl und Anordnung ist in den einzelnen Muskeln sehr verschieden, ist auch bei verschiedenen Menschen in den gleichen Muskeln nicht gleich. Am spindelreichsten sind die Mm. lumbricalis und Interossei, dann die kleinen Drehmuskeln des Kopfes. Im allgemeinen scheint die Zahl um so größer zu sein, je feinere Bewegungen der Muskel ausführt. Doch ist das mehr eine Vermutung als wirklich erwiesen. Aus den vielen Untersuchungen über Zahl und Lage der Spindeln ist bisher kein wirklich klares Bild zu gewinnen gewesen.

Die Muskelspindeln gelten als Organe des Kraftsinnes, der Fähigkeit, den Grad der Spannung zu beurteilen, die ein Muskel bei seiner Tätigkeit entwickelt. Der wirkliche Beweis für diese Auffassung fehlt. Man könnte sie eher als die Receptoren für die Eigenreflexe ansprechen, denn sie fehlen in den Muskeln, die keine Eigenreflexe haben. Solange über die centralen Verbindungen ihrer Nervenfasern nichts bekannt ist, wird eine Entscheidung nicht zu treffen sein. Das gilt auch für die Funktion der Muskelranken und der anderen noch zu schildernden Endigungen, auch an den Sehnen. Welchen Anteil die einzelnen sensiblen Apparate der Muskeln und Sehnen an der reflektorischen Steuerung der Bewegungen, an der Vermittlung des Kraftgefühles, des Lagegefühles, am Muskelschmerz haben, läßt sich bisher nicht sagen, zumal noch die interstitiellen Endigungen im Bindegewebe hinzukommen.

An der Grenze der Muskelfasern gegen die Sehne finden

sich langgestreckte Endigungen, die um den Muskel-Sehnenübergang eine Art palisadenförmiger nervöser Hülle bilden so wie die Strohhülse um die Weinflasche (Abb. S. 383). Ich nenne sie „Muskelpalisaden". In den Augenmuskeln scheint jede Muskelfaser an beiden Enden einen solchen Nervenapparat zu besitzen. Wie häufig sie in den anderen Muskeln sind, ist nicht genauer untersucht. Sie scheinen aber in allen Muskeln mindestens vereinzelt vorzukommen.

Von diesen Bildungen sind wohl zu unterscheiden die sensiblen Endigungen an den Sehnen. Alle Sehnen weisen meist in ihrer ganzen Dicke einzelne baumförmige oder knäuelförmige Nervenendigungen auf. Die zugehörigen Nervenfasern verlaufen teils in den Muskel-, teils in Hautästen centralwärts. Oft ist eine Endigung an eine Faser angeschlossen, die vorher eine Palisade gebildet hat. Daneben kommen besondere eingekapselte Endigungen vor, ähnlich den Muskelspindeln. Der Bau ist im Grunde der gleiche, nur sind die Muskelfasern

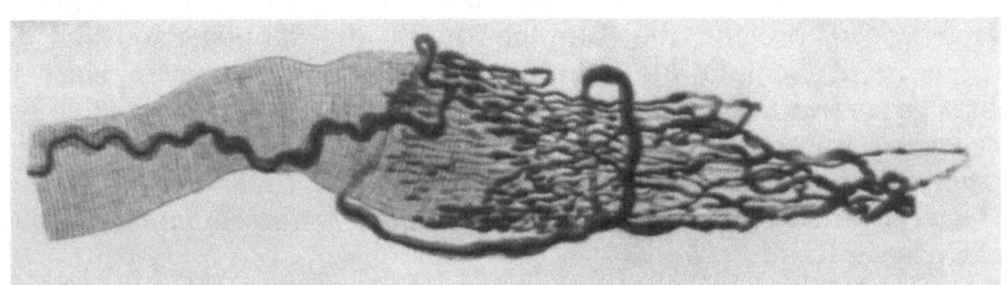

Abb. 188. Sensible Endigung am Übergang der Muskelfaser in die Sehne, Muskelpalisade. Augenmuskel, Mensch. Methylenblau. [Nach DOGIEL: Arch. mikrosk. Anat. **68**, Taf. 33, Abb. 10 (1906). — E.]

durch Sehnenfasern ersetzt, die den Lymphraum durchziehen, und es fehlen die motorischen Endigungen. Die Nervenfasern dieser Sehnenspindeln, Corpora neuro-tendinosa, gehören den Muskelästen an. Es kommt vor, daß eine Sehnenspindel mit einer Muskelspindel an die gleiche Nervenfaser angeschlossen ist. Näheres über Häufigkeit und Lage der Sehnenspindeln ist nicht bekannt.

Über die Bedeutung der sensiblen Endigungen in den Sehnen ist keine klare Vorstellung möglich. Der naheliegende Gedanke, daß sie Vermittler der „Sehnenreflexe" (Eigenreflexe) seien, geht fehl. Auch wenn alle diese Endigungen ausgeschaltet werden, bleibt der Eigenreflex unverändert bestehen: beklopft man die anästhetisch gemachte Patellarsehne, so kontrahiert sich der Quadriceps wie normal.

Außer den geschilderten Endigungen an Muskeln und Sehnen kommen vereinzelt noch andere vor, die aber nicht als regelmäßig gelten können. Insgesamt ist das Bild der sensiblen Versorgung der Muskeln und Sehnen außerordentlich mannigfaltig.

Sehen wir uns nunmehr den Muskel als Sinnesorgan an, so können wir sagen: Der Muskel hat zwei Gruppen von Sinneseinrichtungen: solche an Einzelfasern und solche für Gruppen von Fasern, für die Muskelbündel. Die letzteren werden dargestellt von den Muskelspindeln, die so angeordnet sind, daß jedes feinere oder gröbere Muskelbündel mit einer Spindel versehen ist. Mindestens für die im Muskel central gelegenen Bündel gilt dies. Die äußersten peripheren Bündel sind wohl in den meisten Bündeln ganz oder fast spindelfrei. Daneben haben einzelne Muskelfasern eigene sensible Endigungen in Gestalt der Ranken und, an der Grenze zur Sehne, der Palisaden. Wieviele Einzelfasern der Muskeln so ausgestattet sind, ist nicht bekannt außer für die Augenmuskeln, die aber durch den Reichtum an solchen Endigungen eine Sonderstellung einnehmen.

Hier hat wahrscheinlich jede einzelne Muskelfaser folgende sensible Nervenendigungen: Eine Ranke, an jedem Ende eine Palisade und außerdem noch an
der Sehne selber eine baumförmige Endigung. Dafür fehlen die Muskelspindeln.
— Zu den Endigungen im Muskel selber kommen die an den Sehnen hinzu.
Wie diese mit denen im Muskel zusammenarbeiten, ist im einzelnen nicht zu
analysieren. Aber nehmen wir noch die interstitiellen Endigungen im Muskel
hinzu, so ist so viel sicher, daß jeder Muskel mit seiner Sehne eine große Zahl
receptorischer Nervenendigungen aufweist, welche von allen Änderungen, die
im Muskel bei seiner Tätigkeit auftreten, dem centralen Nervensystem Impulse
zuführen. Nur wenige davon werden bis zur Großhirnrinde geleitet und kommen
uns zum Bewußtsein, die meisten dienen der reflektorischen Steuerung der
Muskeltätigkeit, für welche demnach die ausgedehntesten Möglichkeiten gegeben
sind.

Die Möglichkeiten werden noch außerordentlich erweitert durch die Mitwirkung der übrigen Tiefensensibilität und der Haut. Alle Spannungs- und
Druckänderungen, welche die Gewebe durch die Kontraktion der Muskeln
erfahren, werden ebenfalls als afferente Impulse dem centralen Nervensystem
zugeführt. Alle reizaufnehmenden Teile wirken zusammen, die sensible Kontrolle
und Steuerung unserer Bewegungen ist bis ins feinste abgestuft, und an den
Bewegungsempfindungen sind sicher auch alle außerhalb des Muskels befindlichen Gewebe einschließlich der Haut beteiligt, wahrscheinlich auch bei der
Kontraktionsempfindung.

Die centrale Fortleitung aus den sensiblen Endigungen des Muskels geschieht
zum größten Teile auf dem Wege der Muskel- und Hautäste der peripheren
Nerven. Daneben kommt die Leitung auf Sympathicusfasern, die ja an der
Bildung fast aller Endorgane beteiligt sind, in Frage. Die Fasern laufen teils
ebenfalls in den Muskelästen, teils längs der Gefäße. Die centralen Verbindungen
und Fortleitungen sind unbekannt.

Die afferenten Fasern der von Hirnnerven versorgten Muskeln sind nach den
klinischen Erfahrungen dem motorischen Nerven des betreffenden Muskels beige-
schlossen, also z. B. den Augenmuskelnerven und dem Facialis. Diese Nerven sind
also nicht „rein motorisch". Die Annahme, die sensiblen Fasern stammten sämtlich aus dem Trigeminus, läßt sich nicht aufrechterhalten. Auch nach Exstirpation
des GASSERschen Ganglions bleibt die Tiefensensibilität erhalten. Sie wird nicht
etwa nun allein durch den Sympathicus vermittelt, sondern z. B. durch den Facialis.
Wird dessen Stamm am Foramen stylo-mastoideum durchschnitten und der centrale
Stumpf elektrisch gereizt, so tritt lebhafter Gesichtsschmerz auf. So bleibt nach
Exstirpation des Trigeminusganglions auch in der Zunge Druck- und Schmerzempfindung erhalten. Sie wird erst aufgehoben, wenn auch der Hypoglossus ausgeschaltet ist.

Außer dem Muskel und der Sehne selber enthalten die unmittelbaren Hilfs-
organe, Perimysium externum und Fascie, sensible Endigungen. Ähnlich den interstitiellen Endigungen sind sie als baumförmige Bildungen oder
Faserknäuel ausgestaltet. Daneben kommen eingekapselte Endapparate vor,
Lamellenkörperchen, GOLGI-MAZZONISche Körperchen, RUFFINISche Körperchen.
Die zugehörigen Nervenfasern lösen sich zumeist von dem Muskelnerven vor
seinem Eintritt in den Muskel ab und verlaufen im Perimysium und in der
Fascie unter vielfachen Anastomosen zwischen ihren eigenen Zweigen und
denen benachbarter Nerven. Es besteht also im Perimysium externum und in
der Fascie ein weitmaschiges Netz. Feinste und nur sehr kurze Nervenästchen
treten auch, allerdings nur am Ursprung und Ansatz des Muskels, aus den intramuskulären Nerven heraus. — Die oberflächlichen Fascien werden auch von
Hautnerven versorgt.

## 2. Übrige Receptoren der Tiefensensibilität.

Im Bindegewebe finden sich wohl allenthalben in der Subcutis wie in den Bindegewebsräumen zwischen den Muskeln und dem Skelet Endapparate verschiedenster Art. Außer baumförmigen Verzweigungen sehr verschiedener Ausgestaltung und schlingen- und knäuelartigen Endigungen (Abb. S. 385), die ebenfalls sehr verschiedene Grade der Entfaltung aufweisen, kommen allenthalben die gleichen eingekapselten Apparate vor, die schon wiederholt erwähnt worden sind und sich außer in der Körperwand auch an inneren Organen finden. So die VATER-PACINIschen Lamellenkörperchen, die bereits S. 364 beschrieben wurden. Ihnen sehr ähnlich sind die GOLGI-MAZZONIschen Körperchen (Abb. S. 386): in einer Bindegewebshülle liegt eine im Einzelfall sehr verschieden gestaltete knäuelartige Nervenendigung, umgeben von einigen durch

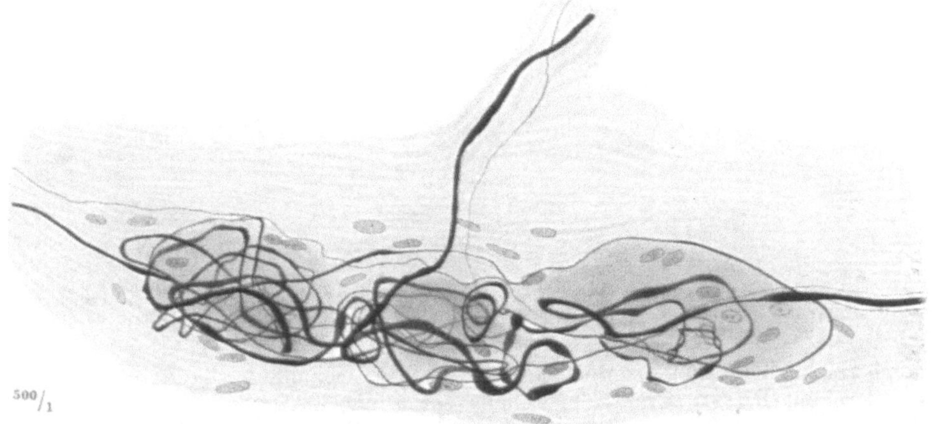


Abb. 189. Knäuelförmige Nervenendigung aus der Pia mater. Mensch. BIELSCHOWSKY-Methode.
(Aus PH. STÖHR jr.: Handbuch mikroskopische Anatomie Bd. IV/1, S. 410. — E.)

Lymphspalten getrennten Lamellen. Die Zahl der Lamellen kann größer und die Nervenendigung darin nur wenig schlingenreich sein, so daß solches Körperchen einem echten Lamellenkörperchen sehr ähnlich wird. Aber das Fehlen des Innenkolbens und die Art der Nervenverzweigung rechtfertigen es, die GOLGI-MAZZONIschen Körperchen als besonderen Typ der sensiblen Nervenendigung zu betrachten. Auch den KRAUSEschen Endkolben können sie sehr ähnlich sein. Über ihre Leistungen ist nichts bekannt. Ihr Vorkommen in der Cutis wurde S. 363 erwähnt. Dort sind auch die RUFFINIschen Körperchen schon kurz geschildert worden. Es sei deshalb hier nur noch ein Beispiel abgebildet (Abb. S. 386).

Das Periost und ebenso das Perichondrium enthält ein reiches Nervengeflecht, das vorwiegend von eigenen Periostnerven gebildet wird (S. 165, 214), doch sind an den Sehnenansätzen wohl auch sensible Fasern aus den Muskeln und Sehnen beteiligt. An dieses Geflecht sind die eigentlichen Endigungen angeschlossen: außer zahlreichen Lamellenkörperchen vor allem baumförmige und knäuelartige Endapparate ohne Kapsel. Vom Periost aus dringen zusammen mit den Gefäßen Nervenfasern in die HAVERSschen Kanälchen ein, auch Sympathicusfasern der perivasculären Geflechte (S. 387). Über das weitere Verhalten der Nervenfasern, besonders über etwaige Endapparate sind wir nicht näher unterrichtet. Der Knorpel ist nervenfrei. — Periost und Knochen sind Vermittler der Vibrationsempfindung, mit ihnen nehmen wir z. B. die Schwingungen der aufgesetzten Stimmgabel wahr, auch wenn die Haut völlig anästhetisch oder weggenommen ist. Knochenlose Teile geben keine echte Vibrationsempfindung, nur eine Art Kitzeln von der Haut her.

In den Gelenkkapseln findet sich unter der Synovialmembran ein ausgedehntes Nervennetz mit Nervenendapparaten verschiedener Art. Solche sind

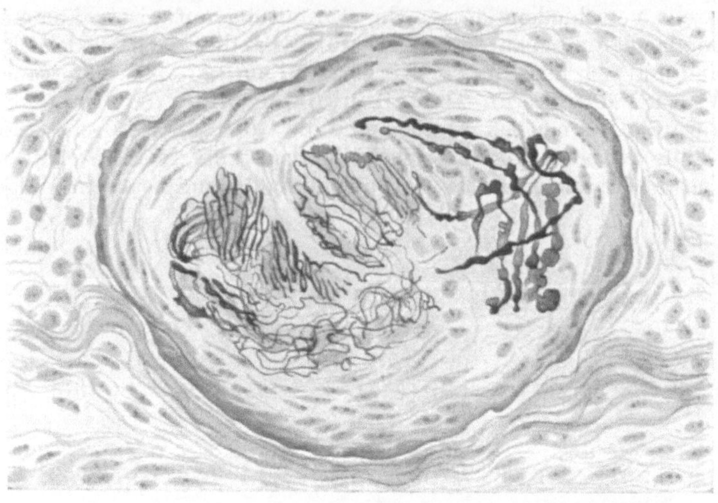

Abb. 190. GOLGI-MAZZONIsches Körperchen. Epiglottis. Mensch. BIELSCHOWSKY-Methode. Präparat von Dr. KADANOFF. (Aus PH. STÖHR jr.: Handbuch der mikroskopischen Anatomie Bd. IV/1, S. 335. — E.)

auch reichlich im umgebenden Bindegewebe der Gelenke vorhanden, Lamellenkörperchen, RUFFINIsche Körperchen, vor allem KRAUSEsche Endkolben, die hier zuerst gefunden wurden. Endapparate enthalten auch die Bänder, besonders an den Knochenansätzen, ferner die Membranae interosseae, an welchen die Lamellenkörperchen beim Menschen zuerst gesehen wurden.

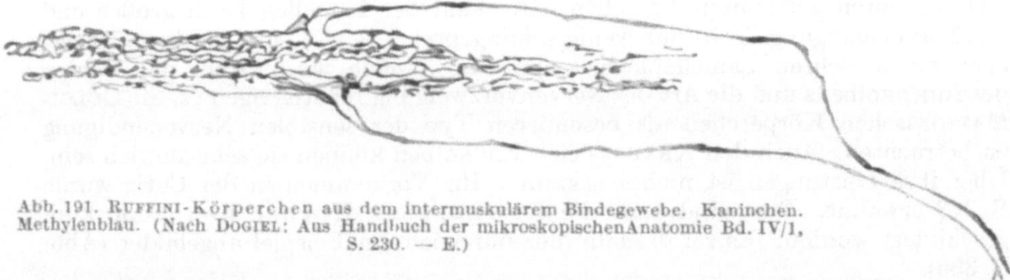

Abb. 191. RUFFINI-Körperchen aus dem intermuskulärem Bindegewebe. Kaninchen. Methylenblau. (Nach DOGIEL: Aus Handbuch der mikroskopischenAnatomie Bd. IV/1, S. 230. — E.)

Der ganze passive Bewegungsapparat ist also mit receptorischen Apparaten reich versehen, mit den gleichen, die auch in der Lederhaut gefunden werden. Die Organe der Tiefensensibilität stimmen also mit denen der cutanen Sensibilität in ihrem Bau weitgehend überein, wie ja auch die von Haut und Tiefe ausgehenden Empfindungen zum großen Teil die gleichen sind (S. 380). Danach kommt man zu der Vorstellung, daß die Lamellen- und anderen Körperchen wie auch die freien Endigungen Receptoren für die Druck- und Spannungsänderungen in den Geweben sind, die mit den Bewegungen einhergehen. Diese Apparate stehen demnach vorwiegend im Dienste der Bewegungen, die von ihnen aus wie von den eigenen Endigungen in Muskeln und Sehnen reflektorisch beeinflußt werden. Die Receptoren der Schmerzempfindung bleiben ungeklärt, wie es auch ungeklärt ist, wieso das Periost spezifischer Ausgangsort der Vibrationsempfindung ist, spezifische Endapparate dafür sind bisher nicht beobachtet worden.

## 3. Sensible Endigungen an den Blutgefäßen.

Den receptorischen Apparaten der Tiefensensibilität seien hier die der Blutgefäße angeschlossen. Mögen die sensiblen Endigungen in der Adventitia der

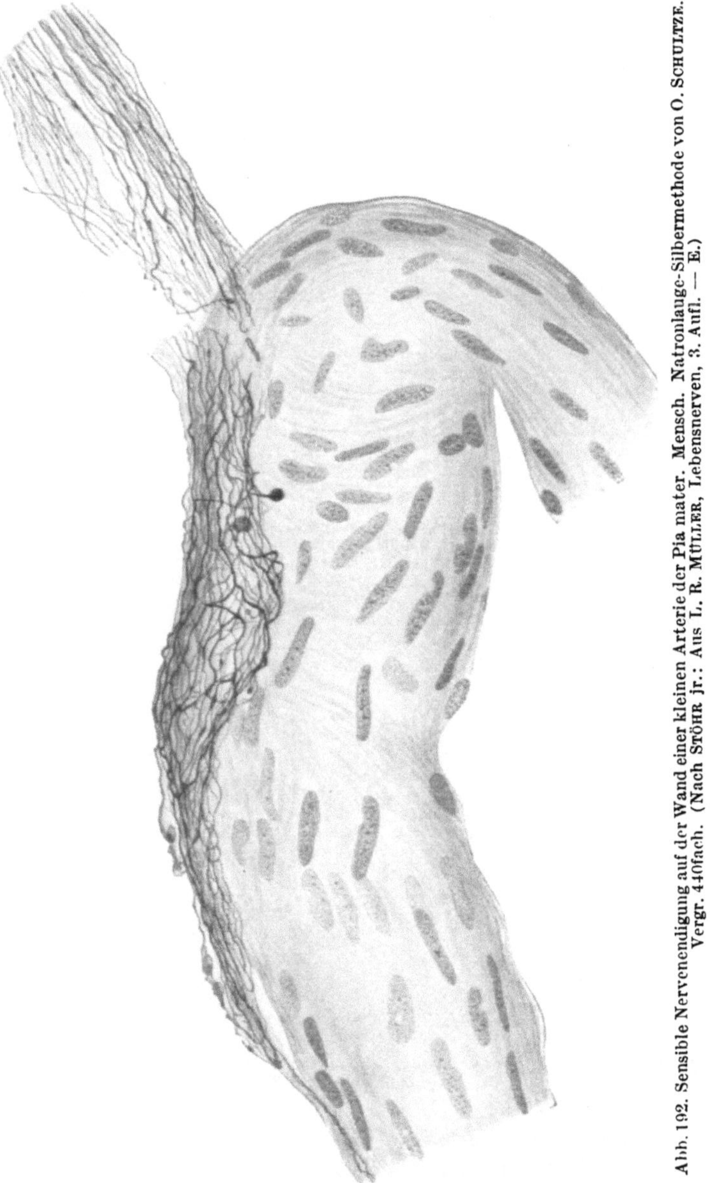

Abb. 192. Sensible Nervenendigung auf der Wand einer kleinen Arterie der Pia mater. Mensch. Natronlauge-Silbermethode von O. SCHULTZE. Vergr. 440fach. (Nach STÖHR jr.: Aus L. R. MÜLLER, Lebensnerven, 3. Aufl. — E.)

Gefäße mit im Dienste der Tiefensensibilität stehen oder lediglich die Aufnahme-organe für Gefäßreflexe sein — die perivasculären Nervengeflechte, welche die

Gefäße, besonders die Arterien begleiten, gehören mit zu den Leitungen für die Tiefensensibilität. Diese periarteriellen Geflechte reichen von der Aorta bis zu

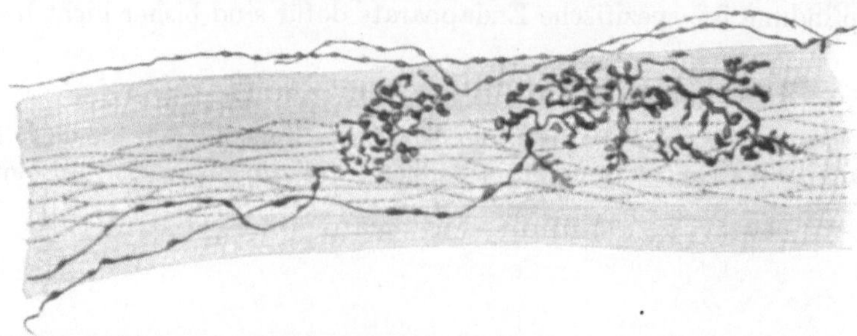

Abb. 193. Sensible Endigungen an einer kleinen Arterie aus dem Epikard. Katze. Methylenblau. (Nach DOGIEL: Aus Handbuch der mikroskopischen Anatomie Bd. IV/1, S. 304. — E.)

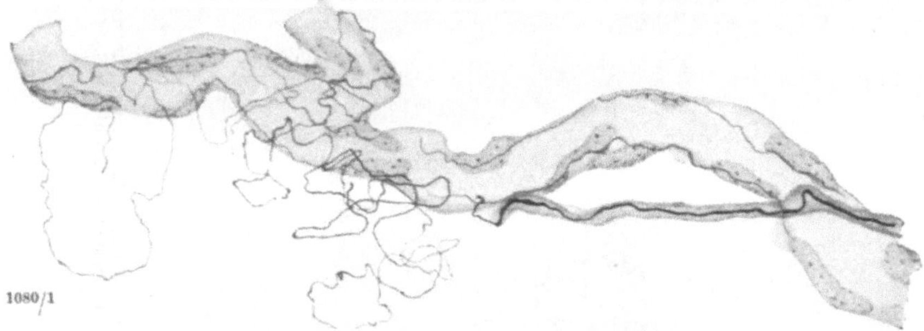

Abb. 194. Sensible Endigung an Capillaren. Zwei marklose Nervenfasern begleiten die Capillare eine markhaltige tritt hinzu, verliert ihre Markscheide und bildet ein System von Schlingen. [Aus HIRSCH: Arch. klin. Chir. 139, 233 (1926). — E.]

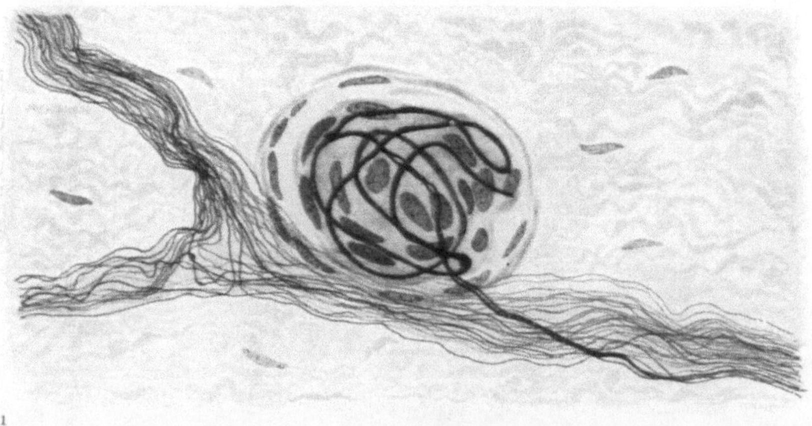

Abb. 195. Eingekapselte Nervenendigung in der Adventitia der A. femoralis. Mensch. [Aus HIRSCH: Arch. klin. Chir. 139, 234 (1926). — E.]

den Arteriolen und Capillaren. Sie sind von marklosen Sympathicusfasern, aber auch von markhaltigen Fasern gebildet. An die größeren Arterien treten eine Anzahl Äste der cerebrospinalen Nerven heran (S. 166), die in dieses Geflecht eingehen. Klinische Beobachtungen lehren, daß in den Geflechten auch durchlaufende Bahnen vorhanden sind. Die Fasern der Geflechte sind größtenteils motorisch für die Muskulatur der Gefäße, doch sind sicher auch afferente sensible Fasern darin enthalten, die der Tiefensensibilität zugehören. Ist der ganze Plexus brachialis unterbrochen oder gelähmt, so wird trotzdem der „Tiefendruck" empfunden und die elektrische Reizung der Arterien ruft stechenden Schmerz hervor. Erst wenn nun außerdem durch Enthülsung der A. axillaris

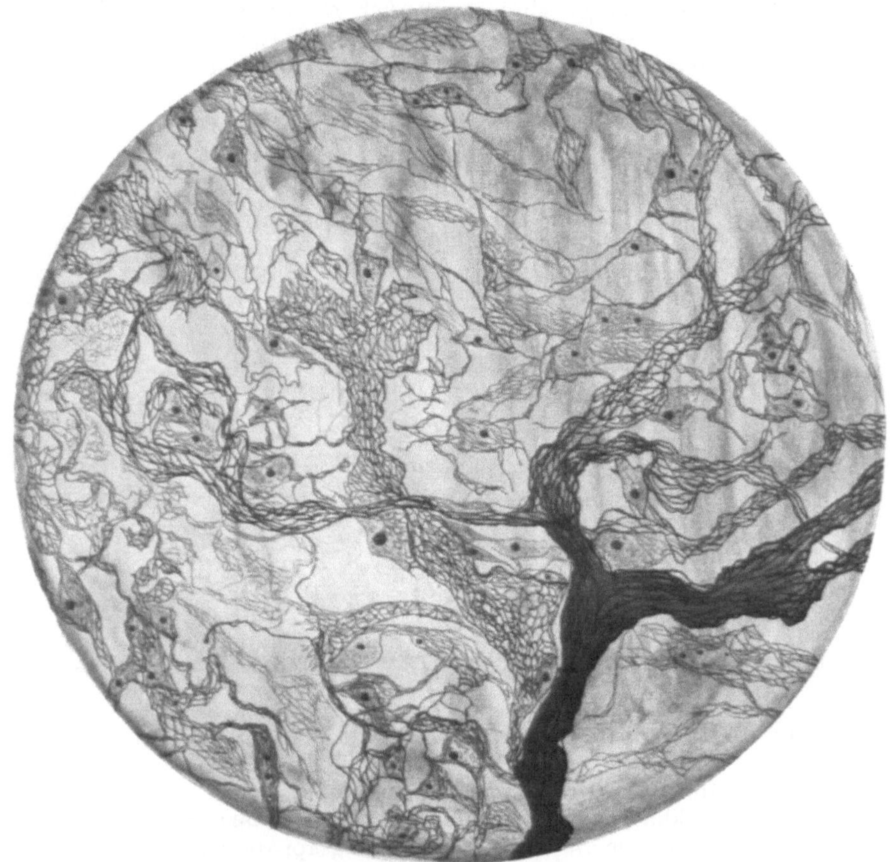

Abb. 196. Teil eines neurovegetativen Receptors. Sinus caroticus. Mensch. BIELSCHOWSKY-Methode. [Aus SUNDER-PLASSMANN: Z. Neur. 147, 419 (1933) — E.]

oder Subclavia auch das periarterielle Geflecht unterbrochen wird, findet keinerlei Empfindungsleitung mehr statt, ist die Extremität völlig „deafferenziiert". Damit ist nicht gesagt, daß die zu beschreibenden nervösen Endapparate in der Arterienwand die Receptoren für Tiefendruck und Tiefenschmerz sind. Mit Sicherheit geht aber daraus hervor, daß die Gefäßgeflechte die Leitungswege für einen Teil der Tiefenempfindungen darstellen. Die anatomische Grundlage dafür wird meist darin gesehen, daß an der Bildung der meisten eingekapselten Nervenendigungen außer markhaltigen, wahrscheinlich stets cerebrospinalen Fasern auch marklose Fasern beteiligt sind, die aus den perivasculären Geflechten stammen und mindestens zum großen Teile dem Sympathicus angehören. Es sind sogar an Muskeln eigene sympathische Endigungen nachgewiesen, die epilemmal liegen und sicher sensibler Art sind. Diese Sympathicusfasern verlaufen zum großen Teil in den perivasculären Geflechten und ermöglichen die

Fortleitung von Impulsen längs der Gefäße. Aber diesen Gedanken darf man doch nur für denjenigen Teil der Sympathicusfasern als stichhaltig gelten lassen, die eigene Endorgane bilden. In den Sympathicusanteilen der eingekapselten Endorgane sieht man mit Recht die Wege für efferente, centrifugale Leitung und für Beeinflussung der Endapparate im Sinne einer Herabsetzung der Reizschwelle. Denn Unterbrechung des Sympathicus bewirkt Herabsetzung der Empfindlichkeit. An den Arteriengeflechten sind auch markhaltige Nervenfasern beteiligt und es ist sehr wohl möglich, daß diese aus einem Teil der nervösen Endapparate stammen und deren ableitende Wege darstellen. Einen Hinweis

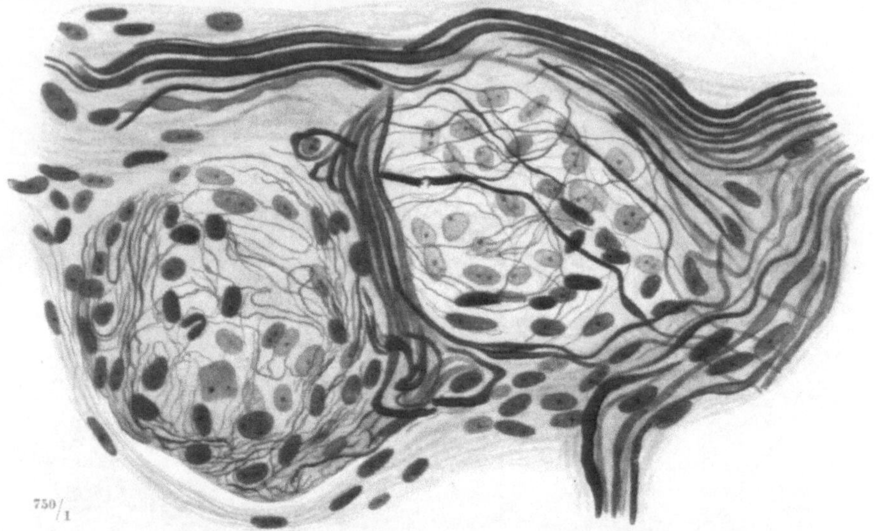

Abb. 197. Zwei knäuelartige sensible Endapparate in der Wand des Sinus caroticus. Mensch. BIELSCHOWSKY-Methode. [Aus PH. STÖHR jr.: In Erg. Anat. 32, 32 (1938). — E.]

darauf geben die Endapparate in den Gefäßwänden selber, deren Fasern markhaltig sind.

Diese sensiblen Endigungen an den Gefäßen liegen in der Adventitia. Sie werden von markhaltigen Fasern gebildet, nicht von marklosen. Sie gehören den gleichen Typen an wie am passiven Bewegungsapparat: baum- und knäuelförmige freie Endigungen und eingekapselte Organe, besonders Lamellenkörperchen. Als Beispiele für die freien Endigungen mögen die Abb. S. 387 und S. 388 dienen. Auch in der Venenwand und an Capillaren kommen ähnliche Bildungen vor (Abb. S. 388). Eine eingekapselte Endigung ähnlich den KRAUSEschen Körperchen stellt Abb. S. 388 dar. Alle diese sensiblen Endigungen, die wie überall im einzelnen sehr formenreich sind, sind unabhängig von den motorischen Nerven und Endigungen der Gefäße.

An den Stellen des Arteriensystems, die eine besondere kreislaufregulierende Funktion haben, im Sinus caroticus und im Aortenbogen, finden sich in außerordentlich großer Zahl eigene nervöse Aufnahmeapparate, die man mit dem besonderen Namen „neurovegetative Receptoren" belegt hat. Auch hier sind es wieder „freie" Endigungen in Gestalt von reich verzweigten Bäumchen und eingekapselte. Von der ersten Art gibt Abb. S. 389 ein Teilbild: eine dicke Nervenfaser teilt sich, nachdem sie ihre Markscheide verloren hat, in Äste, deren Neurofibrillen sich entbündeln und in feinste Netze auslaufen. Die zweite Art ist aus Abb. S. 390 ersichtlich: vielfach verschlungene Knäuel von Nervenfasern in einem rundlichen Haufen von Zellen. Diese Bildungen liegen zwischen den Bündeln der markhaltigen Fasern des Sinusnerven.

Die ableitenden Nervenfasern aus diesen Endigungen bilden den Carotissinusnerven des N. glossopharyngicus; der Nerv der Receptoren in der Wand des Arcus aortae ist der N. depressor des Vagus.

## 4. Sensible Endigungen an den inneren Organen.

Die verschiedenen Formen sensibler Nervenendigungen, wie sie für Haut- und Tiefensensibilität gegeben sind, stellen ganz allgemein die Typen für receptorische Endigungen überhaupt dar. Überall sind im Epithel intraepitheliale

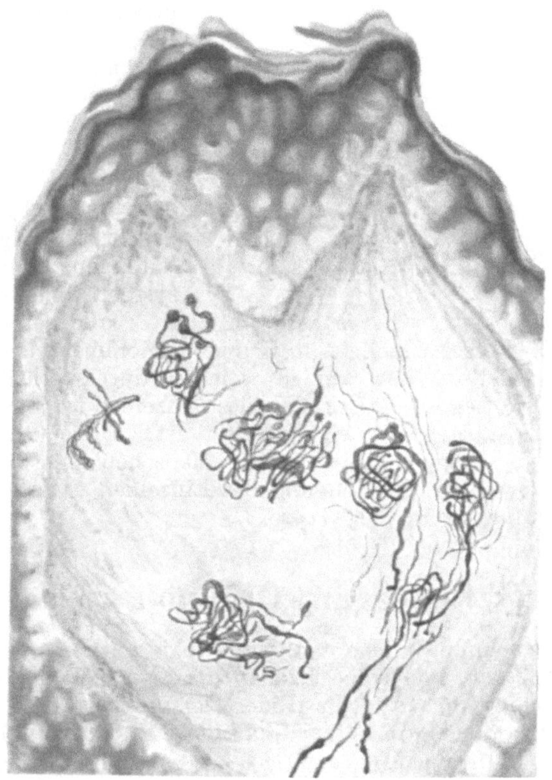

Abb. 198. Sensible Endigungen in der Zungenspitze. Mensch. BIELSCHOWSKY-Methode. Präparat von Dr. KADANOFF. (Aus PH. STÖHR jr.: Handbuch der mikroskopischen Anatomie Bd. IV/1, S. 344. — E.)

Endigungen verhältnismäßig einfacher Art gegeben (Abb. S. 360), im Bindegewebe Bäumchen und Knäuel ohne eigene Hüllen (Abb. S. 361) und eingekapselte Organe, Lamellenkörperchen usw. (Abb. S. 386). Ob Corium der Haut und Subcutis oder Pia mater oder Epikard und Peritonaeum oder die Tunica propria der Trachea — überall zeigen die sensiblen Nervenendigungen die gleichen Typen. Selbst im Fettgewebe kommen sie vor (Abb. S. 392). Nur wenige Bildungen sind wirklich spezifisch (z. B. MEISSNERsche Körperchen, Muskelspindeln). Man kann demnach alle sensiblen Endigungen als spezifische und unspezifische unterscheiden. Dies rechtfertigt sich vollends aus der Untersuchung der sensiblen Endigungen in den inneren Organen. Überall begegnen wir in Epithel und Bindegewebe den gleichen Typen wie in der Körperwand,

Spezifische und unspezifische Nervenendigungen

so daß sich eine Einzelaufzählung erübrigt. Nur ausnahmsweise sind außer den unspezifischen auch spezifische Receptoren ausgebildet, z. B. die Geschmacksknospen.

Die allgemeine Verwendung der unspezifischen Endigungen im ganzen Körper weist darauf hin, daß es für das lebendige Geschehen im Organismus zunächst nur darauf ankommt, überhaupt reizaufnehmende Einrichtungen zur Verfügung zu haben, welche die Fähigkeit besitzen, physikalische Vorgänge wie Druck oder Spannung in eine Form umzuwandeln, die in einem Leitungsgewebe, dem Nervensystem, fortgeleitet werden kann. Die besondere Verwendung für rein reflektorische Wirkungen oder für bewußte Wahrnehmungen, für Schmerz, Kälte usw. ist lediglich eine Frage der Schaltungen und Fortleitungen im zentralen Nervensystem, nicht so sehr Frage der

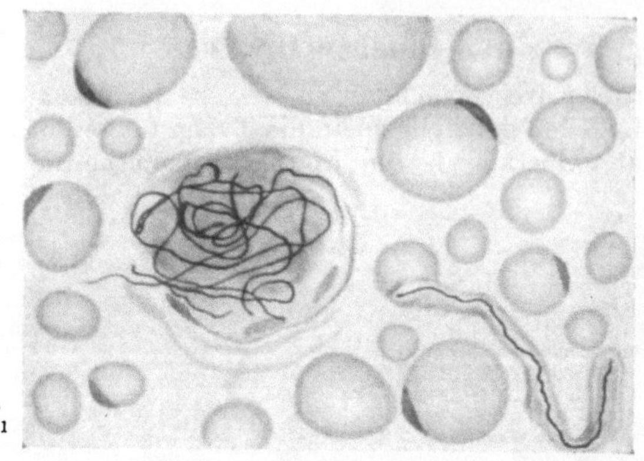



Abb. 199. Sensible Nervenendigung im Fettgewebe. Mensch. [Aus HIRSCH: Arch. klin. Chir. 139, 238 (1926). — E.]

spezifischen Endapparate. Es ist wie im Staate: alle seine Menschen sind trotz individueller Verschiedenheit im Grunde genommen gleich, auch in ihren allgemeinen Fähigkeiten, nur wenige weichen durch spezifische Begabung wesentlich ab. Die besondere Leistung des Einzelnen ist nur davon abhängig, wie er in das Staatsgetriebe eingeschaltet ist. Ohne das Abzeichen der Kleidung sind wohl einige Haupttypen von Menschen zu erkennen, die immer wiederkehren. Aber über die Leistung des Einzelnen entscheidet unabhängig vom Typ die Einfügung in das Ganze.

# C. Sehorgan, Organon visus.

Unter der Bezeichnung „Sehorgan" faßt man zusammen den Augapfel als den optischen Apparat, und seine Hilfsapparate: Richtvorrichtungen (Augenmuskeln) und Schutzeinrichtungen (Lider, Tränenapparat). Das ganze Sehorgan ist eingelagert in die schützende Höhle der Orbita (Abb. S. 393).

Der Augapfel, Bulbus oculi, der optische Apparat des Sehorgans, enthält die licht- und farbenempfindliche Sinnesschicht, die Netzhaut, Retina, aus welcher die Nervenleitung zum Gehirn hervorgeht, der Sehnerv, Fasciculus (Nervus) opticus. Der Netzhaut ist ein Linsensystem vorgeschaltet, in dessen Brennpunkt sie liegt, so daß die Gegenstände auf ihr scharf abgebildet werden. Dieses Linsensystem besteht aus der uhrglasähnlichen Hornhaut, Cornea, der vorderen Augenkammer, Camera oculi anterior, gefüllt mit dem wasserklaren Kammerwasser, Humor aqueus; hinter der Pupille folgt die Augenlinse, Lens cristallina, danach der Glaskörper, Corpus vitreum. Alle diese optischen Medien des Auges sind vollkommen durchsichtig und werden stets alle in der genannten Reihenfolge von den Lichtstrahlen durchsetzt. Die Brechkraft dieses Systems kann verändert werden dadurch, daß die bikonvexe Linse in ihrer Form und Brechkraft geändert wird. Der optische Apparat kann auf die Nähe und auf die Ferne eingestellt werden. Die Vorrichtung zur Scharfeinstellung, der Akkommodationsapparat, enthält als aktiven Anteil den Akkommodationsmuskel, M. ciliaris.

Überblick über den Bau des Sehorgans

Abblend- und Abschirmvorrichtungen regeln die Intensität des einfallenden Lichtes: eine Kreisblende, die Regenbogenhaut, Iris, mit dem runden Sehloch, Pupille, und im Inneren eine schwarze Tapete als Wandbekleidung, gebildet vom Pigmentepithel der Netzhaut, Stratum pigmenti retinae, und von der Aderhaut, Chorioides. Das ganze ist eingelagert in eine Art Skelet, in die dicke weiße Augenhaut, Sclera.

Will man den Augapfel einer photographischen Camera vergleichen, so würde im einzelnen entsprechen: die Netzhaut dem Film bzw. der Platte; die

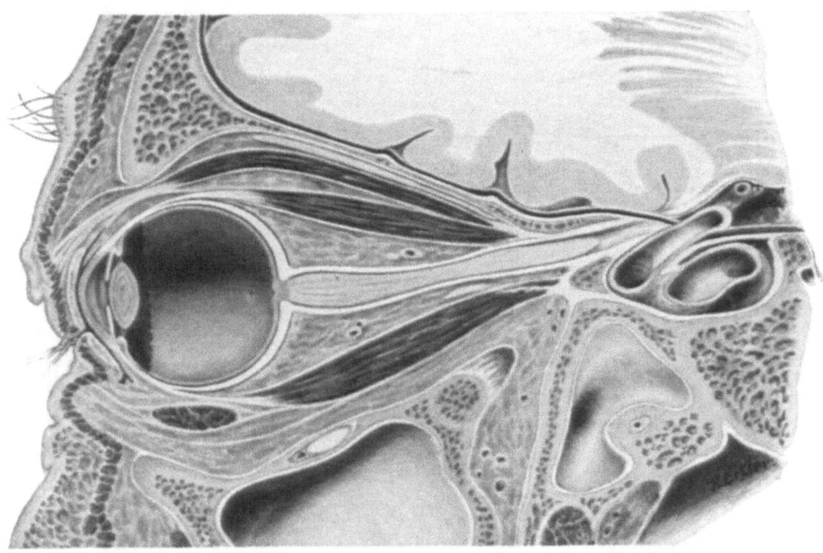

Abb. 200. Axialer Gefrierschnitt durch die rechte Augenhöhle eines Hingerichteten, laterale Hälfte. Nat. Gr. Der Schnitt trifft die Mitte der Hornhaut, die Pupille, die Linse, den Sehnerven vom Austritt aus dem Augapfel bis in den Canalis opticus, von weiterem Augenhöhleninhalt dicht unter dem Dache den N. frontalis, dann die Mm. levator palpebrae superioris, recti superior u. inferior längs, den M. obliquus inferior quer. Vom oberen und unteren Knochenrand der Augenhöhle zieht das Septum orbitale gegen die Hinterfläche der Lidmuskulatur. Außerhalb der Augenhöhle geht der Schnitt durch den Canalis infraorbitalis mit Inhalt, durch den Sinus maxillaris und den Sinus sphenoideus, darüber durch die A. carotis int. im Sinus cavernosus. (Aus EISLER: In SCHIECK-BRÜCKNERs Handbuch der Ophthalmologie, Bd. 1, S. 5. — E.)

optischen Medien, besonders die Linse, dem Objektiv; die Iris der Blende, die Chorioides der schwarzen Farbe im Inneren und die Sclera der Wand der Camera.

Die anatomische Beschreibung unterscheidet am Bulbus oculi drei Häute: Tunica externa, media et interna oculi, d. i.: die derbe weiße Augenhaut, Sclera mit der Hornhaut, Cornea, die schwarze Aderhaut, Chorioides, mit Iris und Corpus ciliare und die Netzhaut, Retina. Die folgende Darstellung geht mehr von dem Unterschied zwischen vorderem und hinterem Bulbusabschnitt aus.

Der menschliche Augapfel hat annähernd Kugelform (Abb. S. 394). Die größte Abweichung davon zeigt der vordere Abschnitt, der durch eine frontale Ebene begrenzt ist, die dicht hinter der Linse durchschneidet. Vor dieser Ebene ist die weiße Augenhaut, die Sclera, abgeflacht, mehr kegel- als kugelförmig. Die Abflachung beginnt schon am Äquator des Bulbus. Die größte Abweichung der Sclera von der Kugelform ist erreicht am Rande der Hornhaut, dem Sulcus sclerae. Sie hängt zusammen mit den verschiedenen Krümmungsradien von Hornhaut und Netzhaut: die Hornhaut ist ein Kugelsegment mit etwa 8 mm Radius, die Netzhaut mit etwa 11,5 (bezogen auf eine Kugel, deren Durchmesser durch Hornhautscheitel und Fovea centralis bestimmt ist).

　　Der durch die genannte Ebene begrenzte vordere Bulbusabschnitt ist völlig anders gebaut und hat ganz andere Funktion als der hintere Abschnitt. Der hintere Abschnitt ist der „sehende", Pars optica, der die Sehelemente in der Netzhaut enthält, die Stäbchen und Zapfen. Der vordere Abschnitt ist „blind", Pars caeca, enthält keine Sehelemente, hingegen den optischen Apparat (im physikalischen Sinne), das Linsensystem und die Blende, im Vergleich mit der

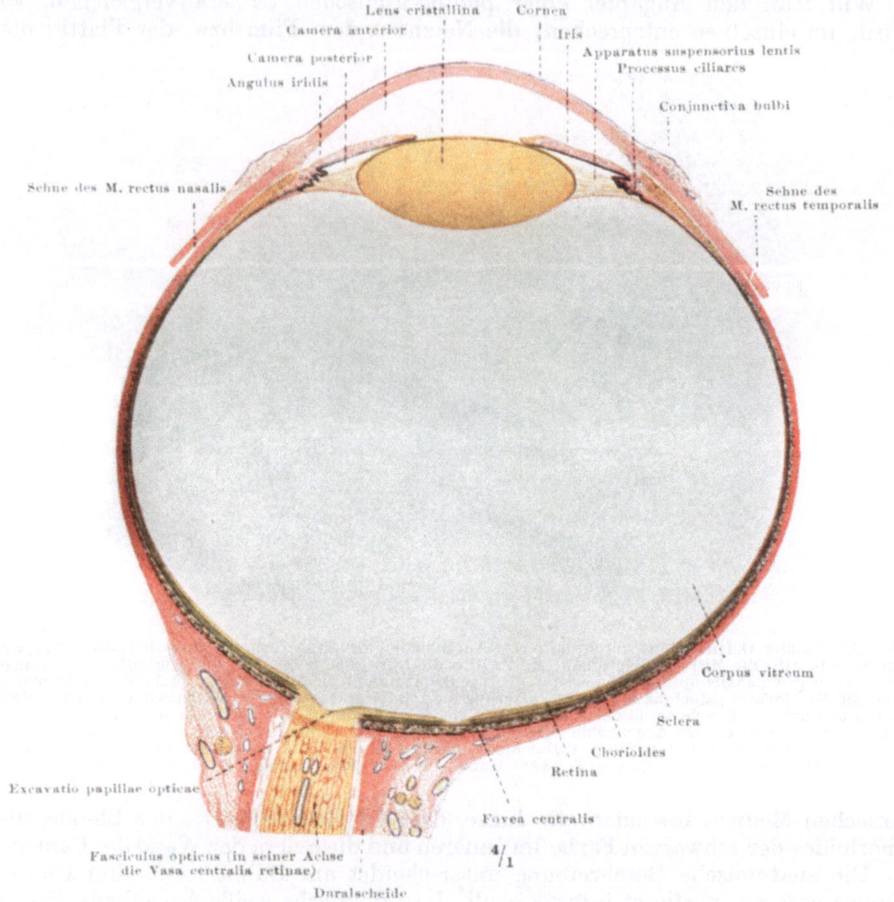


Abb. 201. Augapfel, Übersicht. Horizontalschnitt. — Br.

photographischen Camera das Objektiv mit Blende und Verschluß, während der hintere Abschnitt der Platte oder dem Film entsprechen würde. Nur ist im menschlichen Auge die lichtempfindliche Schicht eine Kugelschale, die mit ihrem vorderen Rande bis zur Höhe des Objektives reicht. Die Grenze zwischen Pars optica und Pars caeca der Netzhaut liegt da, wo sie von der genannten Ebene geschnitten wird. Die Grenze erscheint im toten Auge als eine wellige Linie (Ora serrata, Abb. S. 422). Die Netzhaut wird hier plötzlich zu einem einfachen kubischen Epithel verdünnt, das überdies pigmentiert ist. So setzt sich die nach dem Tode trübe, graue Pars optica in der Ora serrata scharf gegen die schwarze Pars caeca ab. Die Ora serrata bestimmt zusammen mit der hinteren Fläche der Linse die Grenze des vorderen Bulbusabschnittes (Abb. S. 395).

Die Hilfsapparate des Auges sind die äußeren Augenmuskeln, sechs an der Zahl,
Musculi bulbi. Sie richten die Augen derart auf den zu betrachtenden Gegenstand,
daß die von ihm in das Auge eintretenden Lichtstrahlen die Netzhaut an der
Stelle des schärfsten Sehens treffen. Sie sind Richtvorrichtungen, richten den
„Blick", d. h. die Sehachsen, die Verbindungslinie des Mittelpunktes der Hornhaut

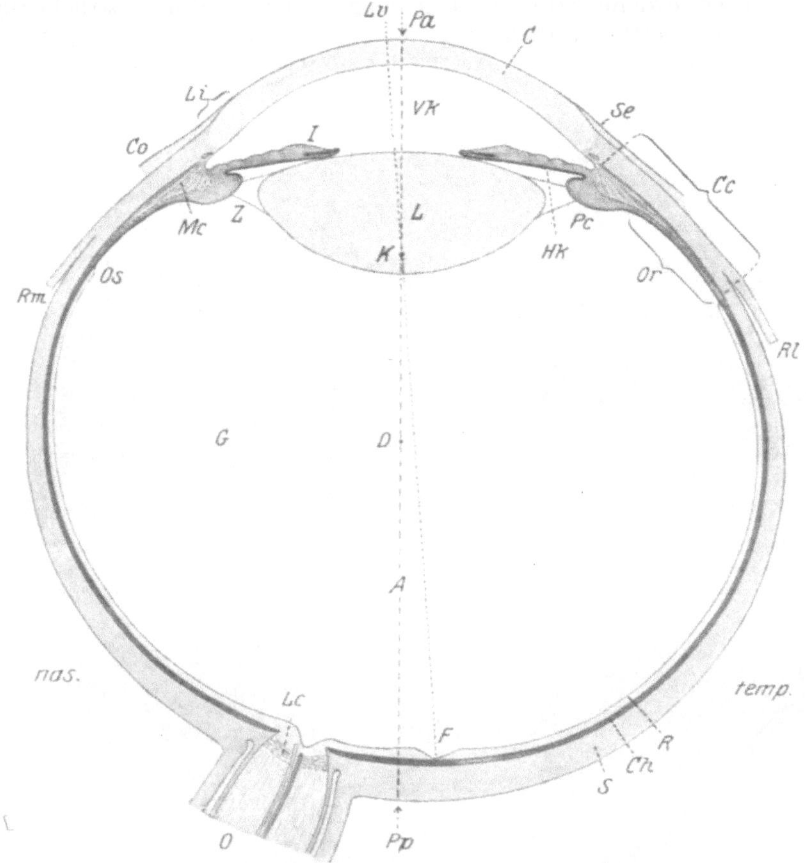


Abb. 202. Horizontalschnitt durch den Augapfel eines normalsichtigen Erwachsenen, schematisiert. (Nach
SALZMANN.) 4:1. *A* Axis oculi geometrica. *C* Cornea, *Cc* Corpus ciliare, *Ch* Chorioides, *Co* Conjunctiva bulbi,
*D* Drehpunkt, *F* Fovea centralis, *G* Glaskörper, *Hk* hintere Augenkammer, *I* Iris, *K* Knotenpunkt, *L* Linse,
*Lc* Area cribriformis, *Li* Limbus, *Lv* Linea visus, *Mc* M. ciliaris, *O* Fasciculus opticus, *Or* Orbiculus ciliaris,
*Os* Ora serrata, *Pa* Polus anterior, *Pc* Processus ciliaris, *Pp* Polus posterior, *R* Retina, *Rl* Sehne des
M. rectus oc. temporalis, *Rm* Sehne des M. rectus oc. nasalis, *S* Sclera, *Se* Sulcus sclerae externus, *Vk* vordere
Augenkammer, *Z* Zonula (Apparatus suspensorius lentis). [Aus EISLER (wie Abb. 393), S. 25. — E.]

mit der Fovea centralis, der Stelle des schärfsten Sehens. Diese Sehachse, Linea
visus, weicht etwas von der geometrischen Achse des Bulbus ab (Abb. S. 395).

Zum anderen sind Hilfsapparate die Lider und der Tränenapparat. Die
Lider, Palpebrae, bilden die durch Muskeln verschließbaren Augendeckel, Schutz-
vorrichtungen gegen mechanische Verletzung, zugleich eine wesentliche Abblend-
einrichtung bei hoher Lichtintensität (Zukneifen der Augen bei grellem Licht).
Durch ihre Bewegungen verteilen sie die Tränenflüssigkeit über die Hornhaut,
deren Austrocknen dadurch verhütet wird. Die Tränenflüssigkeit wird gebildet
in der Tränendrüse, Glandula lacrimalis, und wird abgesaugt am medialen
Augenwinkel und durch den Tränengang, Ductus nasolacrimalis, in die Nasenhöhle entleert.

# 1. Die Netzhaut, Retina, und die Sehbahn.

## a) Der sehtüchtige Teil der Netzhaut, Pars optica retinae.

Die Netzhaut, Retina, ist eine durchschnittlich etwa 0,2 mm dicke, durchsichtige Haut. Sie liegt der Wand des Bulbus vollkommen glatt und faltenlos an. Jede noch so kleine Falte oder Erhebung ist beim Lebenden pathologisch, in der Leiche postmortale Veränderung. Ebenso jede Trübung. Schon wenige Minuten nach dem Tode wird die Netzhaut trüb, grau.

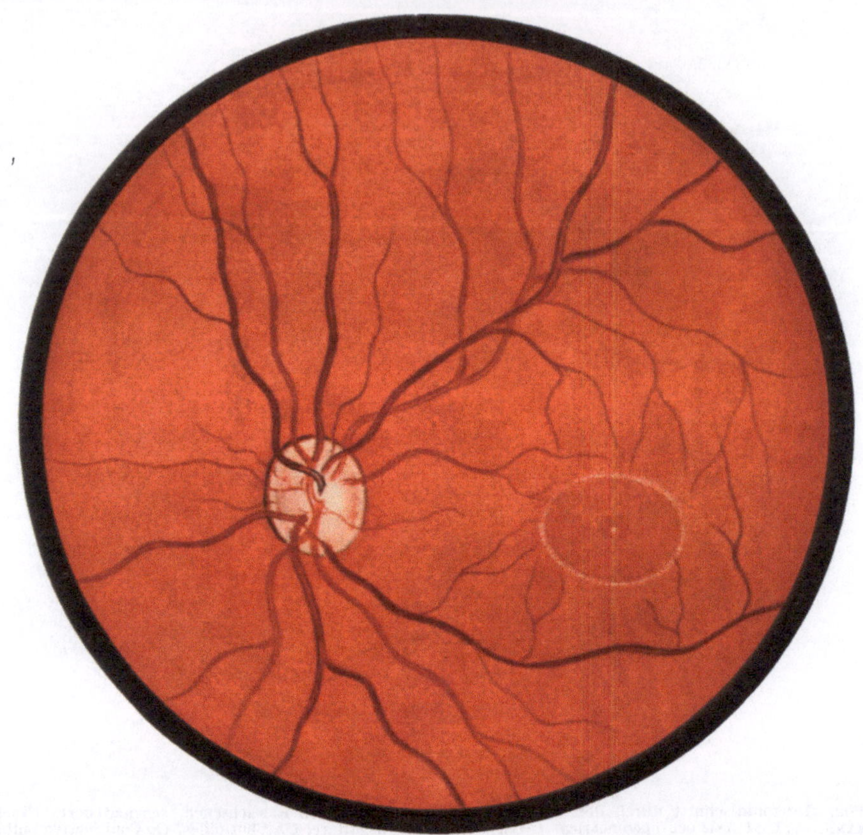

Abb. 203. Augenspiegelbild der Netzhaut (durch Drehung um 180° aufrecht gestellt): Sehnervenpapille, Area und Fovea centralis. [Nach SCHIECK: Aus EISLER (wie Abb. S. 393), S. 106. — E.)]

Mit dem Augenspiegel betrachtet erscheint die Netzhaut ungleichmäßig rot, da das Blut im Capillarnetz der Chorioides durchleuchtet (Abb. S. 396), von ihrer Substanz selbst ist wegen der Durchsichtigkeit nichts zu sehen. Hingegen sind deutlich die gröberen Verzweigungen ihrer Blutgefäße und zwei besonders ausgezeichnete kleine Gebiete: an der Eintrittsstelle der Gefäße die gelbe Papilla optica, der blinde Fleck, und lateral von ihr die Stelle des schärfsten Sehens, die Fovea centralis.

Papilla optica

Die Papilla optica, kurz Papille genannt, die Austrittsstelle der Nervenfasern, ist eine scharf begrenzte, flache Erhabenheit, meist kreisrund von etwa 1,5 mm Durchmesser, selten elliptisch und dann so gestellt, daß die längere Achse der Ellipse aufrecht steht. Sie kann mehr oder weniger weit von einem weißen oder schwarzen Rande umzogen sein. Die Erhabenheit ist nicht eben, sondern weist eine leichte Einbuchtung auf, die Excavatio (Abb. S. 394, 403), die im Augenspiegelbild, das wegen der monokularen Betrachtung nicht plastisch ist, als Delle nicht ohne weiteres erkennbar ist, sich aber an dem Verlauf des Anfangsstückes der Blutgefäße kennzeichnet. Das Fehlen der Excavatio wie besondere Breite sind fast immer pathologisch. Die Farbe der Papille ist gelbweiß mit einem leichten rosa Ton. Das Gelbweiß ist bedingt durch die Markscheiden des Fasc. opticus, der rosa Ton durch das Blut in dessen Capillaren. Degenerieren bei einer Erkrankung der Sehbahn die Markscheiden, so geht mit ihnen die gelbweiße Farbe verloren und wird durch das Grau markloser Fasern

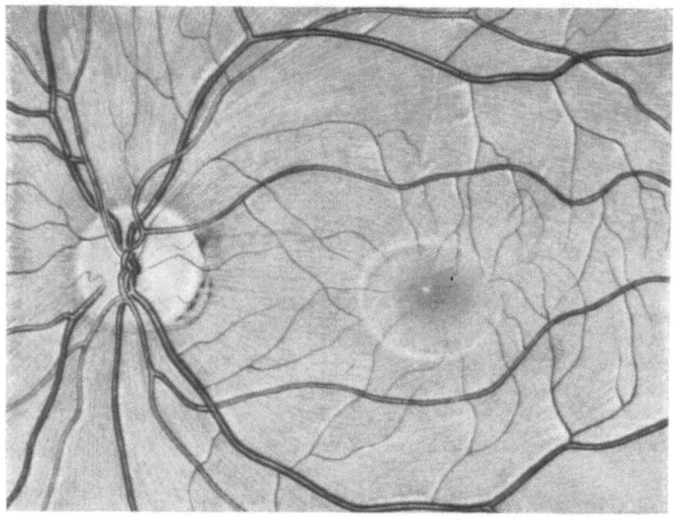

Abb. 204. Augenhintergrund in rotfreiem Lichte. Sichtbarkeit der Nervenfasern, der Netzhautreflexe und der Farbe der Macula. (Aus LAUBER: In Handbuch der mikroskopischen Anatomie, Bd. III/2, S. 360. — E.)

ersetzt. Mag die Papille noch so sehr pathologisch verändert sein, immer ist sie kenntlich an den Blutgefäßstämmen, die hier ein- bzw. austreten (A. und V. centralis retinae, S. 404) und sich von hier aus in der Netzhaut verzweigen.

Lateral von der Papille liegt die Fovea centralis in der Mitte der Macula lutea. An der Stelle der Fovea centralis ist die Netzhaut auf etwa 0,1 mm verdünnt (Abb. S. 402), sie besteht in der Tiefe der Grube nur aus Sinneszellen. In der Umgebung der Grube ist sie in ganzer Dicke mit einem gelben Farbstoff durchtränkt, der die etwas abweichende Farbe der Macula „lutea" bedingt. Jedoch ist nie die ganze von einem feinen Reflexhof umzogene Macula (Abb. S. 396) von dieser Farbe. Die Fovea centralis ist fast genau 4 mm von der Mitte der Papille entfernt und liegt ein wenig unterhalb von ihr (Abb. S. 396), im Augenspiegelbild, das ein umgekehrtes Bild ist, etwas oberhalb (das Bild der Abb. S. 396 ist um 180° gedreht).

Untersucht man mit dem Augenspiegel mit rotfreiem Licht, so erscheint die Macula citronengelb. Vor allem aber wird eine feine Streifung in der Retina sichtbar, die auf die Papille gerichtet ist (Abb. S. 397). Sie wird von den Nervenfasern in der Retina erzeugt, die aus allen ihren Teilen kommend in der Papille zusammenströmen und hier den Sehnerven bilden. Aus dem Bereiche der Fovea centralis ziehen die Fasern als papillo-maculäres Bündel fast gerade in einem breiten Bande zum lateralen Rande der Papille, nachdem sie von der

Fovea aus radiär bis zum Rande der Macula verlaufen sind und sich hier umgebogen haben.

Feinerer Bau der Netzhaut Die mikroskopische Untersuchung der Retina zeigt deren Aufbau aus einer Reihe verschiedener Schichten. Die lebende Retina ist optisch

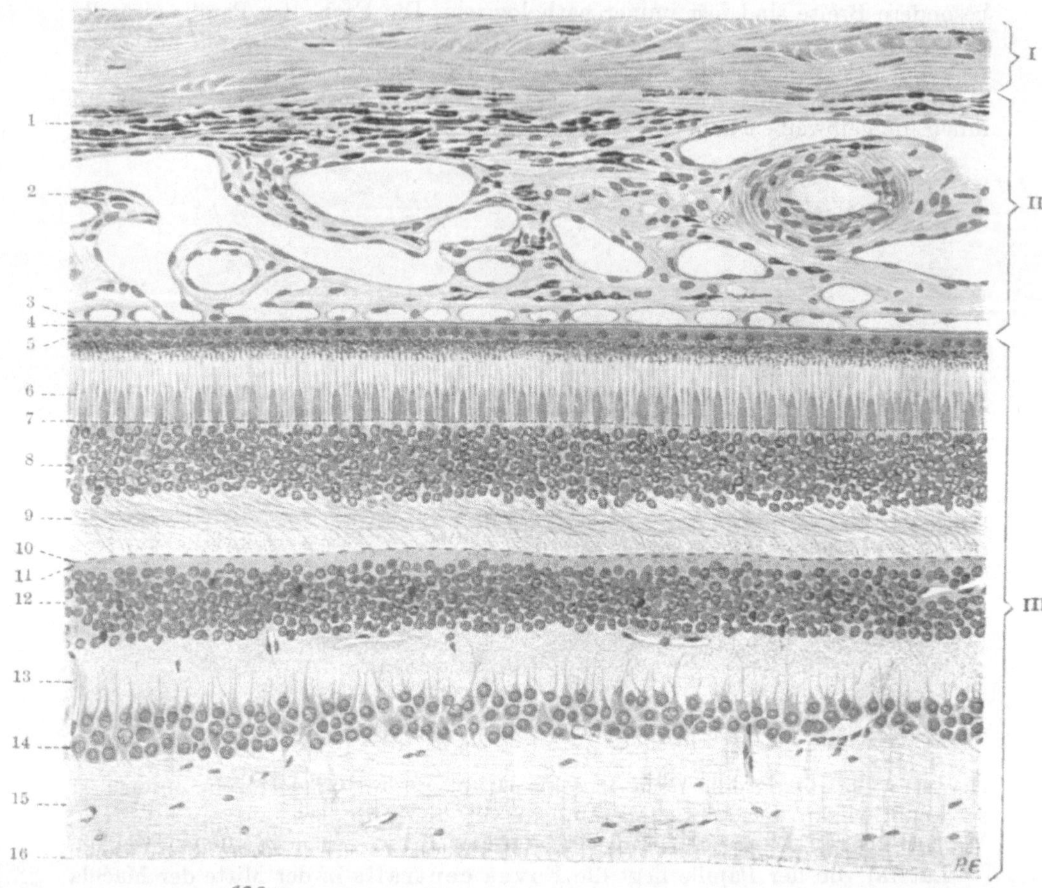


Abb. 205. Horizontaler Meridionalschnitt durch den temporalen hinteren Abschnitt der Augenhäute, 2,5 mm lateral zur Fovea centralis. Vom Hingerichteten. I Innerste Schichten der Sclera, II Chorioides, III Retina. 1 Stratum perichorioideum. 2 Lamina vasculosa (die pralle Füllung der Gefäße mit Blutkörperchen ist weggelassen), 3 Lamina capillarium, 4 Glashaut, 5 Pigmentepithel der Retina, 6 Schicht der Stäbchen und Zapfen, 7 Membrana limitans externa, 8 äußere Körnerschicht, 9—11 äußere plexiforme Schicht, 12 innere Körnerschicht, 13 innere plexiforme Schicht, 14 Schicht der Ganglienzellen, 15 Schicht der Nervenfasern, 16 Membrana limitans interna. [Aus EISLER (wie Abb. S. 393), S. 64. — E.]

vollkommen homogen und durchsichtig, erst die Entmischung der lebenden kolloidalen Systeme nach dem Tode und die Ausfällung der Eiweißkörper durch die histologischen Fixierungsmittel läßt die inhomogenen Schichten in Erscheinung treten. Von innen nach außen (in Abb. S. 398 von unten nach oben) wechseln drei kernfreie und drei kernreiche Schichten miteinander ab: die Nervenfaserschicht (15), die Ganglienzellschicht (14), innere plexiforme Schicht und innere Körnerschicht, äußere plexiforme Schicht und äußere Körnerschicht (8). Nun erst folgt als äußerste die Schicht der Sinneselemente, die Stäbchen- und Zapfenschicht (6). Ihr ist außen aufgelagert die Pigmentschicht, das sog.

Pigmentepithel. Um zu den Receptoren, den Stäbchen und Zapfen, zu gelangen, müssen die Lichtstrahlen die ganze Dicke der übrigen Netzhaut durchsetzen.

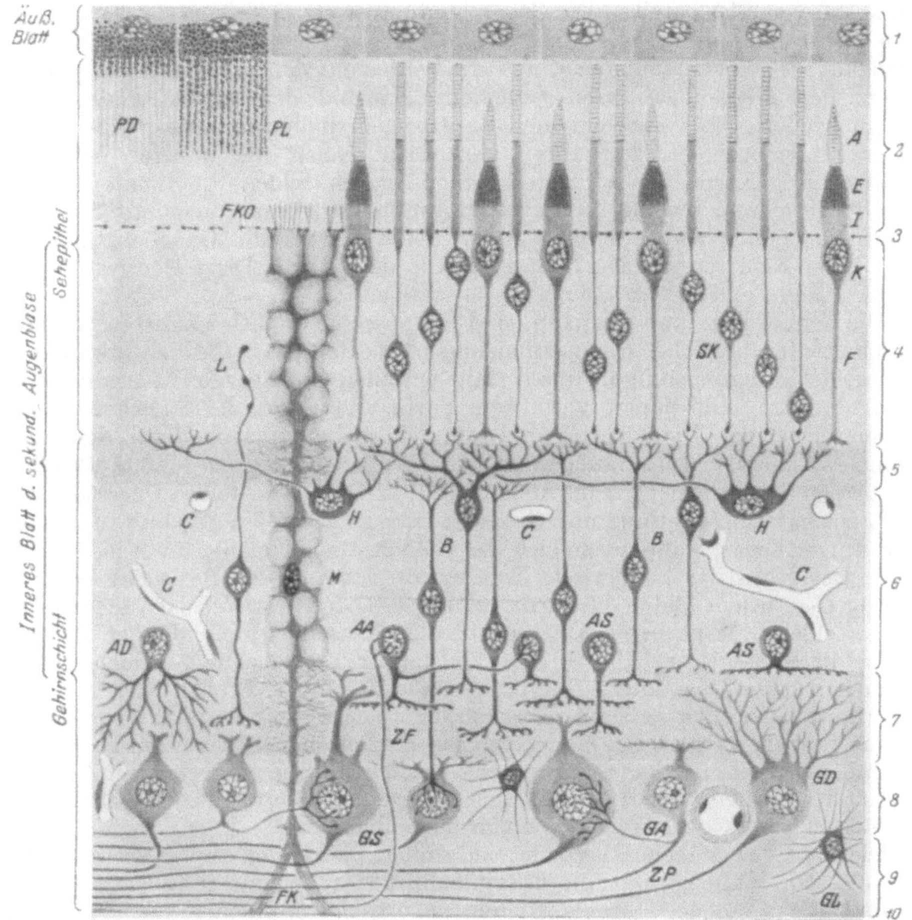


Abb. 206. Schema der menschlichen Netzhaut, nach Ergebnissen der GOLGIschen Silberimprägnation dargestellt. [Nach SCHAFFER: Aus EISLER (wie Abb. S. 393), S. 109. — E.]. 1 Pigmentepithel, 2 Stäbchen- und Zapfenschicht, 3 Membrana limitans externa, 4 äußere Körnerschicht, 5 äußere plexiforme Schicht, 6 innere Körnerschicht, 7 innere plexiforme Schicht, 8 Ganglienzellenschicht, 9 Nervenfaserschicht, 10 Membrana limitans interna.

| | | |
|---|---|---|
| *A* Außenglied, | *FKO* Faserkörbe, | *L* LANDOLTsche Keule, |
| *AA* Assoziationsamacrine, | *GA* Ganglienzellen mit Assoziationscollaterale, | *M* Kern einer MÜLLERschen Stützfaser, |
| *AD* Diffuse Amacrine, | | |
| *AS* Schichtbildende Amacrine, | *GD* Diffuse Ganglienzelle, | *PD* Pigmentzelle in Dunkelstellung, |
| | *GL* Gliazelle, | |
| *B* Bipolaren, | *GS* Schichtbildende Ganglienzelle, | *PL* Pigmentzelle in Lichtstellung, |
| *C* Capillaren, | | |
| *E* Ellipsoid, | *H* Horizontalzelle, | *SK* Stäbchenkorn, |
| *F* Zapfenfaser, | *I* Innenglied (Myoid), | *ZF* Zentrifugale Faser, |
| *FK* Faserkegel, | *K* Zapfenkorn, | *ZP* Zentripetale Faser. |

Verglichen mit der photographischen Camera würde die Platte verkehrt eingelegt sein, mit der Glasseite zum Objektiv statt mit der Schichtseite.

Ihrer Entwicklung nach ist die Netzhaut ein peripherwärts vorgetriebener Teil der Wand des Zwischenhirnes (S. 444). So erklärt sich ihr Aufbau aus hintereinander geschalteten Nervenzellen. Ihr Stützgewebe ist eine modifizierte Neuroglia.

Die Schichten der Netzhaut werden erzeugt durch drei Lagen von Nervenzellen, deren kernhaltige und kernfreie Teile nicht diffus verteilt, sondern so geordnet sind, daß die Zellkerne jeweils auf gleicher Höhe liegen und ebenso die kernfreien Plasmateile. Die Zellen sind langgestreckte Nervenzellen, die zu dem optischen Leitungsweg hintereinander geschaltet sind (Abb. S. 359). Die Netzhaut ist demnach aufgebaut aus drei Zellfolgen: den Stäbchen- und Zapfenzellen, den kleinen bipolaren Ganglienzellen und den großen multipolaren Ganglienzellen. Die Stäbchen- und Zapfenzellen bilden mit ihren Kernen die äußere Körnerschicht, mit ihren kernfreien Teilen die äußere plexiforme Schicht. Die Kerne der bipolaren Ganglienzellen bilden die innere Körnerschicht, ihre Neuriten die innere plexiforme Schicht zusammen mit den Dendriten der multipolaren Ganglienzellen, deren Körper die Ganglienzellschicht und deren Neuriten die Nervenfaserschicht darstellen. Diese Neuriten treten in der Papilla optica zum Sehnerven zusammen.

Stäbchen und Zapfen  Die Stäbchen und Zapfen sind die besonders differenzierten äußeren Abschnitte je einer Zelle. Sie sind diejenigen Teile der Zellen, die die Umwandlung der Lichtschwingungen in die durch Ganglienzellen und Nerven leitbare Energieform bewirken. Die Zapfen vermitteln Farbe und Form, die Stäbchen Helligkeitsunterschiede. Die Zapfen sind etwa 7 $\mu$ dicke, stumpfe Kegel, denen ein schmalerer spitzer Kegel aufgesetzt ist, die man als Innen- und Außenglied des Zapfens bezeichnet. Die Außenglieder zeigen eine feine Querstreifung. Nach solcher Querstreifung unterscheidet man auch an den Stäbchen Außen- bzw. Innenglieder, während an sich das Stäbchen gleichmäßig dünn ist (1,5 bis 2 $\mu$). Der Kern der Zapfenzelle liegt unmittelbar an der Basis des Zapfens, in ihrer Gesamtheit bilden die Zapfenzellkerne die äußerste Kernlage der äußeren Körnerschicht. Der innere Abschnitt der Zapfenzelle ist ein dünner Plasmafaden, die Zapfenfaser (Abb. S. 399), die am Ende ein schmales, flaches Endbäumchen bildet, den Zapfenfaserfuß. — Die Kerne der Stäbchenzellen bilden die Hauptmasse der äußeren Körnerschicht. Mit dem kernhaltigen Zellteil ist das Stäbchen durch ein fadenförmiges Protoplasmastück verbunden. Auch der innere Abschnitt der Stäbchenzelle ist fadenförmig und endet mit einem runden Knöpfchen. Die fadenförmigen inneren Abschnitte der Stäbchen- und Zapfenzellen bilden die äußere plexiforme Schicht.

Die Zahl der Stäbchen ist sehr viel größer als die der Zapfen, etwa 25mal so groß. Die Angaben über die Gesamtzahl der Stäbchen schwanken zwischen 75 und 170 Millionen. Ihre Verteilung ist örtlich verschieden. In der Fovea centralis stehen ausschließlich Zapfen (etwa 4000), die hier wesentlich dünner und schlanker sind als in der übrigen Netzhaut (Abb. S. 401). Am Rande der Fovea tritt zunächst zwischen je zwei Zapfen ein Stäbchen. Die Zahl der Stäbchen nimmt dann gegen den Äquator hin immer mehr zu (Abb. S. 401) und am Rande der typischen Netzhaut, an der Ora serrata (S. 394), wieder ab, so daß dort die Zahl der Zapfen relativ größer wird.

Stratum pigmenti retinae  Den Stäbchen und Zapfen ist von außen das Pigmentepithel, Stratum pigmenti retinae, aufgelagert. Es besteht aus flachen sechsseitigen, manchmal zweikernigen Zellen, die zwischen die Stäbchen und Zapfen fadenförmige Fortsätze schicken (Abb. S. 399). Jede der Zellen ist wie eine Bürste gestaltet, ihre Fortsätze sind mit den Außengliedern der Stäbchen und Zapfen ineinander gesteckt wie die Borsten zweier Bürsten. Die Pigmentzellen enthalten feine schwarze Pigmentkörnchen, welche im Dunkeln in dem Zellkörper geballt sind, bei Belichtung in die Fortsätze geschoben werden. So ist bei starker Belichtung jedes Stäbchen- und Zapfenaußenglied gegen das andere durch ein Staket von schwarzen Stäben isoliert. Man sieht in dieser Einrichtung einen Schutz gegen Überstrahlung.

Die Pigmentschicht entwickelt sich aus dem Gehirn wie die Netzhaut (S. 444), ist ihr nur angelagert, nicht fest mit ihr verbunden. Bei der „Netzhaut-

ablösung" findet die Trennung zwischen beiden statt, und der ursprüngliche Hohlraum zwischen ihnen tritt wieder auf. Die glatte Außenfläche der Pigmentschicht ist der Aderhaut fest angeklebt und läßt sich nicht von ihr lösen.

An der Grenze von äußerer plexiformer Schicht und innerer Körnerschicht sind die Stäbchen- und Zapfenzellen verbunden mit den bipolaren Nervenzellen. Die innere Körnerschicht wird von deren etwa lymphocytengroßen Kernen ge-

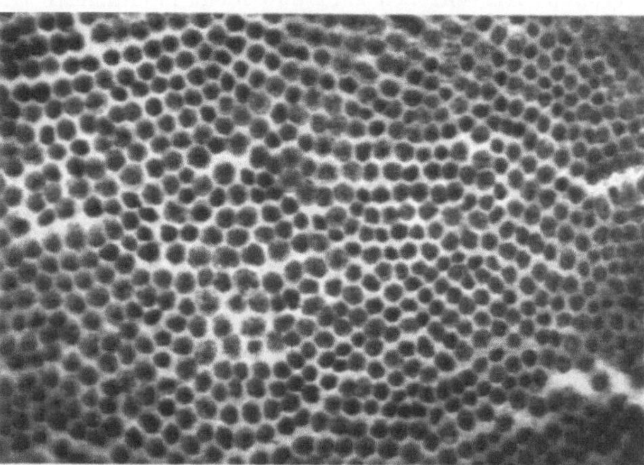



Abb. 207. Flachschnitt senkrecht auf die Achse der Fovea centralis, der die proximalen Anteile der centralen Foveazapfen trifft; bei genauem Zusehen sieht man, daß die Querschnitte der Innenglieder zumeist kreisrund sind und die Polygone nur durch die Anordnung vorgetäuscht werden. (Aus KOLMER: In Handbuch der mikroskopischen Anatomie, Bd. III/2, S. 305. — E.)

bildet. An den kernhaltigen Teil der Zelle ist je ein fadenförmiger äußerer (peripherer) und innerer (centraler) Fortsatz angefügt (Abb. S. 399). Beide ver-

zweigen sich in Endbäumchen. Nach der Größe der Endbäumchen lassen sich zwei Gruppen unter den Bipolaren unterscheiden: solche mit kleinen und mit großen Endbäumchen. Die ersteren sind an die Zapfenzellen angeschlossen, die letzteren an die Stäbchenzellen. Die histologischen Befunde und die physiologischen Beobachtungen machen es zumindest sehr wahrscheinlich, daß an jede Zapfenzelle eine bipolare und weiterhin eine multipolare Ganglienzelle angeschlossen ist, während eine ganze Anzahl von Stäbchenzellen mit einer einzigen Bipolaren in Verbindung stehen. Mehrere Stäbchen-

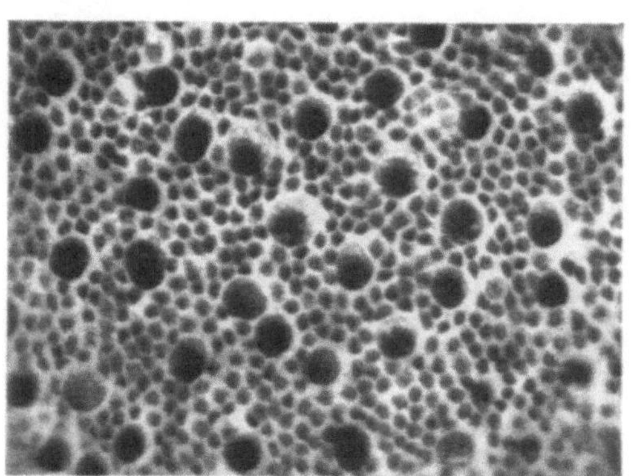

Abb. 208. Schnitt durch die Innenglieder der Stäbchen und Zapfen, Mensch, Äquator. (Aus KOLMER: In Handbuch der mikroskopischen Anatomie, Bd. III/2, S. 323. — E.)

zellen haben eine gemeinsame centrale Leitung, jede Zapfenzelle eine eigene, wenn nicht überall in der Netzhaut, so jedenfalls in der Fovea centralis.

In der äußersten Lage der inneren Körnerschicht liegen in einfacher Schicht ganz andersartige Nervenzellen, die nach dem der Oberfläche parallelen, horizontalen Verlaufe ihres Neuriten Horizontalzellen genannt werden (Abb. S. 399). Ihr länglicher Körper ist ebenso orientiert. Von ihm gehen in die äußere plexiforme Schicht eine Anzahl reichverzweigter Dendriten. Auch der Neurit endet nach seinem horizontalen Verlaufe mit einem Bäumchen in der gleichen Schicht. Ihre Verbindungen sind nicht näher bekannt. Dem geschilderten Verhalten nach sind es Assoziationszellen.

Zwischen den bipolaren Zellen liegen noch andere Nervenzellen, die wegen der geringen Länge ihrer Fortsätze als amakrine Zellen bezeichnet werden. Über ihre Verbindungen ist nichts Sicheres bekannt. Man kann sogar zweifeln, ob es überhaupt Nervenzellen sind und nicht modifizierte Gliazellen.

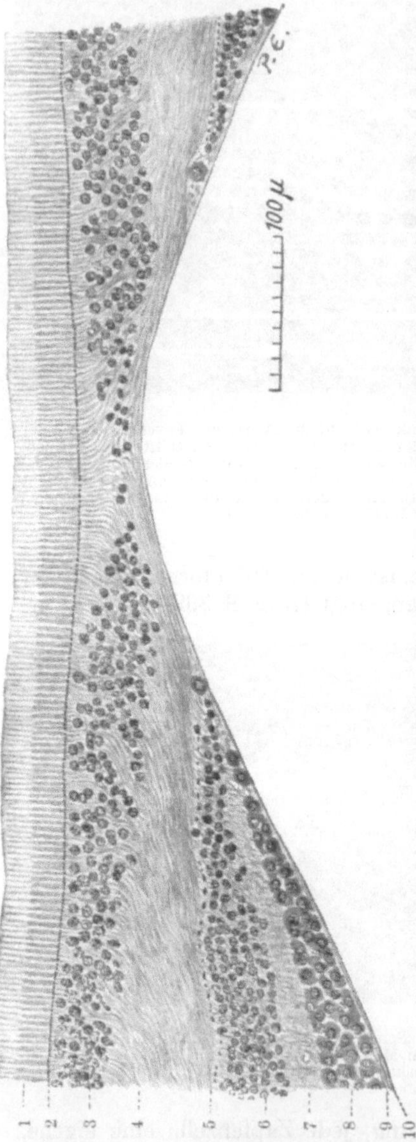

Die bipolaren Zellen sind durch ihre centralen Endbäumchen verbunden mit den Dendriten der großen multipolaren Ganglienzellen der Ganglienzellschicht. Viele von diesen Zellen sind wirklich multipolar, entsenden in die innere Faserschicht eine Anzahl Dendriten. Andere aber scheinen nur bipolar zu sein mit nur einem einzigen in ein Endbäumchen ausgehenden Dendriten. Die letzteren stehen wahrscheinlich mit je einer von den Bipolaren in Verbindung, die einer Zapfenzelle zugehören (s. oben), die ersten je mit mehreren Bipolaren, von denen jede an mehrere Stäbchenzellen angeschlossen ist. Im übrigen zeigen diese Zellen alle typischen Merkmale von Nervenzellen: großen Zelleib mit NISSL-Schollen und großen chromatinarmen Kern mit Nucleolus. Die Neuriten verlassen die Zellkörper am inneren (centralen) Pol und bilden die Nervenfaserschicht. In der Papilla optica zum Sehnerven vereinigt ziehen sie centralwärts bis zum Corpus geniculatum laterale (S. 407).

Das Stützgewebe der Netzhaut ist modifizierte Neuroglia und wird in der Hauptsache von den MÜLLERschen Stützfasern dargestellt (Abb. S. 399). Es sind langgestreckte Zellen, die von der Nervenfaserschicht bis an die Innenglieder der Stäbchen und Zapfen reichen. Der Zellkern liegt in der inneren Körnerschicht. Jede Zelle durchsetzt also die ganze Dicke der Netzhaut. Von dem faserartig langgestreckten Zellkörper gehen seitliche Fortsätze ab, die in den plexiformen Schichten fadenförmig sind. In den Körnerschichten sind sie plattenförmig und bilden Kammern, in welche die Körper der Nervenzellen eingelagert sind. Wahrscheinlich bilden alle Stützfasern ein Syncytium und gemeinsam das plasmatische Kammer- oder Wabenwerk für die Nervenzellen.

Von dem beschriebenen Bau weichen zwei Stellen der Netzhaut erheblich ab, die Fovea centralis und die Papilla optica.

Die Fovea centralis ist eine Vertiefung in der Netzhaut an der Stelle, wo der centrale oder Achsenstrahl des optischen Apparates auf die Netzhaut

Abb. 209. Schnitt durch die Fovea centralis. 1 Schicht der Zapfen, 2 Membrana limitans externa, 3 äußere Körnerschicht, 4 und 5 äußere plexiforme Schicht, 6 innere Körnerschicht, 7 innere plexiforme Schicht, 8 Schicht der Ganglienzellen, 9 Schicht der Nervenfasern, 10 Membrana limitans interna. [Aus EISLER (wie Abb. S. 393), S. 129. — E.]

trifft (Abb. S. 395). Dieser Strahl hat nicht die Dicke der Netzhaut zu durchsetzen, sondern trifft fast unmittelbar auf die Zapfen, die hier allein vertreten sind (S. 402). Sie sind sehr viel dünner als sonst, fast so dünn wie die Stäbchen (Abb. S. 401 u. 402). Die Vertiefung der Fovea kommt dadurch zustande, daß die Zapfenzellen und die Zellen der übrigen Schichten in radiärer Richtung zur Seite abweichen (Abb. S. 402), während sie in der übrigen Netzhaut senkrecht zur Oberfläche gerichtet und hinter- statt nebeneinander geordnet sind (Abb. S. 398). Nur die Zapfen selber stehen in der Fovea gerade. Der Bau der Fovea, nur Zapfen unter Zurückweichen der übrigen Schichten, sowie ihre Lage zur Sehachse kennzeichnen sie als Stelle des schärfsten Sehens.

Sehr viele Säugetiere, deren Netzhaut in ihrem Bau mit der des Menschen im übrigen weitgehende Übereinstimmung zeigt, haben statt oder außer einer Fovea centralis, dem Punkt schärfsten Sehens, eine Linie schärfsten Sehens, einen Sulcus,

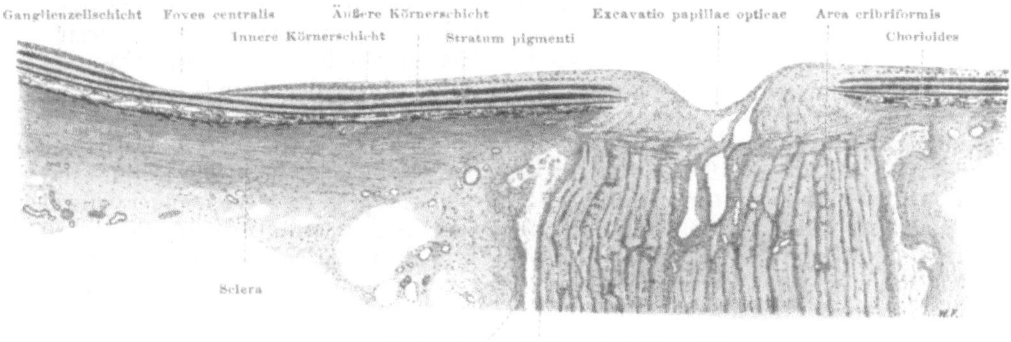


Abb. 210. Fovea centralis und Papilla optica. Präparat von Prof. J. SCHAFFER. — Br.

der wie die Fovea gebaut ist. Diese Linie verläuft horizontal. Außerdem ist die Netzhaut im ganzen symmetrisch gebaut: die Papilla optica liegt in der Mittellinie des Bulbus, nicht medial von ihr wie beim Menschen, und zwar in der unteren Hälfte des Bulbus. Die Netzhautgefäße verbreiten sich von der Papille aus symmetrisch. Die menschliche Netzhaut ist in ihrer Anlage ebenfalls symmetrisch, wird aber unsymmetrisch im Zusammenhang mit der Verlagerung des Auges und der Blickrichtung nach vorn, während es bei den Säugetieren die ursprüngliche seitliche Stellung am Kopfe nur wenig verändert beibehält.

Im Gegensatz zur Fovea stellt die **Papilla optica** den blinden Fleck dar. Hier fehlen die eigentlichen Sehelemente, Stäbchen wie Zapfen (Abb. S. 403). In der Papille strömen die Fasern der Nervenfaserschicht, die Neuriten der großen Ganglienzellen, zusammen und bilden unter scharfer Umbiegung einen runden Strang, der einheitlich die Schichten der Netzhaut und die Aderhaut durchsetzt. Während in der Tiefe der Fovea centralis lediglich die Zapfenschicht und außen davon die Pigmentschicht erhalten ist, ist in der Papille ausschließlich die Nervenfaserschicht vorhanden. Die in der Netzhaut zuinnerst liegenden Nervenfasern biegen in einem sanften Bogen um und kommen im Sehnerven central zu liegen (Abb. S. 403), je mehr nach außen in der Netzhaut gelegen, desto schärfere engere Bögen beschreiben die Fasern, die äußersten sind haarnadelartig gebogen und laufen im Opticus in den Randteilen. Durch diese Art des bogenförmigen Verlaufes kommt eine Verdickung, eine Erhebung, eben die „Papille" nach Art eines Ringwalles zustande, zugleich auch ihre Höhlung, die Excavatio. Weiterhin ist dadurch bedingt, daß der Sehnerv beim Durchtritt der Fasern durch Netzhaut und Aderhaut seinen geringsten Durchmesser hat. Unmittelbar hinter der Chorioides wird er dicker (Abb. S. 403). Die Verdickung beruht außer auf dem bogenförmigen Verlauf der Fasern auf dem Auftreten von Markscheiden.

Papilla<br>optica

26*

In der Netzhaut selber sind alle Neuriten marklos — sonst wären sie nicht durchsichtig! —, erst jenseits des Austrittes werden sie markhaltig. Dadurch erhält die Papille ihre gelbweiße Farbe (vgl. S. 397). Völlig markhaltig ist der Sehnerv aber erst, nachdem er die Area cribriformis durchsetzt hat, eine siebartig durchbohrte, nach außen leicht gebogene Bindegewebsplatte, die mit der weißen Augenhaut, der Sclera, in Verbindung steht (Abb. S. 403). Jenseits von ihr hat der Sehnerv den Charakter der weißen Substanz des Gehirns: er besteht aus markhaltigen Fasern ohne SCHWANNsche Scheiden (S. 405).

Das Verhalten von Pigmentepithel der Netzhaut, der Aderhaut und Sclera an der Durchtrittsstelle der Nervenfasern kann verschieden sein, d. h. die einzelnen Häute weichen mehr oder weniger weit vor den Nervenfasern zurück. Danach ist die Umgrenzung der Papille im Augenspiegelbild verschieden. Tritt wie in Abb. S. 403 die Sclera weit zurück, hingegen Pigmentepithel und Aderhaut sehr wenig (wie besonders rechts im Bilde), so zeigt die Papille einen schwarzen Rand. Treten hingegen die pigmentierten Häute weiter zurück als die weiße Sclera, so entsteht ein weißer Rand, dem gewöhnlich noch ein schwarzer außen folgt (Scleral- und Chorioidalring bzw. -sichel der Papilla optica).

**Gefäße der Netzhaut** Die Netzhaut hat ihr eigenes, in sich geschlossenes Gefäßsystem, das mit den übrigen Gefäßen des Bulbus nicht in Verbindung steht, die A. und V. centralis retinae. Beide Gefäße sind Äste der A. bzw. V. ophthalmica. Sie treten etwa 1 cm vom Bulbus entfernt in den Sehnerven ein, und zwar von seiner Unterfläche her (Abb. S. 405), verlaufen in seiner Achse (Abb. S. 406) nach vorn zur Papilla optica (Abb. S. 403) und treten hier in die Nervenfaserschicht der Netzhaut ein, in der ihre gröberen Verzweigungen an der inneren Oberfläche der Netzhaut verbleiben. Die feineren Äste und die Capillaren dringen bis zur inneren Körnerschicht vor (Abb. S. 398). Die weiter außen folgenden Schichten, von der äußeren plexiformen Schicht bis zum Pigmentepithel einschließlich, sind vollkommen gefäßfrei.

Im Augenspiegelbild (Abb. S. 396 u. 397) sind die Äste der Arterie und Vene weithin zu verfolgen. Die Arterien sind etwas enger und heller rot als die Venen. In ihrem Verlauf sind sie unabhängig voneinander, Begleitvenen der Arterien gibt es nicht, doch stimmen die Verbreitungsgebiete der Äste weitgehend überein, so daß man bei der ohnedies nötigen Schematisierung für Arterie wie Vene die gleichen Äste beschreiben kann.

An der Exkavation der Papille angelangt (Abb. S. 403) teilt sich die Arterie in einen oberen und unteren Ast (Abb. S. 396 u. 397). Noch im Bereiche der Papille teilt sich jeder von ihnen in einen Ramus temporalis und Ramus nasalis. Während die Rami nasales nur wenig schräg auf- bzw. absteigen, wenden sich die Ri. temporales alsbald nach außen und ziehen in einem Bogen um das Gebiet der Macula peripherwärts. Von der Konkavität des Bogens ziehen eine Anzahl feinerer Äste in radiärer Richtung zur Gegend der Macula. Dadurch wird das Gebiet zwischen den Bögen das an sichtbaren Gefäßen reichste der ganzen Netzhaut. Die Macula selbst bleibt frei von sichtbaren Gefäßen. Außer den großen auf- bzw. absteigenden Ästen entsendet die A. centralis im Bereiche der Papille noch feine horizontale Äste nasal- wie temporalwärts.

Die A. centralis ist eine Endarterie, sie hat keine Verbindungen mit anderen Arterien. Ihre Verstopfung durch einen Blutpfropf führt zum Untergang der Netzhaut, da sie die Blutzufuhr zu ihrem ganzen Verbreitungsgebiet unterbricht. Auch ihre Äste haben keine Anastomosen untereinander. Dies gilt auch für die Venen, außer dem Capillargebiet besteht kein Gefäßnetz in der Retina.

**Sehnerv** Der Sehnerv ist seiner Entwicklung und seinem Bau nach ein Fasersystem des Gehirns, weiße Substanz und kein peripherer Nerv. Die alte Bezeichnung Nervus opticus hat man deshalb durch Fasciculus opticus ersetzt. Vom Bulbus aus zieht er leicht gebogen durch den Fettkörper der Orbita zum Canalis opticus des Keilbeins (Abb. S. 393), durchsetzt diesen und vereinigt sich alsbald mit dem anderen Sehnerven zur Sehnervenkreuzung, Chiasma opticum (Abb. S. 405), einer dicken, in die Vorderwand des Zwischenhirns eingelagerten Platte (Bd. 3, Abb. S. 77). Vom Chiasma gehen nach rückwärts die beiden Tractus optici, erst dem Boden des Zwischenhirns, dann den Hirnschenkeln oberflächlich eingelagert, so daß man zunächst meinen möchte, sie seien nur außen angelegt. In Wirklichkeit sind sie Bestandteile der Hirnsubstanz, die sich strangförmig

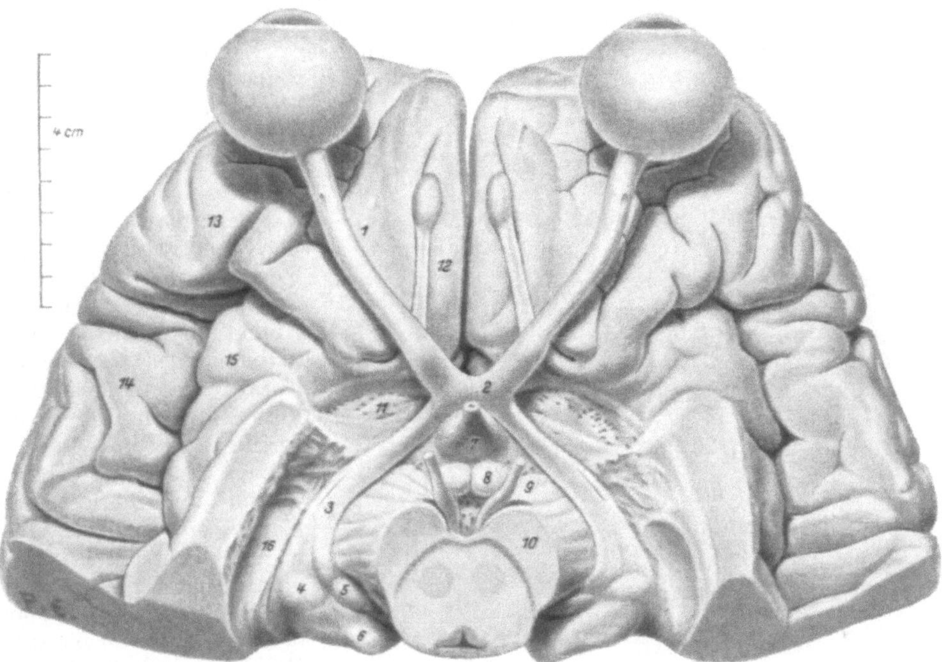

Abb. 211. Die Augäpfel im Zusammenhange mit dem Hirn. Der Hirnstamm ist rostral zur Brücke horizontal durchtrennt, so daß der Schnitt noch das rostrale Ende der Rautengrube trifft. Die Schläfenlappen und die Hypophyse sind abgetragen. 1 Fasc. opticus mit der Eintrittsstelle der Centralgefäße, 2 Chiasma opticum, 3 Tractus opticus, 4 Corpus geniculatum laterale, 5 Corpus geniculatum mediale, 6 Pulvinar thalami, 7 Tuber cinereum mit Infundibulum, 8 Corpora mamillaria, dahinter Fossa intercruralis mit Substantia perforata intercruralis, 9 N. oculomotorius, 10 Crus (Pedunculus) cerebri, 11 Area olfactoria, 12 Tractus und Bulbus olfactorius, 13 Lobus frontalis, 14 Lobus parietalis (Operculum), 15 Insel, 16 Dach des Unterhornes des Seitenventrikels. [Aus EISLER (wie Abb. S. 393), S. 136. — E.]

über deren sonstige Außenfläche erheben, nicht anders als etwa die Pyramiden über die ventrale Fläche der Medulla oblongata (vgl. Bd. 3, Abb. S. 92 u. 113). Wo der Tractus opticus von dem seitlichen Umfang des Hirnschenkels auf dessen Dorsalfläche übergeht, liegt seine stärkste Biegung, sein Knie. Hier teilt er sich scheinbar in einen breiten lateralen und schmäleren Strang. Der laterale weist gewöhnlich, aber nicht immer, einen runden Höcker oder Buckel auf, den lateralen Kniehöcker, Corpus geniculatum laterale, und geht danach äußerlich in das Pulvinar thalami über (Abb. S. 405, 470), der mediale Strang verschwindet unter einer kleinen länglichen Erhabenheit, dem medialen Kniehöcker, Corpus geniculatum mediale, das dem Tractus nur aufgelagert ist und zur Hörbahn gehört (S. 472).

Tractus opticus und Chiasma opticum zeigen den typischen Bau der weißen Substanz des Gehirns. Der Fasciculus (Nervus) opticus weicht davon etwas ab, besonders in seinem intraorbitalen Abschnitt. Auf dem Querschnitt (Abb. S. 406) erscheint er durch ein Gitterwerk von Bindegewebe in eine sehr große Zahl feiner Bündel unterteilt. Das Bild wechselt von Querschnitt zu Querschnitt. Denn der Opticus ist nicht wie ein peripherer Nerv aus einzelnen durchlaufenden Bündeln mit eigener Bindegewebshülle (Perineurium) aufgebaut. Die Unterteilung in Bündel ist nur scheinbar, die bindegewebigen Hüllen sind de facto kurze Platten, die alsbald aufhören und durch andere ersetzt werden, die an anderer Stelle von der Piascheide aus in die Tiefe dringen. Das Verhalten ist ähnlich wie im Rückenmark (Bd. 3, S. 41), nur sind die Platten zahlreicher, mehr verzweigt und von elastischen Fasern durchzogen. Den bindegewebigen Platten legt sich faserige Neuroglia an. Durch diese starke Durchsetzung mit Bindegewebe erhält der Opticus eine wesentlich festere Konsistenz, als sie die weiße Substanz des Gehirns sonst aufweist. Sie wird verständlich im Zusammenhang mit den Hüllen, in welche der Opticus eingelagert ist.

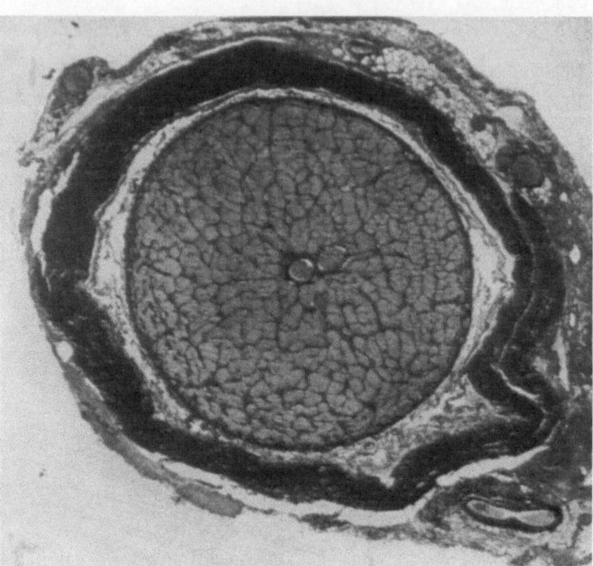

Abb. 212. Querschnitt des Sehnerven und seiner Scheiden, 1jähriges Mädchen. (Nach KOLMER: Aus Handbuch der mikroskopischen Anatomie, Bd. III/2, S. 346. — E.)

Diese Hüllen oder Scheiden des Sehnerven entsprechen den Hüllen des Gehirns, und so bezeichnet man sie als Dura-, Arachnoides- und Piascheide des Opticus. Im Bereiche des Canalis opticus ist noch Durascheide und Periost des Kanals ein und dasselbe wie im Schädel. Arachnoides und Pia sind hier mit ihr verwachsen. Vom orbitalen Ende an bis zum Bulbus sind alle drei Hüllen frei. Die Pia umschließt den Opticus unmittelbar wie auch sonst das Gehirn.

Von der Arachnoides ist sie durch einen Subarachnoidalraum getrennt, der am Opticus „intervaginaler Raum" genannt wird. Er ist von zahlreichen bindegewebigen Fäden durchzogen, im übrigen mit Liquor cerebrospinalis unbekannter Herkunft erfüllt. Mit dem Subarachnoidalraum des Gehirns besteht keine offene Verbindung, da im Canalis opticus der intervaginale Raum fehlt. Nach vorn reicht er bis in den Bereich der Sclera, mit der alle drei Hüllen sich verbinden. — Die Durascheide ist verhältnismäßig sehr dick (Abb. S. 406), ungefähr $^1/_2$ mm, und sehr derb. Sie bildet eine steife Röhre, in die der Sehnerv verschieblich eingelagert ist. Ihre Mächtigkeit hat ihren Grund darin, daß sie nicht bloß die Aufgabe einer derben Hülle wie am Rückenmark hat, sondern zugleich eine mechanische. Sie bildet den Stiel für den Bulbus, der dessen Bewegungen zugleich ermöglicht und hemmt. Die Mehrzahl der Augenmuskeln entspringt am Umfang des Canalis opticus und zieht nach vorn zum Bulbus (Abb. S. 393). Sie bewirken die Winkelbewegungen des Bulbus. Zugleich aber würden sie ihn in die Tiefe der Orbita hineinziehen, wenn nicht die Durascheide des Opticus wie ein steifer Gummischlauch oder eine harte Spiralfeder dies verhinderte, zusammen mit dem orbitalen Fettkörper.

Der Opticus mit seinen Scheiden ist ein wenig länger als die Entfernung des Bulbus vom Canalis opticus. Er läuft daher leicht gebogen (Abb. S. 393). Dadurch wird es möglich, daß unter krankhaften Bedingungen der Bulbus bis zur Streckung des Opticus bzw. seiner Durascheide nach vorn gedrückt werden kann (Protrusio bulbi, Exophthalmus, z. B. bei BASEDOWscher Krankheit), wie er andererseits wegen der Biegsamkeit des Opticus tiefer in die Orbita zurückzusinken vermag (Enophthalmus).

## b) Sehbahn.

Die Nervenfasern des Opticus sind die Neuriten der großen Ganglien- zellen der Ganglienzellschicht der Netzhaut (Abb. S. 399). Sie verlaufen ununterbrochen bis zum Corpus geniculatum laterale. Dort werden sie umgeschaltet teils auf dem Reflexwege zum Mittelhirn, teils auf die eigentliche Sehbahn zur Großhirnrinde. Im Chiasma wird gesetzmäßig ein Teil der Opticusfasern gekreuzt, der andere Teil bleibt ungekreuzt. Die gekreuzten Fasern stammen aus der nasalen Hälfte der Netzhaut, die ungekreuzten aus der temporalen. Die Grenzlinie in der Netzhaut verläuft durch die Fovea centralis, es ist die bei aufrechter Haltung und geradeaus gerichtetem Blick durch die Fovea gelegte Senkrechte. Auf das Gesichtsfeld bezogen bedeutet dies: Die Lichtstrahlen aus der nasalen Hälfte des Gesichtsfeldes, welche im Auge die temporale Netzhauthälfte treffen, werden von dieser auf der ungekreuzten Bahn der gleichseitigen Hirnhälfte zugeführt; die Lichtstrahlen der temporalen Gesichtsfeldhälfte über die nasale Netzhauthälfte der gegenseitigen Gehirnhälfte. Jedes Auge steht also mit der gleichseitigen und der gegenseitigen Hälfte des Mittel- und des Großhirns in Verbindung (Abb. S. 408). Die Großhirnendigung liegt an der Medialfläche des Occipitallappens im Bereiche der Fissura calcarina und ist in der Großhirnrinde gekennzeichnet durch den GENNARIschen (VICQ D'AZYRschen) Streifen (Area striata, Bd. 3, S. 167).

Bei den niederen Wirbeltieren ist die Kreuzung der Sehfasern im Chiasma total, sämtliche Fasern werden gekreuzt. Erst bei den Säugetieren treten ungekreuzte Fasern auf, und zwar um so mehr, je mehr die ursprünglich rein seitlich am Kopf sitzenden Augen nach vorn verlagert werden, je mehr also die Vorbedingung für binokulares statt nur monokulares Sehen geschaffen ist. Das Endergebnis dieses Entwicklungsganges bietet der Mensch dar, bei welchem die Fasern der ganzen temporalen Netzhauthälfte ungekreuzt verlaufen.

Die ursprüngliche Endigungsstätte der Sehfasern ist das Tectum opticum im Dach des Mittelhirns (Bd. 3, Abb. S. 6). Von hier aus gehen die Reflexwege für die vielfachen optischen Reflexe. Je größer das Auge bzw. die Netzhaut, desto faserreicher der Opticus, desto größer die Zahl der Umschaltungen im Gebiet der Opticusendigungen, desto größer also das Tectum opticum. Die für ihr Gesamtverhalten, besonders aber für ihre Nahrungssuche optisch bestimmte Forelle hat große Augen und ein großes Tectum opticum, aber nur kleine Lobi olfactorii. Bei den geruchlich bestimmten Fischen ist es umgekehrt. Alle Vögel haben ein großes Tectum opticum, besonders die Raubvögel, und die Riechanteile ihres Gehirns sind wie der periphere Riechapparat nur gering entwickelt. Allen diesen Tieren fehlt eine Fortführung der Sehbahn zum Großhirn, das bei ihnen, vom Basalganglion abgesehen, kaum anderes enthält als Riechbahnen. Eine corticale Sehbahn ist erst bei den Säugetieren überhaupt möglich im Zusammenhang mit der Ausbildung des Palliums zum eigentlichen Großhirn. Bei ihnen wird in zunehmendem Maße die Endigungsstätte der Opticusfasern vom Tectum opticum weg weiter frontal verlegt in das Corpus geniculatum laterale. Beim Menschen schließlich enden hier sämtliche Opticusfasern, das Tectum opticum, der vordere Vierhügel, hat die unmittelbare Verbindung mit der Netzhaut ganz verloren und erst nach Umschaltung im Corpus

geniculatum laterale gelangen die optischen Impulse zum vorderen Vierhügel,
der in dieser veränderten Anordnung seine Bedeutung für die optischen Reflexe
zum großen Teil eingebüßt hat (S. 414). Seine Bedeutung als Integrationsort

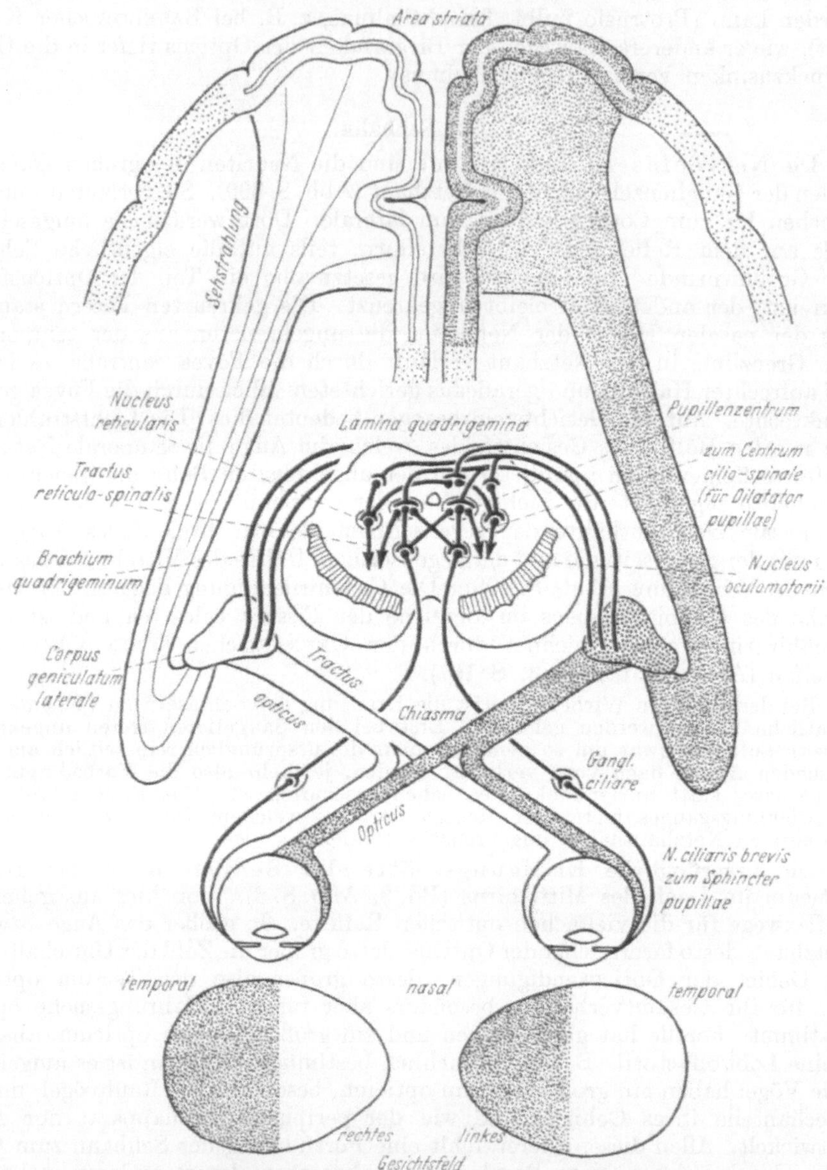


Abb. 213. Schema der Sehbahn und der Reflexbahnen über das Mittelhirn. — E.

(Bd. 3, S. 106) wird stark gemindert zugunsten der Großhirnrinde. ⎢Beim
Menschen ist also die erste Endigung der Opticusfasern, das primäre Opticus-
centrum, von seiner ursprünglichen Stelle, dem Tectum opticum bzw. dem
vorderen Vierhügel, ganz wegverlegt in das Corpus geniculatum laterale, das
einen im Zusammenhang mit der Großhirnrinde neugebildeten Hirnteil darstellt

und also dem Neuhirn zuzurechnen ist. Ähnliches gilt auch für das Corpus geniculatum mediale, von dem die corticale Hörstrahlung ausgeht.

Die einzelnen Teile der Netzhaut stehen in gesetzmäßiger Beziehung zu bestimmten Ganglienzellgruppen im Corpus geniculatum laterale und in der Großhirnrinde, die Netzhaut hat eine bestimmte centrale Repräsentation. Ebenso sind die aus ihr entspringenden Sehfasern im Opticus, Chiasma und Tractus gesetzmäßig gelagert. Zur näheren Erläuterung diene das Schema Abb. S. 410. Man denke sich an einem Gegenübersitzenden den Bulbus, Opticus, Tractus usw. frontal durchschnitten. Die dem Beschauer zugewendeten Schnittflächen sind durchgezeichnet. Das erste (unterste) Bild zeigt den Frontalschnitt durch den rechten Bulbus, die vordere Hälfte ist weggenommen und man sieht den Augenhintergrund. Die durch die Fovea centralis gezogene Senkrechte teilt die Retina in eine nasale und eine temporale Hälfte, die ebenfalls durch die Fovea gezogene Waagerechte teilt sie in eine obere und untere Hälfte. Durch beide Linien wird die Netzhaut in vier Quadranten eingeteilt, einen oberen temporalen, einen oberen nasalen, einen unteren temporalen, einen unteren nasalen. Die Papilla optica liegt fast ganz im oberen nasalen Quadranten. Um die Fovea centralis herum ist durch einen Kreis das Gebiet der Macula gekennzeichnet und damit das centrale Gebiet der Netzhaut gegen das periphere begrenzt. Jeder Quadrant der Netzhaut setzt sich dann zusammen aus einem centralen maculären Anteil und einem peripheren. Entsprechend werden die dort entspringenden Nervenfasern und -bündel bezeichnet: oberes nasales maculäres Bündel, unteres temporales peripheres usw. In der Abbildung sind die Netzhautquadranten und die aus ihnen entspringenden Nervenfasern durch verschiedene Farben gekennzeichnet, so daß an den Querschnitten durch Opticus, Tractus usw. sofort die einander zugehörigen Areale abgelesen werden können.

Ein erster Überblick über das Schema zeigt die gesetzmäßige Anordnung der ganzen Sehbahn von der Netzhaut bis zum Großhirn, besonders die Anordnung mit Rücksicht auf die Horizontale: in allen Abschnitten der Sehbahn halten die den oberen Quadranten der Netzhaut zugehörigen Teile die dorsale Lage inne, die unteren die ventrale, so daß sogar die horizontal verlaufende Fissura calcarina die Grenze zwischen den Rindengebieten der oberen und unteren Netzhauthälfte bildet.

Im einzelnen ist folgendes festzustellen: Die von den großen Zellen der Ganglienzellschicht der Netzhaut ausgehenden Nervenfasern vereinigen sich in der Papille zum Opticus. Die aus dem Gebiete der Macula stammenden maculären Fasern (papillo-maculäres Bündel, Abb. S. 397) nehmen in der Papille das der Macula zugekehrte Gebiet bis nahe an die Vasa centralia ein. Im Opticus ordnen sich dann sehr schnell die Fasern um, so daß in einer Entfernung von 1 cm vom Bulbus die maculären Fasern central im Querschnitt liegen, die peripheren außen, die Ordnung nach der Quadrantzugehörigkeit ist nun die gleiche wie in der Netzhaut, so daß bis zum Chiasma im Opticusquerschnitt die Fasern in ihrer Lagerung ein genaues Abbild ihrer Ursprungsgebiete in der Netzhaut bieten. Im Chiasma findet die Verteilung der Fasern auf die beiden Tractus optici derart statt, daß die nasalen zur Gegenseite kreuzen, die temporalen ungekreuzt bleiben. Diese ungekreuzten Fasern nehmen den nächsten Weg am temporalen Umfange des Chiasmas, die kreuzenden aber ziehen nicht einfach schräg durch das Chiasma hindurch, sondern verlaufen in je zwei Bögen, die als vorderes und hinteres Knie des Chiasma bezeichnet werden. Dabei halten sich die maculären Fasern nahe dem hinteren (oberen) Rande des Chiasma, die peripheren stärker geschwungenen, an dem vorderen (unteren). Sie biegen sich mit ihrem zweiten Bogen gegen den andersseitigen Opticus (vorderes Chiasmaknie), gelangen an den andersseitigen lateralen Rand des Chiasma und schließlich

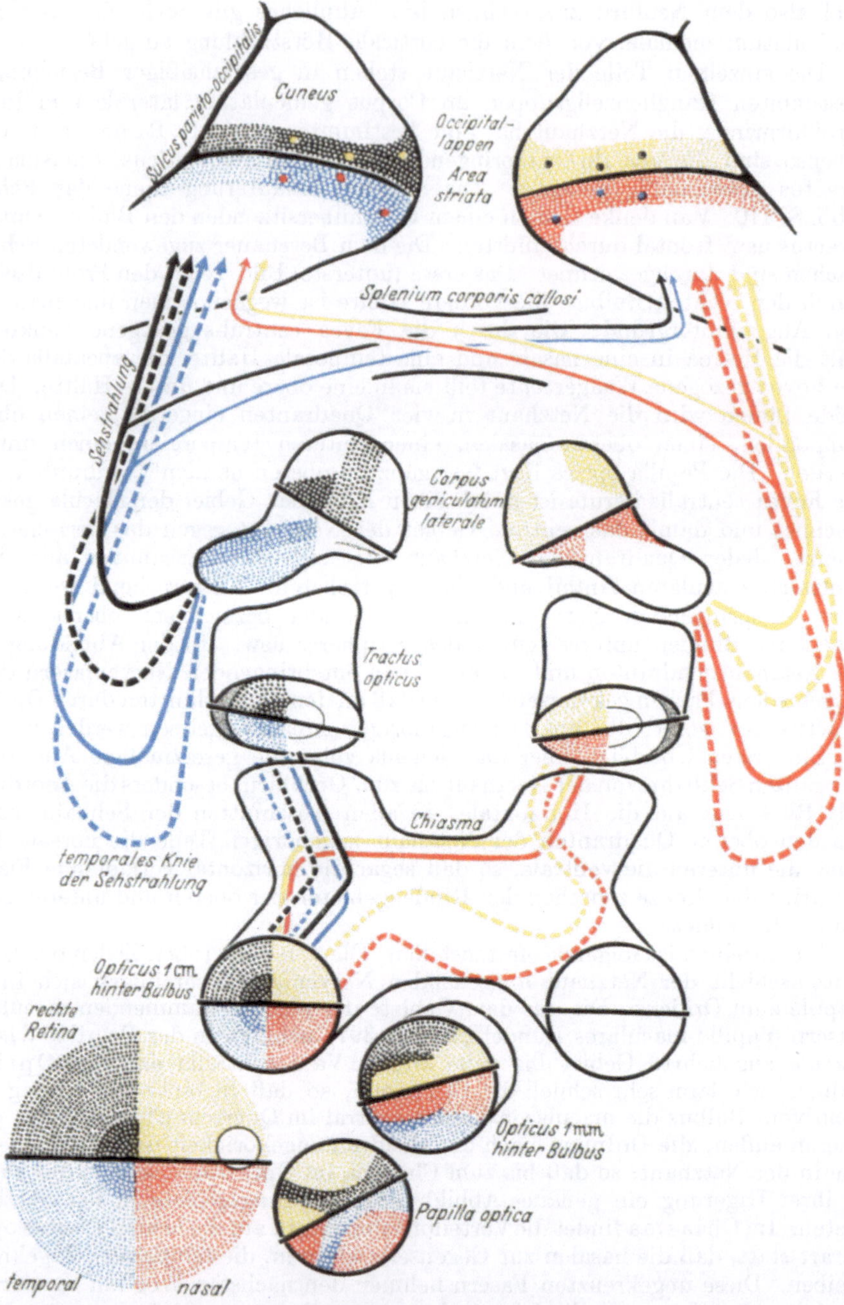





Abb. 214. **Schema für den Faserverlauf in Fasciculus und Tractus opticus und für die corticale Repräsentation der Retina**, der Übersichtlichkeit halber nur für die rechte Retina durchgeführt. Die 4 Quadranten und die zugehörigen Nervenfasern und Zellgebiete (im Corpus geniculatum laterale und in der Großhirnrinde) jeweils in gleicher Farbe. Netzhautperipherie: farbige Punkte auf weißem Grunde, Nervenfasern gestrichelt. Macula: weiße Punkte auf farbigem Grunde, Nervenfasern ausgezogen. Dicke schwarze Linie: Grenze zwischen oberer und unterer Netzhauthälfte. Fein punktierte Sichel am lateralen Umfang des Tractus: Pupillenfasern, deren Endigung in den Corpora geniculata: fein schraffierte Linie. Dicke farbige Punkte in der Area striata: papillomaculäre Fasern aus der gegenseitigen Sehstrahlung, im Splenium corporis callosi gekreuzt. -— E.

an den medialen Umfang des andersseitigen Tractus. Im Tractus opticus, dessen Querschnitt nicht rund ist wie der des Opticus, sondern oval, ordnen sich die Fasern wieder so wie in Opticus und Retina, nur mit dem wesentlichen Unterschied, daß die Fasern nicht mehr der Netzhaut nur des einen Auges zugehören, sondern beider Augen, und zwar der temporalen Netzhauthälfte des gleichseitigen Auges und der nasalen des anderen. Die Fasern ziehen weiter zum äußeren Kniehöcker, an dessen Ganglienzellen sie enden.

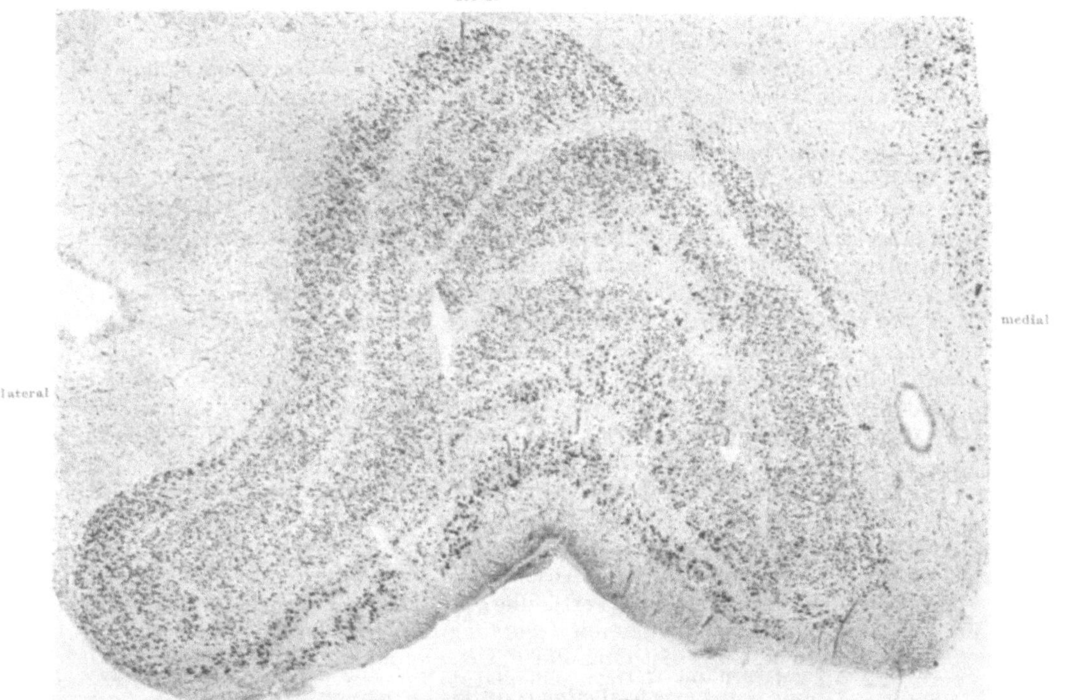


Abb. 215 Corpus geniculatum laterale des erwachsenen Menschen. Nissl-Präparat.
(Aus Brouwer: In Handbuch der Neurologie von Bumke-Foerster, Bd. VI, S. 453. — E.)

Der äußere Kniehöcker, Corpus geniculatum laterale, ist an der Corpus geniculatum lat. Oberfläche des Gehirns nur zum geringsten Teile sichtbar (Abb. S. 405), der größte Teil ist in die Tiefe erstreckt und vom vorderen Abschnitt des Corpus geniculatum mediale verdeckt. Äußerlich sieht es deshalb so aus, als endete der mediale Teil des Tractus im Corpus geniculatum mediale, in Wirklichkeit tritt er in den tief gelegenen Teil des Geniculatum laterale ein. Das Geniculatum laterale läßt sich nach seiner Form und der Anordnung von Zellen und Fasern mit einer halben Zwiebel vergleichen (Abb. S. 411), deren Schnittfläche außen an der Hirnoberfläche liegt (Bd. 3, Abb. S. 94). Diese basale Fläche zeigt eine kleine Einbuchtung, „Hilus" (Abb. S. 411). Das spitzere Sproßende der Zwiebel bildet den „Sporn" des Geniculatum (links in Abb. S. 411), der die äußerlich sichtbare Hervorhebung am Tractus opticus bedingt und den lateralen Abschnitt des ganzen Geniculatum darstellt. Der mediale, dem Wurzelende der Zwiebel entsprechende Teil (rechts in Abb. S. 411), wird als „Körper", die in der natürlichen Stellung des Gehirns nach dorsal gerichtete Ausbauchung (im Bilde oben) als „Kopf" bezeichnet. Die Ganglienzellen sind in konzentrischen Lagen angeordnet, die durch Markblätter unvollkommen getrennt sind. Man unterscheidet 7 Lagen oder Schichten von Zellen (Abb. S. 411), die 1.—4. Schicht enthält mittelgroße dendritenreiche Zellen (bis 30 $\mu$ Durchmesser), die 5. und 6. größere (bis 40 $\mu$), die sog. Riesenzellen des Geniculatum mit wenigen Dendriten, die 7. Schicht nur wenige kleine Zellen unbekannter Bedeutung. Innerhalb der Schichten ist das Zellbild sehr einförmig, in den vier ersten und in der 5. und 6. Schicht kommt jeweils nur die eine Zellform vor. An den Zellen der vier ersten Schichten endigen die Fasern des Tractus. Ihre Neuriten, die am dorsalen konvexen Umfang, also am „Kopf" austreten, ziehen zum Hinterhauptslappen des Großhirns und bilden die Sehstrahlung. Die Neuriten der Riesenzellen verlaufen, anfangs mit Tractusfasern untermischt, zum oberen Vierhügel. Sie bleiben an der Oberfläche und erzeugen eine strangförmige Hervorragung, die in den oberen Vierhügel übergeht, Brachium colliculi rostralis (Bd. 3, Abb. S. 69, hier nicht bezeichnet). Sie stellen Reflexbahnen dar.

Die Zahl der Ganglienzellen in der 1.—4. Schicht beträgt rund 500 000. Das sind ungefähr ebensoviel wie Nervenfasern im Opticus. Für jede Opticusfaser stünde also eine eigene Zelle zur Verfügung. Die zur Großhirnrinde führende Sehstrahlung, gebildet von den Neuriten der Geniculatumzellen, enthielte demnach ebenfalls rund 500 000 Fasern. Jede Zelle der Ganglienzellschicht der Netzhaut mit ihrem Neuriten, der Opticusfaser, könnte eine eigene Umschaltung im Corpus geniculatum und eine eigene Fortsetzung bis zur Fissura calcarina haben. Ob dem wirklich so ist, ist jedoch nicht bekannt. An Riesenzellen der 5. und 6. Schicht des Geniculatum sind rund 90 000 vorhanden, also für etwa fünf Opticusfasern je eine. Wie die Opticusfasern mit ihnen in Verbindung gesetzt sind, ist nicht bekannt, vermutlich unmittelbar durch Kollateralen, andernfalls müßten Assoziationszellen im Kniehöcker vorhanden sein. Die dem Pupillenreflex dienenden „Pupillenfasern" endigen wahrscheinlich nur an Zellen der 5. und 6. Schicht (S. 412). Für die Vermittlung optischer Reflexe stehen jederseits im unmittelbaren Anschluß an 500 000 Opticusfasern 90 000 Verbindungen zum Mittelhirn zur Verfügung. Merkwürdig genug, daß von ihnen im gewöhnlichen Geschehen kaum Gebrauch gemacht wird (S. 414).

Nach den neuesten Forschungsergebnissen werden beim Menschen wirklich sämtliche Opticusfasern im Corpus geniculatum laterale umgeschaltet. Nach der älteren Darstellung sollte ein Teil unmittelbar zum oberen Vierhügel ziehen.

Eine Endigung echter Sehfasern im Thalamus, speziell im Pulvinar thalami, findet nicht statt. Wohl aber ziehen Neuriten von Zellen des Pulvinar centrifugal im Opticus zur Retina. Da die Retina ein umgewandelter Hirnteil ist, handelt es sich um eine „innere Verbindung" (Bd. 3, S. 200), die wahrscheinlich die Empfindlichkeit, die Empfangsbereitschaft der Netzhautganglienzellen, vielleicht aller Netzhautelemente, beeinflußt. Die thalamo-retinalen Fasern sind dünner als die Sehfasern.

Die Anordnung der Zellen im Corpus geniculatum laterale ist im Prinzip die gleiche wie die der Fasern im Tractus und in der Netzhaut. Die den oberen Netzhautquadranten und oberen Opticus- und Tractusfasern zugehörigen Zellen liegen im oberen medialen Teil des Kniehöckers, die unteren im unteren lateralen Teil (Abb. S. 410). Die Lage der den nasalen und temporalen Quadranten sowie der Macula und der Peripherie zugehörigen Zellen läßt sich in dem schematischen Schnitt der Abb. S. 410 nur annähernd angeben, denn sie sind ja nicht wie in der Netzhaut in einer wenn auch gebogenen Ebene gelegen, sondern in einer Halbkugel räumlich geordnet. Die temporalen ungekreuzten Fasern enden an den Zellen der 2., 4. und 5. Schicht, die nasalen, gekreuzten an denen der 1., 3. und 6. Schicht. Jedenfalls darf eine genaue Anordnung der Zellen entsprechend den Quadranten der Retina und den maculären und peripheren Bezirken im Geniculatum laterale angenommen werden, wenngleich sie noch nicht in allen Einzelheiten hat festgestellt werden können.

Vom Corpus geniculatum laterale aus wird die Sehbahn nach zwei verschiedenen Richtungen weitergeführt: als Reflexbahn zum Mittelhirn und als gnostische Bahn oder Sehstrahlung zum Occipitallappen des Großhirns.

Die **Reflexbahn** wird gebildet von den Neuriten der großen Zellen der 5. und 6. Schicht. Sie schließen sich nach Durchsetzen der am weitesten caudal reichenden Tractusfasern zu dem **Brachium quadrigeminum anterius** zusammen (S. 412) und treten in die 1. und hauptsächlich in die 3. Schicht des Colliculus superior laminae quadrigeminae ein (Bd. 3, S. 89 ff.). Der Einfachheit halber nenne ich sie Tractus geniculo-tectalis. Ein Teil der Fasern zieht im Bereiche des vorderen Vierhügels, zum Teil auch durch die Commissura caudalis (posterior) zur Gegenseite. Wie im einzelnen im vorderen Vierhügel die Umschaltungen erfolgen, ist nicht genau bekannt. Man wird unterscheiden müssen zwischen reinen Reflexschaltungen und solchen, welche im Dienste des oberen Vierhügels als Integrationsort stehen (Bd. 3, S. 106).

Die **Pupillenreflexe** gehören bezüglich des efferenten, centrifugalen Schenkels ihrer Leitungsbögen dem vegetativen Nervensystem an: der M. sphincter pupillae wird parasympathisch durch den N. oculomotorius innerviert mit den Ursprungszellen im WESTPHAL-EDINGERschen kleinzelligen Oculomotoriuskern (S. 240) und Umschaltung im Ganglion ciliare; der Dilatator pupillae erhält Sympathicusfasern mit den Ursprungszellen im Rückenmark an der Grenze von Brust- und Halsmark (BUDGEsches Centrum cilio-spinale) und Umschaltung im Ggl. cervicale superius des Truncus sympathicus. Bei jeder Pupillenreaktion müssen Sphincter und Dilatator pupillae wie Agonist und Antagonist zusammenwirken, was nicht ausschließt, daß bei Lähmungen des einen Muskels der andere noch wirken kann. Sie werden jeder von einem anderen Nerven innerviert. Man wird also annehmen müssen, daß die ganz getrennt liegenden Ursprungszellen dieser Nerven von einer bestimmten Stelle im Gehirn, von einem „Centrum" aus gemeinsam ihre Impulse bekommen. Für ein solches Pupillencentrum spricht weiter, daß Pupillenbewegungen auch auf andere als optische Reize hin reflektorisch zustande kommen, auf starke Schmerz- und akustische Reize, auf Tastreize, beim Schreck, beim Erbrechen. Einseitige Weitstellung findet sich bei Reizzuständen im Gebiet des gleichseitigen Trigeminus. Von den verschiedensten Gebieten der Körperperipherie her kann also auf den zugehörigen Nervenwegen Pupillenbewegung ausgelöst werden. Hinzu kommt die Beeinflussung vom Basalganglion aus, speziell vom Corpus subthalamicum Luysi. Alles das spricht für ein Pupillencentrum, zu dem in erster Linie optische Bahnen hinführen. Aller Wahrscheinlichkeit ist seine anatomische Grundlage wie bei den „Centren" der Medulla oblongata (Atem-, Schluck- usw. -centrum) der motorische Haubenkern, Nucleus reticularis (Bd. 3, S. 101), und zwar dessen vorderste, in der Haubenregion des vorderen Vierhügels gelegene Anteile (Bd. 3, Tabelle S. 100, Nr. 13—15). Besonders den Nucl. commissurae posterioris (DARKSCHEWITSCH) hat man dafür in Anspruch genommen. Das Centrum liegt also nicht im Colliculus rostralis selbst, sondern seitlich und basal von ihm. Zu dem Pupillencentrum führt von der Netzhaut her eine eigene Bahn, deren Nervenfasern dicker sein sollen als die übrigen. Nach den klinischen Erfahrungen entspringt sie in den peripheren Netzhautgebieten, ist im Opticus nicht von den anderen peripheren Fasern abgesondert. Im Chiasma kreuzen die nasalen Fasern, die temporalen nicht. Im Tractus laufen die nun vereinigten Fasern als Pupillenbündel in den ersten zwei Dritteln des Tractus am lateralen dorsalen Rande, ziehen dann allmählich zum medialen Rande (Abb. S. 410) und endigen an den medialsten Zellen der 5. Schicht auf der gekreuzten, der 6. Schicht auf der ungekreuzten Seite. Deren Neuriten bilden die vordersten Fasern des Tractus geniculo-tectalis und ziehen teils durch die Commissura caudalis zu dem gegenseitigen Pupillencentrum, teils biegen sie vorher basalwärts zum gleichseitigen ab. — Vom Pupillencentrum aus gehen die Verbindungen (Tract. reticulo-bulbaris und Tr. reticulo-spinalis) zum WESTPHAL-EDINGERschen Kern für den Sphincter, zum Centrum cilio-spinale für den Dilatator pupillae.

Jedes Pupillencentrum steht mit beiden Corpora geniculata lateralia in Verbindung, jedes Corpus geniculatum mit der Netzhaut beider Augen. Jede Änderung der Lichtintensität setzt also auf jeden Fall beide Pupillencentren und beide Pupillen in Tätigkeit, es sei denn, daß man mit einem besonderen Apparat eine nur punktförmige Belichtung vornimmt, wie sie im natürlichen Geschehen nicht vorkommt.

Bei der großen Rolle, welche bei allen Wirbeltieren außer den Säugetieren das Mittelhirndach als Hauptendigung des Opticus spielt (Tectum opticum), sollte man annehmen, daß ihm auch bei Säugetier und Mensch außer für die Pupillenreflexe einige Bedeutung zukäme für andere optische Reflexe verschiedenster Art: reflektorische Einstellbewegungen der Augen, reflektorischen Lidschluß, Abwehr- und Fluchtbewegungen. Nach experimentellen Erfahrungen beim Säugetier und klinischen beim Menschen ist dies jedoch nicht der Fall. Ist die Sehrinde im Occipitallappen (Area striata) zerstört, so besteht neben der Rindenblindheit angeblich völliges Fehlen jeglicher Reaktion auf optische Reize außer der Pupillenreaktion. Das heißt also, daß alle optischen Reflexe an die Sehrinde im Großhirn gebunden sind. Das ist höchst überraschend: als ausschließlich an die Großhirnrinde gebundene Reflexe stehen damit die optischen Reflexe einzig da. Alle anderen Reflexe gehen nicht über die Großhirnrinde und sind gerade dadurch gekennzeichnet. Anatomisch sind solche Reflexwege auch im Anschluß an den Opticus gegeben: von den großzelligen Schichten des Corpus geniculatum laterale zum vorderen Vierhügel (S. 413), sie werden aber nicht benutzt, sondern alle auf optische Reize ohne Mitwirkung von Bewußtsein und Willen erfolgenden Bewegungen, die in Allem typische Reflexbewegungen sind, kommen nur über die Sehbahn und die Großhirnrinde zustande, und zwar wirken mehrere Gebiete der Großhirnrinde mit (S. 417), die gleichen Gebiete, an die die bewußten optischen Wahrnehmungen geknüpft sind. Wie die Tatsache der anatomisch gegebenen Reflexbahnen zum Mittelhirn mit den klinischen Erfahrungen in Einklang zu bringen sind, können nur weitere genaue klinische Beobachtungen entscheiden. Einige Angaben sprechen dafür, daß die subcorticalen Reflexwege doch nicht ganz unbenutzt sind.

Seh-<br>strahlung

Der Weg vom Corpus geniculatum zur Großhirnrinde ist die Sehstrahlung, Radiatio optica. Sie ist zum Teil enthalten in dem mächtigen von Thalamus zum Occipitallappen ziehenden Fasersystem, das zuerst von GRATIOLET dargestellt wurde und nach ihm als GRATIOLETsche Strahlung bezeichnet wird (Bd. 3, Abb. S. 171). Die Sehbahn ist an ihr nur mit ihrem rückwärtigen Abschnitt beteiligt, und auch dieser bildet nur einen sehr kleinen Teil von ihr, die Hauptmasse sind Fasern ganz anderer Art.

Die Sehstrahlung wird dargestellt von den Neuriten der Zellen der 1. bis 4. Schicht des Corpus geniculatum laterale. Die Fasern durchsetzen, zunächst in Bündel geordnet, das WERNICKEsche Feld (Abb. S. 416, Bd. 3, S. 94), dessen Hauptmasse sie darstellen und ordnen sich dann wie alle Systeme des Großhirns zu dünnen Platten, deren Flächen horizontal, parallel der Hirnbasis liegen. Schon im WERNICKEschen Feld weichen die Bündel vom Corpus geniculatum aus fächerförmig auseinander und die aus ihnen hervorgehenden Platten liegen aufeinander wie die Blätter eines halbgeschlossenen Fächers. Alle nehmen zunächst die Richtung nach vorn, frontalwärts, und biegen nach längerem oder kürzerem Verlaufe in die sagittale Richtung, um occipitalwärts zu laufen (Abb. S. 415).

Die Umbiegung wird als „temporales Knie der Sehstrahlung" bezeichnet. Die
vordersten Platten reichen mit ihrer Biegung bis nahe an den Temporalpol,
bis an oder in den Nucleus amygdalae. Sie liegen in der Sehstrahlung von vornherein am weitesten basal, am tiefsten. Je weiter nach rückwärts, desto höher
liegen die übrigen Platten. Auch in der sagittalen Verlaufsstrecke behalten sie
diese gegenseitige Lage bei. Die vordersten gelangen unter dem Unterhorn
des Seitenventrikels hinweg zur Area striata im Gebiete der Fissura calcarina,
die weiter rückwärtigen liegen immer höher, die rückwärtigsten am höchsten.
Im ganzen bildet die Sehstrahlung eine aus den dünnen Platten aufgebaute

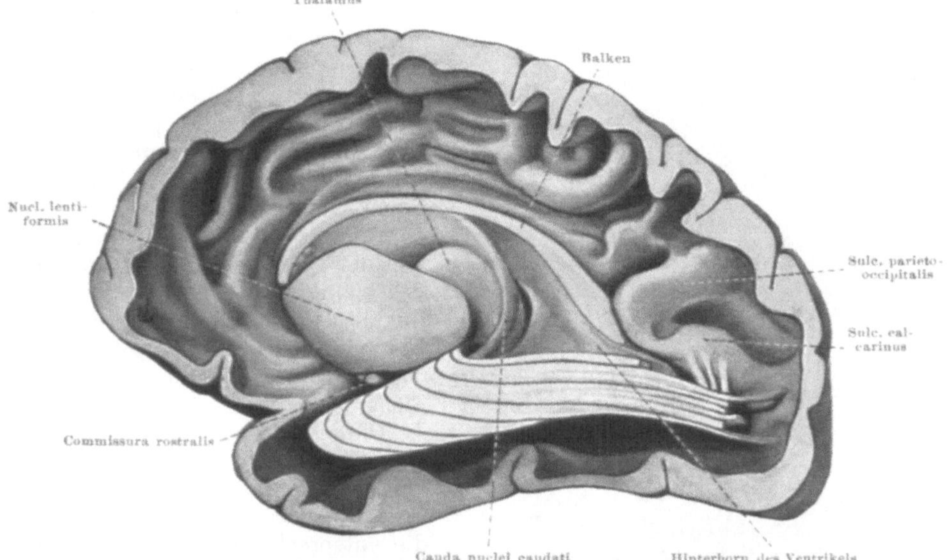


Abb. 216. Sehstrahlung von lateral, halbschematisch. Linke Hemisphäre. Marksubstanz entfernt, so daß
Nucl. lentiformis, Nucl. caudatus und Thalamus herauspräpariert sind (vgl. Bd. 3, Abb. S. 181) und die Rinde
der Medialfläche der Hemisphäre von der Markseite her sichtbar ist. Das scheinbare Ende von 3 Platten der
Sehstrahlung nahe dem Occipitalpol entspricht der rechtwinkeligen Abbiegung zum Sulcus calcarinus hin
(vgl. Abb. S. 416). Die Platten der Sehstrahlung sind in Wirklichkeit viel dünner und zahlreicher.
(Aus Z. Anat. 88, 168 (1929). — E.)

flache Schicht, die um das Dach und die Seitenwand des Unterhorns des Seitenventrikels gelegt ist (Abb. S. 416; Bd. 3, Abb. S. 181), von diesem nur durch
eine dünne Marklage getrennt, die das Tapetum des Balkens und Anteile des
Stabkranzes des Thalamus enthält. Im Occipitallappen biegt der Teil der
Sehstrahlung, der an der Medialfläche endigt, rechtwinklig um. Nur die zum
Occipitalpol ziehenden Anteile laufen gestreckt (Abb. S. 416). Man kann also
auch von einem occipitalen Knie wie vom temporalen Knie der Sehstrahlung sprechen.

In der Sehstrahlung halten die Nervenfasern eine bestimmte Anordnung
inne wie im übrigen Verlauf der Sehbahn: die vordersten, mehr basalen Platten
enthalten die Fasern, die der unteren Hälfte der Netzhaut entsprechen, die rückwärtigen, höheren die aus der oberen Hälfte (Abb. S. 410). In ihrem ganzen
Verlaufe wird die Sehstrahlung von anderen Systemen durchsetzt. In ihrer
sagittalen Verlaufsstrecke bildet sie einen wesentlichen Teil des Stratum sagittale
des Temporo-occipitalmarkes bzw. des Fasciculus longitudinalis inferior (Bd. 3,
S. 177).

Die Sehstrahlung endet in dem Gebiet der Großhirnrinde, das durch den
VICQ D'AZYRschen (GENNARIschen) Streifen gekennzeichnet ist und als Area

striata benannt wird (Abb. S. 408, 416). Es ist hauptsächlich das Gebiet des Sulcus calcarinus mit Gyrus calcarinus superior und inferior, erstreckt sich aber mehr oder weniger weit um den Occipitalpol herum auf die laterale Fläche. Cytoarchitektonisch gehört sie zum granulären Typ (Bd. 3, Abb. S. 163). Die Endigungen der Sehfasern geschieht in der Hauptsache an den Zellen der 4. bis 6. Schicht.

Corticale Repräsentation der Netzhaut  Im Gebiete der Area striata findet die Netzhaut ihre corticale Repräsentation, und zwar derart, daß im Gyrus calcarinus superior die Fasern aus der oberen Hälfte der Netzhaut enden, im Gyrus calcarinus inferior die aus der unteren. Der Sulcus calcarinus entspricht also der durch die Fovea centralis gelegten Horizontalen (Abb. S. 410). Den größten Teil der Area striata nehmen die papillo-maculären Endigungen ein, am Occipitalpol und bis über die Mitte des Sulcus calcarinus nach vorn. Das daran nach vorn anschließende Gebiet der peripheren Fasern ist erheblich kleiner (Abb. S. 417). Über die Lokalisation nach Quadranten der Netzhaut oder nach noch weitergehenden Einzelheiten ist nichts Sicheres bekannt.

Diese Repräsentation der Netzhaut in der Area striata bringt es mit sich, daß Zerstörung der Area striata durch krankhafte Prozesse die entsprechenden Gesichtsfeldausfälle bewirkt. Bei Zerstörung z. B. des schwarzpunktierten Gebietes im oberen Gyrus calcarinus in Abb. S. 410 würde der schwarzpunktierte Teil der Netzhaut ausgeschaltet, blind sein, der periphere Teil des temporalen oberen Quadranten. Dieser Netzhautquadrant erhält die Lichtstrahlen aus dem nasalen unteren

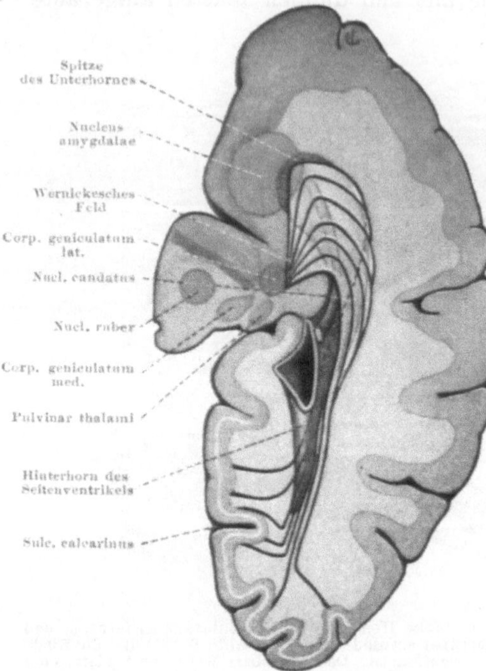



Abb. 217. **Sehstrahlung von dorsal, halbschematisch.** Ventrikel als Hohlform mit Cauda des Nucleus caudatus und Sehstrahlung auf eine schräg von occipital nach temporal und basal gelegte, etwas schematisierte Schnittfläche gezeichnet. Es sind nur wenige Platten angedeutet und von denen, welche basal vom Unterhorn des Seitenventrikels verlaufen, ist nur die vorderste als Typus durchpunktiert. (Aus Z. Anat. 88, 169 (1929). — E.)

Quadranten des Gesichtsfeldes (vgl. Abb. S. 408). Es können also in diesem Teil des Gesichtsfeldes befindliche Gegenstände nicht wahrgenommen werden, es besteht ein peripherer Gesichtsfeldausfall, ein Skotom, im nasalen unteren Quadranten. Bei Zerstörung des massiv schwarzen Gebietes etwa am Occipitalpol würde ein maculärer Ausfall im nasalen unteren Quadranten die Folge sein, ein maculäres Skotom. Wäre die ganze Area striata einer Seite zerstört, so müßte sich (Abb. S. 408) eine „homonyme Hemianopsie" ergeben, d. h. beide Augen müßten zur Hälfte blind sein, und zwar bei Sitz der Erkrankung im linken Occipitallappen (punktiert) die linken Netzhauthälften der beiden Augen, demnach fielen aus die rechten Gesichtsfeldhälften. Und die Grenze zwischen sehtüchtigen und blinden Netzhauthälften müßte genau senkrecht durch die Fovea centralis gehen. Das wäre das Bild der vollständigen homonymen Hemianopsie. Tatsächlich ist aber im angenommenen Falle die Hemianopsie meist unvollständig, es ist eine Hemianopsie „mit maculärer

Aussparung"; in der blinden Netzhauthälfte ist das Gebiet der Macula sehtüchtig geblieben (Abb. S. 417). Der Befund ist der gleiche, auch wenn der ganze Occipitallappen auf einer Seite entfernt bzw. zerstört ist. Das Gebiet der Macula ist also nicht bloß in der Area striata der einen Hemisphäre repräsentiert, sondern doppelseitig.

Erst wenn auch noch das Splenium corporis callosi zerstört wird, resultiert eine vollständige homonyme Hemianopsie, erst dann fällt auch die „maculäre Aussparung" fort, und die Grenze der blinden Gesichtsfeldhälfte geht genau durch die Fovea centralis. Diese klinischen Erfahrungen zwingen zu dem Schluß, daß aus der Sehstrahlung, und zwar noch im temporalen Bereiche, der Macula zugehörige Fasern (oder Kollateralen von ihnen) abbiegen und durch den Balken, und

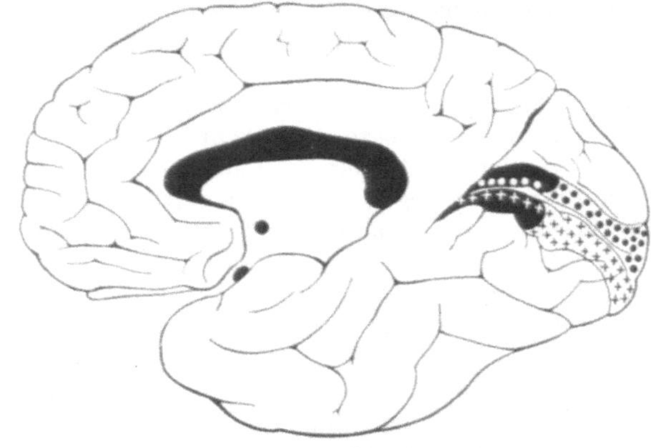

Abb. 218. Projektion der verschiedenen Retinateile auf die Area striata des Menschen. ▬ Peripherie (dorsal und ventral). :::: Dorsale Maculaquadranten. + + Ventrale Maculaquadranten. (Aus Brouwer: In Handbuch der Neurologie von Bumke-Foerster, Bd. 6, S. 482. — E.)

zwar das Splenium, zur Area striata der Gegenseite hinüberziehen (Abb. S. 410). Anatomisch sind diese Fasern allerdings bisher nicht nachgewiesen.

Die Area striata ist die primäre Rindenendigung der Sehbahn. Wie bei den anderen Sinnesleitungen werden von hier aus die Erregungen zu anderen Gebieten Optische Centren der Großhirnrinde

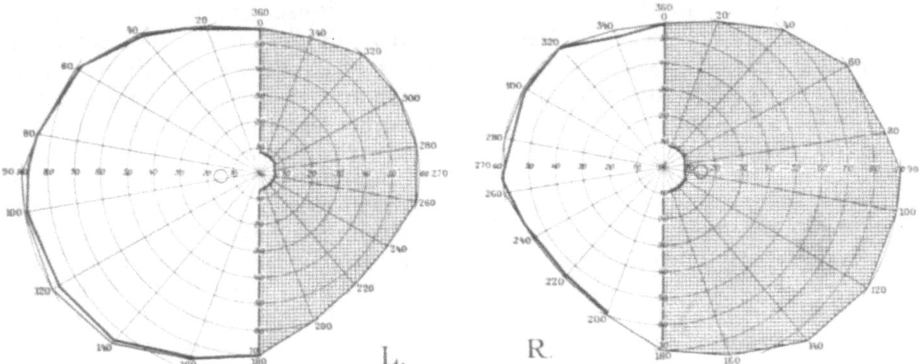


Abb. 219. Rechtsseitige homonyme Hemianopsie mit Aussparung der Macula. Gesichtsfeldausfall (schraffiert) bei Zerstörung der rechten Area striata (vgl. Abb. S. 408). (Nach Behr: Aus Handbuch der Ophthalmologie von Schieck-Brückner, Bd. 6, S. 259. — E.)

der Großhirnrinde weitergeleitet, die gegenüber dem primären optischen Rindencentrum die sekundären optischen Centren darstellen (vgl. Bd. 3, S. 185ff.). Diese Centren liegen hauptsächlich in der Rinde der lateralen und basalen Fläche des Occipitallappens und der angrenzenden Teile des Parietal- und Temporallappens. An diese Gebiete sind die höheren optischen Funktionen gebunden, ohne daß es möglich wäre, die einzelnen Funktionen genauer zu lokalisieren. Frühere Annahmen solcher Art hat man fallen lassen müssen, z. B. die Annahme eines Lesecentrums im Gyrus angularis. Auch die Erscheinung der „Seelenblindheit", bei welcher der Kranke zwar alle Gegenstände sieht, sie aber rein

optisch nicht erkennen kann (optische Agnosie), sondern erst mittels anderer
Sinnesorgane (Betasten usw.), beruht entgegen früheren Meinungen nicht auf
dem Ausfall eines einzigen umschriebenen Centrums. Die bewußten optischen
Wahrnehmungen sind an ein großes Rindengebiet gebunden, nicht an kleine
umschriebene Stellen. Mindestens die ganze Occipitalrinde ist an den optischen
Funktionen beteiligt. Immerhin spielen einige Gebiete offenbar eine besondere
Rolle im Sinne von „Centren", so z. B. das in Abb. S. 231 mit 19 bezeichnete
Gebiet, das früher als psychooptisches Centrum oder Centrum der optischen
Erinnerungsbilder bezeichnet wurde. Bei faradischer Reizung eines Punktes
dieses Gebietes hatte ein Patient die Empfindung „ein Schwarm junger Vögel
kommt herangeflogen", bei Reizung im occipital anschließenden Feld 18 sah
der Kranke „eine blaue Scheibe von einem roten Ring umgeben", bei Reizung
in Feld 17 (Area striata am Occipitalpol) „ein kleines Licht". Mit anderen
Worten: Die Area striata (Feld 17) ist befähigt zu einfachen Gesichtswahrneh-
mungen, die Felder 18 und 19 zu zunehmend komplexeren. Bei Verletzungen
in dem auf Abb. S. 228 mit 5 b bezeichneten Gebieten des Scheitellappens,
besonders nahe dem Gyrus angularis (7 a) und dem Sulcus parieto-occipitalis
(SPO) treten Störungen im optischen Orientierungsvermögen, im stereoskopischen
Sehen, im Abstandschätzen usw. auf. In den Bezeichnungen der Abbildungen
ist zugleich angegeben, daß die Felder 19 und 5 a auch mit Bewegungen im
Anschluß an optische Reize zu tun haben (occipitales und parietales „Blick-
centrum"). Von Feld 19 werden nur verhältnismäßig einfache Bewegungen
veranlaßt: Einstellbewegungen der Augen (nach der Gegenseite), Schließen der
Lidspalten, Blinzelbewegungen; von Feld 5 a außerdem Bewegungen des ganzen
Körpers. Es handelt sich also um Augenbewegungen und umfassendere Be-
wegungen auf optische Reize hin (optischmotorische Centren). Die anderen
Felder für Augenbewegungen im Frontal- und Temporallappen (6 und 8 bzw.
22 in Abb. S. 228) werden nicht durch optische Reize erregt, sondern durch
Tast- bzw. akustische Reize. Dadurch werden die Augen auf den gefühlten
Gegenstand bzw. die Schallquelle gerichtet, so daß auch die optische Wahr-
nehmung noch hinzukommt und die Wahrnehmungen aus den verschiedenen
Sinnesgebieten kombiniert werden können. Außerdem bestehen innerhalb des
Großhirns von den optischen Rindengebieten Verbindungen zu anderen Gebieten, z. B. zur vorderen Centralwindung (bewußtes Ergreifen eines optisch
wahrgenommenen Gegenstandes), zu den Sprachcentren (Vorlesen, d. h. Um-
setzung des gesehenen Schriftbildes in das gesprochene Wort), zum Stirnhirn.
An diesen Verbindungen scheinen außer intracorticalen Fasern (Tangential-
fasern der Rinde, BAILLARGERsche Streifen) zum Teil auch die großen Assoziationssysteme des Markes beteiligt zu sein (Bd. 3, Abb. S. 175). Welche
Rolle im einzelnen dabei der GENNARIsche Streifen der Area striata spielt,
ist nicht näher bekannt.

Die corticalen optischen Verbindungen stehen, wie schon S. 414 ausgeführt
wurde, außer im Dienste der bewußten optischen Wahrnehmungen auch in
dem der optischen Reflexe. Ausschaltung der Area striata führt außer zur
„Rindenblindheit" auch zur Aufhebung der optischen Reflexe mit Ausnahme
der Pupillenreflexe. Eigene Bahnen für diese Reflexe über die Großhirnrinde
sind nicht bekannt. Nur so viel läßt sich sagen, daß sie gebunden sind an die
occipitalen und parietalen Augenbewegungsfelder (19 und 5 b in Abb. S. 228,
vgl. auch S. 230). Außer allen optischen Reflexbewegungen ist also auch die
optische Kontrolle unserer Bewegungen Funktion in erster Linie der Großhirnrinde und nicht der subcorticalen Teile.

### c) Der blinde Teil der Netzhaut, Pars caeca retinae.

Die Netzhaut enthält Sinneselemente und die zugehörigen Nervenzellen
nur in demjenigen Bereiche, der allenfalls noch von eintretenden Lichtstrahlen

getroffen werden kann. Weiter nach vorn fehlen die Sinnesapparate und die Netzhaut ist auf ein einfaches kubisches Epithel reduziert. Der Übergang von dem sehtüchtigen Teil (Pars optica) zum blinden Teil (Pars caeca) geschieht plötzlich, so daß eine Stufe entsteht (Abb. S. 395 Os). Im toten Auge, in welchem die Netzhaut trüb ist, erscheint die Pars caeca wegen des unterliegenden Pigmentepithels schwarz, die Grenze gegen die dicke graue Pars caeca als gezackte Linie, als „gesägter Rand", Ora serrata (Abb. S. 422). Im lebenden Auge ist sie mit dem Augenspiegel nicht zu erkennen, weil sie zu weit vorn liegt.

Die Pars caeca retinae überzieht zusammen mit der Pigmentschicht alle Teile des vorderen Bulbusabschnittes bis zum Rande der Pupille (Abb. S. 394). Danach unterscheidet man an ihr eine Pars ciliaris und eine Pars iridica, soweit sie den Ciliarteil bzw. die Hinterfläche der Iris überzieht. Ihre Zellen enthalten Pigment wie die der Pigmentschicht, außer im Orbiculus ciliaris (S. 421).

Während die Pars optica durch ihre Dicke, ihre Gefäße, Fovea centralis und Papilla optica das Bild der Innenwand des Bulbus in ihrer ganzen Ausdehnung bestimmt, ist im Bereiche der Pars caeca das Bild beherrscht von der Chorioidea, deren retinaler Überzug ganz zurücktritt.

## 2. Die mittlere Augenhaut.

Die mittlere Augenhaut, wegen ihres Pigmentreichtums auch Tapetum nigrum genannt, erstreckt sich von der Austrittsstelle des Sehnerven bis zur Pupille. Ihr weitaus größter Teil ist eine dünne glatte Haut zwischen Pigmentschicht der Netzhaut und Sclera, die Chorioides (Abb. S. 394). Eine Strecke vor der Ora serrata, in Höhe der Linse, ändert sich ihre Gestalt. Hier wird sie dicker (Abb. S. 395) und bildet eine Anzahl radiär gestellter Leisten, die Processus ciliares (Abb. S. 422). Diesen verdickten, leistentragenden Teil nennt man Corpus ciliare. An dieses schließt sich als vorderster Teil der mittleren Augenhaut die Iris an.

Die glatte Chorioides, Corpus ciliare, und Iris, also die mittlere Augenhaut als Ganzes wird auch als Uvea bezeichnet, da sie nach Ausschälung aus der Sclera den Glaskörper und die Linse umschließt wie die Schale einer Weinbeere ihren Inhalt.

### a) Aderhaut, Chorioidea.

Die Chorioides, Aderhaut, also der glatte Teil, besteht aus einem zarten Bindegewebe mit zarten elastischen Fasern und reichlich Pigmentzellen. Sie enthält zahlreiche Blutgefäße. Mit dem Pigmentepithel der Netzhaut ist sie fest verbunden, gegen die Sclera ist sie verschieblich dank der Zwischenschaltung einer dünnen pigmentzellhaltigen spaltenreichen Verschiebeschicht, die bei der künstlichen Trennung von Chorioidea und Sclera teils an dieser, teils an jener haften bleibt. Daher die beiden Bezeichnungen für sie: Stratum perichorioideum (Lamina suprachorioidea) oder Lamina fusca sclerae. Das Spaltensystem der Verschiebeschicht wird als Perichorioidalraum, Spatium perichorioideum, bezeichnet. — An Nerven führt die Chorioides, abgesehen von durchtretenden Nerven, nur Gefäßnerven. Sensible Endigungen oder Aufnahmeapparate fehlen.

Bei vielen Säugetieren enthält die Chorioides in mehr oder weniger großer Ausdehnung außen von der Choriocapillaris eine leuchtende Schicht, Tapetum lucidum. Es ist entweder aus Zellen oder aus kollagenen Fasern aufgebaut und wird danach als Tapetum cellulosum bzw. fibrosum unterschieden. Nächtlich jagende Tiere (z. B. Raubtiere) haben ersteres, andere (z. B. Rind) letzteres. Im Bereiche des Tapetum lucidum fehlt in der Pigmentschicht der Retina das Pigment. Zur Verhütung der Blendung ist bei Tage die Pupille zu einem engen Spalt geschlossen,

nachts weit geöffnet (Augen der Katzen im Licht des Scheinwerfers!). Bei den
Rindern, deren Pupille nicht so stark verengt werden kann, liegt das Tapetum nur
in der oberen Netzhauthälfte, wohin nur vom Erdboden reflektiertes Licht gelangt,
wie das helle Tageslicht. Ist der Erdboden hell, z. B. bei Neuschnee, so werden die
Tiere infolge der Blendung geradezu toll.

Die Blutgefäße der mittleren Augenhaut stammen aus Ästen der A. ophthalmica. Sie sind deutlich in zwei Stromgebiete geteilt, die freilich durch Anastomosen miteinander in Verbindung stehen. Das eine Stromgebiet ist die Chorioides, das andere der Ciliarkörper und die Iris. Das erste wird gespeist von
etwa 20 feinen Aa. chorioideae (ciliares posteriores breves), die in der
Nähe des Opticusaustrittes, hauptsächlich lateral von ihm, die Sclera durchsetzen

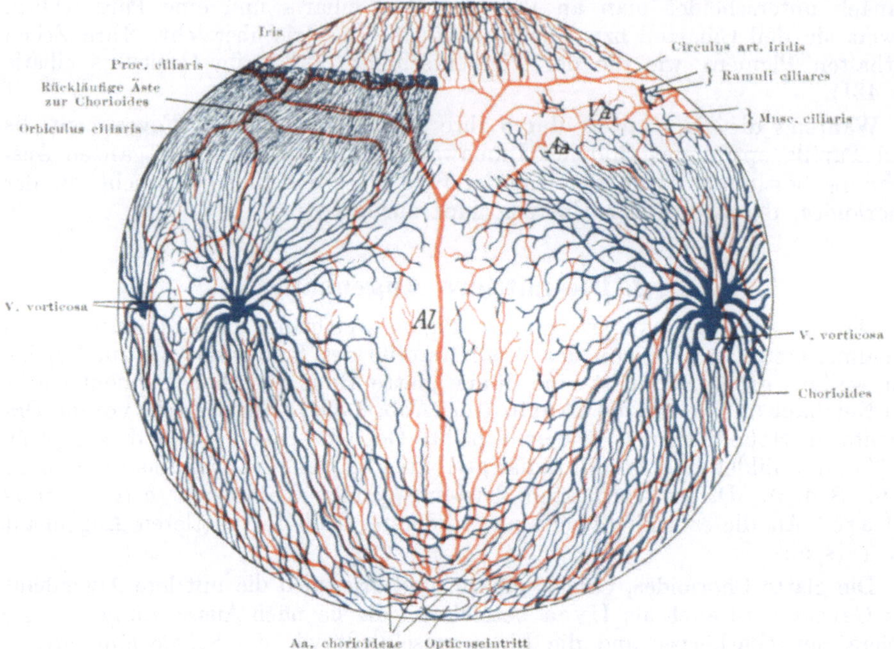


Abb. 220. Gefäße der mittleren Augenhaut. *Aa, Va* Ramuli ciliares (Art. et Vv. ciliares anteriores),
*Al* A. iridis (ciliaris posterior longa).
(Nach TH. LEBER: Aus LAUBER in Handbuch der mikroskopischen Anatomie, Bd. III/2, S. 95. — E.)

und in der Chorioides nach vorn laufen, und zwar in der äußeren Schicht der
Chorioides, Lamina vasculosa (Abb. S. 398). Die Capillaren formen ein
sehr engmaschiges Netz, das als Choriocapillaris, Lamina capillarium,
die innere Schicht der Chorioidea bildet und dem Pigmentepithel der Retina
unmittelbar anliegt. Dieses Capillarnetz dient nicht so sehr der Chorioidea
zur Ernährung als vielmehr den äußeren Schichten der Retina, deren eigenes
Capillarnetz ja nur bis zur inneren Körnerschicht vordringt (S. 404). Pigmentepithel und vor allem Stäbchen und Zapfen werden von der Chorioides her
ernährt. Die Choriocapillaris reicht daher nur bis zur Ora serrata.

Dem Stromgebiet des Corpus ciliare wird das Blut zugeführt von feinen
Arterienästen der vier geraden Augenmuskeln, längs deren Sehnen sie an die
Sclera und durch diese hindurch als Ramuli ciliares (Aa. ciliares anteriores)
zur Wurzel der Iris gelangen. Hier bilden sie in der Iriswurzel durch einander
entgegenlaufende Äste einen Arterienring, Circulus arteriosus iridis, von
dem aus feine Zweige die Iris, den M. ciliaris und die Processus ciliares versorgen. Rückläufige Äste stellen die Verbindung mit der Choriocapillaris her.

In den Circulus arteriosus iridis treten aber hauptsächlich zwei Aa. iridis (ciliares posteriores longae) ein, die etwa 4 mm vor dem Opticuseintritt schräg die Sclera durchsetzen und in der Suprachorioidea im horizontalen Meridian des Bulbus die eine auf der nasalen, die andere auf der temporalen Seite nach vorn ziehen, ohne an die Choriocapillaris Äste abzugeben. Sie speisen nur das Stromgebiet des Corpus ciliare.

Aus beiden Stromgebieten sammeln sich die Venen in einer von den Arterien völlig abweichenden Anordnung. In der Suprachorioidea bilden sie feine Stämme, die etwas hinter dem Äquator des Bulbus nach vier Punkten radienartig von allen Seiten zusammenströmen. Aus der Vereinigung entsteht an jedem der vier Punkte ein einheitlicher Venenstamm, die Wirbelvene, V. vorticosa (Abb. S. 420), die in sehr schrägem Verlaufe nach rückwärts die Sclera durchsetzt. Etwa 6 mm hinter dem Äquator treten die vier Vv. vorticosae jeweils zwischen zweien von den geraden Augenmuskeln aus der Sclera heraus und gehen in die orbitalen Venen über.

## b) Corpus ciliare.

Der Strahlenkörper, Corpus ciliare, wird von etwa 70 im Durchschnitt 2,0—2,5 mm langen radiär gestellten Wülsten gebildet, den Processus ciliares (Abb. S. 422), die rückwärts in Richtung auf die Ora serrata schmäler werden und allmählich auslaufen, am vorderen Ende kolbig verdickt sind und steil gegen die Iriswurzel abfallen oder auch überhängen (Abb. S. 395). Kleinere und kürzere Wülste liegen in den Tälern zwischen den großen. Die Gesamtheit der Processus ciliares wird als Corona ciliaris bezeichnet, das durch feinste Radiärfalten („Proc. ciliares minores“) streifige Gebiet bis zur Ora serrata als Orbiculus ciliaris. Die höckerige Oberfläche der Ciliarfortsätze ist im toten Auge des Erwachsenen weiß, da hier im Pigmentepithel der Pars ciliaris retinae die Zellen pigmentfrei sind. Beim Neugeborenen sind sie pigmenthaltig. Ob die spätere Pigmentfreiheit mit ihrer Funktion zusammenhängt, ist fraglich: die Proc. ciliares enthalten Gefäßknäuel und sezernieren das Kammerwasser (S. 430), das Epithel hat also sekretorische Aufgaben. Die Proc. ciliares insgesamt stellen einen modifizierten Plexus chorioideus dar (s. S. 430).

Die Ciliarfortsätze sitzen einem verdickten Teil der Chorioidea auf, der im Schnitt dreieckig erscheint. Die Verdickung ist durch einen Muskel bedingt, den Akkommodationsmuskel M. ciliaris, von dem später im Zusammenhang mit den Formänderungen der Linse bei der Nah- und Ferneinstellung näher die Rede sein wird (S. 432).

## c) Regenbogenhaut, Iris.

Die Iris, der vorderste Abschnitt der Chorioides, ist eine leicht nach vorn gewölbte, von dem runden Sehloch, der Pupille, durchsetzte, höchstens 0,5 mm dicke Membran. Ihr äußerster Rand, die Iriswurzel, ist nur teilweise sichtbar, da er vom Rande der Sclera mehr oder weniger verdeckt ist. Von der Wurzel gegen die Pupille nimmt sie allmählich an Dicke zu, erreicht die größte Dicke etwa 1 mm von der Pupille und wird dann wieder dünner (Abb. S. 394, 395). Die dickste Stelle entspricht der Iriskrause (S. 423). An der Iriswurzel ist das Stroma am dünnsten und faserärmsten. Infolgedessen scheint das Pigment der Hinterfläche stärker durch, oft fast rein schwarz. Dadurch bekommt die Iris einen dunklen Rand. Allerdings ist er nicht bei allen Menschen zu sehen, nämlich dann nicht, wenn die durchsichtige Hornhaut verhältnismäßig klein ist und die undurchsichtige Sclera so weit nach vorn reicht, daß sie die Iriswurzel völlig verdeckt.

Stroma,<br>Pigment-<br>blatt

Die Iris besteht aus dem Stroma und dem Pigmentepithel. Das Stroma
wird gebildet von einem besonders in der mittleren Lage sehr lockeren weitmaschigen Bindegewebe nach Art des embryonalen Mesenchyms, das aus Zellen
aufgebaut ist, deren verzweigte Fortsätze miteinander verbunden sind. Flüssige
Grundsubstanz erfüllt die Maschen des so gebildeten Gitterwerkes, elastische

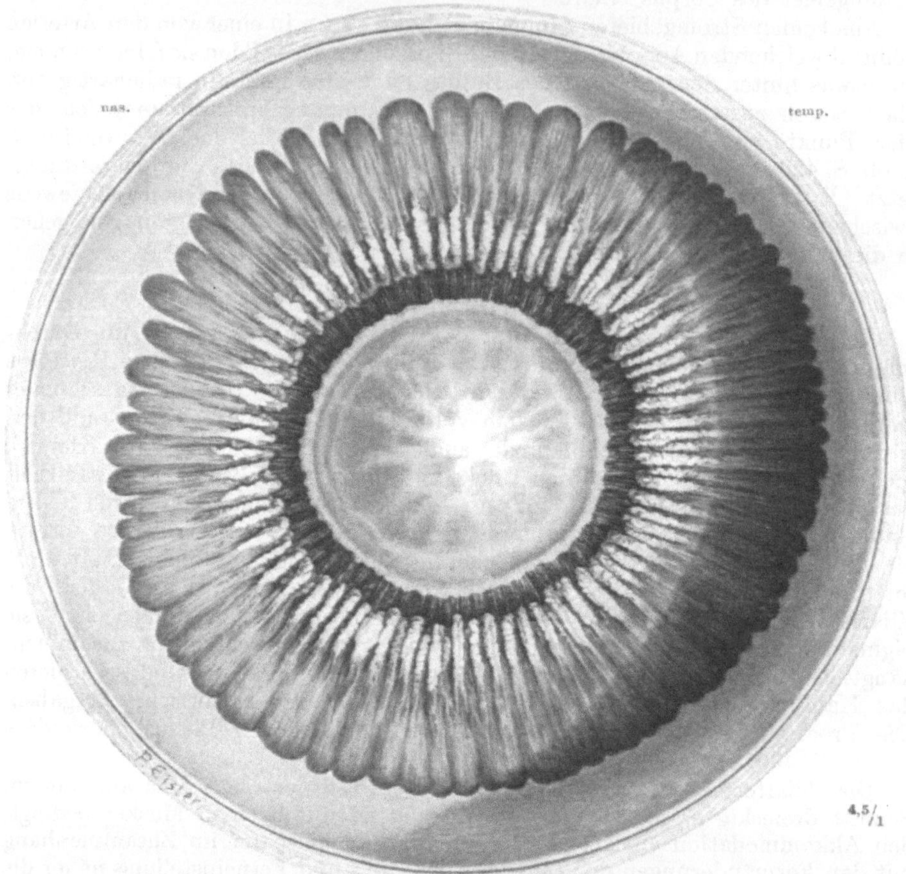


Abb. 221. Innenfläche der vorderen Hälfte eines in Formol gehärteten rechten Augapfels von einem Erwachsenen,
nach Entfernung des Glaskörpers: Ora serrata, Orbiculus ciliaris, Corona ciliaris, Zonula ciliaris (Zinnii, Fibrae
suspensoriae lentis), Lens cristallina. [Aus EISLER (wie Abb. S. 393), S. 71. — E.]

Fasern fehlen ganz, die kollagenen sind sehr zart und spärlich. An der Vorderfläche kann von der Krause peripherwärts das Gewebe des Stroma in ganzer
Ausdehnung oder stellenweise verdichtet sein und eine Art Grenzhaut („Vorderblatt" der Iris) bilden. Ein Epithelbelag fehlt, doch können ein Teil der oberflächlichen Stromazellen so gelagert sein, daß ein endothelähnliches Bild entsteht.
— Das Pigmentblatt, die Pars iridica retinae, überzieht die ganze Rückfläche und reicht bis zur Pupille, deren Rand von ihm gebildet wird und deshalb
schwarz oder dunkelbraun erscheint (Pupillarsaum). Es besteht aus zwei Lagen
kubischer Zellen entsprechend der Pars caeca der Netzhaut und dem Pigmentepithel. Beide Lagen sind pigmenthaltig.

Das Bild der Iris ist individuell verschieden, nicht bloß nach der Farbe,
sondern ebenso nach der Struktur. Jeder Mensch zeigt ein nur ihm persönlich

eigenes Irisbild. Rechte und linke Iris sind spiegelbildlich gleich mit ganz geringfügigen Asymmetrien, die das typische Individualbild so sehr und doch so wenig beeinträchtigen wie bei rechter und linker Hand. Die Iris unterliegt den allgemeinen Gesetzlichkeiten aller bilateralsymmetrischen Bildungen. Es

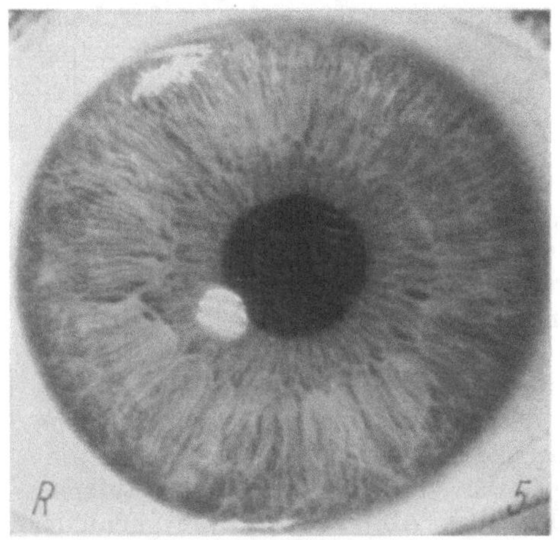


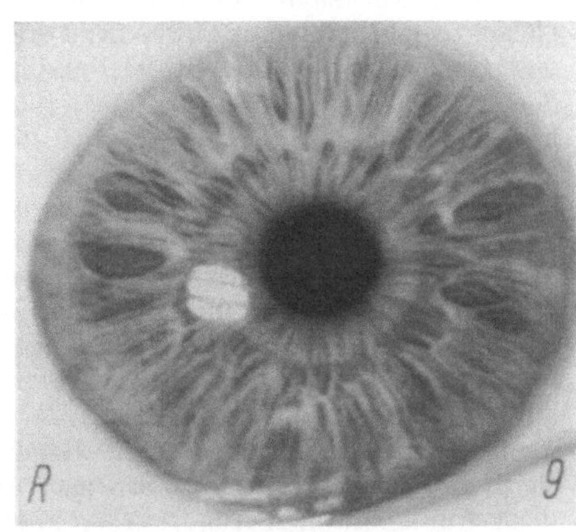


Abb. 222.                                   Abb. 223.

Abb. 222 und 223. Strukturbilder der Iris. Photographische Aufnahmen vom Lebenden. Abb. 222: 15 Jahre, männlich, Farbe graublau. Abb. 223: 58 Jahre, weiblich, Farbe blau.
(Aus FREERKSEN: Z. Anat. 109, Abb. 5, S. 222 und Abb. 9, S. 223 (1938). — E.)

kommt also gelegentlich auch einmal hochgradige Asymmetrie vor, derart, daß die eine Iris blau, die andere braun ist (Heterochromie). Ähnliche Asymmetrien nicht der Farbe, sondern der Struktur sind bisher nicht beobachtet worden. Andererseits stimmen eineiige Zwillinge in ihren Irisbildern völlig überein.

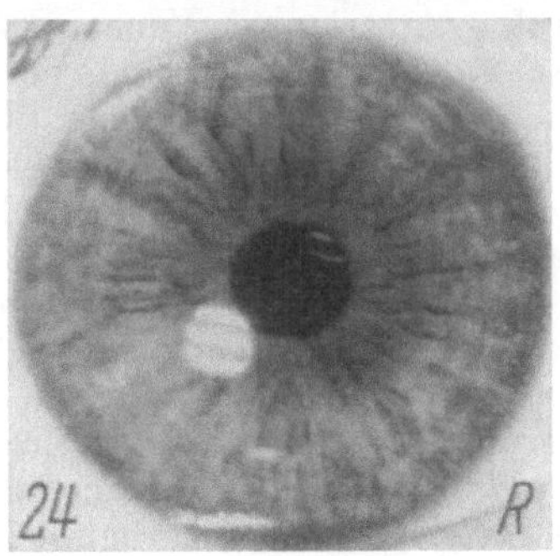


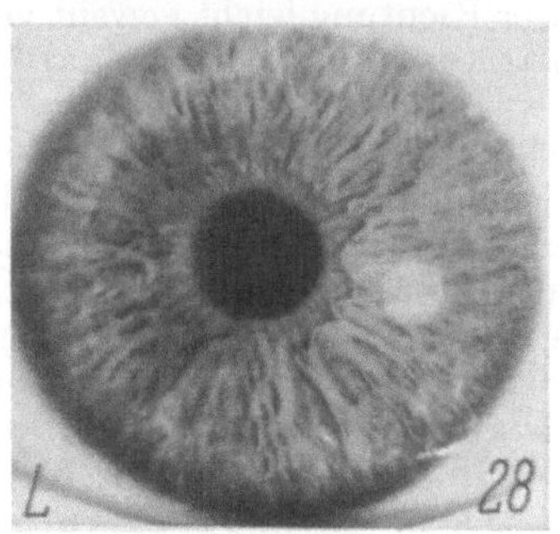


Abb. 224.                                   Abb. 225.

Abb. 224 und 225. Strukturbilder der Iris. Wie Abb. oben. Geschwister. Irisfarbe dunkelbraun.
[Aus FREERKSEN (wie Abb. oben), S. 227, Abb. 24 u. 28. — E.]

Trotz aller individuellen Eigenart lassen sich doch einige immer wieder-kehrende Typen des Irisbildes, und zwar des Strukturbildes, feststellen, wie sie in den beigefügten Abbildungen wiedergegeben sind. Nur ist nötig, die Betrachtung am Lebenden mit der Lupe vorzunehmen, da das unbewaffnete Auge mehr nur die Farbe der Iris wahrnimmt als Einzelheiten ihrer Struktur. An jeder Iris läßt sich eine Innen- oder Pupillarzone und eine Außenzone unterscheiden. Die Grenze ist gegeben durch die Iriskrause, die der dicksten Stelle der Iris entspricht. Sie erscheint als ein unregelmäßig welliger heller Rand, ungefähr konzentrisch zur Pupille (Abb. 222, S. 423). Er ist oft eine Strecke weit unterbrochen (Abb. 223, S. 423). Die Pupillarzone zeigt eine feine Radiärstruktur, die nur in einem bestimmten Typ von dunkelbraunen Augen undeutlich ist oder fehlt (Abb. Nr. 225 bzw. 224). Auch die Außenzone erscheint radiär gestreift, doch sind mit Rücksicht auf Zahl, Dicke und Anordnung der radiären Strukturelemente deutlich mehrere Typen zu unterscheiden. Abb. Nr. 222 stellt den Typus der durchgehenden zarten gleichmäßigen Radiärstruktur dar. Über einen Teil der Iris scheint ein zarter Schleier gebreitet, der die unterliegende Struktur undeutlich macht. Dieser Schleier ist die vordere Grenzschicht, das Vorderblatt (S. 422), das an den Stellen mit deutlich erkennbarer Struktur rückgebildet ist und fehlt. In Abb. Nr. 223 ist es nur in der oberen Irishälfte erhalten. Diese Abbildung gibt zugleich einen anderen Strukturtyp wieder, der durch gröbere Radiärelemente und durch tiefe Buchten von elliptischer Form gekennzeichnet ist, die sich tief in das Stroma einsenken, oft mit unterhöhlten Rändern (FUCHSsche Räume). Die Iris der Abb. Nr. 225 zeigt einen dickbalkigen Typ. Die Abb. Nr. 224 weist im Gegensatz dazu überhaupt nichts von der Struktur der anderen Typen auf, dafür tiefe radiäre Spalten, die von der Pupillarzone auf die Außenzone übergreifen. Hier ist das vordere Grenzblatt ganz erhalten und so stark pigmentiert, daß alle Struktur im Stroma verdeckt ist. Dieser Typ ist der häufigste beim dunkelbraunen Auge. Aber auch das Auge Abb. Nr. 225 war genau so dunkelbraun, auf den ersten Blick waren beide Augen gleich und zeigten erst bei Lupenbetrachtung den großen Strukturunterschied. Die Träger dieser Augen waren Geschwister, der eine glich in seinem Iristyp genau dem Vater, der andere der Mutter, ein Zeichen dafür, daß die Irisstruktur bis in Einzelheiten vererbt werden kann.

Das Strukturbild der Iris bleibt durch das Leben hindurch unverändert. Durch die Bewegungen des Sphincter und Dilatator pupillae wird es nicht wesentlich beeinflußt.

Blutgefäße     Das Strukturbild der Iris ist in erster Linie bedingt durch die Blutgefäße, die in radiärer Richtung leicht gewellt verlaufen, Arterien wie Venen. Ein eigentliches Capillarnetz fehlt, die untereinander anastomosierenden Enden der Arterien gehen in der Pupillarzone bogenförmig in die Anfänge der Venen über. Alle Gefäße, auch die feinsten, besonders aber die Arterien zeigen im mikroskopischen Bilde einen sehr ungewöhnlichen Wandbau: innen von der Adventia liegt eine dicke Schicht, die auch im fixierten Präparat fast homogen erscheint. Ab und zu findet man einzelne Zellen darin, z. B. eosinophile Leukocyten. Im übrigen haben eine Muskulatur nur die Arterien, und zwar eine ganz schwache Ringmuskulatur. Elastische Elemente fehlen meist auch in den Arterien.

Die Gefäße der Iris gehören zu dem vorderen Stromgebiet der mittleren Augenhaut (S. 420). Ihr Reichtum ohne echtes Capillarnetz ist kaum anders als mechanisch zu verstehen. Für die Ernährung des Stromas wären überhaupt keine Gefäße in der Iris erforderlich, sie könnte allein geschehen und geschieht sicherlich zum größten Teil durch das Kammerwasser wie bei der gefäßlosen Hornhaut. Die unter dem Blutdruck durchströmten Arterien stehen unter einer Längsspannung (Bd. 2, S. 610, *615*) und sind bis zu einem gewissen Grade steif und biegungsfest, wozu bei den Irisarterien der eben erwähnte Mantel noch besonders beitragen mag. Bei Verengerung und Erweiterung der Pupille, beim Dehnen und Zusammenschieben der Iris müssen die Gefäße, besonders die Arterien, notwendig eine mechanische Rolle spielen. Sie wirken wie feinste Spiralfedern. Die Iris besitzt in ihren Gefäßen, besonders den Arterien, gleichsam ein Skelet aus zahlreichen radiärgestellten Spiralfedern, das ihr Strukturbild erzeugt. Aus der Eigenart dieses Skeletes erklärt es sich, daß das Strukturbild von den Veränderungen der

Pupillenweite nicht nennenswert beeinflußt wird: bei enger Pupille (Miosis) sind die Spiralfedern gedehnt, bei weiter Pupille (Mydriasis) sind sie zusammengeschoben, ohne daß ihre Gestalt und Anordnung sich dabei ändert. Das Stroma ist bei seinem lockeren Gefüge einer Flüssigkeit gleichzusetzen, nicht einer Haut. Bei der Verkürzung der Iris bei Pupillenerweiterung wird es dicker, wirft aber keine Falten. Die an der toten Iris gefundenen zirkulären Falten sind an der lebenden Iris nie zu sehen, sie entstehen dadurch, daß eine Verkürzung der Iris stattfindet, wenn das Stroma schon steif geworden ist. Die sog. „Kontraktionsringe", die man an der lebenden Iris häufig beobachtet, konzentrische helle Kreisstücke in der Außenzone (Abb. Nr. 224, S. 423), sind dauernde Bildungen des Vorderblattes, die mit dem Kontraktionszustand nichts zu tun haben.

Auch für das Muskelspiel der Iris dürfte die Spannung der durchströmten Arterien eine Rolle spielen.

Weit auffallender und deshalb weit bekannter ist das Farbbild der Iris. Auch dieses Bild ist symmetrisch wie das Strukturbild außer bei Heterochromie (S. 423). Die Grundfarbe ist blau. Sie kommt dadurch zustande, daß das dunkle Pigment an der Rückseite durch das leicht trübe Stroma gesehen wird und dadurch blau erscheint wie der dunkle Weltenraum durch die trübe Erdatmosphäre betrachtet den blauen Himmel ergibt. Je zarter das Stroma, desto dunkler blau die Iris wie beim Neugeborenen, je dicker und trüber, desto heller. Bei erhaltenem „Vorderblatt" (S. 422) ist sie am hellsten blau bzw. blaugrau. Je nachdem, wieviel Pigment in den Stromazellen abgelagert wird, ändert sich die Farbe von blau über grün zu braun. Die dunkelsten Iriden ergeben sich, wenn das Vorderblatt ganz erhalten ist und seine Zellen mit braunem Pigment ganz vollgestopft sind. Von der unterliegenden Struktur ist dann nichts zu erkennen (Abb. Nr. 224, S. 423). Aber auch bei fehlendem Vorderblatt kann die Farbe bei oberflächlicher Betrachtung infolge des hohen Pigmentgehaltes der Stromazellen ebenso dunkel erscheinen (Abb. Nr. 225, S. 423).

Die Pigmentkörnchen in den Stromazellen sind stets hellbraun, der dunkelbraune Farbton wird durch sehr dichte Lagerung der Körnchen erzeugt. Auch im schwarzen Pigment der Retina wie der Pars iridica retinae ist das einzelne Pigmentkörnchen nicht schwarz, sondern dunkelbraun.

Auch die rein blaue Iris enthält Pigment, aber nicht in den verzweigten Stromazellen, sondern in großen runden, fortsatzlosen Zellen, den sog. „Klumpenzellen". Am häufigsten liegt eine Anzahl von ihnen am Außenrande des M. sphincter pupillae, sie kommen aber auch in der Außenzone vor, meist in Haufen beieinander. Ihr Pigment ist sehr dunkel braun. Angeblich sind sie ausgewanderte Zellen des Stratum pigmentosum retinae.

Bei völligem Mangel des Pigmentes (Albinismus), ist die Iris trüb rot, die Pupille rot, da die schwarze Tapete fehlt und das Licht statt absorbiert zu werden, von der Choriocapillaris reflektiert wird.

Die Pupille ist beim Menschen kreisrund, nicht genau in der Mitte der Iris gelegen, sondern etwas nasal und unten (Abb. Nr. 222, S. 423). Sie kann durch zwei Muskeln enger und weiter gestellt werden, den Sphincter und Dilatator pupillae. Beide gehören dem Bau und der Funktionsweise nach zur glatten Muskulatur, sind aber nicht mesodermaler, sondern ektodermaler Abkunft: sie gehen aus dem äußeren Blatt des Augenbechers (S. 444), der äußeren Lage der Pars iridica retinae hervor. Die zirkulär geordneten Zellen des M. sphincter pupillae bilden einen bis zum Pupillenrande reichenden flachen Ring, der mitunter an der lebenden Iris deutlich zu erkennen ist (Abb. Nr. 223, S. 423). Durch Stromagewebe ist er vom Pigmentepithel getrennt. Der M. dilatator ist eine nur aus einer einfachen Lage radiär gestellter Muskelzellen bestehende Haut, die unmittelbar dem Pigmentepithel anliegt (früher BRUCHsche

Membran genannt), etwa dort beginnt, wo der Sphincter endet, und sich bis zur Iriswurzel erstreckt, also fast in der ganzen Ausdehnung der Iris vorhanden ist.

Die Muskelzellen des Dilatators haben nicht die Form der gewöhnlichen glatten Muskelzellen wie die des Sphincters. Der Kern liegt nicht als stabförmiges Gebilde in der Mitte der langgestreckten Zelle. Vielmehr bewahrt das einzelne Muskelelement in seinem kernhaltigen Teil noch den Charakter einer Epithelzelle; sie ist ja aus dem epithelialen äußeren Blatt des Augenbechers hervorgegangen. An die dem Irisstroma zugekehrte Basis der Epithelzelle ist der flache, schmale contractile Teil sozusagen angeklebt, er verhält sich zum Zellkörper etwa wie der Ski zum Stiefel. Die pigmentierten Zellkörper bilden die der Pars caeca retinae entsprechende Epithelschicht. Die contractilen Teile bilden den membranartigen Muskel. Der Bau der Dilatatorelemente erinnert an die Epithelmuskelzellen primitiver Wirbelloser.

Die Nerven des M. sphincter und dilatator gehören dem vegetativen System an. Die Ursprungszellen für den Sphincter liegen im kleinzelligen Oculomotoriuskern bzw. Ggl. ciliare, die des Dilatator im Centrum cilio-spinale des Rückenmarkes bzw. des Ggl. cervicale superius. Zur Iris gelangen die Fasern auf dem Wege der Nn. ciliares (S. 429). — Über die Pupillenreflexe s. S. 413.

Die Pupillen beider Augen sind normalerweise gleich weit. Verschiedenweitigkeit, Anisocorie, kommt zwar gelegentlich ohne ersichtliche krankhafte Ursache vor, ist aber stets verdächtig. Irgendein Reizzustand an irgendeiner Stelle z. B. des Sympathicus oder auch des Trigeminus kann, soferne er einseitig ist, zu einseitiger Änderung der Pupillenweite führen.

## 3. Die äußere Augenhaut, Sclera.

Die nach außen auf die Chorioides folgende äußere weiße Augenhaut, Sclera, bildet eine Art Außenskelet für den zarten Inhalt des Bulbus. Sie besteht aus vorwiegend meridional und äquatorial (zirkulär) geordneten platten- oder bandartigen Bündeln kollagener Fasern, die miteinander verflochten sind und auch in schräge Richtungen umbiegen. Die Dicke der Sclera nimmt vom Opticuseintritt nach vorn allmählich ab, durch Einstrahlen der Sehnen der geraden Augenmuskeln aber wieder zu (Abb. S. 395). Elastische Fasern sind den kollagenen mit gleicher Verlaufsrichtung angefügt. Die Chorioides ist mit der Sclera verschieblich verbunden (S. 419), außer in dem ringförmigen Bereich, in welchem der M. ciliaris von ihr entspringt (S. 421). An der Außenfläche der Sclera lockert sich ihr dichtes Gefüge in ein zartes Verschiebegewebe auf, episclerales Gewebe, durch welches sie mit der TENONschen Kapsel beweglich verbunden ist (S. 436).

Im Bereiche der Papilla optica wird die Sclera von den Opticusfasern durchsetzt, und zwar bündelweise, so daß sie in eine siebartig durchbohrte Platte verwandelt wird (Area cribriformis, Abb. S. 403).

Die weiße Farbe der Sclera ist durch den Aufbau aus dichtgefügten kollagenen Bündeln bedingt. Ist die Dicke der Sclera nur gering wie beim Neugeborenen, so scheint die pigmentierte Chorioides blau durch sie hindurch. Auch beim Erwachsenen hat ihre weiße Farbe einen leicht bläulichen Ton. Bleibt sie auch beim Erwachsenen dünn, wie es für einen bestimmten Typ bindegewebsschwacher Menschen mit abnormer Brüchigkeit der Knochen der Fall ist, so erscheint sie ausgesprochen blau („blaue Scleren").

Blutgefäße besitzt die Sclera nur im vorderen Bereiche von den Ansätzen der geraden Augenmuskeln bis zur Hornhaut. Das weitmaschige Netz feinster Gefäße ist an die Aa. chorioideae und ihre Venen angeschlossen. Über die Capillarschlingen am Hornhautrande s. S. 428, über den SCHLEMMschen Kanal S. 430. Im übrigen ist die Sclera gefäßlos, abgesehen von den sie nur durchbohrenden Ciliararterien und Wirbelvenen.

Sensible Nervenendigungen finden sich wohl allenthalben in der Sclera in Form von Endknöpfchen oder einfachen Endbäumchen. Nach den Befunden an Tieraugen sind sie nur in geringer Zahl vorhanden außer im vorderen Bereich, vor dem Ansatz der geraden Augenmuskeln, wo sie wesentlich zahlreicher sind. Das würde mit der Beobachtung beim Menschen übereinstimmen, daß die Sclera in ihrem vorderen Umfange schmerzempfindlich ist, im übrigen aber nicht. Die Nervenfasern stammen aus den Ciliarnerven (S. 429).

## 4. Die optischen Medien des Auges.

Die optischen Medien des Auges, die von den Lichtstrahlen auf ihrem Wege zur Netzhaut durchsetzt werden, sind gekennzeichnet durch ihre Durchsichtigkeit. Es sind (Abb. S. 395): die Hornhaut, die wassererfüllte vordere Augenkammer, die Linse, der Glaskörper, im ganzen ein System hintereinandergeschalteter Linsen. Die Brennebene des ganzen Systems ist die Stäbchen- und Zapfenschicht der Netzhaut. Durch Formänderung der „Linse" im engeren Sinne kann die Brechkraft des ganzen Systems so verändert werden, daß nicht bloß aus der Ferne kommende parallele Lichtstrahlen auf die Stäbchen und Zapfen vereinigt werden, sondern auch die divergenten von nahen Gegenständen. So im normal geformten etwa kugeligen Auge. Ist der Bulbus abgeflacht oder ausgebaucht, d. h. in der Richtung Hornhaut—Fovea centralis zu kurz bzw. zu lang, so erfolgt die Vereinigung der Lichtstrahlen hinter bzw. vor der Netzhaut (angeborene Weit- bzw. Kurzsichtigkeit).

Die Durchsichtigkeit ist außer durch das völlige Fehlen von Blutgefäßen bedingt durch den hohen Wassergehalt (Hornhaut etwa 73%, Linse etwa 70%, Glaskörper etwa 99%). Änderung des Wassergehaltes, besonders Verminderung, hat Trübung zur Folge, wobei außer dem absoluten Wassergehalt die Art eine Rolle spielt, wie in den lebendigen kolloidalen Systemen der Gewebe das Wasser gebunden ist. Hornhaut und Linse werden mit dem Absterben der Gewebe trüb wie die Netzhaut. Der Glaskörper bleibt nach dem Tode klar, trüb wird er erst, wenn ihm künstlich noch Wasser entzogen wird.

### a) Hornhaut, Cornea.

Die Hornhaut, Cornea, ist der vordere durchsichtige Teil der äußeren Augenhaut (Abb. S. 437). Obwohl die Cornea kontinuierlich in die Sclera übergeht, ist die Grenze zwischen beiden, der Hornhaut, Limbus corneae, ganz scharf. Äußerlich grenzt sich die Cornea gegen die Sclera durch eine seichte Ringfurche ab, Sulcus sclerae (Abb. S. 395), in der Tiefe reicht sie jedoch noch weiter, ihre vordere Fläche ist kürzer als die hintere (Abb. S. 395). Die Sclera schiebt sich also außen etwas über die Cornea herüber, und zwar oben und unten mehr als innen und außen, so daß die Hornhaut nicht kreisrund, sondern elliptisch erscheint. Über den äußeren Rand schiebt sich außerdem noch ein wenig die Bindehaut, Conjunctiva (Abb. S. 394, 395, Co).

Die Dicke der Hornhaut beträgt am Scheitel etwa 0,8 mm, am Rande 1,1 mm, sie wird also gegen den Rand hin dicker. Dies hängt damit zusammen, daß die Hinterfläche stärker gewölbt ist als die Vorderfläche. Die Krümmungsradien sind im horizontalen Meridian für die Vorderfläche etwa 8,35 mm, für die Hinterfläche etwa 6 mm. Im vertikalen Meridian sind die Radien etwas kleiner. Die Flächen sind keine reinen Kugelflächen.

Die Hornhaut besteht in der Hauptsache aus einer dicken Lage kollagener Bindegewebsplatten (Substantia propria, Abb. S. 428). Die einzelnen Platten bestehen aus gekreuzten kollagenen Fibrillen. Sie laufen nicht durch die ganze Hornhaut durch, sondern sind nur kurz und lagern sich mit zugeschärften

Rändern aneinander. Zwischen den Platten liegen die Fibrocyten, die mit ihren
ganz flachen Protoplasmakörpern ein durchgehendes Syncytium bilden. Ihre
scheibenförmigen Kerne erscheinen im Querschnitt als dünne Stäbe (Abb. S. 428).
Am Rande der Hornhaut gehen die Bindegewebsplatten kontinuierlich in die
der Sclera über.

Epithel       Auf beiden Flächen ist die Hornhaut von einem Epithel überzogen, vorn
von einem mehrschichtigen unverhornten Plattenepithel, hinten von einem
einfachen flachen Epithel (Endothel). Das vordere Epithel ist sehr plastisch

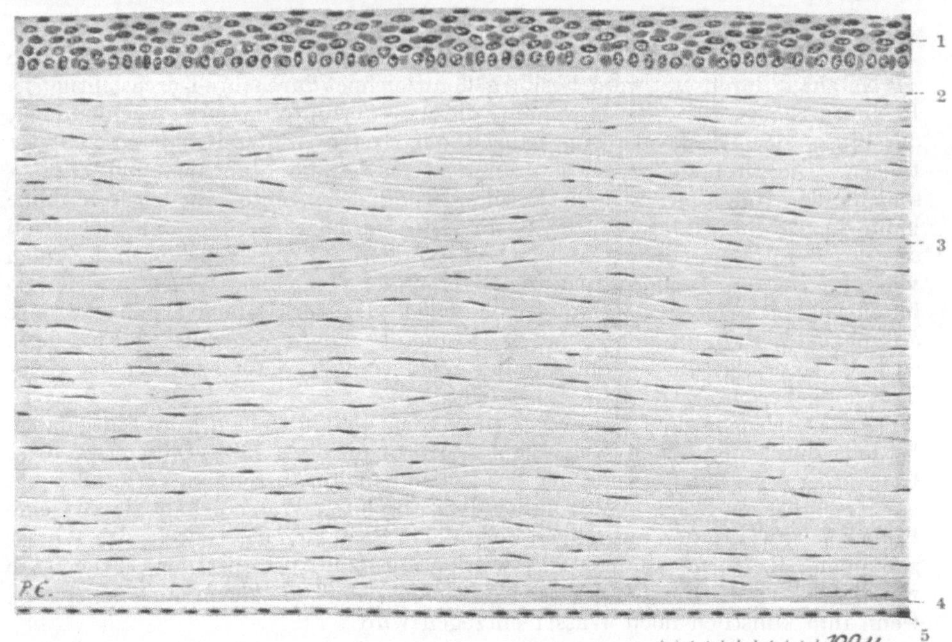

Abb. 226. Meridionaler Schnitt durch die Cornea. 1 Epithelium corneae, 2 Lamina basalis anterior (Bowmani),
3 Substantia propria, 4 Lamina basalis posterior (Descemeti), 5 Endothelium camerae anterioris.
[Aus P. EISLER (wie Abb. S. 393), S. 42. — E.]

und durch Druck leicht deformierbar. Die Epithelien sitzen auf einer Basalmembran auf (Abb. S. 428), die vordere sehr dicke wird als BOWMANsche Membran
bezeichnet, die hintere als DESCEMETsche Membran. Die vordere besteht aus
einem zellfreien Geflecht feinster kollagener Fibrillen, die DESCEMETsche Haut
ist chemisch wie physikalisch etwas ganz anderes, sie ist ein Sekret des hinteren
Epithels. Am Hornhautrande geht die BOWMANsche Membran in ein der Sclera
aufliegendes gefäßführendes Bindegewebe über.

Randnetz      Die Hornhaut selbst ist vollkommen gefäßlos. Erst diese Bindegeweb-
schicht am Limbus corneae führt ein Gefäßnetz, dessen Rand aus einzelnen
Gefäßbögen gebildet wird (Randnetz, Abb. S. 429). Lymphgefäße fehlen der
Hornhaut völlig.

       Als häufige Altersveränderung der Hornhaut tritt der Greisenbogen, Arcus
senilis, Gerontoxon, auf, ein mehr oder weniger vollständiger weißgrauer Ring
nahe dem Limbus corneae. Er ist bedingt durch Einlagerung feinster Fetttröpfchen in die Grundsubstanz.

Nerven      Sehr reich ist die Hornhaut an Nerven. Etwa 60 feine Stämmchen treten
am ganzen Umfang in die Grundsubstanz ein, verlaufen in deren mittleren und
oberen Schichten radiär gegen die Mitte. Ihre Ästchen steigen gegen das Epithel

auf und enden mit feinen Ringen oder Ösen innerhalb der Epithelzellen. — Über den anatomischen Weg des Hornhautreflexes s. Bd. 3, S. 102.

Die Hornhautnerven stammen aus dem Geflecht, das die Nn. ciliares im Ciliarkörper bilden. Die Nn. ciliares (Abb. S. 244) enthalten sensible Fasern aus dem Trigeminus für Cornea, Conjunctiva bulbi, Sclera, motorische (parasympathische) aus dem Oculomotorius bzw. Ggl. ciliare für den M. ciliaris und M. sphincter pupillae, und sympathische aus dem Geflecht der A. carotis interna für den M. dilatator pupillae und die Gefäße. Außerhalb des Bulbus

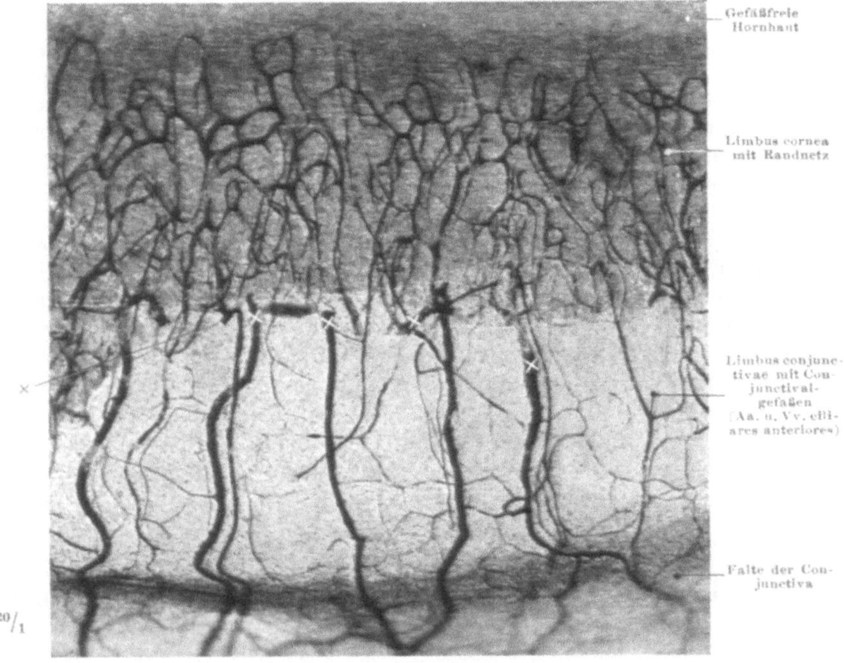


Abb. 227. **Randnetz der Cornea.** Conjunctiva bulbi (hell) mit ihren Gefäßen im Zusammenhang mit der Cornea (dunkel). Von den Kreuzen bis zum Unterrande der Abbildung ist die Sclera von der Conjunctiva abpräpariert und entfernt. (Aus PETERSEN: Histologie, S. 912. — E.)

unterscheidet man Nn. ciliares longi et breves. Die Nn. ciliares breves, etwa 3—5 an Zahl, treten vorn aus dem Ggl. ciliare aus und ziehen teils lateral oben, teils medial unten vom Opticus zum Bulbus, den sie, durch Teilung auf etwa 20 vermehrt, dicht am Opticus erreichen. In dessen ganzem Umfange treten sie, zumeist mit Aa. chorioideae zusammen, durch die Sclera und ziehen an deren Innenfläche in meridionaler Richtung nach vorn zum Corpus ciliare, wo sie ein Geflecht bilden. Die N. ciliares breves enthalten zunächst die parasympathischen, im Ggl. ciliare umgeschalteten Fasern. Ihnen gesellen sich innerhalb des Ganglions die sympathischen Fasern zu, die aus dem Ggl. cervicale superius, ihrer Umschaltstelle, durch das Geflecht der A. carotis interna zum Ggl. ciliare gelangt sind, das sie durchsetzen. Ebenso zieht ein Teil der sensiblen Trigeminusfasern durch das Ganglion hindurch und in den N. ciliares breves weiter. Sie sind als sog. „Radix longa s. sensibilis" vom N. nasociliaris zum Ganglion gelangt. Ein anderer Teil der sensiblen Fasern bildet die Nn. ciliares longi, die vom Nasociliaris am Ganglion vorbei neben oberen Nn. ciliares breves zum Bulbus ziehen (vgl. a. S. 247).

## b) Vordere und hintere Augenkammer, Camera oculi anterior und posterior.

An die Hornhaut schließt sich die mit einer wasserklaren Flüssigkeit, Humor aqueus, gefüllte vordere Augenkammer an. Ihre hintere Wand wird von der Iris, im Bereiche der Pupille von der Linse gebildet. Die gewölbte Vorderwand (Cornea bzw. Sclera) und die annähernd plane Hinterwand treffen in spitzem Winkel aufeinander, Kammerwinkel, Kammerbucht, Angulus iridocornealis (Abb. S. 394). Hier ist die Sclera in ein feines Balkenwerk aufgelöst Spongium anguli iridocornealis (FONTANAscher Raum, Lig. pectinatum iridis), dessen sehr enge Räume einerseits mit der vorderen Kammer, andererseits mit einem ringförmig den Kammerwinkel umziehenden Gefäß in offener Verbindung stehen, mit dem Sinus venosus sclerae, dem SCHLEMMschen Kanal (Abb. S. 395). Der Sinus steht andererseits in Verbindung mit den vorderen Ciliarvenen, so daß durch seine Vermittlung das Kammerwasser, der Humor aqueus, aus der vorderen Augenkammer ständig abgesaugt wird. Es muß also ständig auch sezerniert werden. Dies geschieht nach Art der Plexus chorioidei durch die Processus ciliares mit ihren Gefäßknäueln, und zwar in die hintere Augenkammer.

In der vorderen Augenkammer besteht ein ständiger Flüssigkeitsstrom. Bei aufrechter Haltung steigt das Kammerwasser vor Iris und Pupille aufwärts, an der Rückfläche der Cornea abwärts. Dies hängt damit zusammen, daß die Cornea weniger warm ist als die Hinterwand der Augenkammer.

Die hintere Augenkammer liegt hinter der Iris und ist nach rückwärts begrenzt durch die Linse und ihren Aufhängeapparat, die Fibrae suspensoriae lentis, Zonula Zinnii (Abb. S. 394). Sie ist ein ringförmiger Spalt. Von der Seite her ragen die vorderen Enden der Processus ciliares in sie hinein und füllen sie durch ihre sekretorische Tätigkeit mit Kammerwasser, das von hier aus durch den capillaren Spalt zwischen Iris und Linse in die vordere Kammer gelangt.

## c) Linse, Lens cristallina.

Die Linse im Auge (Abb. S. 395) ist eine Bikonvexlinse von höchstens 10 mm Durchmesser und etwa 4 mm Dicke. Sie ist also ungefähr halb so dick wie breit. Die vordere Fläche ist schwächer gewölbt als die hintere. Der Rand ist leicht gekerbt, was auf die Wirkung der Zonulafasern zurückgeführt wird (Abb. S. 422). Ihre Hinterfläche ist in eine genau passende Delle des Glaskörpers eingelagert. Im frischen Zustande hat sie die Konsistenz einer steifen Gallerte, ist klebrig und leicht zerquetschbar, die äußeren Schichten leichter als die inneren, die infolge geringeren Wassergehaltes etwas härter sind (Linsenkern). Beim Neugeborenen ist noch die ganze Linse leicht zerquetschbar, wenn auch der innerste Teil zunehmend weniger leicht. Mit vorrückendem Alter wird der Unterschied zwischen äußerer und innerer Masse deutlicher, ein eigentlicher Kern tritt etwa vom 30. Jahr an auf und vergrößert sich immer mehr auf Kosten der Randpartie, so daß die Linse des Greises die Plastizität ganz verloren hat. Der der Kernbildung zugrunde liegende Wasserverlust bedingt häufig eine leichte opalescierende Trübung mit gelblichem Farbton.

An der konservierten Linse läßt sich unschwer ein schaliger Bau nachweisen: mit der Pinzette kann man eine dünne Schale nach der anderen abziehen bis auf den Kern, der nur noch Andeutungen solchen Baues zeigt. Jede Schale hat streifiges Aussehen, da sie aus feinsten Fasern (Linsenfasern, s. nächsten Absatz) aufgebaut ist. Der schalige Bau ist durch das Wachstum der Linse bedingt, das durch das ganze Leben hindurch fortzugehen scheint, wenn auch etwa vom 2. Lebensjahre an in verlangsamtem Tempo. Dabei werden immer neue Schalen um die bereits vorhandenen außen herumgelegt. In der lebenden Linse findet der Schalenbau seinen Ausdruck in den „Diskontinuitätsflächen" bei der Spaltlampenbetrachtung. Legt man mit der Spaltlampe sozusagen einen Lichtschnitt durch die Linse, so treten bestimmte Zuwachsschalen deutlich hervor (Abb. S. 431).

Im mikroskopischen Bilde zeigt die Linse an ihrer Vorderfläche ein einschichtiges kubisches Epithel, das Linsenepithel (Abb. S. 446). Am Äquator strecken sich diese kubischen Zellen zu langen faserartigen Fäden, die sich durch einen Zellkern noch als Zellen kundgeben. Nur die centralen Fasern des Linsenkernes verlieren ihre Kerne. Aus diesen langgestreckten Zellen, den Linsenfasern, bestehen die geschilderten Schalen der Linse, d. h. die ganze Linse, mit Ausnahme des Linsenepithels, ist aus den Linsenfasern aufgebaut. Im Centrum des Kernes verlaufen die Fasern fast gerade und achsenparallel. Je weiter nach außen, desto schärfer sind sie um den Äquator herumgebogen. Jede Faser beginnt an der Vorderfläche und läuft um den Äquator herum zur Hinterfläche (Abb. S. 432). Jedoch ist der Verlauf nicht rein meridional, sie beginnen und enden nicht wie die Meridiane des Globus sämtlich am Nord- und Südpol, sie sind auch kürzer als ein Meridian. Ihre Enden bilden auf Vorder- und Hinterfläche je einen Stern, den Linsenstern, ihr Verlauf ist in der Abb. S. 432 schematisch dargestellt. Die Linse des Neugeborenen trägt durchgehends einen dreistrahligen Stern mit Ausnahme der centralen achsenparallelen Fasern. Bei den später zuwachsenden Fasern bzw. Schalen wird der Stern mehrstrahlig und unregelmäßiger (Abb. S. 422). Nach der Form des Sternes kann man die dreistrahligen, embryonal gebildeten inneren Schichten

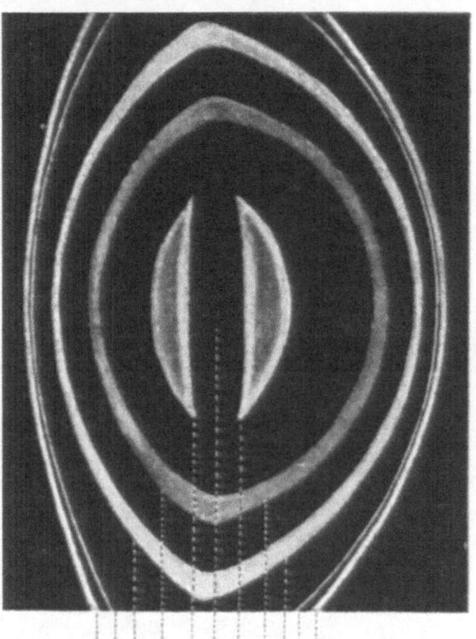

Abb. 228. Die Diskontinuitätsflächen der menschlichen Linse im sagittalen optischen Schnitt (Spaltlampe). 1, 10 Linsenkapsel, 2, 9 „Abspaltungsflächen", 3, 8 Grenze der etwa bis zum 10. Jahr gebildeten Schichten (mit mehrstrahligem Stern), 4, 7 Grenze der etwa bis zum 2. Jahr gebildeten Schichten (mit beginnender Verzweigung der Sternstrahlen), 5, 6 Grenze der innersten, in fetaler Zeit gebildeten Schichten (mit dreistrahligem Stern), Pfeil „zentrales Intervall". [Nach A. Vogt: Aus Eisler (wie Abb. S. 393), S. 177. — E.]

der Linse von den mehrstrahligen später gebildeten äußeren Schichten unterscheiden (vgl. Abb. S. 431). Die zuerst gebildeten centralen Linsenfasern bleiben wie alle übrigen durch das ganze Leben hindurch erhalten, es findet kein Ersatz statt.

Die Linse ist von einer dünnen, aber sehr festen homogenen Kapsel, Capsula lentis, umschlossen. Auf der Vorderfläche ist diese Kapsel 2—3mal so dick als auf der Hinterfläche (vorn etwa 10—20 $\mu$, hinten etwa 5 $\mu$). Sie läßt sich leicht von der Linse abziehen, liegt ihr also nur auf und ist nicht mit ihr verbunden. Schneidet man sie ein, so klafft der Schnitt ein wenig. Abgelöste Stücke biegen sich nach außen um. Auch beim Lebenden wird dies bei Verletzungen beobachtet.

Die Linse ist vollkommen gefäß- und nervenlos, nur während ihrer ersten Wachstumsperiode in fetaler Zeit ist sie von einer zarten gefäßführenden Bindegewebshaut umgeben, der Capsula vasculosa lentis (S. 446). Reste davon bleiben auf der Hinterfläche stets erhalten.

In ihrer Lage ist die Linse gehalten durch einen Aufhängeapparat, die Fibrae suspensoriae lentis oder Zonula ciliaris Zinnii. Er besteht aus zahllosen feinsten Fasern, welche vom Corpus ciliare in radiärer Richtung zur Linse ziehen (Abb. S. 422). Die vordersten Fasern sind kurz, die rückwärtigen reichen bis gegen die Ora serrata. Sie sind mit dem einen Ende an die Linsenkapsel angeklebt, mit dem anderen an der Pars ciliaris retinae. Die Anheftung an der Linsenkapsel geschieht nur zum kleinen Teil am Linsenäquator, zum größten Teil an der Vorder- und Hinterfläche. Ein Teil der am Corpus ciliare vorn entspringenden Fasern zieht zur Hinterfläche der Linse, ein Teil der rückwärts entspringenden zur Vorderfläche.

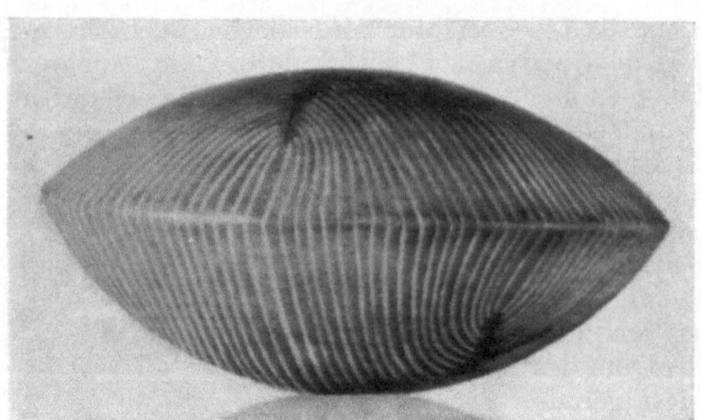

Abb. 229. Photographie des äquatorialen Abschnittes eines Gipsmodells der Säugerlinse mit dreistrahligem Nahtsystem zur Darstellung des Faserverlaufes. (Nach A. VOGT: Aus LAUBER in Handbuch der mikroskopischen Anatomie, Bd. III/1, S. 270. — E.)

Die Fasern der Zonula sind straff gespannt, ziehen nach allen Richtungen gleichmäßig an der Linse und halten sie dadurch so in Schwebe, daß ihre Achse in die optische Achse des Auges fällt. Fehlt ein Teil der Zonulafasern oder wird er durch eine Verletzung zerstört, so wird die Linse in exzentrische Lage verzogen (subluxiert).

Unter der Zugwirkung der Zonulafasern ist die Linse flach gezogen, entgegen ihrer elastischen Ruhelage, in der sie stärker gewölbt ist. In dem Maße wie der Zug der Zonulafasern nachläßt, wölbt sie sich, und zwar vorwiegend ihre Vorderfläche. Voraussetzung dafür ist die Plastizität ihrer Außenschichten. Der Kern ist zu starr, um an der Formänderung teilnehmen zu können. Wenn mit vorschreitendem Alter der Kern sich auf Kosten der Außenschichten vergrößert, wird die Linse starrer, schließlich vollständig starr, und zwar in der durch

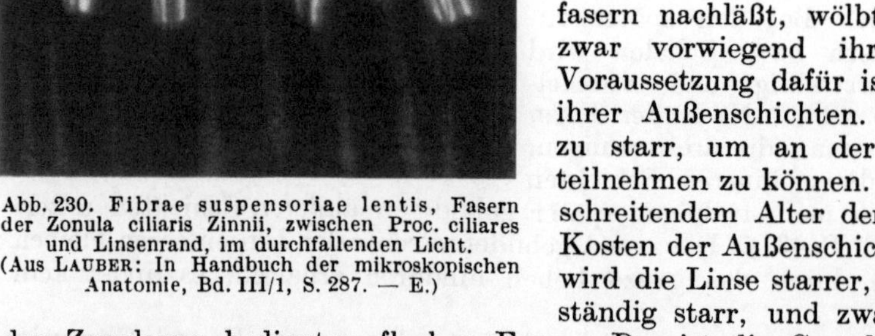

Abb. 230. Fibrae suspensoriae lentis, Fasern der Zonula ciliaris Zinnii, zwischen Proc. ciliares und Linsenrand, im durchfallenden Licht. (Aus LAUBER: In Handbuch der mikroskopischen Anatomie, Bd. III/1, S. 287. — E.)

den Zonulazug bedingten flachen Form. Das ist die Grundlage der Altersweitsichtigkeit, Presbyopie.



Die Erschlaffung der Zonulafasern mit dem Erfolge der stärkeren Wölbung der Linse und Erhöhung ihrer Brechkraft, also die Einstellung auf nahe Gegenstände (Akkommodation) wird durch einen Muskel bewirkt, M. ciliaris.

Dieser M. ciliaris, der Akkommodationsmuskel, liegt im Corpus ciliare (Abb. S. 395) und bildet insgesamt einen Ring von dreieckigem Querschnitt. Er besteht aus glatten Muskelzellen, die in drei Hauptrichtungen angeordnet sind, so daß man zirkuläre, meridionale und radiäre Bündel unterscheiden kann. Die zirkulären Bündel (MÜLLERscher Muskel) verengern den vom Ciliarkörper

gebildeten Ring und bringen damit die vorderen Zonulafasern zum Erschlaffen.
Die meridionalen Bündel (BRÜCKEscher Muskel) sind vorn an der Sclera in der
Nähe des Kammerwinkels befestigt, hinten an einer unter der Pars ciliaris retinae
gelegenen elastischen Haut, die sich rückwärts in die elastischen Fasern der
Choriocapillaris fortsetzt. Die letzten meridionalen Muskelzellen reichen bis
zum Äquator. Der BRÜCKEsche Muskel zieht die Pars ciliaris retinae mit den
ihr angeklebten rückwärtigen Zonulafasern nach vorn und entspannt diese
dadurch. — Die radiären Fasern bilden unregelmäßige Bündel im Bereiche des
Corpus ciliare.

Die Wirkung aller Anteile des M. ciliaris ist Entspannung der Zonula Zinnii
und dadurch Wölbung der Linse und Einstellung auf die Nähe, Akkommodation.

Der M. ciliaris wird innerviert von parasympathischen Anteilen des Oculomotorius wie der Sphincter pupillae. Die Ursprungszellen liegen im kleinzelligen
Oculomotoriuskern (S. 240), ihre Neuriten gelangen mit dem unteren Oculo-
motoriusaste zum Ggl. ciliare. Hier erfolgt die Umschaltung auf das postganglionäre Neuron, das in den Nn. ciliares breves zum Bulbus und zum M. ciliaris zieht.

### d) Der Glaskörper, Corpus vitreum.

Der Glaskörper füllt den ganzen Innenraum des Bulbus aus, von Linse,
Zonula und Corpus ciliare an. Er ist eine vollkommen wasserklare Gelee, die
fast 99% Wasser enthält. Dieses ist zum allergrößten Teil in der Gelee gebunden,
ein kleiner Teil ist frei. Mit Recht sagt der Volksmund, daß bei tiefgehenden
Verletzungen das Auge „ausläuft". Die Konsistenz der Gelee ist nicht so fest
wie der Inhalt einer reifen Weinbeere, sie hält jedenfalls, herausgenommen,
ihre Form nicht, sie fließt zwar nicht auseinander, wird aber ganz flach. In der
Verbindungslinie von Papilla optica zum hinteren Linsenpol ist der Glaskörper
fast flüssig, so daß man, wenn auch nicht ganz mit Recht, von einem Glaskörper-
kanal gesprochen hat. In diesem sog. Kanal verlief in fetaler Zeit die A. hyaloidea zur Linse, deshalb die Bezeichnung Canalis hyaloideus (CLOQUETI).
Am vorderen Umfang ist der Glaskörper von einer eigenen zarten Membran
abgeschlossen, die etwa im Bereiche der Ora serrata allmählich sich verdünnt
und aufhört. Der Retina liegt er unmittelbar an, ohne anders als durch
Capillarattraktion mit ihr verbunden zu sein. Soweit er aber eine ausgesprochene Membran besitzt, ist die Haftung fester, und von Ciliarkörper,
Zonula und Linse ist er erheblich schwerer zu lösen.

Die feinere Struktur des Glaskörpers ist nicht geklärt. Optisch ist er „leer",
homogen. Jedoch können, auch im normalen Auge, „Schlieren" auftreten, die
subjektiv als geschlängelte Fäden empfunden werden. Bei Änderung der Blickrichtung und bei Akkommodation ändern sie ihren Ort, was auf Verschiebungen
innerhalb der Glaskörpersubstanz schließen läßt.

## 5. Richtvorrichtung des Auges.

### a) Augenmuskeln.

Die Augen auf einen Gegenstand richten, heißt die Augen so stellen, daß
der Gegenstand in die Sehlinie zu liegen kommt. Sehlinie, Linea visus, ist die
Verbindungslinie von Linsenmittelpunkt und Fovea centralis (Abb. S. 395).
Die Augen sind auf den Gegenstand gerichtet, wenn die drei Punkte: Gegen-
stand, Linsenmitte, Fovea centralis in einer Linie liegen. Die dazu nötigen
Bewegungen erfolgen als grobe und feine Richtbewegungen. Die groben Richt-
bewegungen geschehen durch Bewegung des Kopfes, gegebenenfalls des ganzen
Körpers, die feine Richtbewegung durch die Augenmuskeln. Dann erst folgt

die Feineinstellung durch die Akkommodation. Es ist ähnlich wie beim Mikroskopieren: Auflegen des Objektträgers auf den Objekttisch — grobe Richtbewegung; „Suchen" des Objektes, d. h. Richten in die optische Achse — feine Richtbewegung; Scharfeinstellung mit Mikrometerschraube — Akkommodation. Wie beim Mikroskopieren diese Bewegungen ineinandergreifen, so auch beim Blickrichten. Blickbewegungen sind nie Einzel-, sondern immer Gemeinschaftsbewegungen.

Die Augenmuskeln, Mm. bulbi, welche der feinen Richtbewegung dienen, sind in zwei Gruppen gegeben, die nach Anordnung und Wirkungsweise ganz verschieden sind. Die eine Gruppe sind die geraden Augenmuskeln, Mm. recti, sie bewirken Winkelbewegungen des Bulbus. Die zweite Gruppe sind die schrägen Augenmuskeln, Mm. obliqui, sie bewirken Drehbewegungen. Beide Gruppen wirken stets zusammen, so daß Winkel- und Drehbewegung stets kombiniert sind.

Die Mm. recti ziehen vom Umfang des Can. opticus in der Tiefe der Orbita nach vorn zum Bulbus, je einer oben, unten, nasal und temporal: M. rectus superior, inferior, nasalis, temporalis. Ihre Ursprungssehnen bilden um den Canalis opticus einen mit dem Bindegewebe der Fissura orbitalis superior zusammenhängenden Sehnenring, Anulus tendineus communis, richtiger einen Sehnentrichter, durch den außer Oculomotorius, Abducens, Nasociliaris der Opticus hindurchtritt (Abb. S. 393), dessen Durascheide mehr oder weniger mit dem Ring verwachsen ist. Die flachen Muskelbäuche gehen, ehe sie den Bulbus erreichen, in dünne, platte Sehnen über, die sich vor dem Äquator des Bulbus, nicht weit vom Hornhautrande, in die Sclera einsenken (Abb. S. 395). Die Entfernung des Sehnenansatzes vom Hornhautrande beträgt für den Rectus superior 8 mm, Rectus lateralis 7 mm, Rectus inferior 6,5 mm, Rectus medialis 5,5—6 mm. Von den vier Recti hat den größten Querschnitt und das größte Gewicht der Rectus nasalis.

Die vier geraden Muskeln bilden einen Kegel, der den orbitalen Fettkörper einschließt. In der Achse des Kegels läuft der Opticus (Abb. S. 393).

Über den M. levator palpebrae superioris, der dem Rectus superior aufliegt, s. S. 441.

Während die vier Recti die Längsrichtung der Orbita einhalten, liegen die beiden Obliqui quer. Ein Längsschnitt durch die Orbita trifft die Recti längs, die Obliqui quer (Abb. S. 393, Querschnitt des Obliquus inferior unterhalb des Bulbus). Der M. obliquus inferior läuft dem unteren Rande der Orbita parallel (Abb. S. 442). Er entspringt nasal am lateralen Umfange des Canalis nasolacrimalis, zieht nach lateral zwischen Boden der Orbita und Sehne des Rectus inferior allmählich nach aufwärts zum Bulbus und setzt hinter dem Äquator etwa in Höhe des horizontalen Meridians an der Sclera an. Er verhält sich zum Bulbus ähnlich wie Unterarm und Hand des Keglers zur Kegelkugel.

Der M. obliquus superior zeigt den queren bzw. schrägen Verlauf des Obliquus inferior nur in seiner letzten, für die Wirkung entscheidenden Strecke. Er entspringt zusammen mit den Recti am Can. opticus und zieht zunächst im oberen medialen Winkel der Orbita nach vorn bis dicht an den Orbitalrand. Hier geht die runde Sehne durch eine kurze Schlaufe und biegt nach medial und etwas nach rückwärts (Abb. S. 442) zum Bulbus um. Dann zieht sie flach ausgebreitet unter dem Rectus superior zum temporalen Umfange des Bulbus bis nahe an die Anheftung des Obliquus inferior. Obliquus superior und inferior ziehen also beide von der medialen Wand der Orbita zum lateralen Umfang des Bulbus, der eine über, der andere unter dem Bulbus hinweg.

In die ligamentöse Schlaufe des Obliquus superior ist ein kleiner rollenartiger Faserknorpel eingelagert, die Trochlea, um welche die Obliquussehne sich herum biegt. Die Sehne ist von einem lockeren Verschiebegewebe, oft von einer echten Sehnenscheide umgeben, Vagina synovialis trochleae.

Die Augenmuskeln sind aus sehr dünnen Muskelfasern aufgebaut und sind ganz besonders reich mit sensiblen Nervenendigungen versehen. Beides darf als anatomische Grundlage ihrer außerordentlich feinen Bewegungen angesprochen werden. Sensible Nervenendigungen finden sich an den Muskelfasern,

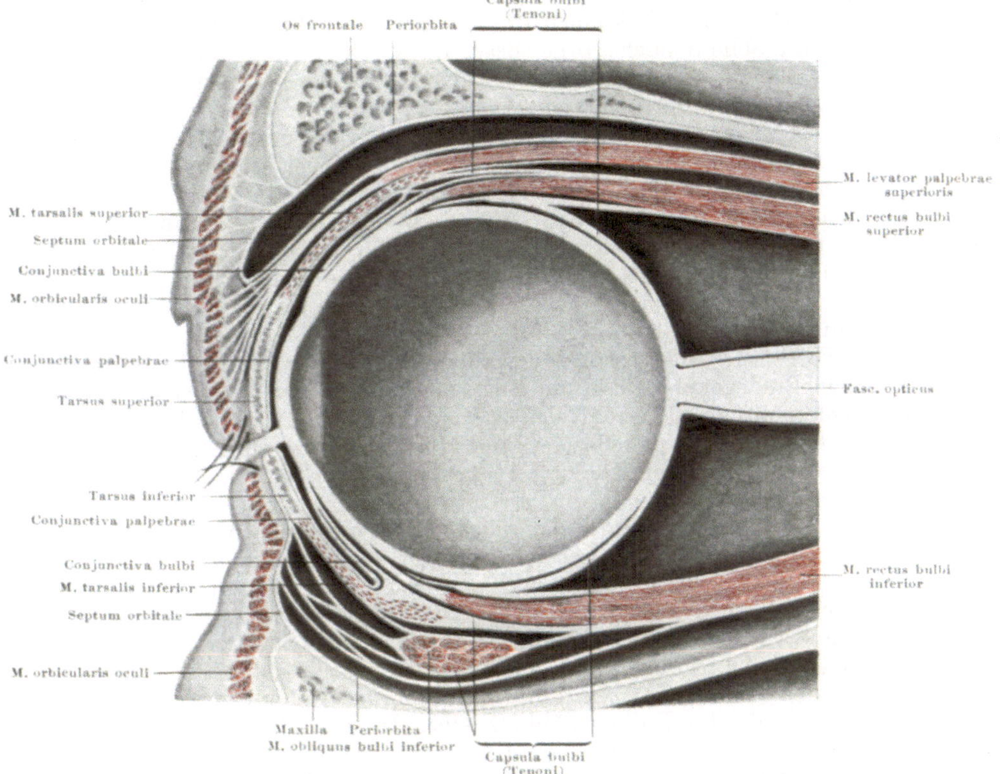


Abb. 231. Schematisierter Sagittalschnitt durch die Orbita. Orbitaler Fettkörper und Fettgewebe zwischen den Augenmuskeln usw. entfernt, die dadurch entstandenen leeren Räume dunkel.
[Nach HESSER: Aus EISLER (wie Abb. S. 393), S. 212. — E.]

am Übergang von Muskel- und Sehnenfaser (Abb. S. 381, 383), an der Sehne und im interstitiellen Gewebe zwischen den Muskelfasern. Der Verlauf der zu den sensiblen Endigungen gehörenden Nervenfasern und ihre centrale Endigung sind unbekannt, ebenso ihre Verbindungen zu Reflexwegen. Die **motorische Innervation** geschieht durch die drei Augenmuskelnerven, und zwar innerviert der N. abducens den Rectus temporalis, der N. trochlearis den Obliquus superior, der N. oculomotorius alle übrigen Augenmuskeln. Außerdem werden sie wie alle Skeletmuskeln noch vom Sympathicus innerviert. Näheres über die Innervation der Augenmuskeln und die Augenbewegungs- (Blick-) Centren s. S. 241.

### b) Orbitaler Fettkörper, Corpus adiposum orbitae, und TENONsche Kapsel, Capsula bulbi.

Die Bewegungen des Bulbus geschehen mit vier Graden der Freiheit. Drei Freiheitsgrade ermöglichen die Winkel- und Drehbewegungen nach Art eines

Kugelgelenkes. Der 4. Freiheitsgrad ist gegeben in der Vor- und Rückwärtsbewegung: der Bulbus kann mehr aus der Orbita heraustreten (Exophthalmus) oder tiefer hineinsinken (Enophthalmus). Dieser 4. Freiheitsgrad wird freilich im gewöhnlichen Geschehen der Augenbewegungen nicht sichtbar ausgenutzt, spielt aber in der klinischen Medizin eine große Rolle. Wie das Vortreten und Zurücksinken des Bulbus zustande kommt, ist nicht immer klar. Vielfach ist die glatte Muskulatur der Orbita (s. u.) dafür verantwortlich gemacht worden, aber mit Unrecht. An sich können die Mm. recti den Bulbus nach rückwärts ziehen, die Mm. obliqui nach vorne, dank ihres etwas schräg nach rückwärts gerichteten Verlaufes. Doch ist wohl mehr der Turgor des Fettkörpers, vielleicht auch der Füllungsgrad der orbitalen Venen das Entscheidende.

Allen Bewegungen des Bulbus dient als Widerlager der Fettkörper der Orbita, Corpus adiposum, das zum größten Teil in den Kegel der Mm. recti eingeschlossen ist, aber auch die übrige Orbita ausfüllt, soweit ihr Raum nicht von anderen Gebilden beansprucht wird (Abb. S. 393, in Abb. S. 435 sind die fetterfüllten Räume leer dargestellt). Nach außen, unter den Lidern, ist das orbitale Fett abgeschlossen durch das Septum orbitale, eine vom Periost des ganzen Orbitalrandes in die Lider sich erstreckende Bindegewebsplatte, die vom M. orbicularis oculi bedeckt ist (Abb. S. 435). Der in den Kegel der Mm. recti eingeschlossene Fettkörper, das Corpus adiposum orbitae im engeren Sinne, ist von einer dünnen Bindegewebskapsel umschlossen wie das Corpus adiposum buccae, der Wangenfettpfropf. Sie ist mit den Fascien an der Innenfläche der Mm. recti fest verbunden, zwischen den Rändern der Muskeln ist sie sehr zart. Derber ist sie im Bereiche der vorderen Höhlung des Fettkörpers, in welche der Bulbus eingelagert ist. Die derbere Partie wird als Tenonsche Kapsel, Capsula bulbi, bezeichnet. Sie bildet eine Art Gelenkfläche für den Bulbus (Abb. S. 393, 435), von dem sie durch den Tenonschen Raum getrennt ist, einen mit lockerem Verschiebegewebe erfüllten Spalt. Nur am Opticus ist sie mit dessen Durascheide und auch noch eine Strecke weit mit der Sclera fest verbunden. Der Tenonsche Raum, der an sich nur bis an die Sehnenansätze der Mm. recti reicht, erstreckt sich zwischen den Sehnenansätzen noch weiter nach vorn und umgibt vor den Sehnenansätzen, unter der Conjunctiva bulbi, ringförmig den vorderen Abschnitt des Bulbus (Abb. S. 435). Im Grunde ist also der ganze Bulbus bis dicht an den Hornhautrand von dem Spalt umgeben, der nur ganz lockeres Verschiebegewebe enthält. Man spricht deshalb von einem Spatium circumbulbare, dessen rückwärtigen Abschnitt den Tenonschen Raum bildet. Zu diesem Raume haben die Sehnen der Augenmuskeln bemerkenswerte Beziehungen, dadurch daß die Fascien der Augenmuskeln sich anders verhalten als sonst an Skeletmuskeln. Während sonst zwar im Bereiche des Muskelfleisches die Fascie vom Muskel durch einen Spalt mit lockerem Verschiebegewebe getrennt ist, der Sehne aber fest und unverschieblich anliegt, ist sie bei den Augenmuskeln auch von der Sehne durch einen Spalt getrennt (Abb. S. 435), der mit dem Spatium circumbulbare zusammenhängt. So kommt es, daß die Sehnen unmittelbar vor ihrem Ansatz an der Sclera frei durch den Spalt hindurchziehen. Man kann also nach Eröffnung des Spaltes von vorne her die Sehnen umschlingen, wovon bei den Schieloperationen Gebrauch gemacht wird.

Der ganze Orbitalinhalt ist der Periorbita unmittelbar angelagert, aber nicht fest mit ihr verbunden. Unter Periorbita versteht man das Periost der Orbita und die bindegewebigen Verschlüsse der Fissurae orbitalis inferior et superior. Im Bereiche der Fissura orbitalis inferior findet sich ein glatter Muskel eingelagert, Müllerscher Muskel, M. orbitalis. Er ist das Rudiment einer bei den Säugetieren allgemein vorhandenen Muskelplatte, welche die Orbita, der die knöcherne temporale Wand fehlt, gegen die Schläfengrube abschließt.

# 6. Schutzeinrichtungen des Auges.

## a) Lider, Palpebrae.

Die Augenlider, Palpebrae, sind muskelhaltige Hautfalten, die vor den Eingang der Orbita vorgelagert sind. Durch den Sulcus palpebro-frontalis bzw. Sulcus palpebro-malaris ist das Oberlid gegen die Stirn, das Unterlid gegen die Wange abgegrenzt. Der erstere liegt unterhalb des oberen Orbitalrandes, der letztere läuft längs des unteren. Es wäre aber richtiger und dem gewöhnlichen Sprachgebrauch mehr entsprechend, als Lider nur die durch eine Bindegewebsplatte (Tarsus) versteiften Teile zu bezeichnen, die die eigentlichen Augendeckel bilden, d. h. das Auge selber bedecken. In diesem Sinne gebrauche ich im folgenden die Bezeichnung „Lid".

Die Lider in diesem engeren Sinne sind gekennzeichnet durch die in ihnen enthaltenen Stützplatten, Tarsalplatten, Tarsi (Abb. S. 439), die aus einem eng verfilzten Bindegewebe bestehen (Abb. S. 440). Äußerlich sind die Lider bei geöffneter Lidspalte durch eine der Lidkante annähernd parallele Furche abgegrenzt, Sulcus palpebralis sup. et inf. (Abb. S. 437). Bei geschlossener Lidspalte sind diese Furchen verstrichen, jedenfalls nur noch leicht angedeutet, aber doch so weit, daß die Grenzen leicht zu erkennen sind. Das Oberlid ist nur bei geschlossener Lidspalte in ganzer Ausdehnung sichtbar,

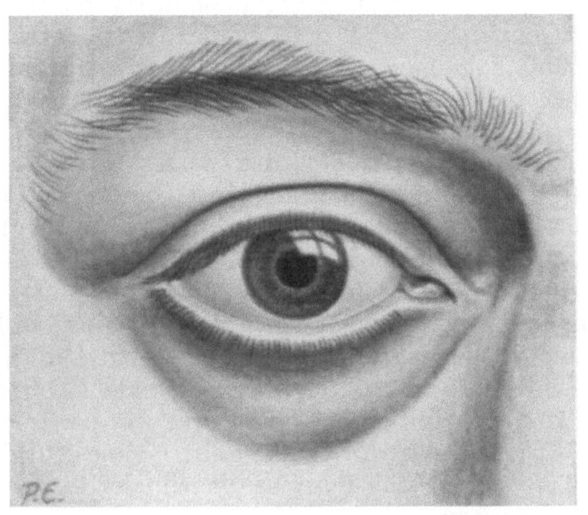

Abb. 232. Rechtes Auge eines jungen Mannes.
[Aus EISLER (wie Abb. S. 393), S. 227. — E.]

bei geöffneter ist es mehr oder weniger unter der „Deckfalte" verborgen (Abb. S. 437), unter welcher sich der Sulcus palpebralis superior nach aufwärts erstreckt (Abb. S. 393).

Die Deckfalte ist individuell sehr verschieden gestaltet, flach wie in Abb. S. 437 oder wulstig, und deckt bei offener Lidspalte einen größeren oder kleineren Teil des Lides. Bei Kindern überlagert sie nicht selten das ganze Lid, reicht nach abwärts bis zur Lidkante und medial bis zum Unterlid, so daß Ober- und Unterlid medial durch eine Hautfalte verbunden sind. Diese Form der Deckfalte wird als Epicanthus bezeichnet. Im Laufe des Wachstums verschwindet diese Bildung gewöhnlich allmählich und der Erwachsene zeigt dann die typische Form der Deckfalte. Oft hat man beim Epicanthus den Eindruck des Schielens, der aber lediglich durch die ungewohnte Stellung und Form der Lidspalte hervorgerufen wird.

In einer besonderen Abwandlung findet sich der Epicanthus bei den Mongolen. Die Deckfalte ist breit mit der seitlichen Nasenhaut verbunden, und ihr unterer Rand geht bogenförmig über den inneren Lidwinkel bzw. die Lidspalte hinweg, Mongolenfalte, Plica palpebro-nasalis. Dadurch kommt das „Schlitzauge" der Chinesen zustande. Die Deckfalte reicht bis zur Lidkante herab, der Sulcus palpebralis sup. liegt unmittelbar über dieser und erstreckt sich kaum in die Tiefe.

Die Lidspalte, Rima palpebrarum, ist individuell verschieden weit und zum Auge verschieden gelagert. Im allgemeinen ist Hornhaut und Iris in der Lidspalte sichtbar außer dem oberen Rande, der vom Oberlid bedeckt zu sein pflegt. Beim Neugeborenen ist meist umgekehrt der obere Rand der Hornhaut (und Iris) frei und der untere bedeckt. Allmählich senkt sich dann sozusagen die Lidspalte. Sie ist begrenzt von den leicht ausgebogten Lidrändern. Die alten Autoren beschrieben sie als „mandelförmig", wohl weniger im Vergleich mit der wirklichen Mandel, der nur für die Lidspalten semitischer Völker wirklich zutrifft, als im Gedanken an die Mandorla der frühmittelalterlichen kirchlichen Kunst.

Die Lidränder sind bis 3 mm breit und durch Kanten begrenzt (Abb. S. 440), die äußere und innere Lidkante (Limbus cutaneus et conjunctivalis), von denen die innere ganz scharf ist. Längs der äußeren Lidkante stehen die Wimpern, Cilia, in 3—4 Reihen hintereinander. Längs der inneren münden die MEIBOMschen Drüsen (s. u.), wodurch sie bei Lupenbetrachtung fein gekörnt erscheint. Die Lidränder stoßen im äußeren und inneren Augenwinkel (Canthus, Angulus oculi temporalis et nasalis) zusammen. Die beiden Augenwinkel sind ganz verschieden gestaltet. Von dem spitzeren äußeren Winkel ziehen die Lidränder bogenförmig nach medial. Hier hört der scharfe Lidrand plötzlich auf, und ein neuer kurzer, cilienfreier Bogen mit gerundeten Rändern beginnt (Abb. S. 437). Die cilienfreien Bögen beginnen da, wo das „Weiße" des Auges aufhört. Zwischen ihnen ist eine leichte Schleimhauterhebung sichtbar, die Caruncula lacrimalis, an die sich gegen den Bulbus hin eine zarte lateral ausgebogte Schleimhautfalte ansetzt, Plica semilunaris, ein Rudiment der Nickhaut. Am Scheitel des Winkels, den der wimpertragende Bogen des Lidrandes mit dem wimperfreien medialen Bogen bildet, liegt auf dem Lidrande eine feine punktförmige Öffnung, die dem Bulbus zugewendet ist und erst bei leichtem Umkrempen des Lides sichtbar wird, der Tränenpunkt, Punctum lacrimale (Abb. S. 439). Der Scheitel des Winkels zwischen wimpertragendem und wimperfreiem Teil des Lidrandes wird deshalb Papilla lacrimalis genannt. Eine wirkliche papillenartige Erhebung, auf deren Spitze das Punctum lacrimale liegt, ist freilich nur bei älteren Menschen anzutreffen.

Die Haut der Lider, überhaupt der ganzen Augengegend, ist sehr zart und leicht verschieblich, außer über dem medialen Lidbande. Das lockere subcutane Gewebe kann große Mengen Ödemflüssigkeit aufnehmen, so daß die Lider zu unförmigen Wülsten werden und „das Auge ganz zuschwellen" kann.

Die Steifheit der Lider ist durch die Tarsalplatten bedingt, früher irrtümlich als Tarsal-„Knorpel" bezeichnet. Der Tarsus des Oberlides ist etwa 10 mm hoch, der des unteren 5 mm (Abb. S. 439). Die Breite entspricht dem wimpertragenden Teil der Lider. Die dem Bulbus zugewendete Fläche der Tarsi ist leicht gehöhlt. An ihr erkennt man als feine gebliche Streifen die MEIBOMschen Drüsen, Glandulae tarsales, die in den Bindegewebsfilz des Tarsus eingelagert sind (Abb. S. 440). Es sind langgestreckte verzweigte alveoläre Drüsen (Abb. S. 439). In Bau und Sekretionsart gleichen sie den Talgdrüsen. Ihr Sekret fettet die Lidränder ein und verhütet das Überlaufen der Tränenflüssigkeit über die Ränder.

Außer den MEIBOMschen Drüsen enthalten die Lider gewöhnliche Talgdrüsen, die zu den Cilien gehören (ZEISSche Drüsen), ferner apokrine Knäueldrüsen (MOLLsche Drüsen), die zwischen den Cilien liegen und in deren Haarbälge ausmünden.

Die Tarsalplatten sind mit dem äußeren und inneren Rande der Orbita durch die horizontal verlaufenden Lidbänder, Lig. palpebrale laterale et mediale, verbunden und werden dadurch in Schwebe gehalten. Das laterale Lidband (Abb. S. 442) ist schmal und liegt unter dem M. orbicularis oculi, der aber keine Verbindung mit ihm hat. Das mediale Lidband ist zweischenklig: der vordere, durch die Haut als derber Strang tastbare Schenkel ist dünn und rund, setzt an der Crista lacrimalis anterior der Maxilla an und dient Teilen des M. orbicularis als Ursprung. Der hintere Schenkel ist flach und breit, setzt an der

Crista lacrimalis posterior des Tränenbeins an und ist auf seiner orbitalen
Fläche von der Pars lacrimalis des M. orbicularis, vom HORNERschen Muskel
bedeckt. Die beiden Schenkel umfassen die Kuppel des Tränensackes.

Vom Bulbus sind die Lider durch den mit Tränenflüssigkeit erfüllten capillaren
Spalt des Bindehautsackes getrennt (Abb. S. 435). Die Bindehaut, Tunica
conjunctiva, beginnt an der inneren
Lidkante, bekleidet als Conjunctiva
palpebralis die Innenfläche des Lides,
reicht über den Tarsus, mit dem sie
fest verbunden ist, etwa noch einmal
so weit hinauf bzw. am Unterlid hinunter als der Tarsus hoch ist (Abb.
S. 435), biegt dann auf den Bulbus
um, etwa in Höhe der Sehnenansätze
der geraden Augenmuskeln, und bekleidet als Conjunctiva bulbi die Sclera
bis zum Hornhautrande, wo sie in das

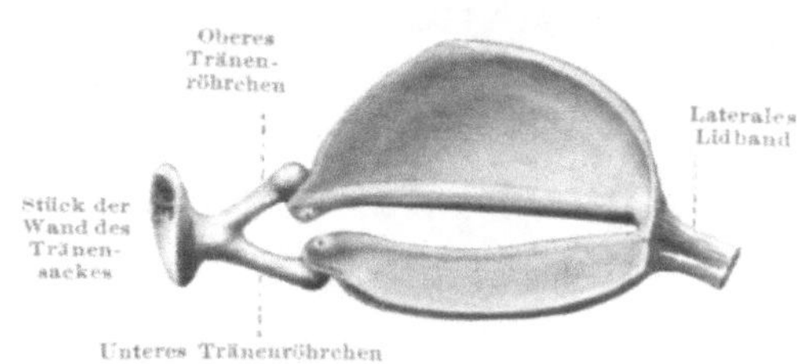

Abb. 233. Die beiden Lidspalten eines rechten Auges
von der Rückseite.
[Aus EISLER (wie Abb. S. 393), S. 237. — E.]

vordere Hornhautepithel übergeht. Mit der Sclera ist die Conjunctiva bulbi
durch ein ganz lockeres Verschiebegewebe verbunden, in welchem die auf
dem „Weißen" des Auges sichtbaren conjunctivalen Gefäße liegen, gegen
den Hornhautrand das Randschlingennetz (S. 428). — Die Umbiegungsstelle
der Conjunctiva palpebrae in die Conjunctiva bulbi, also die tiefste Stelle

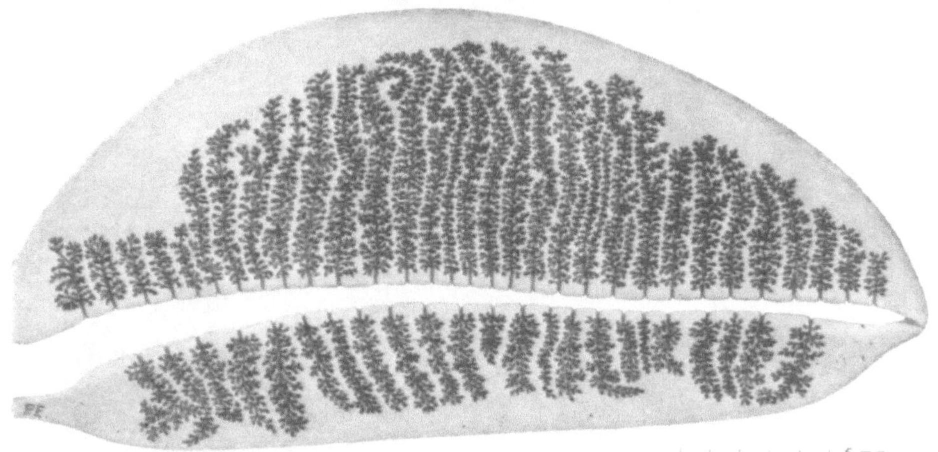

Abb. 234. Die Lidplatten mit den Glandulae tarsales, MEIBOMschen Drüsen. Die durchsichtig gemachten
Platten zeigen nur den mit Sudan gefärbten Drüseninhalt. [Aus EISLER (wie Abb. S. 393), S. 265. — E.]

des Conjunctivalsackes, wird als Fornix conjunctivae superior bzw. inferior
bezeichnet (Abb. S. 435).

Die Conjunctiva ist sehr reich an Nervenendigungen verschiedenster Art.
Besonders zahlreich sind außer intraepithelialen Endigungen KRAUSEsche
Endkolben (S. 363), am häufigsten in der Conjunctiva bulbi. Die zugehörigen
Nervenfasern stammen aus den Ri. palpebrales des 1. und 2. Trigeminusastes
(Abb. S. 253, 256), die außer den Lidern den Fornix conjunctivae und den
nachbarlichen Teil der Conjunctiva bulbi versorgen. Gegen die Hornhaut
hin schließt sich das Gebiet der Nn. ciliares an (S. 429).

Das Epithel der Lider ist verhorntes mehrschichtiges Plattenepithel
(Epidermis) mit vereinzelten Lanugohaaren und Schweißdrüsen. An der inneren

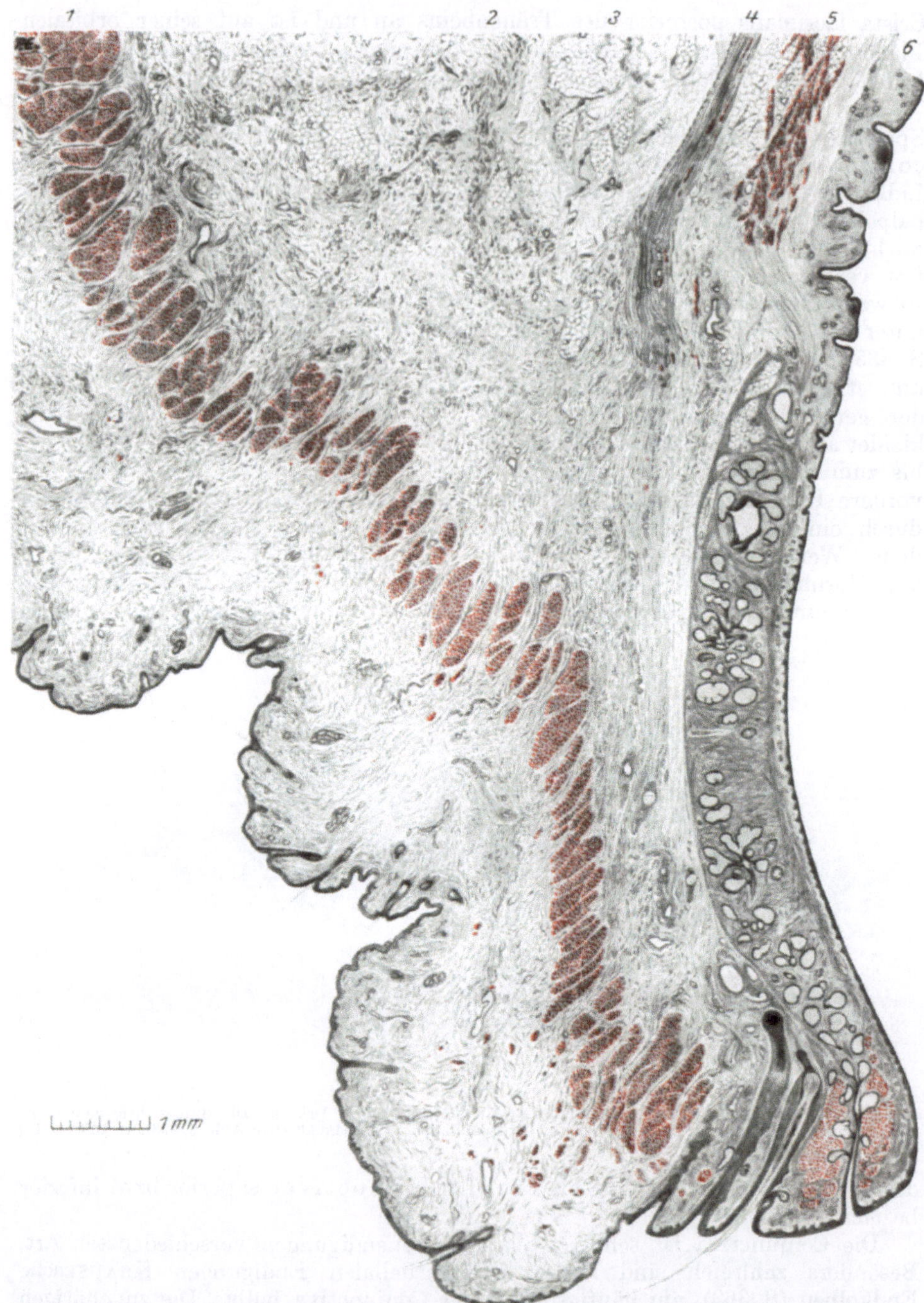



Abb. 235. Sagittalschnitt durch die Mitte des Oberlides eines 22jährigen Hingerichteten. Durch reichliche Formolinjektion des Kopfes ist eine starke Schwellung des lockeren Bindegewebes hervorgerufen. 1 M. orbicularis oculi, 2 Septum orbitale, 3 vorgeschobenes Augenhöhlenfett, 4 Sehne des M. levator palpebrae superioris mit eingesprengter glatter Muskulatur, 5 Pars superior des M. capsulopalpebralis (M. tarsalis sup.), 6 Conjunctiva palpebralis. Oberhalb der Cilien der Querschnitt des Arcus tarseus sup.; am Oberrande des Tarsus Querschnitt der A. marginalis; im Tarsus eine Gland. tarsalis (Meibomi), deren Gang im oberen Ende stark erweitert ist. [Aus EISLER (wie Abb. S. 393), S. 260. — E.]

Lidkante hören Stratum granulosum und Hornschicht plötzlich auf. Das Epithel der Innenseite des Lides, die Conjunctiva palpebralis, zeigt in verschiedenen Abschnitten verschiedenes Epithel. Von der Lidkante an findet sich zunächst ein mehrschichtiges unverhorntes Plattenepithel, das allmählich in ein mehrschichtiges kubisches Epithel übergeht. Daran schließt sich ein zweischichtiges Cylinderepithel an, das sich etwa in Höhe des Tarsalrandes in ein mehrschichtiges Cylinderepithel fortsetzt. Jenseits des Fornix geht dieses in ein mehrschichtiges Plattenepithel über, das mitunter in der Nähe des Hornhautrandes auffallend große kubische Zellen in der Oberflächenschicht zeigt. Im Bereiche des Cylinderepithels finden sich zahlreiche Becherzellen, außerdem kleine Krypten von gleichem Epithel wie die Oberfläche. Unter dem Conjunctivalepithel, besonders der Lider, pflegen zahlreiche Lymphocyten zu liegen, die sich auch zu echten Solitärfollikeln zusammenschließen können. Bei bestimmten Entzündungen treten zahlreiche Lymphfollikel überall unter der Conjunctiva auf (Conjunctivitis follicularis).

Die **Muskulatur der Lider** wird dargestellt von einem glatten Muskel und quergestreiften Skeletmuskel. Der **glatte Muskel, M. capsulo-palpebralis**, erstreckt sich von dem Rande der Tarsalplatten in der Vorderwand des Conjunctivalsackes bis zur Capsula bulbi und zu den Fascien der geraden Augenmuskeln und des Levator palpebrae superioris (Abb. S. 435). Er bildet im ganzen Bereiche der Lider eine Muskelhaut, die nur lateral eine Lücke aufweist. Seine stärksten mittleren Anteile werden als **M. tarsalis sup. et inf.** bezeichnet. Die Bündel des M. tarsalis sup. sind vorwiegend meridional (auf den Bulbus bezogen) gerichtet (Abb. S. 442), die des M. tarsalis inf. zum sehr großen Teil äquatorial, annähernd parallel dem Lidrande. Dem ganzen M. capsulopalpebralis kommt als glattem Muskel in erster Linie Haltefunktion zu, er bildet für die Tarsalplatten, die an dem Lig. palpebrale laterale et mediale nach beiden Seiten befestigt sind, einen elastischen Aufhängeapparat, von dessen Verkürzungsgrad die Weite der Lidspalte beeinflußt wird. Bei aktiver Kontraktion kann der Tarsalis superior das Oberlid, der Tarsalis inferior das Unterlid heben infolge seiner Faseranordnung. Die Mm. tarsales werden wie der Dilatator pupillae vom Sympathicus innerviert (Centrum cilio-spinale und oberes Halsganglion).

Die **quergestreiften Lidmuskeln** sind die mimischen Muskeln der Augengegend, besonders der **M. orbicularis oculi,** über welche in Bd. 1, S. 789 ff., *767* ff. ausführlich gehandelt ist, außerdem der Heber des oberen Lides, **M. levator palpebrae superioris.** Dieser Muskel entspringt am kleinen Keilbeinflügel neben dem Anulus tendineus der Mm. recti und läuft zwischen Rectus superior und Dach der Orbita nach vorn (Abb. S. 393). Seine Sehne splittert sich in feine Bündel auf, welche vor der Tarsalplatte und zwischen den Bündeln des Orbicularis oculi in das Bindegewebe des Lides eintreten (Abb. S. 435). Die Sehne stellt im ganzen eine breite Platte dar, welche medial in Höhe der Incisura bzw. des Foramen supraorbitale mit scharfem Rande aufhört, lateral bis zum Lig. palpebrale laterale reicht und sich an diesem wie an der Orbitalwand festheftet (Abb. S. 440). Der M. levator wird vom M. oculomotorius innerviert. Zusammen mit dem M. tarsalis sup., dessen Bündel teilweise bis in das Perimysium internum des Levator hineinreichen (Abb. S. 435), ist er Halter und Heber des Oberlides. Ist er gelähmt, so vermag der Tarsalis allein das Oberlid nicht völlig zu halten, es sinkt herab (Ptosis des Oberlides).

Über die Bedeutung der Lidmuskeln für **Mimik und Physiognomik** ist in Bd. 1, S. 795, *772* und 817 ff., *793* ff. nachzulesen. Für die Beurteilung der Gesamterscheinung und des Gesamtverhaltens eines Menschen in gesunden und kranken

Tagen spielt das „Auge" eine ausschlaggebende Rolle. Das lebhafte, das müde Auge, das feurige, das matte Auge, ist aber nicht bedingt durch das Auge, d. h. den Bulbus an sich. Der Bulbus bleibt der gleiche, höchstens die Pupillenweite ändert sich. Verschieden aber ist die Weite der Lidspalte, die Spannung der Haut, der Kontraktionszustand der mimischen Muskulatur der Augengegend — abgesehen von der Gesamthaltung des Kopfes und des ganzen Körpers. Ausdruck und Gebärde sind ja so weitgehend Haltung und Spiel des ganzen Körpers, daß die klassische griechische Kunst auf die Mimik des Gesichtes und den „Ausdruck des Auges" vollkommen verzichtet hat. Der Hellene nahm den Körper als Ganzes auch für das Gebärdenspiel, die Schauspieler ließ er durch Masken das Gesicht verhüllen. Der Ausdruckswert des Auges war ihm sehr genau bekannt, Homer kennzeichnet die Sonderstellung Athenes unter den Göttern allein durch ihr Auge. In der Gesamterscheinung Goethes war das Auge das Beherrschende, wie alle Bildnisse zeigen, die wir von ihm

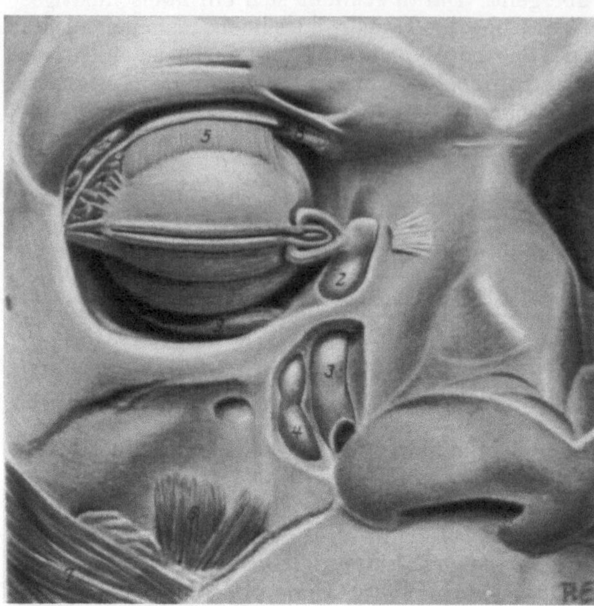

Abb. 236. Tränenapparat des rechten Auges eines Mannes nach Entfernung des Septum orbitale, des vorderen Orbitalfettes, der Blutgefäße und Nerven. Die Sehne des M. levator palp. superioris ist entlang dem Supraorbitalrande abgeschnitten, an beiden Lidplatten ist das mediale Ende und das Lig. palpebrale mediale weggenommen, das Oberkieferbein ist teilweise aufgemeißelt. 1 Glandula lacrimalis, durch die Levatorsehne in 2 Abschnitte zerlegt, 2 Saccus lacrimalis mit den beiden Ductuli lacrimales, 3 Ductus nasolacrimalis bis zur unteren Öffnung, 4 Schleimhaut des Sinus maxillaris, 5 M. tarsalis superior, darüber Levatorsehne, 6 M. caninus, 7 M. zygomaticus, 8 Sehne des M. obliquus sup. und Trochlea, 9 M. obliquus inferior. [Aus EISLER (wie Abb. S. 393), S. 238. — E.]

kennen. — In der nüchternen Welt des biologischen Geschehens ist der Muskelapparat der Lider eine Schutzeinrichtung: Schutz gegen Beschädigung und Austrocknung der Hornhaut, Schutz gegen Blendung (Corneal-, Conjunctivalreflex, Bd. 3, S. 102). Die Lider sind nicht bloß Schutz für den Bulbus, sondern geradezu lebenswichtig: neben der einfachen Blendung durch Ausstechen der Bulbi kannte man in Carthago die weit barbarischere Strafe des qualvollen Tötens durch Lidwegschneiden — resectis palpebris vigilando (durch Wachhalten, nicht zur Ruhe kommen lassen) necare.

### b) Tränenapparat.

Die Bewegung des Lides gegen den Bulbus geschieht reibungslos durch die Vermittlung einer dünnen Flüssigkeitsschicht ähnlich wie bei einem Schleimbeutel, durch die Tränenflüssigkeit im Conjunctivalraum (Abb. S. 393). Außer dieser mechanischen Bedeutung, in der sie durch den Schleim aus den Becherzellen der Conjunctiva unterstützt wird, hat die Tränenflüssigkeit die Aufgabe, die Hornhaut feucht und durchsichtig zu erhalten und kleine Fremdkörper von ihr wegzuspülen. Sie wird ständig außer während des Schlafes sezerniert und ständig abgesaugt.

Die Hauptproduktionsstätte der Tränenflüssigkeit ist die im lateralen Winkel der Orbita gelegene Tränendrüse, Glandula lacrimalis. Daneben finden sich kleine gleichgebaute akzessorische Tränendrüsen von nur mikroskopischer Größenordnung im Ober- und Unterlid, in der Gegend des Tarsalrandes. Die eigentliche Tränendrüse ist ein Komplex tubulöser Drüsen (Abb. S. 443), der durch die seitliche Ausbreitung der Sehne der Levator palpebrae in zwei ungleich große Teile zerlegt ist (Abb. S. 442), in die größere der Fossa lacrimalis

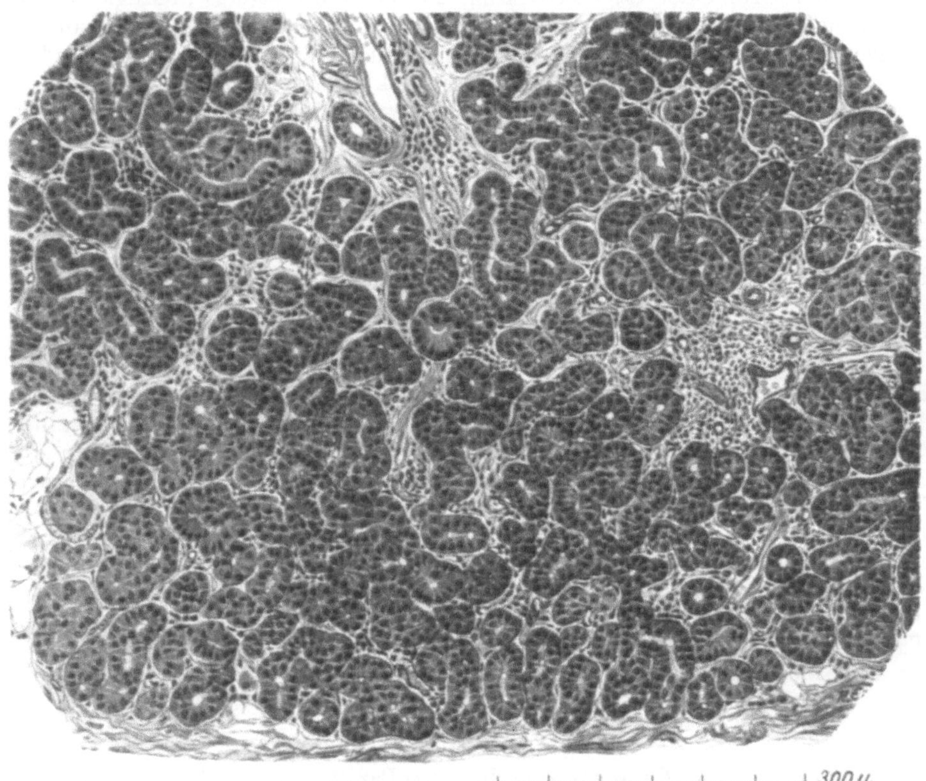


Abb. 237. Schnitt durch die Tränendrüse eines Hingerichteten. Oben neben der größeren Vene ein interlobulärer Ausführgang. [Aus EISLER (wie Abb. S. 393), S. 287. — E.]

des Augenhöhlendaches anliegende Pars orbitalis und die kleinere, dem Conjunctivalsack aufliegende Pars conjunctivalis. Die sehr feinen Ausführgänge, etwa 10 an der Zahl, münden in den Fornix conjunctivae superior (Abb. S. 442); die Hälfte gehört der Pars orbitalis an, sie durchsetzen die Pars conjunctivalis, nehmen dabei aus dieser noch feine Gänge auf.

Die Innervation der Tränendrüse geschieht durch das vegetative Nervensystem. Die Sympathicusanteile aus dem Ggl. cervicale superius gelangen zur Drüse mit der Arteria lacrimalis. Die parasympathischen Fasern stammen aus dem Nucleus salivatorius, laufen in der Bahn des N. facialis und des N. petrosus superficialis maior zum Ggl. pterygo-(spheno-)palatinum, werden hier umgeschaltet und erreichen die Tränendrüse über den N. zygomaticus und seine Anastomose mit dem N. lacrimalis (Abb. S. 529).

Die Tränenflüssigkeit gelangt zunächst durch die Drüsenausführgänge in den Fornix conjunctivae superior und wird von hier aus durch den Lidschlag im ganzen Conjunctivalraum ausgebreitet. Eine größere Ansammlung findet im medialen Lidwinkel in der Bucht zwischen den wimperfreien Teilen der Lider statt, im Bereiche der Caruncula lacrimalis. Diese wimperfreien Teile sind an dem Lidschlag nicht beteiligt, hier sammelt sich die Tränenflüssigkeit zum Tränensee, Lacus lacrimalis. In ihn tauchen die Papillae lacrimales mit den Puncta lacrimalia ein. Die Tränenpunkte sind die Öffnungen je eines capillaren Röhrchens, des Tränenröhrchens, Ductulus lacrimalis sup. et inf., das auf Grund der Capillarwirkung die Tränenflüssigkeit absaugt und in den Tränensack führt (Abb. S. 439). Die Ductuli lacrimales sind hakenförmig gebogen (Abb. S. 442), ziehen im wimperfreien Teil der Lider nach medial und münden gemeinsam in den Tränensack, Saccus lacrimalis, etwas unterhalb von seinem oberen Ende. Der Tränensack liegt in der von Oberkiefer und Tränenbein gebildeten Fossa sacci lacrimalis und setzt sich in den Tränennasengang, Ductus nasolacrimalis, fort (Abb. S. 442), der unter dem vorderen Ende der unteren Nasenmuschel in die Nasenhöhle ausmündet. Seine Öffnung ist von oben her von einer Schleimhautfalte, der HASNERschen Klappe, Plica ductus nasolacrimalis, bedeckt, die nicht selten so weit herunterreicht, daß die Öffnung in einen kaum erkennbaren Spalt umgewandelt ist.

Die Tränenröhrchen tragen mehrschichtiges Plattenepithel, Tränensack und Tränennasengang mehrschichtiges Cylinderepithel.

Der Tränensack ist etwa zu einem Drittel seines Umfanges in die knöcherne Tränengrube eingelagert. Seine Kuppel, Fornix, liegt zwischen den beiden Schenkeln des medialen Lidbandes. Vom Lidband abwärts ist er von einer derben Faserplatte, Fascia lacrimalis, bedeckt, die sich anschließend an die beiden Schenkel des medialen Lidbandes zwischen den Rändern der knöchernen Tränengrube ausspannt und diese zu einem osteofibrösen Kanal schließt. Die dünne Wand des Tränensackes ist von einem dichten Netz zarter Venen umhüllt. Mit der umgebenden Wand ist er durch kurze straffe Fasern verbunden, so daß sein Lumen offensteht. Auch der Ductus nasolacrimalis ist ein offenes venenumschlungenes Rohr, das an seinem Ende an der lateralen Wand des unteren Nasenganges in eine Art Ausflußrinne übergeht, die von der HASNERschen Falte überdeckt ist.

## 7. Entwicklung des Auges.

Die Retina vom Pupillenrande bis zur Papilla optica einschließlich des Pigmentepithels ist, entwicklungsgeschichtlich betrachtet, ein Teil des Gehirns ebenso wie der Opticus mit Chiasma und Tractus. Schon zu einer Zeit, wo das Hirnrohr noch nicht geschlossen ist, wird ihre Anlage in Gestalt einer Grube sichtbar. Diese wandelt sich in eine gestielte Blase um, deren äußere Wand sich später einstülpt, so daß ein „Augenbecher" entsteht (Abb. S. 445). Die Einstülpung setzt sich auf den Augenbecherstiel fort; in ihr liegt die Arteria hyaloidea, die künftige A. centralis retinae. Der Augenbecher nimmt die Form einer doppelwandigen Kugel an (Abb. S. 445), dadurch, daß die Einstülpungsstelle, die Augenbecherspalte allmählich überwachsen wird. Die äußere Wand des Augenbechers ist von Anfang an dünn und wird zum Pigmentepithel, die innere dicke Wand zur Retina. Der auf einen Spalt zwischen ihnen eingeengte Hohlraum der Augenblase steht mit dem Ventrikelraum des Zwischenhirns in Verbindung und wird als „Sehventrikel" bezeichnet (Abb. S. 445). Im Bereiche des Augenbecherstieles schwindet der Hohlraum später völlig, im Bereiche des Bulbus bleibt er als der capillare Spalt zwischen Retina und Pigmentepithel erhalten. — Die Augenbecherspalte, das Colobom (Abb. S. 445), wird allmählich ganz überwachsen, die Ränder verschmelzen und es bleibt nur noch übrig die

Öffnung für den Eintritt der Vasa centralia in den Opticus (Abb. S. 405).
Auf das fertige Auge bezogen entspricht der Becherspalte eine von der Papilla
optica senkrecht, d. h. sagittal nach ab- und etwas medialwärts laufende Linie.

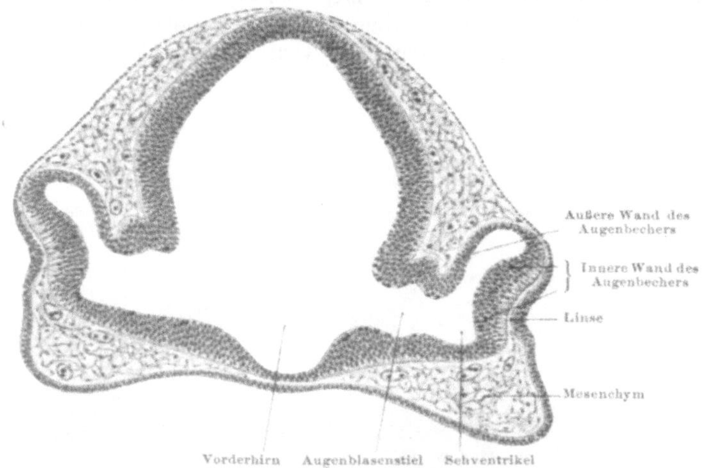


Abb. 238. Querschnitt durch den Vorderkopf eines 5 mm langen menschlichen Embryo.
(Aus SEEFELDER: In Handbuch der Ophthalmologie von SCHIECK-BRÜCKNER, Bd. I, S. 479. — E.)

Ursprünglich war es die Grenze zwischen nasalem und temporalem unterem
Quadranten, denn die Anlage der Retina ist symmetrisch, wie sie es bei den
Säugetieren auch bleibt. Die Asymmetrie beim Menschen mit Verlagerung der
Papille nach medial ist eine sekundäre
Erscheinung, die mit der Verlagerung des
Bulbus von der Seitenwand des Kopfes
nach vorn zusammenhängt (S. 403).

Der größte Teil des inneren Augen-
becherblattes wird durch Umbildung seiner
Zellen in Neuroblasten zur Pars optica
der Retina. Die Neuriten der innersten
Ganglienzellschicht dringen auf dem Wege
des Augenbecherstieles zum Gehirn vor
und bilden ihn zum Opticus um. Die
Retina kann also als graue Substanz des
Gehirns betrachtet werden, der Opticus
als weiße. Gegen den Augenbecherrand
hin wird das innere Blatt zu einem einschichtigen Epithel umgewandelt, ähnlich
wie bei den Telae chorioideae und bildet
die Pars caeca retinae einschließlich Pars
ciliaris und iridica (Abb. S. 446). Der
Augenbecherrand selbst bleibt als Pupillar-

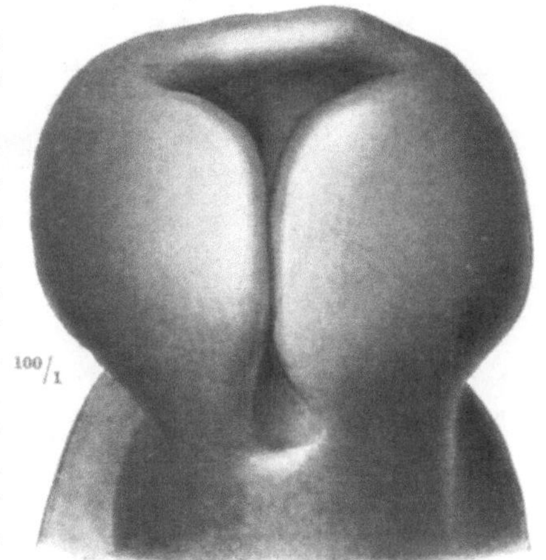

Abb. 239. Augenbecher eines 7 mm langen
menschlichen Embryo. Ansicht von unten.
[Aus SEEFELDER (wie Abb. 238), S. 478. — E.]

zone der Iris erhalten, als die Stelle, an der die Pars caeca (iridica) retinae
in das Pigmentepithel umbiegt.

Die Bildung der einheitlichen Retina auf dem Umweg über zwei durch das
Colobom gespaltene Hälften mit erst nachträglicher Verschmelzung zur Einheit
erklärt man damit, daß sonst die Opticusfasern von der Netzhaut aus den Umweg
über Augenbrecherrand und äußeres Blatt des Augenbechers (Pigmentepithel)
machen müßten, um zum Augenbecherstiel und zum Gehirn gelangen. — Das
Colobom kann als Hemmungsbildung erhalten bleiben.

Als Teil des Zwischenhirns ist die Retina ektodermaler Abkunft. Ebenso stammt aus dem Ektoderm die Linse. Sie entsteht als plattenförmige Verdickung der primitiven Epidermis an der Stelle, wo die seitlich verwachsende Augenblase diese berührt. Die Platte senkt sich zur Grube ein (Abb. S. 445) und schnürt sich dann als Bläschen ab. Die Epidermis, die sich über dem abgeschnürten Bläschen wieder schließt, wird zum vorderen Hornhautepithel und

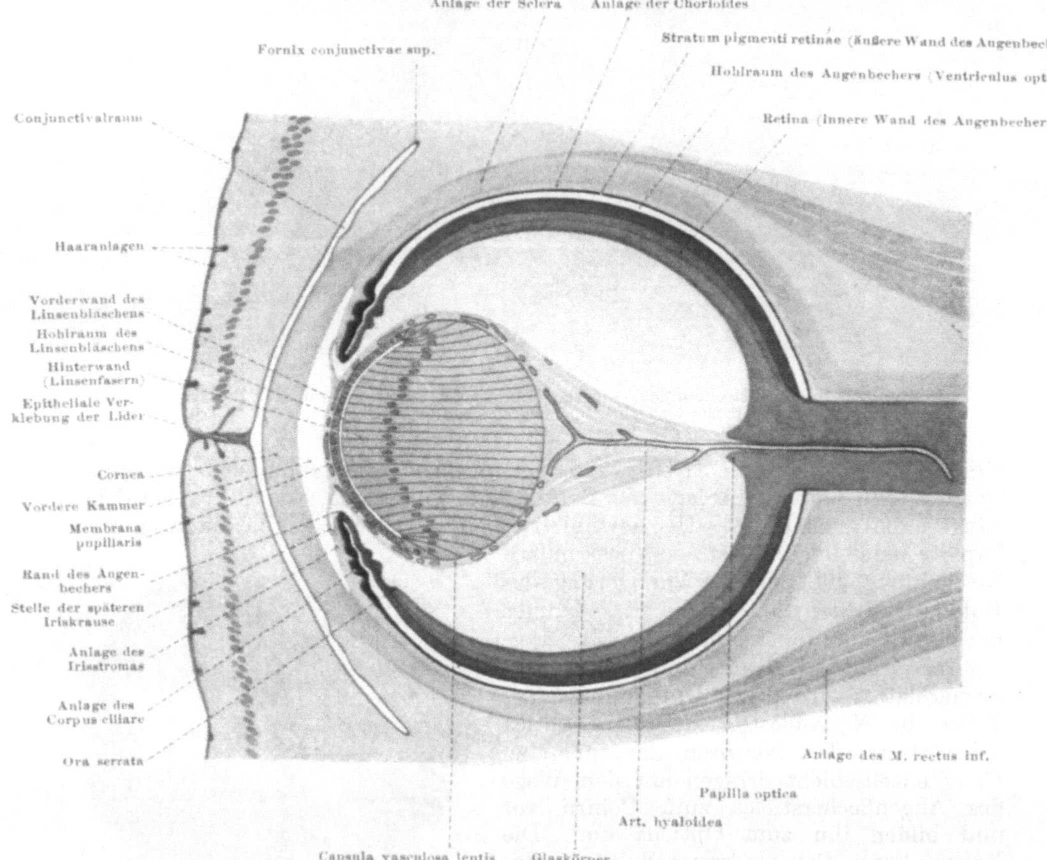


Abb. 240. Schema für die Entwicklung des Auges. Verschiedene Entwicklungsstadien kombiniert, mit Benutzung von BACH u. SEEFELDER: Atlas zur Entwicklung des menschlichen Auges. Leipzig 1911 und FR. FISCHER: Graefes Arch. **126**, 504f. (1931). — E.

zum Epithel der Conjunctiva bulbi (Abb. S. 446). Das Linsenbläschen hat eine einschichtige Wand, deren Zellen an der Vorderwand niedrig bleiben und zum Linsenepithel werden, während die Zellen an der Hinterwand zu Stäben auswachsen, bis sie die Vorderwand berühren (Anlage der Linsenfasern) und so den Hohlraum des Bläschens zum Verschwinden bringen. — Bis zum 8. Fetalmonat ist die Linse von einer zarten bindegewebigen Hülle umgeben, die zahlreiche Blutgefäße enthält, Capsula vasculosa lentis. Das Gefäßnetz wird bis etwa zum Äquator der Linse hin auf der Rückfläche gespeist von der A. hyaloidea (Abb. S. 446), vorn von Ciliararterien. Die A. hyaloidea, ein Ast der A. ophthalmica, lagert sich in die Augenbecherspalte ein und kommt durch deren Verschluß in den Opticus zu liegen. Ursprünglich verzweigt sie sich reich im Glaskörper, später nur noch in der Capsula vasculosa lentis (Abb. S. 446). Dafür entwickeln sich neue Äste in die bis dahin gefäßlose Retina hinein. Damit wird der Stamm der A. hyaloidea zur A. centralis retinae. Der durch den Glaskörper ziehende Teil der Arterie wird zusammen mit der Capsula vasculosa lentis zurückgebildet, kann aber ausnahmsweise als Hemmungsbildung erhalten bleiben, wenigstens als bindegewebiger Strang.

Chorioides, Sclera, Capsula bulbi gehen aus dem Mesenchym hervor, das den Augenbecher umgibt ähnlich wie die Hirnhäute am übrigen Gehirn. Die völlige Differenzierung zu Pia, Arachnoides und Dura erfolgt allerdings nur im Bereiche des Augenbecherstieles, des Opticus, doch darf man am Augenbecher selber die Chorioides der Pia, die Sclera der Dura gleichsetzen. Die Suprachorioidea entspricht der Arachnoides bzw. dem Subarachnoidalraum.

Die vordere Augenkammer entsteht nach Art des Subarachnoidalraumes durch Spaltbildung im Mesenchym. Nach Abschnürung des Linsenbläschens vom Ektoderm schiebt sich zwischen beide Mesenchym ein. Es bleibt in ganz dünner Schicht, solange die Linse noch dicht unter dem Ektoderm liegt. Erst ungefähr im 3. Fetalmonat rückt die Linse mehr in die Tiefe, wobei das Mesenchym zwischen ihr und Ektoderm (Epidermis) zunimmt. In diesem Mesenchym tritt dann ein Spalt auf, die primitive vordere Augenkammer. Das Mesenchym an ihrer Vorderwand bildet alle Schichten der Hornhaut bis auf das ektodermale vordere Epithel. Die dünne Hinterwand überzieht als Membrana pupillaris den Augenbecherrand und die Vorderfläche der Linse (Abb. S. 446), bildet zugleich den vorderen Abschnitt der Capsula vasculosa lentis, dem sie die Blutgefäße zuführt. Die Pupillarmembran wird im 8. oder 9. Fetalmonat zurückgebildet. Das seitlich von der Pupille vor dem Augenbecherrande gelegene Mesenchym aber bleibt erhalten und wird zum Stroma der Iris und zum Gerüst des Kammerwinkels (Spongium iridocorneale, Lig. pectinatum). Rings um den Augenbecherrand herum tritt innerhalb der Pupillarmembran ein kleiner ringförmiger Spaltraum auf. Das hat Zweierlei zur Folge: Erstens wird der Augenbecherrand selbst frei von Mesenchym, zweitens wird die Pupillarmembran gegen das eigentliche Irisstroma abgesetzt und heftet sich nur noch an dessen Vorderfläche an (Abb. S. 446). Wenn dann mit der Rückbildung der Pupillarmembran der Ringspalt der vorderen Augenkammer zugeschlagen wird, tritt der Augenbecherrand als Pupillarsaum der Iris frei zutage. Die Anheftungsstelle der Pupillarmembran am Irisstroma bildet die Iriskrause. Das Mesenchym der primitiven Iris wird teilweise noch rückgebildet, wodurch die FUCHSschen Räume entstehen.

Die Lider entstehen als Hautfalten, die sich von oben und unten über die Augenanlage herüberschieben bis zur gegenseitigen Berührung und Verschmelzung der Epithelien ihrer Ränder (Abb. S. 446). Zu Beginn des 6. Fetalmonats trennen sich die Lidränder wieder. Bei den Säugetieren, deren Junge „blind" geboren werden, bleibt die epitheliale Verklebung über den Zeitpunkt der Geburt hinaus noch bestehen. Mit dem Vorwachsen der Lider wird zugleich der Conjunctivalraum gebildet, der ektodermale Epithelbelag wird zur Conjunctiva palpebralis.

Überblickt man die Gesamtentwicklung des Auges, so ergibt sich: Cornea und Conjunctiva sind Teile der äußeren Haut, die Netzhaut ist graue Substanz des Gehirns, der Opticus mit Papilla optica weiße. Die Chorioides ist gleichsam die Pia mater der Netzhaut, die Sclera Dura. Diesen genetischen Zusammenhängen entspricht bemerkenswerterweise das Verhalten bei bestimmten Erkrankungen. Die Cornea und Conjunctiva wird vom Lupus befallen wie die Haut, bei miliarer Tuberkulose finden sich tuberkulöse Knötchen zugleich in Pia (und Arachnoides) und Chorioides, nie in Retina oder Sclera. Erkrankungen der weißen Substanz des centralen Nervensystems (multiple Sklerose) befallen den Opticus, nie die Retina. Von der Poliomyelitis (Kinderlähmung) bleibt der

Opticus frei, weil er weiße Substanz ist, und die Retina, weil sie keine motorischen Zellen enthält, an welche die Poliomyelitis gebunden ist. TENONsche Kapsel und Sclera, Gelenkpfanne und Gelenkkopf, passiver Bewegungsapparat für die Augenbewegungen, unterliegen rheumatischen Erkrankungen zusammen mit den Gelenken. — Die Retina ist Abkömmling und Teil desjenigen Gehirnabschnittes, der von der A. carotis interna versorgt wird. Eine Blutung in der Netzhaut kann Vorbote einer Blutung in die Capsula interna, eines mit motorischer Lähmung einhergehenden Schlaganfalles sein, nie einer Blutung etwa im Bereiche des Sulcus calcarinus, die zu Gesichtsfeldausfällen, aber nicht zur motorischen Lähmung führt; der Sulc. calcarinus ist Gebiet der A. cerebri posterior aus der A. vertebralis, nicht der Carotis.

# D. Das Gleichgewichts- und Gehörorgan, Organon status et auditus.

Die beiden Sinnesorgane, Gleichgewichts- und Gehörorgan, sind, obwohl funktionell völlig verschieden, anatomisch zu einem einheitlichen Organ zusammengeschlossen, das wegen der Vielgestalt seiner Einzelteile als Labyrinth bezeichnet wird (Abb. S. 449). Unter den Sinnesorganen ist diese Vereinigung zweier ganz verschiedener Organe einzigartig. Sie findet ein Gegenstück etwa in der Nebenniere, in welcher beim Säuger als Rinde und Mark zwei bei den niederen Wirbeltieren völlig getrennte Organe (Interrenalorgane und phaeochrome Körper, Suprarenalorgane) zu einer anatomischen Einheit vereinigt sind. Ähnlich beim Pankreas mit seinen exkretorischen und inkretorischen Anteilen. Im Gebiete des Bewegungsapparates ist funktionelle Vielheit bei anatomischer Einheit weit verbreitet. Abgesehen davon, daß jeder Muskel funktionell durch Verschiedenheit der Innervationsimpulse in eine Vielheit von Einzelmuskeln zerlegt werden kann, besteht mancher einheitliche Muskel aus antagonistisch wirkenden Anteilen wie der M. deltoideus mit seiner abduktorischen mittleren Portion und den adduktorischen Randteilen. Entscheidend für die Funktion ist hier nicht die anatomische Einheit des Muskels, sondern die Verschiedenheit der nervösen Impulse, die die anatomische Einheit funktionell aufhebt. So wird auch das einheitliche Labyrinth durch die nervösen Verbindungen in zwei Organe aufgeteilt, das Gleichgewichts- oder statische Organ mit dem N. vestibularis und das Gehörorgan mit dem N. cochlearis. Beide Nerven sind zwar vom inneren Gehörgang bis zum Gehirn in ein gemeinsames Perineurium eingehüllt und zum 8. Gehirnnerv, N. statoacusticus, vereinigt, trennen sich aber nach dem Eintritt in die Medulla oblongata wieder (Abb. S. 470) und haben weiterhin völlig verschiedene zentrale Verbindungen und Endigungen.

Das Labyrinth besteht aus dünnwandigen Blasen und Röhren, die in ungefähr entsprechende Hohlräume und Kanäle des Felsenbeins eingelagert sind. Danach unterscheidet man häutiges und knöchernes Labyrinth. Die meisten der üblichen Abbildungen des Labyrinthes stellen Ausgüsse des knöchernen Labyrinthes dar, die das membranöse Labyrinth nur unvollkommen wiedergeben.

Die beiden Teile des Labyrinthes sind stammesgeschichtlich sehr verschieden alt. Ein Gleichgewichtsorgan haben alle, auch die niedersten Wirbeltiere in voller Ausbildung. Das Gehörorgan, die Schnecke, fehlt den Fischen, und ist voll entwickelt erst bei den Säugern.

## 1. Gleichgewichtsorgan, Vestibularapparat.

Utriculus, Sacculus        Das Gleichgewichtsorgan besteht aus zwei verschieden eingerichteten Abschnitten. Der eine wird dargestellt von zwei Bläschen, einem rundlichen, dem

Sacculus, und einem gestreckten, schlauchartigen, dem Utriculus (Abb. S. 449),
der andere von drei ringartig gebogenen Kanälen, den Bogengängen, Canales
semicirculares, die sämtlich vom Utriculus ausgehen. Die Wand dieser
Blasen und Bogengänge ist sehr zart, das Lumen von einer klaren Flüssigkeit,
Endolymphe, erfüllt. An Sacculus und Utriculus ist eine Art Ausgleichsrohr
angeschlossen, der Ductus endolymphaceus, der in seinem blinden Ende
zum Saccus endolymphaceus erweitert ist. Ob dies wirklich eine Einrichtung
für Druckausgleich ist, sei dahingestellt, die Bedeutung ist nicht völlig geklärt.

Dieses membranöse Organ ist vom Knochen der Pars petrosa so umschlossen,
daß jeder Bogengang in einen eigenen Kanal eingelagert ist, Utriculus und Sacculus hingegen in einen gemeinsamen Hohlraum (Abb. S. 475), von dem die Kanäle

für die Bogengänge ausgehen. Die
alten Anatomen, die das schwierig dar-
zustellende membranöse Labyrinth
noch nicht kannten, faßten diesen
Hohlraum als Vorraum für die Bogengänge auf und nannten ihn Vestibulum. Dies Vestibulum, das Sacculus und Utriculus enthält, hat
dem ganzen Gleichgewichtsorgan
den Namen Vestibularapparat
eingetragen und seinem Nerven den
Namen N. vestibularis.

Die Bogengänge verlaufen mit
ganz geringfügigen Abweichungen
jeder in einer Ebene, und die drei
Bogengangsebenen stehen aufeinander senkrecht, wenn auch nicht
mathematisch genau. Nach der Lage

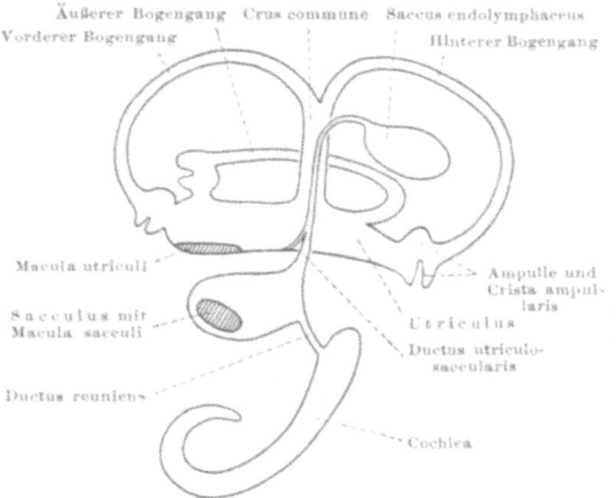


Abb. 241. Schema des Labyrinthes. [In Anlehnung
an DE BURLET: Z. Anat. 94, 54 (1931). — E.]

im Kopfe unterscheidet man einen oberen, hinteren und lateralen Bogengang.

Die Wand des Utriculus und Sacculus ist dünn und durchscheinend und nur
an je einer umschriebenen Stelle dicker und trüb, Macula utriculi und Macula
sacculi (Abb. S. 449). Beide Maculae haben ovale Form. Die Macula utriculi
liegt an dessen vorderem Ende, und zwar am Boden des Utriculus, ihre innere
freie Oberfläche sieht also nach oben. Die Macula sacculi liegt an der medialen,
dem inneren Gehörgang anliegenden Wand des Sacculus (Abb. S. 475). Sie liegt
in einer Ebene, die ungefähr der Ebene des oberen Bogenganges parallel ist,
wie die der Macula utriculi der Ebene des lateralen Bogenganges. Die Maculae
sind die Endigungsstellen des N. vestibularis.

Die Bogengänge gehen vom Utriculus aus (Abb. S. 449). Oberer und Bogengänge
hinterer Bogengang sind an ihren medialen Enden eine Strecke weit zum Crus
commune vereinigt, so daß am Utriculus nicht sechs, sondern nur fünf Bogen-
gangsmündungen sich finden. An einem seiner Enden ist jeder Bogengang
kolbig aufgetrieben zu einer Ampulle (Abb. S. 450). Die Ampulle des oberen
Bogenganges liegt an seinem vorderen Ende, die des hinteren Bogenganges
an dessen hinterem Ende. Der laterale Bogengang hat seine Ampulle vorn
neben der Ampulle des vorderen Bogenganges. Auf den Utriculus bezogen
liegen also zwei Ampullen am vorderen Ende, wo auch die Macula utriculi
liegt. Die dritte Ampulle, die des hinteren Bogenganges, liegt ganz für sich
am hinteren Ende des Utriculus. In jeder Ampulle findet sich eine leisten-
artige Endigungsstelle des N. vestibularis, eine Crista ampullaris. Diese
Crista erscheint trüb, der übrige Bogengang durchscheinend wie Sacculus
und Utriculus.

Am Vestibularapparat finden sich also fünf Sinnesstellen: die beiden Maculae sacculi und utriculi und drei Cristae ampullares. Von jeder Sinnesstelle geht ein Bündel des N. vestibularis aus, das entsprechend benannt ist (Ramus ampullaris, utricularis, saccularis). Die Bündel aus den drei benachbarten Sinnesstellen am vorderen Ende des Utriculus, aus der Macula utriculi und den Ampullen des oberen und lateralen Bogenganges schließen sich zusammen zum N. utriculo-ampullaris. Er verläuft, dem Utriculus auf seiner dorsalen Fläche dicht angeschmiegt (Abb. S. 450), im Vestibulum zum oberen Teil des inneren Gehörganges. Der Ast von der Ampulle des hinteren Bogenganges, R. ampullae posterioris, läuft in einem eigenen Knochenkanal in den

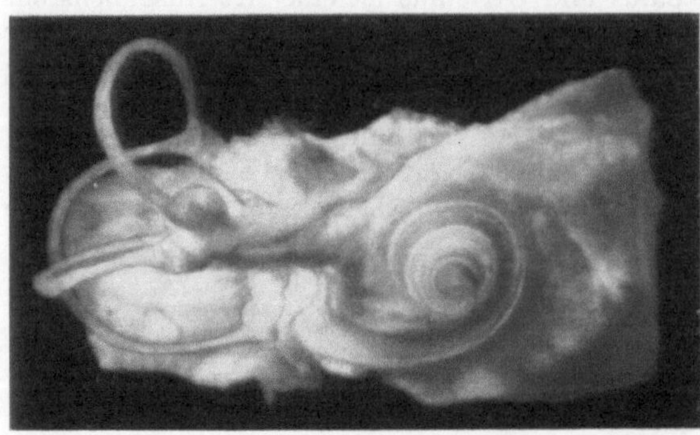

Abb. 242. Rechtes Labyrinth aus dem Felsenbein größtenteils herauspräpariert, von vorn gesehen. (Aus KOLMER: In Handbuch der mikroskopischen Anatomie, Bd. III/1, S. 290. — E.)

Meatus acusticus internus. Auch der R. sacculi betritt den inneren Gehörgang gesondert, und zwar wie der N. ampullaris posterior den unteren Teil des inneren Gehörganges. Weiteres über die Nerven s. S. 457.

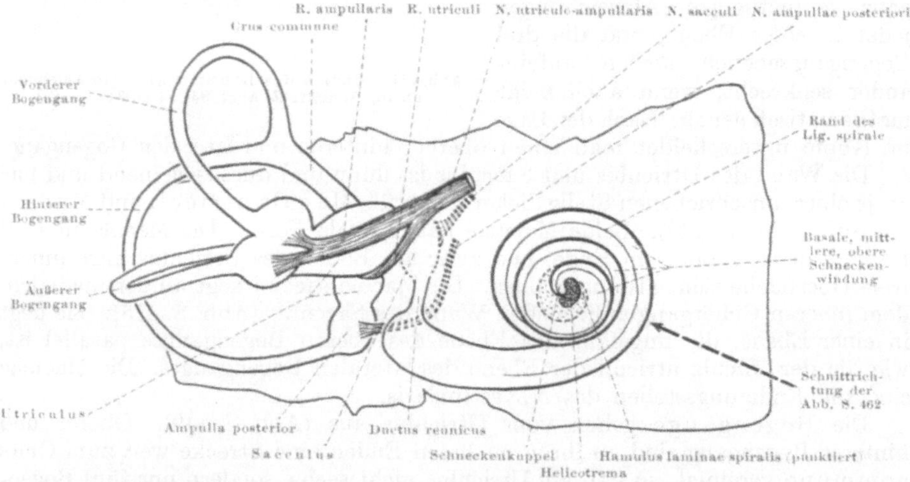


Abb. 243. Umrißzeichnung zu Abb. 242, etwas vergrößert und ergänzt. — E.



Die Stellung der Bogengänge im Kopf ist nicht, wie man zunächst wohl erwarten würde, so, daß jede der drei Bogengangsebenen mit einer der Hauptebenen des Kopfes, der sagittalen, frontalen, horizontalen, zusammenfällt. Vielmehr sind die Bogengänge, und ebenso die Macula sacculi und utriculi, ausgesprochen in Zwischenebenen angeordnet. Die Abb. S. 451 geben in etwas schematisierter Form die Stellung des statischen Organes wieder. Oberer und hinterer Bogengang bilden mit der Medianebene Winkel von etwa 45°. So kommen vorderer Bogengang der einen und hinterer Bogengang der anderen Seite parallel zueinander zu stehen (Abb. a S. 451). Das Bogengangsystem ist also als

Ganzes gegen die Medianebene um etwa 45° gedreht. Außerdem ist es als Ganzes gegen die Deutsche Horizontale, bestimmt durch oberen Rand des äußeren Gehörganges und unteren Rand der Orbita, um fast 45° [nach rückwärts geneigt (Abb. b S. 451). Der laterale Bogengang, oft auch horizontaler Bogengang genannt, ist also nach hinten und unten geneigt, könnte danach eher unterer als horizontaler Bogengang genannt werden.

Die Ebene der Macula sacculi und utriculi stimmen annähernd mit denen des oberen bzw. lateralen Bogenganges überein, so daß in der Aufsicht (Abb. 451 a) die Macula utriculi, in der Seitenansicht (Abb. 451 b) die Macula sacculi von der Fläche zu sehen ist.

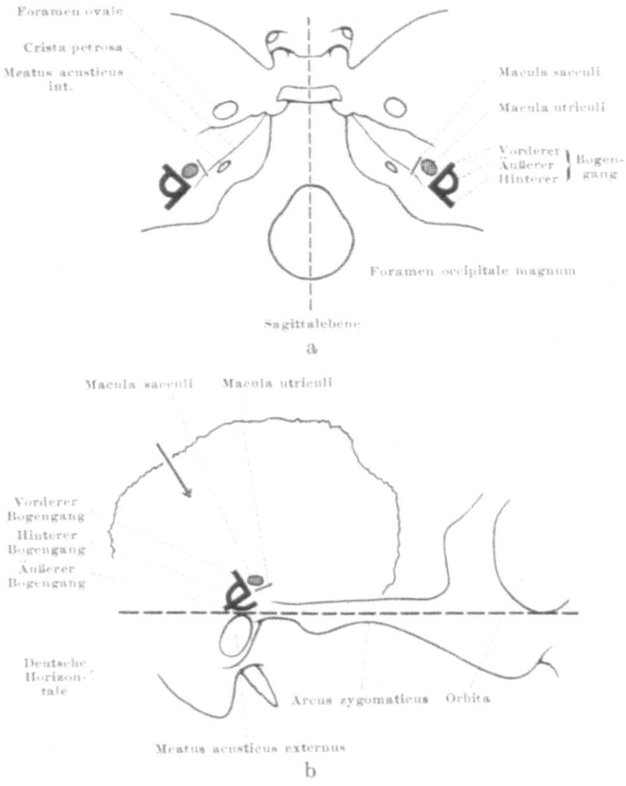

Ich habe die Stellung des Labyrinthes auf die Deutsche (Frankfurter) Horizontale bezogen. Gegen diese Ebene ist das Labyrinth nach rückwärts geneigt. Man hat behauptet, die wahre Ruhehaltung des Kopfes, auch bei den Säugetieren, entspräche der Stellung, in welcher der laterale Bogengang horizontal steht, die sozusagen biologische Horizontalebene des Kopfes wäre durch die Ebenen der lateralen Bogengänge bestimmt. Für den Menschen ist die Orientierung nach den lateralen Bogengängen zumindest unzweckmäßig, da man deren Ebenen am Lebenden höchstens mit Röntgenaufnahmen bestimmen kann, während die Deutsche Horizontale durch ihre beiden Bestimmungspunkte, oberer Rand des knöchernen Gehörganges und Mitte des unteren

Foramen ovale — Crista petrosa — Meatus acusticus int. — Macula sacculi — Macula utriculi — Vorderer, Äußerer, Hinterer } Bogengang — Foramen occipitale magnum — Sagittalebene — a — Macula sacculi — Macula utriculi — Vorderer Bogengang — Hinterer Bogengang — Äußerer Bogengang — Deutsche Horizontale — Arcus zygomaticus — Orbita — Meatus acusticus externus — b

Abb. 244 a u. b. Schema für die Stellung der Bogengänge und Maculae im Kopfe. a Ansicht von oben und hinten (vgl. Pfeil in Abb. 6), b Profilansicht.

Augenhöhlenrandes, jederzeit unschwer feststellbar ist. Außerdem ist vom funktionellen Gesichtspunkt aus die Vorstellung irrig, die lateralen Bogengänge müßten in der Ruhehaltung horizontal, d. h. parallel zum Erdboden, die anderen senkrecht dazu stehen. Weder kann man überhaupt von einer bestimmten Ruhehaltung des Kopfes sprechen, noch ist für die Funktion der Bogengänge eine bestimmte Ruhehaltung irgendwie nötig. Wie alle Sinnesorgane sind auch die Bogengänge nicht auf Ruhe, d. h. dauernden Zustand, sondern auf Änderung des Zustandes gebaut. Nur Änderung der Lage, nicht aber Beibehaltung wirkt als Reiz für den Vestibularapparat. Die Ausgangsstellung ist unwesentlich, es kommt lediglich auf Änderung der Stellung an.

Der Ductus endolymphaceus nimmt seinen Ursprung von der Verbindung zwischen Sacculus und Utriculus, dem Ductus utriculo-saccularis (Abb. S. 449). Der haarfeine Gang läuft zunächst parallel dem Crus commune des oberen und hinteren Bogenganges schräg nach auf- und rückwärts, wendet sich dann aber in scharfem Bogen nach abwärts und gegen die hintere Fläche der Felsenbeinpyramide. An seinem Ende erweitert er sich zu dem Saccus endolymphaceus, der als flachgedrückte Blase in der Apertura externa

Ductus endolymphaceus

29*

canaliculi (aquaeductus) vestibuli an der hinteren Fläche der Felsenbeinpyramide (Bd. 1, Abb. S. 676) aus dem Knochen heraustritt und sich noch individuell verschieden weit unter der Dura mater erstreckt, wo er durch Abziehen

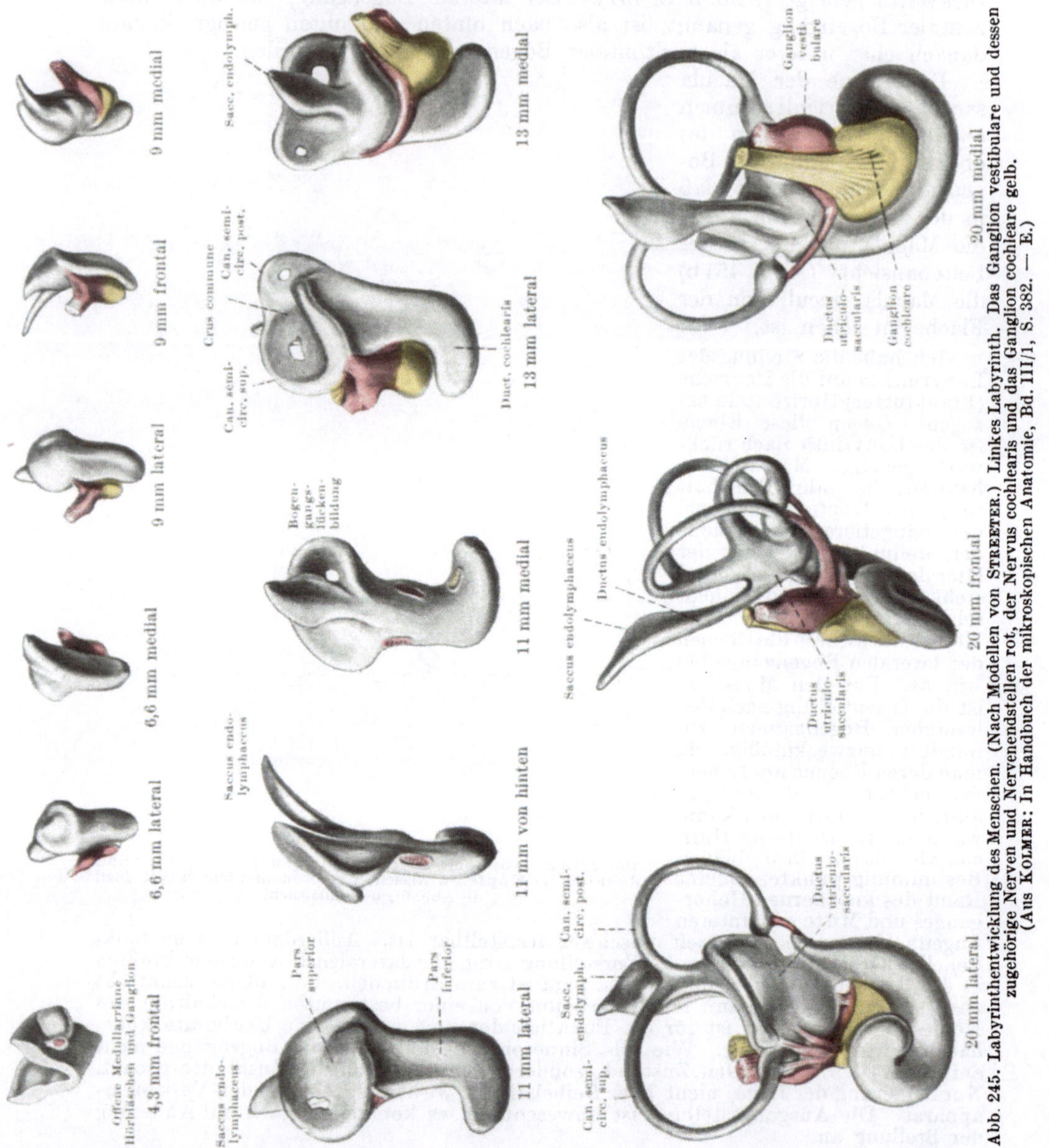

Abb. 245. Labyrinthentwicklung des Menschen. (Nach Modellen von STREETER.) Linkes Labyrinth. Das Ganglion vestibulare und dessen zugehörige Nerven und Nervenendstellen rot, der Nervus cochlearis und das Ganglion cochleare gelb. (Aus KOLMER: In Handbuch der mikroskopischen Anatomie, Bd. III/1, S. 382. — E.)

der Dura leicht zu finden ist.   Seine Bedeutung ist, wie schon erwähnt, unbekannt.   Bei den Haifischen mündet der Ductus endolymphaticus in der Haut nach außen.   Die alte Bezeichnung „Aquaeductus" vestibuli soll nur besagen, daß der Gang sehr dünn und keine Vene ist.

Entwicklung des Labyrinthes   Das membranöse Labyrinth ist ektodermaler Herkunft. Es entsteht als Verdickung der embryonalen Epidermis, als Hörplatte, die sich zur Hör-

grube einsenkt und als Hörbläschen vom Ektoderm abschnürt. An der Abschnü-
rungsstelle tritt sehr frühzeitig der Ductus endolymphaceus an der medialen

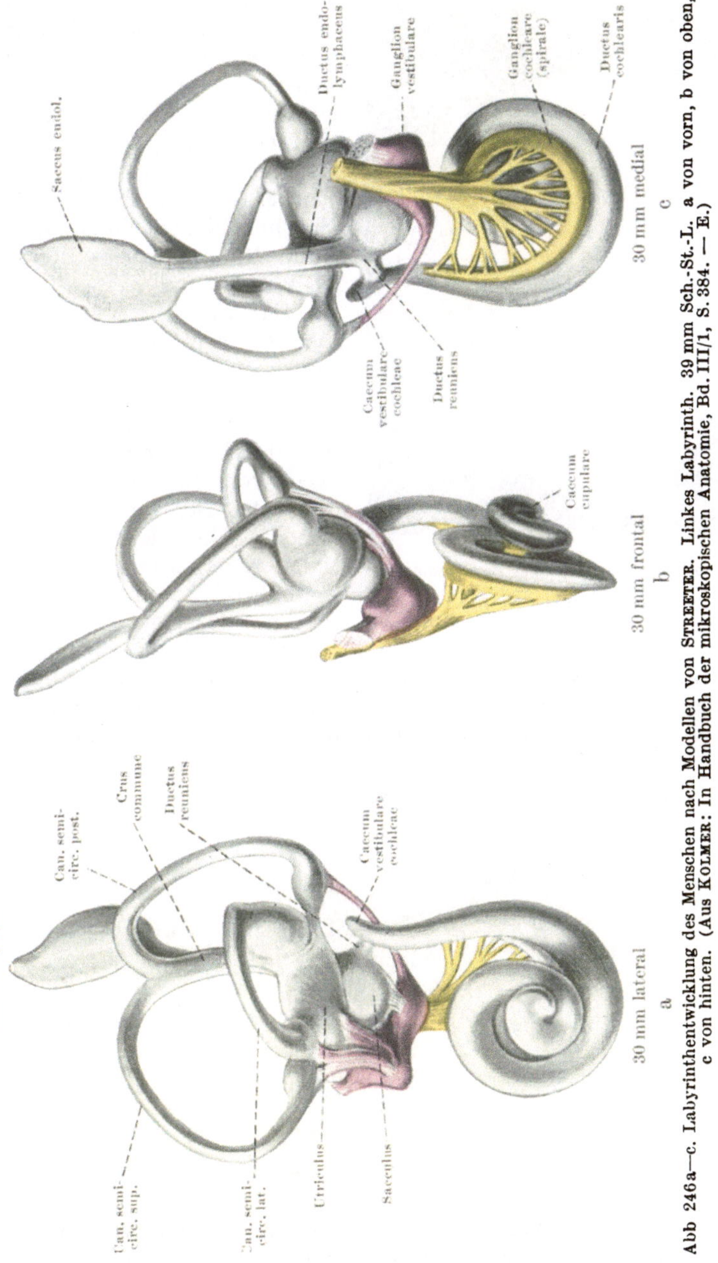


Abb. 246a—c. Labyrinthentwicklung des Menschen nach Modellen von Streeter. Linkes Labyrinth. 30 mm Sch.-St.-L. a von vorn, b von oben, c von hinten. (Aus Kolmer: In Handbuch der mikroskopischen Anatomie, Bd. III/1, S. 384. — E.)

Wand auf. Das Bläschen selbst gliedert sich alsbald in einen oberen breiteren
und unteren schmäleren Abschnitt. Aus dem oberen gehen Bogengänge und
Utriculus hervor, aus dem unteren Sacculus und Schnecke (Abb. S. 452). Die
Bogengänge entstehen als flache taschenartige Verbreiterungen. In der Mitte

der Taschen legen sich die Wände aneinander, die Epithelien verschmelzen und bereiten dadurch den Durchbruch vor, der die Taschen in bogenförmige Kanäle umwandelt (Abb. S. 452, 2. Reihe).

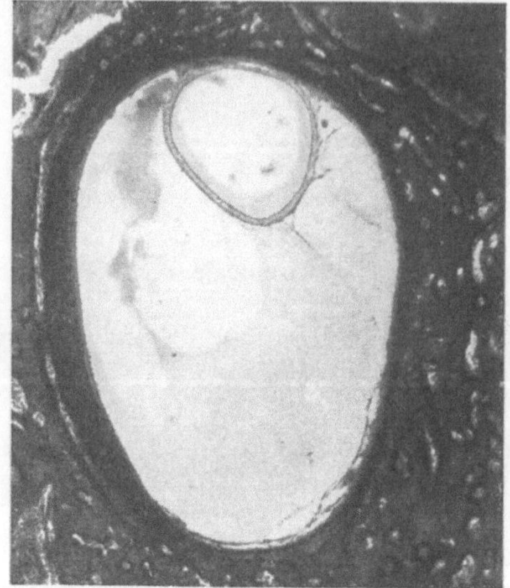

Knöchernes
Labyrinth

Abb. 247. Knöcherner und häutiger Bogengang eines Kindes, darin Gerinnsel der Eiweißkörper der Endo- und Perilymphe. (Aus KOLMER: In Handbuch der mikroskopischen Anatomie, Bd. III/1, S. 303. — E.)

Noch vor der Abschnürung des Hörbläschens vom Ektoderm lagert sich der Labyrinthanlage das Ganglion acusticum an, das sich bald in Ggl. vestibulare (Abb. S. 452, gelb) und Ggl. cochleare (rot) gliedert. Mit zunehmender Ausgestaltung des Labyrinthes werden dann die Nervenäste deutlich (N. utriculoampullaris, R. sacculi, R. ampullae posterioris, Abb. S. 452).

Das mit der wasserklaren Endolymphe gefüllte membranöse Labyrinth ist in das Hohlraumsystem des knöchernen Labyrinthes eingelagert, das wesentlich weiträumiger ist als das membranöse und keineswegs von ihm ausgefüllt wird (Abb. S. 475). Der übrig bleibende Raum ist von Flüssigkeit erfüllt, der ebenfalls wasserklaren Perilymphe, weshalb dieser Raum auch perilymphatischer Raum genannt wird. Jeder Bogengang liegt in einem eigenen knöchernen Kanal. Mit der Konvexität seines Bogens liegt er dem dünnen Periost der knöchernen Wand an und ist mit ihm unmittelbar verbunden (Abb. S. 454). Seitlich, bis etwa zum halben Umfang des Bogenganges, spannen sich feine

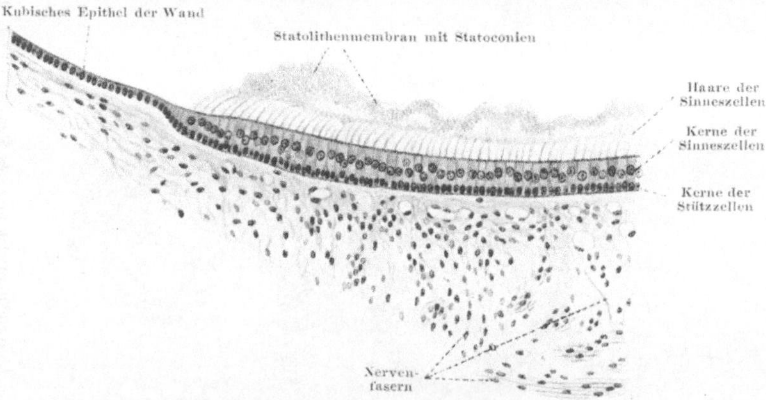


Abb. 248. Rand einer Macula, Meerschweinchen. — Br.

Bindegewebszüge vom Periost zum Bogengang. In sehr viel geringerer Zahl können sie sich auch am übrigen Umfang finden. Häufig aber ist der perilymphatische Raum vom halben Umfang des Bogenganges an völlig frei von Bindegewebe. Ähnlich sind Utriculus und Sacculus der Wand des Vestibulum angelagert (Abb. S. 458, 475). Die Anlagerungsstellen am Knochen sind der Form von Utriculus und Sacculus entsprechend etwas ausgebuchtet (Recessus ellipticus bzw. sphaericus). Nur an den Anlagerungsstellen und ihrer nächsten Umgebung findet sich maschenreiches Bindegewebe, im übrigen ist auch hier der perilymphatische Raum frei davon (Abb. S. 475).

Die dünne bindegewebige Wand des häutigen Labyrinthes ist auf der Innenseite von einem einfachen platten bis kubischen Epithel ausgekleidet. Nervenendstellen sind nur die Maculae sacculi und utriculi und die Cristae ampullares. Auch an diesen Sinnesstellen bleibt das Epithel einschichtig, ist aber in besonderer Art ausgebildet. Die hohen, prismatischen Zellen der Maculae sacculi et utriculi sind zu zwei Formen differenziert, Sinnes- und Stütz-

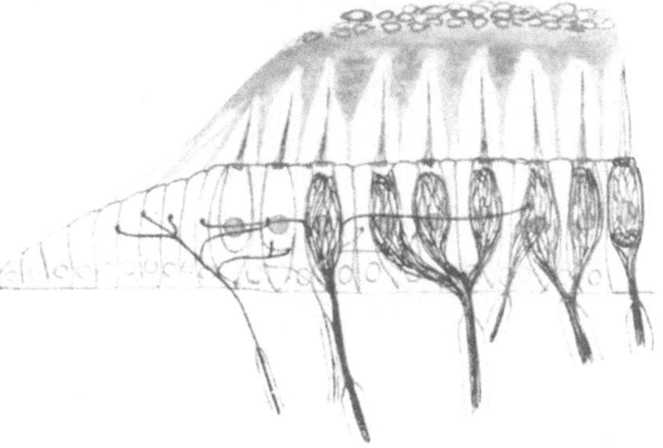



Abb. 249. Schema der Innervation einer Macula des Menschen. (Aus KOLMER: In Handbuch der mikroskopischen Anatomie, Bd. III/1, S. 307. — E.)

stellen. Die Sinneszellen sind ausgezeichnet dadurch, daß sie an ihrer freien Oberfläche ein Büschel allerfeinster Härchen tragen, die durch eine Kittmasse zu einem spitzen Kegel verbunden sind (Abb. S. 455). Diese Haarzellen besitzen große kugelige Kerne und stehen einzeln oder zu mehreren zwischen den Stützzellen, die schmäler sind, basal liegende kleine Kerne haben und keine Haare aufweisen (Abb. S. 454). Die Haare sind eingelagert in eine gallertartige Deckplatte, an deren freier Oberfläche die Statoconien oder Statolithen in sie eingelagert sind (Abb. S. 455). Es sind 2—5 $\mu$ große längliche Gebilde, deren organische Grundsubstanz mit kohlensaurem Kalk imprägniert ist. Mit der gallertartigen Deckplatte zusammen bilden sie die Statolithenmembran (Abb. S. 454). Wie sich diese zu den Haaren der Haarzellen verhält, ist nicht ganz sicher bekannt, wahrscheinlich ist jedes Haar von einem flüssigkeitserfüllten Hohlraum der Gallerte umgeben (Abb. S. 455). Es darf angenommen werden, daß jede Verschiebung der Membran gegen das Epithel die Haare verbiegt und dadurch die Haarzellen reizt. Immerhin bereitet die senkrechte Stellung der Macula sacculi einer allzu einfachen Vorstel-

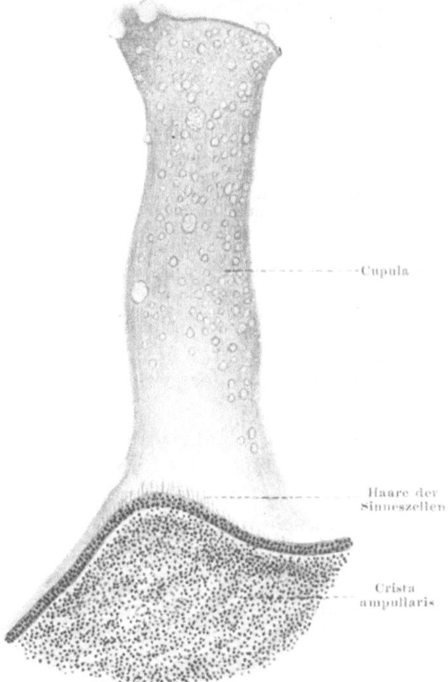



Abb. 250. Crista ampullaris mit Cupula. Mensch. — Br.

lung von der Wirkungsweise der Statolithenmembran einige Schwierigkeit.

In die Macula treten dünne und dicke Nervenfasern ein. Die dicken bilden um die Haarzellen einen dichten Faserkorb (Abb. S. 455), von dem aus feinste Fibrillen auch in das Plasma der Zellen eindringen. Die dünnen Fasern enden nach Art intraepithelialer Nervenendigungen. Die Endigungen an den Haarzellen treten bei den Embryonen außerordentlich frühzeitig auf. Sie sind mit weitem Abstand die ersten Nervenendigungen, die überhaupt im Körper gebildet werden.

Cristae<br>ampullares,<br>Cupulae Die Sinneszellen der Bogengänge, die Cristae ampullares, sind den Maculae sehr ähnlich gebaut. Hier wie dort sind Haar- und Stützzellen differenziert. Auch hier sind die Haare in eine Gallerte eingelagert, die Cupula, die aber nicht flach ist wie die Statolithenmembran der Maculae, auch keine Statolithen enthält. Sie hat annähernd die Form eines hohen Zylinders (Abb. S. 455), der weit in das Bogengangslumen, bis über seine Mitte hineinragt (Abb. S. 456, 458).

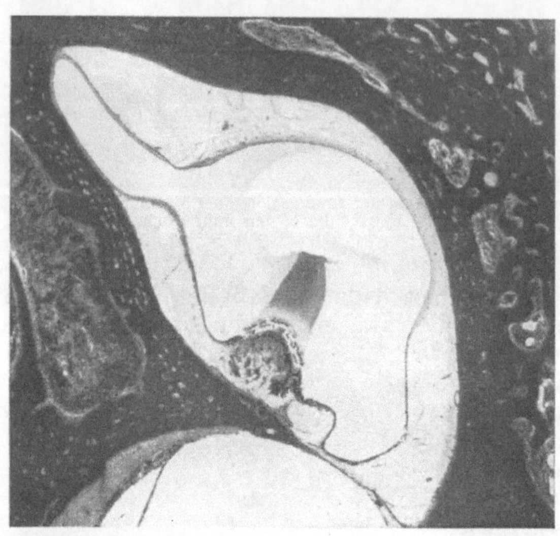

Abb. 251. Ampulla und Crista ampullaris mit Cupula vom Neugeborenen. (Aus KOLMER: In Handbuch der mikroskopischen Anatomie, Bd. III/1. — E.)

Die Cupula sitzt dem Epithel der Crista nicht unmittelbar auf, ein feiner Spalt trennt sie von ihm, durch den hindurch die Haare der Haarzellen in sie hineinziehen. Die Cupula ist also sozusagen freischwebend an den Haaren der Haarzellen aufgehängt. Die feinste Bewegung der Endolymphe gegen die Crista oder der Crista gegen die Endolymphe muß auf die Cupula und dadurch auf die Haare und Haarzellen wirken. Die Empfindlichkeit dieses Apparates, Haarzellen und Cupula, ist durch zwei Momente noch besonders gesteigert: Die Cupula hat fast das gleiche spezifische Gewicht wie die Endolymphe; dadurch ist sie praktisch der Wirkung der Schwerkraft entzogen, im diametralen Gegensatz zu den Statolithenmembranen von Utriculus und Sacculus, die durch die Beschwerung mit Statolithen gerade auf Wirkung der Schwerkraft gebaut sind. (Die Bläschen in der Cupula der Abb. S. 455 sind keine Statolithen, sondern durch die Fixierung bedingte Kunstprodukte.) Das zweite Moment liegt in der Form der Crista ampullaris. Die Crista ist annähernd ein Halbzylinder (Abb. S. 456), dessen Achse senkrecht zur Ebene des Bogenganges und damit zur Bewegungsrichtung der Endolymphe steht. Die Cupula ist mit ihr nach Art eines Scharniergelenkes verbunden, der feine Spalt zwischen ihr und dem Epithel wirkt wie ein Gelenkspalt. Das freie Ende der beweglichen Cupula kann dank dieser gelenkartigen Verbindung sehr viel leichter und feiner ausschlagen als wenn die Cupula mit flacher Basis einer flachen Macula aufsäße.

Blutgefäße Die Arterien des Vestibularapparates stammen aus der A. labyrinthi (A. auditiva interna), einem dünnen Aste der A. cerebelli anterior (Abb. S. 285), der mit dem N. statoacusticus in den inneren Gehörgang eintritt. Die Verzweigung des R. vestibularis der A. labyrinthi längs der Nerven und weiterhin ist aus Abb. S. 457 ersichtlich. Der Abfluß des Blutes erfolgt durch zwei verschiedene Venen. Die eine begleitet den Ductus endolymphaceus als V. canaliculi vestibuli und gelangt zum Sinus petrosus superior. Die andere vereinigt sich mit den Venen der Schnecke und zieht als V. canaliculi cochleae (S. 468) zur V. jugularis interna.

Von den **Nerven** wurde bereits gesagt, daß die Äste aus den benachbart
liegenden Ampullen des oberen lateralen Bogenganges und der Macula utriculi
sich zu einem gemeinsamen Stamm vereinigen, dem N. utriculo-ampullaris.
Er tritt aus dem Vestibulum durch die als Area vestibularis superior s. utriculo-
ampullaris bezeichnete Öffnung am Grunde des inneren Gehörganges lateral vom
N. facialis in den inneren Gehörgang. Hier vereinigen sich mit ihm der R. saccularis
von der Macula sacculi und der R. ampullaris posterior, die durch getrennte Öffnungen, Area vestibularis inferior s. saccularis bzw. Foramen singulare, in den

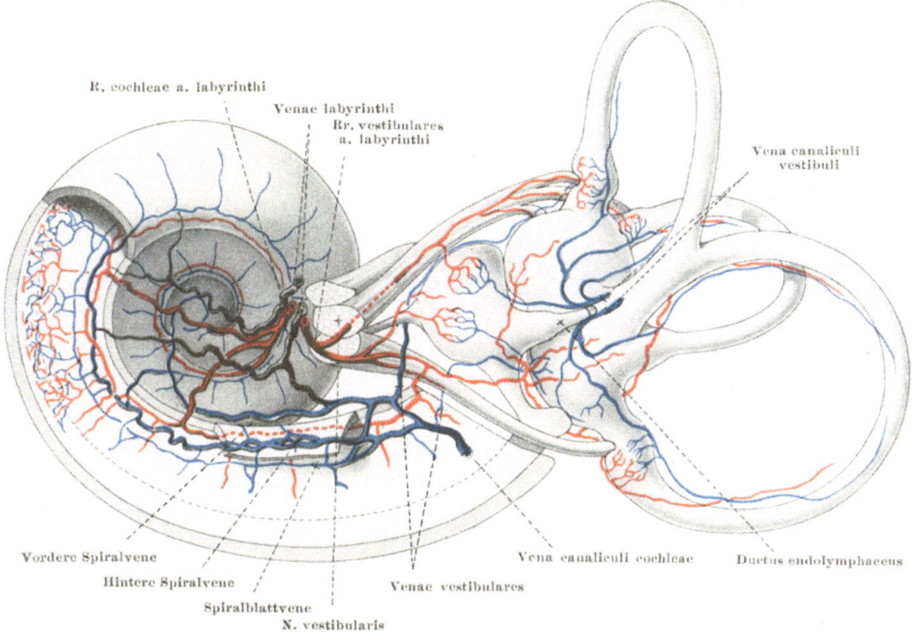


Abb. 252. Arterien und Venen des rechten Labyrinthes, von hinten gesehen. (Nach SPALTEHOLZ: Aus Handbuch
der Hals-, Nasen-, Ohrenkrankheiten von DENKER-KAHLER, Bd. VI/1, S. 342. — E.)

inneren Gehörgang gelant sind. Von dem oberen Abschnitt der Macula sacculi
tritt ein feines Nervenbündel zum N. utriculoampullaris und verläuft mit diesem
zentralwärts. An der Vereinigungsstelle der drei Äste zum N. vestibularis
(N. staticus) schwillt der Nerv zu dem spindeligen Ganglion vestibulare
(Scarpae) an (Abb. S. 458). Seine Zellen sind typisch bipolar: der periphere Neurit
tritt an den einen Pol der spindelförmigen Zelle heran, der zentrale Neurit verläßt
sie am entgegengesetzten Pol. Die Zellen sollen umsponnen sein von marklosen
Fasern vermutlich sympathischer Herkunft, jedoch ist diese Beobachtung nicht
unbestritten. Die zentralen Neuriten bilden den N. vestibularis und ziehen mit
dem Hörnerven, dem N. cochlearis, durch gemeinsames Perineurium zum N.
stato-acusticus (kurz auch N. acusticus) vereinigt, zum Kleinhirnbrückenwinkel
(Abb. S. 236). Innerhalb der Hirnsubstanz trennen sich beide Nerven sofort
(Abb. S. 470).

Über die „Kerne" des N. vestibularis und seine Anteile am Elementarapparat des Hirnstammes und am Kleinhirn ist in Bd. 3, S. 105 bzw. S. 133
ausführlich behandelt. Die dort gemachte Angabe, der Nucl. angularis und
die „Radix ascendens" N. vestibularis seien keine Sinnesanteile, sondern
seien effektorischer Natur und bewirkten die Sekretion der Endolymphe, ist

nicht allgemein anerkannt. Meist werden sie wie alle übrigen zentralen Teile
des N. vestibularis als sensorische angesprochen. Doch ist keine vom Nucl.
angularis weiterziehende zentrale Bahn nachgewiesen. Wie aus der Darstellung
in Bd. 3 hervorgeht, hat der N. vestibularis vor allem Verbindungen zu den
verschiedensten Anteilen des Nucl. reticularis, des motorischen Haubenkernes. Es
kann hier hinzugefügt werden, daß solche Verbindungen auch zu den im Mittelhirn gelegenen Anteilen beschrieben sind, mindestens zum Nucl. interstitialis
und Nucl. commissurae posterioris (vgl. Bd. 3, Tabelle S. 100). Einen sehr wesentlichen Anteil haben die zentralen Fortsetzungen des N. vestibularis am Aufbau
des hinteren Längsbündels, Fasc. longitudinalis medialis (Bd. 3, S. 101), das in

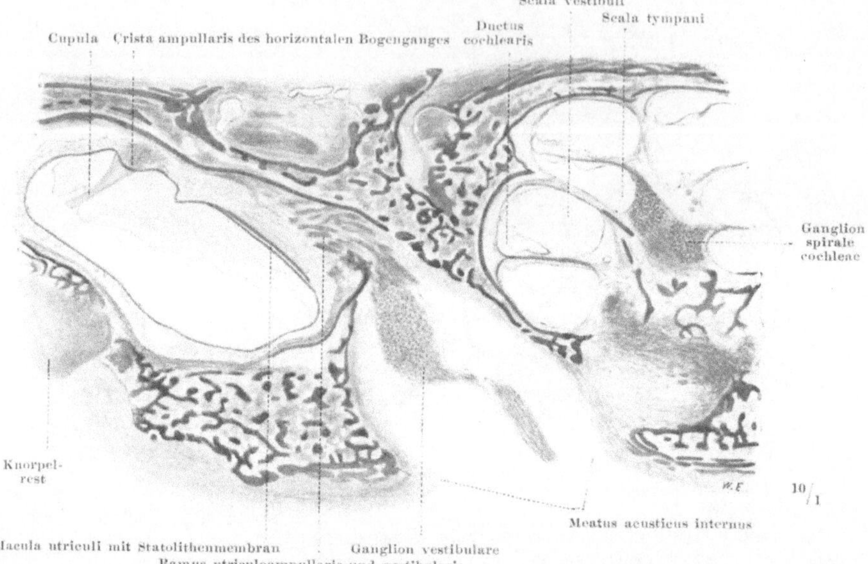


Abb. 253. **Ganglion vestibulare und Ganglion spirale.** Horizontalschnitt durch Meatus acusticus
internus, Cochlea und Utriculus, menschlicher Fetus. Präparat Dr. MEYER, Ohrenklinik Würzburg. — Br.

allererster Linie aus Vestibularisbahnen zusammengesetzt ist, aufsteigenden zum
Mittelhirn aus den Vestibulariskernen, und absteigenden aus Nucl. commissurae
posterioris und Nucl. interstitialis. Das hintere Längsbündel überträgt Vesti-
bularisreize hauptsächlich auf die Augenmuskelkerne. Vielleicht treten sogar
auch unmittelbare Fortsetzungen von Vestibularisfasern an diese heran, Reflexbogen einfachster Art bildend. Es wäre dann für die Vestibularisfasern die
gleiche Anordnung gegeben wie für einen Teil der Hinterwurzelfasern der Spinalnerven: unmittelbare Verbindung zu den motorischen Vordersäulenzellen durch
„Reflexcollateralen" und mittelbare durch Strangzellen, beim Vestibularis
durch Zellen des Nucl. reticularis, der ja für den Hirnstamm die gleiche Bedeutung hat wie das System der Strangzellen für das Rückenmark. Die absteigenden Fasern des hinteren Längsbündels ziehen mindestens bis in das
Halsmark und zu den Kernen der Nackenmuskeln nach abwärts, teilweise bis
gegen das Ende des Brustmarkes (Erector trunci).

Die aus den Vestibulariskernen entspringenden Bahnen werden teilweise
gekreuzt, teils unmittelbar hinter den Kernen, teils erst in der Commissura
caudalis (posterior). In dieser findet auch eine teilweise Rückkreuzung statt. Der
Kreuzung in der Commissura caudalis scheinen nur die Fasern zu den vordersten Teilen des Nucl. reticularis zu unterliegen.

Über die Verbindungen des Vestibularis zum Kleinhirn s. Bd. 3, S. 133f. Weitere Verbindungen bestehen zum oberen Vierhügel und zum Globus pallidus. Der Vestibularis ist also in weitestem Maße mit den motorischen Anteilen des Gehirnes verbunden, mit dem motorischen Haubenkern (Nucl. reticularis), dem Kleinhirn, dem Basalganglion (Globus pallidus), und durch deren absteigende Systeme mit den motorischen Vordersäulenzellen des Rückenmarkes. Daher hat der Vestibularis wesentlichen Einfluß auf den Tonus der Muskulatur und auf jede Bewegung. Keine Haltung, Stellung, Bewegung ohne Mitwirkung des N. vestibularis!

Diese Wirkungen vollziehen sich sämtlich ohne Beteiligung des Bewußtseins. Ob es bewußte vestibulare Wahrnehmungen gibt, darüber kann man streiten. Soweit wir über die Stellung von Kopf und Gliedmaßen an uns selbst unterrichtet werden, geschieht dies durch andere Sinnesorgane, durch die Organe der Haut- und der Tiefensensibilität. Soweit es sich um die Stellung unseres Körpers im Raume handelt, geschieht es vorwiegend durch das Auge. Werden wir der optischen Orientierung und der Orientierung nach der Wirkung der Schwerkraft entzogen, so hört die Orientierung im Raume auf, das Labyrinth gibt uns keine Möglichkeit dazu. Aber das Fliegen in dicken Wolken ist schließlich keine für den Menschen biologische Situation. Doch rechtfertigt die Erscheinung des Schwindels als stark unlustbetonte subjektive Wahrnehmung, mag sie auch vorwiegend negativer Art im Sinne einer Störung sein, die Frage nach einer Endigung der Vestibularisbahn in der Großhirnrinde. Klinische Erfahrungen sprechen dafür, daß eine corticale Vestibularisendigung im oberen Scheitellappen, in der oberen Lippe des Sulcus intraparietalis gelegen ist, im basalen Teil des Feldes 5b in Abb. S. 231. Dieses Gebiet wird auch früh und selbständig markreif. Cytoarchitektonisch ist es aber nicht als Sinnessphäre kenntlich. Auf welchem Wege vom N. vestibularis aus die zentralen Bahnen hierher gelangen, ist völlig unbekannt. Klinische Erfahrungen sprechen weiter dafür, daß Verbindungen vom Vestibularis her auch bestehen zu den Augenbewegungsfeldern der Großhirnrinde, zu Feld 22 im Temporallappen (Abb. S. 228), Feld 6a β im Fuß der oberen Stirnwindung, vielleicht auch zu dem anschließenden Feld 8 (und 9). Vielleicht gehen zu diesen Gebieten intra- oder subcorticale Assoziationssysteme von der parietalen Endigungsstätte aus.

## 2. Gehörorgan.

Das Gehörorgan wird dargestellt von der mit dem Labyrinth vereinigten Schnecke (Abb. S. 450), die in die Felsenbeinpyramide eingelagert, der unmittelbaren Einwirkung der Schallwellen also entzogen ist. Zu deren Übertragung ist ein besonderer schalleitender Apparat entwickelt in Gestalt von Trommelfell und Gehörknöchelchen, die in einen lufterfüllten Raum, die Paukenhöhle, eingelagert sind (Abb. S. 473). Das Trommelfell liegt am Grunde des äußeren Gehörganges, an den außen die Ohrmuschel angesetzt ist. Das Gehörorgan mit seinen Hilfseinrichtungen läßt sich demnach gliedern in inneres Ohr (Schnecke), Mittelohr (Paukenhöhle und schalleitender Apparat) und äußeres Ohr.

### a) Inneres Ohr.

Wie man ein membranöses und ein knöchernes Labyrinth unterscheidet, so unterscheidet man auch eine membranöse und eine knöcherne Schnecke. Die membranöse Schnecke, Ductus cochlearis, hat im Querschnitt dreieckige Form und nimmt nur einen kleinen Teil des Raumes der knöchernen Schneckengänge ein (Abb. S. 460). Er beginnt und endet blind und weist

2¹/₂ Windungen auf (Abb. S. 450). Phylo- und ontogenetisch entsteht er vom
Sacculus aus (Abb. S. 452) und behält zeitlebens eine feine Verbindung mit
dem Sacculus, den Ductus reuniens (Abb. S. 449, 450), dessen Lumen beim
Erwachsenen obliteriert zu sein pflegt. Er ist wie das übrige Labyrinth mit
Endolymphe erfüllt und von Perilymphe umgeben, die in dem Hohlraum der
umgebenden knöchernen Schnecke enthalten ist.

*Knöcherne Schnecke*    Diese knöcherne Schnecke, Cochlea, hat etwa die Form einer Wein-
bergschnecke (Abb. S. 473). Wie der Ductus cochlearis, den sie beherbergt,
bildet sie 2¹/₂ Windungen, die als basale, mittlere und Kuppelwindung bezeichnet
werden. Die rechte Schnecke ist rechtsgewunden (Abb. S. 450), die linke links-
gewunden. Die Schnecke schließt sich nach medial an das Vestibulum an, die

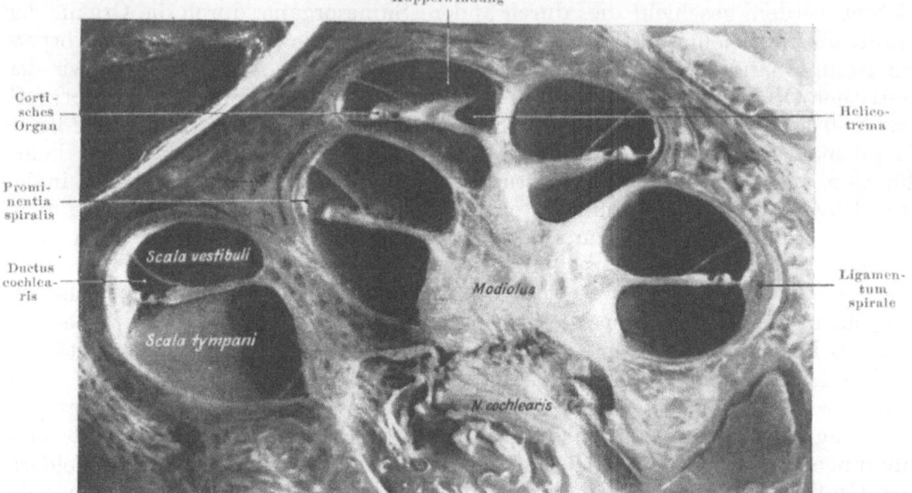


Abb. 254. Cochlea des erwachsenen Menschen (41 Jahre). Axialer Längsschnitt. (Aus HELD: In Handbuch
der normalen und pathologischen Physiologie, Bd. XI, S. 482. — E.)

Basalwindung liegt annähernd horizontal und zieht zunächst fast gerade gestreckt
von lateral nach medial, biegt sich dann nach oben um und geht mit rasch
abnehmenden Radien als Mittel- und Kuppelwindung weiter.

Auf dem Querschnitt (Abb. S. 460) sieht man jede Windung unterteilt in
drei Gänge, einen dreieckigen, den kleinsten, den Ductus cochlearis, und zwei
größere, die mit Perilymphe gefüllt sind. Im ganzen ist die Querschnittsform
bei den verschiedenen Windungen verschieden: Die Basalwindung ist im Querschnitt rund, die Mittelwindung elliptisch, die Kuppelwindung im Anfangsteil
stark gegen den Modiolus ausgezogen, in der Kuppel selbst halbkreisförmig.

*Modiolus, Lamina spiralis*    Öffnet man am macerierten Os temporale die Schnecke, so findet man im
Inneren wie in jedem Schneckenhaus die Schneckenspindel, den Modiolus,
die Achse, um welche die Windungen herumgelegt sind. Besser als an der flachen
menschlichen Schnecke (Abb. S. 460) erkennt man den Modiolus an der hohen
Schnecke des Meerschweinchens (Abb. S. 461). Um den Modiolus läuft vom
Beginn der Basalwindung an ein feines Knochenblättchen wie das Blatt einer
Wendeltreppe, die Lamina spiralis (Abb. S. 468). Sie ragt in die Schneckenwindungen ungefähr bis zur Hälfte der Weite hinein. In der obersten Windung
reicht sie nicht bis zum blinden Ende der Kuppel, sondern löst sich vorher vom
Modiolus los und endet frei wie ein kleines Sprungbrett. Dies freie Ende ist zu-
gespitzt und wird Hamulus laminae spiralis genannt (Abb. S. 450, 468).

Der Modiolus ist wie auch die knöchernen Scheidewände zwischen den Schneckenwindungen fast vollkommen hohl. An die sehr zarte Corticalis schließt sich ein feines Spongiosawerk an, das teils das Ganglion spirale und die Anfangsbündel des N. cochlearis aufnimmt, teils, besonders in Höhe des Ansatzes der Lamina spiralis, ein mesenchymartiges Bindegewebe und auch Fettzellen enthält (Abb. S. 462). Auch die Lamina spiralis ist so gut wie vollkommen ausgehöhlt, so daß sie fast nur aus der sehr dünnen Corticalis an der Ober- und

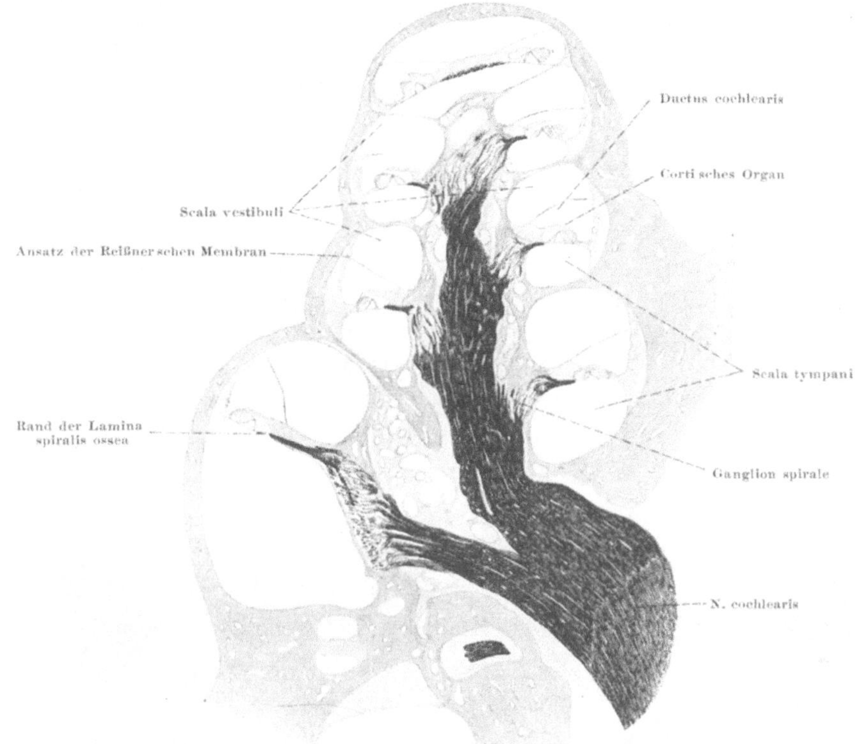


Abb. 255. Axialer Längsschnitt durch die Schnecke, Meerschweinchen. Markscheiden des N. cochlearis mit Osmium geschwärzt. — Br.

Unterfläche besteht (Abb. S. 463). Nur zarte radiäre Stützplatten sind zwischen sie eingefügt, die nur zum Teil bis zum freien Rande der Lamina spiralis reichen, der deshalb in der Aufsicht erkennen läßt, daß die Lamina spiralis aus zwei sehr dünnen Knochenplatten besteht. Im ganzen bilden die Hohlräume der Lamina spiralis ein System radiärer Nervenkanäle, die vom Modiolus ausgehen (Abb. S. 453), an diesem zunächst fast kreisrund sind, sich aber mehr und mehr verbreitern und schließlich am Rande des Spiralblattes großenteils zusammenfließen. Die Stützplatten zwischen den beiden Corticales bilden zugleich die Scheidewände zwischen den Kanälen.

In der knöchernen Schnecke ist der Ductus cochlearis in der Art befestigt, daß die eine Seite seines dreiseitigen Querschnittes sich vom freien Rande der Lamina spiralis ossea zur gegenüberliegenden Wand der Schneckenwindung ausspannt (Abb. S. 462). Diese basale Seite des Ductus cochlearis, die Lamina basalis, ist mit feinen Bindegewebsfasern ausgerüstet, die von der Lamina

spiralis ossea in radiärer Richtung ausgehen. Anschließend an den Rand der
Lamina spiralis ossea ist sie zunächst auf beiden Seiten mit Bindegewebe
bedeckt, Limbus laminae spiralis (Abb. S. 464, 465), dessen der Scala
vestibuli und tympani zugekehrte Schichten als Labium vestibulare und
tympanale des Limbus bezeichnet werden. In der Schneckenwand gegenüber
senken sie sich nicht als SHARPEYSche Fasern in den Knochen ein, sondern

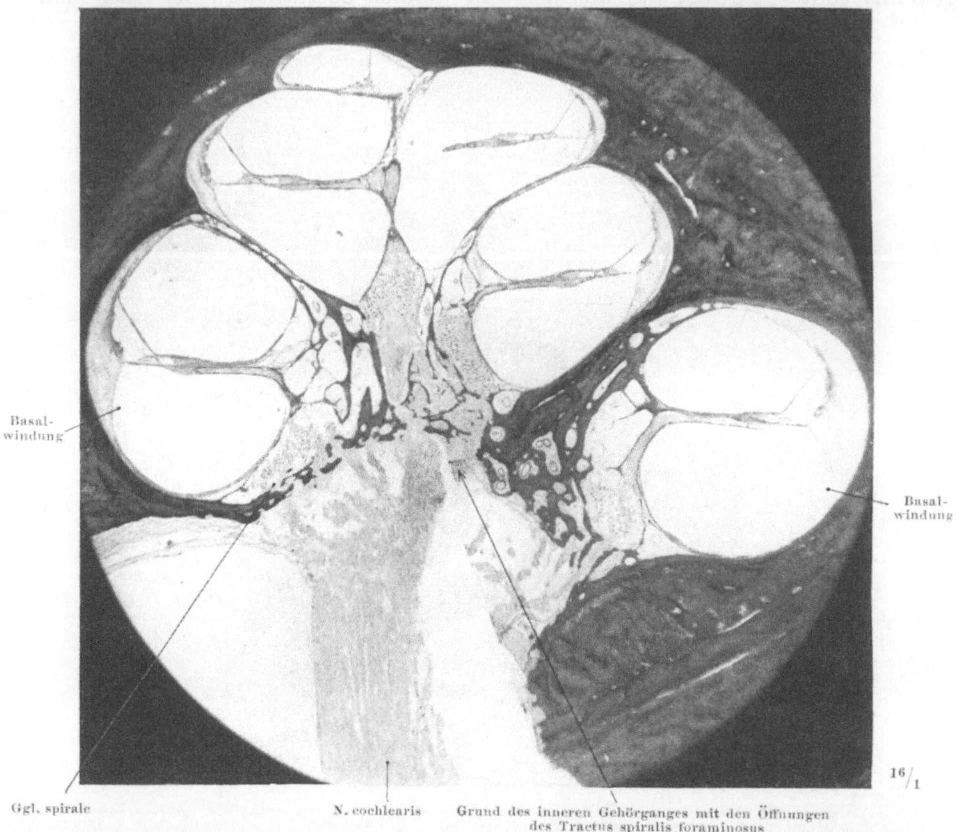


Abb. 256. Axialer Längsschnitt durch die Schnecke des Menschen. (Aus PETERSEN: Histologie, S. 871. — E.)

weichen vorher nach allen Richtungen in Bögen auseinander und gehen in
ein Verspannungssystem feinster Fasern über, das mit breiter Basis an der
knöchernen Schneckenwand angeheftet ist. Die Gesamtheit dieser Spann-
fasern, Ligamentum spirale genannt, breitet sich gegen die obere und untere
Wand der Schneckenwindung aus und bildet eine hohe, im Querschnitt etwa
sichelförmige Erhebung des Periostes. An der herauspräparierten membranösen
Schnecke erscheint das Ligamentum spirale wegen seiner Dicke trüb, sein Rand
ist deutlich zu erkennen (Abb. S. 450). Dadurch, daß das Ligamentum spirale
sich so weit von der äußeren Wand der Schneckenwindung in das Innere erhebt,
und daß vom Modiolus aus die Lamina spiralis ossea bis zur Hälfte der Lichtung
in den Schneckengang reicht, bleibt für die Membrana basalis des Ductus
cochlearis kaum ein Viertel der Windungsbreite des knöchernen Schnecken-
ganges übrig. Sie ist also sehr schmal, am schmalsten in der Basalwindung
(100—200 $\mu$), bis zur Kuppelwindung zunehmend breiter (bis 400 $\mu$).

Auf dieser schmalen gespannten Membran ist das eigentliche Sinnesorgan CORTISCHES Organ angebracht, das Organon spirale oder CORTISCHE Organ (Abb. S. 460). Es läuft durch von der Basal- bis zur Kuppelwindung (Abb. S. 462). Seine typischen Sinneselemente sind Haarzellen, die in einer inneren und mehreren äußeren Reihen zwischen Stützzellen angeordnet sind (Abb. S. 464). Die inneren

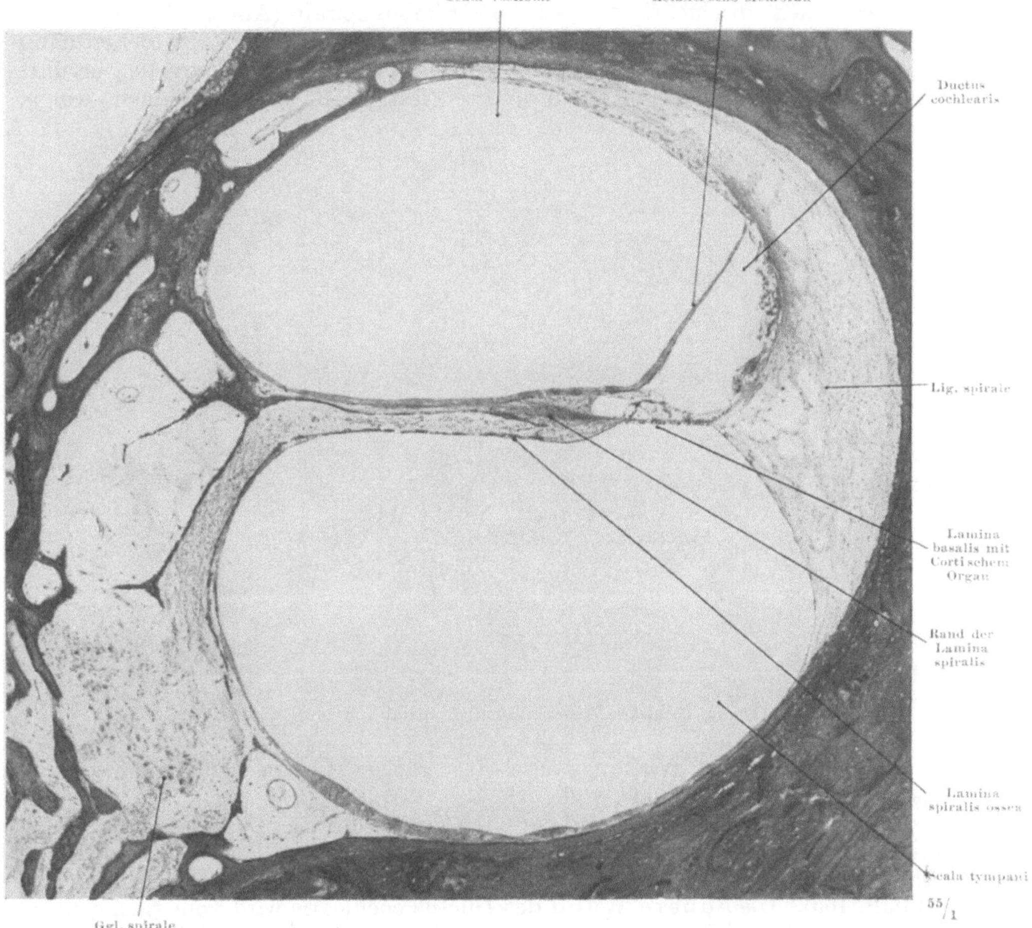


Abb. 257. Dasselbe Präparat wie Abb. 256. Basalwindung. REISSNERsche Membran durch die Fixierung gegen den Duct. cochlearis eingedrückt. (Aus PETERSEN: Histologie, S. 872. — E.)

Haarzellen stehen durchweg in einer, höchstens in zwei Reihen, die äußeren in der Basalwindung in drei Reihen, in der mittleren Windung in vier, nach der Kuppelwindung hin und in dieser in fünf Reihen (Abb. S. 466). Eine Haarzelle kann auf ihrer kleinen freien Oberfläche bis zu 100 Haaren aufweisen, die auf den inneren Haarzellen in einem schmalen Streifen angeordnet sind, auf den äußeren in Form etwa eines M. Im ganzen hat man beim Menschen 3500 innere und 12000 äußere Haarzellen gezählt. Der basale Teil jeder Haarzelle wird von einem nervösen Faserkorb umgeben und enthält auch intrazelluläre Nervenfibrillen, Endigungen des N. cochlearis.

Die Haarzellen sind schwebend aufgehängt in einem aus Zellen gebildeten Stützapparat, der rein der Masse nach den größten Teil des CORTISCHEN Organes

ausmacht (Abb. S. 464, 466). Die auffälligste Bildung in diesem Stützapparat ist
der durch das ganze Organ durchlaufende „Tunnel" (Abb. S. 464). Über Einzelheiten der Haar- und Stützzellen siehe die Werke über Histologie und über
Physiologie.

Über den Haarzellen schwebt eine verhältnismäßig dicke Haut, die Membrana tectoria. Nach innen, nach dem Modiolus zu, liegt sie als dünnes Blatt
auf dem hohen einschichtigen Epithel des Limbus spiralis (Abb. S. 465, 466). Von
dessen Rande an ist die Membran frei. Zunächst wird sie sehr viel dicker, dann
wieder ganz dünn. Ob die Membrana tectoria die Haare der Haarzellen berührt
oder nicht, hat bisher nicht einwandfrei festgestellt werden können, wie ja

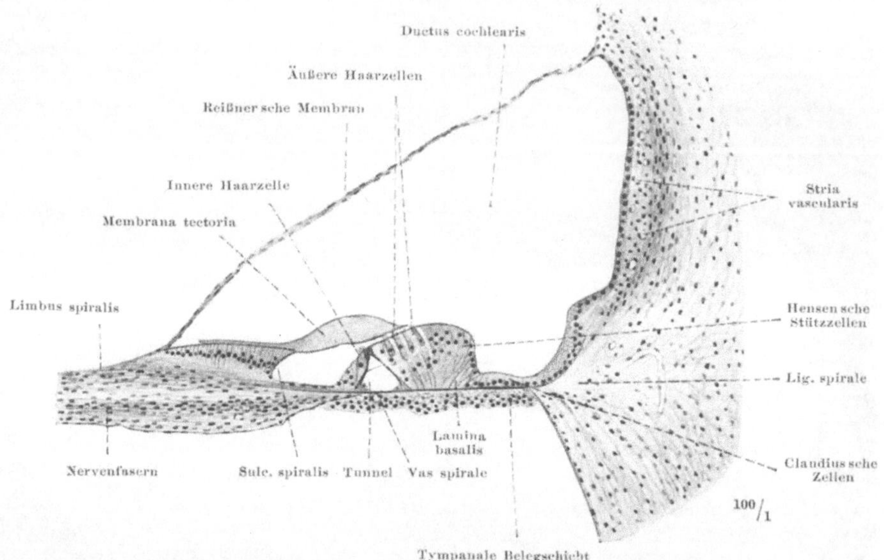


Abb. 258. Ductus cochlearis, Mensch, quer. Präparat von Prof. WITTMAACK. — Br.

überhaupt über die Wirkungsweise des ganzen CORTIschen Organes wohl
manche Theorie aber keine volle Klarheit herrscht.

Das CORTIsche Organ liegt auf der basalen Wand des Ductus cochlearis,
in der Hauptsache auf der Lamina basalis, deren unterer Fläche eine individuell
sehr verschieden dicke Lage von Zellen aufliegt („tympanale Belegschicht",
Abb. S. 465). Die äußere Wand des Ductus cochlearis wird vom Ligamentum
spirale (S. 463) gebildet, das mit einem kubischen Epithel bekleidet ist. Zahlreiche feinste Blutgefäße liegen hier unter dem Epithel, dringen zum Teil sogar
in das Epithel selbst ein (Stria vascularis, Abb. S. 465). Die obere Wand,
die REISSNERsche Membran, besteht nur aus zwei Lagen flacher Epithelzellen (Abb. S. 465).

Scala
vestibuli,
Scala
tympani

Durch die Einfügung des Ductus cochlearis in die knöcherne Schnecke werden
die Schneckenwindungen jeweils in drei Räume geteilt: den Ductus cochlearis
selber, einen Raum oberhalb und einen unterhalb der Lamina spiralis und des
Ductus cochlearis (Abb. S. 460, 462). Da der Schneckengang ganz im Bereiche des
oberen Raumes liegt, wird dieser kleiner als der untere. Wegen ihrer Beziehungen
zu der wendeltreppenartigen Lamina spiralis nennt man die beiden Räume
Treppen, Scalae. Die obere Treppe hat ihren Zugang vom Vestibulum her
(Abb. S. 467) und heißt deswegen Scala vestibuli; die untere endet an einer
Membran, die sie gegen die Paukenhöhle, Cavum tympani, abschließt, deshalb

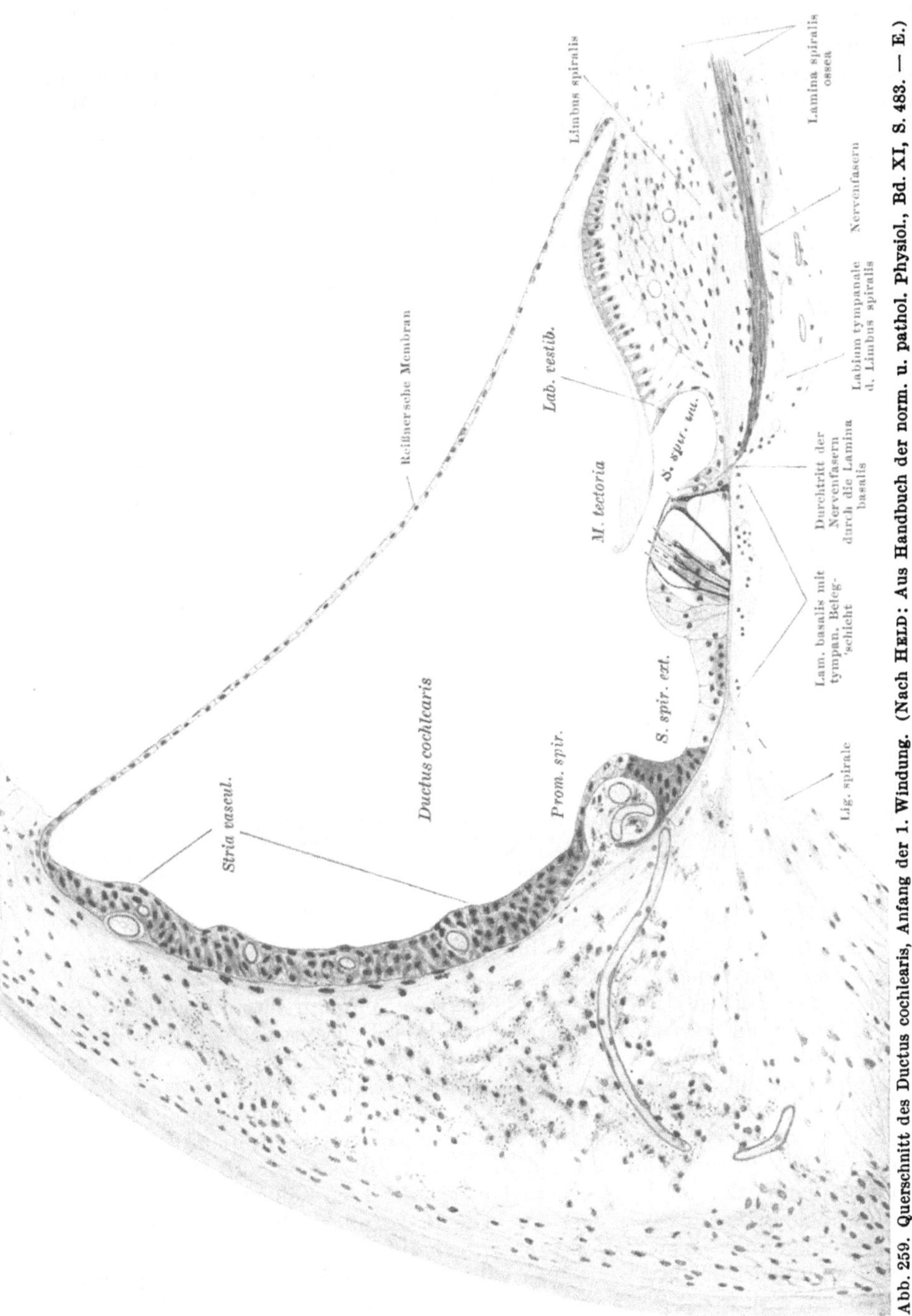


Abb. 259. Querschnitt des Ductus cochlearis, Anfang der 1. Windung. (Nach HELD: Aus Handbuch der norm. u. pathol. Physiol., Bd. XI, S. 483. — E.)

ihr Name Scala tympani. Vor der Kuppelwindung stehen die beiden Treppen miteinander in Verbindung durch das Schneckenloch, Helicotrema (Abb. S. 460, 462). Von der Basalwindung an sind sie durch Lamina spiralis ossea und

Ductus cochlearis völlig voneinander getrennt. Dadurch, daß sich die Lamina spiralis in der Kuppelwindung vom Modiolus löst und als Hamulus frei macht, fällt zwischen Modiolus und Hamulus die bisher trennende Lamina spiralis fort und ist die Verbindung zwischen Scala vestibuli und Scala tympani, das Helicotrema, gegeben (Abb. S. 468). Die Spitze des Hamulus geht nicht bis ganz ans Ende der Kuppelwindung, wohl aber Scala vestibuli und Ductus cochlearis. Die Scala tympani fängt mit dem Helicotrema an. Die eigentliche Kuppel der Schnecke enthält also nicht drei, sondern nur zwei Räume: Ductus cochlearis und Scala vestibuli (Abb. S. 462, links oben), die hier blind enden (Caecum cupulare des Ductus cochlearis). Der Ductus cochlearis ist auch an seinem

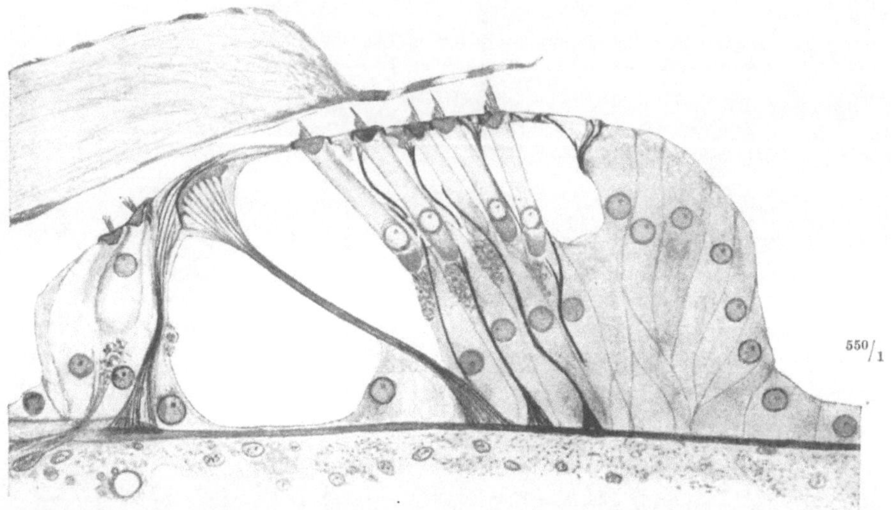



Abb. 260. Radiärschnitt des CORTISchen Organes eines Erwachsenen in der Spitzenwindung; das Verhalten der Stützfibrillen in den Pfeilern und die Verbindung der Pfeiler, die Lage der inneren, hier stellenweise in zwei Reihen gelegenen Haarzellen, und der fünf äußeren Reihen der Haarzellen zeigend. Die Membrana tectoria eine Spur geschrumpft. (Aus KOLMER: In Handbuch der mikroskopischen Anatomie, Bd. III/1, S. 327. — E.)

anderen Ende blind geschlossen, da er nicht unmittelbar aus dem Sacculus hervorgeht (Abb. S. 450). Das blinde Ende liegt am Vestibulum (Caecum vestibulare des Ductus cochlearis).

Von dem Helicotrema aus geht die Scala tympani bis hinunter zur Basalwindung und endet an der Fenestra rotunda s. Fenestra cochleae mit der Membrana tympani secundaria, welche in dies Fenster eingespannt die Scala tympani von der Paukenhöhle trennt. Die Fenestra cochleae liegt unten am lateralen Ende des Promontoriums, das durch die untere Schneckenwindung bedingt ist. Dorsal davon liegt die Fenestra ovalis s. Fenestra vestibuli, die von der Paukenhöhle in das Vestibulum führt (Abb. S. 484). In sie ist die Platte des Steigbügels eingefügt. Abb. S. 468 zeigt die Verhältnisse in einem einfachen Schema, das die Schnecke abgerollt darstellt. Die Bewegungen des Steigbügels, der den Schwingungen des Trommelfelles entsprechend in die Fenestra vestibuli hineingedrückt und wieder herausgezogen wird (S. 477), werden auf die Perilymphe im Vestibulum und in der Scala vestibuli übertragen (Abb. S. 475). Durch das Helicotrema setzen sich diese Schwingungen der Perilymphe in die Scala tympani fort. Die Membrana tympani secundaria wirkt wie ein Puffer oder Stoßfänger. Würde sie nicht nachgeben, so könnte der Steigbügel nicht bewegt werden, da die Perilymphe inkompressibel ist. Die Membrana tympani secundaria ermöglicht es also, daß die Perilymphe der Scala vestibuli et tympani hin und her bewegt wird entsprechend den Stößen, die sie vom Trommelfell durch Vermittlung der Gehörknöchelchen erhält. Welche Wirkung diese Bewegungen auf das CORTISCHE Organ ausüben, ist aus den anatomischen Gegebenheiten nicht erkennbar. Irgendwie wird das CORTISCHE Organ dadurch erregt. Andererseits kann es auch erregt werden durch Schwingungen des knöchernen Labyrinthes, durch „Knochenleitung", z. B. bei Aufsetzen einer Stimmgabel auf den Kopf oder die Zähne. Auch die Schallwellen der Luft werden außer durch Trommelfell und Gehörknöchelchen durch Knochenleitung auf das CORTISCHE Organ übertragen, wenngleich nur sehr gedämpft.

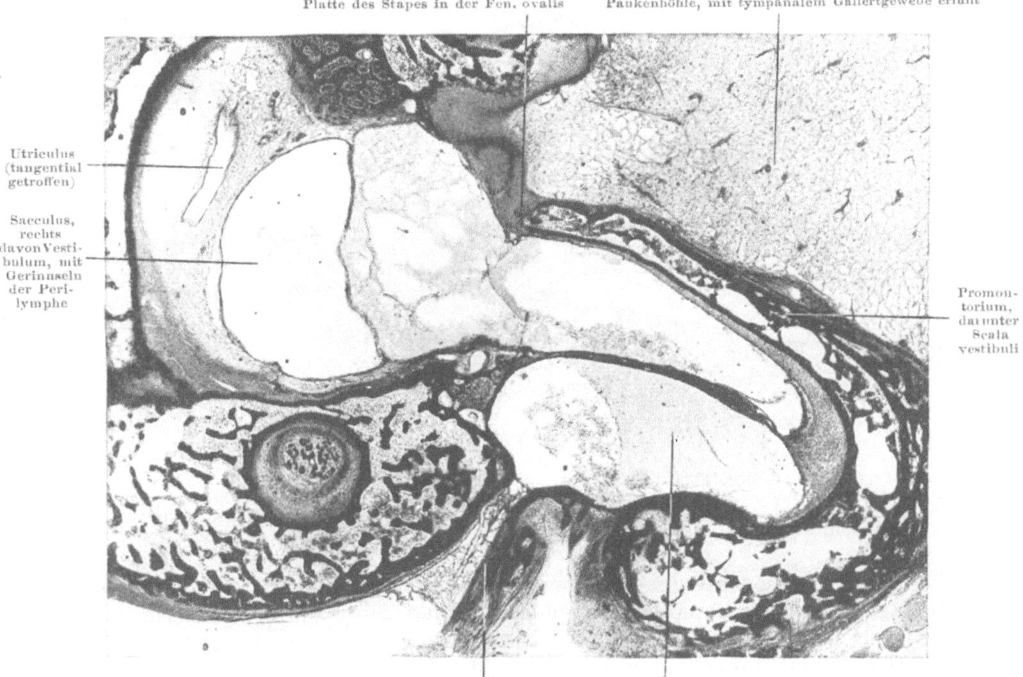


Abb. 261. Abgang der Scala vestibuli aus dem Vestibulum. Vertikalschnitt. Menschlicher Fetus. (Aus ALEXANDER: In Handbuch der Hals-, Nasen-, Ohrenkrankheiten von DENKER-KAHLER, Bd. VI/1, S. 73. E.)

Von der Scala tympani geht kurz vor der Fenestra rotunda der sog. Aquaeductus cochleae ab (Abb. S. 467). Er liegt in einem feinen Knochenkanal, der mit trichterförmig erweitertem Ende an der äußeren Schädelbasis am medialen Rande des Foramen jugulare ausmündet (Bd. 1, 706, 707, *676, 684*), dem Canaliculus cochleae. Ursprünglich wurde unter Aquaeductus cochleae nur der Knochenkanal verstanden. Später glaubte man, daß darin ein von der Scala tympani ähnlich dem Ductus endolymphaceus („Aquaeductus vestibuli") ausgehender feiner Gang enthalten sei, der eine Verbindung zwischen dem Perilymphraum der Scala tympani und dem Subarachnoidealraum herstellte, Ductus perilymphaceus cochleae. Eine solche Verbindung besteht sicher in fetaler Zeit, ob auch im ausgebildeten Gehörorgan ist mindestens noch zweifelhaft. Der Subarachnoidealraum, der den N. glossopharyngicus bis in das For. jugulare begleitet, setzt sich mit einem Fortsatz ein Stück weit in den Canaliculus cochleae hinein fort, von der Apertura externa des Kanales in ihn eindringend. Er hört innerhalb des Kanales auf, und nur ein solider Zellstrang zieht bis zum periostalen Belag der Scala tympani. Eine unmittelbare offene Verbindung mit der Paukentreppe besteht also beim Erwachsenen wahrscheinlich nicht.

Die arterielle Versorgung der Schnecke geschieht von der A. basalis des Gehirnes aus durch die A. labyrinthi (A. auditiva interna), die auch das

Bogengangsystem versorgt. Der für die Schnecke selbst bestimmte Ast tritt in den Modiolus ein und verläuft ungefähr in Höhe des Ansatzes der Lamina spiralis dem Ganglion spirale folgend aufwärts. Das Stämmchen selbst wie die Anfangsstückchen der Äste sind stark geschlängelt. Die Einzelheiten sind aus Abb. S. 457, 469 ersichtlich. Die Venen haben zwei Abflüsse: den einen, der die A. labyrinthi begleitet und zu den Venen der Hirnbasis gelangt, und den

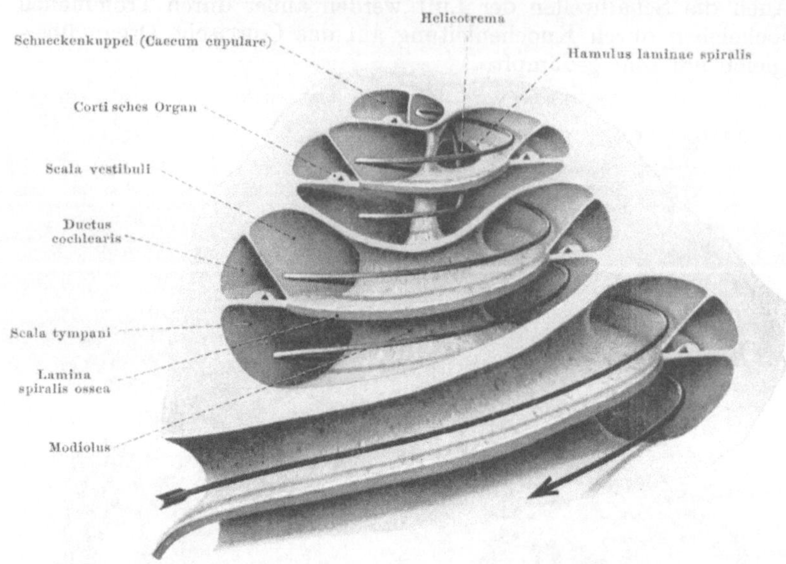


Abb. 262. Schnecke, halbschematisch (vgl. Abb. S. 460). Der eingelegte Pfeil bezeichnet die Fortpflanzungs-richtung der Schallwellen in der Perilymphe. Er geht in der Scala vestibuli bis zur Schneckenkuppel, kehrt dort um, zieht durch das Helicotrema in die Scala tympani und in diese weiter. — E.

zweiten, der vorwiegend der Basalwindung angehört und als V. canaliculi cochleae durch den Canaliculus cochleae in den Sinus petrosus inferior nahe dem Bulbus venae jugularis mündet. Die innere Öffnung des Kanales liegt am Boden der Scala tympani dicht an der Membrana tympani secundaria, die

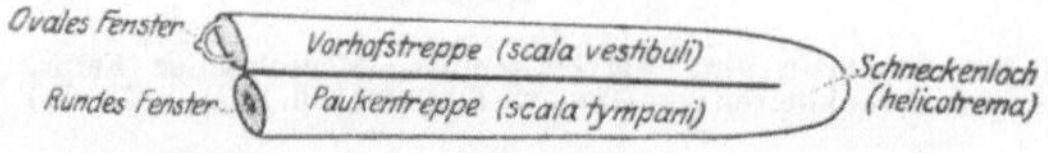


Abb. 263. Schema der beiden Scalae, aufgewickelt. (Aus WAETZMANN: Naturwiss. 1922, 545. — Br).

äußere an der basalen Fläche des Felsenbeines am medialen Umfang der Fossa jugularis. Gelegentlich liegt die Vene in dem gleichen Kanal, der den Ductus perilymphaceus cochleae enthält (S. 467), jedoch verläuft sie meist in einem eigenen feinen Kanal, der dann in der trichterförmigen Apertura externa canaliculi cochleae ausmünden kann.

Nervus cochlearis    Der Nerv der Schnecke, N. cochlearis, endigt ausschließlich an und in den Haarzellen, die die eigentlichen Sinneszellen darstellen. Es wurde schon erwähnt, daß sich an der Basis jeder Haarzelle ein Faserkorb befindet, daß aber auch Neurofibrillen in den Zellkörper eindringen. Hier bilden sie am basalen Umfang des Kernes ein schüsselartiges Fibrillennetz ähnlich den „Tastmenisken" in der Epidermis. Es scheint, daß jede Haarzelle oder höchstens eine kleine Zahl benachbarter Haarzellen von einer eigenen Nervenfaser versorgt wird, daß also das Prinzip der isolierten Nervenleitung für jede Sinneszelle besteht. Die zu den Nervenfasern gehörigen Ganglienzellen liegen im Modiolus, und zwar in einem spiraligen, der medialen Wand der Scala tympani folgenden Kanal. In ihrer

Gesamtheit bilden sie das Ganglion cochleare oder Ganglion spirale (Abb. S. 463, 469). Es sind durchweg bipolare Ganglienzellen, etwas kleiner als die des Ganglion vestibulare. Außer von Mantelzellen sind sie von einer ganz zarten Markscheide umhüllt, die dem Zellkörper unmittelbar aufliegt. Es ist der einzige Fall, daß Nervenzellen wie die markhaltigen Nervenfasern von einer Markscheide und Neurilemm (Mantelzellen) umgeben sind. Die peripheren Fortsätze der Zellen gelangen zu den Haarzellen, und zwar nicht einfach unmittelbar in radiärer Richtung, sondern durch Geflechte, Plexus spirales, hindurch. Vom Ganglion

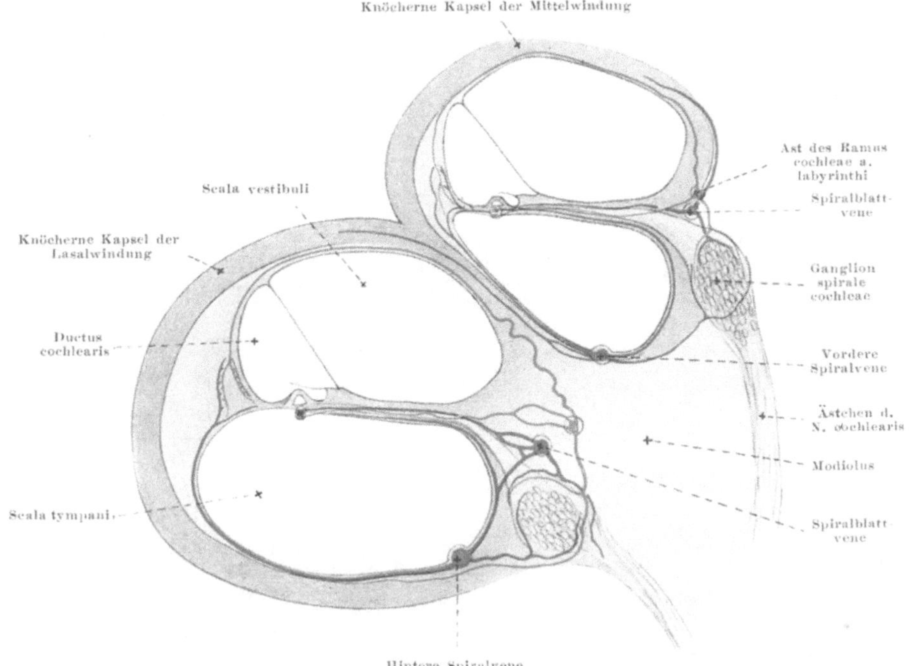


Abb. 264. Schematisierter Schnitt durch die Basal- und Mittelwindung der Schnecke mit Einzeichnung der Gefäße. (Nach SPALTEHOLZ: Aus Handbuch der Hals-, Nasen-, Ohrenkrankheiten, Bd. VI/1, S. 343. — E.)

spirale ziehen sie zunächst in radiären Büscheln (Abb. S. 453) an der medialen Wand der Scala tympani empor (Abb. S. 463) zur Lamina spiralis ossea und in dieser weiter bis zu deren freien Rande, wobei die runden Bündel sich allmählich flach ausbreiten. Durch Übertritt von Fasern aus einem Bündel in das andere wird noch innerhalb der Lamina spiralis ein Plexus gebildet. — Am freien Rande der Lamina spiralis angelangt verlieren die Nervenbündel ihre Markscheiden und setzen, in feinste Bündel aufgeteilt, ihre radiäre Richtung bis an das CORTISche Organ fort. Unter den inneren Haarzellen biegt ein Teil der Fasern aus der radiären Richtung rechtwinklig kuppelwärts ab, so daß ein Spiralzug von Fasern gebildet wird (Abb. S. 466). An der Innenwand des Tunnels bilden weitere Fasern einen zweiten dünneren Spiralzug. Die Hauptmenge der Fasern tritt aber einzeln oder zu mehreren frei durch den Tunnelraum hindurch und biegt erst außen vom Tunnel kuppelwärts um, und zwar werden so viele äußere Spiralzüge gebildet als Reihen von Haarzellen vorhanden sind. Erst nachdem die Fasern in den Spiralzügen eine Strecke weit verlaufen sind, biegen sie sich zu den Haarzellen auf und enden an und in diesen. Durch diesen erst kurzen radiären, dann längeren Spiralverlauf ist es möglich, daß Nervenfasern auch zu den Haarzellen der Kuppelwindung gelangen, in die die Lamina spiralis bzw. ihr Hamulus nicht hineinreicht.

Die zentralen Fortsätze der Zellen des Ganglion spirale treten an der Basis des Modiolus in den inneren Gehörgang (Abb. S. 462). Der Austritt geschieht in einzelnen Bündeln, deren Austrittsöffnungen am Grunde des inneren Gehörganges in einer Spirale angeordnet sind: Tractus spiralis foraminosus. Im inneren Gehörgang schließen sie sich zum N. cochlearis zusammen, der

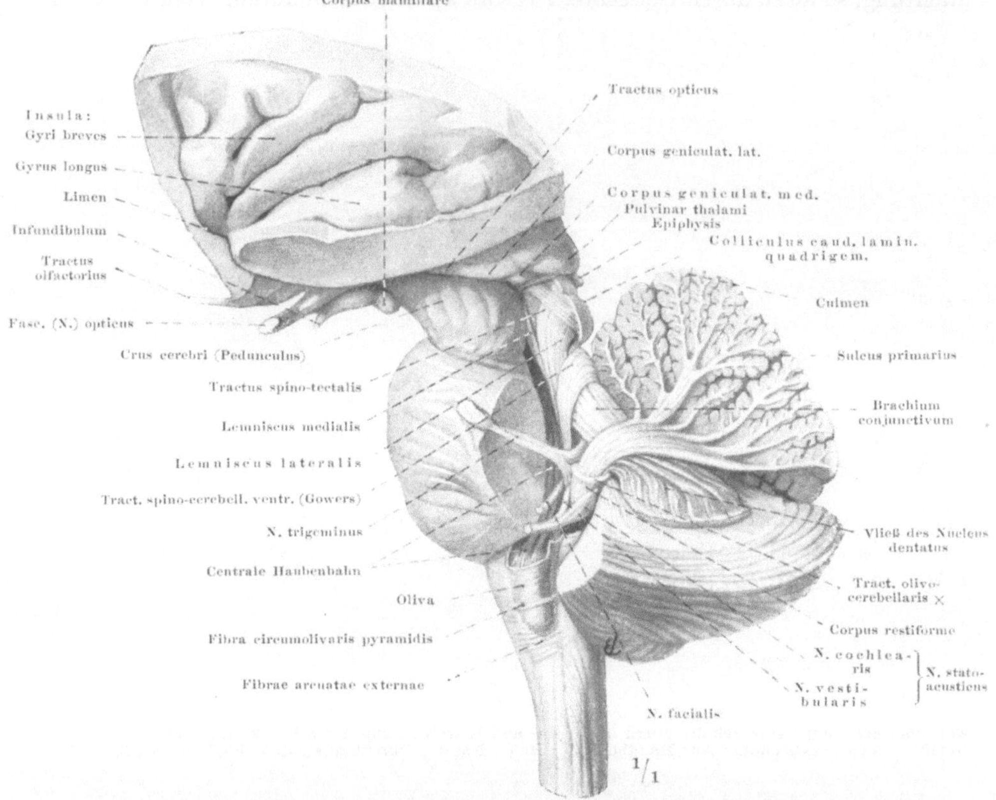


Abb. 265. Teile der Hörbahn, durch Abfaserung freigelegt. Lemniscus lateralis, Brachium colliculi caudalis (nicht bezeichnet). (Aus Büttner: Z. Anat. 84, 536 (1927). — E.)

dann mit dem N. vestibularis durch gemeinsames Perineurium zum N. stato-acusticus vereinigt wird. Die Fasern des Cochlearis verlieren noch innerhalb des inneren Gehörganges ihre Schwannschen Scheiden, die durch Neuroglia ersetzt wird, so daß der Nerv dann den Charakter der weißen Substanz des Gehirnes annimmt.

Zentrale Verbindungen des N. cochlearis

Der N. stato-acusticus tritt am hinteren Rande der Brücke im Kleinhirn-brückenwinkel in die Medulla oblongata ein, wo sich seine beiden Anteile, N. vestibularis und N. cochlearis, trennen (Abb. S. 470). Der N. cochlearis wird sofort von den Zellen des Nucleus cochlearis umgeben (in Abb. S. 470 als Verbreiterung des Nerven erscheinend), der an der seitlichen Oberfläche der Medulla im Bereiche des Recessus lateralis ventriculi quarti gelegen ist, nach außen und dorsal vom Corpus restiforme (Bd. 3, Abb. 81, S. 125). Im Nucleus cochlearis werden wahrscheinlich sämtliche Cochlearisfasern umgeschaltet. Die anschließen-den zentralen Verbindungen werden von den Untersuchern nicht ganz übereinstimmend geschildert, mir scheint das Wahrscheinlichste, daß vom Nucleus cochlearis zwei Hauptleitungen ausgehen, die Hörbahn im engeren Sinne zur Großhirnrinde und die subcorticale Reflexleitung zu den motorischen Wurzelzellen und zu den subcorticalen Integrationsorten vorderer Vierhügel und Kleinhirn.

Über die zweite Leitung, die akustischen Reflexleitungen, ist in Bd. 3, S. 105, das Wesentlichste gesagt: Von den Zellen des ventralen Abschnittes des Nucleus cochlearis ziehen die Neuriten als Fasern des Corpus

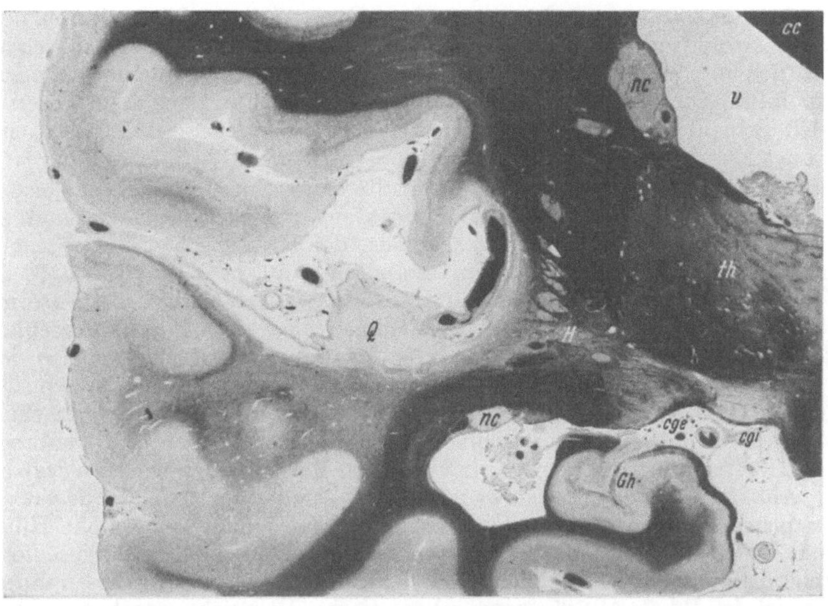


Abb. 266. Hörstrahlung (*H*) hell infolge Degeneration der Markscheiden nach Zerstörung der temporalen Querwindung links (*Q*), Degeneration des inneren Kniehöckers (*cgi*), *cge* äußerer Kniehöcker, *nc* Nucleus caudatus, *th* Thalamus, *v* Seitenventrikel, *cc* Corpus callosum, *Gh* Gyrus hippocampi. Frontalschnitt in Höhe des caudalsten Endes des Nucl. lentiformis (vgl. Bd. 3, Abb. S. 181). Für die gegenseitige Lage der Corpora fesciculata vgl. Bd. 3, Abb. S. 94. (Aus R. A. PFEIFER: Handbuch der Neurologie von BUMKE-FOERSTER, Bd. 6, S. 552. — E.)

trapezoides (Bd. 3, Abb. S. 85) zu Nucleus trapezoides, Nucleus olivaris sup., Nucleus lemnisci lateralis, Anteilen des Nucleus reticularis (vgl. Bd. 3, Tabelle S. 100), und zwar der gleichen wie der Gegenseite. Im Fasciculus longitudinalis und Fasciculus reticulo-bulbaris und reticulo-spinalis laufen die Neuriten dieser Zellgruppen zu den motorischen Wurzelzellen der Augenmuskeln, Nackenmuskeln usw. — Aus dem ventralen Cochleariskern gehen Fasern auch zum Kleinhirn, und zwar wohl unmittelbar, ohne weitere Umschaltung. Die Endigung geschieht vermutlich in der Rinde des Vermis cerebelli.

Die eigentliche Hörbahn beginnt mit Zellen im dorsalen Abschnitt des Nucleus cochlearis. Deren Neuriten bilden die laterale Schleife, Lemniscus lateralis, auch Hörschleife genannt, die sich im weiteren Verlaufe dem Brachium conjunctivum lateral anlegt (Abb. S. 470; Bd. 3, Abb. S. 86). Ein Teil der Neuriten biegt gleich vom Kern aus nach medial und basal und geht teils als gleichseitige laterale Schleife weiter, teils nach Überschreitung der Mittellinie im Corpus trapezoides als gegenseitige. Der größere Teil zieht oberflächlich am Boden des 4. Ventrikel quer zur Mittellinie, die Striae medullares (acusticae) bildend (Bd. 3, Abb. S. 73), senkt sich erst nach Überkreuzung der Mittellinie basalwärts und bildet die gegenseitige laterale Schleife. Der Hauptteil der Fasern läuft jedenfalls gekreuzt. Die laterale Schleife endet teils im Colliculus caudalis s. acusticus der Lamina quadrigemina, teils im Corpus geniculatum mediale (Abb. S. 470). Die Endigung im unteren Vierhügel steht, wie es scheint, hauptsächlich im Dienste von Reflexleitungen. Von hier laufen Verbindungen zu den motorischen Zellen der Augenmuskeln, zum Nucleus reticularis, vielleicht auch zu den motorischen Vordersäulenzellen des Rückenmarkes. Von hier gehen auch Verbindungen zum Integrationsort im vorderen Vierhügel (Bd. 3, S. 106). Die corticale Hörbahn zeigt also ähnliches Verhalten wie die Tastbahn (GOLLscher und BURDACHscher Strang): jeder auf ihr geleitete Impuls wird außer zur Großhirnrinde auch auf Reflexwege geleitet. — Wahrscheinlich wird ein Teil der hier umgeschalteten Fasern auch zum Corpus geniculatum mediale weitergeführt, zusammen mit den unmittelbar dorthin ziehenden Teilen der lateralen Schleife des Brachium colliculi caudalis bildend (Abb. S. 470, nicht bezeichnet).

Im Corpus geniculatum mediale findet die letzte Umschaltung vor der Großhirnrinde statt, von ihm geht die Hörstrahlung zur Großhirnrinde, und zwar zum vorderen Cyrus temporalis transversus, der HESCHLschen oder FLECHSIGschen Windung auf dem Operculum temporale der Fossa Sylvii (Bd. 3, Abb. S. 154, 193). Vom Corpus geniculatum mediale aus wenden sich die Fasern der Hörstrahlung nach lateral, ziehen unmittelbar über dem Corpus geniculatum laterale hinweg in dorsale Teile des WERNICKEschen Feldes, liegen also dorsal vom Anfangsteil der Sehstrahlung und gelangen dann zur temporalen Querwindung. Der Verlauf ist im Groben in Abb. S. 471 an der Aufhellung (Fehlen der Markscheidenfärbung) zu erkennen; durch Zerstörung der Querwindung ist hier die Hörstrahlung degeneriert und hat ihre Markscheiden verloren (vgl. auch Bd. 3, Abb. S. 181), ebenso ist das Corpus geniculatum mediale degeneriert. An die primäre Rindenendigung der Hörbahn, das primäre akustische Rindenzentrum in der temporalen Querwindung, sind weitere Zentren angeschlossen, Zentren, die großenteils im Dienste der Sprache stehen. Von diesen Sprachzentren ist in Bd. 3, S. 187, eine schematische Übersicht gegeben. Für die Einzelheiten, auch über die Zentren für musikalische Funktionen und andere muß auf die Werke über Physiologie verwiesen werden bzw. auf die klinischen Darstellungen der Aphasie und anderer Störungen der akustischen Rindenfunktionen. Auf das an die Hörleitung angeschlossene motorische Feld wurde bereits S. 418 hingewiesen.

Außer den eigentlichen Hörfasern laufen im N. cochlearis auch efferente, zentrifugale Fasern wie im Opticus. Ursprung und Endigung sind nicht näher bekannt. Ob auch Sympathicusfasern aus den sympathischen Gefäßflechten zum CORTIschen Organ gelangen, ist nicht sicher erwiesen.

### b) Mittelohr, Auris media.

Die Übertragung der Schallwellen der Luft auf die Perilymphe des Vestibulum und der Cochlea geschieht durch einen besonderen schalleitenden Apparat, das Trommelfell und die Gehörknöchelchen. Er ist schon deshalb nötig, weil das Labyrinth von der Oberfläche in die Tiefe, in das Felsenbein, die Ohrkapsel, verlagert worden ist, so daß die Schallwellen das CORTIsche Organ nicht unmittelbar erreichen können. Auch der schalleitende Apparat liegt noch geschützt im Felsenbein, und erst ein mehrere Zentimeter langes Zuleitungsrohr, der äußere Gehörgang, führt zur Oberfläche (Abb. S. 473). Der Teil des Felsenbeines, der die Gehörknöchelchen birgt, wird von der Rachenhöhle her pneumatisiert, so daß sie in einen lufterfüllten Raum, die Paukenhöhle, zu liegen kommen, der mit dem Nasenrachenraum durch die Tuba pharyngotympanica verbunden bleibt.

Im weiteren Verlaufe der Entwicklung geht die Pneumatisation noch weiter bis in die Pars mastoidea und angrenzende Teile des Schläfenbeines hinein, so daß die Paukenhöhle pneumatische Nebenhöhlen erhält, die Cellulae mastoideae. Trommelfell, Gehörknöchelchen, Paukenhöhle mit Tube und Cellulae mastoideae werden zusammengefaßt unter der Bezeichnung Mittelohr, Auris media.

### α) Gehörknöchelchen, Ossicula auditus.

Die drei Gehörknöchelchen, Hammer, Amboß und Steigbügel (Abb. S. 474), stellen die Verbindung zwischen dem schallwellenaufnehmenden Trommelfell und

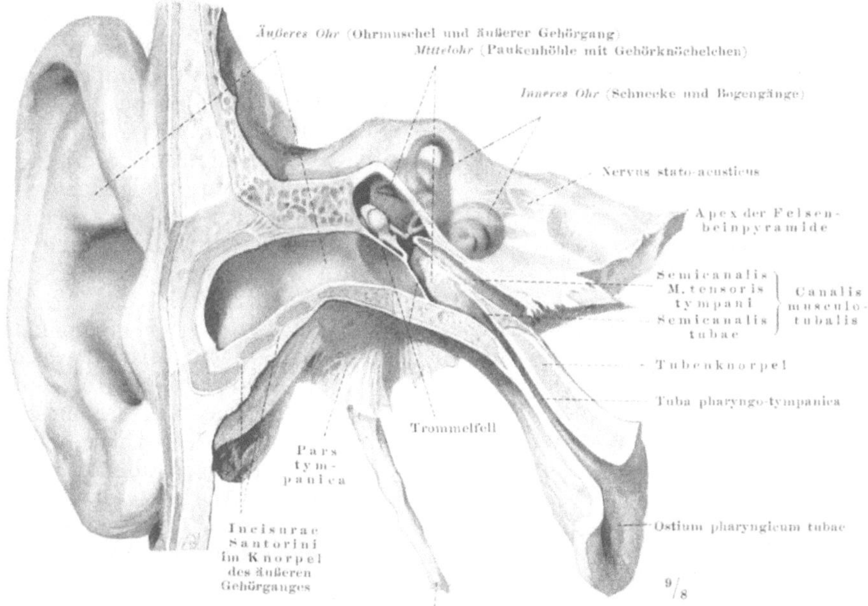


Abb. 267. Gehörorgan, Übersichtsbild. — Br.

dem Sinnesapparat, dem CORTIschen Organ, her. Während sie auf der einen Seite durch den Hammer unmittelbar am Trommelfell befestigt sind, ist die Verbindung mit dem CORTIschen Organ nur mittelbar: der Steigbügel ist in die Fenestra ovalis in der Wand des Vestibulum eingefügt, wirkt unmittelbar nur auf die Perilymphe des Vestibulum und erst durch diese mittelbar auf die Perilymphe der Schnecke (S. 466). Bei den Amphibien und Sauropsiden ist das Trommelfell mit dem Vestibulum durch ein einfaches Stäbchen, die Columella auris, verbunden, das an seinen beiden Enden mit kleinen tellerartigen Verbreiterungen versehen ist ähnlich dem Fuß eines Weinglases. Nur die Säugetiere besitzen die aus drei Stücken aufgebaute Kette von Gehörknöchelchen, die sich entwicklungsgeschichtlich aus dem Kiemenapparat herleiten (Bd. 1, S. 661, *641*, 663, *643*).

Der Hammer, Malleus, gleicht mehr einer Keule als einem Hammer.    Hammer Der fast kugelige Kopf, Caput, ist durch den schmächtigen Hals, Collum, mit dem Handgriff, Manubrium, verbunden, einem zarten, etwa 0,5 cm langen, im Querschnitt elliptischen Stäbchen, das gegen sein Ende zunehmend dünner wird. Kopf und Hals setzen winkelig am oberen Umfang des Handgriffes an, ähnlich wie das Collum femoris an dem medialen Umfang des Femurschaftes. Der über den Hals hinausreichende Teil des Hammergriffes, dem Trochanter maior vergleichbar, heißt Proc. lateralis. Am vorderen Umfang des Halses entspringt ein beim Neugeborenen etwa 1 cm langer, beim Erwachsenen bis auf einen spitzigen Höcker rückgebildeter Fortsatz, Proc. anterior (FOLII, Abb. S. 483), der beim Neugeborenen in die Fissura petrotympanica eingelagert ist. — Auf der Rückseite des Kopfes findet sich die tief eingeschnittene Gelenkfläche für den Amboß.

Amboß

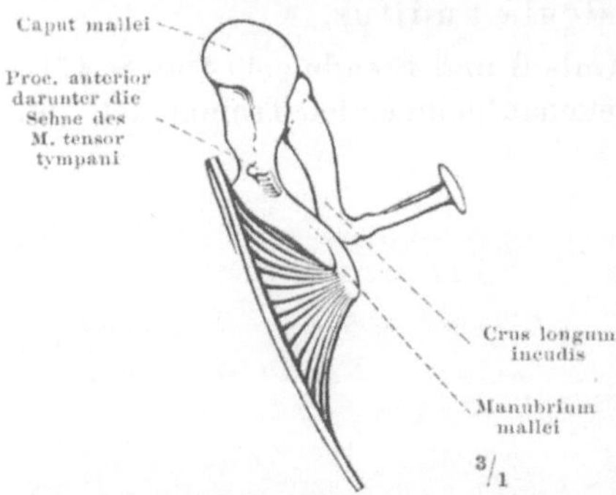


Abb. 268. Trommelfell und Gehörknöchelchen in ihrer natürlichen Lage zu einander. Vgl. Abb. 267. — E.

Steigbügel

Der Amboß, Incus, pflegt mit einem zweiwurzeligen Molaren verglichen zu werden. Die Krone wird vom Körper, Corpus, gebildet. Von den beiden runden Wurzeln bzw. Fortsätzen, Processus, ist der eine kurz, gedrungen, mit abgerundeter Spitze, Proc. brevis, der andere etwa doppelt so lang, schmächtig, Proc. longus, am Ende mit einer unter rechtem Winkel auf kurzem Stiel angesetzten tellerförmigen Gelenkfläche für den Steigbügel versehen, Proc. lenticularis. Der Körper trägt die Gelenkfläche für den Hammer.

Am Steigbügel, Stapes, der wie ein wirklicher Steigbügel gestaltet ist (Abb. S. 475), unterscheidet man die Fußplatte, Basis, die beiden Schenkel, Crura, und an der Stelle, wo beim Bügel der Riemen eingefügt ist, das Köpfchen, Capitulum, mit einer flachen Gelenkfläche, entsprechend dem Proc. lenticularis des langen Amboßfortsatzes, jedoch von erheblich größerem Durchmesser. Von den beiden Schenkeln ist der vordere fast gerade, der hintere länger und deutlich gebogen (Crus rectilineum und curvilineum). An letzterem findet sich nahe dem Köpfchen eine kleine Rauhigkeit für den Ansatz des M. stapedius. Zwischen den Schenkeln und der Fußplatte ist eine Membran ausgespannt, die meist durchlöchert ist und auch ganz fehlen kann. In frühembryonaler Zeit zieht eine Arterie zwischen den Schenkeln hindurch (A. stapedia, S. 290).

Die Verbindungen zwischen den Gehörknöchelchen, das Hammer-Amboß-Gelenk und das Amboß-

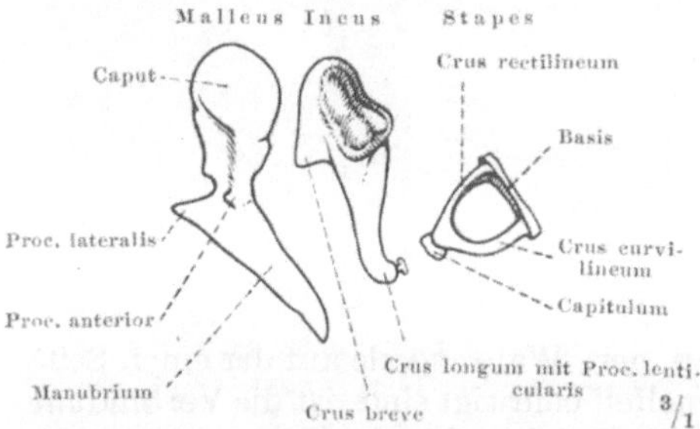


Gelenke und Bänder

Abb. 269. Gehörknöchelchen. isoliert, Anderes Präparat als Abb. 268. Lage wie dort, jedoch Ambos ein wenig gegen den Beschauer geneigt, Steigbügel um 90! gedreht. — E.

Steigbügel-Gelenk, sind keine echten Gelenke, Diarthrosen, sondern Bandverbindungen, Syndesmosen. Ausnahmsweise kann in der Hammer-Amboß-Verbindung ein Spalt vorhanden sein, zwischen Amboß und Steigbügel wohl nie. Auch dann bleibt die Bewegungsmöglichkeit dank der Straffheit der Bänder fast gleich Null, in der Hammer-Amboß-Verbindung schon deswegen, weil die tief eingeschnittenen Gelenkflächen wie mit Sperrzähnen ineinandergreifen (Abb. S. 476). Die Verbindungen ermöglichen lediglich eine leichte Federung. Dies wird vollends bewirkt durch die Einfügung der ganzen Kette zwischen Trommelfell und Vestibulum.

Mit dem Trommelfell ist der Hammer fest vereinigt dadurch, daß der ganze Handgriff vom Proc. lateralis bis zum Ende in das Trommelfell eingewebt ist (Abb. S. 474). Außerdem ist der Hammer in Höhe seines Halses oberhalb des

Trommelfelles durch einen Bandapparat befestigt. Vom Hammerhals zieht ein kurzes Band zur Incisura Rivini, Lig. mallei laterale. Weiter ist der Hammerhals eingefügt in einen Bandzug, der von der Fissura petrotympanica und der Spina tympanica maior zur Spina tympanica minor zieht, in das Achsenband des Hammers, das durch den Hammer in das Lig. mallei anterius und posterius unterteilt wird. Beim Neugeborenen enthält der vordere Abschnitt des Achsenbandes, das Lig. mallei anterius, den Proc. longus des Hammers,

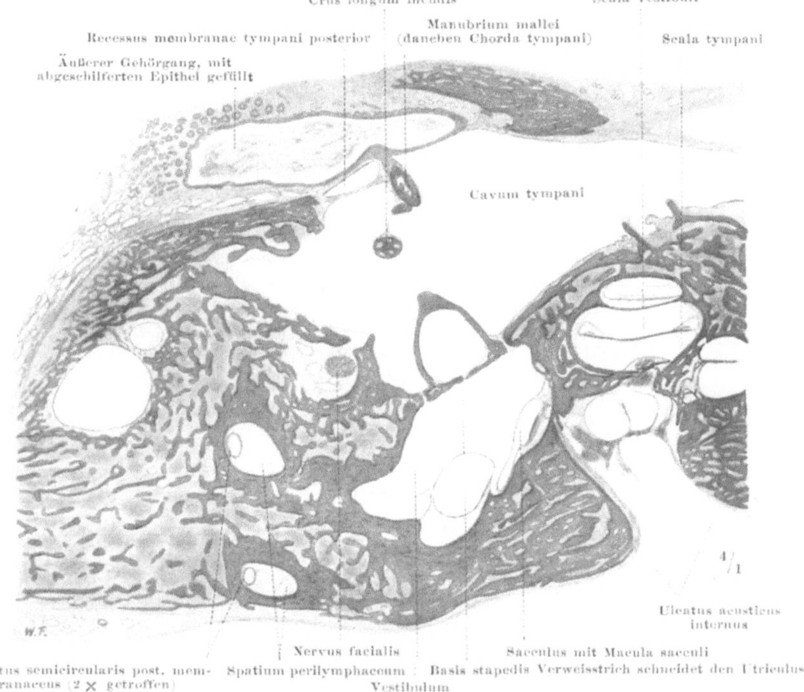


Abb. 270. **Horizontalschnitt durch die Paukenhöhle.** Im Meatus acusticus internus einige Gewebsfetzen, die eine Schneckenwindung vortäuschen. Präparat Dr. MEYER, Ohrenklinik Würzburg. — Br.

der später zu dem Anteil des Bandes rückgebildet wird, der zur Fissura petrotympanica zieht. Das Achsenband verläuft annähernd senkrecht zum Hammergriff, es macht den Hammer zu einem zweiarmigen Hebel: der untere Hebelarm ist der Hammergriff, der obere der Hammerkopf; die Drehachse ist durch das Achsenband gegeben.

Der Amboß ist außer mit Hammer und Steigbügel noch mit der knöchernen Paukenhöhlenwand verbunden (Abb. S. 487). Die Spitze des Crus breve ist durch das Lig. incudis am Knochen befestigt. Dadurch wird wie der Hammer so auch der Amboß zu einer Art zweiarmigem Hebel, ähnlich einer Türklinke alter Form. Dem Griff der Klinke entspricht der lange Fortsatz, der Körper dem Teil des Klinkengriffes, der als Knauf die Drehachse überragt. Der Amboß macht Klinkbewegungen um den kurzen Fortsatz als Achse: geht der Klinkengriff, Proc. longus, nach abwärts, dann der Knauf, Corpus, nach aufwärts und umgekehrt.

Der Steigbügel ist mit seiner Platte in die Fenestra ovalis eingefügt durch ein Ringband, Lig. anulare stapedis (Abb. S. 475), das aus kurzen, radiär geordneten, kollagenen und elastischen Fasern aufgebaut ist und eine geringe

Bewegung der Steigbügelplatte gegen die Perilymphe des Vestibulum und zurück gestattet.

Kette<br>der Gehör-<br>knöchelchen<br>und ihre<br>Wirkung Für die Wirkungsweise der Kette der Gehörknöchelchen ist von entscheidender Bedeutung ihre Stellung zueinander (Abb. S. 474). Der Amboß ist an die Rückfläche des Hammerkopfes so angefügt, daß der lange Amboßfortsatz fast genau parallel zum Hammergriff zu stehen kommt und damit parallel zur oberen Hälfte des Trommelfelles, in welche der Hammergriff eingewoben ist. Der kurze Fortsatz steht parallel dem Achsenband des Hammers. Der lange Amboßfortsatz

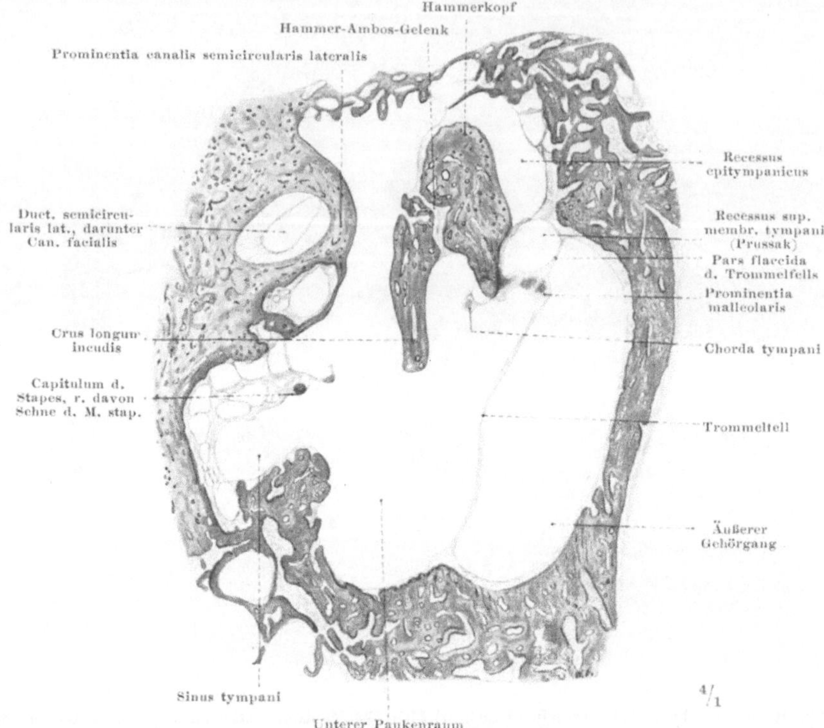


Abb. 271. Vertikalschnitt durch die Paukenhöhle. Präparat Dr. MEYER, Ohrenklinik Würzburg. — Br.

macht infolgedessen bei den Bewegungen des Trommelfelles die gleichen Bewegungen wie der Hammergriff schräg nach oben bzw. nach unten. Denn wird das Trommelfell durch Schallwellen eingedrückt, so geht wegen der Schräglage des Trommelfelles und der Befestigung des Hammers durch das Achsenband der Hammergriff schräg nach innen und oben (Abb. S. 473), der Hammerkopf wegen der Hebelnatur des Hammers nach außen und unten; der Hammerkopf nimmt den Amboßkörper mit nach außen und unten, dreht also den Amboß so, wie wenn man die heruntergedrückte Türklinke losläßt: der lange Fortsatz, der Klinkengriff, geht nach oben, macht demnach die gleiche Bewegung wie der Hammergriff und der obere Teil des Trommelfelles. Damit die Eintreibung des Trommelfelles auf die Labyrinthflüssigkeit übertragen wird, muß auch die Platte des Steigbügels die gleiche Bewegung ausführen. Dies wird dadurch erreicht, daß der Steigbügel unter einem rechten Winkel an den langen Amboßfortsatz angefügt ist. So kommt seine Platte parallel zu langem Amboßfortsatz, Hammergriff und vor allem zu oberer Trommelfellhälfte zu stehen (Abb. S. 474). Letzten Endes kommt also die Stellung der Gehörknöchelchen zueinander und zum

Trommelfell darauf hinaus, daß der Steigbügel selber senkrecht zum Trommelfell und die Steigbügelplatte parallel zu ihm steht (Abb. S. 473). So steht bei den niederen Wirbeltieren die Columella, und der Unterschied bei den Säugern liegt darin, daß zwischen Stapes (Columella) und Trommelfell Hammer und Amboß eingeschaltet sind.

Bei den Tierformen mit Columella ist die Übertragung der Trommelfellbewegung auf das Labyrinth sehr einfach: Trommelfell und Fenestra vestibuli liegen in parallelen Ebenen, und die Columella wird senkrecht dazu hin- und herbewegt wie der Kolben einer Spritze. Bei der Kette der Gehörknöchelchen ist dies nicht möglich, weil der Hammer nicht einfach gerade hin- und herbewegt, parallel verschoben werden kann, sondern wegen seiner Befestigung durch das Achsenband als zweiarmiger Hebel gedreht wird. Der Hammergriff geht nicht einfach nach innen in eine der Ausgangslage parallele Stellung, sondern kommt im Winkel zu ihr zu stehen. Das gleiche gilt für die Platte des Steigbügels, die mit dem Hammer in parallelen Ebenen liegt. Die Fenestra vestibuli aber macht diese Bewegung nicht mit, sondern bleibt unverändert. Wenn also die Steigbügelplatte in der Ruhelage in der Ebene der Fenestra vestibuli liegt, so wird sie beim Eindrücken des Trommelfelles winklig zu ihr gestellt, ihr unterer Rand dringt tiefer in das Vestibulum ein als der obere. Ihre Bewegung gegen das Labyrinth kann also bei freiem Spiel der Kräfte nicht eine einfache Kolbenbewegung sein. Es mag sich aber trotzdem eine Kolbenbewegung ergeben, und zwar wegen der besonderen Anordnung des Ringbandes. Dieses ist am unteren Rande der Platte kürzer, dicker und straffer als am oberen. Dadurch wird bei der Bewegung der untere Rand mehr eingehalten als der obere und der Winkel ausgeglichen. Der Ausgleich der Bewegungen findet im Amboß-Steigbügelgelenk statt, was durch die verschiedene Größe der Gelenkflächen ermöglicht wird.

Die Ergänzung der einfachen stabförmigen Columella zu einer Kette federnd miteinander verbundener Knochen bringt die Möglichkeit mit sich, den schall-leitenden Apparat aufs feinste einzustellen. Dies geschieht durch zwei Muskeln, den M. tensor tympani und den M. stapedius. Der M. tensor tympani (Abb. S. 473, 487) liegt in der oberen Abteilung des Canalis musculo-tubalis, die von einem sehr dicken Periost ausgekleidet ist, das zugleich als Muskelhülle dient. Die kurzen Bündel des doppelt gefiederten Muskels entspringen vom Tubenknorpel, wo dieser sich am Knochen ansetzt, und vorwiegend von der oberen Wand des Kanales. Die Sehne liegt auf der Unterseite des Muskels. Sie lagert sich in die Höhlung des Proc. cochleariformis (Abb. S. 484) ein, in welcher sie durch ein Band wie in einem osteofibrösen Kanal gehalten wird. Entsprechend der Form des „Kochlöffelfortsatzes" ist sie in ihm stumpfwinklig abgebogen und zieht schräg nach außen und unten gegen das Trommelfell. Sie setzt am Hammergriff in Höhe des freien Randes der Trommelfelltaschen an, unterhalb des Achsenbandes (Abb. S. 474). Kontrahiert sich der Muskel, so übt er am Hammergriff einen Zug nach innen aus. Seiner Wirkung nach ist er weniger ein Spanner des Trommelfelles als ein Straffer des Achsenbandes, das er mit dem Hammergriff nach innen zieht. Dadurch wirkt er zugleich straffend auf die ganze Kette der Knöchelchen. Er wird innerviert vom N. tensoris tympani aus dem dritten Aste des N. trigeminus.

Der winzige M. stapedius liegt in der hinteren Paukenhöhlenwand neben dem absteigenden Schenkel des Facialiskanales in einer leicht gebogenen knöchernen Höhle bzw. Hülse, deren Ende als Eminentia pyramidalis in die Paukenhöhle vorragt (Abb. S. 484). Die fadendünne Sehne tritt an der Spitze der Pyramide heraus und zieht in sanftem Bogen zum hinteren Schenkel des Steigbügels nahe dem Capitulum. Er strafft die Verbindungen des Steigbügels mit dem langen Amboßfortsatz und mit der Fenestra vestibuli. Die Innervation erfolgt vom N. facialis durch den R. stapedius, der vom absteigenden Teil des Facialis in Höhe des Muskels abgeht.

Beide Muskeln, Tensor tympani und stapedius, dienen durch Zusammenarbeit der Feineinstellung der Schallübertragung. Dank der Verbindung der Paukenhöhle mit der Rachenhöhle durch die Tuba pharyngotympanica und der Luftfüllung der Paukenhöhle auf diesem Wege ist der schallübertragende Apparat in der Norm von Schwankungen des Luftdruckes unabhängig: innen vom Trommelfell herrscht der gleiche Luftdruck wie außen. Die Ansprechbarkeit des Apparates kann daher von den beiden Muskeln aufs feinste abgestuft werden.

### β) Trommelfell, Membrana tympani.

Form

Das Trommelfell ist eine etwa 0,1 mm dicke, fast kreisrunde Membran von höchstens 1 cm Durchmesser. Mit dem Ohrenspiegel betrachtet, zeigt es matten Glanz und perlgraue Farbe, die im wesentlichen durch die dahinterliegende lufthaltige Paukenhöhle bedingt ist. Findet sich in dieser Blut oder Eiter, so schimmern diese rot bzw. gelb durch. Das Trommelfell ist nicht flach gespannt wie das Fell der Trommel, sondern nach innen eingezogen, hat also die Gestalt eines flachen Kegels oder Trichters (Abb. S. 474). Die Spitze des Kegels, die tiefste Einziehung, liegt etwas unterhalb der Mitte und wird als Nabel des Trommelfelles, Umbo, bezeichnet. Er entspricht dem Ende des Hammergriffes (Abb. S. 473), der in die Substanz des Trommelfelles eingewebt ist und als heller Streifen, Stria malleolaris, durchschimmert. Der Proc. lateralis des Hammergriffes, sein oberes Ende, erhebt das Trommelfell zu einem kleinen Buckel, der am oberen Ende der Stria malleolaris nach außen vorspringenden Prominentia malleolaris. Von diesem Vorsprung ziehen nach jeder Seite ein heller, kurzer, bogenförmiger Streifen nach aufwärts, der vordere und hintere Grenzstrang, von denen der vordere deutlicher zu sein pflegt. Der von ihnen begrenzte kleine Teil des Trommelfelles oberhalb der Prominentia malleolaris ist die Pars flaccida oder SHRAPNELLsche Membran, die wegen ihrer andersartigen Struktur dem übrigen Trommelfell, der Pars tensa, gegenübergestellt wird. Unterhalb der Prominentia malleolaris kann die auf der Innenseite des Trommelfelles gelegene hintere Trommelfellfalte mit ihrem nach abwärts konkaven Rande durchschimmern, gelegentlich auch die vordere. Die Wände des trichterförmig eingezogenen Trommelfelles sind nicht gerade, sondern ganz wenig nach außen gewölbt, wie am deutlichsten an Schnittbildern zu erkennen ist (Abb. S. 479).

Auf der Innenfläche springt der Hammergriff deutlich hervor (Abb. S. 474), auch ist innen die Kegelform im ganzen viel deutlicher ausgesprochen. Kurz vor dem Übergang des Hammergriffes in den Hammerhals geht vom Hammergriff aus je eine dünne Falte nach vorn bzw. rückwärts, die innen auf das Trommelfell aufgesetzt ist und mit konkavem freien Rande endigt, die vordere und hintere Trommelfellfalte, TROELTSCHsche Falte, Plica malleolaris anterior et posterior. Unter jeder Falte findet sich eine kleine Bucht, die vordere und hintere Trommelfelltasche, TROELTSCHsche Tasche, Recessus membranae tympani anterior et posterior. Den Anheftungslinien der Falten auf dem Trommelfell entsprechen die von außen sichtbaren Grenzstränge oder Grenzstreifen. In den Falten, nahe ihrer Basis, verläuft die Chorda tympani innen vom Hammerhals (Abb. S. 476). — Die Pars flaccida ist von innen her durch den Kopf des Hammers verdeckt.

Das Trommelfell ist eingefügt in den Sulcus tympanicus des Os tympanicum ähnlich wie ein Uhrglas in seinen Falz. Das Tympanicum ist keine vollständige Röhre, sondern nur eine nicht ganz geschlossene tiefe Rinne (Bd. 1, Abb. S. 696,

*673)*. Der vordere Rand der Rinne endigt nach innen zu mit der Spina tympanica maior, der hintere mit der Spina tympanica minor. Zwischen den Spinae wird die Rinne des Tympanicum geschlossen durch die Pars squamosa, die hier zur Incisura tympanica (RIVINI) eingebogen ist. Der Sulcus tympanicus reicht nicht ganz bis zu den Spinae hinauf und fehlt vollends an der Incisura tympanica. Trotzdem haftet das Trommelfell fest bis zu den Spinae und ist in diesen Rahmen mit einem verdicktem Rande (Abb. S. 479) fest eingespannt (Pars tensa). Im Bereiche der Incisura tympanica ist die Verbindung mit dem Knochen nur locker, und der verdickte Rand fehlt (Pars flaccida).

Zum Ende des äußeren Gehörganges steht das Trommelfell nicht gerade, Stellung sondern schräg (Abb. S. 473), und zwar meist so schräg, daß der obere Teil

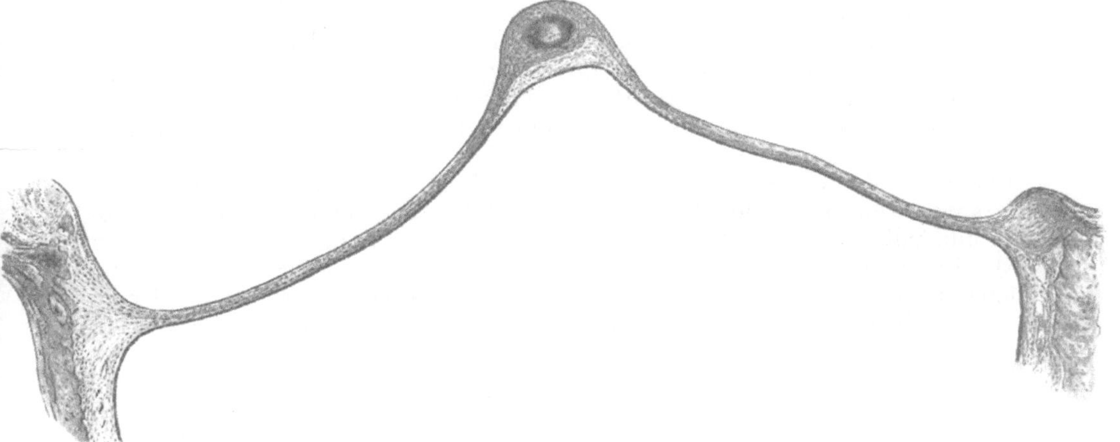

Abb. 272. Horizontalschnitt durch die Mitte des rechten Trommelfells eines Erwachsenen. Am Umbo Hammergriff schräg getroffen. Vorderer Trommelfellrand rechts im Bilde. (Aus ECKERT-MÖBIUS: In Handbuch der Hals-, Nasen- und Ohrenkrankheiten von DENKER-KAHLER, Bd. VI/1, S. 279. — E.)

bis zum Umbo als unmittelbare Fortsetzung der oberen Gehörgangswand erscheint und der Umbo fast in deren Flucht liegt. Jedenfalls ist der Winkel, den der obere Teil des Trommelfelles, besonders die Pars flaccida mit der oberen Wand des Gehörganges bildet, fast 180° und geht nie unter 170° herunter. Die untere Hälfte steht zur unteren Gehörgangswand im Winkel von ungefähr 30°. Auf den ganzen Kopf bezogen, bildet die durch den Trommelfellrand gelegte Ebene mit der Horizontalen einen nach außen offenen Winkel von etwa 50° (Inklinationswinkel) und zugleich mit der sagittalen einen etwa ebenso-großen nach vorn offenen (Deklinationswinkel). Er liegt also nach außen und vorn geneigt, seine Fläche zieht nach abwärts und vorn. Beim Neugeborenen sind die Winkel etwas kleiner, das Trommelfell ist also noch etwas mehr der Horizontallage genähert, ohne sie jedoch zu erreichen.

Zur leichteren Orientierung teilt man das Trommelfell in vier Q u a d r a n t e n Quadranten ein, indem man die Stria malleolaris nach abwärts verlängert und durch den Umbo die Senkrechte dazu zieht (Abb. S. 488). Daraus ergibt sich ein hinterer oberer und hinterer unterer, ein vorderer oberer und vorderer unterer Quadrant. Von diesen ist der hintere obere der größte (etwa 27 qmm), der vordere untere der kleinste. Dies hängt damit zusammen, daß das Trommelfell von der reinen Kreisform etwas abweicht, besonders dadurch, daß es im Bereiche des hinteren oberen Quadranten über die Kreislinie hinaus ausgebaucht ist, im vorderen unteren die Kreislinie nicht ganz erreicht (Abb. S. 488). Außerdem steht der

Hammergriff nicht genau in der Mitte, sondern ist etwas nach vorn verlagert.

Bis weit in das vorige Jahrhundert hinein herrschte die Meinung, daß das Trommelfell eine Öffnung (Foramen Rivini) besitze. Dieses Loch wurde zweifellos sehr häufig gefunden, sicherlich bei der überwiegenden Mehrzahl der Menschen. Es war sozusagen der normale Befund. Trotz dieses häufigen Vorkommens war es eine pathologische Erscheinung, die Folge einer nicht oder nur ungenügend behandelten Mittelohreiterung mit Perforation des Trommelfelles. Besteht eine solche Perforation, so kann Flüssigkeit aus dem äußeren Gehörgang durch die Paukenhöhle und die Tube in den Rachen gelangen. Der Dichter läßt auf diesem Wege den schlafenden König durch Einträufeln von Bilsenkrautsaft ins Ohr vergiften (Hamlet I, 5 und III, 2). Auch der umgekehrte Weg vom Rachen in den äußeren Gehörgang ist dann offen. Ich erinnere mich aus meiner Kindheit deutlich eines jungen Mannes, der den Tabakrauch aus beiden Ohren herausblasen konnte.

Bau    Die strukturelle Grundlage des Trommelfelles bilden zwei Lagen straffer kollagener Fasern, eine äußere radiäre und eine innere zirkuläre Schicht. Beide zusammen werden als Lamina propria bezeichnet. Die Fasern der dicht geschlossenen Radiärfaserschicht sind einerseits an den Rändern des Sulcus tympanicus befestigt, andererseits am Hammergriff. Die Radiärfasern der beiden unteren Quadranten konvergieren gegen die Spitze des Hammergriffes am Umbo, die der oberen steigen schräg zum Hammergriff ab. Die zirkuläre Faserschicht ist in den Randteilen am mächtigsten, nimmt gegen die Mitte zu allmählich ab und fehlt nach dem Umbo zu ganz. In den beiden oberen Quadranten heften sich die Fasern an den Hammergriff bis zur Höhe des Proc. lateralis, die Fasern ziehen also vom Hammergriff in Kreistouren um den Umbo als Mittelpunkt herum wieder zum Hammergriff. Der verdickte Randwulst, mit dem das Trommelfell im Sulcus tympanicus befestigt ist, besteht aus einer Verstärkung der Ringfaserschicht mit eingestreuten Knorpelzellen (Anulus fibrocartilagineus). Die Radiärfasern sind hier ebenfalls mächtiger als im Trommelfell selber. Die beiden Faserschichten geben zusammen mit dem Randwulst und dem Hammergriff dem Trommelfell solche Steifheit, daß es, aus seinem Rahmen herausgelöst, seine Form beibehält. Im Bereiche der Pars flaccida fehlen beide Faserschichten, sie ist daher nicht steif wie die Pars tensa, sondern schlaff (flaccida).

Das Stratum proprium ist auf der äußeren Fläche bedeckt von einer dünnen Epidermis, Stratum cutaneum, der Fortsetzung der Epidermis des äußeren Gehörganges. Sie besteht aus nur einer Lage zylindrischer Zellen, auf welche ein zartes Stratum lucidum und ein Stratum corneum folgen. Ein Papillarkörper fehlt vollkommen, außer in der Stria malleolaris, und nur eine dünne gefäßhaltige Bindegewebsschicht verbindet das Epithel mit der Radiärfaserschicht. Über dem Hammergriff ist sie jedoch zu einem einigermaßen mächtigen, gefäß- und nervenführenden Streifen verdickt (Abb. S. 479). — Die Innenfläche des Trommelfelles ist von dem flachen Epithel der Paukenhöhle bedeckt, Stratum mucosum.

Blutgefäße,   Mit Blutgefäßen wird das Trommelfell vom Gehörgang wie von der Pauken-
Nerven   höhle her versorgt, aus der A. auricularis profunda und der A. tympanica anterior. Zahlreiche feine Äste treten von der Wand des Gehörganges in radiärer Richtung auf das Trommelfell, je ein stärkerer Zweig läuft zu seiten des Hammergriffes in der Stria malleolaris. Sie gehen in das unter dem Stratum cutaneum gelegene Capillarnetz über, aus dem sich ein Venennetz sammelt, dessen Abflüsse mit den Arterien verlaufen, nachdem sie nahe dem Trommelfellrande eine Ringvene gebildet haben. Ebenso geht aus der A. tympanica anterior ein Capillar- und Venennetz unter dem Stratum mucosum hervor, jedoch ohne Ringvene. Beide Venennetze stehen untereinander in Verbindung.

Wie die Blutgefäße sind auch die Nerven für Außen- und Innenfläche verschieden. Der Nerv der äußeren Fläche, Ram. membranae tympani, ist ein Zweig des Nerven der oberen Gehörgangswand aus dem N. auriculo-temporalis des 3. Trigeminusastes. Er gelangt von oben her längs der Stria malleolaris auf das Trommelfell. Die innere Fläche wird wie die übrige Paukenhöhlenwand vom Plexus tympanicus aus innerviert, also aus dem N. glossopharyngicus. — Die Chorda tympani gibt keine Zweige an das Trommelfell ab, ebensowenig wie an die Schleimhaut der Paukenhöhle.

### γ) Ohrtrompete, Tuba pharyngo-tympanica.

Der Hohlraum des Mittelohres, die Paukenhöhle, nimmt ihren Ursprung aus der 1. Kiementasche (Bd. 2, Abb. S. 114, *114*). Die Verbindung mit der Rachenhöhle bleibt als Ohrtrompete oder Tube erhalten.

Die Tuba pharyngo-tympanica, Tuba auditiva Eustachii, Salpinx (Abb. S. 473) ist ein etwa 4 cm langes Rohr mit einem Ostium tympanicum und einem Ostium pharyngicum. Gegen das letztere hin erweitert sich das Rohr, was zum Vergleich mit einer einfachen Trompete (Tube) Anlaß gegeben hat. Nach der Wandbeschaffenheit unterscheidet man eine Pars ossea und eine Pars cartilaginea tubae. Die Pars ossea ist in den Semicanalis tubae des Canalis musculo-tubalis des Felsenbeines eingelagert. Sie bildet etwa $^1/_3$ der Länge der Tube und hat abgerundet dreieckigen Querschnitt mit der Basis des Dreieckes oben (vgl. Bd. 1, Abb. S. 697, *674*). Ihre Wände sind nicht ganz glatt, sondern enthalten, wenigstens nahe dem Ostium tympanicum, vereinzelte kleine rundliche Buchten, Cellulae tubales, die gelegentlich auch sehr langgestreckte divertikelartige Anhänge bilden

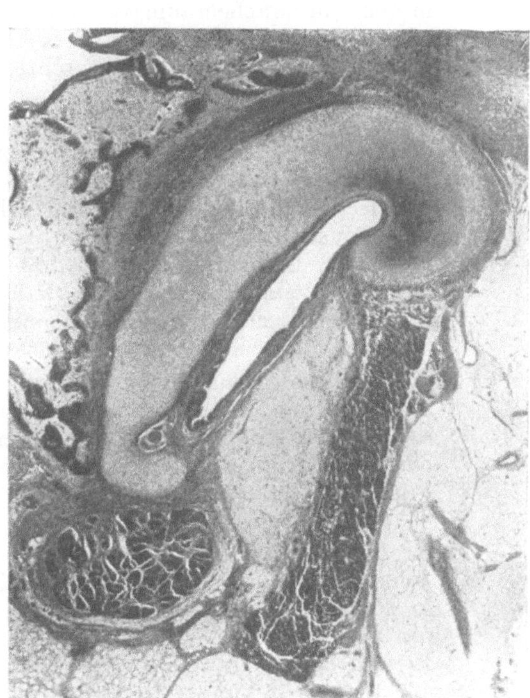

Abb. 273. Tuba pharyngo-tympanica eines Kindes. Querschnitt. Unter dem Tubenknorpel der Querschnitt des M. levator veli palatini, rechts der Schrägschnitt durch den M. tensor veli palatini. (Aus KOLMER: In Handbuch der mikroskopischen Anatomie, Bd. III/1, S. 273. — E.)

können. Von der Paukenhöhle gegen ihr Ende nimmt die knöcherne Tube an Kaliber ab, am Ende des Canalis tubalis liegt die engste Stelle der Tube, Isthmus tubae, der durchschnittlich nur 3 mm hoch und 1 mm breit ist. Hier schließt sich die Pars cartilaginea an, deren Lumen allmählich bis 10 mm hoch wird, an Breite aber erst am pharyngealen Ende zunimmt (bis 5 mm). Im Bereiche der Pars cartilaginea ist die Tube nur ein schmaler, hoher Spalt (Abb. S. 481), dessen Wände eine Strecke weit (individuell sehr verschieden) unmittelbar aneinanderliegen, so daß das Lumen verschlossen ist. Es wird geöffnet beim Schlucken durch die Wirkung des M. tensor und levator veli palatini (vgl. Bd. 2, S. 91f., *91*), worauf das POLITZERsche Verfahren zum Lufteinblasen in die Paukenhöhle beruht. In die mediale Wand ist eine Knorpelplatte eingelagert, die am Isthmus sehr niedrig ist und gegen das Ostium pharyngicum beträchtlich höher wird. Der obere Rand dieser Cartilago tubae ist scharf nach außen umgebogen, besonders gegen den Isthmus hin, wo er noch auf die äußere Fläche der Tube übergreift (Abb. S. 481), während er nach dem Pharynx zu lediglich das Dach der Tube bildet. Der Tubenknorpel bildet also mit seinem oberen Rande eine Rinne, die gegen das Felsenbeinende immer tiefer wird. Durch eine bindegewebige Membran wird die Rinne lateral zum Rohr geschlossen. Der Knorpel ist durch kurze straffe Fasern mit eingelagerten Fettzellen fest mit dem Rande des Canalis tubarius und nach vorn anschließend mit der Fissura sphenopetrosa und der Fossa scaphoides an der Basis des Proc. pterygoides verbunden (vgl. Bd. 2, Abb. S. 99, *99*). Das freie Ende des Tubenknorpels ragt als Wulst, Torus tubalis, in den Nasenrachenraum vor, der bogenförmig das Ostium pharyngeum tubae oben und rückwärts umgibt (Bd. 2, Abb. S. 110, *110*). Unten wird das Ostium von dem flachen Levatorwulst begrenzt. Vom unteren Ende des Torus zieht die Plica salpingopharyngica nach abwärts, die den M. salpingopharyngicus enthält. Zwischen dem Torus und der hinteren Rachenwand liegt ein tiefer Spalt, der Recessus pharyngicus, die ROSENMÜLLERsche Grube (Bd. 2, Abb. S. 117, *117*). Das Ostium pharyngicum selber ist von der hinteren Rachenwand durchschnittlich 12 mm entfernt. Es liegt in der Verlängerung der unteren Nasenmuschel, etwa 10 mm über der Ebene des harten Gaumens (Bd. 2, Abb. S. 75, *75*). Diese Lage wird erst mit der vollen Ausbildung des Gesichtsschädels erreicht. Beim Fetus liegt das Ostium pharyngicum unterhalb der Ebene des harten Gaumens, beim Neugeborenen in dieser Ebene, beim 4jährigen Kinde 3—4 mm darüber.

Die Tube verläuft in der Richtung der oberen Kante der Felsenbeinpyramide, also ungefähr unter 45° zur Medianebene, zugleich ein wenig nach abwärts, so daß das Ostium pharyngicum tiefer steht als das Ostium tympanicum. Pars ossea und Pars cartilaginea pflegen einen nach unten offenen, sehr stumpfen Winkel miteinander zu bilden.

Die Schleimhaut der Tube ist in der Pars cartilaginea die gleiche wie im Nasenrachenraum: einschichtiges Flimmerepithel mit Becherzellen und Schleimdrüsen. Diese dringen zum Teil tief in den Knorpel ein, ähnlich wie in der Epiglottis, und erscheinen in Spalten des Knorpels eingelagert. Nach der Pars ossea hin wird die Schleimhaut niedriger und nimmt im knöchernen Bereich den Charakter der Paukenschleimhaut (einschichtiges flaches Epithel) an. Drüsen sind in der Pars ossea nur ausnahmsweise vorhanden. Der Flimmerstrom in der Pars cartilaginea ist gegen den Pharynx gerichtet. — Die Schleimhaut des Tubenwulstes und der Plica salpingopharyngica enthalten reichlich lymphatische Organe vom Charakter der Mandeln. Als Tonsilla tubalis bilden sie einen Teil des lymphatischen Rachenringes. Sie erstrecken sich noch ein Stück weit in die Tube selbst hinein. — Der Tubenknorpel ist teils Hyalin-, teils Faserknorpel. Im Torus tubarius enthält er elastische Fasern. Der Knorpel wird von Blutgefäßen und Drüsen durchsetzt und erhält dadurch tiefe Spalten, so daß er im Schnitt unterbrochen erscheint (Abb. S. 481).

Die arterielle Versorgung der Tube erfolgt von der A. pharyngica ascendens und von der A. canalis pterygoidei (A. VIDIANA) aus, im knöchernen Teile von den Arterien der Paukenhöhle. Die Nerven stammen vom N. glossopharyngicus, und zwar für den knorpeligen Teil aus dem Plexus pharyngicus, für den knöchernen aus dem Plexus tympanicus.

### δ) Paukenhöhle, Cavum tympani.

Die Paukenhöhle, Trommelhöhle, Cavum tympani, ist wie die Tube Derivat der entodermalen 1. Kiementasche, die zum tubotympanalen Rohr ausgezogen wird (Bd. 2, Abb. S. 114, *114*). An sein abgeplattetes Ende stößt von außen die ektodermale 1. Kiemenfurche. Aus ihr geht der äußere Gehörgang hervor. Die aus einer ektodermalen und entodermalen Lage bestehende epitheliale Membran, welche Kiemenfurche und Kiementasche trennt, wird von Mesoderm durchwachsen und wird dadurch zum Trommelfell. Als Anlage der Paukenhöhle ist zunächst nur ein enger Spalt, später ein rundlicher Raum hinter dem Trommelfell gegeben (Abb. S. 483). Die Gehörknöchelchen liegen außerhalb davon, im Dach dieser primären Paukenhöhle, in ein lockeres Mesenchym eingelagert, das tympanale Gallertgewebe (Abb. S. 467). Ein Hohlraum, eine Paukenhöhle, besteht also zunächst lediglich im Bereiche und in der Ausdehnung des Trommelfelles, sie ist so hoch wie das Trommelfell und so tief wie die Entfernung vom Trommelfell zur Schnecke, die später als

Primäre und sekundäre Paukenhöhle

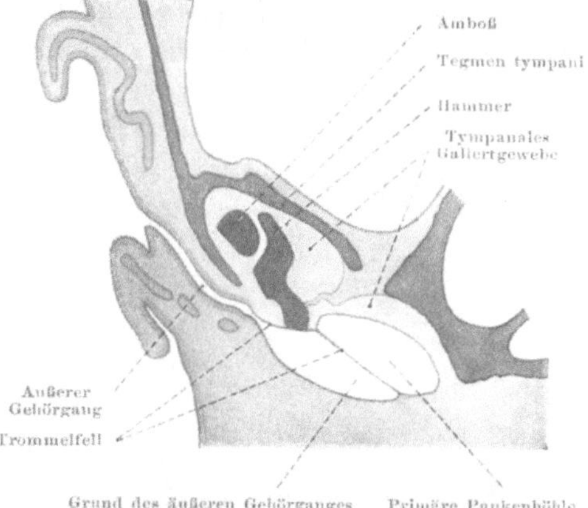


Abb. 274. **Primäre Paukenhöhle. Menschlicher Fetus, 19 cm.** Der Teil der primären Paukenhöhle hinter dem Trommelfell neben dem Hammergriff vom Schnitt nicht getroffen. [Nach HAMMAR: Arch. mikr. Anat. 59 (1902), Taf. 29, Fig. 61. — E.]

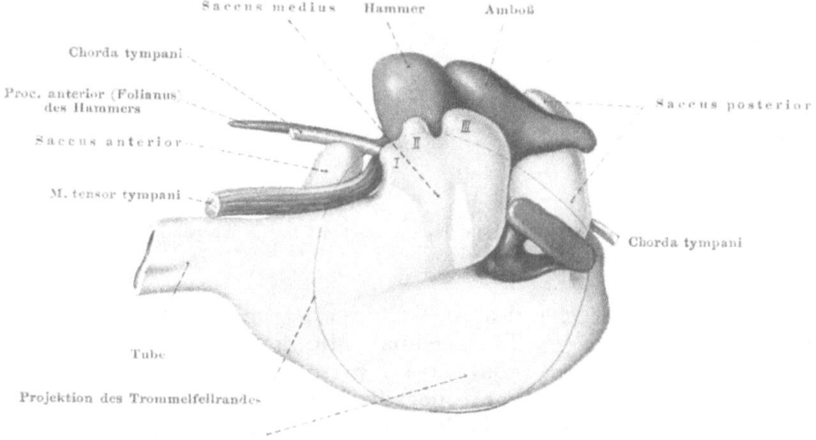


Abb. 275. **Primäre Paukenhöhle mit Saccus anterior, medius und posterior,** vom Promontorium her gesehen. **Menschlicher Fetus, 22 cm.** Nach dem ZIEGLERschen Modell von HAMMAR [Arch. mikrosk. Anat. 59 (1902), Taf. 28, Fig. 41], etwas schematisiert. Das Epithel der Paukenhöhle durchscheinend gedacht. Für die 3 Aussackungen *I, II, III* des Saccus medius vgl. Abb. S. 488. — E.

Promontorium an der medialen Wand der Paukenhöhle vorspringt (Abb. S. 484). Diese primäre Paukenhöhle entspricht lediglich dem unteren Teil der fertigen Paukenhöhle. Der obere Teil, der die Gehörknöchelchen enthält und den Zugang zu den Cellulae mastoideae, ist eine sekundäre Bildung, deren Ausgestaltung erst im 7. Fetalmonat beginnt (Feten von etwa 20 cm Scheitel-Steiß-Länge). Von der primären Paukenhöhle aus wachsen drei

Ausbuchtungen vor (Abb. S. 483) und drängen das Gallertgewebe zurück, während die Gehörknöchelchen und die Sehne des M. tensor tympani Widerstand leisten, so daß die Buchten nur zwischen ihnen und um sie herum vordringen können. Die eine Bucht, Saccus posterior, dringt zwischen langem Amboßfortsatz mit Steigbügel einerseits und Prominenz des lateralen Bogenganges andererseits vor gegen den kurzen Amboßfortsatz hin, die zweite, Saccus medius, zwischen langem Amboßfortsatz und Tensorsehne gegen Hammer-

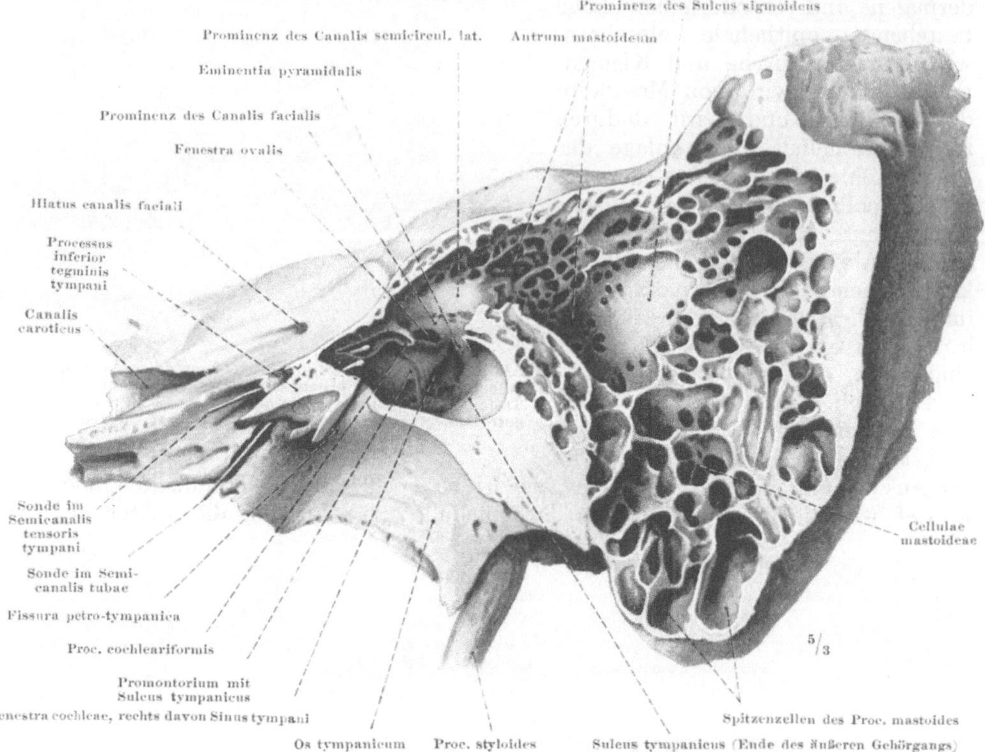


Abb. 276. Linkes Os temporale, durch einen Sägeschnitt fast genau parallel der Crista petrosa eröffnet. Ansicht von vorne. — E.

kopf und die obere Fläche des Amboßkörpers, die dritte, Saccus anterior, in dem konkaven Bogen der Tensorsehne. Mit der weiteren Ausdehnung der Buchten wird das Gallertgewebe bis auf zarte Platten rückgebildet, die die Gehörknöchelchen mit der Wand der Paukenhöhle gekröseartig verbinden und die Blutgefäße zu den Gehörknöchelchen führen. Auch diese Platten werden mehr oder weniger rückgebildet, so daß die fertige Paukenhöhle ein individuell sehr wechselndes Bild bietet, um so mehr, als auch die Ausgestaltung der Buchten selber individuell verschieden ist. So kann sich der Saccus medius in ein Gebiet ausbreiten, in das gewöhnlich der Saccus posterior vordringt, oder der Saccus anterior entsteht nicht an der typischen Stelle im Bogen der Tensorsehne, sondern oberhalb der Sehne als vordere Ausbuchtung des Saccus medius.

Nach diesem Entwicklungsgange besteht die fertige Paukenhöhle aus zwei Abteilungen: die eine, untere, ist im wesentlichen die primäre Paukenhöhle, das Ende des tubotympanalen Rohres, die andere, obere, ist sekundär gebildet.

Ich unterscheide sie als unteren und oberen Paukenraum. Der untere Paukenraum ist nach außen begrenzt vom Trommelfell, in ihn mündet die Tuba pharyngo-tympanica. Von ihm führen vor und hinter dem langen Amboß-fortsatz und an der Tensorsehne die Zugänge zum oberen Paukenraum, der nur knöchern begrenzt ist und keinen unmittelbaren Zugang zur Tube hat.

Die folgende nähere Beschreibung der Paukenhöhle setzt die Kenntnis der einzelnen Teile des Schläfenbeines voraus, welche in Bd. 1, S. 696—708, *673—684* dargestellt sind.

Der untere Paukenraum liegt zwischen Trommelfell und Schnecke. Seine mediale Wand wird in der Hauptsache vom Promontorium gebildet, das durch die untere Schneckenwindung bedingt ist, und an dessen hinterem unteren Umfang sich die Fenestra rotunda befindet (Abb. S. 484), mit der Membrana tympani secundaria, dem Ende der Scala tympani. An die Fenestra rotunda schließt sich nach rückwärts eine tiefe Grube an, Sinus tympani (Abb. S. 484). In deren Bereiche liegen am Dach des unteren Paukenraumes buchtige Schleimhautfalten, welche den Steigbügel, die Eminentia pyramidalis und die Sehne des M. stapedius einhüllen (Abb. S. 487). Vorn und seitlich bildet die Sehne des Tensor tympani zusammen mit den Plicae malleolares das Dach des unteren Paukenraumes. Sie ist in eine Schleimhautfalte, die Tensorfalte, eingelagert, die sich am Proc. cochleariformis anheftet und sich nach lateral zum Trommelfell fortsetzt, an dem sie sich mit der Plica malleolaris anterior verbindet (Abb. S. 476). Die TROELTSCHschen Taschen gehören noch zum unteren Paukenraum. Der Boden des unteren Paukenraumes liegt tiefer als der untere Rand des Trommelfelles und der untere Rand der Tubenmündung (Abb. S. 488). Er wird deshalb auch Kellerraum der Paukenhöhle genannt. Seine Oberfläche weist zahlreiche kleine Buchten, Cellulae tympanicae, auf, die von Schleimhaut überkleidet sind.

Der obere Paukenraum ist der Teil der Paukenhöhle, welcher bei deren Eröffnung von der mittleren Schädelgrube her allein überschaubar ist. Sein Dach wird gebildet vom Tegmen tympani, das am freigelegten Knochen meist daran kenntlich ist, daß es rundliche, durchscheinende Stellen aufweist, welche von Cellulae tympanicae bedingt sind (Abb. S. 484). Bei alten Leuten ist oft an diesen Stellen der Knochen geschwunden, so daß Dura mater und Paukenhöhlenschleimhaut sich unmittelbar berühren. Andererseits kann das ganze Tegmen von einer Spongiosaschicht von 1—2 mm Dicke überlagert sein. Die mediale Wand des oberen Paukenraumes weist den rundlichen Buckel auf, der durch den lateralen Bogengang bedingt ist, Prominentia canalis semicircularis lateralis (Abb. S. 484). Vor und unter ihm läuft der schmale Wulst des Canalis facialis (Abb. S. 476, vgl. auch Bd. 1, Abb. S. 707, *684*). Er wird an der medialen Paukenwand sichtbar oberhalb der Fenestra vestibuli, in welche die Steigbügelplatte eingelassen ist, und zieht im Bogen hinter der Eminentia pyramidalis vorbei, die den M. stapedius enthält. Seine knöcherne Wand ist in dem horizontalen Abschnitt über dem Steigbügel äußerst zart, manchmal, beim Neugeborenen fast immer, unvollständig (Bd. 1, Abb. S. 707, *684*). Bei Erkrankungen im oberen Paukenraum ist daher der N. facialis sehr oft geschädigt (Facialislähmung bei Otitis media). Die hintere Wand weist zahlreiche Cellulae tympanicae auf, an ihrem lateralen Ende eine Nische für die Anlagerung der Spitze des kurzen Amboßfortsatzes und des Lig. incudis. Die hintere Wand geht in stumpfem Winkel in die laterale Wand über. Die Grenze ist durch das Aufhören der Cellulae tympanicae gekennzeichnet, denn die laterale Wand zeigt deren keine, sondern ist glatt. Diese knöcherne laterale Wand des oberen Paukenraumes ist fast ebensogroß wie die membranöse des unteren, das Trommelfell, ist aber queroval und reicht nach rückwärts über das Trommelfell hinaus. Ihr unterer Rand ist bogenförmig eingeschnitten, er wird gebildet von der Incisura tympanica (RIVINI), an der die Pars flaccida des Trommelfelles angeheftet ist (Abb. S. 476, 488). Im Bereiche dieses Einschnittes ist die laterale Wand des oberen Paukenraumes dünn und stark nach lateral geneigt, so daß sie eine kleine Strecke über den äußeren Gehörgang zu liegen kommt. Vor dem Trommelfell sind oberer Paukenraum und Gehörgang nur durch eine dünne Knochenplatte (Mur de la logette) voneinander getrennt.

Der von diesen Wänden begrenzte obere Paukenraum enthält den Kopf des Hammers, Körper und kurzen Fortsatz des Amboß sowie den über den Plicae malleolares gelegenen Anfangsteil des langen Amboßfortsatzes. Dessen freies Ende und der Steigbügel sind Teile seines Bodens bzw. des Daches des unteren Paukenraumes. Am oberen Paukenraum unterscheidet man den Recessus epitympanicus, den Teil oberhalb des Trommelfelles, der Hammerkopf und Amboßkörper enthält, und das Antrum mastoideum, das sich nach rückwärts an den Recessus epitympanicus anschließt und um die Prominenz des äußeren Bogenganges herum zu den Cellulae mastoideae führt (Abb. S. 484). Hinzu kommt der dem Saccus anterior entsprechende Teil, über welchen noch besonders berichtet werden muß (S. 489).

Da der obere Paukenraum entwicklungsgeschichtlich erst sekundär gebildet wird, und zwar von den drei Buchten der primitiven Paukenhöhle aus, die getrennt vorwachsen (S. 484), ergibt sich für seine Schleimhautverhältnisse ein sehr mannigfaltiges, oft sehr einfaches, oft aber auch sehr verwickeltes Bild. Gehen alle Schleimhautplatten, die durch das Zusammentreffen der drei Aussackungen entstehen, zugrunde, so ergibt sich ein einheitlicher oberer Paukenraum, an dem nur der Recessus epitympanicus und das Antrum mastoideum zu unterscheiden sind; der Hammerkopf und der ganze Amboß mit Ausnahme der bandbefestigten Spitze des kurzen Fortsatzes liegen frei in diesem Raum. Aber so ist es keineswegs immer. Vielmehr finden sich fast immer breitere oder schmälere Überreste der Schleimhautplatten in Gestalt von feinen oder dicken Fäden oder zarten Membranen. Eine solche zarte Membran ist eigentlich regelmäßig im Antrum mastoideum ausgespannt und teilt dieses in einen oberen und unteren Gang (Abb. S. 487). Der Raum der Paukenhöhle ist also keineswegs ein einheitlicher Hohlraum, durch welchen nur die Kette der Gehörknöchelchen frei hindurchzieht, sondern sie ist durch Schleimhautbildungen in individuell sehr verschiedener Art unterteilt. Dies gilt besonders für die sekundäre Paukenhöhle, den oberen Paukenraum. Aber auch die primäre Paukenhöhle weist im Bereiche des Steigbügels sehr wechselnde ähnliche Bildungen auf. Der Steigbügel liegt wie Hammer und Amboß ursprünglich außerhalb der primären Paukenhöhle, von tympanalem Gallertgewebe umgeben. Ähnlich dem Saccus anterior, medius und posterior dringen kleine Buchten der Schleimhaut gegen das Gallertgewebe vor und lösen den Steigbügel und die Sehne des M. stapedius von der Paukenhöhlenwand. Reste dieser Buchten und der von ihnen gebildeten Membranen bleiben stets erhalten, wenn auch nicht in so großer Ausdehnung wie im oberen Paukenraum (Abb. S. 476).

Entwicklung des oberen Paukenraumes

Zum Verständnis der Schleimhautplatten und -buchten des oberen Paukenraumes und der Verbindungen des oberen zum unteren Paukenraum und damit zur Tuba auditiva, ist nötig, die weitere Entwicklung der drei Buchten der primären Paukenhöhle noch etwas zu verfolgen. Der Recessus posterior schiebt sich unterhalb des kurzen Amboßfortsatzes zwischen Hammerkopf-Amboß einerseits, hinterer und lateraler Paukenwand andererseits in das tympanale Gallertgewebe vor (Abb. S. 483) und löst dadurch den Amboß von der hinteren Paukenwand (Abb. S. 488, Amboßbucht). Der Recessus medius dehnt sich zwischen Hammerkopf-Amboß und Tegmen tympani aus und löst die Knochen vom

Tegmen. Außerdem wird von ihm aus nach rückwärts als besondere Aussackung das Antrum mastoideum gebildet, wobei diese Aussackung nicht einheitlich, sondern mit mehreren Einzelbuchten vorzudringen pflegt. Auch über Hammerkopf und Amboßkörper geht der Saccus medius nicht als einheitliche Bucht vor, sondern mit zwei kleineren Buchten (*II, III* in Abb. S. 483), die durch eine Schleimhautplatte im Bereiche des Hammerkopfes getrennt bleiben (Abb. S. 488), vordere und hintere Hammerbucht).

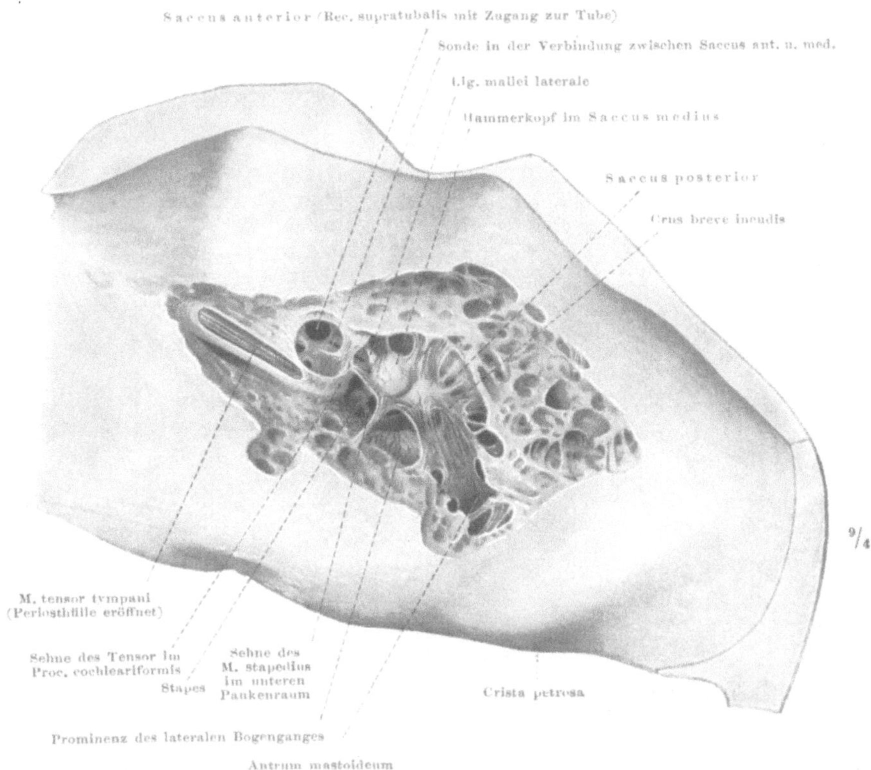


Abb. 277. **Paukenhöhle mit den Schleimhautfalten**, von oben eröffnet. Das Felsenbein ist so weit nach rückwärts gedreht, daß die eröffnete vordere Pyramidenfläche wagerecht steht — E.

Die drei Buchten der primären Paukenhöhle, Saccus anterior, medius und posterior, von denen die mittlere den weitaus größten Umfang annimmt, verdrängen und ersetzen das tympanale Gallertgewebe so weit, daß sie schließlich miteinander in breite Berührung kommen und nur noch durch dünne Schleimhautplatten voneinander getrennt sind, wie schon erwähnt wurde. Im Gange der weiteren Entwicklung werden diese Platten mehr oder weniger rückgebildet, so daß im fertigen Zustand die Entstehung des oberen Paukenraumes, der sekundären Paukenhöhle, aus drei Ausbuchtungen der primären Paukenhöhle nur noch andeutungsweise zu erkennen ist. Am deutlichsten ist dies im Bereiche des Recessus epitympanicus.

**Recessus epitympanicus** ist der unter dem Tegmen tympani gelegene, nach lateral knöchern begrenzte laterale Teil des oberen Paukenraumes. In ihm liegen Hammerkopf, Körper und kurzer Fortsatz des Amboß. Diese Knochen sind durch individuell verschieden ausgebildete Schleimhautplatten mit der

Recessus epitym-panicus

knöchernen Wand verbunden. Bleiben die entwicklungsgeschichtlich bedingten Platten alle erhalten, so ergibt sich folgender Befund (Abb. S. 488): Vom lateralen Umfang des Hammerkopfes spannt sich eine Falte zur lateralen Wand oberhalb des Trommelfelles, Plica mallei lateralis. Diese setzt sich am Hammerkopf bis zu dessen höchster Erhebung und an der knöchernen Wand bis auf das Tegmen tympani fort. Der zwischen höchstem Punkt des Hammers und Tegmen ausgespannte Teil ist die Plica mallei superior. Die ganze Falte steht schräg, sie steigt vom Hammer nach rückwärts zum Tegmen auf. Durch

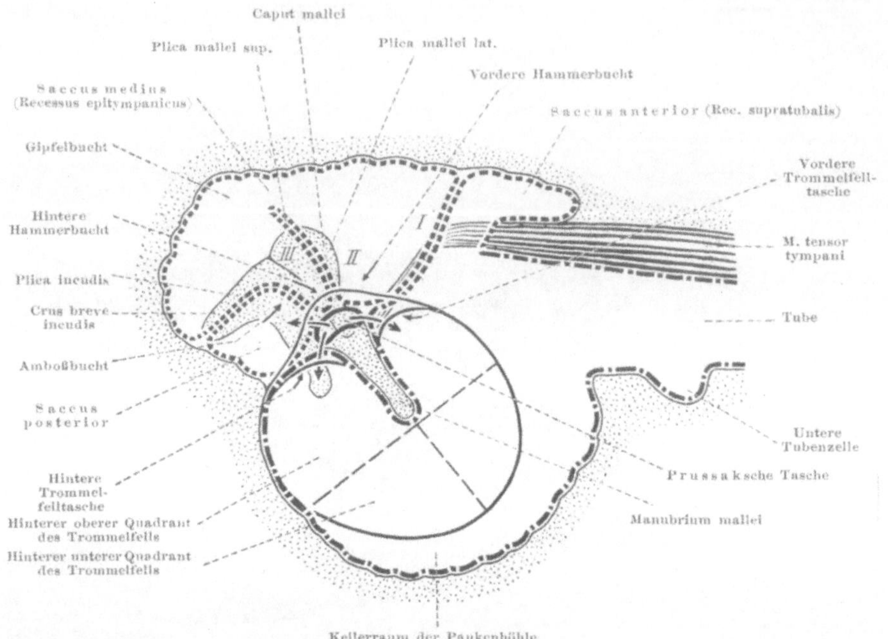

Abb. 278. Schema der Schleimhautbuchten der Paukenhöhle, von lateral. —·—·—·— Schleimhaut des unteren Paukenraumes (primäre Paukenhöhle), — — — — Schleimhaut des oberen Paukenraumes (sekundäre Paukenhöhle). I, II, III vgl. Abb. S. 483. Die aus der PRUSSAKschen Tasche führenden Pfeile bezeichnen die 3 möglichen Ausgänge zur Paukenhöhle, von denen aber stets nur einer gegeben ist. Mit Benutzung der Abbildungen von SIEBENMANN: In BARDELEBENS Handbuch der Anatomie. — E.

sie wird der Recessus epitympanicus unterteilt in zwei Buchten, die kleinere vordere Hammerbucht, Recessus mallei anterior, und die größere hintere Hammerbucht, Recessus mallei posterior, auch Gipfelbucht, Recessus culminis, genannt. Den Boden der Gipfelbucht bilden der Amboßkörper mit seinem kurzen Fortsatz und eine Schleimhautplatte, die sich von ihnen zur knöchernen Wand ausspannt, Plica incudis (Abb. S. 488). Diese Platte bildet zugleich die Decke einer Bucht, welche sich zwischen ihr und dem Amboß einerseits, der lateralen knöchernen Wand andererseits nach vorn gegen die Plica mallei lateralis erstreckt, ohne sie aber zu erreichen, Amboßbucht, Recessus incudis. Die Amboßbucht ist vom Saccus posterior aus entstanden, die Hammerbuchten vom Saccus medius. Die dünne Schleimhautplatte, welche die Amboßbucht von der hinteren Hammerbucht (Gipfelbucht) trennt, ist meist rückgebildet. Beide Buchten sind dann vereinigt und nur noch an der lateralen Knochenwand durch eine Falte an ihren äußersten Enden getrennt. Auch in Abb. S. 487 ist die Plica incudis nur teilweise erhalten.

PRUSSAKscher Raum      Diese Buchten spielen bei den Erkrankungen der Paukenhöhle eine große Rolle. In besonderem Maße trifft dies für eine sehr viel kleinere Bucht zu, die im Gegensatz zu den anderen nur einen sehr engen Ausgang hat und mehr eine fast geschlossene Tasche bildet, die obere Hammerbucht oder PRUSSAKscher Raum. Sie liegt zwischen Pars flaccida des Trommelfelles und Hals des Hammers (Abb. S. 476, 488) und ist nur etwa so groß wie ein dicker Stecknadelknopf. Die Schleimhautplatte, die ihr Dach bildet, setzt entweder an der Incisura tympanica an (Abb. S. 476) oder an der Pars flaccida des Trommelfelles. In ersterem Falle ist der PRUSSAKsche Raum größer, im letzteren kleiner. Auf jeden Fall aber ist seine größte Ausdehnung durch die Pars flaccida bestimmt. Breiter und höher als diese kann er nicht sein. Entwicklungsgeschichtlich kann er verschieden entstehen, entweder von der Amboßbucht oder von der vorderen oder hinteren TROELTSCHschen Tasche aus. Je nachdem führt im fertigen Zustande seine Öffnung in die Amboßbucht, in den Recessus membranae tympani anterior oder posterior (Abb. S. 488, Pfeile).

Bei der vorstehenden Schilderung des oberen Paukenraumes ist noch nicht der Anteil berücksichtigt worden, den der Saccus anterior der primären Paukenhöhle liefert, der Recessus supratubalis. Es wurde bereits gesagt, daß er in der Konkavität der Sehne des M. tensor tympani entsteht (Abb. S. 483). Vom Saccus medius ist er demnach durch die Tensorfalte mit der Tensorsehne und der über sie hinziehenden Chorda tympani getrennt. Er ist von Anfang an die kleinste der drei Buchten der primären Paukenhöhle und bleibt es auch. Er liegt so weit vorn, daß man fast sagen könnte, er ginge vom tympanalen Ende der Tube aus. Am macerierten Knochen ist seine Lage stets daran kenntlich, daß das Septum canalis musculotubalis an der Stelle seines Abganges von dem tympanalen Ende der Tube ganz oder fast ganz fehlt, so daß es nicht einfach sich in den unteren Rand des Proc. cochleariformis fortsetzt (Abb. S. 484). Oberhalb des Proc. cochleariformis und des Semicanalis tensoris tympani ist am Tegmen die Bucht deutlich zu erkennen, in die er sich einlagert. Er bleibt häufig sehr klein und erstreckt sich nur ein Stück nach vorn über dem Tensor (Abb. S. 488 und S. 487). In dieser Form ist er meist als eine obere Tubenzelle bezeichnet worden. Nicht selten aber wird die Schleimhautplatte, die ihn vom Saccus medius trennt (Abb. S. 488), mehr oder weniger vollständig zurückgebildet, wie dies bei den übrigen Schleimhautplatten der sekundären Paukenhöhle die Regel ist. Dann erhält der vordere Abschnitt des oberen Paukenraumes durch seine Vermittlung einen eigenen Zugang zum tympanalen Ende der Tube (Abb. S. 487). Diese accessorische Tubenmündung liegt in der Konkavität der Tensorsehne. Es kommt aber auch nicht selten vor, daß die Bildung eines Saccus anterior völlig unterbleibt. Dann erstreckt sich eine Ausbuchtung des Saccus medius nach vorn über die Tensorsehne hinweg neben den Muskel selber, Recessus protympanicus (*I* in Abb. S. 483, 488). Man kann dann sagen, der Saccus anterior wird vom Saccus medius aus gebildet, statt vom tympanalen Tubenende. Den Boden dieser Ausbuchtung bildet dann die Tensorsehne und in deren Konkavität eine dünne Membran, die sich von der Sehne und dem freien Rande des Septum canalis musculotubalis zur lateralen Tubenwand ausspannt. Statt zum Saccus anterior bzw. einer oberen Tubenzelle ausgebuchtet zu sein, wird dann das Dach des tympanalen Tubenendes von dieser glatten Membran gebildet, und der obere Paukenraum erstreckt sich (vom Saccus medius aus) nach vorn neben dem M. tensor tympani bis über die Tube. Häufig ist sowohl der Recessus protympanicus als auch der Recessus supratubalis ausgebildet. Sie können durch eine zarte Schleimhautplatte getrennt bleiben, aber auch durch deren teilweisen Schwund miteinander in Verbindung treten (Abb. S. 487).

Recessus supratubalis, Recessus protympanicus

Die Entwicklung der sekundären Paukenhöhle bleibt nicht auf das Gebiet der Gehörknöchelchen beschränkt. Vielmehr geht die Hohlraumbildung vom

Antrum mastoideum, Cellulae mastoideae

Saccus medius aus nach rückwärts weiter in die Pars mastoidea des Felsenbeines hinein. Zunächst bildet sich eine weite Ausbuchtung des Saccus medius über und neben der Prominenz des lateralen Bogenganges, das **Antrum mastoideum, Antrum tympanicum** (Abb. S. 484). Von ihm aus dringen weitere Buchten bis in den Proc. mastoideus vor und bilden die **Cellulae mastoideae** (Abb. S. 484, 490). Der Prozeß geht so vor sich, daß die mit Fettmark erfüllten Spongiosakämmerchen unter Rückbildung der knöchernen Wände durch die

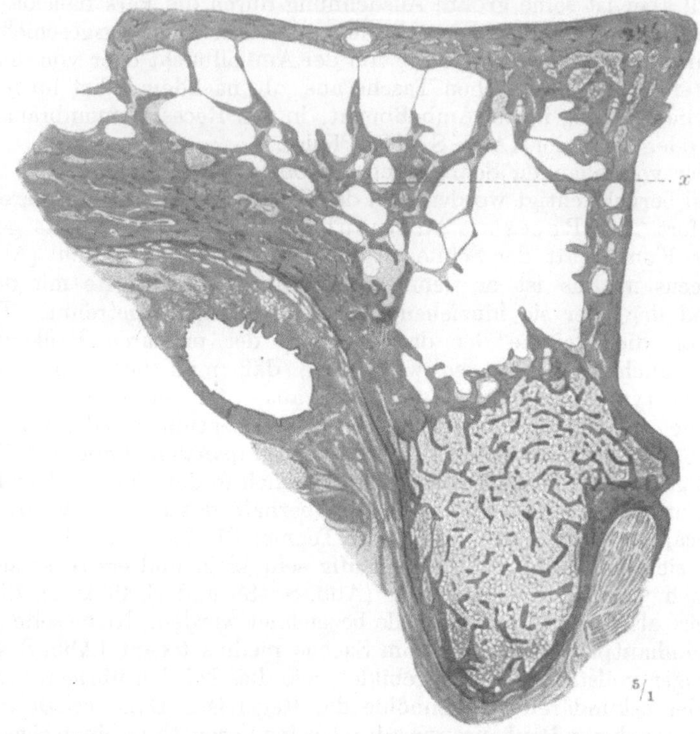

Abb. 279. **Vertikalschnitt durch das pneumatische Zellsystem des Warzenteils eines 2¹/₂jähr. Kindes.** Warzenfortsatz etwa zur Hälfte pneumatisiert, mit einer großen Endzelle gegen die noch kompakte, fettmarkhaltige Spitze abschließend. Einzelne Kammern teils knöchern, teils nur durch Schleimhaut abgeschlossen, andere nur noch durch Schleimhaut. Bei *x* und an anderen Stellen Prozeß der Pneumatisierung noch im Fortschreiten (Knochenwände noch dick, Kammern zum Teil noch Fettmark enthaltend). (Aus ECKERT-MÖBIUS: In Handbuch der Hals-, Nasen- und Ohrenheilkunde, Bd. VI/1, S. 27. — E.)

vordringenden Schleimhautbuchten eingenommen werden. Die Rückbildung der Spongiosabalken ist örtlich und individuell verschieden, so daß kleinere oder größere Schleimhautbuchten entstehen. Vielfach bleiben zarte Membranen erhalten, fast regelmäßig eine größere im Antrum (Abb. S. 487). Von der sekundären Paukenhöhle her wird also ein ausgedehntes System lufthaltiger Nebenräume gebildet, ähnlich wie von der Nasenhöhle aus. Diese **Pneumatisation des Warzenfortsatzes** beginnt im Laufe des 1. Lebensjahres mit der Bildung des Antrum, setzt sich mit Beginn des 2. Lebensjahres in den Warzenfortsatz fort, dessen völlige Pneumatisierung im Laufe des 4. Jahres erreicht ist. In der Zwischenzeit enthält seine Spitze noch fetterfüllte Spongiosaräume (Abb. S. 490). Mit dem weiteren Wachstum des Proc. mastoides geht das weitere Vordringen der pneumatischen Buchten einher, so daß er vom 4. Jahre ab stets völlig pneumatisiert ist, soferne nicht krankhafte Prozesse störend eingreifen. Die Pneumatisation bleibt oft nicht auf die Pars mastoidea beschränkt, sondern greift auf den angrenzenden Teil der Pars squamosa über, unter Bildung von Cellulae squamosae. Sie kann sich auch auf die obere Fläche der Pars petrosa erstrecken. Gelegentlich findet sich sogar eine pneumatische Zelle in dem Winkel, den die drei Bogengänge miteinander bilden, der sonst stets von Knochen ausgefüllt ist.

Da die Pneumatisation nicht bloß den Warzenfortsatz, sondern mindestens die ganze Pars mastoidea des Schläfenbeines betrifft, gelangen die pneumatischen Zellen bis unmittelbar an den Sulcus sigmoides heran, der an der Innenfläche der Pars mastoidea verläuft (Bd. 1, Abb. S. 700, *676*). Von den pneumatischen Räumen her gesehen kann der Sulcus sigmoides als breiter Wulst erscheinen (Abb. S. 484). Die nahe nachbarliche Beziehung bringt es mit sich, daß krankhafte Prozesse der Paukenhöhle und der pneumatischen Zellen auf den Sinus sigmoides übergreifen können, der in den Sulcus sigmoides eingelagert ist (vgl. auch Bd. 3, Abb. S. 206).

Die Arterien der Paukenhöhle, Aa. tympanicae, gehören dem Stromgebiet verschiedener größerer Arterien an. Ein Ästchen der A. maxillaris (interna), die A. tympanica anterior, gelangt durch die Fissura petrotympanica neben der Chorda tympani in den vorderen Teil der Paukenhöhle und versorgt die Gegend der Tubenmündung und die innere Fläche des Trommelfelles. Von rückwärts her tritt zusammen mit der Chorda tympani ein die A. tympanica posterior, ein Ast der A. stylomastoidea, die aus der A. retroauricularis durch das For. stylomastoideum in den Facialiskanal eindringt. Sie versorgt vorwiegend die Rückwand. Den Boden versorgt die A. tympanica inferior aus der A. pharyngica ascendens. Sie verläuft durch den Canaliculus tympanicus zusammen mit dem N. tympanicus des Glossopharyngicus (Bd. 1, Abb. S. 707, *684*). Am Dach der Paukenhöhle verzweigen sich Ästchen der A. meningica media, die durch verschiedene Öffnungen in die Paukenhöhle gelangen: die A. tympanica superior mit dem N. petrosus superficialis minor, der R. petrosus superficialis maior mit dem gleichnamigen Nerven, Rr. petrosquamosi durch die Sutura petrosquamosa zum Recessus epitympanicus und zum Antrum mastoideum. — Alle diese Gefäße, dazu noch ein R. caroticotympanicus aus der Carotis interna, stehen untereinander in Verbindung und bilden in der Schleimhaut ein dichtes Netz, von dem aus feine Ästchen durch die gekröseartigen Schleimhautplatten zu den Gehörknöchelchen gelangen (Abb. S. 487). — Die Venen verlaufen mit den Arterien.

Der Nerv der Paukenhöhle ist der N. tympanicus aus dem Glossopharyngicus. Er gelangt durch den Canaliculus tympanicus zum Promontorium (Bd. 1, Abb. S. 707, *684*), wo er sich mit den Nn. caroticotympanici aus dem sympathischen Plexus caroticus zum Plexus tympanicus verbindet. Von diesem gehen die mikroskopisch feinen Ästchen zu allen Teilen der Paukenschleimhaut.

### c) Äußeres Ohr, Auris externa.

Unter äußerem Ohr versteht man den äußeren Gehörgang und die Ohrmuschel.

Die in ihrer individuellen Form und Stellung erblich bedingte Ohrmuschel, Auricula, hat mit Ausnahme des Ohrläppchens eine Grundlage aus elastischem Knorpel, dem Ohrknorpel (Cartilago auriculae), der die äußere Form fast genau wiederholt (Bd. 1, Abb. S. 733, *751*). Mit ihm ist die Haut so straff verbunden, daß sich keine Falten aufheben lassen, ähnlich wie am Nasenflügel. Die Bezeichnungen für die einzelnen Wülste und Vertiefungen der Ohrmuschel sind aus Abb. S. 492 ersichtlich.

Die Ohrmuschel kann als Ganzes durch Anteile der mimischen Muskulatur bewegt werden („Wackeln mit den Ohren"), durch den M. auricularis anterior, superior und posterior (Bd. 1, S. 797, *774*). Außerdem besitzt sie eine eigene Muskulatur, die bei vielen Säugetieren eine Formveränderung der Ohrmuschel ermöglicht, beim Menschen aber ganz rudimentär ist. Nur äußerst selten wird ein Mensch gefunden, der im ursprünglichen Sinne des Wortes „die Ohren spitzen" kann. Diese Muskelchen liegen teils auf der Vorder-, teils auf der Rückfläche des Ohrknorpels und entspringen und inserieren an diesem. Sie sind in Abb. S. 492 schematisch eingetragen. — Alle Ohrmuskeln werden vom N. facialis innerviert.

**Äußerer Gehörgang**    Von der Ohrmuschel geht der äußere Gehörgang, Meatus acusticus externus, aus (Abb. S. 473). Man unterscheidet an ihm einen knorpeligen

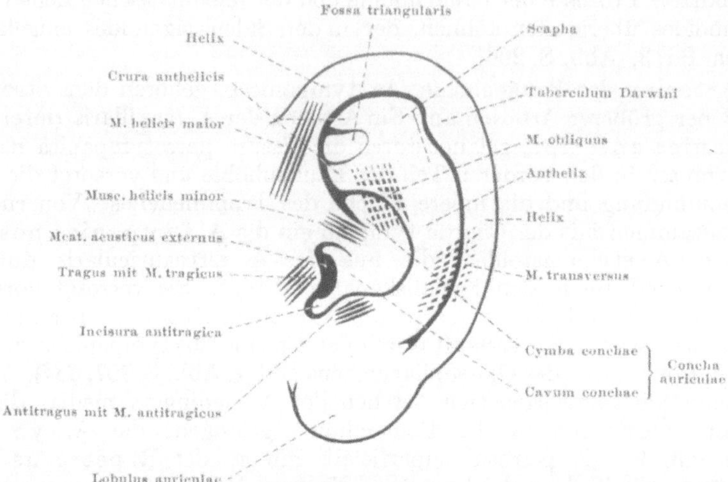


Abb. 280. **Ohrmuschel. Muskeln schematisch eingetragen, die auf der Schädelseite liegenden geschrafft. — E.**

und einen knöchernen Teil. Der erstere enthält eine unmittelbare Fortsetzung des Knorpels der Ohrmuschel, die hauptsächlich vom Tragus ausgeht und in Gestalt einer tiefen Rinne in die Vorder- und Unterwand des Gehörganges eingelagert ist. Durch eine derbe Bindegewebsmembran wird die Rinne zum Rohr vervollständigt. Die Knorpelrinne wird an ihrer Unterfläche von zwei Spalten durchsetzt, den **Incisurae Santorini** (Abb. S. 473). Durch straffe Fasern ist das knorpelig-membranöse Rohr am Umfang des Porus acusticus externus befestigt, welcher den Beginn des knöchernen Teiles darstellt. Die obere Wand des knöchernen Gehörganges wird von der Pars squamosa, die übrigen Wände vom Os tympanicum gebildet (Bd. 1, Abb. S. 696, *673*). Den Abschluß des äußeren Gehörganges bildet das Trommelfell.

Knorpeliger und knöcherner Gehörgang bilden miteinander einen nach unten offenen stumpfen Winkel (Abb. S. 473). Der knorpelige Teil ist in sich leicht gebogen. Im ganzen verläuft also der Gehörgang nicht gerade. Die Biegungen werden aber fast völlig ausgeglichen, wenn man die Ohrmuschel nach hinten und oben zieht.

Infolge der Schrägstellung des Trommelfelles sind die Wände des Gehörganges nicht gleich lang. Die obere Wand ist um etwa 7 mm kürzer als die untere, die hintere um etwa 5 mm kürzer als die vordere. Die engste Stelle des Gehörganges liegt im knöchernen Teil, kurz hinter dem Porus acusticus externus.

Der Gehörgang ist ausgekleidet von einer Fortsetzung der äußeren Haut, nicht von Schleimhaut. Die Haut zeigt den gleichen Bau wie sonst, Epidermis mit vielschichtigem verhornten Epithel auf einem Papillarkörper. In der dem

Corium entsprechenden Bindegewebsschicht liegen mächtige Drüsen, modifizierte Knäueldrüsen, die das Ohrenschmalz, Cerumen, absondern, Glandulae ceruminosae. Mit dem Knorpel und Knochen ist die Haut durch derbe Retinacula fest verbunden, so daß sie nicht verschieblich ist. Schon kleinste entzündliche Schwellungen oder gar Furunkel sind daher äußerst schmerzhaft wie am Nasenflügel. — Die Abschilferung des Stratum corneum erfolgt in Form von Schüppchen wie an der übrigen Haut. Es kommt aber vor, daß sie in Form von Bändern geschieht, die sehr lang werden können, sich im Gehörgang zusammenrollen und mit Ohrenschmalz zu einem großen Pfropfen verbacken. Die gewöhnlichen Ohrenschmalzpfröpfe enthalten nur Schüppchen der Epidermis oder kleine Platten.

Die Arterien der Ohrmuschel und des äußeren Gehörganges stammen aus der A. auricularis profunda (Maxillaris interna), aus der A. retroauricularis (Carotis externa) und von der Temporalis superficialis. Die Innervation geschieht vom N. trigeminus (3. Ast), N. vagus und Plexus cervicalis. Der N. auriculotemporalis versorgt die Vorderfläche der Ohrmuschel und (mit dem N. meatus acustici externi, Abb. S. 253, nicht bezeichnet) die vordere und obere Wand des ganzen Gehörganges einschließlich der Außenfläche des Trommelfelles. Die Hinterfläche der Ohrmuschel ist Gebiet des N. auricularis magnus aus dem Plexus cervicalis. Der N. vagus innerviert mit seinem Ramus auricularis die Tiefe der Concha auriculae und die hintere und untere Wand des Gehörganges bis an das Trommelfell.

*Gefäße und Nerven*

# E. Geschmacksorgan, Organon gustus.

Das Geschmacksorgan ist gebunden an die Zunge. Der Sprachgebrauch hat recht, wenn er bei gut entwickeltem Geschmackssinn von dem Träger sagt, er hat eine „feine Zunge". Wieweit beim Zustandekommen von Geschmacks-

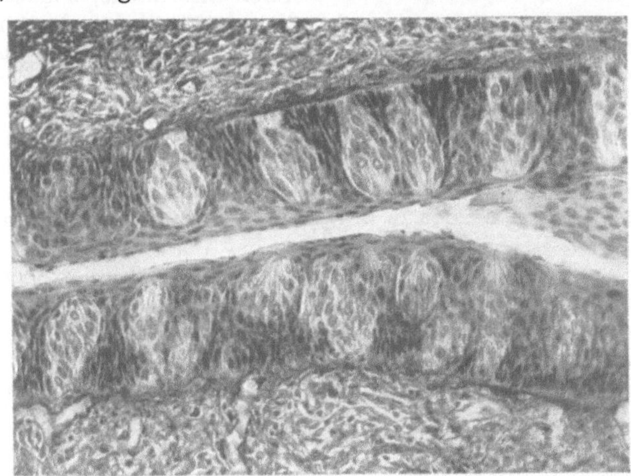

Abb. 281. Horizontalschnitt durch den Graben einer Papilla vallata vom Menschen.
(Aus PETERSEN: Histologie, S. 861. — E.)

empfindungen noch andere Sinne beteiligt sind, besonders der Geruchsinn (oberdeutsche Mundarten haben für Schmecken wie Riechen nur das eine Wort Schmecken. Das Veilchen schmeckt gut), ist hier nicht zu untersuchen. Daß der Mensch einen Geschmacksinn hat, steht außer Zweifel, und ebenso, daß er in erster Linie mit der Zunge schmeckt. Mit dem motorischen Organ, das die Bissen in der Mundhöhle hin- und herbewegt, ist das Sinnesorgan verknüpft. Dadurch ist gewährleistet, daß das Geschmacksorgan ausgiebig mit den Bissen in Berührung kommt, ehe sie verschluckt werden.

Nur ein kleiner Teil der Sinnesstellen der Zunge ist mit bloßem Auge sichtbar, die Papillae fungiformes, circumvallatae und foliatae. Der grobe und feine Bau der Zunge ist in Bd. 2 ausführlich abgehandelt. Hier bleibt nur nachzutragen, was unmittelbar mit der Sinnesnatur der Zunge zu tun hat.

Mit den Nervenendigungen in der Zunge steht es ähnlich wie in der Haut. Es sind ihrer sehr viele und sehr mannigfaltig gestaltete, aber wirklich spezifisch ist nur eine einzige Art, die Geschmacksknospen.

Die **Geschmacksknospen.** **Schmeckbecher,** Caliculi gustatorii. **Gemmae** (Abb. S. 493), sind innerhalb des Epithels gelegene, tönnchenförmige oder rosenknospenförmige Gebilde, die aus besonders differenzierten Epithelzellen aufgebaut sind. Die Zellen sind langgestreckt, die centralen gerade, die peripheren gebogen, ihr Protoplasma bleibt bei den üblichen Färbungen hell. Jede Zelle ist bis an den etwa in der Mitte liegenden Kern von einer Nervenfaser umwunden, die wahrscheinlich auch in das Plasma eindringt (Abb. S. 495). Die Knospen reichen nicht bis zur freien Oberfläche, sondern nur bis an die oberste Lage des vielschichtigen Plattenepithels heran, bis an die der wirklich platten Zellen. Aber diese Lage ist von einem feinen Kanal durchbohrt, der nach ganz kurzem

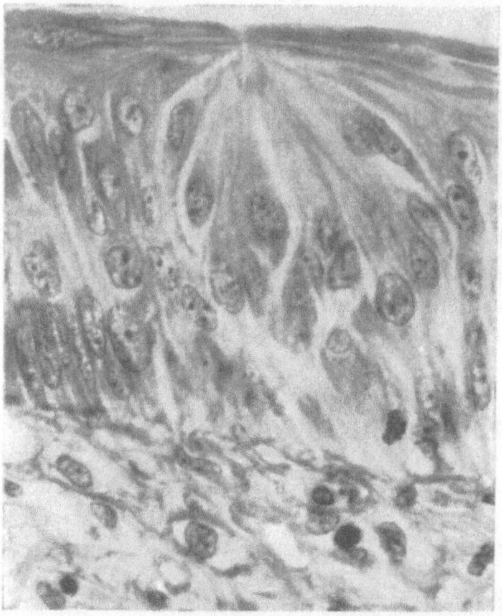

Abb. 282. Geschmacksknospe der Papilla circumvallata eines erwachsenen Mannes im axialen Schnitt. (Aus KOLMER: Hb. mikrosk. Anat. III/1, S. 159. — E.)

Verlaufe endigt, dem Geschmacksporus (Abb. S. 494). Die schmalen freien Enden der Zellen der Geschmacksknospe sind gegen diese Einsenkung der Oberfläche geneigt und senden in ihn jede einen kurzen stiftähnlichen Plasmafortsatz (Abb. S. 495).

Die Unterscheidung von Stützzellen zwischen den Sinneszellen beruht wie das Auftreten von Intercellularbrücken auf mangelhafter Fixierung oder ist Ausdruck von Degenerationsvorgängen. Solche werden regelmäßig beobachtet, denn es gehen während des Lebens viele Geschmacksknospen zugrunde, ihre Zahl ist beim Kinde am größten und nimmt allmählich immer mehr ab. Nur wenige werden im späteren Leben neugebildet. Die degenerierenden Knospen sind durch ihren Gehalt an Lymphocyten gekennzeichnet.

Nicht selten findet man Zwillingsknospen in mehr oder minder vollkommenem Grade der Trennung. Die eine der beiden kann die Zeichen der Degeneration aufweisen bei intakter anderer.

Die Geschmacksknospen liegen in den Wänden der Gräben der Papillae vallatae (Abb. S. 493) und foliatae (Bd. 2, Abb. S. 82), sind also von der Oberfläche wegverlagert. Diese Gräben sind mit dem serösen Sekret der sog. „Spüldrüsen" erfüllt (Abb. S. 496). Ausnahmsweise, beim Kinde häufiger, finden sich Geschmacksknospen in oberflächlicher Lagerung im Epithel von Papillae fungiformes (Bd. 2, Abb. S. 79), die beim Kinde über den ganzen

Zungenrücken verteilt, beim Erwachsenen auf Zungenspitze und vorderen Rand beschränkt sind. Außerdem kommen sie vereinzelt auch außerhalb der Zunge vor: am weichen Gaumen (aber nicht am Zäpfchen), am vorderen Gaumenbogen, auf beiden Seiten des oberen Endes der Epiglottis, im Kehlkopfeingang und im Pharynx auf der Rückfläche des Kehlkopfes. Da beim Schlucken die Epiglottis unter den Zungengrund tritt und die Bissen, besonders die Flüssigkeiten, den Weg durch die Sulci laryngopharyngici nehmen, liegen diese Geschmacksknospen nicht am eigentlichen Speiseweg, sondern nur neben ihm. Ihre Bedeutung ist daher hier nicht ganz eindeutig. Am Zungengrund und in der hinteren Rachenwand kommen sie nicht vor.

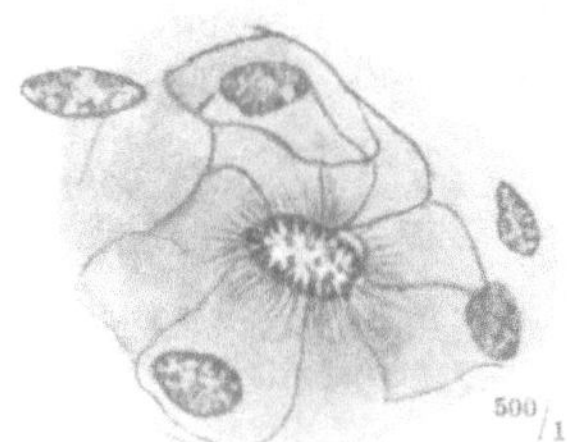

Abb. 283. Flachschnitt durch die Ausmündung eines Geschmacksporus des neugeborenen Menschen. (Aus KOLMER: Hb. mikrosk. Anat. III/1, S. 165. — E.)

Die Grabenwände einer Papilla vallatae des Erwachsenen beherbergen höchstens 100—150 Geschmacksknospen, alle Wallpapillen zusammen also höchstens 1000. In den Papillae foliatae sind sie weit seltener, ich schätze höchstens 100 auf jeder Seite. Papillae fungiformes gibt es jederseits etwas mehr als 100, auf jeder stehen 3—4 Geschmacksknospen, zusammen auf jeder Seite etwa 400. Danach würde sich eine Gesamtzahl von ungefähr 2000 Knospen ergeben.

Die Geschmacksknospen werden in den Papillae vallatae und foliatae ausschließlich versorgt vom N. glossopharyngicus, an der Zungenspitze wahrscheinlich von der Chorda tympani, am Kehlkopf vielleicht vom N. vagus. In den Wall- und Blattpapillen jedenfalls gehen sie zugrunde, wenn der Glossopharyngicus durchschnitten wird. Wenn die regenerierenden Nervenfasern das Epithel wieder erreichen, werden sie neu gebildet. Ob an der Innervation auch Sympathicusfasern beteiligt sind, steht nicht sicher fest, ist aber wahrscheinlich.

Der N. glossopharyngicus bildet außer den spezifischen Endorganen, den Geschmacksknospen, noch unspezifische mannigfacher Art ebenso wie der zweite Geschmacksnerv, die Chorda tympani, und der N. lingualis. Die Verbreitungsgebiete dieser drei Nerven in der Zungenschleimhaut sind aus Abb. S. 498 ersichtlich, zu welcher auch das Gebiet des N. vagus in den Valleculae epiglotticae eingezeichnet ist (vgl. auch Bd. 2, S. 73). Jeder dieser Nerven bildet in seinem Gebiete ein ausgedehntes Geflecht in dem Bindegewebe unter dem Epithel (Abb. S. 497), zusammen mit Sympathicusfasern. Da die Chorda tympani (aus dem N. facialis) in der Bahn des N. lingualis (aus dem N. trigeminus) verläuft, ist die Zugehörigkeit der einzelnen Nervenendigungen anatomisch nicht ersichtlich. Doch bedingt Leitungsunterbrechung in der Chorda Geschmacksausfall (Ageusie) im vorderen Zungenbereich.

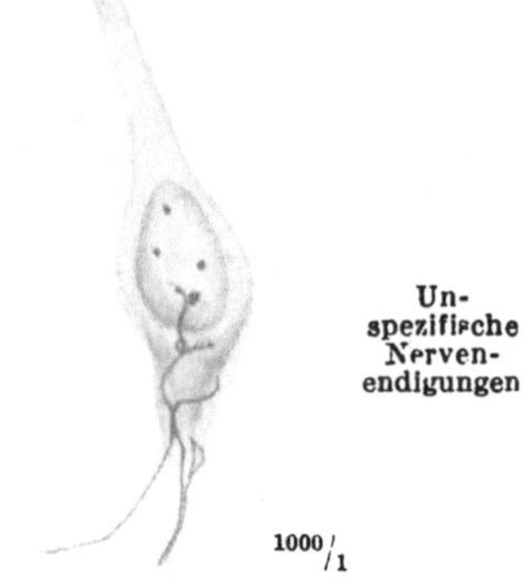



Abb. 284. Nervenendigung an einer Geschmackszelle einer Papilla fungiformis des erwachsenen Menschen. Färbung nach BIELSCHOWSKY. (Aus KOLMER: Hdb. mikrosk. Anat. III/1, S. 172. — E.)

Von unspezifischen Nervenendigungen lassen sich, ähnlich wie in der Haut, intraepitheliale und subepitheliale feststellen, die mit denen der Haut große Ähnlichkeit aufweisen. Die intraepithelialen Endigungen werden von feinen Fasern gebildet, die in das Epithel eindringen, sich zwischen den Epithelzellen verzweigen und wahrscheinlich intracellulär endigen. Die subepithelialen bestehen

in freien Faserschlingen und -knäueln mannigfachster Form (Abb. S. 360).
Eingekapselte Endigungen habe ich nie gesehen. Sicherlich steht die überwiegende
Mehrzahl der unspezifischen Endigungen im Dienste der Berührungs-, Druck-,
Schmerz- und Temperaturempfindungen wie in der Haut. Doch ist mindestens
für die Zungenspitze sehr wahrscheinlich, daß eine Anzahl von ihnen der Ge-
schmacksfunktion dienen. Wenigstens ist die Schmeckfähigkeit der Zungenspitze beim Erwachsenen schwer mit der sehr geringen Zahl von Geschmacksknospen auf den Papillae fungiformes vereinbar. Über die Leistung der

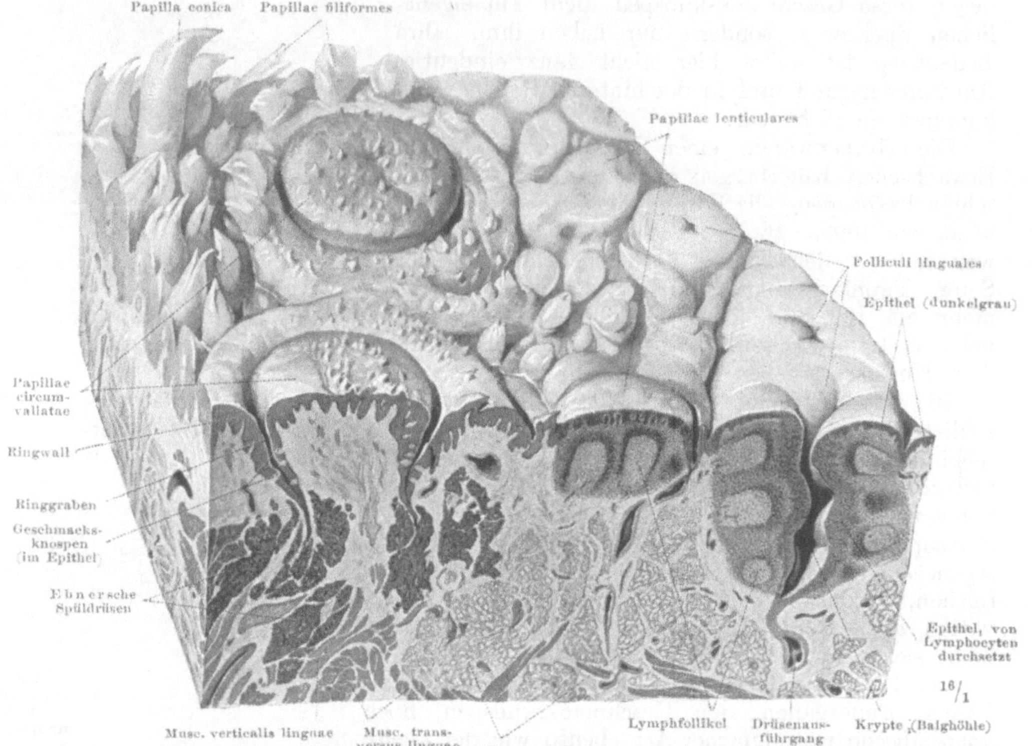


Abb. 285. **Papillae circumvallatae**, Grenze zwischen Zungenrücken und Zungengrund. — Br.

Nervenendigung entscheidet auch hier nicht deren Form, sondern die centrale
Fortleitung der Nervenfasern.

Der Reichtum der Zunge an Nervenendigungen der verschiedensten Art und
Leistung ist am größten beim jungen Kinde und nimmt im Laufe des Lebens
ab. Für den Säugling ist die Zunge zusammen mit den Lippen das wesentlichste
Sinnesorgan, es tritt als erstes in Tätigkeit vor Seh- und Gehörorgan. Allmählich erst gewinnen die übrigen mehr und mehr Bedeutung und Übergewicht.
Das kleine Kind sieht nicht an, was man ihm vorhält, und horcht und riecht
nicht daran, sondern steckt es in den Mund. Wenn später Auge und Ohr in den
Vordergrund treten, werden in der Zunge Nervenendigungen, besonders Papillae
fungiformes und Geschmacksknospen zurückgebildet.

Ge-
schmacks-
nerven,
centrale
Verbin-
dungen
 Die spezifischen Geschmacksnerven sind die Chorda tympani, ein Ast
des N. facialis bzw. N. intermedius und der N. glossopharyngicus. Ihr Ausfall
bedingt Aufhebung des Schmeckvermögens, Ageusie. Daß die Geschmacksempfindungen von Nebenempfindungen begleitet sind, wie warm, beißend u. ä.,

beruht auf der gleichzeitigen Erregung der verschiedenen Nervenendigungen, beeinträchtigt aber nicht die Spezifität von Chorda und Glossopharyngicus. Beide Nerven haben nicht bloß verschiedene Verbreitungsgebiete (Abb. S. 498), sondern auch verschiedene Funktion. Die Chorda tympani, deren Verbreitungsgebiet ungefähr auf das der Papillae fungiformes beschränkt ist, vermittelt nur die elementaren Geschmacksqualitäten süß, sauer, salzig, bitter, alle anderen der Glossopharyngicus. Die übrigen Sinnesempfindungen der Zunge sind im Abschnitt vor den Papillae vallatae an den N. lingualis

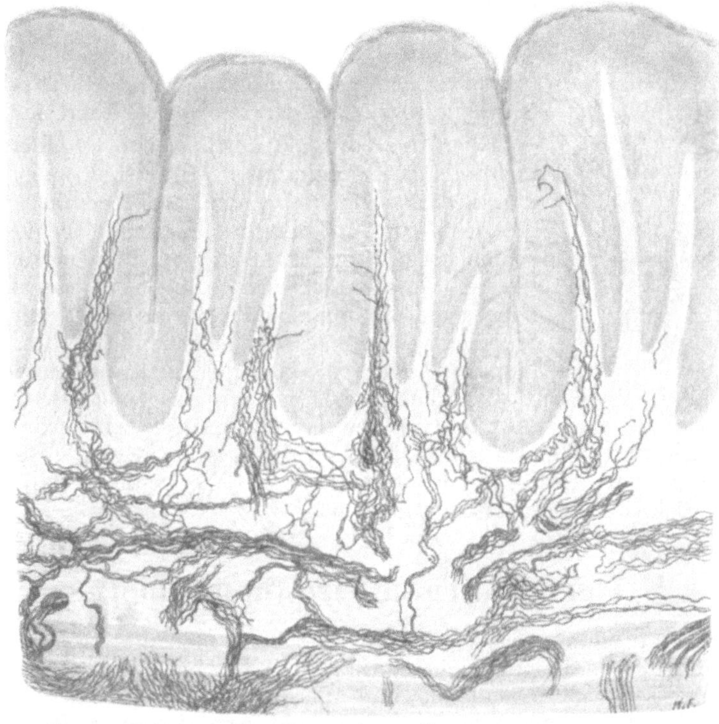


Abb. 286. Nervengeflecht in der Zungenschleimhaut. Übersicht. Kaninchen. GOLGI-Methode. (Aus PH. STÖHR jr.: In Hb. mikrosk. Anat. IV/1, S. 341. — E.)

(Trigeminus) geknüpft, von den Papillae vallatae ab an Glossopharyngicus und Vagus (Abb. S. 258).

Über den Verlauf von Chorda tympani und Glossopharyngicus ist früher berichtet (S. 263 bzw. 269). Die Fasern der Chorda haben ihre Ganglienzellen, die den Typ der Spinalganglienzellen aufweisen, im Ggl. geniculi des Facialis, die des Glossopharyngicus im Ggl. intra- und extracraniale. Die in der Zunge an den peripheren Ästen vorkommenden Ganglienzellen sind multipolar und gehören aller Wahrscheinlichkeit nach dem Sympathicus an. Die centralen Fortsätze der Zellen treten mit dem Stamm des N. facialis (bzw. Intermedius) und Glossopharyngicus in die Medulla oblongata ein, biegen spinalwärts ab und bilden den Tractus solitarius (Abb. S. 267). Dieser ist umgeben von einem Mantel von Ganglienzellen, Nucleus tractus solitarii (Abb. Bd. 3, S. 84). An diesen endigen die Chorda- und Glossopharyngicus-Fasern, und zwar an denen, welche vor dem Zutritt von Vagusfasern zum Tractus solitarius gelegen sind. Vom Nucl. tractus solitarii aus gehen einerseits

die Reflexbahnen, andererseits die corticale Bahn.  Die Reflexbahnen werden
von Neuriten der Zellen des Kernes gebildet, die spinalwärts zu Anteilen des
motorischen Haubenkernes, des Nucleus reticularis
(Bd. 3, S. 101) ziehen, besonders zu den neben dem
Nucl. hypoglossi gelegenen Nucl. praepositus hypoglossi
und Nucl. intercalatus (Bd. 3, Abb. S. 97).  Sie vermitteln über den Tractus reticulospinalis und den
Fasc. longitudinalis medialis die Leitung zu den
Muskeln, auch den mimischen, Kau- und Schluck-
muskeln.  Unmittelbare Verbindung mit dem Nucl.
hypoglossi ohne Zwischenschaltung des Nucl. reticularis ist nicht erwiesen. — Andere Reflexbahnen
führen zu dem parasympathischen Nucleus salivatorius
(Bd. 3, Abb. S. 98), der die Speichelsekretion betätigt.

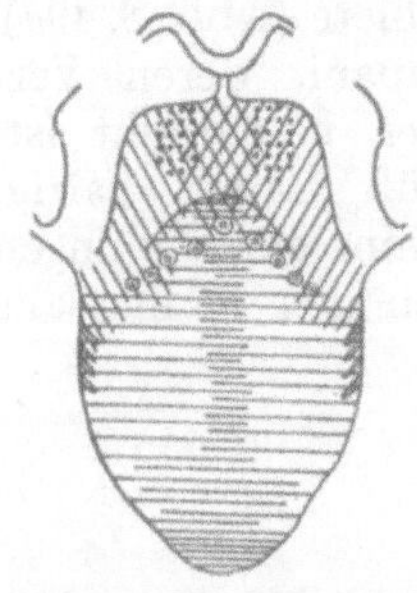

Abb. 287. Sensible Nerven-
felder der menschlichen
Zunge.  Vor dem Sulcus terminalis (gebogene Linie) die
Papillae circumvallatae (Dop-
pelkreise), am Zungenrande
die Papillae foliatae (Doppel-
striche), horizontal gestrichelt: Gebiet des N. lingualis
mit Chorda tympani, schräg
gestrichelt: N. glossopharyngicus, getüpfelt: N. vagus
(N. laryngeus cranialis).
[Nach ZANDER: Anat. Anz. 14
(1898). — Br.]

Über die corticale Leitung zur Großhirnrinde ist
nichts Näheres bekannt.  Vermutlich geht sie über
die mediale Schleife, Lemniscus medialis.  Wo aber
die Endigung in der Großhirnrinde liegt, das Geschmackscentrum, ist bisher nicht auszumitteln gewesen.  Gewöhnlich wird es in den Gyrus hippocampi
oder seine Nachbarschaft (Gyrus fusiformis) verlegt.
Manche verlegen es in laterale Teile des Schläfen-
lappens, andere in das Operculum parietale der Insel
oder in die Insel selber.  Wirklich sicher ist nur das eine, daß elektrische
Reizung des untersten Abschnittes des Gyrus centralis posterior, also des
Fußes der hinteren Centralwindung nahe der Fissura Sylvii, Geschmacks-
sensationen hervorruft.  Aber das beweist nicht ohne weiteres, daß hier wirklich das Geschmackscentrum zu suchen ist.

# F. Geruchsorgan, Organon olfactus.

Nach der Ausbildung des Geruchsorganes kann man die Säugetiere in drei
Gruppen einteilen, in die mit hohem, geringem und fehlendem Geruchsvermögen,
in makrosmatische, mikrosmatische und anosmatische Säugetiere.  Der Mensch
gehört zu den mikrosmatischen, zu den makrosmatischen z. B. der Hund,
anosmatisch sind Delphine und Zahnwale.  Immerhin sind Menschen mit ungewöhnlich hochentwickeltem Geruchsinn nicht gar so selten.  So gibt es Ärzte,
die bestimmte Krankheiten, z. B. Diphtherie, mit Sicherheit an dem Geruch
erkennen und aus vielen Kranken, die in einem Saale liegen, den Betreffenden
sofort herausfinden.  Ich habe einen Herrn beobachten können, der bei einer
Anzahl von Büchern, die seiner zufälligen Umgebung gehörten, nach dem Ge-
ruche sagen konnte, wem jedes Buch gehörte.  Und ich weiß von einem Förster,
der, wenn er abends nach Hause kam, am Geruch im Zimmer erkannte, wer
von seinen Bekannten darin gewesen war.  Auf der anderen Seite gibt es, wenn
auch sehr selten, Menschen, die völlig anosmatisch sind, weil sie einen ange-
borenen Mangel der Riechlappen des Gehirns haben wie der Delphin.

Bei den makrosmatischen Tieren ist die Riechschleimhaut über das ganze
Labyrinth der Siebbeinmuscheln (Bd. 1, Abb. S. 679, *656*) und einen Teil des
Nasoturbinale ausgebreitet, die untere Muschel, das Maxillo turbinale, ist
stets frei davon.  Beim Menschen, bei dem die Ethmoturbinalia (obere und
mittlere Muschel) nur wenig entwickelt sind, ist der Bezirk der Riechschleimhaut, die Regio olfactoria, auf die obere Muschel und den ihr entsprechenden

Teil des Septum nasi beschränkt (Abb. S. 499), nur ausnahmsweise erstreckt er sich auf die Basis der mittleren Muschel. Im Durchschnitt ist er an oberer Muschel und Septum je etwa 150 qmm groß, im ganzen hat die Riechschleimhaut also eine Ausdehnung von rund 600 qmm.

In ihrem mikroskopischen Bau unterscheidet sich die Pars olfactoria von der Pars respiratoria der Nasenschleimhaut sehr deutlich (Abb. S. 500): es fehlt der Flimmersaum, es fehlen die Becherzellen, die Zellkerne lassen nach der Oberfläche zu eine breite plasmatische Zone frei (Abb. S. 501). An den Kernen selbst kann man eine äußere Lage, die sich dunkler färbt, von mehreren Reihen heller, basaler Kerne unterscheiden (Abb. S. 501). Außerdem zeigen die Drüsen einen abweichenden Bau.

Die zwei Arten von Kernen entsprechen zwei verschiedenen Zellarten: die oberflächlichen dunklen Kerne gehören zu Stützzellen, die zahlreicheren hellen zu den Riechzellen.

Die spezifischen Elemente sind die Riechzellen. Sie haben einen eiförmigen Zelleib, der gegen die Oberfläche hin stabförmig verschmälert ist (Abb. S. 501). Sein über die Oberfläche etwas hinausragendes Ende ist leicht kolbenartig verdickt und mit feinen Härchen besetzt. Er ist zwischen die Körper der Stützzellen gelagert und durchbricht das an deren Ende befindliche Schlußleistennetz (Abb. S. 501). Nach der Basis zu geht die Zelle in einen fadendünnen Fortsatz über (Abb. S. 501), der mit anderen zusammen

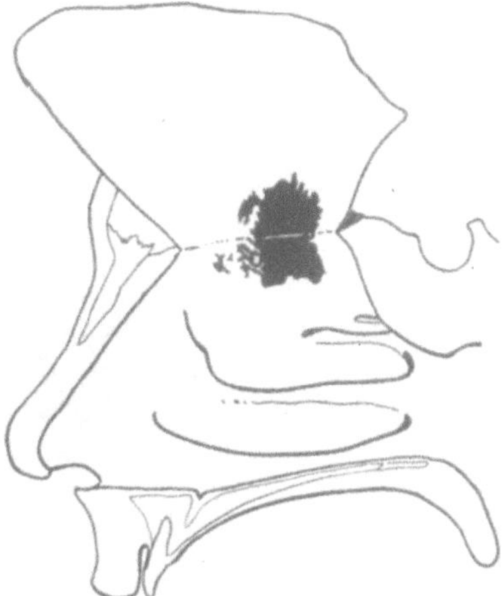

Abb. 288. Regio olfactoria (schwarz). Nasenscheidewand nach oben geklappt. (Nach v. BRUNN: Arch. mikr. Anat., Bd. 39, Taf. 29. — Br.)

unter dem Epithel ein Nervenbündel bildet, also nichts anderes ist als ein Neurit. Die Riechzellen sind ähnlich den Stäbchen- und Zapfenzellen der Netzhaut Neuroepithelzellen, epitheliale Sinneszellen, die zugleich Nervenzellen sind. Sie enthalten denn auch im Neuriten Neurofibrillen, die im Zellkörper ein Fibrillengitter bilden. Gelegentlich kommen auch echte Ganglienzellen im Riechepithel vor (Abb. S. 499).

Die kolbenförmigen Enden der Riechzellen sind in eine homogene Schicht unbekannter Art und Herkunft eingelagert, die der Oberfläche des Epithels aufliegt.

Die Stützzellen (Abb. S. 501) haben meist einen mehr länglichen Kern, ihr Plasmaleib ist prismatisch, nach der Oberfläche zu im Bereich der dünnen Stäbe der Riechzellen mächtiger als zwischen den Körpern der Riechzellen. Jede Stützzelle durchsetzt wie jede Riechzelle die ganze Dicke des Epithels. Das Riechepithel ist einschichtig, nur die Kerne stehen in mehreren Reihen.

Die Drüsen der Regio olfactoria, Glandulae olfactoriae, BOWMANsche Drüsen, sind schlauchförmig, wenig verästelt, mit sehr weitem Lumen (Abb. S. 500), das nur von einer Art kubischer Zellen begrenzt wird. Der sehr enge Ausführgang wird beim Durchsetzen des Epithels vor einer einfachen Lage platter Zellen ausgekleidet. Unmittelbar unterhalb des Epithels kann er blasenartig erweitert sein. Ihrem Charakter nach sind diese Drüsen zu den serösen zu rechnen. Doch ist Näheres über das Sekret nicht bekannt.

Die Neuriten der Riechzellen schließen sich zu Bündeln zusammen, die als Fila olfactoria unter der Schleimhaut verlaufen und zu kurzen gröberen

Bündeln vereinigt durch die Öffnungen der Lamina cribriformis (cribrosa) in das Schädelinnere zum Bulbus olfactorius ziehen. In ihrem ganzen Verlaufe sind die Fasern marklos und dadurch leicht von den feinen Trigeminusästen

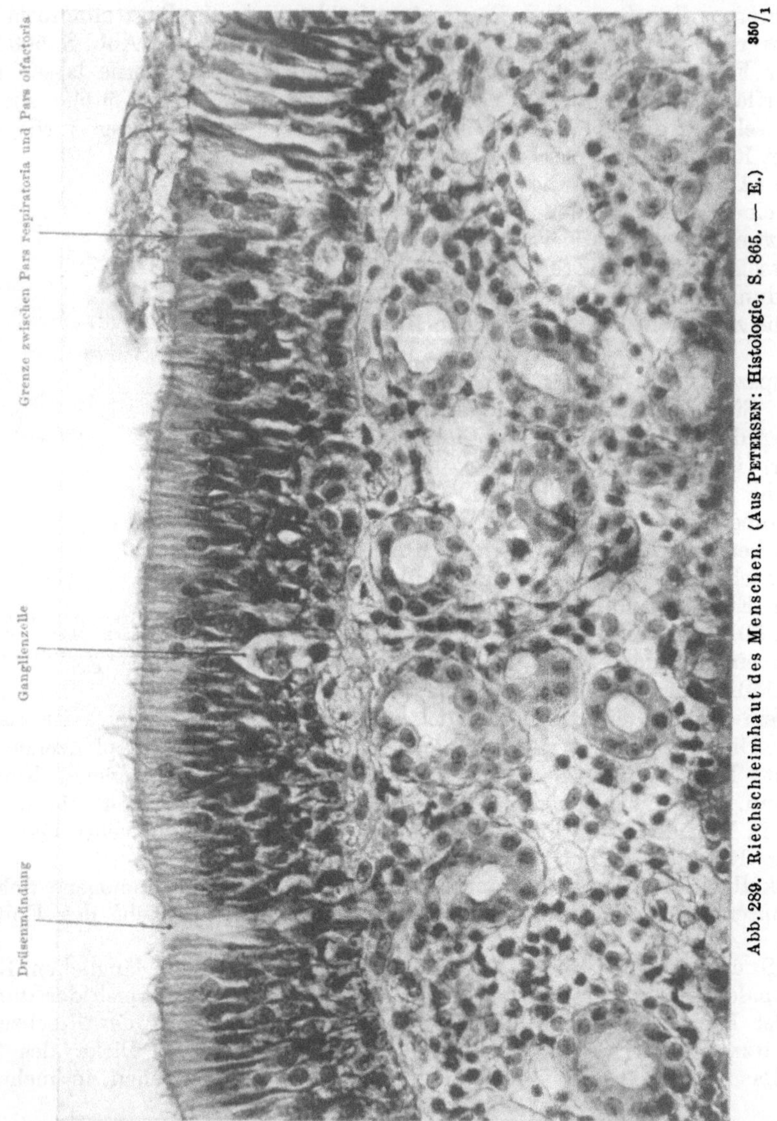


Abb. 289. Riechschleimhaut des Menschen. (Aus PETERSEN: Histologie, S. 865. — E.)

zu unterscheiden, welche ebenso wie der Pars respiratoria auch der Pars olfactoria sensible Fasern zuführen.

Die centralen Verbindungen der Fila olfactoria bilden einen eigenen Teil des Gehirnes, das Riechhirn, das, soweit es dem Großhirn zugehört (Gyrus hippocampi), einen vom übrigen Großhirn völlig abweichenden Bau zeigt. Obwohl bei dem mikrosmatischen Menschen das Riechhirn wie das Geruchsorgan rudimentär ist, sind doch noch fast alle Riechbahnen der makrosmatischen

Säugetiere wenigstens andeutungsweise vorhanden, selbst in den Fällen von Arhinencephalie, in denen Riechschleimhaut und Bulbi olfactorii fehlen. An dem Riechhirn als dem stammesgeschichtlich ältesten Teil des Endhirnes hält die

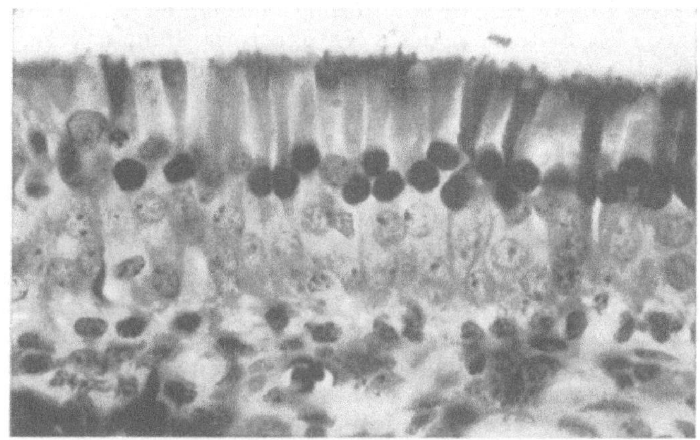



Abb. 290. Epithel der Regio olfactoria eines erwachsenen Mannes.
(Aus KOLMER: Hb. mikrosk. Anat. III/1, S. 194. — E.)

Natur außerordentlich zähe fest. Das primitive Endhirn ist nur Basalganglion und Riechhirn. Die Fische haben für ihre Nahrungssuche zwei Sinnesorgane, Riechorgan und Sehorgan. Eines von beiden ist jeweils besonders entwickelt, der primitive Fisch ist osmatisch eingestellt (Haie), der andere optisch (z. B. Forelle). Bei den meisten Säugetieren,

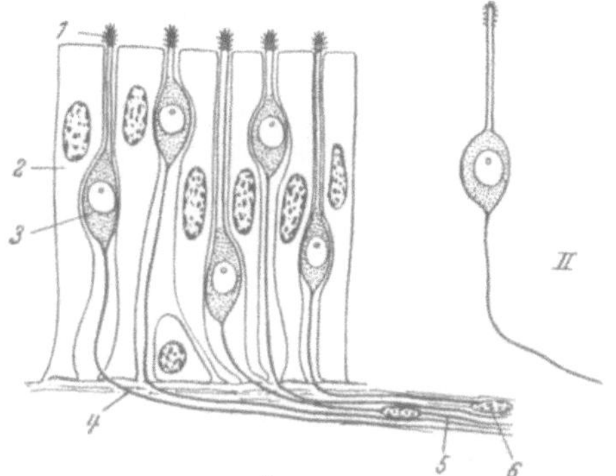

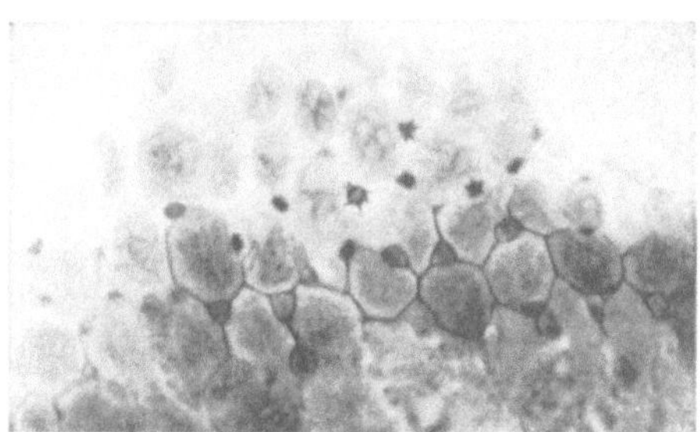

Abb. 291. Riechepithel (*I*) und einzelne Riechzelle (*II*), halbschematisch. *1* Riechkölbchen, *2* Stützzelle, *3* Körper der Riechzelle, *4* deren Nervenfortsatz, *5* Filum olfactorium, *6* SCHWANNscher Kern. *II* Einzelne Riechzelle.
(Aus PETERSEN: Grundriß d. Histol., S. 91. — E.)

Abb. 292. Flachschnitt durch die Oberfläche der Regio olfactoria des Menschen. Teilweise sind die Kittleisten in der Limitans externa getroffen, teilweise bloß die Riechkölbchen mit den kurzen Riechhaaren. (Aus KOLMER: Hb. mikrosk. Anat. III/1, S. 201. — E.)

besonders den nachts jagenden Raubtieren, geschieht die Orientierung im wesentlichen durch den Geruchssinn (Spürnase). Bei den vorwiegend optisch eingestellten Vögeln ist das Geruchsorgan nur wenig entwickelt.

Über die sehr verwickelten Riechbahnen des Menschen ist in Bd. 3 in dem besonderen Kapitel „Riechhirn" das Wesentlichste mitgeteilt, so daß es hier mit diesem Hinweis sein Bewenden haben kann.

Die Säugetiere besitzen noch ein weiteres, dem Riechhirn angeschlossenes Sinnesorgan, das Organon vomero-nasale, JACOBSONsches Organ. Am höchsten entwickelt ist es bei Eidechsen und Schlangen, weniger bei den Amphibien. Es ist schlauchförmig und liegt beiderseits in der Nasenscheidewand. Sein Eingang liegt vorn am Dach der Mundhöhle (Papilla incisiva) und führt als Ductus vomero-nasalis, STENSONscher Gang, durch den Canalis incisivus zum Septum nasi. Das Lumen ist spaltförmig und von einem Epithel begrenzt, das auf der medialen Seite dem der Pars olfactoria ähnlich ist und typische Riechzellen enthält, auf der lateralen dem der Pars respiratoria. Von dem Sinnesepithel führt ein markloser Nerv zum Bulbus olfactorius, nachdem er sich dem Fila olfactoria angeschlossen hat. In die Wand des Organes ist ein Knorpel eingelagert, die Cartilago vomero-nasalis, JACOBSONscher Knorpel. Die Funktion des Organes ist nicht geklärt. Beim Menschen ist es ganz rudimentär, wird aber beim Embryo mitsamt Nerv und Knorpel regelmäßig angelegt (vgl. Bd. 2, S. 137). Oft bleibt ein Rest des STENSONschen Ganges erhalten in Form eines feinen, blind endigenden Kanälchens, das vom Boden der Nasenhöhle dicht am Septum, etwa 2 cm vom Nasenloch entfernt, in den Canalis incisivus hineinführt, Recessus nasopalatinus. Die Öffnung ist meist umgeben von einer Erhebung der Schleimhaut, dem Torus palatinus (Bd. 2, S. 135). Hier liegt am Septumknorpel die Cartilago vomero-nasalis. Etwas oberhalb davon findet sich beim Neugeborenen fast regelmäßig, beim Erwachsenen selten, in der Septumschleimhaut die nadelstichfeine Öffnung eines nach rückwärts verlaufenden, blind endenden Kanälchens, des JACOBSONschen Organes, das in seiner rudimentären Form kein Riechepithel mehr enthält.

# Vegetatives Nervensystem.

Neben dem in den vorstehenden Abschnitten „Periphere Leitungsbahnen" Animales und vegetatives Nervensystem
und „Sinnesorgane" behandelten peripheren Nervensystem, das den Bewegungs-
und Sinnesfunktionen dient, besteht noch ein zweites, dem die vegetativen
Funktionen obliegen, die Innervation der glatten Muskulatur und der Drüsen.
Neben dem animalen Nervensystem unterscheidet man deshalb ein vegetatives Nervensystem. Wegen seiner Wirkung auf die Eingeweide wird es
auch viscerales Nervensystem genannt. Seine Tätigkeit ist zum großen
Teile unserem Bewußtsein und unserem Willen entzogen, es arbeitet unabhängig davon, selbständig, daher auch die Bezeichnung unwillkürliches,
autonomes Nervensystem. Dieses vegetative Nervensystem wurde erst
verhältnismäßig spät entdeckt. Das erste, was man von ihm fand, war ein mit
Anschwellungen („Nervenknoten", „Ganglien") versehener Strang zu beiden
Seiten der Wirbelsäule, der Grenzstrang. Später erkannte man seine Äste
zu den Eingeweiden (Nn. „splanchnici"). Man fand die Organe durch Nervengeflechte miteinander verbunden und glaubte damit die „Sympathien" zwischen
den Organen erklären zu können, worunter man alle Beziehungen verstand,
die überhaupt zwischen Organen bestehen, alle Reflexe, dann z. B. zwischen
Uterus und Milchdrüsen, zwischen Herz und Gelenken (bei akutem Gelenk-
rheumatismus), zwischen Parotis und Hoden (bei Mumps), und sprach deshalb
vom Grenzstrang als N. sympathicus oder sympatheticus magnus, auch
N. consensualis magnus, N. magnus harmonicus. Obwohl das Irrige dieser Vorstellung längst erkannt ist und die „Sympathien" zum größten Teil richtig
erklärt werden können (Hormone!), ist der Name beibehalten worden, und
wir sprechen noch heute vom sympathischen Nervensystem. Freilich verstehen
wir heute darunter nur einen Teil des vegetativen Nervensystems, das sich als
viel ausgebreiteter und verwickelter erwiesen hat, als man früher annehmen
konnte.

Wir unterteilen das vegetative Nervensystem in zwei Anteile: Sympathicus Sympathicus, Parasympathicus, intramurales System
und Parasympathicus. Oft wird noch ein dritter Anteil unterschieden,
das intramurale System. Darunter versteht man die ganglienhaltigen Nervengeflechte in der Wand der Eingeweide, besonders des Darmes, z. B. den AUER-
BACHschen und MEISSNERschen Plexus. Ich halte die Gleichsetzung dieser
Geflechte mit Sympathicus und Parasympathicus nicht für gerechtfertigt (vgl.
S. 537). Die Unterscheidung zwischen Sympathicus und Parasympathicus ist
zunächst rein physiologisch-pharmakologischer Natur. Beide sind gegenüber
dem animalen Nervensystem dadurch gekennzeichnet, daß sie durch Nicotin
gelähmt werden: bepinselt man eines ihrer Ganglien mit einer dünnen Nicotin-
lösung, so werden die Umschaltstellen leitungsunfähig. Eine Reihe chemischer
Stoffe wirken lediglich auf den Sympathicus (Adrenalin) oder lediglich auf den
Parasympathicus (Atropin, Muscarin). Das hat den Anlaß zur Trennung beider
gegeben. Der Faserverlauf in ihnen ist zunächst ebenfalls mit physiologischen
und pharmakologischen Methoden ermittelt worden. Erst nachträglich hat man
die Ergebnisse mit anatomisch-histologischen Methoden, besonders mit der
Degenerationsmethode, bestätigt und ergänzt. Dabei hat sich gezeigt, daß dem
Parasympathicus keine Selbständigkeit im anatomischen Sinne zukommt, er
ist präparatorisch nur zum kleinsten Teile darstellbar, sondern ganz an bestimmte

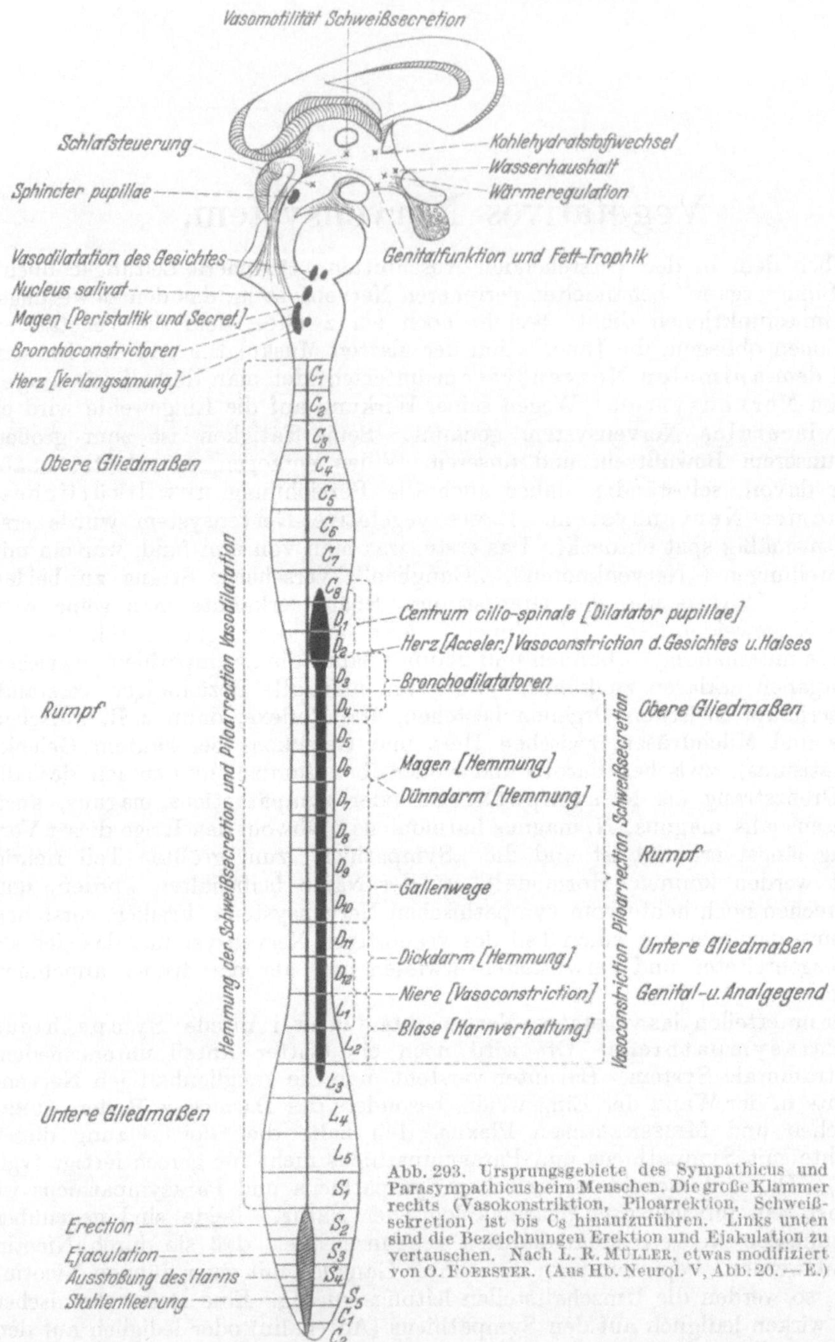


Abb. 293. Ursprungsgebiete des Sympathicus und Parasympathicus beim Menschen. Die große Klammer rechts (Vasokonstriktion, Piloarrektion, Schweißsekretion) ist bis C₈ hinaufzuführen. Links unten sind die Bezeichnungen Erektion und Ejakulation zu vertauschen. Nach L. R. MÜLLER, etwas modifiziert von O. FOERSTER. (Aus Hb. Neurol. V, Abb. 20. — E.)

animale Nerven gebunden, denen sich seine Fasern anschließen. Doch wird sich im folgenden ergeben, daß seine Behandlung auch in einem anatomischen Werke gerechtfertigt und nötig ist.

Ein charakteristisches Merkmal des vegetativen Nervensystems ist die Bildung ausgedehnter Nervengeflechte, Plexus, mit eingelagerten Ganglien (Abb. S. 85), wie sie im animalen Nervensystem nirgends vorkommen. An ihrem Aufbau ist Sympathicus wie Parasympathicus beteiligt. Ein weiteres Merkmal ist darin gegeben, daß die Leitung vom Centralnervensystem zum Erfolgsorgan nicht nur aus einem Neuron besteht, sondern daß mindestens eine Umschaltung in einem der Ganglien erfolgt. Der Neurit einer motorischen Vordersäulenzelle läuft ohne Unterbrechung bis zu seinem Erfolgsorgan, einem Bündel Skeletmuskelfasern, durch. Der Neurit einer Ursprungszelle des Sympathicus im Rückenmark wird, ehe er z. B. zum Herzen gelangt, einmal umgeschaltet. Die periphere Bahn des Sympathicus und Parasympathicus ist also aus mindestens zwei Einheiten aufgebaut, die man wegen der Umschaltung in einem Ganglion als präganglionäres und postganglionäres Neuron bezeichnet (Abb. S. 30). Das präganglionäre Neuron hat seine Zelle im Centralnervensystem, ihr Neurit läuft bis zu einem Ganglion. Hier erfolgt die Umschaltung, und es beginnt das postganglionäre Neuron, dessen Zelle in dem Ganglion liegt, und dessen Neurit zum Erfolgsorgan zieht. Ununterbrochene Leitung vom Centralnervensystem zum Erfolgsorgan kommt zwar vor, ist aber eine Besonderheit (S. 523).

Die weit überwiegende Mehrzahl der Sympathicus- und Parasympathicusfasern sind efferent, motorisch, innervieren die glatte Muskulatur, den Herzmuskel, die Drüsen usw. Die afferenten Fasern treten ganz zurück, ihr Vorhandensein ist sogar lange bestritten worden. Da es aber ohne Zweifel Reflexe gibt, die ganz auf das vegetative Nervensystem beschränkt sind, so müssen sie vorhanden sein und sind auch nachgewiesen worden. Sie bilden zum Teil äußerst verwickelte Endorgane (Abb. S. 389). Ihr Verlauf, besonders innerhalb des centralen Nervensystems, ist aber nur sehr unvollständig bekannt, wie überhaupt die centralen Verbindungen des Sympathicus und Parasympathicus noch kaum erforscht sind.

Höchst eigenartig ist die Lokalisation der Ursprungszellen der präganglionären Fasern des Sympathicus und Parasympathicus im centralen Nervensystem (Abb. S. 504). Die Ursprungszellen des Sympathicus sind beschränkt auf das Rückenmark, und zwar beim Menschen auf die Segmente von $C_8$—$L_3$. Weit davon entfernt liegen die Ursprungsgebiete des Parasympathicus: eines in Mittel- und Hinterhirn, cerebraler Parasympathicus, eines im Sacralteil des Rückenmarkes, sacraler Parasympathicus. Während die beiden Ursprungsgebiete des Parasympathicus bei allen darauf untersuchten Tieren übereinstimmen, liegt das des Sympathicus im Rückenmark in sehr verschiedenen Höhen und hat sehr verschiedene Ausdehnung. Als eine vorerst unerklärbare Tatsache ist festzustellen, daß die Ursprungszellen des Sympathicus bei allen Wirbeltieren in demjenigen Abschnitt des Rückenmarkes liegen, der von den Nervengeflechten für die Extremitäten begrenzt ist. Ganz gleich, aus welchen Segmenten die Extremitätengeflechte hervorgehen und wieweit sie am Rückenmark voneinander entfernt sind, immer ist das Ursprungsgebiet des Sympathicus auf den zwischen Plexus brachialis und Plexus lumbosacralis gelegenen Teil des Rückenmarkes beschränkt, wobei meist der letzte und vorletzte segmentale Nerv des Plexus brachialis und der erste und zweite des Plexus lumbosacralis noch präganglionäre Fasern des Sympathicus führen. Beim Menschen reicht das Gebiet von $C_8$—$L_3$ (16 Segmente), bei der Katze von $Th_1$—$L_4$ (17 Segmente), beim Huhn von $C_{16}$—$L_3$ (8 Segmente, das Huhn hat wie alle Vögel nur ganz wenige Brustsegmente), beim Frosch vom 3.—8. segmentalen Nerven (6 Segmente).

Daraus ergibt sich, daß die Sympathicusinnervation des Kopfes immer nur vom Rückenmark her erfolgen kann, und zwar bei den verschiedenen Tieren aus

sehr verschiedenen Segmenten. So wird der M. dilatator pupillae stets aus
dem nächsten Rückenmarksegment innerviert, das überhaupt präganglionäre
Sympathicuszellen enthält, also beim Menschen aus dem 8., bei der Katze aus
dem 9., beim Huhn aus dem 16., beim Frosch aus dem 3. Segment (Abb. S. 506).
Meist beteiligen sich noch Fasern aus einem oder zwei nächstfolgenden Segmenten.

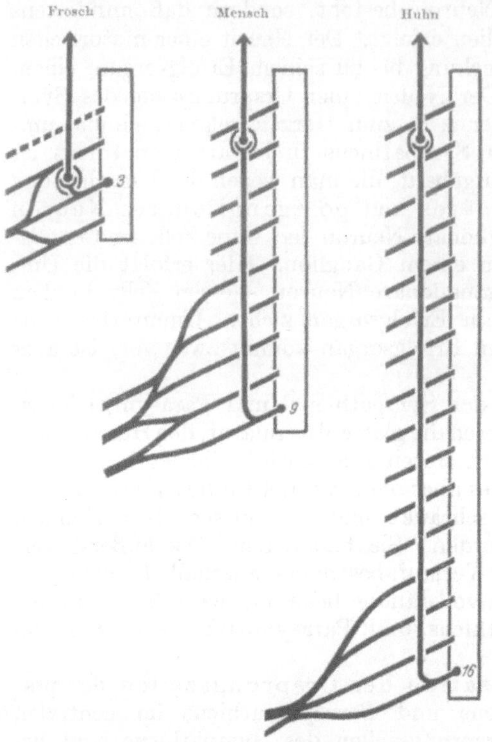


Aus der Beschränkung des Ursprungsgebietes geht weiter hervor,
daß der Sympathicus nicht die
gleiche streng segmentale Anordnung aufweisen kann wie das
animale Nervensystem. Die vergleichende Untersuchung des peripheren Sympathicus zwingt zu der
Annahme, daß der Sympathicus
und das ganze vegetative Nervensystem stammesgeschichtlich jün-
ger ist als das animale, seine
Leitungen sind sozusagen erst nachträglich eingezogen und unterliegen
nicht den strengen Bindungen des
ersten, segmentalen Bauplanes.
Stets werden die vorhandenen Leitungswege des animalen Systems,
auch die segmentalen, benutzt,
die Sympathicusleitungen werden
den animalen angefügt, wo nur
animale Leitungen vorhanden sind.
Daher gibt es im Bereiche der
Körperwand einschließlich Kopf
und Extremitäten keine selbständigen Sympathicusäste, sie verlaufen sämtlich in der Bahn des
animalen Nerven bzw. längs der
Blutgefäße. Eigene sympathische
Nerven und Geflechte gibt es nur
in den Körperhöhlen. So kommt
es, daß mit jedem peripheren Leitungsweg vegetative Fasern verlaufen, daß jeder periphere Nerv

Abb. 294. Ursprung der kranialsten präganglionären Sympathicusfasern (für M. dilatator pupillae)
bei Frosch (3. Segment), Mensch (9. Segment), Huhn
(16. Segment). Schema. Gezeichnet ist ein Stück Rückenmark mit den spinalen Nerven und dem Plexus brachialis,
ein präganglionäres Neuron mit Umschaltung im Ggl.
cervicale craniale.
(Nach den Untersuchungen von LANGLEY. — E.)

sympathische oder parasympathische Fasern mit sich führt und jede Arterie
von einem sympathischen Geflecht begleitet wird. Wenn in der Darstellung
des animalen Nervensystems von einem Nerven gesagt wird, er sei „gemischt“,
d. h. er enthalte motorische und sensible Elemente, oder aber er sei „rein
sensibel“, so ist diese Angabe immer unvollkommen, da sie die vegetativen
Fasern nicht berücksichtigt. Es kann durchaus vorkommen, daß ein „rein
sensibler“ Hautast mehr Sympathicusfasern enthält als sensible. Die innige
Vermischung der vegetativen und animalen peripheren Nerven macht die
präparatorisch-anatomische Darstellung des vegetativen Nervensystems nur
teilweise möglich und bedingt überdies viele sehr verwickelte Faserverläufe.

Verbrei-
tungsgebiet
    Das Verbreitungsgebiet des vegetativen Nervensystems ist weit ausge-
dehnter als der Name vermuten läßt. Es ist keineswegs auf die glatte Muskulatur
und die Drüsen beschränkt, die glatte Muskulatur auch der Gefäße und der Haare.
Es gibt vielmehr überhaupt kein Organ, das nicht mindestens vom Sympathicus

beeinflußt würde, keinen Knochen und Muskel, kein Tastkörperchen oder sonstiges Sinnesorgan. Sogar Rückenmark und Gehirn selber einschließlich der Spinalganglien unterliegen seiner Einwirkung. Ausschaltung des Sympathicus stört die Tätigkeit jeglichen Organes, es hebt sie nicht auf, aber stört sie. Es bleibt dann immer noch die Innervation aus dem animalen System oder dem Parasympathicus, oder aber die ursprüngliche, elementare Fähigkeit der lebendigen Substanz zur Automatie, zur Tätigkeit ohne nervösen Impuls. Die glatte Muskulatur hat diese Fähigkeit weitgehend bewahrt, und selbst ein so hochdifferenziertes Organ wie das Herz vollführt seine typische Tätigkeit dank seines muskulösen Reizleitungssystemes, auch wenn es von allen nervösen Verbindungen getrennt ist.

Ein klarer Unterschied besteht zwischen den Organen der Körperwand und den Eingeweiden. Die ersteren werden nur vom Sympathicus versorgt, die letzteren von Sympathicus und Parasympathicus zugleich. Diese Doppelinnervation wirkt vielfach antagonistisch, z. B. im Sinne der Förderung und Hemmung der motorischen Tätigkeit des Herzens: der Sympathicus bewirkt Erhöhung, der Parasympathicus Herabsetzung des Minutenvolumens. Bei anderen Organen ergänzen sich beide, z. B. bei den gemischten Drüsen, indem der eine die Bildung des serösen, der andere des mukösen Anteiles des Sekretes bedingt.

In weitem Maße ist die Tätigkeit des vegetativen Nervensystems beeinflußt von den Hormonen, wie umgekehrt die Hormondrüsen vom vegetativen Nervensystem innerviert werden. Beide arbeiten zusammen und schaffen wie Luft und Wasser die Atmosphäre, in der sich das Leben des Organismus und seiner Teile vollzieht. Ganz eindeutig ist die nahe Beziehung des Sympathicus zum Hormon des Nebennierenmarkes, dem Adrenalin. Das Adrenalin ist geradezu ein Sekret des Sympathicus, die chromaffinen Zellen, die es bilden, sind umgewandelte Sympathicusganglienzellen, ebenso die spezifischen Zellen der anderen chromaffinen Organe, der Paraganglien. Bei niederen Tieren sollen alle Ganglienzellen des Sympathicus Adrenalin produzieren, bei den höheren ist diese Fähigkeit auf die in dieser Richtung besonders differenzierten chromaffinen Zellen beschränkt, aber der ganze Sympathicus hat die besondere Reaktion auf Adrenalin behalten und ist pharmakologisch durch diese Reaktion gekennzeichnet.

Die Ganglienzellen des vegetativen Nervensystems sind durchweg multipolar. Sie haben meist sehr zahlreiche Dendriten, der Neurit ist oft nicht ohne weiteres kenntlich, es kommen wohl auch Zellen mit zwei oder gar mehr Neuriten vor. Die Nissl-Schollen sind uncharakteristisch verteilt (Abb. S. 508). Im ganzen zeigen die Zellen ein sehr mannigfaches Bild, und einzelne Typen, wie sie im animalen Nervensystem so klar gegeben sind, sind nicht zu unterscheiden. Oft liegen zwei oder mehr Zellen unmittelbar nebeneinander und sind durch ihre Dendriten unentwirrbar verflochten (Abb. S. 509). Überhaupt bergen sie nach Form und Verbindungsweise noch manches Rätsel, viel mehr als die Zellen des animalen Systems. Die Natur ist hier mit dem Bauelement Neuron sehr viel freier verfahren, hat es wohl mannigfaltiger ausgestaltet, aber weniger differenziert. — Der Neurit kann sehr lang sein, sich teilen, Kollateralen abgeben. Die präganglionären Neuriten endigen an einer größeren Zahl von Zellen im Ganglion, jedenfalls ist die Zahl der postganglionären Fasern, die das Ganglion verlassen, größer als die der eintretenden präganglionären.

Die Nervenfasern sind durchwegs dünn, höchstens mittelstark. Die präganglionären sind markhaltig („weiße" Fasern), die postganglionären meist markarm oder marklos („graue" Fasern). Im Grenzstrang trifft man daher markhaltige und marklose Fasern (Bd. 3, Abb. S. 19), in einem postganglionären Nerven vielfach nur marklose (Bd. 3, Abb. S. 21). Im gewöhnlichen peripheren

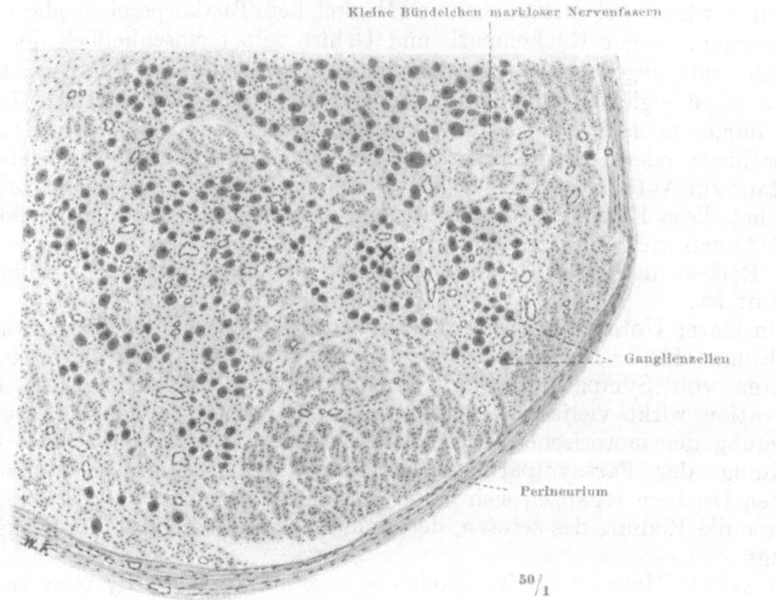


Abb. 295. Grenzstrangganglion, Mensch, Querschnitt. Die mit einem × bezeichnete Stelle in Abb. 296 stärker vergrößert. — Br.

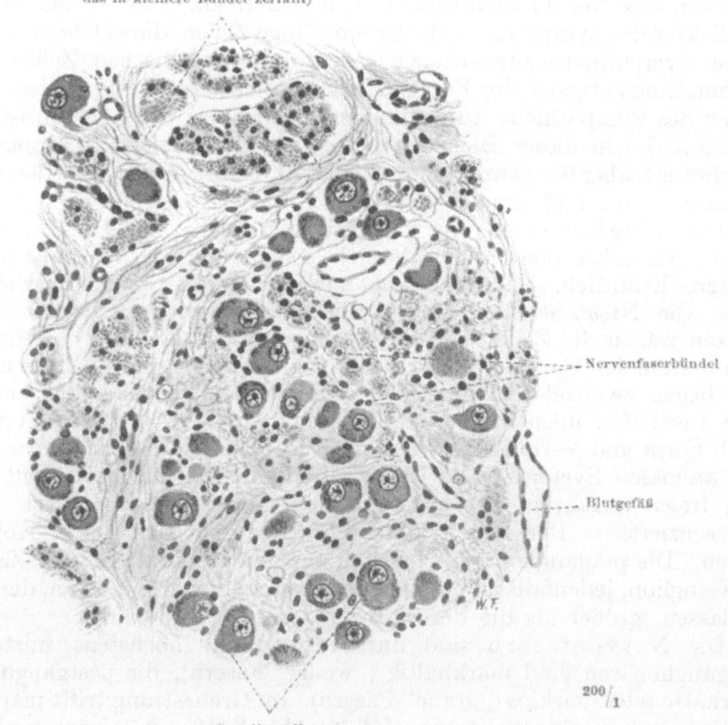


Abb. 296. Dasselbe wie Abb. 293. Die dort mit × bezeichnete Stelle stärker vergrößert. — Br.

Nerven sind die Sympathicusanteile an ihrem geringen Kaliber kenntlich (Bd. 3, Abb. S. 29).

Entwicklungsgeschichtlich leitet sich das gesamte vegetative Nervensystem von der Medullarrinne her. Zusammen mit den Zellen der Spinalganglien und der ihnen entsprechenden Ganglien der Hirnnerven treten die vegetativen aus dem Rande der Medullarrinne aus, bevor sich diese zum Rohr schließt. Sie liegen also zunächst mit in der Ganglienleiste. Von hier aus wandern sie weiter

*Herkunft des vegetativen Nervensystems*

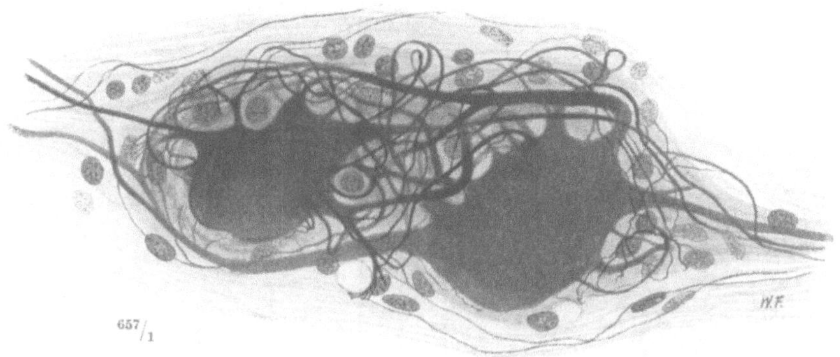

Abb. 297. **Zwei Ganglienzellen aus dem Ggl. cervicale craniale.** Mensch. Natronlauge-Silber-Methode. Präparat von Prof. PH. STÖHR jr. — Br.

peripher. Auch die Zellen der intramuralen Ganglien der Organe stammen aus der Medullaranlage und legen zum Teil sehr weite Wege zurück, z. B. Vaguszellen vom Hinterhirn bis in das Colon ascendens. Eine Anzahl Zellen bleibt aber in den Spinalganglien zurück, die immer auch Sympathicuselemente enthalten. Viele Zellen machen auch unterwegs halt und finden sich einzeln oder in kleinen Gruppen in den peripheren Zweigen des Sympathicus und Parasympathicus. — Die präganglionären Zellen verbleiben stets im Centralnervensystem und gewinnen erst nachträglich durch ihre vorwachsenden Neuriten Anschluß an die postganglionären Zellen, die aus der Medullaranlage ausgewandert sind. Sie senden ihre Neuriten teils mit den vorderen, teils mit den hinteren Wurzeln der Spinalnerven, wie auch afferente vegetative Fasern durch vordere wie hintere Wurzeln in das Rückenmark eintreten. Die vegetativen Nerven durchbrechen das BELL-MAGENDIEsche Gesetz, das höchstens für die animalen Gültigkeit hat.

# A. Sympathicus.

## 1. Grenzstrang und vertebrale Ganglien.

Der Grenzstrang des Sympathicus, Truncus sympathicus, läuft zur Seite der Wirbelsäule (Abb. S. 24) von der Schädelbasis bis zum Steißbein. Entsprechend den Abschnitten der Wirbelsäule unterscheidet man einen Hals-, Brust-, Bauch- und Beckenteil. Er zeigt eine Anzahl Verdickungen, die Grenzstrangganglien. Diese bleiben gemäß ihrer gemeinsamen Entwicklung mit den Spinalganglien (s. oben) im Prinzip segmental angeordnet, doch findet schon in embryonaler Zeit, besonders aber beim Erwachsenen, manche Abweichung davon statt, die individuell sehr verschieden weit geht. Überhaupt ist mit Ausnahme des eigentlichen Grenzstranges die individuelle Ausgestaltung des ganzen Sympathicus, besonders seiner Geflechte, so verschieden, daß im folgenden nur ein allgemeiner Grundplan gegeben werden kann. So streng die Nerven des

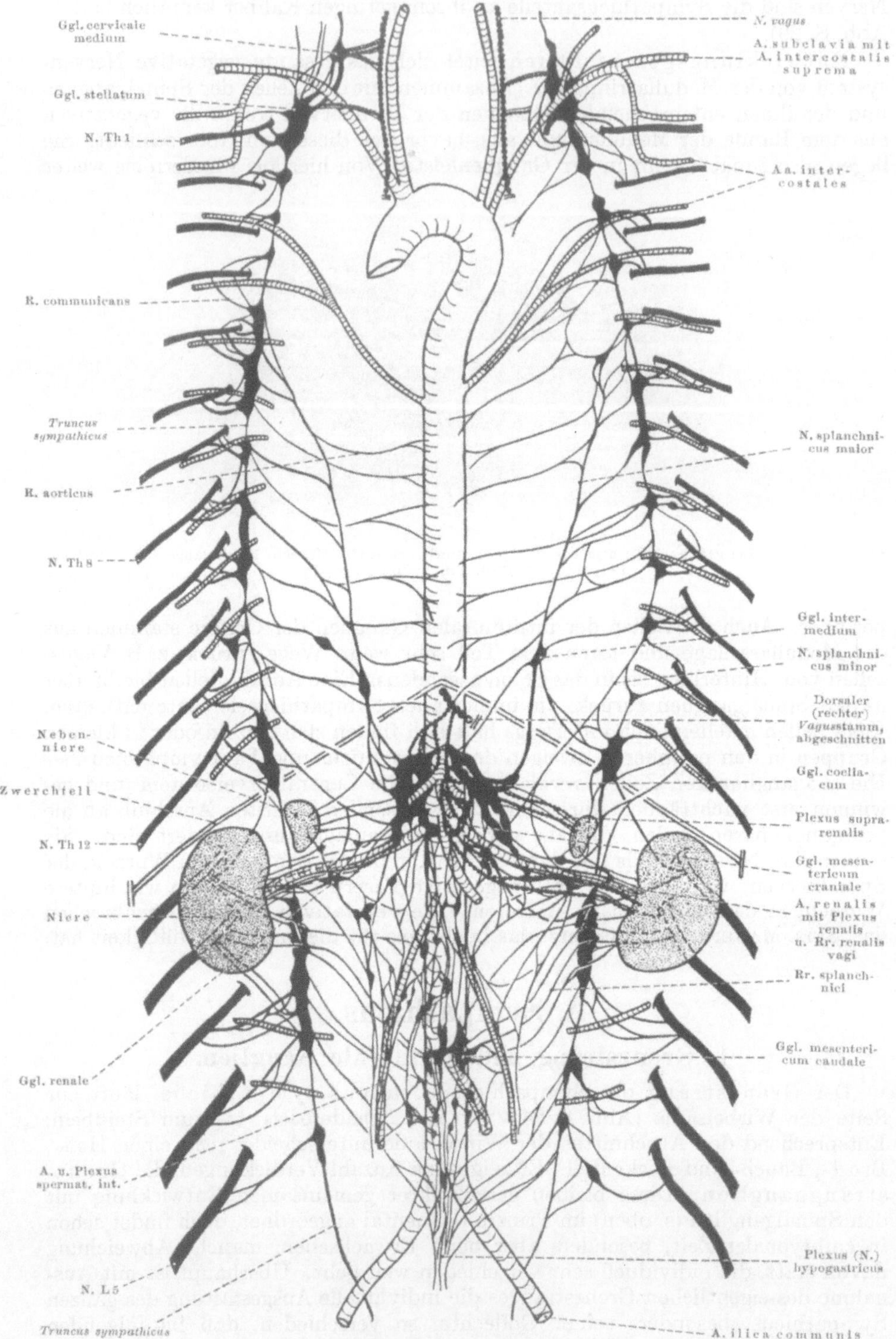


Abb. 298. Brust- und Bauchteil des Truncus sympathicus mit den vertebralen und prävertebralen Ganglien und mit Teilen des N. vagus. Menschlicher Fetus. Aus M. J. STIEMENS: Verhandl. Kon. Akad. Wetensch. Amsterdam, Afd. Natuurkunde (tweede Sectie), Deel XXXIII, Nro. 2, 1934, S. 306. — E.

animalen Systems an den stammesgeschichtlich begründeten Plan gebunden sind, so frei sind die des vegetativen gestaltet. Schon zwischen rechter und linker Körperseite bestehen im Sympathicus große Verschiedenheiten und noch viel größere zwischen verschiedenen Individuen. Wohl ist ein Grundplan zu erkennen, aber die Durchführung im einzelnen ist so verschieden wie zwischen dem Kölner Dom und der Lübecker Marienkirche, denen beiden der gleiche gotische Baugedanke zugrunde liegt.

Überblickt man die präparatorisch darstellbaren Abschnitte des Sympathicus (Abb. S. 510), so zeigt sich, daß der Grenzstrang zahlreiche Äste abgibt, und daß außer den Grenzstrangganglien noch andere Ganglien vorhanden sind. Mit einem Sammelnamen bezeichnet man sie als **prävertebrale Ganglien**, um zum Ausdruck zu bringen, daß sie peripher von den neben der Wirbelsäule befindlichen Ganglien des Grenzstranges, den **vertebralen Ganglien**, gelegen sind. Sie finden sich hauptsächlich in der Umgebung der großen Äste der Aorta abdominalis, haben entwicklungsgeschichtlich den gleichen Ursprung wie die vertebralen Ganglien, ihre Zellen sind aber weiter peripherwärts gewandert. In der Stammesgeschichte treten sie in typischer Form erst bei den Säugetieren auf. Vorstadien zeigen einige Reptilien und die Vögel, bei denen kleine **intermediäre Ganglien** peripher von den vertebralen gefunden werden. Solche sind auch bei Säugetier und Mensch zwischen den vertebralen und prävertebralen häufig anzutreffen (Abb. S. 510, 512).

*(Randnotiz: Vertebrale und prävertebrale Ganglien)*

## Äußeres Bild des Grenzstranges.

Die Grundanordnung des Grenzstranges bleibt am reinsten erhalten im **Brustgrenzstrang** (Abb. S. 512). Hier ist der Grenzstrang selbst einheitlich, und seine Ganglien sind segmental geordnet, mögen sie nach Form und Größe noch so verschieden sein. Er liegt unter der Pleura costalis ventral von den Intercostalgefäßen (Abb. S. 24). Mit jedem Spinalnerven ist er verbunden durch einen oder mehrere Verbindungszweige, **Rami communicantes**, die nach lateral zu den Nerven hinziehen. Die Ri. communicantes führen prä- und postganglionäre Fasern (Abb. S. 30), markhaltige bzw. marklose. Bei manchen Säugetieren zeigt jeder Spinalnerv zwei Ri. communicantes. In dem einen sind alle markhaltigen präganglionären, im anderen alle postganglionären marklosen oder markarmen Fasern vereinigt. Der eine erscheint daher hell, der andere dunkler, und man kann einen **R. communicans albus** und **griseus** wie weiße und graue Substanz im Centralnervensystem unterscheiden. Beim Menschen kommt solche Verteilung auf getrennte Ri. communicantes und infolgedessen ein Farbunterschied nicht vor. Nach medial gehen etwa von der Höhe des 5. Brustganglions ab eine Anzahl Äste ab, die sich zu einem gemeinsamen Stamm vereinigen, der sich in das große prävertebrale Ganglion an der A. coeliaca einsenkt (Abb. S. 510, 535) und für die Baucheingeweide bestimmt ist, der **N. splanchnicus maior** (Abb. S. 512). Die Wurzeln dieses großen Stammes, der etwa die gleiche Stärke hat wie der Grenzstrang, ihn sogar oft übertrifft, reichen bis zum 10. Ganglion herab. Vom 11. Ganglion entspringt ein selbständiger, sehr viel dünnerer Nerv, der als **N. splanchnicus minor** zu einem caudaleren Teil des Ganglion coeliacum zieht. Nach medial geht vom Grenzstrang und vom N. splanchnicus maior eine Anzahl Äste ab, die sich zur Lunge und weiter caudal zur Aorta begeben (**Rr. pulmonales, Rr. aortici**) und untereinander und mit denen der Gegenseite den weitmaschigen **Plexus aorticus** bilden.

*(Randnotiz: Brustgrenzstrang)*

Grenzstrang, N. splanchnicus maior und minor durchsetzen getrennt das Zwerchfell durch Lücken in der Pars lumbalis. In der Brusthöhle liegen sie unmittelbar unter der Pleura.

Der Bauch- und Beckengrenzstrang zeigt im großen und ganzen die gleiche Anordnung wie der Brustgrenzstrang, doch ist die segmentale Abfolge der Ganglien mehr oder weniger aufgehoben (Abb. S. 510, 511). Rami communicantes verbinden ihn mit jedem Lenden- und Kreuznerven, und nach medial gehen zahlreiche, miteinander zu einem lockeren Geflecht verbundene Äste Rr. splanchnici (abdominales) zu den prävertebralen Ganglien. Wie der Grenzstrang selber liegen die Äste retroperitoneal an der hinteren Bauchwand. Über die Mittellinie hinweg sind beide Beckengrenzstränge durch zahlreiche Anastomosen verbunden, weniger die Bauchstränge. In Höhe des 1. Steißwirbels vereinigen sich die Grenzstränge an einem gemeinsamen, median gelegenen Ganglion, dem Ggl. coccygicum impar, von dem nach jeder Seite ein R. communicans zum N. coccygicus zieht.

Unterhalb des N. splanchnicus minor und beim Eintritt in die Bauchhöhle ist der Grenzstrang oft sehr dünn, wird dann wieder stärker. Im oberen Abschnitt der Bauchhöhle liegt er unmittelbar an der Wirbelsäule in der tiefen Rinne zwischen Psoas und Wirbeln, meist vom medialen Psoasrande ganz überdeckt. Erst caudal von der letzten Ursprungszacke des Psoas wird er wieder frei.

Der Halsgrenzstrang (Abb. S. 513) weicht am stärksten von dem Brustgrenzstrang ab. Seine Ganglien sind in zwei oder drei zusammengezogen.

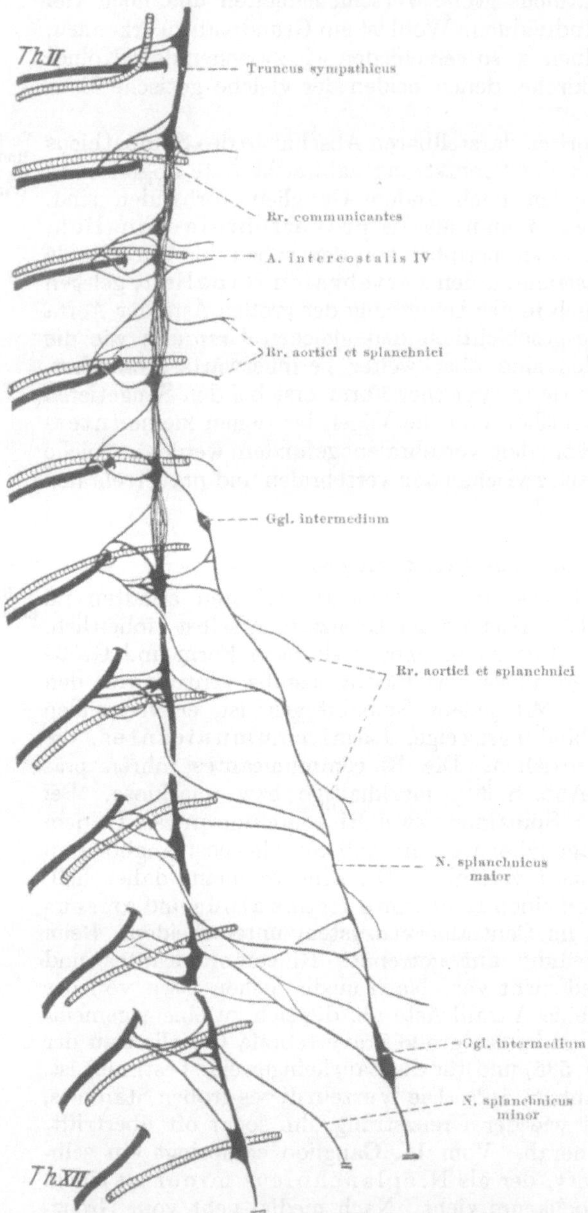





Abb. 299. Rechter Brustgrenzstrang. Erwachsener.
[Aus STIEMENS (wie Abb. S. 510), S. 318. — E.]

Das kranialste, größte Ggl. cervicale craniale (superius) ist ein etwa 2 cm langer schmalelliptischer platter Körper, der vor dem Querfortsatz des 1. und 2. Halswirbels liegt und fast bis an die Schädelbasis heranreicht. Nach abwärts setzt es sich in den Truncus cervicalis fort, der dorsal vom Gefäß-Nervenbündel des Halses (A. carotis, V. jugularis interna, N. vagus) in der Fascia praevertebralis auf dem M. longus colli verläuft. Am unteren Ende des Halses tritt er in das scalenovertebrale Dreieck

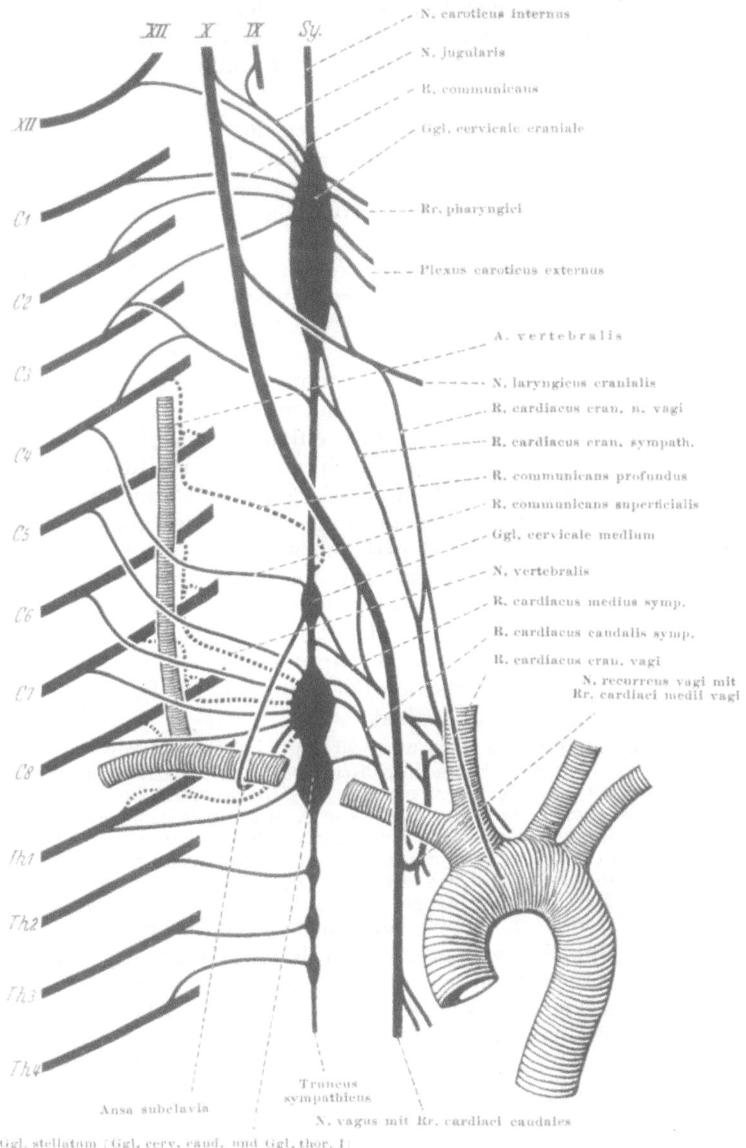


Abb. 300. **Rechter Halsgrenzstrang**, halbschematisch. Aus der Art. subclavia ein Stück herausgeschnitten. Punktiert: Rr. communicantes profundi. — E.

ein, das vom Longus colli und Scalenus ventralis (anterior) begrenzt wird, und in dessen Tiefe die A. vertebralis liegt. Etwa an der Spitze des Dreieckes schwillt der Grenzstrang zum Ggl. cervicale medium an, dem alsbald das weit größere Ggl. cervicale caudale (inferius) folgt, das vor der A. vertebralis liegt und von der A. subclavia verdeckt ist. Das Ggl.

cervicale medium kann mit dem Ggl. caudale verschmolzen sein (Abb. S. 510 links) oder auch fehlen. Das Ggl. caudale ist sehr häufig, bei vielen Säugetieren immer, mit dem 1. und 2. Thorakalganglion vereinigt zum Ggl. stellatum (Abb. S. 513). Vom Ggl. medium zieht vor der A. subcalvia ein dünner Ast herab und biegt um die Arterie herum zum Ggl. inferius auf ihrer Rückseite zurück, so daß die Arterie durch eine Nervenschlinge hindurchtritt, die Ansa subclavia Vieusseni (Abb. S. 513).

Wie der übrige Grenzstrang ist auch der des Halses durch Rr. communicantes mit jedem segmentalen Halsnerven verbunden. Die für die drei obersten Halsnerven gehen im Bereiche des Ggl. cervicale superius ab (Abb. S. 513), die für den 4.—8. erst weiter abwärts, vom Ggl. medium bzw. caudale, so daß sie rückläufig zu den Nerven aufsteigen. Sie zeigen die Besonderheit, daß ihrer stets mindestens zwei sind, die ihrem Verlaufe nach als Rr. communicantes superficiales et profundi unterschieden werden. Die ersteren liegen auf der Vorderfläche des M. longus colli, die letzteren dringen in den Querfortsatzkanal der Halswirbel ein, den die A. vertebralis durchläuft, und erreichen hier die dorsal von der Arterie schräg vorüberziehenden Spinalnerven. Gewöhnlich sind 3—4 Ri. communicantes profundi vorhanden, zu $C_4$ und $_5$, $C_6$ und $_7$, $C_7$ und $_8$, $C_8$ und $Th_1$ (Abb. S. 513). Der oberste entspringt in Höhe des Ggl. cervicale medium, durchbohrt den M. longus colli und erreicht den Querfortsatzkanal zwischen 4. und 5. Halswirbel, teilt sich in einen zu $C_4$ aufsteigenden und zu $C_5$ absteigenden Ast. Der nächste entspringt wie der nachfolgende aus dem Ggl. inferius. Er zieht medial und dorsal neben der A. vertebralis aufwärts zu $C_7$ und $C_6$ und wird wegen seiner Lage zur Arterie N. vertebralis genannt. Der Zweig zu $C_7$ tritt durch das For. costotransversarium des 7. Halswirbels, der zu $C_6$ mit der Arterie zusammen durch das des 6. Wirbels. Der 3. R. communicans profundus läuft hinter dem Hals der 1. Rippe durch das For. costotransversarium zu $Th_1$ und $C_8$. Es kann dazwischen noch ein weiterer R. profundus vorhanden sein, der ähnlich zu $C_8$ und $C_7$ zieht.

Diese Rr. communicantes profundi stehen in besonderer Beziehung zu der A. vertebralis, wie sich aus ihrem Verhalten bei deren Varietäten ergibt. Tritt die Arterie erst in das Querfortsatzloch des 5. Halswirbels ein, so reicht auch der N. vertebralis bis zum 5. Nerven. Zieht die A. intercostalis suprema nach Art einer A. vertebralis thoracica statt vor den Rippen hinter ihnen durch die Foramina costotransvarsaria (vgl. S. 61), so zieht ein dem N. vertebralis entsprechender Stamm mit ihr zusammen nach abwärts zu $C_8$—$Th_3$. Die Rr. communicantes profundi nehmen also an den für diese Gegend charakteristischen Segmentvariationen teil, welche Skelet, Muskulatur, Gefäße und Nerven gleichsinnig betreffen.

Wie zu den Spinalnerven gibt der Halssympathicus auch Verbindungsäste zu den caudalen Hirnnerven ab, die am Ggl. cervicale craniale vorüberziehen, zum N. glossopharyngicus, vagus und hypoglossus. Alle diese Verbindungen gehen vom Ggl. craniale aus. Vom kranialen Ende des Ganglions pflegt ein gemeinsamer Verbindungsast zu Glossopharyngicus und Vagus abzugehen, der als N. jugularis besonders benannt ist (Abb. S. 513).

Außer den bisher geschilderten Rr. communicantes entsendet der Halssympathicus eine Anzahl Äste teils zu Gefäßen, teils unmittelbar zu Organen (Abb. S. 513). Die kraniale Fortsetzung des Grenzstranges über das Ggl. craniale hinaus bildet der N. caroticus internus, der mit der A. carotis interna in den Canalis caroticus eintritt und sich hier in den Plexus caroticus internus aufteilt, der die Arterie und ihre Äste in ihrem weiteren Verlaufe umspinnt. Am medialen Umfang des Ganglions entspringen Rr. pharyngici zum Plexus pharyngicus des Glossopharyngicus und Vagus, weiterhin Zweige, die sich der A. carotis externa ausschließen und an ihr und ihren Ästen den Plexus caroticus externus bilden. Vom unteren Ende des Ganglions geht ein Zweig zum

N. laryngicus cranialis (superior) des Vagus ab und vor allem der R. cardiacus cranialis (superior), der in langgestrecktem Verlaufe parallel zur Carotis bis zum Herzen zieht, oft sich mit dem N. cardiacus cranialis des Vagus (aus dem N. laryngicus cranialis) verbindet. In der Höhe des Ggl. cervicale medium entspringt mit mehreren Wurzeln der R. cardiacus medius, gewöhnlich der stärkste der Herznerven. Er zieht hinter dem Truncus branchiocephalicus zum Herzen, nachdem er sich mit dem R. cardiacus cranialis und dem N. recurrens vagi verbunden hat. Oft erhält er auch einen Zweig vom Stamm des Vagus. Das Ggl. cervicale caudale entsendet den R. cardiacus caudalis, der hinter der A. subclavia vorbeizieht und mit dem N. recurrens eine Anastomose eingeht, meist auch mit dem R. cardiacus medius. Außerdem gehen vom Ggl. caudale Gefäßäste zur A. subclavia ab, die diesen und ihren Ästen als Geflechte folgen, Plexus subclavius, Plexus vertebralis, Plexus thyreocervicalis.

## 2. Die prävertebralen Ganglien.

Bei den Säugetieren ist, wie schon erwähnt wurde, ein großer Teil der Ganglienzellen über den Grenzstrang hinaus weiter peripher verlagert worden und bildet neben den vertebralen Ganglien des Grenzstranges, die an der Wirbelsäule liegen, die prävertebralen Ganglien. Sie sind beschränkt auf den Bereich der Bauchhöhle, wenngleich sie entwicklungsgeschichtlich großenteils aus den Brustganglien ausgewandert sind. Sie schließen sich dem Descensus an, den die Baucheingeweide in embryonaler Zeit durchmachen.

Bei der Wanderung zum endgültigen Orte bleiben unterwegs eine große Zahl Ganglienzellen liegen und finden sich dann einzeln oder in kleinen Anhäufungen in den peripheren Ästen des Sympathicus. Soweit sie präparatorisch darstellbar sind, werden sie als intermediäre Ganglien bezeichnet (Abb. S. 510). Sie sind außerordentlich variabel.

Die prävertebralen Ganglien liegen retroperitoneal an der hinteren Bauchwand in der Nachbarschaft der Äste der Aorta von der A. coeliaca bis zur A. mesenterica caudalis. Die Zahl der zu ihnen führenden präganglionären Äste des Grenzstranges ist verhältnismäßig gering, um so größer die Zahl der aus ihnen hervorgehenden, zu großen Geflechten verbundenen postganglionären Zweige. Sie bilden zusammen mit den Ganglien ein auf den ersten Blick unübersehbares Bild (Abb. S. 85, 510). Ich füge deshalb ein übersichtlicheres Bild bei, das zugleich mit den beiden anderen die große Variabilität der prävertebralen Ganglien und Geflechte zeigt (Abb. S. 516). Präparate wie das in Abb. S. 85 dargestellte haben Anlaß gegeben, den ganzen Komplex von Ganglien und Nerven als Sonnengeflecht, Plexus solaris, zu bezeichnen, das in der Odlehre und anderen naturheilkundlichen Systemen eine große Rolle spielt.

Obwohl eine scharfe Trennung nur zum Teil möglich ist, pflegt man mehrere prävertebrale Ganglien zu unterscheiden bzw. Gruppen von kleineren Einzelganglien zusammenzufassen. Das größte ist das Ggl. coeliacum, das meist ausgesprochen paarig den Stamm der A. coeliaca hufeisen- oder ringförmig in weitem Bogen umfaßt, besonders am caudalen Umfang. Jede seiner Hälften ist ein dicker, unregelmäßiger Knollen und größer als das Ggl. cervicale superius oder das Ggl. stellatum. Von kranial und dorsal her senken sich N. splanchnicus maior und minor in das Ganglion ein, außerdem verbindet sich mit ihm die Hauptmasse der Fasern des rechten (dorsalen) Vagusstammes, der aus dem Plexus oesophagicus des Vagus hervorgegangen ist. Zahlreiche Äste verlassen das Ganglion längs der Äste der A. coeliaca. Die durch ihren parallelen Verlauf auffälligsten ziehen nach lateral zur Nebenniere, Plexus suprarenalis, die nächst anschließenden zur Niere. Ihnen gesellen sich andere Äste aus dem

Ggl.<br>coeliacum

caudalen Umfang des Ggl. coeliacum und auch Rr. splanchnici des Grenzstranges
bei. Sie bilden zusammen den hauptsächlich ventral von der A. renalis gelegenen
Plexus renalis, der eine Anzahl kleinerer Ganglien enthält, die unter dem
Namen Ggl. renale vereinigt werden. Am Aufbau des Plexus renalis beteiligen
sich auch Äste des Ggl. mesentericum craniale (superius), das im

Ggl.<br>mesenterica

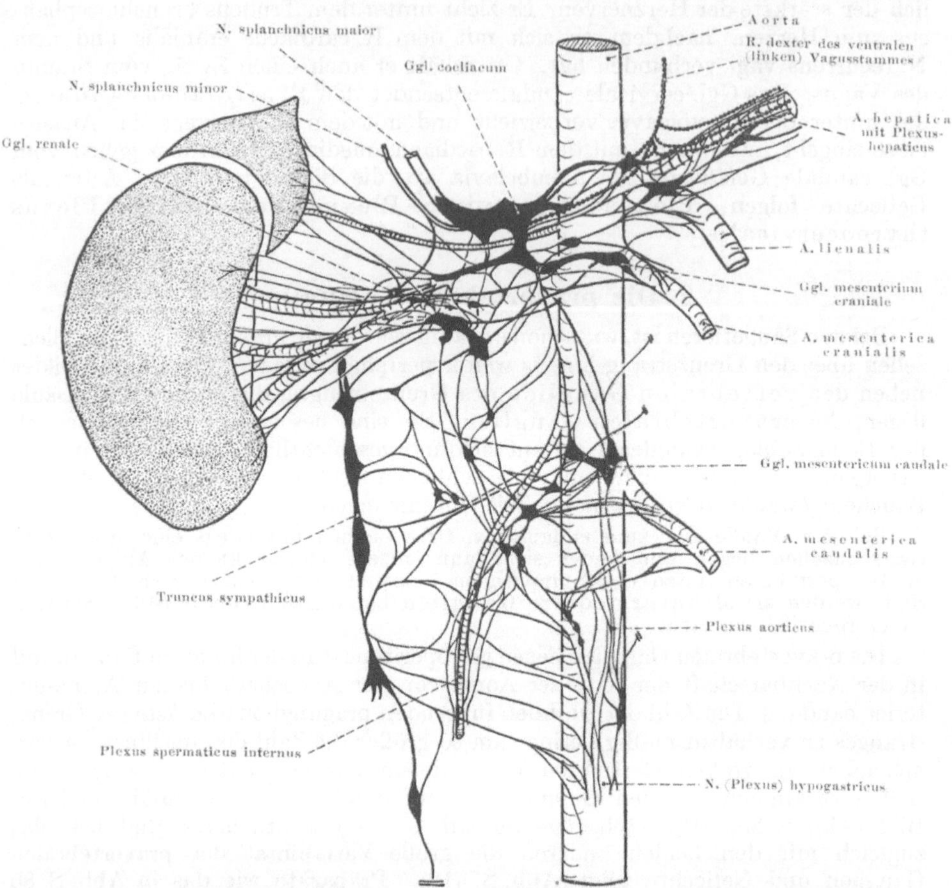


Abb. 301. **Bauchgrenzstrang und prävertebrale Ganglien.** Menschlicher Fetus.
[Aus STIEMENS (wie Abb. S. 510), S. 307. — E.]

Anschluß an das Ggl. coeliacum und mit diesem mehr oder weniger verwachsen an der Wurzel der A. mesenterica liegt. Die Hauptmasse dieses Ganglions findet man meist in dem Winkel zwischen Mesenterica cranialis und
Aorta. Von ihm geht der die Arterie begleitende Plexus mesentericus
cranialis aus, aber auch Zweige zum Plexus aorticus und zu den Geflechten, die die Äste der A. coeliaca begleiten. Der Plexus aorticus breitet
sich auf der Vorder- und Seitenwand der ganzen Aorta abdominalis aus und
setzt sich in die Geflechte der Aa. ilicae fort. Eine größere Zahl von Ganglien
sind in ihn eingestreut, das größte liegt kranial vom Ursprung der A. mesenterica
caudalis, Ggl. mesentericum caudale (inferius). In den Plexus aorticus
treten ferner zahlreiche Zweige des Grenzstranges ein. Längs der A. spermatica entsendet er den Plexus spermaticus, dem einige Ganglien eingelagert sind. Über die Teilungsstelle der Aorta hinaus setzt sich der Plexus

aorticus, verstärkt durch kräftige Zweige des Grenzstranges, als breites flaches Bündel in das kleine Becken hinein fort. Diese Fortsetzung liegt der Wirbelsäule unmittelbar an und wird als N. (Plexus) hypogastricus bezeichnet. Jenseits des Promontoriums teilt er sich in ein rechtes und linkes Bündel zu den Eingeweidegeflechten des Beckens.

## 3. Faserverlauf im Sympathicus.

Für den Faserverlauf im Sympathicus sind zwei Momente von ausschlaggebender Bedeutung: 1. der Aufbau der peripheren Sympathicusbahn aus zwei Einheiten, dem ersten, präganglionären und dem zweiten, postganglionären Neuron, mit der Umschaltung in einem Ganglion, sei es ein vertebrales oder prävertebrales, 2. die Beschränkung des Ursprungsgebietes des Sympathicus auf einen verhältnismäßig kleinen Teil des centralen Nervensystems, auf den Abschnitt des Rückenmarkes, der zwischen den Extremitätengeflechten gelegen ist. Das erste Moment bringt es mit sich, daß zwangsweise jede präganglionäre Faser ein Ganglion aufsuchen muß und erst von diesem aus zu dem Erfolgsorgan gelangen kann. Durch das zweite Moment ist es bedingt, daß z. B. die sympathisch innervierten Organe des Kopfes vom Rückenmark her versorgt werden müssen mit Umschaltung im Grenzstrang, da es im Kopfbereich keine prävertebralen Ganglien des Sympathicus gibt; weiterhin, daß die Organe, die einen Descensus durchmachen wie Herz, Magen, Keimdrüsen, ihre Fasern aus viel höheren Abschnitten des Rückenmarkes beziehen als ihrer Lage im Körper entspricht.

### a) Efferente Sympathicusfasern.

Die Ursprungszellen der präganglionären Fasern liegen in den Seitensäulen der grauen Substanz (Abb. S. 518). Ihre Neuriten verlassen das Rückenmark durch die vorderen, zu einem kleinen Teil auch durch die hinteren Wurzeln. Die ersteren treten sämtlich durch die Rr. communicantes aus den Spinalnerven in den Grenzstrang über (Abb. S. 524). Nachdem sie ihn eine Strecke durchlaufen haben, endigen sie an den Zellen z. B. der vertebralen Ganglien. Deren Neuriten ziehen durch die Rr. communicantes wieder in die Spinalnerven und gelangen in deren R. dorsalis und ventralis und mit deren Ästen zu den Erfolgsorganen. Die präganglionären Fasern, die erst in prävertebralen Ganglien umgeschaltet werden, durchziehen zunächst ein Stück weit den Grenzstrang, verlassen ihn als Rr. splanchnici und gelangen mit diesen zu ihren Ganglien. Nach der Umschaltung kehren sie nicht zum Grenzstrang zurück, sondern erreichen durch die Plexus praevertebrales die Eingeweide.

Ein beträchtlicher Teil der Sympathicus-Ganglienzellen ist bei der Entwicklung in den Spinalganglien zurückgeblieben (S. 509). Sie gehören teils efferenten, teils afferenten Fasern an. Soweit sie efferenter Natur sind, findet auf sie die Umschaltung präganglionärer Fasern statt. Die Spinalganglien sind neben den vertebralen und prävertebralen Ganglien die dritte Art von Umschaltstellen für den Sympathicus. Doch kommt ihnen im ganzen System des Sympathicus eine Sonderstellung zu (S. 523).

Der gewaltige Unterschied zwischen dem kleinen Ursprungsgebiet des Sympathicus im Rückenmark und dem großen Verbreitungsgebiet in sämtlichen Organen des Körpers wird dadurch ausgeglichen, daß jede präganglionäre Faser durch Kollateralen und Endverzweigung mit einer ganzen Anzahl von postganglionären Einheiten verbunden ist. Die Tätigkeit eines einzigen präganglionären Neurons erstreckt sich auf eine ganze Anzahl von Einheiten der Erfolgsorgane. Abb. S. 519 mag dies veranschaulichen. Die einzelne Faser aus $Th_5$ bzw. $Th_8$ faßt in diesem Schema sämtliche präganglionären Fasern zusammen, die aus dem

5. bzw. 8. Thorakalsegment des Rückenmarkes austreten. In Wirklichkeit sind
die beigefügten Funktionen auf verschiedene Zellen des Segmentes verteilt.
Da aber z. B. Gefäßverengerung und Kontraktion der Arrectores pilorum
zusammengehen (Gänsehaut), könnten Gefäß- und Haarmuskeln durchaus von
einem Neuron aus versorgt werden, ebenso Herz und Lungen, deren Tätigkeit
ebenfalls bis zu einem gewissen Grade gekoppelt ist. Dann würden für das
5. Thorakalsegment vier Arten Zellen anzunehmen sein: für Gefäße und Arrectores
pilorum, für die Speicheldrüsen, für Herz und Lungen, für Baucheingeweide.

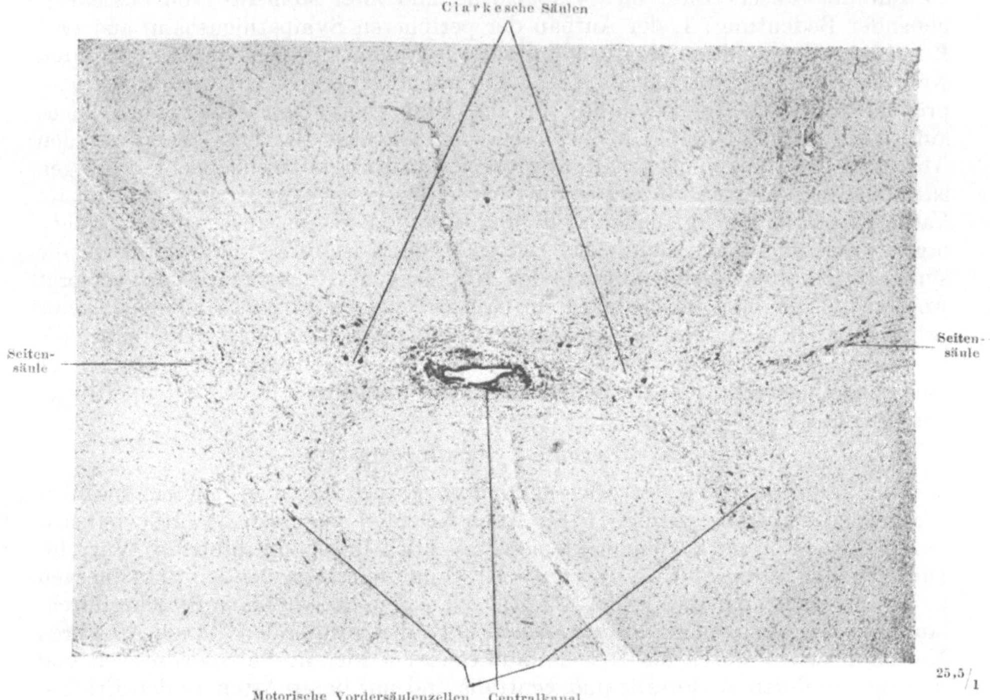


Abb. 302. Querschnitt durch das 5. Thorakalsegment. Mensch. NISSL-Präparat.
(Aus GAGEL: In L. R. MÜLLER: Lebensnerven, 3. Aufl. — E.)

In dem Schema müßten also statt der einen Faser vier gezeichnet sein, was der
Übersichtlichkeit halber unterlassen ist. Solche Schematisierung ist deshalb
zulässig, weil die sympathisch innervierten Organe so gut wie alle über die
Fähigkeit zu selbständiger Tätigkeit, über Automatie verfügen und diese auch
lokal ausüben. Das vegetative Nervensystem hat die Aufgabe, diese auto-
matische Tätigkeit so zu steuern wie es die jeweiligen Bedürfnisse des Gesamtorganismus erfordern. Dies kann geschehen, auch ohne daß die Wirkung des
vegetativen Nervensystems bis ins Einzelne differenziert ist. Es sind also auch
nicht für jedes einzelne Arterienästchen und für jeden einzelnen Arrector pili
getrennte Leitungswege erforderlich.

Die durch den R. communicans in den Grenzstrang eingetretenen präganglionären Fasern steigen in diesem nach auf- und abwärts. Beim Durch-
lauf durch die Ganglien geben sie an deren Zellen Kollateralen ab, entweder an
jedem Ganglion wie Th$_8$ des Schemas oder nur an einen Teil wie Th$_5$. Beim
Menschen trifft letzteres für C$_8$—Th$_2$ zu. Soweit die Fasern für Baucheingeweide bestimmt sind, durchsetzen sie den Grenzstrang astlos, treten in einen

R. splanchnicus ein und enden mit einer ausgedehnten Endverzweigung erst in einem der prävertebralen Ganglien, und zwar an einer größeren Zahl von Zellen. Etwa von der Höhe der letzten Wurzel des N. splanchnicus maior an biegen alle Fasern nur nach abwärts um. Da die aufsteigenden hier fehlen, ist der Grenzstrang an dieser Stelle nur sehr dünn, wird erst allmählich wieder dicker in dem Maße wie absteigende Fasern der folgenden Segmente hinzukommen.

Bis zum Ggl. cervicale craniale gelangen beim Menschen präganglionäre Fasern aus $C_8$—$Th_3$, bis zum Ggl. stellatum von $Th_3$ bis $Th_7$. In den N. splanchnicus maior treten Fasern ein aus $Th_6$—$Th_{10}$, in den N. splanchnicus minor aus $Th_{11}$—$Th_{12}$.

Die postganglionären Fasern kann man nach ihren Endgebieten in zwei Gruppen einteilen. Die eine Gruppe hat ihre Erfolgsorgane in der Körperwand einschließlich Kopf und Extremitäten: in erster Linie Blutgefäße, Arrectores pilorum, Schweißdrüsen, aber auch alle anderen Teile der Körperwand, Knochen, Muskeln, Sinnesorgane. Das Gebiet der zweiten Gruppe ist der Inhalt der Körperhöhlen, die Eingeweide. Dazu gehören offenbar auch die Blutgefäße der Eingeweide, sonst wenigstens wäre nicht zu erklären, daß bei Ausschaltung des N. splanchnicus und des Ggl. coeliacum (Splanchnicusanästhesie) die Blutgefäße der Eingeweide gelähmt sind. Alle für die Körperwand bestimmten Sympathicusteile werden ausnahmslos in den Ganglien des Grenzstranges

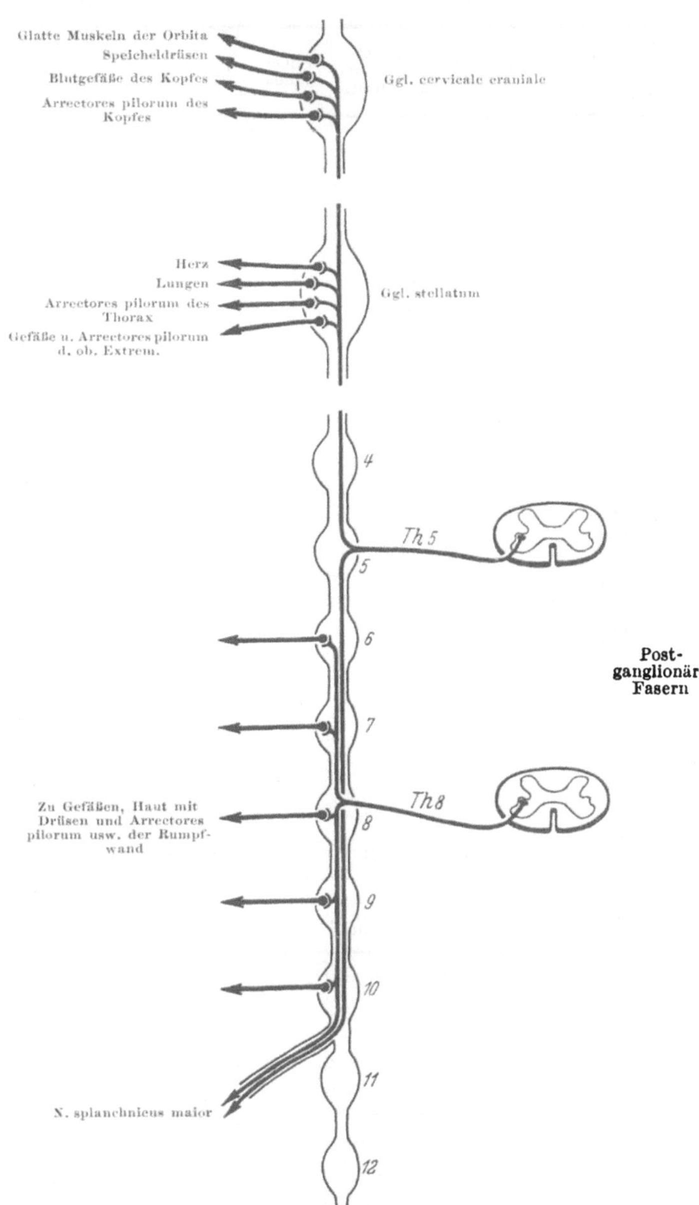


Abb. 303. Schema für das Verhalten der präganglionären Fasern im Grenzstrang. Katze. Die Fasern von $Th_8$, die bis zum Ggl. stellatum ziehen, ohne mit Zellen der Grenzstrangganglien $Th_5$—$Th_8$ in Verbindung zu treten, sind weggelassen. (Nach den Angaben von Langley: Ergebn. Physiol., Bd. II/2. — E.)

Efferente Sympathicusfasern in den Vorderwurzeln
(nach den Angaben von O. FOERSTER im Handb.
Zugehörige Dermatome (vgl. Abb. S. 88/89),

| Seitenhornzellen der Rückenmarksegmente | Dilatator pupillae | Glatte Muskeln der Orbita | Trigeminus | $C_2$ | $C_3$ | $C_4$ | Arm | | | | | | |
| --- | --- | --- | --- | --- | --- | --- | --- | --- | --- | --- | --- | --- | --- |
| | | | | | | | $C_5$ | $C_6$ | $C_7$ | $C_8$ | $Th_1$ | $Th_2$ | $Th_3$ |
| $C_8$ | × | × | + | ○+ | ○+ | ○+ | | | | | | | |
| $Th_1$ | ×× | ×× | ○+ | ○+ | ○+ | ○+ | | | | | | | |
| $Th_2$ | × | × | ○+ | ○+ | ○+ | ○+ | | | | | | | |
| $Th_3$ | | | ○ | ○ | ○ | ○ | ○+ | ○+ | ○+ | ○+ | ○+ | ○+ | + |
| $Th_4$ | | | | | | | ○+ | ○+ | ○+ | ○+ | ○+ | ○+ | ○+ |
| $Th_5$ | | | | | | | ○+ | ○+ | ○+ | ○+ | ○+ | ○+ | ○+ |
| $Th_6$ | | | | | | | ○+ | ○+ | ○+ | ○+ | ○+ | ○+ | ○+ |
| $Th_7$ | | | | | | | ○ | ○ | ○ | ○ | ○ | ○ | ○ |
| $Th_8$ | | | | | | | | | | | | | |
| $Th_9$ | | | | | | | | | | | | | |
| $Th_{10}$ | | | | | | | | | | | | | |
| $Th_{11}$ | | | | | | | | | | | | | |
| $Th_{12}$ | | | | | | | | | | | | | |
| $L_1$ | | | | | | | | | | | | | |
| $L_2$ | | | | | | | | | | | | | |
| $L_3$ | individuell sehr verschieden, etwa wie $L_2$ | | | | | | | | | | | | |
| | Dilatator pupillae | Glatte Muskeln der Orbita | Trigeminus | $C_2$ | $C_3$ | $C_4$ | $C_5$ | $C_6$ | $C_7$ | $C_8$ | $Th_1$ | $Th_2$ | $Th_3$ |

Umschaltung im Ggl. cervicale superius       Ggl. stellatum

○ Schweißsekretion    + Kontraktion der

umgeschaltet, der Grenzstrang ist also Umschaltstelle für den gesamten Sympathicus der Körperwand. Die Anteile für die Eingeweide werden nur umgeschaltet in den prävertebralen Ganglien und, wo diese fehlen, also für die Kopf-, Hals- und Brusteingeweide nur in den Ganglien des Halsgrenzstranges, besonders im Ggl. stellatum und Ggl. cervicale superius. Diese nehmen also gegenüber den übrigen Grenzstrangganglien eine Sonderstellung ein, sie sind Umschaltstellen für den Sympathicus sowohl der Körperwand als auch der Eingeweide.

Zu ihren Erfolgsorganen in der Körperwand gelangen die postganglionären Fasern aus den Grenzstrangganglion auf zwei Wegen. Die Mehrzahl zieht durch die Rr. communicantes zu den Spinalnerven und folgt diesen und ihren Ästen. Besonders bevorzugt sind die Rr. dorsales der Spinalnerven und ihre Hautäste für Rücken und Nacken, sie sind am reichsten an Sympathicusfasern. „Es

der Spinalnerven des Menschen, soweit bekannt
d. Neurol. v. BUMKE-FOERSTER, Bd. 5).
in denen der Erfolg auftritt.

| | | | | | | | | | Bein | | | | | | | | | | |
| Th$_4$ | Th$_5$ | Th$_6$ | Th$_7$ | Th$_8$ | Th$_9$ | Th$_{10}$ | Th$_{11}$ | Th$_{12}$ | L$_1$ | L$_2$ | L$_3$ | L$_4$ | L$_5$ | S$_1$ | S$_2$ | S$_3$ | S$_4$ | S$_5$ | |
|---|---|---|---|---|---|---|---|---|---|---|---|---|---|---|---|---|---|---|---|
| | | | | | | | | | | | | | | | | | | | C$_8$ |
| | | | | | | | | | | | | | | | | | | | Th$_1$ |
| | | | | | | | | | | | | | | | | | | | Th$_2$ |
| | | | | | | | | | | | | | | | | | | | Th$_3$ |
| ○+ | ○+ | ○+ | | | | | | | | | | | | | | | | | Th$_4$ |
| ○ | ○ | ○ | ○ | ○ | ○ | | | | | | | | | | | | | | Th$_5$ |
| ○ | ○ | ○ | ○ | ○ | ○ | | | | | | | | | | | | | | Th$_6$ |
| ○ | ○ | ○ | ○ | ○ | ○ | | | | | | | | | | | | | | Th$_7$ |
| | ○ | ○ | ○ | ○ | ○ | ○ | ○ | | | | | | | | | | | | Th$_8$ |
| | | ○ | ○ | ○ | ○ | ○ | ○ | ○ | | | | | | | | | | | Th$_9$ |
| | + | + | ○+ | ○+ | ○+ | ○+ | ○+ | ○+ | ○+ — | ○+ — | ○+ — | ○+ — | ○+ — | — | — | | | | Th$_{10}$ |
| | | | | | | ○ | ○ | ○ | ○+ — | ○+ — | ○+ — | ○+ — | ○+ — | ○+ — | ○+ — | | | | Th$_{11}$ |
| | | | | | | ○+ | ○+ | ○+ | ○+ — | ○+ — | ○+ — | ○+ — | ○+ — | ○+ — | ○+ — | ○+ | ○+ | ○+ | Th$_{12}$ |
| | | | | | | ○ | ○ | ○+ | ○+ — | ○+ — | ○+ — | ○+ — | ○+ — | ○+ — | ○+ — | ○+ | ○+ | ○+ | L$_1$ |
| | | | | | | | ○+ | ○+ | ○+ — | ○+ — | ○+ — | ○+ — | ○+ — | ○+ — | ○+ — | ○+ | ○+ | ○+ | L$_2$ |
| | | | | | | | | | | | | | | | | | | | L$_3$ |
| Th$_4$ | Th$_5$ | Th$_6$ | Th$_7$ | Th$_8$ | Th$_9$ | Th$_{10}$ | Th$_{11}$ | Th$_{12}$ | L$_1$ | L$_2$ | L$_3$ | L$_4$ | L$_5$ | S$_1$ | S$_2$ | S$_3$ | S$_4$ | S$_5$ | |

Grenzstrangganglien

Arrectores pilorum  — Vasokonstriktion

läuft mir kalt über den Rücken", aber nicht über den Bauch! „Die Haare
sträuben sich", am Hinterkopf (N. occipitalis maior, R. dorsalis von C$_2$), nicht
die Barthaare! (besonders deutlich z. B. bei wütenden Hunden oder Affen).
Der andere Teil der Fasern tritt großenteils unmittelbar vom Grenzstrang an
die Arterien heran und folgt ihnen in Gestalt der periarteriellen Geflechte, in
denen durchlaufende Bahnen bis zur äußersten Peripherie enthalten sind. Sie
erhalten nachträglich noch Zuschüsse in Gestalt der Gefäßäste, die von den
Spinalnerven an die Arterien abgegeben werden (vgl. S. 166, 215, 387).

Zu den Eingeweiden können die postganglionären Fasern nicht auf dem Wege
von animalen Nerven hinziehen, da solche zu den Eingeweiden nicht vorhanden
sind. Die Mehrzahl erreicht ihre Erfolgsorgane auf dem Wege der periarteriellen
Geflechte, andere als eigene sympathische Nerven, z. B. im Gekröse. In das
Gebiet des Kopfes kommen sie zunächst nur mit den Arterien (Plexus caroticus

externus et internus), lösen sich aber später zum Teil als selbständige, rein sympathische Nerven von den Geflechten los (z. B. N. petrosus profundus).

**Fasern für die Körperwand** Die Beziehungen der Seitenhornzellen in den einzelnen Rückenmarkssegmenten zu den Erfolgsorganen in der Körperwand sind für Dilatator pupillae und glatte Muskeln der Orbita für Schweißdrüsen, Arrectores pilorum und Gefäßmuskeln in der Tabelle S. 520 zusammengestellt, soweit positive Beobachtungen am Menschen vorliegen. Die Gegenden der Körperwand sind der Deutlichkeit halber nach Dermatomen angegeben (vgl. Abb. S. 87/89), das Gesicht als Gebiet des N. trigeminus. Die Körperabschnitte folgen den Seitenhornzellen im Rückenmark in kranio-caudaler Reihenfolge. Es kommt nicht vor, daß etwa der M. dilatator pupillae von einer Seitenhornzelle in $L_1$ versorgt wird. Dafür wird jeder Körperabschnitt von Sympathicuselementen mehrerer Rückenmarkssegmente versorgt. Macht man die begründete Annahme, daß jedes Dermatom die postganglionären Fasern aus demjenigen Grenzstrangganglion erhält, mit dem sein Spinalnerv durch den R. communicans verbunden ist, so läßt sich aus der Tabelle ablesen, in welchen Grenzstrangganglien die präganglionären Fasern jedes Rückenmarksegmentes Kollateralen abgeben und auf postganglionäre umgeschaltet werden. So stehen die präganglionären Fasern aus $Th_{10}$ in Verbindung mit den Grenzstrangganglien $Th_5$—$S_2$ und werden hier umgeschaltet. Sie laufen also von den Fila radicularia des N. thoracalis (intercostalis) X. durch den R. communicans in den Grenzstrang und in diesem aufwärts bis zum Ganglion $Th_5$ und abwärts bis zum Ganglion $S_2$, in denen sie endigen. Unterwegs geben sie in jedem Ganglion Kollateralen ab.

Die Tabelle gibt die für gewöhnlich erhobenen Befunde wieder. Im Einzelfall kommen mancherlei geringe Verschiebungen vor im Zusammenhang mit den Segmentvariationen, an denen der Sympathicus ebenso teilnimmt wie Wirbelsäule, Muskulatur, Arterien, Nerven. Ist z. B. mit einer Erhöhung der Zahl der präsacralen Wirbel der Plexus lumbosacralis um ein Segment caudalwärts verschoben, so enthält das ganze Rückenmarkssegment $L_3$ präganglionäre Sympathicuszellen und nimmt entgegen der Norm in vollem Umfange an der sympathischen Innervation teil. Umgekehrt kann das 8. Cervicalsegment ganz frei von Sympathicuselementen sein.

**Fasern für die Eingeweide** Der Verlauf der efferenten Fasern für die Eingeweide ist für den Menschen weit weniger gut und sicher bekannt als für die Organe der Körperwand. Die Wirkung der elektrischen Reizung einer operativ freigelegten vorderen Wurzel läßt sich an Schweißdrüsen, Arrectores pilorum und Gefäßen der Haut verhältnismäßig leicht beobachten, nicht aber an den Eingeweiden, die bei der Operation ja nicht freigelegt sind. Und die präparatorische Darstellung scheitert schon an der ausgedehnten Geflechtbildung. Sehr viel besser sind wir über die afferenten, schmerzleitenden Fasern aus den Eingeweiden unterrichtet (S. 525). Aus dem Vergleich mit den experimentellen Befunden an Säugetieren darf aber geschlossen werden, daß die efferenten Fasern im wesentlichen den gleichen Verlauf nehmen wie die afferenten. Die für die afferenten Bahnen erhobenen Befunde können im großen und ganzen auch für die efferenten übernommen werden (Tabelle S. 525).

Die Zellen der präganglionären Fasern liegen in der Seitensäule des Rückenmarkes in den für den Sympathicus typischen Segmenten $C_8$—$L_{2\,(3)}$. Die Umschaltung erfolgt für die Kopf-, Hals- und Brusteingeweide im Grenzstrang, besonders im Ggl. cervicale superius und Ggl. stellatum, für die Baucheingeweide in den prävertebralen Ganglien, für die Beckeneingeweide wohl zum Teil auch in den Grenzstrangganglien.

Die präganglionären Fasern für die Speicheldrüsen entspringen aus $C_8$—$Th_2$, werden im Ggl. cervicale superius umgeschaltet (Abb. S. 519) und gelangen mit den periarteriellen Geflechten zu den Drüsen. Ursprung und Verlauf der Fasern für die übrigen Eingeweide ist aus der Tab. 525 (vgl. Abb. S. 90) zu entnehmen. Soweit sie aus $Th_1$—$Th_5$ entspringen, werden sie im Ggl. stellatum und in den oberen Brustganglien umgeschaltet. Die postganglionären Fasern verlassen alsbald den Grenzstrang bzw. die Ganglien als Rr. cardiaci, pulmonales usw. Die Fasern aus $Th_6$—$Th_{10}$ verlaufen zunächst im Grenzstrang caudalwärts, treten dann in die Äste ein, welche sich zum N. splanchnicus maior vereinigen und gelangen als Splanchnicusfasern zum Ggl. coeliacum und zum Teil durch dieses hindurch zum Ggl. mesentericum craniale. In diesen prävertebralen Ganglien findet die Umschaltung statt. Die postganglionären Fasern laufen in den Geflechten teils frei im Gekröse, teils mit den Arterien zu ihrem Endgebiet. Gleiches gilt für die Fasern aus $Th_{11}$ und $Th_{12}$, die im N. splanchnicus minor zu den gleichen Ganglien, und zwar vorwiegend ihren caudaleren Teilen gelangen. Die Fasern von $L_1$—$L_2$ oder $L_3$ verlassen den Bauchgrenzstrang als Rr. splanchnici und werden hauptsächlich im Ggl. mesentericum caudale umgeschaltet, zum Teil schon in vertebralen Ganglien.

## b) Segmentale efferente Sympathicusfasern.

Die vorstehende Schilderung betrifft diejenigen präganglionären Fasern, welche durch die vorderen Wurzeln das Rückenmark verlassen und in den vertebralen bzw. prävertebralen Ganglien umgeschaltet werden. Es wurde aber erwähnt, daß ein Teil auch durch die hinteren Wurzeln austritt. Diese vegetativen efferenten Hinterwurzelfasern bewirken Gefäßerweiterung, Vasodilatation und Hemmung der Schweißsekretion, außerdem verlaufen mit ihnen die trophischen Fasern für alle Gewebe einschließlich der Skeletmuskulatur. Wo die zugehörigen Zellen im Rückenmark liegen, ist nicht sicher, wahrscheinlich nicht im Seitenhorn, sondern in der Mittelzone an der Basis der Hintersäule. Sie werden umgeschaltet im Spinalganglion an dort liegenden Sympathicuszellen (S. 509), deren Neuriten mit den Spinalnerven verlaufen (Abb. S. 524). Die Hinterwurzeln aller Segmente des Rückenmarkes führen solche Fasern, sie sind nicht wie die Vorderwurzelfasern des Sympathicus auf den Bereich zwischen Arm- und Beingeflecht beschränkt. In ihrem Verbreitungsgebiet stimmen sie mit dem Dermatom ihres Segmentes überein, sie sind also streng segmentaler Natur. Die entsprechenden Fasern für das Gesicht entspringen mit dem N. trigeminus im Bereich der Brücke (Abb. S. 504) und verlaufen in dessen Ästen zu seinem Hautgebiet. Die Vasodilatatoren unterscheiden sich also in ihrem morphologischen Verhalten von den echten Sympathicuselementen, und man könnte zweifelhaft sein, ob man sie nicht von diesen abtrennen müßte. Ich kann mich aber vorerst nicht dazu entschließen dies zu tun, lediglich um das Schema des Sympathicus zu retten, das nur in den Büchern gegeben ist, nicht aber in der Natur.

Auch andere Fasern mit vegetativer Funktion fügen sich nicht in das Schema. Eine Anzahl Sympathicusfasern, die das Rückenmark durch die vorderen, aber auch durch die hinteren Wurzeln verlassen, zieht unmittelbar im Spinalnerven zur Peripherie, ohne irgendwie mit dem Grenzstrang in Verbindung zu treten (Abb. S. 524). Und zwar handelt es sich um Fasern für die Schweißdrüsen. Genaueres über ihren Verlauf ist nicht bekannt, nur so viel steht fest, daß nach Entfernung des Grenzstranges die Schweißdrüsen noch sekretorisch innerviert werden, wenn auch nicht so vollkommen wie bei erhaltenem Grenzstrang. Die bisherigen Beobachtungen lassen vermuten, daß solche Fasern aus allen Segmenten austreten und nicht auf die eigentlichen Sympathicussegmente beschränkt sind. Auch für Eingeweide, z. B. die Niere, sind solche direkten Fasern nachgewiesen worden, allerdings noch nicht beim

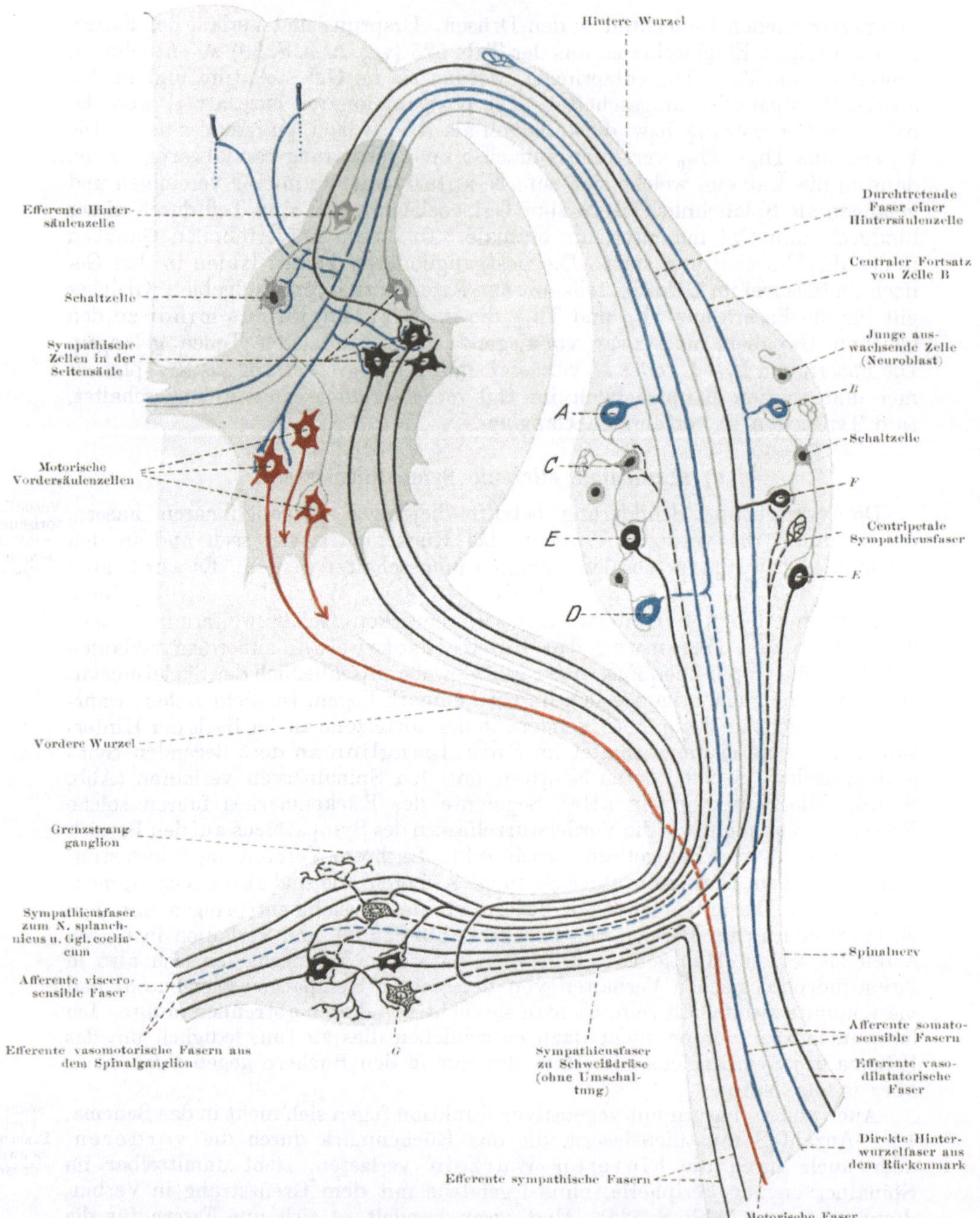


Abb. 304. Aufbau des Spinalnerven, des Spinalganglions und des Sympathicus. Schema. Bedeutung der Farben: 1. Im Spinalganglion. Blau: afferente Zellen und Fasern des animalen und (gestrichelt) sympathischen Systems. Schwarz: efferente Sympathicuszellen und -fasern. Grau: intraganglionäre (Schalt-)Zellen. — 2. Im Rückenmark. Schwarz: präganglionäre Sympathicuszellen und -fasern. Rot: motorische Vordersäulenzellen und -fasern zur Skeletmuskulatur. Grau: Schaltzellen und efferente sympathische Hinterwurzelzellen und -fasern. — 3. Im Grenzstrangganglion. Schwarz: postganglionäre Sympathicuszellen. Punktiert: centripetal leitende Sympathicuszellen, Neuriten gestrichelt. — A, B typische Spinalganglienzellen, deren centrale Neuriten im Rückenmark Reflexkollateralen abgeben zu den motorischen Vordersäulenzellen, zu den präganglionären Zellen des Sympathicus in der Seitensäule und zu Schaltzellen. C Schaltzelle des Spinalganglions, die Verbindung mit allen übrigen Arten von Spinalganglienzellen herstellend. D Sensible Sympathicuszelle. E postganglionäres Sympathicusneuron des Spinalganglions (Vasodilatation). F Zelle wie E, jedoch mit zweitem Fortsatz, der in das Rückenmark zu Sympathicuszellen zieht. G Verbindungsneuron vom Grenzstrangganglion zum Spinalganglion nach Art von Schaltzellen. — Aus HIRT: Z. Anat. 87, 314 (1928). Bezeichnungen von mir teilweise geändert. — E.

Menschen. Da sie neben den echten Sympathicusfasern bestehen und für die Schweißdrüsen des Gesichtes im N. facialis verlaufen, hat man sie dem Parasympathicus zugerechnet. Dies ist jedoch durch nichts gerechtfertigt, weder morphologisch noch pharmakologisch. Man hat es vorerst einfach hinzunehmen, daß diese direkten, nicht unterbrochenen vegetativen Fasern sich wie die gefäßerweiternden und schweißhemmenden Fasern nicht in ein einfaches Schema des vegetativen Nervensystems einfügen. Das vegetative Nervensystem tut uns in keinem Punkte den Gefallen, sich nach unserer Bequemlichkeit zu richten.

### c) Afferente Sympathicusfasern.

Daß von den Eingeweiden Schmerzempfindungen ausgehen können, ist eine alltägliche Erfahrung (Magenschmerzen, Blasenschmerzen). Bei manchen Erkrankungen können sie sich bis zur Unerträglichkeit steigern (gastrische Krisen bei Tabes dorsalis). Über ihre Zugehörigkeit und ihren Verlauf war man aber bis vor gar nicht langer Zeit völlig im Unklaren, und die „viscerale Sensibilität" war ein vielumstrittenes Gebiet. Die Beobachtung, daß bei Erkrankungen innerer Organe in der Haut überempfindliche Gebiete mit bestimmter Zugehörigkeit zu den einzelnen Eingeweiden auftreten können, die HEADschen Zonen (S. 91), schien genügend durch die Annahme erklärt, daß marklose Fasern an Spinalganglienzellen endigten und bei Erkrankung eines Organes diese in den Zustand erhöhter Erregbarkeit versetzten. Seither ist durch zahlreiche Beobachtungen bei Operationen, die im Anschluß an diese nicht ganz zutreffende Vorstellung entwickelt wurden, eindeutig die Existenz von eigenen Schmerzfasern des Sympathicus festgestellt worden, und nicht nur die Existenz, sondern auch der Verlauf.

Afferente (Schmerz-)Fasern des Sympathicus in den Wurzeln
der Spinalnerven
(nach den Angaben von O. FOERSTER im Handb. d. Neurol.
v. BUMKE-FOERSTER, Bd. 5).

| | Th1 | Th2 | Th3 | Th4 | Th5 | Th6 | Th7 | Th8 | Th9 | Th10 | Th11 | Th12 | L1 | L2 | L3 |
|---|---|---|---|---|---|---|---|---|---|---|---|---|---|---|---|
| Herz, Aorta ascendens | + | + | + | + | | | | | | | | | | | |
| Bronchi, Lunge | | + | + | + | + | | | | | | | | | | |
| Oesophagus | | | | + | + | | | | | | | | | | |
| Magen | | | | | | + | + | + | + | | | | | | |
| Pankreas | | | | | | | | + | | | | | | | |
| Leber, Gallenblase | | | | | | | | + | + | + | + | | | | |
| Dünndarm, Colon asc. | | | | | | | | | | + | + | + | + | | |
| Ureter | | | | | | | | | + | + | + | + | + | + | |
| Niere | | | | | | | | | | + | + | + | + | | |
| Harnblase | | | | | | | | | | | + | + | + | + | + |
| Colon desc., Rectum | | | | | | | | | | | + | + | + | + | + |
| Hoden, Nebenhoden | | | | | | | | | | | | + | + | + | + |
| Ovarium, Uterus | | | | | | | | | | | | | + | + | + |

Diese Fasern verlaufen von den Organen aus durch die Geflechte, auch die periarteriellen, und durch die Rr. splanchnici in den Grenzstrang und durch die hinteren Wurzeln, zum kleineren Teil durch die vorderen ins Rückenmark. Die zugehörigen Ganglienzellen mit T- oder Y-förmig verzweigtem Neuriten liegen vor allem in den Spinalganglien, aber auch in den Grenzstrangganglien.

Im Rückenmark enden sie an Ganglienzellen der Hintersäulen, jedenfalls nicht unmittelbar an denen der Seitensäulen. Die Wurzeln, durch welche die aus den einzelnen Organen kommenden afferenten Fasern in das Rückenmark eintreten, sind aus der Tabelle S. 525 ersichtlich.

Diese afferenten Sympathicusfasern vermitteln lediglich Schmerzempfindungen. Die übrigen Organempfindungen wie Übelkeit, Harndrang, werden im Parasympathicus geleitet, zum Teil in der Bahn des N. phrenicus (S. 544). Der Gehalt an Schmerzfasern bedingt es, daß Reizung des Plexus hypogastricus, der Nn. splanchnici, des Grenzstranges und der vorderen Rückenmarkswurzeln lebhafte Schmerzempfindung hervorruft.

Auch in den periarteriellen Netzen der Extremitätenarterien sind vereinzelte afferente Sympathicusfasern neben anderen afferenten Fasern (S. 388) enthalten. Sie treten erst vom Stamm der Subclavia bzw. Ilica communis unmittelbar zum Grenzstrang und durch hintere und vordere Wurzeln der den Extremitäten zugehörigen Segmente $Th_3$—$Th_6$ bzw. $Th_{10}$—$L_3$ (vgl. Tabelle S. 520) in das Rückenmark.

### d) Centrale Verbindungen des Sympathicus.

Die afferenten Sympathicusfasern enden im Rückenmark an Zellen der Hintersäule. Hier beginnen zwei Anschlußwege, ein Reflexweg zu den Zellen der präganglionären efferenten Fasern in den Seitensäulen, und ein Weg zum Gehirn.

Die zum Gehirn aufsteigende vegetative Schmerzbahn verläuft im Vorderseitenstrang wie die animale Schmerzbahn (Tractus spino-thalamicus), ob gekreuzt oder nicht, ist nicht bekannt. Sie endet zunächst im Thalamus, dem allgemeinen „Schmerzcentrum". Die Fortführung zum Großhirn ist wahrscheinlich, da eine gewisse, wenn auch ungenaue Lokalisierung und eine Unterscheidung von anderen Schmerzen möglich ist. Außerdem bestehen Verbindungen zu den vegetativen Centren im Hypothalamus.

Diese Centren liegen in der Wand des vorderen Abschnittes des 3. Ventrikels, im Infundibulum (Tuber cinercum) und hinter und neben dem Chiasma opticum (Abb. S. 504). Sie reichen aber nach rückwärts bis zur Wand des Aquaeductus. Das anatomische Substrat bilden eine Anzahl von Zellgruppen und kurzen Fasersystemen. Einzelne dieser Kerne für bestimmte vegetative Funktionen im Sinne eigentlicher „Centren" in Anspruch zu nehmen, ist trotz vieler darauf gerichteter Untersuchungen nicht möglich, und die Hinweise in Abb. S. 504 sollen nicht eine Lokalisation der betreffenden Funktionen bedeuten, sondern nur das Gebiet im ganzen abstecken. Es wären auch noch mehr Funktionen hinzuzufügen, Speichel-, Tränensekretion, oculo-pupilläre Funktionen u. a. Nur die „Schlafsteuerung", der Wechsel von Wachen und Schlafen, ist ausgesprochen in den rückwärtigen Teilen des Hypothalamus lokalisiert. Im übrigen kann man nur vom ganzen Hypothalamus als dem großen vegetativen Centrum sprechen, und zwar für Funktionen, die letzten Endes alle im Dienste des Stoff- und Energiewechsels im Körper stehen.

Diesem Centrum müssen von der Großhirnrinde her zahlreiche Fasern zuströmen als Weg für den Einfluß der Psyche auf dieses Centrum. Alle somatischen Erscheinungen bei psychischen Erregungen wie Zornesröte, Wutschnauben, Angstschweiß und manches andere nicht immer Angenehme kommt auf diesem Wege zustande. Umgekehrt wirkt der Hypothalamus auf die Großhirnrinde zurück, seine mechanische Reizung bedingt manische Zustände. So wie diese Wege in ihrem wirklichen Verlauf nicht näher bekannt sind, sind es auch nicht die vom Hypothalamus zum Rückenmark ziehenden. Daß sie vorhanden sind, ist kein Zweifel, aber in welchen Querschnittshöhen sie liegen, wissen wir nicht. Eine unmittelbare Verbindung vom Hypothalamus zu den präganglionären

Zellen der Seitensäulen ist höchst unwahrscheinlich. Alles spricht dafür, daß vorher noch eine, vielleicht mehrere Umschaltungen erfolgen, und zwar im Mittelhirn und in der Medulla oblongata. In diesen Hirnabschnitten liegen ebenfalls vegetative Centren, die aber mehr auf Einzelfunktionen beschränkt sind als die übergeordneten Sammelcentren im Hypothalamus, ein Centrum für Vasokonstriktion, für Vasodilatation, für Schweißsekretion usw. Hier ist auch die Trennung von sympathischen und parasympathischen Centren durchgeführt, während sie im Hypothalamus gemeinsam vertreten sind. Atemcentrum, Brechcentrum, Speichelcentrum gehören vorwiegend dem Parasympathicus an. Das Wort „Trennung" ist selbstverständlich cum grano salis zu nehmen, es liegt ja gerade im Wesen der Centren des Gehirnes, daß sie Funktionen als Ganzes vermitteln, die erforderlichen Teilfunktionen harmonisch zusammenfügen. Das Atemcentrum löst das Gesamt der Atembewegungen aus, nicht einzeln nur Zwerchfellkontraktion, Erweiterung der Stimmritze, Streckung der Wirbelsäule usw.

Das anatomische Substrat der vegetativen Centren in Medulla oblongata und Mittelhirn ist nicht genau bekannt. Doch geht man wohl nicht fehl, wenn man ebenso wie für das Atemcentrum den motorischen Haubenkern, den Nucl. reticularis, dafür in Anspruch nimmt, und zwar in seiner ganzen Ausdehnung vom Mittelhirn bis zum Ende der Medulla oblongata (vgl. Bd. 3, S. 101). Damit steht auch die Tatsache in Einklang, daß die von den Centren zu den Seitenhornzellen in das Rückenmark absteigenden Bahnen teils gekreuzt, teils ungekreuzt im Vorder-

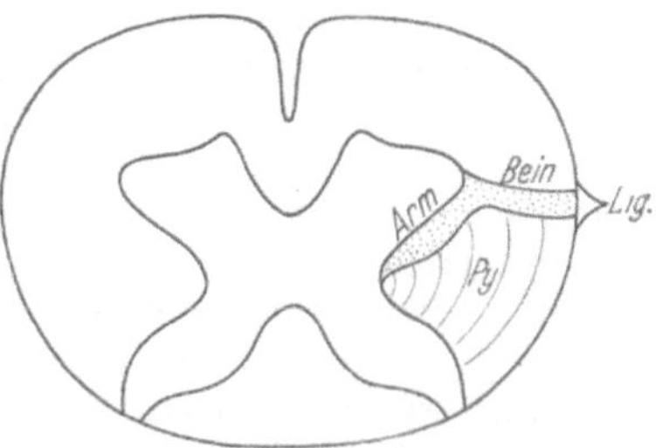

Abb. 305. Schematische Darstellung der Lage der supranuclearen Vasoconstrictorenbahn, durch ::: markiert, im Rückenmark. Ventraler Umfang des Rückenmarkes oben im Bild. (Aus O. FOERSTER: In Handbuch der Neurologie von BUMKE - FOERSTER, Bd. V, S. 224. — E.)

seitenstrang des Rückenmarkes verlaufen, wahrscheinlich in Gestalt der zahlreichen zarten marklosen und markarmen Fasern, die sich über das ganze Gebiet des Vorder- und Seitenstranges verstreut finden zwischen den dickeren markhaltigen Systemen, die hier ab- und aufsteigen, unter denen der Tractus reticulospinalis die Hauptmasse ausmacht. Eine genauere Lokalisation ist bisher nur insoweit möglich gewesen, als operative Eingriffe gezeigt haben, daß die Vasoconstrictorenbahn ein schmales Band bildet, das sich von dem Winkel zwischen Vorder- und Hintersäule der grauen Substanz durch den ventralen Teil des Areals der Pyramidenseitenstrangbahn zur Peripherie des Markes in Höhe des Ansatzes des Lig. denticulatum erstreckt (Abb. S. 527).

Die vegetativen Fasern des Vorderseitenstranges enden an den Sympathicuszellen der Seitensäule und treffen sich hier mit den afferenten Wurzelbahnen. Jede dieser Zellen mit ihren Fortsätzen, also jedes präganglionäre Neuron, stellt ein Wurzelneuron dar wie die motorische Vordersäulenzelle. An diesem radikulären Neuron enden eine ganze Anzahl von präradikulären Fasern (Abb. S. 524) ähnlich wie am animalen Wurzelneuron (Bd. 3, Abb. S. 59): zunächst die afferenten Sympathicusfasern bzw. die Kollateralen der Strangzellen der Hintersäule, an denen diese endigen. Die Neuriten dieser Strangzellen verhalten sich ebenso wie es für das animale System in Band 3 geschildert wurde, sie teilen sich in einen durch mehrere Segmente auf- und absteigenden Ast mit Kollateralen, die sich mit den Wurzelzellen verbinden, wodurch eine Ausbreitung des Reizes von einer afferenten Faser auf eine größere Zahl von Wurzelzellen der gleichen und der gekreuzten Seite möglich ist. — Mit den Wurzelzellen stehen weiter in Verbindung eine Anzahl von animalen afferenten Fasern, die im Dienste wichtiger Reflexe stehen, Fasern besonders aus der Haut, welche

die vasomotorischen Reflexe bei Abkühlung, Erhitzung, Reibung der Haut
vermitteln, das Auftreten der Gänsehaut usw. Ähnlich treten Fasern von den
Sinnesorganen des Kopfes her an die Seitenhornzellen heran (Speichel- und
Magensaftsekretion beim Sehen, Riechen, Schmecken der Speisen, Änderung
der Atmung auf Geruchsreize). Auf Wegen, die nicht näher bekannt sind,
gelangen psychische Impulse zu den Wurzelzellen (Erröten aus Liebe oder aus
Scham, Stillegung der Magenmotorik aus Ärger, Herzklopfen aus Angst usw.).
Jeder dem Centralnervensystem zukommende Reiz wird nicht nur auf die
motorischen Vorderwurzelzellen übertragen und damit in Bewegung umgesetzt,
sondern zugleich auf die Sympathicuswurzelzellen mit dem Erfolge vegetativer
Reaktionen. An allen animalen Funktionen sind vegetative mitbeteiligt. Ein
Reiz, auf einem animalen Neuron zugeführt, z. B. aus der Haut, wirkt auf
animale und vegetative Wurzelzellen. Ebenso wirkt aber auch der auf einer
vegetativen Faser zugeführte Reiz zugleich auf beide Arten Wurzelzellen (z. B.
sich krümmen vor Magenschmerzen, sich schütteln vor Frost). Es besteht kein
grundsätzlicher Unterschied in der Anordnung animaler und vegetativer centraler
Leitungsbahnen, sie ergänzen im einzelnen einander gegenseitig. Während wir
aber über Verlauf und Anordnung der animalen Fasersysteme zum großen Teil
gut unterrichtet sind, wissen wir von den vegetativen so gut wie nichts, was
darauf zurückzuführen ist, daß sie offenbar weniger wie die animalen zu einigermaßen geschlossenen Bündeln vereinigt sind und zudem wegen ihrer Zartheit
und Markarmut der mikroskopischen Verfolgung große Schwierigkeiten entgegen-
setzen.

# B. Parasympathicus.

Während der Sympathicus durch den Grenzstrang und seine Äste eine
gewisse Selbständigkeit im anatomischen Sinne aufweist, ist der Parasympathicus
ganz und gar bestimmten Hirnnerven und dem Plexus sacralis angeschlossen,
so daß er als ein eigener Teil des Nervensystems präparatorisch nicht darstellbar
ist. Der Begriff „Parasympathicus" ist denn auch nicht von der Anatomie
geprägt worden, sondern von der Physiologie und Toxikologie (S. 503). Erst
nachträglich hat er durch mikroskopische Untersuchungen auch seine anatomische Begründung erhalten. Im Aufbau seiner peripheren Bahn aus einem
präganglionären und postganglionären Neuron stimmt er mit dem Sympathicus
überein.

Nach den weit voneinander getrennten Ursprungsgebieten der präganglionären Fasern unterscheidet man einen cranialen, cerebralen Parasympathicus und einen caudalen, sacralen Parasympathicus. Die Ursprungszellen des cerebralen Parasympathicus liegen im Mittelhirn und Hinterhirn, die
des sacralen in den sacralen Segmenten des Rückenmarkes (Abb. S. 504).

## 1. Cerebraler Parasympathicus.

Die Ursprungszellen des cerebralen Parasympathicus sind zu drei „Kernen"
vereinigt (Abb. S. 267, gelb), die ich als frontalen, mittleren und occipitalen
Parasympathicuskern bezeichne. Von den motorischen Kernen der Hirnnerven
(rot) unterscheiden sie sich durch geringere Größe der Zellen und werden als
kleinzellige Kerne den großzelligen gegenübergestellt. Der frontale Kern
liegt neben dem des N. oculomotorius, kleinzelliger Oculomotoriuskern,
seine Neuriten verlaufen im N. oculomotorius. Der mittlere liegt zwischen
dem Facialiskern und dem Nucl. ambiguus, er wird Speichelkern, Nucl. salivatorius, genannt und vielfach in einen vorderen und hinteren Abschnitt

unterteilt, Nucl. salivatorius superior und inferior. Die Neuriten aus dem vorderen Abschnitt schließen sich dem N. facialis bzw. N. intermedius an, die aus dem hinteren Abschnitt dem N. glossopharyngicus. Der occipitale parasympathische Kern liegt lateral und etwas dorsal vom Hypoglossuskern. Seine Neuriten schließen sich dem N. vagus an, er heißt deshalb dorsaler

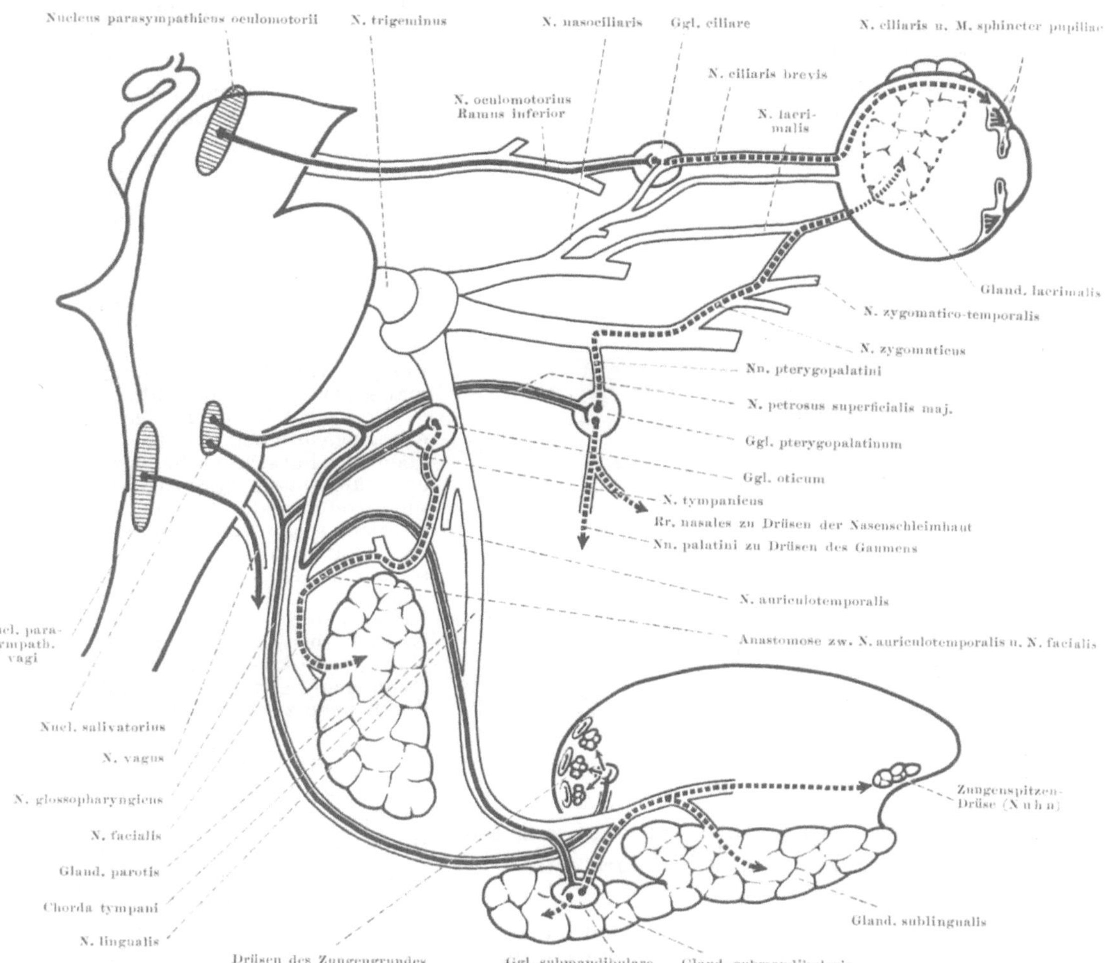


Abb. 306. Schema des cerebralen Parasympathicus. Präganglionäre Fasern ausgezogen, postganglionäre gestrichelt. Für den Sagittalschnitt durch den Hirnstamm vgl. Abb. S. 267. — E.

Vaguskern, Nucl. alae cinereae. Es gibt also keinen eigenen parasympathischen Nerven am Gehirn, aber auch nicht jeder Gehirnnerv erhält parasympathische Fasern. Sie sind beschränkt auf N. occulomotorius, N. facialis bzw. N. intermedius, N. glossopharyngicus und N. vagus.

Die Umschaltung der präganglionären Fasern auf die postganglionären erfolgt mit Ausnahme der dem N. vagus beigeschlossenen Fasern in besonderen parasympathischen Ganglien, die alle mit Ästen des N. trigeminus in Beziehung stehen: Ggl. ciliare mit dem 1. Ast, Ggl. pterygo-(spheno-) palatinum mit dem 2. Ast, Ggl. oticum und Ggl. submandibulare (submaxillare) mit dem 3. Ast. Mit dem N. trigeminus haben aber diese Ganglien ursprünglich nichts zu tun. Ihre Zellen sind mit denen des Ggl. geniculi und der Glossopharyngicusganglien (und mit dem Oculomotorius ?) aus der Hirnanlage ausgewandert und längs des Petrosus superfic. maior usw. bis an Trigeminus- äste weiter peripherwärts gewandert. Sie bleiben an peripheren Trigeminus- zweigen liegen und bewahren dadurch ihre genetische Beziehung zum Trige- minus, dessen Fasern aber ununterbrochen durch die Ganglien hindurchziehen, ohne mit seinen Zellen in Verbindung zu treten. Auch andere Nervenzweige durchsetzen ohne Unterbrechung die Ganglien, z. B. Sympathicusfasern. Um- geschaltet werden lediglich die an die Ganglien herantretenden parasym- pathischen Fasern des Oculomotorius, Facialis und Glossopharyngicus.

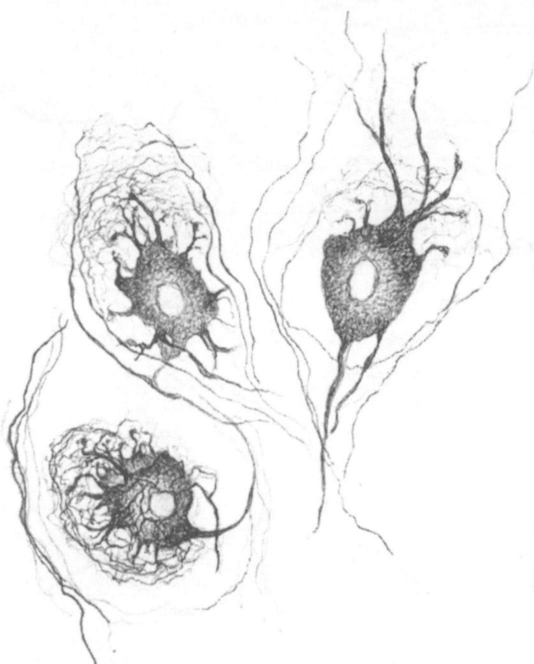

Abb. 307. Zellen des Gangl. ciliare. 2jähr. Kind. Modifizierte BIELSCHOWSKY-Methode. [Aus PALUMBI: Z. Anat. 109, 413 (1939). — E.]

Vom Ggl. ciliare ausgehend, das die klarsten Verhältnisse darbietet, hat man an jedem Ganglion eine Radix motoria (vom Oculomotorius bzw. Fa- cialis, Glossopharyngicus), eine Radix sensibilis (vom Trige- minus) und eine Radix sym- pathica beschrieben. War diese Beschreibung schon für die übrigen Ganglien nur einiger- maßen gewaltsam durchzuführen, so ist sie durch die Erkenntnis der Zugehörigkeit dieser Gan- glien zum Parasympathicus voll- ends überflüssig geworden und nur irreführend. Die an sich richtige, schon vor Entdeckung des Parasympathicus vorge- schlagene Benennung des Ggl. ciliare als Ggl. oculomotorii hat sich nicht eingebürgert. Es ist auch überflüssig, die üblichen Namen, die keine falschen Vor- stellungen erwecken können, durch neue zu ersetzen.

### a) Frontaler Parasympathicuskern.

Der frontale Parasympa- thicuskern, dessen Fasern im N. oculomotorius verlaufen, ist lediglich für das Auge be- stimmt und versorgt zwei von den inneren Augenmuskeln, den M. sphincter pupillae und den Akkommodationsmuskel, den M. ciliaris. Die Ursprungs- zellen der präganglionären Fasern bilden den parasympathischen Anteil des Oculomotoriuskernes im Mittelhirn, die Umschaltung erfolgt im Ggl. ciliare (Abb. S. 529).

Als parasympathischer Oculomotoriuskern werden im allgemeinen die beiden kleinzelligen Gruppen angesehen, die unter dem Namen WESTPHAL-EDINGERscher Kern zusammengefaßt werden. Die eine Gruppe zieht sich als langgestreckte schmale Zellsäule unmittelbar neben der Mittellinie hin, kleinzelliger Medial- kern, die andere, kompaktere, liegt mehr lateral und dorsal, kleinzelliger Lateralkern. Bau und Zellform dieser Kerne legt ihre Zugehörigkeit zum vegetativen Nervensystem nahe, doch ist der wirkliche Beweis nicht erbracht. Es werden mancherlei Argumente dagegen angeführt und diese Kerne dem Nucleus reticularis zugeteilt, ohne daß freilich positiv gesagt werden könnte, welche anderen Kerne, etwa Teile des großzelligen Oculomotoriuskernes, dann die parasympathischen Ursprungszellen enthalten sollen. Mit guten Gründen kann man vorerst die kleinzelligen Kerne als die parasympathischen ansprechen, aber die Versuche, deren Teile mit der Innervation des Sphincter pupillae und des Ciliaris des Näheren in Verbindung zu bringen, sind noch nicht am Platze. Sicher ist, daß die parasympathischen Fasern für die beiden Muskeln das Gehirn in den Wurzeln des Oculomotorius verlassen. Sie ziehen durch den Stamm des Nerven in dessen unteren Ast, den sie alsbald verlassen. Als kurzer Nerv treten sie in das am lateralen Umfang des Opticus nicht weit vom Foramen opticum entfernt liegende Ggl. ciliare ein (Abb. S. 244). An dessen multipolaren Zellen (Abb. S. 530) findet die Umschaltung statt. Die postganglionären Fasern verlassen das Ggl. ciliare als Nn. ciliares breves, wobei sie sich den Trigeminusfasern beigesellen, die vom N. nasociliaris zum Bulbus ziehen. Mindestens einer der Nn. ciliares des Nasociliaris durchsetzt das Ganglion, oder richtiger: mindestens einer dieser Äste wird vom Ganglion umschlossen, ohne daß seine Fasern irgendwie mit den Ganglienzellen in Verbindung treten. Die Zellen sind bei ihrer embryonalen Wanderung an einem N. ciliaris liegen geblieben, und ihre Neuriten benutzen die Trigeminusbahn als Weg zu ihren Erfolgsorganen. Im Bulbus verlaufen sie nach Durchsetzung der Sklera in dem Stratum perichorioideum zum Corpus ciliare und zur Iris. Hier bilden sie ein außerordentlich feines Netz und setzen sich mit intraplasmatischen Endösen mit den Muskelzellen in Verbindung.

Über den Pupillenreflex s. S. 413.

### b) Mittlerer Parasympathicuskern.

Die Neuriten des mittleren Parasympathicuskernes, des Nucleus salivatorius (Abb. S. 529), verlassen das Gehirn größtenteils in der Bahn des N. facialis bzw. N. intermedius, zum geringeren in der des N. glossopharyngicus. Der Nucleus salivatorius versorgt sämtliche tiefen Drüsen des Kopfes, die Tränendrüse, die großen und kleinen Speicheldrüsen, die Schleimhautdrüsen der Nasen- und Mundhöhle, des Gaumens und des Nasenrachenraumes. Die Hautdrüsen einschließlich Ohrenschmalzdrüsen werden vom Sympathicus innerviert, der sich aber auch an der Innervation der tiefen Drüsen mitbeteiligt. Auf N. facialis und N. glossopharyngicus sind die Drüsen so verteilt, daß dem N. glossopharyngicus die Gl. parotis, Gll. buccales et labiales und die Drüsen seines sensiblen Gebietes im Nasenrachenraum und am Zungengrunde zufallen, alle übrigen dem N. facialis.

Die dem N. facialis zugeteilten präganglionären Fasern bilden zusammen mit den sensiblen Fasern den N. intermedius, der sich am Grunde des Meatus acusticus internus mit dem N. facialis vereinigt. Sie werden umgeschaltet in zwei dem Trigeminus anhaftenden Ganglien, dem Ggl. pterygopalatinum und Ggl. submandibulare. Das erstere liegt am 2., das letztere am 3. Ast des Trigeminus.

Das Ggl. pterygo-(spheno-)palatinum (S. 248) liegt in der Fossa pterygomaxillaris und umgibt die Nn. pterygo-(spheno-)palatini dicht unterhalb ihres Abganges vom 2. Trigeminusast, dem N. maxillaris. Die präganglionären Fasern gelangen zu ihm als N. petrosus superficialis maior, der am Knie des N. facialis abgeht (Abb. S. 244, nicht bezeichnet), den Canalis facialis durch dessen Hiatus an der Oberfläche der Felsenbeinpyramide verläßt, durch die Fibrocartilago basalis an die äußere Schädelbasis zieht und durch den Canalis pterygoideus (Vidii) in die Fossa pterygomaxillaris und zum Ggl. pterygopalatinum gelangt. Hier findet die Umschaltung seiner Fasern auf die multipolaren Zellen des Ganglions statt. Deren Neuriten benutzen die Bahnen der vom

Ganglion umschlossenen Trigeminusäste, um zu ihren Erfolgsorganen zu gelangen, also die Äste, die vom Ganglion ausgehen (S. 249).

Der eine Teil der Fasern zieht aufwärts zum N. maxillaris, verläuft mit ihm bis in die Orbita und tritt hier in den N. zygomaticus ein. Durch den N. zygomatico-temporalis und dessen Anastomose mit dem N. lacrimalis gelangen sie zur Tränendrüse (Abb. S. 529). Diese erhält wahrscheinlich außerdem Sympathicusfasern aus dem sympathischen Geflecht der A. lacrimalis, die aus dem Ggl. cervicale superius über das Geflecht der A. carotis interna und ophthalmica kommen.

Der andere Teil der postganglionären Fasern verläuft in den Nn. palatini, Rr. nasales, N. nasopalatinus, Rr. pharyngici usw. zu den Drüsen in der Schleimhaut der von diesen Ästen versorgten Gebiete. Ihnen schließen sich Sympathicusfasern an, die vom Plexus caroticus internus stammen (Abb. S. 249). Sie lösen sich innerhalb des Canalis caroticus aus dem Geflecht als einheitlicher dünner Nerv los, der aus der oberen Öffnung des Carotiskanales unter der Arterie hervortritt, die Synchondrosis sphenopetrosa durchsetzt und als N. petrosus profundus in den Canalis pterygoideus eintritt, wo er sich mit dem N. petrosus superficialis maior zum N. pterygoideus (Vidii) vereinigt. Er führt postganglionäre Sympathicusfasern und läuft ohne Umschaltung durch das Ggl. pterygopalatinum hindurch.

Das Ggl. submandibulare (submaxillare) ist die Umschaltstelle für die präganglionären Facialisfasern, die die Drüsen am Boden der Mundhöhle im Gebiete des N. lingualis versorgen. Es liegt an der Konvexität des Bogens dieses Nerven (Abb. S. 244) oberhalb des hinteren Randes des M. mylohyoideus. Meist kann man schon mit bloßem Auge noch mehrere kleine Ganglien in der Nachbarschaft erkennen, immer sind noch vereinzelte mikroskopisch kleine vorhanden. Die präganglionären Fasern verlassen den Stamm des N. facialis in der Chorda tympani (Abb. S. 529), in der sie mit den Geschmacksfasern des Facialis vereinigt sind. Sie schließen sich zusammen dem N. lingualis an. Unmittelbar vor dem Ganglion lösen sich die parasympathischen Fasern von dem N. lingualis und treten in das Ganglion ein. Die postganglionären Fasern verlaufen teils unmittelbar zur Gl. submandibularis und sublingualis, teils ziehen sie zum N. lingualis erst noch ein Stück peripherwärts und erst dann in die Gl. sublingualis.

Die Fasern aus dem Nucl. salivatorius, die in die Bahn des N. glossopharyngicus eintreten, schließen sich größtenteils dessen sensiblem Aste für die Paukenhöhle an, dem N. tympanicus. Sie treten mit ihm durch den Canaliculus tympanicus an die mediale Wand der Paukenhöhle, das Promontorium, verlassen diese als N. petrosus superficialis minor und ziehen durch die Fibrocartilago basalis zum Ggl. oticum. Dieses liegt als platter Körper am medialen Umfang des N. mandibularis dicht unterhalb des For. ovale (Abb. S. 249). Die postganglionären Fasern gehen in den N. auriculotemporalis und durch die am Hals des Unterkiefers gelegene Anastomose (S. 252) in den N. facialis, dessen Ästen sie sich mit den sensiblen Fasern des Auriculotemporalis anschließen. Sie versorgen die Gl. parotis und die Gll. buccales et labiales, zu denen sie mit den peripheren Facialisästen durch deren Verbindungen mit den Trigeminusästen, N. buccalis, infraorbitalis, mentalis gelangen.

Ein kleiner Teil der parasympathischen Glossopharyngicusfasern verbleibt im Stamme des Nerven bis zu seinen Endästen zum Isthmus faucium und zum Zungengrund. Ihre Umschaltung erfolgt an den mikroskopisch kleinen Ganglien, die sich im Verbreitungsgebiet des Glossopharyngicus finden und ihre Neuriten zu den Drüsen dieses Gebietes senden.

### c) Occipitaler Parasympathicuskern.

Der occipitale Parasympathicuskern liegt lateral vom Kern des N. hypoglossus (Abb. S. 267) am Boden der Rautengrube in dem als Ala cinerea benannten Gebiete. Er führt deshalb den Namen Nucleus alae cinereae (Bd. 3, Abb. S. 84), oder wegen seiner Beziehung zum N. vagus dorsaler Vaguskern, Nucleus dorsalis vagi. Seine Neuriten treten sämtlich in den N. vagus ein und verlaufen in ihm und seinen Ästen bis zu den Endorganen. Erst dort werden sie umgeschaltet an den Ganglien an und in der Wand der Organe. Es fehlen also im Bereiche des Vagus Ganglien wie Ggl. ciliare und pterygopalatinum, die einem fremden Nerven angeschlossen sind. Die parasympathischen Ganglienzellen des Vagus wandern aus der Medullaranlage mit den sensiblen Zellen des Vagus aus,

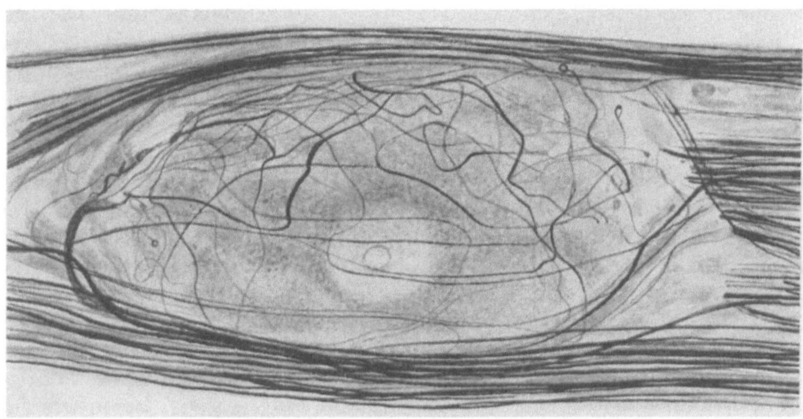

Abb. 308. Ganglienzelle im Stamm des N. vagus mit der pericellulären Endigung einer präganglionären Faser, Katze. Methode BIELSCHOWSKY-GROS. [Aus DOLGO-SABUROFF: Z. Anat. 106, 640 (1937). — E.]

die das Ggl. jugulare und nodosum bilden. Daher benutzen auch die parasympathischen Vagusfasern nicht Äste anderer Nerven als Leitbahn, sondern verlaufen immer nur in Vagusästen. Nicht alle vom Vagus innervierten Eingeweide weisen Ganglienzellen in ihrer Wand oder in ihrer unmittelbaren Umgebung auf, so daß scheinbar die Umschaltung der präganglionären Fasern auf postganglionäre nicht stattfindet. Die Erklärung dafür liegt darin, daß eine große Anzahl der Ganglienzellen bei ihrer Wanderung von der Medullaranlage aus nicht bis zu den Organen vordringen, sondern im Stamm des Nerven und in seinen Ästen halt machen. Regelmäßig finden sich in Stamm und Ästen des Vagus zahlreiche Nervenzellen einzeln oder in kleinen Gruppen. Bei manchen Tierformen sind sie größtenteils zu einem mit bloßem Auge sichtbaren Ganglion am Halsteil des Vagus zusammengeballt, dem Ggl. trunci n. vagi. An diesen Zellen endigen präganglionäre Fasern des Vagus mit den üblichen verwickelten Endapparaten (Abb. S. 533). Deren Neuriten verlaufen dann im Vagus weiter zu den Organen, so daß Stamm wie Äste des Vagus außer präganglionären Fasern immer auch eine Anzahl postganglionäre führen. — Für die Niere findet die Umschaltung hauptsächlich im Ggl. renale statt, das also nicht, oder nur zum kleinen Teile prävertebrales Sympathicusganglion ist, wie man nach seiner Lage in den Geflechten annehmen möchte (Abb. S. 510). Das Versorgungsgebiet des Vagus sind sämtliche Hals-, Brust- und Baucheingeweide bis zum Colon transversum. Erst in dessen Mitte etwa schließt sich für den Rest des Darmes und die Beckeneingeweide der sacrale Parasympathicus an. Am Darm stimmt also beim Menschen die Grenze mit der zwischen A. mesenterica cranialis und caudalis überein. Bei anderen Formen liegt sie an der Einmündung des Ileum ins Caecum.

Die Vagusäste für Schilddrüse, Epithelkörperchen und Thymus zweigen sich von den Rr. pharyngici, dem N. laryngicus cranialis und caudalis bzw. deren Rr. cardiaci ab. Mit Sympathicusästen des Grenzstranges und der Nn. cardiaci bilden sie in den Kapseln der Organe ein Geflecht feinster Nerven.

Zum Herzen gibt der Vagus mehrere Äste ab (Abb. S. 513). Der oberste R. cardiacus cranialis entspringt entweder vom N. laryngicus cranialis oder etwa unterhalb seines Abganges vom Stamm des Vagus. Dorsal von der Carotis zieht er zur oberen Thoraxapertur. Die Rr. cardiaci caudales gehen vom Anfangsteil des N. reccurens und vom Vagus selber ab. Die Herzäste des Vagus und des Sympathicus stehen vielfach in Verbindung miteinander. Am Herzen bilden sie den Plexus cardiacus um den Arcus aortae. Der größere Anteil liegt dorsal von der Aorta und zwischen der Konkavität des Aortenbogens und dem linken Ast der A. pulmonalis. Hier findet sich auch häufig, rechts von der Chorda ductus arteriosi Botalli, ein größeres Ganglion, das Ggl. cardiacum Wrisbergi. Oft aber sind statt eines großen eine Anzahl kleiner Ganglien vorhanden. Vom Plexus cardiacus aus gehen die Nerven zum Herzen selber auf zwei Wegen, vor und hinter dem Sinus transversus pericardii. Die vorderen Nerven, für die Vorderfläche und linken Umfang des Herzens verlaufen mit den beiden Kranzarterien als Plexus coronarii. Der Plexus coronarius dexter betritt mit der A. coronaria dextra zusammen rechts von der A. pulmonalis die Vorderfläche des Herzens, der Plexus coronarius sinister tritt mit der A. coronaria sinistra links unter dem Stamm der A. pulmonalis hervor. Im weiteren Verlauf halten sich die Nerven nur teilweise an die Äste der Arterien, die meisten verlaufen selbständig, und zwar unmittelbar unter dem Epikard. — Die für die Rückfläche des Herzens, besonders für die Vorhöfe, aber auch für die Rückfläche der Ventrikel bestimmten Nerven treten dorsal vom Sinus transversus pericardii durch das Vorhofsgekröse (vgl. Bd. 2, Abb. S. 675, *679*, blau) an die Vorhöfe heran und von hier aus auch zu den Kammern. Im Bereiche der Vorhöfe sind, besonders in der Nähe des Sulcus coronarius, zahlreiche kleinste Ganglien in das Nervengeflecht eingestreut.

Die Ganglien des Herzens enthalten nur multipolare Ganglienzellen und dürfen als Umschaltstellen für die Vagusfasern gelten. Auch an allen Nervenästen finden sich noch kleine Gruppen oder einzelne Ganglienzellen.

Im Herzmuskel und unter dem Endokard bilden die Nerven ein Geflecht von mikroskopischer Größenordnung. Das Reizleitungssystem scheint vor dem übrigen Herzmuskel nicht ausgezeichnet zu sein. Die Endigung an den Muskelelementen ist nur für Reptilien nachgewiesen, bei denen sie intraplasmatische Ösen bilden ähnlich wie in der glatten Muskulatur. Im Endokard und auch im Epikard kommen sensible Endigungen der verschiedensten Form, auch eingekapselte, vor. Die Herznerven führen also außer motorischen Fasern auch sensible. Sie gehören teils dem Sympathicus an (vgl. Tabelle S. 525), teils dem Parasympathicus. Die klinischen Erfahrungen bei Unterbrechungen des Rückenmarkes bzw. des Vorderseitenstranges sprechen aber dafür, daß sie nicht alle im Vagus centralwärts verlaufen, sondern zum Teil im Phrenicus (S. 544).

Sicher ist, daß in der Bahn der Vagusäste afferente Fasern aus dem Anfangsteil der Aorta enthalten sind. Sie werden unter der Bezeichnung N. depressor zusammengefaßt. Diesem physiologischen Begriff entspricht jedoch beim Menschen anatomisch kein einheitlicher Nerv. Zwar findet man gelegentlich einen Zweig eines der oberen oder mittleren Herznerven, der in die Wand der Aorta oder auch des Truncus brachiocephalicus ·eintritt, den man als N. depressor ansprechen könnte. Aber das ist doch die seltene Ausnahme. Immer aber liegen

in der Wand der Aorta ascendens bzw. des Beginnes des Aortenbogens große
receptorische Apparate ähnlich Abb. S. 389, die zusammen mit denen an der
Teilungsstelle der A. carotis communis und am Anfang der A. carotis interna
(„Carotissinus") den Beginn des afferenten Schenkels der „Blutdruckzügler"
darstellen. Auch die Fasern
aus dem Carotissinus gehören
wohl zum Teil dem Vagus an.

Die Summe der efferenten,
motorischen Sympathicusfasern
zum Herzen wird als Nn. accelerantes bezeichnet, ebenfalls ein physiologischer Begriff.
Für die motorischen Vagusfasern
fehlt die entsprechende Bezeichnung. Man könnte sie im
Gegensatz zu den Nn. accelerantes Nn. retardantes nennen,
oder, da sie das Minutenvolumen
des Herzens herabsetzen, Nn.
deminuentes. Sie stellen den
efferenten Schenkel des presso-
rischen Reflexbogens dar, dessen
afferenten Schenkel der N. depressor und der „Carotissinus-
Nerv" bildet.

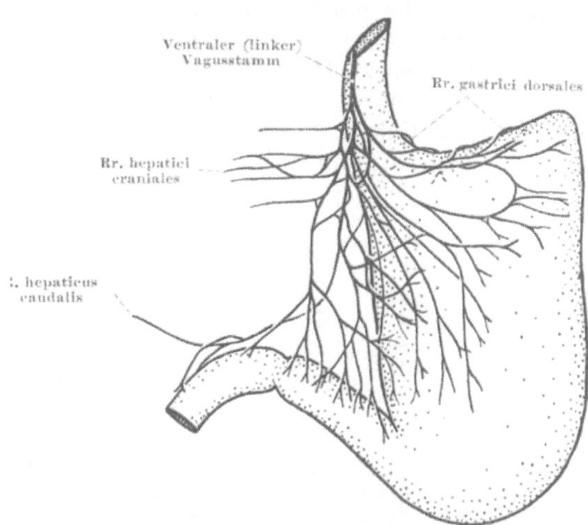


Abb. 309. Verzweigung des ventralen Vagusstammes.
Menschlicher Fetus.
[Nach STIEMENS (wie Abb. S. 510), S. 301. — E.]

Die Trachea mit ihren Drüsen und der Halsteil des Oesophagus werden
von Fasern des N. reccurrens versorgt, die an Ganglienzellen in der Wand der
beiden Organe umgeschaltet
werden.

Die Vagusäste zu den Lun-
gen verlassen den Stamm, wo
er dorsal an den beiden Haupt-
bronchen vorüberzieht. Sie
bilden jederseits mit den Sympathicusästen einen Plexus
pulmonalis, der sich in die
Lunge hinein als Plexus
bronchalis fortsetzt. Die
Nerven folgen den Verzweigungen der Luftröhre und bilden an ihren feineren Verzweigungen mikroskopisch feine
Geflechte, die kleine Ganglien
enthalten, die Umschaltstellen
für die Vagusfasern. Endverzweigungen finden sich an den

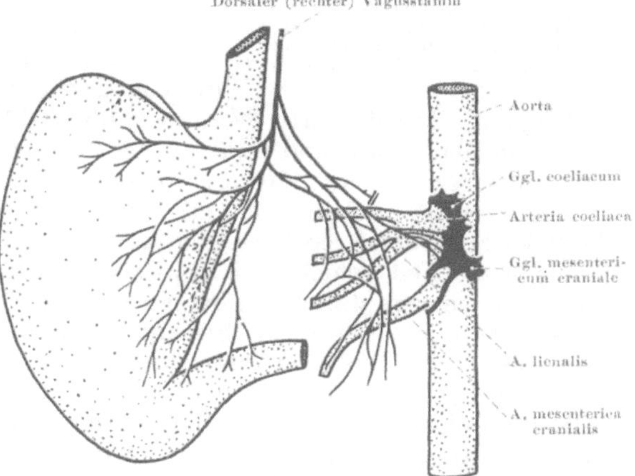


Abb. 310. Verzweigung des dorsalen Vagusstammes.
Wie Abb. 309, jedoch anderer Fetus. — E.

glatten Muskelzellen, den Drüsen und als sensible unter dem Epithel. Auf
die Bronchalmuskulatur wirkt der parasympathische Vagus im Sinne der
Verengerung der Bronchi, Bronchokonstriktion, der Sympathicus entgegengesetzt, Bronchodilatation.

Am Brustteil des Oesophagus lösen sich beide Vagi in ein ausgedehntes
Geflecht auf, den Plexus oesophagicus, von dem aus feine Zweige in die Wand
des Oesophagus eintreten. Rr. oesophagici des Grenzstranges beteiligen sich an

der Geflechtbildung. Oberhalb des Zwerchfelles vereinigen sich die Vagusäste wieder zu zwei Stämmen, von denen der eine auf der Vorder-, der andere auf der Rückfläche des Oesophagus nach abwärts zieht, ventraler und dorsaler Vagusstamm, Chorda oesophagica ventralis und dorsalis (Abb. S. 85). Die Chorda ventralis entsteht meist schon in Höhe der Bifurcatio tracheae. Der dorsale Stamm wird auch als „rechter Vagus“, der ventrale als „linker Vagus“ bezeichnet, aber zu Unrecht. Im Plexus oesophagicus hat ein Faseraustausch stattgefunden, so daß jeder der aus ihm hervorgehenden Stämme Fasern des rechten und linken Vagus führt. Der größere Teil aller Fasern schließt sich zum dorsalen Stamm zusammen, der erheblich dicker ist als der ventrale.

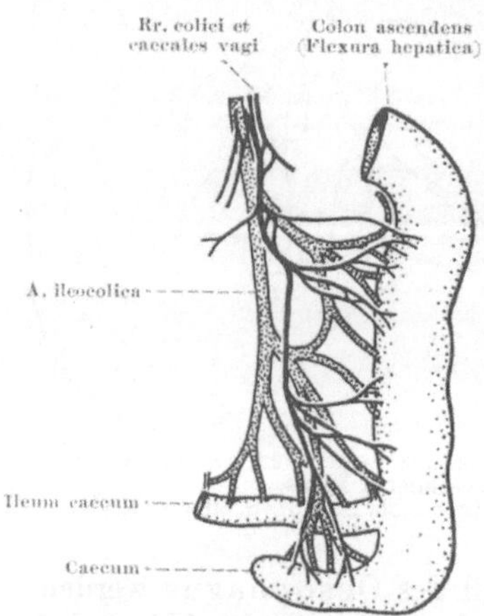


Abb. 311. Vagusäste zu Caecum und Colon ascendens, von dorsal gesehen. Menschlicher Fetus. Caecum und Proc. vermiformis noch nicht abgegrenzt. [Nach STIEMENS (wie Abb. S. 510), S. 304. — E.]

Beide betreten mit dem Oesophagus die Bauchhöhle und zerfallen in Höhe der Kardia in eine Anzahl Äste, die sich in Fällen, in denen die Geflechtsbildung mit dem Bauchsympathicus nicht zu stark ist, bis zu den Organen hin präparatorisch darstellen lassen.

Das Versorgungsgebiet des ventralen Vagusstammes ist Magen, oberer Teil des Duodenum, Leber, das des dorsalen Stammes umfaßt außer diesen Organen noch alle übrigen Baucheingeweide. Der ventrale Stamm (Abb. S. 535 oben) schickt seine Äste zur Ventralfläche des Magens, Rr. gastrici ventrales, unter deren Peritonaeum sie ungefähr fächerförmig verlaufen, ohne ein eigentliches Geflecht zu bilden. Von den die Pars cranialis duodeni versorgenden Rr. duodenales gehen Rr. hepatici caudales ab, die mit der A. hepatica zur Porta hepatis und zur Gallenblase ziehen. Dort treffen sie mit den Rr. hepatici craniales zusammen, die von der Kardia aus im Omentum minus verlaufen sind. Der dorsale Stamm (Abb. S. 535 unten) gibt zunächst ebenfalls Äste zum Magen ab, und zwar zu dessen dorsaler Fläche. Ihre Zahl und ihr Ausbreitungsgebiet am Magen ist jedoch kleiner als bei dem ventralen Stamm. Die übrigen Äste ziehen größtenteils über die A. coeliaca hinweg nach links auf die linke Seite der A. coeliaca und A. mesenterica cranialis. Der kleinere rechts verbleibende Teil schickt Ri. hepatici längs der A. hepatica zur Leber und einen oder mehrere starke Äste in die rechte Hälfte des Ggl. coeliacum (Abb. S. 535), das sie aber nur durchsetzen. Sie sind hauptsächlich für rechte Niere und Nebenniere bestimmt. Die nach links ziehenden Äste der Chorda posterior versorgen Milz, Pankreas, den ganzen Dünndarm und den Dickdarm bis etwa zur Mitte des Colon transversum, indem sie sich in ihrem Verlaufe vorwiegend an die Gefäße halten (Abb. S. 516). Ein kräftiger Ast tritt in die linke Hälfte des Ggl. coeliacum ein, zu linker Niere und Nebenniere lassen sich selbständige Zweige verfolgen (Abb. S. 516).

Für die Umschaltung der präganglionären Vagusfasern für die Baucheingeweide gilt das gleiche wie für die Brusteingeweide, sie erfolgt an den Ganglienzellen, die in oder an den Organen selbst gelegen sind, zum Teil aber schon an den Ganglienzellen, die in Stamm und Ästen des Vagus liegen, für die Niere im Ggl. renale (S. 533). Man hat also die Umschaltstellen nicht ausschließlich in den intramuralen Ganglien und Geflechten der Organe zu suchen. Wo solche vorhanden sind — und dies trifft für die meisten Eingeweide zu —, haben sie als parasympathische Umschaltsstellen zu gelten. Die Sympathicusfasern ziehen durch sie hindurch unmittelbar zu den glatten Muskelzellen oder Drüsen, sie sind schon vorher in vertebralen oder prävertebralen Ganglien umgeschaltet worden. Für Magen, Darm und Harnblase liegen insofern besondere Verhältnisse vor, als die in ihrer Wand gelegenen subserösen, intramuskulären und submukösen Geflechte (AUERBACHscher und MEISSNERscher Plexus, s. Bd. 2) noch eine andere Bedeutung haben als nur die von Umschaltstellen. Sie sind ein Reflexapparat, der in weitem Maße die Magen-Darm- und Blasentätigkeit beherrscht im Sinne einer Automatie, wie sie im Herzen durch das Reizleitungssystem gegeben ist. Nur sind es in Magen, Darm und Blase nervöse, zu Reflexbogen zusammengeschlossene Elemente, die sie bedingen. Ein isoliertes Darmstück vermag Pendel-, peristaltische und andere Bewegungen auf entsprechende Reize hin auszuführen. Man hat deshalb dem intramuralen Nervensystem von Magen, Darm und Blase als „enteric system" eine gewisse Selbständigkeit zuerkannt. Sympathicus und Vagus haben die Aufgabe der Steuerung der an sich selbständigen Tätigkeit dieser Organe wie beim Herzen nach den Erfordernissen des Gesamtorganismus.

## 2. Sacraler Parasympathicus.

Das Versorgungsgebiet des sacralen Parasympathicus beginnt anschließend an das des cerebralen Parasympathicus etwa in der Mitte des Colon transversum und umfaßt Colon descendens und sigmoideum sowie alle Beckenorgane und die Corpora cavernosa des äußeren Genitales. Die präganglionären Zellen liegen im Sacralmark (Abb. S. 504), in den Segmenten $S_2$—$S_5$ und im coccygealen Segment, sind also auch in den letzten Segmenten enthalten, die als Conus medullaris bezeichnet werden. Sie liegen am lateralen Umfang der grauen Substanz in dem Winkel zwischen Vorder- und Hintersäule, bilden aber nicht eine eigene Seitensäule wie die Sympathicuszellen im Thorakalmark, mit denen sie sonst nach Form, Größe und nach Anordnung der NISSL-Schollen große Ähnlichkeit zeigen. Am zahlreichsten sind sie im 3. und 4. Sacralsegment enthalten. Ihre Neuriten verlassen das Rückenmark in den Wurzeln der Sacralnerven, die die Cauda equina bilden, und lösen sich erst aus den Sacralnerven, nachdem diese aus den Foramina sacralia pelvina (anteriora) ausgetreten sind, also aus den Wurzeln des Plexus sacralis und pudendus. Da sie zu den Beckeneingeweiden ziehen, hat man sie als Rr. viscerales des Plexus sacralis bezeichnet, meist werden sie unter dem Namen N. pelvicus zusammengefaßt, nachdem man die ältere, von den ersten physiologischen Erkenntnissen genommene Bezeichnung N. erigens als zu einseitig hat fallen lassen.

Der N. pelvicus ist kein einheitlicher Nerv, sondern es sind zwei Nerven, die aus dem 3. und 4. Sacralnerven entspringen, deshalb als N. pelvicus $S_3$ und N. pelvicus $S_4$ unterschieden werden (Abb. S. 538). Auch der 2. und 5. Sacralnerv können Anteile des N. pelvicus abgeben. Die Nerven ziehen in der Plica rectovesicalis bzw. recto-uterina nach medial und ventral und senken sich hier in eine etwa $3 \times 4$ cm große Platte ein, die aus einem dichten Nervengeflecht mit eingelagerten Ganglien besteht, in den Plexus pelvicus.

Der Verlauf der präganglionären Fasern ist im einzelnen nicht geklärt. Die Ursprungszellen liegen in den Segmenten $S_2$—$S_5$, der N. pelvicus geht aber nur von den Nerven $S_3$ und $S_4$ ab. Wie und wo die Fasern aus den Segmenten $S_2$ und $S_5$ und Co in die beiden Nerven $S_3$ und $S_4$ übertreten, ist unbekannt. Sie könnten innerhalb des Rückenmarkes zu ihnen hinziehen und nur mit den Fila radicularia $S_3$ und $S_4$ aus dem Rückenmark austreten, oder aber sie könnten mit den zugehörigen Wurzeln in die Nerven eintreten, im Plexus sacralis in die von $S_3$ und $S_4$ stammenden Plexuswurzeln und rückläufig zur Abgangsstelle gelangen. Der N. pelvicus $S_4$ kann eine Strecke weit in dem aus diesem Segment abgehenden N. musc. levatoris ani verlaufen.

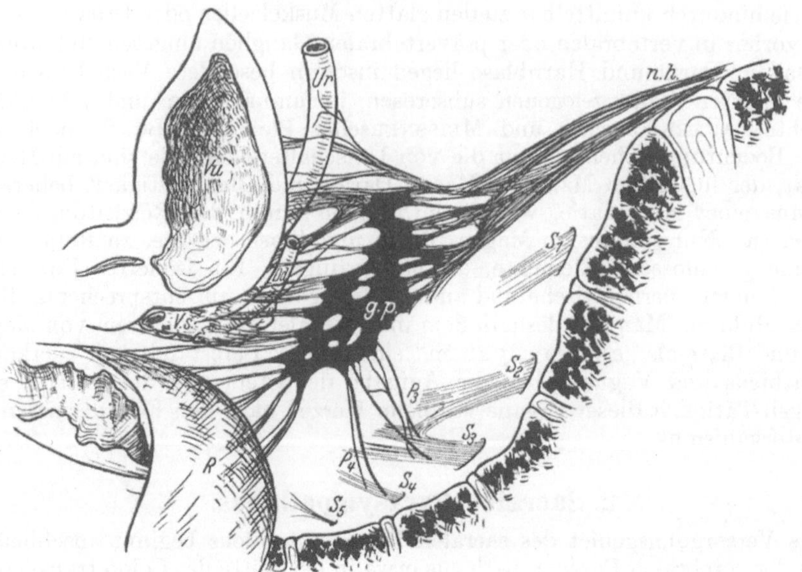

Abb. 312. Plexus pelvicus mit N. hypogastricus und N. pelvicus. Rechte Beckenhälfte, von medial
gesehen. *Dd* Ductus deferens. *g. p.* Plexus pelvicus (Ggl. pelvicum), *n. h.* Nervus (Plexus) hypogastricus,
$P_3$, $P_4$ N. pelvicus $S_3$ und $S_4$, *R* Rectum, $S_{1-5}$ 1.—5. Sacralnerv, *Ur* Ureter, *Vs* Glandula vesiculosa (Vesicula
seminalis), *Vu* Vesica urinalis. (Aus SCHLYVITSCH und KOSINTZEV: Z. Anat. **109**, 423 (1939). — E.)

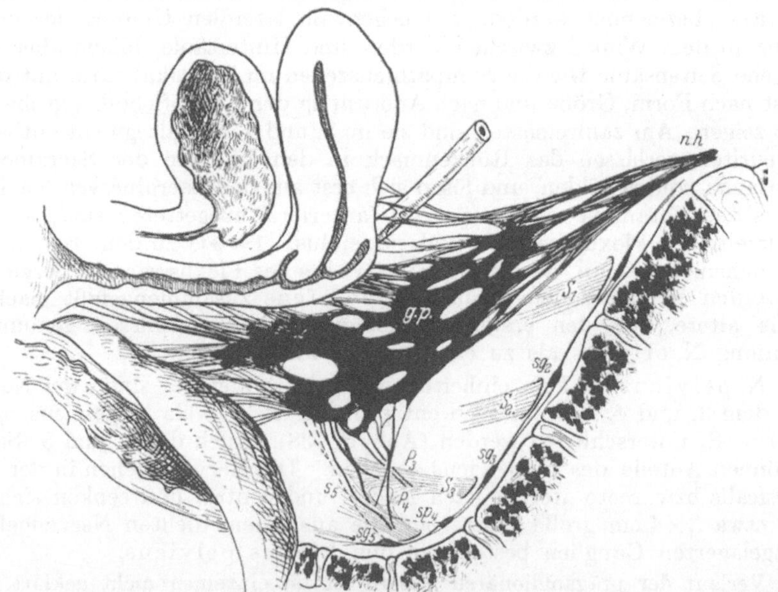

Abb. 313. Plexus pelvicus mit N. hypogastricus und N. pelvicus. Weibliches Becken, rechte Hälfte,
von medial gesehen. Gestrichelt: Äste des Granzstranges zum N. pelvicus aus Ggl. sacrale IV (*sp*4) und zum
Plexus pelvicus aus Ggl. sacrale V (*Sg*5). $sg_2$, $sg_3$ Ggl. sacrale II und III. Übrige Bezeichnungen wie Abb. 312.
[Aus SCHLYVITSCH und KOSINTZEV (wie Abb. 312). — E.]

**Der Plexus pelvicus** erhält eine mächtige Fasermasse aus dem N. (Plexus)
hypogastricus, der in sein kraniales Ende übergeht (Abb. S. 538) und eigentlich

das Faserwerk des Plexus bildet, zu welchem der N. pelvicus nur einen verhältnismäßig bescheidenen Anteil liefert. Welche Fasern an den im Plexus enthaltenen Ganglienzellen umgeschaltet werden, ist nicht festgestellt, wahrscheinlich sowohl Sympathicus- als auch Parasympathicusfasern, jedoch nur ein Teil von ihnen. Denn die Ergebnisse von Durchschneidungsexperimenten lehren, daß sowohl im N. hypogastricus Sympathicusfasern als auch im N. pelvicus parasympathische enthalten sind, die ununterbrochen bis zur glatten Muskulatur z. B. der Harnblase durchlaufen (N. hypogastricus) bzw. bis zu den Ganglienzellen in ihrer Wand und erst an diesen umgeschaltet werden (N. pelvicus).

Vom Plexus pelvicus gehen geflechtartig verbunden die Nerven zu den Beckenorganen aus (Abb. S. 538). Danach unterscheidet man einen Plexus rectalis s. haemorrhoidalis zum Colon und Rectum, einen Plexus vesicalis zur Harnblase, Plexus deferentialis et prostaticus zu Ductus deferens, Gland. vesiculosa (Vesicula semin.) und Prostata, Plexus corporis cavernosi zu den Schwellkörpern des äußeren Genitales. Bei der Frau (Abb. S. 538) zieht zu Uterus und Vagina der Plexus utero-vaginalis. Er wird zusammen mit dem Ggl. pelvicum auch als FRANKENHÄUSERscher Plexus bezeichnet. Das Ovarium wird wie der Hoden als ursprüngliches Bauchhöhlenorgan von dem die A. spermatica interna begleitenden Plexus spermaticus internus versorgt.

Längs der Nerven der genannten Geflechte finden sich größere und kleinere Ansammlungen von Ganglienzellen bis unmittelbar an die Organe heran. Auch am Ende des Ureters liegen eine Anzahl Ganglienzellen, zu denen ein oder mehrere besondere Äste aus dem Ggl. pelvicum hinzuziehen pflegen (Abb. S. 538). An diesen neben und in den Organen gelegenen Zellen werden die parasympathischen Pelvicusfasern umgeschaltet, soweit es nicht schon im Plexus pelvicus geschehen ist.

### 3. Afferente und centrale Bahnen des Parasympathicus.

Außer den afferenten Sympathicusfasern aus den Eingeweiden bestehen auch afferente Parasympathicusfasern. Sie vermitteln die den Organen eigenen Sensationen wie Übelkeit und Brechreiz (Magen), Angstgefühl (Herz), Harn- und Stuhldrang, Libido und Orgasmus, während die Sympathicusfasern der Schmerzleitung dienen. Sie verlaufen zusammen mit den efferenten Parasympathicusfasern, also im Vagus und Pelvicus (Tabelle S. 540). Die Pelvicusfasern treten mit den spinalen Hinterwurzelfasern der Sacralsegmente an den Zellen der Hintersäulen des Sacralmarkes zusammen. Erkrankung eines der von ihnen innervierten Organe verursacht daher ebenso wie durch die afferenten Sympathicusfasern Überempfindlichkeit der entsprechenden segmentalen Hautzonen. Bei Erkrankungen z. B. der Harnblase sind außer den Zonen $Th_{11}$—$L_3$ (Tabelle S. 525) auch die Zonen $S_2$—$S_5$ (Tabelle S. 540) hyperästhetisch. Die Vagusfasern treten irgendwie mit dem Trigeminus, wohl mit der spinalen Wurzel des Trigeminus und der Hintersäule im Segment $C_2$ in Verbindung, so daß bei Erkrankung der vom Vagus innervierten Organe außer den vom Sympathicus beeinflußten Zonen (Tabelle S. 525) das Hautgebiet des Trigeminus und von $C_2$ hyperästhetisch werden kann.

Über den Anteil des N. phrenicus an der visceralen Sensibilität s. S. 544.

Die parasympathischen afferenten Fasern vermitteln weiter Reflexe durch Reflexbögen, die über das centrale Nervensystem geführt sind. Die dort gelegenen Umschaltstellen sind die entsprechenden Reflexcentren. Für den Vagus liegen sie in der Medulla oblongata, Atemreflexe, Husten-, Brech-, blutdruckregelnde Reflexe. In Bd. 3 ist darüber das Wesentliche mitgeteilt. Da

Afferente (Organsensations-)Fasern des Parasympathicus
und zugehörige HEADsche Zonen (hyperästhetische Hautgebiete)
(nach den Angaben von O. FOERSTER im Handb. d. Neurol.
v. BUMKE-FOERSTER, Bd. 5).

|  | N. vagus | | N. phrenicus | N. pelvicus |
| --- | --- | --- | --- | --- |
|  | Trigeminus | $C_2$ | $C_3$, $C_4$ $(C_5)$ | $S_2$—$S_5$ |
| Herz, Aorta ascendens . . . . . . . | + | + | + |  |
| Bronchen, Lunge . . . . . . . . . . | + | + | + |  |
| Oesophagus . . . . . . . . . . . . . | + | + |  |  |
| Magen . . . . . . . . . . . . . . . | + | + | + |  |
| Leber, Gallenblase . . . . . . . . . | + | + | + |  |
| Dünndarm bis Colon ascendens . . . | + | + |  |  |
| Colon desc., Rectum . . . . . . . . |  |  |  | + |
| Blase . . . . . . . . . . . . . . . . |  |  |  | + |
| Urethra . . . . . . . . . . . . . . |  |  |  | + |
| Uterus . . . . . . . . . . . . . . . |  |  |  | (+)? |

afferenter und efferenter Schenkel des Reflexbogens im Vagus bzw. Phrenicus
verlaufen, bleiben diese Reflexe erhalten, auch wenn das Rückenmark in Höhe
von $C_6$ durchtrennt ist. Die Reflexwege der vom N. pelvicus versorgten Organe
gehen sämtlich über die Sacralsegmente des Rückenmarkes, also für Harn- und
Stuhlentleerung (Miktion und Defäkation), für Erektion und Ejaculation.

Anschließend an den N. pelvicus steigen aber auch Bahnen im Rückenmark,
und zwar hauptsächlich in den Vorderseitensträngen zum Gehirn auf. In der
Medulla oblongata gesellen sich ihnen Anschlußfasern des Vagus bei und ziehen
mit ihnen teils zu den vegetativen Centren des Hypothalamus, die dem
Parasympathicus mit dem Sympathicus gemeinsam sind, teils bis zur Großhirnrinde. Wo sie hier enden, ist nicht bekannt, doch muß eine Großhirnendigung angenommen werden, da die durch den Parasympathicus vermittelten
Organsensationen ebenso wie die vom Sympathicus geleiteten Schmerzempfindungen bis zu einem gewissen Grade differenziert und lokalisiert werden. Sicher
ist ein Centrum für Blase und Rectum in der hinteren Centralwindung
auf der Medialseite der Hemisphäre etwas unterhalb der Mantelkante nachgewiesen (Abb. S. 228). Doch ist die Lokalisation auch für diese beiden Organe
sicher noch an anderen Stellen des Großhirnes wie für die übrigen gegeben. Ihre
besondere Vertretung im Gyrus postcentralis ist der Ausdruck dessen, daß ganz
allgemein die Funktionen von Blase und Mastdarm und auch der Genitalsphäre
im centralen Nervensystem besonders ausgedehnte und besonders widerstands-
fähige Verbindungen und Vertretungen haben, was ebenso für den Anfangsteil
des Verdauungsapparates, die Mundgegend gilt. Wie im einzelnen die cortico-
petalen und corticofugalen Systeme verlaufen, ist freilich noch völlig ungeklärt.

Wie im Groben die centralen Verbindungen angeordnet sind, mag am
Beispiel der Harnblase näher erläutert werden. Am Blasengrunde liegen,
wie in der Darmwand, in der Wand der Blase selber zwischen den Muskelbündeln,
vor allem aber außen an der Blase zahlreiche kleine Ganglien, in denen zwei
verschiedene Zellformen zu unterscheiden sind. Die motorischen Endigungen sind
die für die glatte Muskulatur typischen intraplasmatischen in den Muskelzellen.
Die sensiblen Endigungen sind vorwiegend intraepithelial, doch kommen auch
knäuelförmige subepitheliale vor. Bei ruhender Blase ist die Muskulatur ihrer
Wand (Detrusor) erschlafft, der Sphincter geschlossen, kontrahiert. Bei der

Entleerung kontrahiert sich der Detrusor und der Sphincter erschlafft. Wird
bei zunehmender Füllung der Blase deren Wand gedehnt und gespannt, so tritt

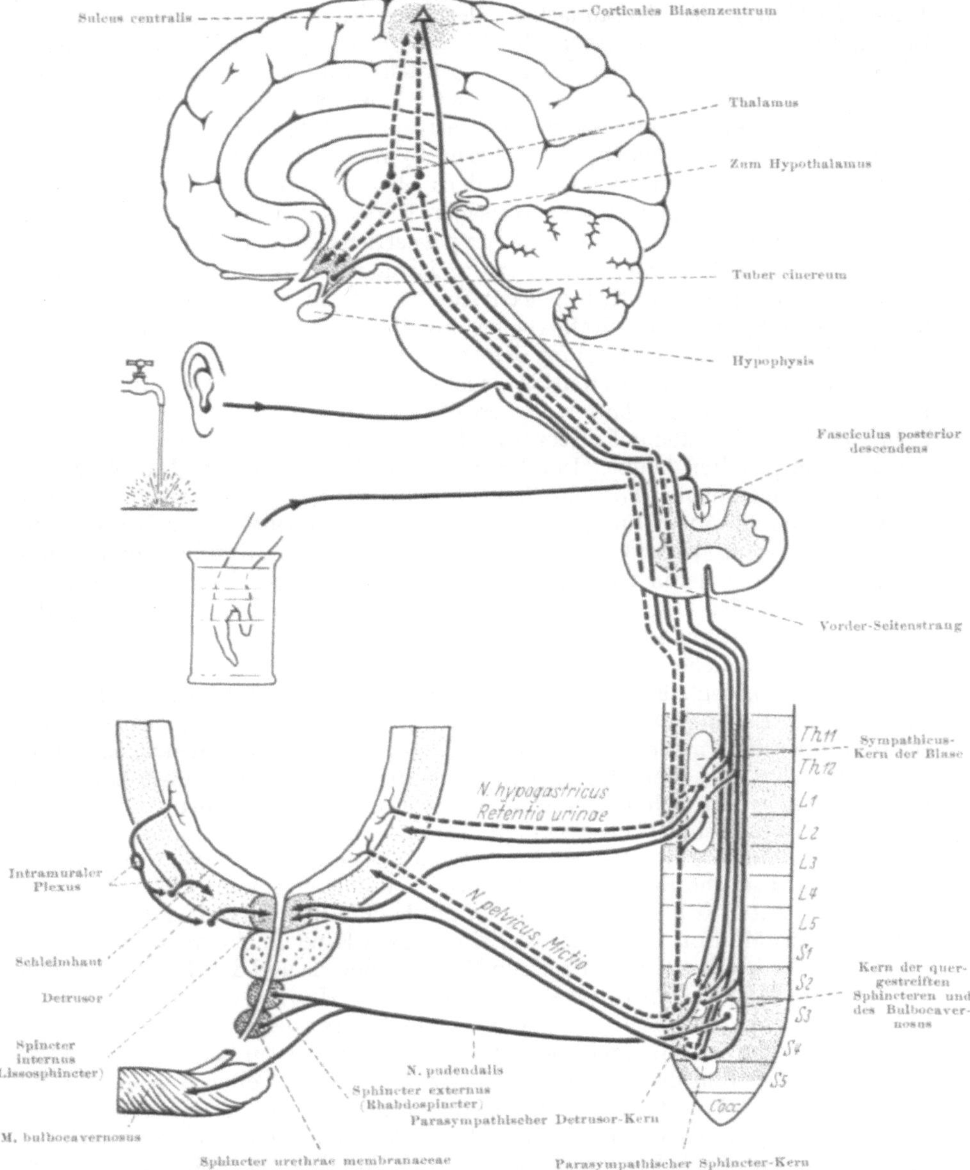


Abb. 314. **Schema der sympathischen und parasympathischen Innervation der Harnblase.** Der
intramurale Plexus der Harnblase der Übersichtlichkeit halber in die ventrale Blasenwand gezeichnet, er liegt
in Wirklichkeit zum allergrößten Teil in der dorsalen Wand am Blasengrunde.
(Nach den Angaben von O. FOERSTER und O. GAGEL: In Hb. d. Neurol. von BUMKE-FOERSTER Bd. V. — E.)

bei einem bestimmten Dehnungsgrade der Entleerungsreflex ein, Erschlaffung
des Sphincter und Kontraktion des Detrusor. Er wird zunächst vermittelt
durch den in der Blasenwand selbst gelegenen Reflexapparat (Abb. S. 541),
ähnlich wie die peristaltische Bewegung des Darmes durch MEISSNERschen und

AUERBACHschen Plexus. Außerdem aber wird der Reflexweg über das 2.—5. Sacralsegment des Rückenmarkes in Tätigkeit gesetzt, der so stark über den Eigenreflex in der Blasenwand dominiert, daß bei seiner plötzlichen Ausschaltung durch Zerstörung des Sacralmarkes oder der Cauda equina zunächst völlige Blasenlähmung auftritt, die aber allmählich dadurch zurückgeht, daß der Eigenreflex wieder zu selbständiger Tätigkeit erwacht, wie er sie beim Säugling ausgeübt hat. Afferenter wie efferenter Weg ist der N. pelvicus, im Sacralmark haben aber die efferenten Fasern für Detrusor und Sphincter getrennte Zellgruppen, Detrusorkern und Sphincterkern. Sphincter und Detrusor unterstehen nicht bloß dem Parasympathicus, sondern ebenso dem Sympathicus (Tabelle S. 525), und neben dem parasympathischen Reflexbogen besteht ein sympathischer. Afferente Fasern führen im N. hypogastricus zum Rückenmark in Höhe von $Th_{11}$—$L_3$ und werden hier auf Seitenhornzellen umgeschaltet, deren efferente Bahn über den N. hypogastricus zurück zu Sphincter und Detrusor führt. Dieser Sympathicus-Reflexbogen übt die entgegengesetzte Wirkung wie der Parasympathicus, Erschlaffung des Detrusor und Kontraktion des Sphincter, bewirkt Harnverhaltung (Retention), nicht Harnentleerung (Miktion). Ist der Entleerungsreflex ausgeschaltet, so erfolgt selbst bei stärkster Füllung und Dehnung der Blase keine Entleerung, da der Sphincter vom Sympathicus in Kontraktion gehalten bleibt. Der Vorgang der Entleerung der Harnblase wird also durch Zusammenwirken von Parasympathicus und Sympathicus geregelt. Hinzu kommt die Mitwirkung der quergestreiften Muskulatur der Urethra, des Trigonum urogenitale und des Levator ani, sowie des M. bulbo- und ischiocavernosus, durch deren rhythmische Kontraktionen erst der letzte Rest von Urin noch aus der Harnröhre ausgetrieben wird. Außerdem findet auf den quergestreiften Rhabdosphincter vesicae eine Einwirkung vom Großhirn her statt, der willkürliche Verschluß bzw. Öffnung der Urethra. Der Weg führt (über die Pyramidenbahn, aber auch über andere absteigende corticale Bahnen) zu den motorischen Vordersäulenzellen des N. pudendalis in $S_3$, der die quergestreiften Muskeln innerviert, außer dem Levator ani, der seinen eigenen Nerven aus $S_4$ erhält. Auch der Mechanismus der Blasenentleerung selbst kann vom Großhirn her willkürlich in Gang gesetzt werden durch Bahnen, die ganz im Rückenmarksquerschnitt verstreut zu liegen scheinen (Erregung des Miktionscentrums, Hemmung des Retentionscentrums), ebenso aber reflektorisch durch Haut- und akustische Reize. Das Geräusch des Wasserstrahles wirkt ebenso als Miktionsreiz wie Abkühlung der Haut. Und das Pfeifen, durch das der Kutscher sein Pferd zur Miktion veranlaßt, ist beim jungen Kinde nicht weniger wirksam. Die akustischen Reize dürften über den Nucl. reticularis und den Tractus reticulospinalis zum Miktionscentrum geleitet werden, die Hautreize durch absteigende Äste der Hinterwurzelfasern, die als Fasc. descendens posterior (Bd. 3, Tabelle S. 65) sogar von den Wurzeln des Plexus brachialis bis in das Sacralmark absteigen. Das Gefühl des Harndranges wird über den Pelvicus in das Sacralmark geleitet und weiter im Vorderseitenstrang gehirnwärts bis zur hinteren Centralwindung, in deren an der Medialseite der Hemisphäre gelegenem Teil im Lobus paracentralis neben dem Centrum für Fuß das für Blase und Rectum liegt (Abb. S. 228).

Für das Rectum und seinen Entleerungsmechanismus sind die Leitungswege grundsätzlich die gleichen, parasymapthisches Centrum in $S_2$—$S_5$, sympathisches in $Th_{11}$—$L_3$, Weg der Fasern über Pelvicus bzw. Hypogastricus, Parasympathicuswirkung Defäkation durch Kontraktion der Rectalmuskulatur und Erschlaffung der Sphincteren, Sympathicuswirkung entgegengesetzt, Mitwirkung von muskulösem Beckenboden und Bauchpresse, Einfluß der Großhirnrinde auf den quergestreiften M. sphincter ani externus.

Ähnliche Leitungswege liegen für die **Corpora cavernosa** (Erektion) und **Ductus deferens, Prostata** und **Samenblasen** (Ejaculation) vor. Sie haben getrennte Centren im Sacralmark: Erektion in $S_3$, Ejaculation kranial davon in $S_2$. Die Sympathicusinnervation aus dem Lumbalmark bewirkt Kontraktion der glatten Muskulatur von Ductus deferens und Samenblasen, aber nur langsamen Samenausfluß. Die wirkliche reflektorisch ausgelöste Ejaculation ist Parasympathicuswirkung zusammen mit den quergestreiften Muskeln des Beckenbodens und des äußeren Genitales. Nirgends greifen vegetatives, animales und centrales Nervensystem so stark ineinander, entsprechend mannigfaltig sind die klinischen Bilder der Lähmung.

## 4. Animales, vegetatives und centrales Nervensystem als Ganzes.

Das animale Nervensystem ist in unserem Organismus der Wehrstand, das vegetative der Nährstand und das centrale Nervensystem die Staatsregierung. Wehr- und Nährstand arbeiten jeder für sich, scheinbar völlig getrennt, und doch vielerorten gemeinsam, und jeder hat in der Staatsregierung seine Vertreter an den verschiedensten Stellen. Das centrale Nervensystem ist leitendes, nicht ausführendes Organ. Auf Grund der ihm zugehenden Impulse gibt es seine Weisungen an animales und vegetatives Nervensystem und durch sie an die einzelnen Glieder und Organe. Das periphere Nervensystem, animales und vegetatives, ist nur Zwischenglied, Vermittler zwischen den Organen und der Centrale. Die Ausgestaltung dieses Zwischengliedes geht verschieden weit im animalen und vegetativen Bereich. Die letzten biologischen Einheiten, die letzten „Autonome" unseres Körpers, die Zellen, haben im Verbande der Gewebe und Organe einen Teil ihrer elementaren Fähigkeiten besonders ausdifferenziert, z. B. die Fähigkeit der Absonderung, Drüsenzellen, oder die der Spannungs- und Längenänderung, quergestreifte Muskelfasern. Dies wird erkauft mit dem Aufgeben der Fähigkeit zu eigener, selbständiger Tätigkeit. Die Drüse, der Skeletmuskel bedarf des nervösen Impulses, um die spezifische Tätigkeit auszuüben, die glatte Muskulatur hingegen nicht. Die glatten Muskeln der Gefäße, des Ureters sind zu eigener Tätigkeit fähig, die völlig entnervte Iris reagiert noch auf Erhöhung und Herabsetzung der Lichtintensität mit Verengerung bzw. Erweiterung der Pupille. Hier ist Autonomie auch noch im Gewebsverbande, Automatie, gegeben, beim Herzen sogar für das ganze Organ. Hier hat das Nervensystem erst auf dieser Stufe ordnend, steuernd, koordinierend einzugreifen, nicht schon unmittelbar erregend wie bei der Skeletmuskulatur. Diese braucht zu Ordnung und Koordination eine besondere Instanz, das Kleinhirn. Im primitiveren, weniger differenzierten vegetativen Bereich ist ein Kleinhirn nicht nötig, hier wird der Betrieb durch Reflexbögen getätigt, durch einen Elementarapparat wie er auch im animalen Bereiche die Grundlage des Betriebes darstellt. Die Automatie der vegetativen Organe gestattet eine einfachere Organisation des nervösen Apparates. Auf isolierte Fortleitung wie bei den Zapfenzellen der Netzhaut oder zu nur ganz wenigen Skeletmuskelfasern, die von einer einzelnen Nervenfaser versorgt werden, ist verzichtet. Die Art, wie im vegetativen Nervensystem ein Neuron mit dem anderen und mit dem Erfolgsorgan verbunden ist, ist viel weniger differenziert. Das gewebliche Einzelelement bedarf des nervösen Impulses nicht, nur das automatisch arbeitende Gewebe bzw. Organ muß im ganzen gesteuert werden. In der hohen Ausbildung wie beim Menschen ist das vegetative Nervensystem erst ein Erwerb der Säugetiere. Soweit möglich ist es den vorhandenen animalen Bahnen, peripheren wie centralen, angefügt. Daher ist es, anatomisch betrachtet, nur zum kleinen Teile selbständig. Bei der Darstellung von Sympathicus und Parasympathicus und ihren centralen Verbindungen haben sich

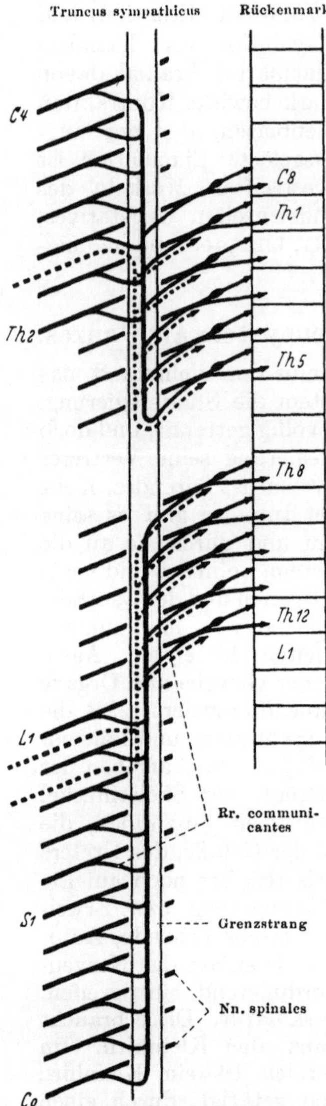



Abb. 315. Schema für die paramedulläre afferente Leitung über Rami communicantes und Grenzstrang. Afferente Fasern, welche durch den Truncus sympathicus zum Rückenmark verlaufen, statt unmittelbar durch die hinteren Wurzeln, sind in den Nn. spinales $C_4$—$Th_2$ (Plexus brachialis) und $L_1$—$Co$ (Plexus lumbosacralis, Plexus pudendalis, Plexus coccygieus) enthalten. Diese Fasern gelangen in das Rückenmark durch die hinteren (und vorderen?) Wurzeln von $C_4$—$Th_3$ bzw. $Th_8$—$Th_{12}$. — Ausgezogen: Schmerzfasern aus den peripheren Nerven, gestrichelt: Tiefendruckfasern aus den pariarteriellen Geflechten der A. suclavia bzw. A. ilica und Aorta. — (Nach den Angaben von O. FOERSTER, ALTENBURGER und KROLL: Z. Neur. 121, 1929. — E.)

bereits vielfache Beispiele dafür ergeben, hier sei zur Ergänzung noch ein besonders bemerkenswertes angefügt.

Die afferenten Fasern des Parasympathicus laufen größtenteils in der Bahn des Vagus und des Pelvicus. Ein Teil von ihnen aber ist dem N. phrenicus angeschlossen. Aus allen Organen der Brusthöhle und des oberen Bauchraumes gelangen afferente Parasympathicusfasern, die den spezifischen Organsensationen dienen, also nicht Schmerzfasern des Sympathicus, in die Bahn des N. phrenicus, wahrscheinlich sogar aus allen Eingeweiden auch des Beckens. Klinisch findet dies seinen Ausdruck außer in den „Phrenicuskrisen" in dem Auftreten hyperästhetischer Hautgebiete bei Erkrankungen der Organe, außer in den vom Sympathicus beeinflußten Zonen (Tabelle S. 525) und in dem vom Vagus beeinflußten Kopfgebiet (Trigeminus und $C_2$), in den Zonen der Segmente, aus denen der N. phrenicus entspringt, also $C_3$—$C_5$ (Tabelle S. 540). Wie die Fasern zum Phrenicus gelangen, und wie sie in Rückenmark und Gehirn im einzelnen weitergeführt werden, ist freilich noch nicht bekannt.

Ein anderes Beispiel bietet der N. facialis. Im vegetativen System gibt es Fasern für die Schweißdrüsen, welche vom Rückenmark ohne Umschaltung in einem Ganglion unmittelbar zu den Drüsen ziehen (S. 523). Wie vom Rückenmark zur Haut von Rumpf und Extremitäten eine solche Nebenbahn für die Schweißsekretion gegeben ist, so auch für den Kopf. Diese Fasern verlaufen im N. facialis, der also noch Schweißsekretion im Gesicht bewirken kann, auch wenn die Hauptbahn über Sympathicus und Ggl. cervicale superius unterbrochen ist. Wie denn der N. facialis auch Fasern der Tiefensensibilität für das Gesicht führt, die der Hauptsache nach dem Trigeminus angeschlossen sind. Aber Exstirpation des Ggl. trigemini hebt die Tiefensensibilität im Gesicht nicht vollkommen auf, sondern erst die noch folgende Durchschneidung des Facialis.

Auf der anderen Seite werden vorhandenen vegetativen Bahnen auch animale Fasern angeschlossen. So laufen Fasern des Tiefendruckes in den periarteriellen sympathischen Geflechten bis zum Stamm z. B. der A. subclavia und treten erst hier über den Grenzstrang und Rr. communicantes ins Rückenmark. Ja es gibt sogar eine, wenn auch individuell sehr schwankende „paramedulläre afferente Leitung" für Schmerz und Tiefensensibilität, die nicht den unmittelbaren Weg über die Spinalnerven in die Medulla spinalis nimmt, sondern von den Spinalnerven durch die Rr. communicantes in den Grenzstrang des Sympathicus, in dem sie durch eine Reihe von Segmenten neben dem Rückenmark verläuft und erst dann in dieses eintritt. Solche animalen Fasern sind klinisch festgestellt worden für das Trigeminusgebiet im N. caroticus internus und Halsgrenzstrang, für die obere Extremität, für die untere Rumpfgegend und untere Extremität (Abb. S. 544). Aus letzterem Gebiet ziehen sie im Grenzstrang zum Teil bis zum 8. Thorakalsegment hinauf.

So ist allenthalben animales und vegetatives Nervensystem nicht nur funktionell, sondern auch anatomisch zusammengeschlossen, auch dort, wo es nicht so sinnfällig ist wie in den Spinalnerven, die ja alle Sympathicusfasern enthalten, am meisten die autochthonen Hautnerven des Rückens, die Hautäste der Rr. dorsales der Spinalnerven. In den segmentalen Grundplan des Körpers wird auch der Sympathicus einbezogen, zu jedem Segment gehört als Anteil des Neuromers außer dem animalen Spinalnerven auch ein Sympathicusanteil. Zu jedem Dermatom führen ihm eigene Sympathicusfasern, die die Schweißdrüsen, Arrectores pilorum und Gefäße seines Bereiches innervieren (Tabelle S. 520), bei den Fischen z. B. auch die Fasern für die Pigmentzellen, die dadurch in die segmentale Ordnung der Dermatome eingefügt werden. Auch die Skeletmuskeln erhalten Sympathicusfasern, deren funktionelle Bedeutung freilich noch nicht völlig bekannt ist. Wohl aber ist bekannt, daß bei Erkrankung eines inneren Organes außer den Dermatomen, mit denen es durch die afferenten Sympathicusfasern in Verbindung steht (Tabelle S. 525), auch die Muskeln der gleichen Segmente betroffen werden können. Das erkrankte Organ kann Haut und Muskeln der Segmente, mit denen es verbunden ist, in Mitleidenschaft ziehen wie umgekehrt vom Dermatom und Myotom aus das innere Organ beeinflußt werden kann, wovon in der wissenschaftlich geführten Krankengymnastik und Massage erfolgreich Gebrauch gemacht wird.

Mit großer Zähigkeit hält die Natur an dem segmentalen Grundplan des Wirbeltierkörpers auch beim Menschen fest und an dem Grundplan des Kiemengebietes für den Kopf. Bei aller Sonderausgestaltung des Körpers und Kopfes bleibt das periphere Nervensystem in der einmal gefundenen Grundanordnung erhalten. Die wesentlichen stammesgeschichtlichen Veränderungen vollziehen sich nicht bloß am peripheren Nervensystem und den Anteilen des Gehirnes, die mit ihm die elementaren nervösen Apparate für die Grundfunktionen bilden, sondern vor allem am vordersten Ende des Gehirnes. Das Großhirn mit der besonderen Formation der Großhirnrinde ist Neuerwerb der Säugetiere. Für die Gesamtleitung des Nervensystems kommt es nicht so sehr auf den Einzelverlauf der peripheren Fasern an — dafür kann an dem segmentalen Grundplan durch alle stammesgeschichtlichen Änderungen des Organismus hindurch festgehalten werden —, als auf die Anschlüsse innerhalb des Gehirnes zur Großhirnrinde. Für das animale Nervensystem ist ein großer Teil dieser Großhirnbahnen bekannt, für das vegetative so gut wie keine. Dennoch steht der Einfluß der Großhirnrinde auch auf die vegetativ innervierten Organe außer allem Zweifel, mag er zum Teil auch nicht unmittelbar durch nervöse Verbindungen bis zur einzelnen Zelle und umgekehrt gehen, sondern durch Hormone, deren Absonderung aber ebenfalls dem centralen Nervensystem untersteht. In dem harmonischen System lebendiger Mensch ist letzte Instanz die Großhirnrinde, die durch animales und vegetatives Nervensystem irgendwie mit jeder Zelle des Körpers in Wechselbeziehung steht. Zwar der Mensch stirbt nicht, wenn die Großhirnrinde durch einen Krankheitsprozeß langsam ausgeschaltet wird — dank der untergeordneten nervösen Apparate „vegetiert" er weiter —, aber er hört auf, lebendiger Mensch zu sein.

# Die neuen anatomischen Namen.

In den Bänden I—III sind die bisher gültigen Bezeichnungen der Baseler Nomina anatomica (B.N.A.) von 1895 verwendet worden. Sie haben inzwischen eine Reihe von Abänderungen erfahren, die in den Jenaer Nomina anatomica (J.N.A.) von 1935 enthalten sind. Die Mehrzahl der Änderungen betrifft die Richtungsbezeichnungen anterior, posterior, superior usw., ein großer Teil ist rein sprachlicher Natur, bezieht sich in erster Linie auf die Adjektivendigungen, besonders der griechischen Stammworte, z. B. laryngicus statt laryngeus. Alle diese Änderungen fasse ich in zwei summarischen Gegenüberstellungen zusammen. Die daran anschließende alphabetische Zusammenstellung kann dadurch im wesentlichen auf die sonstigen Änderungen beschränkt werden, die nur einzelne Namen betreffen. Eine vollständige alphabetische Gegenüberstellung bietet KOPSCH, Die Nomina anatomica des Jahres 1895 usw., Leipzig: G. Thieme, RM. 2,50. Die systematische Aufzählung der nunmehr gültigen neuen Namen enthält STIEVE, Nomina anatomica, Jena: G. Fischer.

Im nachstehenden Verzeichnis sind die alten Namen gewöhnlich gedruckt (iliacus, lymphaticus), die neuen *fett (ilicus, lymphaceus)*.

## 1. Richtungsbezeichnungen.

|  | Rumpf | Extremitäten | Kopf |
|---|---|---|---|
| anterior | *ventralis* | *ventralis (volaris)* | *anterior, frontalis* |
| posterior | *dorsalis* | *dorsalis* | *posterior, occipitalis* |
| superior | *cranialis* | *proximalis* | *superior, maxillaris* |
| inferior | *caudalis* | *distalis* | *inferior, mandibularis* |
| medialis | *medialis* | *ulnaris, tibialis* | *medialis, nasalis* |
| lateralis | *lateralis* | *radialis, fibularis* | *lateralis, temporalis* |

Die neuen Richtungsbezeichnungen sind nicht überall folgerecht durchgeführt; die wichtigsten Ausnahmen sind in die alphabetische Gegenüberstellung aufgenommen.

## 2. Allgemeine sprachliche Änderungen.

| | | | | |
|---|---|---|---|---|
| carpeus | *carpicus* | Articulatio | *Articulus* |
| coccygeus | *coccygicus* | basilaris | *basialis* |
| condyloideus | *condylicus* | bronchialis | *bronchalis* |
| laryngeus | *laryngicus* | iliacus | *ilicus* |
| meningeus | *meningicus* | lumbaris | *lumbalis* |
| oesophageus | *oesophagicus* | lymphaticus | *lymphaceus* |
| parotideus | *parotidicus* | peronaeus | *fibularis* |
| pharyngeus | *pharyngicus* | pudendus | *pudendalis* |
| | | thoracalis | *thoracicus* |
| | | tubarius | *tubalis* |

Die Endung -ideus wird nur noch adjektivisch gebraucht, bei Substantiven -ides, z. B. *M. deltoides,* aber *Tuberositas deltoidea; Os ethmoides,* aber *Sinus ethmoidei.*

Alle Eigennamen fallen weg (Tuba Eustachii, Ductus Botalli usw.).

# 3. Sonstige Änderungen.

| | |
|---|---|
| Ampulla recti | ***Pars ampullaris (recti)*** |
| Angulus lateralis scapulae | ***Angulus articularis*** |
| Annulus inguinalis abdominalis | ***Anulus inguinalis praeperitonaealis*** |
| Ansa peduncularis | ***Ansa cruralis*** |
| Antrum tympanicum | ***Antrum mastoideum*** |
| ***Aorta caudalis*** | Arteria sacralis media |
| ***Apparatus suspensorius lentis*** | Zonula ciliaris Zinnii |
| Aquaeductus cerebri (Sylvii) | ***Aquaeductus mesencephali*** |
| Aquaeductus vestibuli | ***Canaliculus vestibuli*** |
| ***Area olfactoria*** | Substantia perforata anterior |
| Arcus tendineus m. levatoris ani | ***Arcus tendineus fasciae obturatoriae*** |
| Area acustica (ventr. IV.) | ***Area vestibularis*** |
| Area parolfactoria | ***Area adolfactoria*** |
| Arteria anonyma | ***Truncus brachiocephalicus*** |
| ***Arteria analis*** | Arteria haemorrhoidalis inferior |
| Arteria auditiva interna | ***Arteria labyrinthi*** |
| Arteria auricularis posterior | ***Arteria retroauricularis*** |
| Arteria basilaris | ***Arteria basialis*** |
| Arteriae ciliares posteriores breves | ***Arteriae chorioideae*** |
| Arteriae ciliares posteriores longae | ***Arteriae iridis (nasalis et temporalis)*** |
| ***Arteria m. cremasteris*** | Arteria spermatica externa |
| Arteria cystica | ***Arteria vesicae felleae*** |
| ***Arteria facialis*** | Arteria maxillaris externa |
| Arteria frontalis | ***Arteria frontalis medialis*** |
| ***Arteria frontalis lateralis*** | Arteria supraorbitalis |
| Arteria genu suprema | ***Arteria genus descendens*** |
| Arteria haemorrhoidalis inferior | ***Arteria analis*** |
| Arteria haemorrhoidalis media | ***Arteria rectalis caudalis*** |
| Arteria haemorrhoidalis superior | ***Arteria rectalis cranialis*** |
| Arteria hypogastrica | ***Arteria ilica interna*** |
| Arteriae interlobulares renis | ***Arteriae corticales radiatae*** |
| ***Arteriae iridis*** | Arteriae ciliares posteriores longae |
| ***Arteria labyrinthi*** | Arteria auditiva interna |
| Arteria mammaria interna | ***Arteria thoracica interna*** |
| Arteria maxillaris externa | ***Arteria facialis*** |
| Arteria maxillaris interna | ***Arteria maxillaris*** |
| Arteria phrenica inferior | ***Arteria phrenico-abdominalis*** |
| ***Arteria pterygopalatina*** | Arteria sphenopalatina |
| ***Arteria rectalis cranialis*** | Arteria haemorrhoidalis superior |
| ***Arteria rectalis caudalis*** | Arteria haemorrhoidalis media |
| Arteria sacralis media | ***Aorta caudalis*** |
| Arteria spermatica externa | ***Arteria m. cremasteris*** |
| Arteria spermatica interna | ***Arteria spermatica*** |
| Arteria sphenopalatina | ***Arteria pterygopalatina*** |
| Arteria supraorbitalis | ***Arteria frontalis lateralis*** |
| ***Arteria suprascapularis*** | Arteria transversa scapulae |
| Arteria transversa scapulae | ***Arteria suprascapularis*** |
| | |
| Brachium conjunctivum | ***Crus cerebello-cerebrale*** |
| Brachium pontis | ***Crus ponto-cerebellare*** |
| Brachium quadrigeminum sup. et inf. | ***Brachium colliculi rostralis et caudalis*** |
| Bronchioli | ***Bronchuli*** |
| Bursae mucosae | ***Bursae synoviales*** |
| ***Bursa testicularis*** | Sinus epididymidis |
| | |
| ***Canaliculus vestibuli*** | Aquaeductus vestibuli |
| Cartilago alaris maior | ***Cartilago apicis nasi*** |
| Cartilago nasi lateralis | ***Lamina dorsi nasi*** } ***Cartilaginis*** |
| Cartilago septi nasi | ***Lamina septi*** } ***septodorsalis*** |
| Caruncula sublingualis | ***Papilla salivaria sublingualis*** |
| Cavitas glenoidalis (scapulae) | ***Fossa articularis*** |
| Cavum mediastinale anterius | ***Pars ventralis (mediastini)*** |
| Cavum mediastinale posterius | ***Pars dorsalis (mediastini)*** |

| | |
|---|---|
| Cavum subarachnoidale | *Cavum leptomeningicum* |
| Cellulae ethmoidales | *Sinus ethmoidei* |
| Chiasma opticum | *Chiasma fasciculorum opticorum* |
| *Chorda arteriae umbilicalis* | Ligamentum vesico-umbilicale laterale |
| *Chorda ductus arteriosi* | Ligamentum arteriosum (Botalli) |
| *Chorda ductus venosi* | Ligamentum venosum (Arantii) |
| *Chorda urachi* | Ligamentum vesico-umbilicale medium |
| *Chorda utero-ovarica* | Ligamentum ovarii proprium |
| *Chorda utero-inguinalis* | Ligamentum teres uteri |
| *Chorda venae umbilicalis* | Ligamentum teres hepatis |
| Cisternae subarachnoidales | *Cisternae leptomeningicae* |
| Commissura anterior (cerebri) | *Commissura rostralis* |
| Conjugata | *Diameter mediana (Conjugata vera)* |
| Cornu anterius ventriculi lateralis | *Cornu frontale* |
| Cornu inferius ventriculi lateralis | *Pars temporalis* |
| Cornu posterius ventriculi lateralis | *Cornu occipitale* |
| Cornu inferius cartilag. thyreoideae | *Cornu cricoideum* |
| Cornu superius cartilag. thyreoideae | *Cornu thyreoideum* |
| Corpus restiforme | *Crus medullo-cerebellare* |
| Costae spuriae | *Costae arcuariae* |
| Costae verae | *Costae sternales* |
| *Crista tegmentalis* | Processus inferior tegminis tympani |
| *Crus cerebri* | Pedunculus cerebri |
| Crus inferius (annuli inguin. subcut.) | *Crus laterale* |
| Crus superius (annuli inguin. subcut.) | *Crus mediale* |
| Cuspis anterior (valv. bicusp.) | *Cuspis ventralis* |
| Cuspis posterior | *Cuspis dorsalis* |
| Cuspis anterior (valv. tricusp.) | *Cuspis ventralis* |
| Cuspis medialis | *Cuspis septalis* |
| Cuspis posterior | *Cuspis dorsalis* |
| | |
| *Disci intervertebrales* | Fibrocartilagines intervertebrales |
| Ductus pancreaticus (Wirsungi) | *Ductus pancreaticus maior* |
| Ductus pancreaticus accessorius (Santorini) | *Ductus pancreaticus minor* |
| Ductus submaxillaris (Whartoni) | *Ductus submandibularis* |
| Dura mater encephali | *Pachymeninx = Dura mater encephali* |
| Dura mater spinalis | *Dura mater spinalis* |
| | |
| *Epiorchium* | Lamina visceralis tun. vag. propr. testis |
| | |
| Fascia buccopharyngea | *Fascia pharyngo-bucinatoria* |
| Fascia coracoclavicularis | *Fascia coracocleidopectoralis* |
| Fascia cribrosa | *Lamina cribriformis fossae ovalis* |
| Fascia pharyngobasilaris | *Lamina pharyngobasialis* |
| Fasciculus cuneatus (Burdach) | *Pars lateralis* } *fasciculi dorsalis* |
| Fasciculus gracilis (Goll) | *Pars medialis* } |
| Fasciculus longitudinalis superior | *Fasciculus temporo-occipitalis* |
| Fasciculus longitudinalis inferior | *Fasciculus fronto-occipitalis* |
| Fasciculus longitudinalis medialis (posterior) | *Tractus longitudinalis medialis* |
| *Fasciculus opticus* | N. opticus |
| Fasciculi transversi (aponeurosis palmaris) | *Ligamentum palmare transversum subcutaneum* |
| Fibrocartilagines intervertebrales | *Disci intervertebrales* |
| Fissura calcarina | *Sulcus calcarinus* |
| Fissura collateralis | *Sulcus collateralis* |
| Fissura hippocampi | *Sulcus hippocampi* |
| Fissura longitudinalis cerebri | *Fissura interhemisphaerica* |
| Fissura orbitalis inferior | *Fissura orbitalis sphenomaxillaris* |
| Fissura orbitalis superior | *Fissura orbitalis cerebralis* |
| Fissura petrosquamosa | *Fissura petrosquamalis* |
| Fissura transversa cerebri | *Fissura telodiencephalica* |
| Flexura coli dextra | *Flexura coli hepatica = dextra* |
| Flexura coli sinistra | *Flexura coli lienalis = sinistra* |
| Foramen ethmoidale anterius | *Canalis orbito-cranialis* |
| Foramen ethmoidale posterius | *Canalis orbito-ethmoideus* |

Foramen opticum . . . . . . . . . . . . . **Canalis fasciculi optici**
Foramen rotundum . . . . . . . . . . . . **Canalis rotundus**
Foramina sacralia anteriora . . . . . . . **Foramina sacralia pelvina**
Foramina sacralia postoriora . . . . . . . **Foramina sacralia dorsalia**
Foramen sphenopalatinum . . . . . . . . **Foramen pterygopalatinum**
Foramen spinosum . . . . . . . . . . . **Foramen spinae**
Foramen transversarium . . . . . . . . . **Foramen costotransversarium verte-
brae cervicalis**
Fossa cerebri lateralis (Sylvii) . . . . . . **Vallecula cerebri lateralis**
Fossa digastrica . . . . . . . . . . . . . **Fossa musc. biventeris**
Fossa infraspinata . . . . . . . . . . . **Fossa infra spinam**
Fossa supraspinata . . . . . . . . . . . **Fossa supra spinam**
Fossa retromandibularis . . . . . . . . . **Regio retromandibularis**
Fossa supraclavicularis maior. . . . . . . **Trigonum omoclaviculare**


Ganglion petrosum (n. IX.) . . . . . . . **Ganglion extracraniale**
**Ganglion pterygopalatinum** . . . . . . Ganglion sphenopalatinum
Ganglion superius (n. IX.) . . . . . . . . **Ganglion intracraniale**
Ganglion sphenopalatinum . . . . . . . . **Ganglion pterygopalatinum**
Ganglion submaxillare . . . . . . . . . . **Ganglion submandibulare**
Glandulae ciliares (Moll). . . . . . . . . **Glandulae sudoriferae ciliares**
Glandula lacrimalis inferior . . . . . . . **Pars palpebralis (glandulae lacrimalis)**
Glandula lacrimalis superior . . . . . . . **Pars orbitalis (glandulae lacrimalis)**
Glandula lingualis anterior (Nuhn, Blandin) **Glandula apicis linguae**
Glandulae urethrales . . . . . . . . . . **Glandulae para-urethrales**
**Glandula vesiculosa** . . . . . . . . . Vesicula seminalis
Globus pallidus . . . . . . . . . . . . . **Pars pallida (nuclei lentiformis)**
Granulationes arachnoidales (Pacchioni) . . **Granula meningica**
**Granula meningica** . . . . . . . . . . Granulationes Pacchioni
Gyrus centralis anterior . . . . . . . . . **Gyrus praecentralis**
Gyrus centralis posterior . . . . . . . . **Gyrus postcentralis**
Gyrus fusiformis . . . . . . . . . . . . **Gyrus occipitotemporalis lateralis**
Gyrus lingualis . . . . . . . . . . . . . **Gyrus occipitotemporalis medialis**
Gyrus supramarginalis . . . . . . . . . **Gyrus circumflexus**


Hiatus oesophageus . . . . . . . . . . . **Foramen oesophagicum**
Hiatus sacralis . . . . . . . . . . . . . **Hiatus canalis sacralis**
Hilus renalis . . . . . . . . . . . . . . **Hilus renis**
Humerus . . . . . . . . . . . . . . . . **Os brachii = Humerus**


Impressiones digitatae . . . . . . . . . . **Impressiones gyrorum**
Incisura anterior (auriculae) . . . . . . . **Sulcus helicotragicus**


Labyrinthus osseus . . . . . . . . . . . **Capsula ossea labyrinthi**
Lamina choriocapillaris . . . . . . . . . **Lamina capillarium**
Lamina cribrosa (oss. ethm.) . . . . . . . **Lamina cribriformis**
Lamina cribrosa sclerae . . . . . . . . . **Area cribriformis sclerae**
Lamina elastica anterior (Bowman) . . . . **Lamina limitans externa**
Lamina elastica posterior (Descemet) . . . **Lamina limitans interna**
**Lamina mediana** . . . . . . . . . . . Lamina perpendicularis (oss. ethm.)
Lamina papyracea . . . . . . . . . . . . **Lamina orbitalis (papyracea)**
Lamina parietalis (tun. vag. propr. testis) . **Periorchium**
Lamina perpendicularis (oss. ethm.) . . . . **Lamina mediana**
Lamina suprachorioidea . . . . . . . . . **Stratum perichorioideum**
Lamina terminalis . . . . . . . . . . . **Lamina terminalis cinerea
ventriculi III.**
Lamina visceralis (tun. vag. propr. testis) . **Epiorchium**
**Lectulus unguis** . . . . . . . . . . . Matrix unguis
**Leptomeninx** . . . . . . . . . . . . . Pia mater + Arachnoidea
Ligamentum anococcygeum . . . . . . . **Septum anococcygicum**
Ligamentum arteriosum (Botalli) . . . . . **Chorda ductus arteriosi**
Ligamentum bifurcatum . . . . . . . . . **Ligamentum bipartitum**
**Ligamentum capitis femoris** . . . . . Ligamentum teres femoris

| | |
|---|---|
| Ligamentum conoideum . . . . . . . . . | ***Pars conoides (lig. coracoclavicularis)*** |
| Ligamentum costotransversarium anterius . . | ***Ligamentum costotransversarium internum*** |
| Ligamentum costotransversarium posterius | ***Ligamentum costostransversarium externum*** |
| Ligamentum cruciatum (atlantis, cruris). . . | ***Ligamentum cruciforme*** |
| Ligamentum cruciatum genus . . . . . . | ***Ligamentum decussatum (anterius, posterius)*** |
| Ligamentum falciforme hepatis . . . . . . | ***Mesohepaticum ventrale*** |
| Ligamenta flava . . . . . . . . . . . | ***Ligamenta interarcualia*** |
| Ligamentum gastrocolicum . . . . . . . | ***Pars gastro-mesocolica*** ⎱ des Mesogastrium |
| Ligamentum gastrolienale . . . . . . . . | ***Pars gastro-lienalis*** ⎰ dorsale |
| Ligamentum hepatoduodenale . . . . . . | ***Pars hepatoduodenalis*** ⎱ des Omentum |
| Ligamentum hepatogastricum . . . . . . | ***Pars hepatogastrica*** ⎰ minus |
| Ligamentum iliopectineum . . . . . . . . | ***Pars interlacunaris fasciae ilicae*** |
| Ligamentum latum uteri . . . . . . . . | ***Plica lata uteri*** |
| Ligamentum nucheae . . . . . . . . . . | ***Septum nuchae*** |
| Ligamentum ovarii proprium. . . . . . . | ***Chorda utero-ovarica*** |
| ***Ligamentum palmare transv. subcut.*** | Fasciculi transversi (aponeur. palmaris) |
| Ligamentum pectinatum iridis . . . . . . | ***Spongium anguli iridocornealis*** |
| Ligamentum phrenicocolicum. . . . . . . | ***Plica phrenicocolica*** |
| Ligamentum phrenicolienale . . . . . . | ***Plicae phrenicolienales*** |
| ***Ligamentum praeurethrale*** . . . . . . | Ligamentum transversum pelvis |
| Ligamentum pulmonale . . . . . . . . . | ***Plica mediastinopulmonalis*** |
| Ligamentum sternopericardiaca . . . . . . | ***Plicae sternopericardiacae*** |
| Ligamentum suspensorium ovarii . . . . . | ***Plica suspensoria ovarii*** |
| Ligamentum teres femoris . . . . . . . . | ***Ligamentum capitis femoris*** |
| Ligamentum teres hepatis . . . . . . . . | ***Chorda venae umbilicalis*** |
| Ligamentum teres uteri . . . . . . . . . | ***Chorda utero-inguinalis (teres)*** |
| Ligamentum transversum pelvis . . . . . | ***Ligamentum prae-urethrale*** |
| Ligamentum trapezoideum . . . . . . . . | ***Pars trapezoides (lig. coracoclavicul.)*** |
| Ligamentum triangulare hepatis . . . . . | ***Mesohepaticum laterale (dextrum et sinistrum)*** |
| Ligamentum umbilicale laterale. . . . . . | ***Chorda arteriae umbilicalis*** |
| Ligamentum umbilicale medium . . . . . | ***Chorda urachi*** |
| Ligamentum venosum (Arantii) . . . . . | ***Chorda ductus venosi*** |
| Limbus alveolaris . . . . . . . . . . . . | ***Margo alveolaris*** |
| Linea glutaea anterior . . . . . . . . . | ***Linea glutaea cranialis*** |
| Linea glutaea inferior . . . . . . . . . . | ***Linea glutaea supra-acetabularis*** |
| Linea glutaea posterior . . . . . . . . . | ***Linea glutaea dorsalis*** |
| Linea nuchae inferior . . . . . . . . . . | ***Linea plani nuchalis*** |
| Linea nuchae superior . . . . . . . . . . | ***Linea nuchalis terminalis*** |
| Linea nuchae suprema . . . . . . . . . | ***Linea nuchalis supraterminalis*** |
| Linea temporalis superior . . . . . . . . | ***Linea temporalis fascialis*** |
| Lobus anterior (hypophyseos) . . . . . . | ***Lobus glandularis = anterior*** |
| Lobus posterior (hypophyseos) . . . . . . | ***Lobus nervosus = posterior*** |
| Lobus inferior (pulmonis) . . . . . . . . | ***Lobus dorsocaudalis*** |
| Lobus superior (pulmonis) . . . . . . . . | ***Lobus ventrocranialis*** |
| Lymphoglandula . . . . . . . . . . . . | ***Lymphonodus*** |
| Lymphoglandulae auriculares posteriores. . | ***Lymphonodi retroauriculares*** |
| Lymphoglandulae hypogastricae . . . . . | ***Lymphonodi ilici interni*** |
| Lymphoglandulae inguinales . . . . . . . | ***Lymphonodi subinguinales superficiales*** |
| Lymphoglandulae mesentericae . . . . . . | ***Lymphonodi mesosteniales*** |
| | |
| Maculae acusticae . . . . . . . . . . . . | ***Maculae staticac*** |
| Matrix unguis . . . . . . . . . . . . . | ***Lectulus unguis*** |
| Membrana obturatoria . . . . . . . . . . | ***Membrana obturans*** |
| Mesenterium (intestini tenuis) . . . . . . | ***Mesostenium*** |
| Mesocolon sigmoideum . . . . . . . . . | ***Mesosigmoideum*** |
| ***Mesohepaticum ventrale*** . . . . . . | Ligamentum falciforme hepatis |
| ***Mesohepaticum laterale*** . . . . . . . | Ligamentum triangulare hepatis |
| ***Mesostenium*** . . . . . . . . . . . . | Mesenterium (intest. tenuis) |
| Musculus arytaenoideus obliquus . . . . . | ***Pars obliqua*** ⎱ ***m. arytaenoidei*** |
| Musculus arytaenoideus transversus . . . . | ***Pars transversa*** ⎰ |

Musculus auricularis anterior . . . . . . . ***Musculus auricularis temporalis***
Musculus auricularis posterior . . . . . . ***Musculus auricularis nuchalis***
***Musculus biventer mandibulae*** . . . . Musculus digastricus
Musculus buccinator. . . . . . . . . . ***Musculus bucinator***
Musculus buccopharyngeus . . . . . . . ***Pars bucipharyngica***
Musculus ceratopharyngeus . . . . . . . ***Pars ceratopharyngica***
Musculus chondropharyngeus . . . . . . . ***Pars chondropharyngica***
Musculus constrictor pharyngis inferior . . ***Musculus laryngopharyngicus***
Musculus constrictor pharyngis medius . . ***Musculus hyopharyngicus***
Musculus constrictor pharyngis superior . . ***Musculus cephalopharyngicus***
Musculus cricoarytaenoideus posterior . . . ***Musculus cricoarytaen. dorsalis***
***Musculus depressor glabellae*** . . . . . Musculus procerus
Musculus depressor septi (nasi) . . . . . . ***Origo nasalis m. orbic. oris***
Musculus digastricus . . . . . . . . . . ***Musculus biventer mandibulae***
Musculus gemellus inferior . . . . . . . . ***Musculus gemellus tuberalis***
Musculus gemellus superior. . . . . . . . ***Musculus gemellus spinalis***
Musculi incisivi labii inferioris . . . . . . ***Origo mandibularis*** ⎫ ***m. orbicularis***
Musculi incisivi labii superioris . . . . . . ***Origo maxillaris*** ⎰ ***oris***
Musculus infraspinatus . . . . . . . . . ***Musculus infra spinam***
***Musculus levator nasi et labii max.***
   ***med.*** . . . . . . . . . . . . . . . . Caput angulare ⎱ m. quadrati labii
***Musculus levator nasi et labii max. lat.*** Caput infraorbitale ⎰ superioris
Musculus longitudinalis inferior (linguae) . ***Musculus longitudinalis profundus***
Musculus longitudinalis superior . . . . . ***Musculus longitudinalis superficialis***
Musculus mylopharyngeus . . . . . . . . ***Pars mylopharyngica***
Musculus obliquus capitis inferior. . . . . ***Musculus obliquus atlantis***
Musculus obliquus capitis superior . . . . ***Musculus obliquus capitis***
Musculi pectinati . . . . . . . . . . . ***Trabeculae carneae***
Musculus peronaeus brevis . . . . . . . . ***Musculus fibularis brevis***
Musculus peronaeus longus. . . . . . . . ***Musculus fibularis longus***
Musculus peronaeus tertius . . . . . . . ***Musculus fibularis tertius***
Musculus procerus . . . . . . . . . . ***Musculus depressor glabellae***
Musculus pterygoideus externus . . . . . ***Musculus pterygoideus lateralis***
Musculus pterygoideus internus. . . . . . ***Musculus pterygoideus medialis***
Musculus pterygopharyngeus . . . . . . . ***Pars pterygopharyngica***
                                            ⎧ ***Musculus levator nasi et labii max.***
                                            ⎪    ***med.***
Musculus quadratus labii superioris . . . . ⎨ ***Musculus levator nasi et labii max.***
                                            ⎪    ***lat.***
                                            ⎩ ***Musculus zygomaticus minor***
Musculus salpingopharyngeus . . . . . . ***Musculus pharyngotubalis***
Musculus semimembranosus . . . . . . . ***Musculus semimembranaceus***
Musculus semitendinosus . . . . . . . . ***Musculus semitendineus***
Musculus semispinalis capitis . . . . . . . ***Musculus transverso-occipitalis***
Musculus serratus anterior . . . . . . . . ***Musculus serratus lateralis***
Musculus supraspinatus . . . . . . . . . ***Musculus supra spinam***
Musculus thyreopharyngeus . . . . . . . ***Pars thyreopharyngica***
***Musculus transverso-occipitalis*** . . . . Musculus semispinalis capitis ·
Musculus vastus lateralis. . . . . . . . . ***Musculus vastus fibularis***
Musculus vastus medialis . . . . . . . . ***Musculus vastus tibialis***
Musculus zygomaticus . . . . . . . . . . ***Musculus zygomaticus maior***
***Musculus zygomaticus minor*** . . . . Caput zygomat. m. quadr. lab. sup.


Nervus acusticus . . . . . . . . . . . . ***Nervus stato-acusticus***
Nervus alveolaris inferior . . . . . . . . ***Nervus alveolaris mandibularis***
Nervi alveolares superiores . . . . . . . ***Nervi alveolares maxillares posteriores***
Nervus auricularis posterior . . . . . . . ***Nervus retroauricularis***
Nervus buccinatorius . . . . . . . . . . ***Nervus buccalis***
***Nervi capitales*** . . . . . . . . . . . Nervi cerebrales
Nervi cerebrales. . . . . . . . . . . . . ***Nervi capitales***
***Nervus fibularis*** . . . . . . . . . . Nervus peronaeus
Nervus glossopharyngeus . . . . . . . . ***Nervus glossopharyngicus***
Nervi haemorrhoidales inferiores . . . . . ***Nervi anales***
Nervi haemorrhoidales medii . . . . . . . ***Nervi rectales caudales***
Nervi haemorrhoidales superiores . . . . . ***Nervi rectales craniales***

| | |
|---|---|
| Nervus lumboinguinalis | *R. femoralis (n. genitofemoralis)* |
| Nervus opticus | *Fasciculus opticus* |
| Nervus palatinus anterior | *Nervus palatinus maior* |
| Nervus palatinus posterior | *Nervus palatinus minor* |
| Nervus peronaeus | *Nervus fibularis* |
| Nervus pterygoideus externus | *Nervus pterygoideus lateralis* |
| Nervus pterygoideus internus | *Nervus pterygoideus medialis* |
| *Nervi pterygopalatini* | Nervi sphenopalatini |
| Nervus spermaticus externus | *R. genitalis (n. genitofemoralis)* |
| Nervi sphenopalatini | *Nervi pterygopalatini* |
| Nervus spinosus | *R. meningicus* |
| Nervus supraorbitalis | *R. lateralis (n. frontalis)* |
| Nervus tentorii | *R. meningicus* |
| Noduli lymphatici aggregati | *Lymphonoduli aggregati* |
| Nodulus lymphaticus | *Lymphonodulus* |
| Nucleus anterior thalami | *Nucleus rostralis* |
| Nucleus funiculi cuneati | *Nucleus partis lateralis fasc. dorsalis* |
| Nucleus funiculi gracilis | *Nucleus partis medialis fasc. dorsalis* |
| Nucleus globosus | *Nucleus globiformis* |
| *Nucleus niger* | Substantia *nigra* |
| *Nucleus rostralis* | Nucleus *anterior* thalami |

| | |
|---|---|
| Organon auditus | *Organon status et auditus* |
| Organa uropoëtica | *Organa urinalia* |
| Os ethmoidale | *Os ethmoides* |
| *Os brachii* | Humerus |
| Os hyoideum | *Os hyoides* |
| Ossicula auditus | *Ossicula tympani* |
| Otoconia | *Statoconia* |

| | |
|---|---|
| *Pachymeninx* | Dura mater encephali |
| Papilla n. optici | *Papilla fasciculi optici* |
| *Papilla salivaria buccalis* | Mündung des Ductus parotidicus |
| *Papilla salivaria sublingualis* | Caruncula sublingualis |
| Papillae vallatae | *Papillae circumvallatae* |
| Pars centralis (ventriculi lat.) | *Pars parietalis* |
| *Pars lateralis ventriculi telencephali* | Ventriculus lateralis |
| *Pars temporalis* | Cornu inferius ventriculi lat. |
| Pars horizontalis (oss. palat.) | *Lamina palatina* |
| Pars perpendicularis (oss. palat.) | *Lamina maxillaris* |
| Pars horizontalis inf. duodeni | *Pars caudalis* |
| *Pars interlacunaris fasciae ilicae* | Ligamentum iliopectineum |
| Pars radiata renis (Proc. Ferreini) | *Striae medullares corticis (renis)* |
| Pars uterina (tubae uterinae) | *Pars interstitialis* |
| Pedunculus cerebri | *Crus cerebri* |
| *Periorchium* | Lamina pariet. tun. vagin. propr. testis |
| Phalanx prima, secunda, tertia | *Phalanx proximalis, media, distalis* |
| Pleura costalis | *Pars costovertebralis pleurae* |
| Pleura diaphragmatica | *Pars diaphragmatica* |
| Pleura mediastinalis | *Pars mediastinalis* |
| Pleura pericardiaca | *Pars pericardiaca* |
| Plexus haemorrhoidalis | *Plexus rectalis* |
| Plexus vesicalis (venosus) | *Plexus vesicopudendalis* |
| Plica duodenojejunalis | *Plica duodenomesocolica cranialis* |
| Plica duodenomesocolica | *Plica duodenomesocolica caudalis* |
| Plica lacrimalis (Hasner) | *Plica ductus nasolacrimalis* |
| *Plica lata uteri* | Ligamentum latum uteri |
| *Plica mediastinopulmonalis* | Ligamentum pulmonale |
| Plica salpingopalatina | *Plica palatotubalis* |
| Plica salpingopharyngea | *Plica pharyngotubalis* |
| *Plica sternopericardiaca* | Ligamentum sternopericardiacum |
| *Plica suspensoria ovarii* | Ligamentum suspensorium ovarii |
| Processus clinoideus anterior | *Processus ala parvae* |
| Processus clinoideus medius | *Processus sellae medius* |
| Processus clinoideus posterior | *Processus dorsi sellae* |

| | |
|---|---|
| Processus condyloideus mandibulae | ***Processus articularis*** |
| Processus coronoideus mandibulae | ***Processus muscularis*** |
| ***Processus dorsi sellae*** | Processus clinoideus. posterior |
| Processus inferior tegminis tympani | ***Crista tegmentalis*** |
| ***Processus sellae medius*** | Processus clinoideus medius |
| Processus spinosus | ***Processus spinalis*** |
| Processus xiphoideus | ***Processus ensiformis*** |
| Promontorium | ***Promunturium*** |
| | |
| Radix mesenterii | ***Radix mesostenii*** |
| Ramus anastomoticus | ***Ramus communicans*** |
| Rami calcanei | ***Rami calcaneares*** |
| Ramus descendens ant. (A. coron. cordis sin.) | ***Ramus interventricularis (ventr.)*** |
| Ramus descendens post. (A. coron. cordis dextr.) | ***Ramus interventricularis (dors.)*** |
| Ramus externus (n. XI.) | ***Ramus lateralis*** |
| Ramus internus (n. XI.) | ***Ramus medialis*** |
| ***Ramus femoralis (n. genitofemor.)*** | Nervus lumboinguinalis |
| Ramus frontalis (n. frontalis) | ***Ramus medialis (n. frontalis)*** |
| ***Ramus genitalis (n. genitofemor.)*** | Nervus spermaticus externus |
| Ramus inferior ossis ischii | ***Pars pubica (rami oss. isch.)*** |
| Ramus inferior ossis pubis | ***Pars symphysica (rami oss. pubis)*** |
| ***Ramus lateralis (n. frontalis)*** | Nervus supraorbitalis |
| Rami isthmi faucium (n. lingualis) | ***Rami palatini*** |
| ***Ramus meningicus*** | Nervus spinosus bzw. Nervus tentorii |
| Ramus superior ossis ischii | ***Pars acetabularis (rami oss. isch.)*** |
| Ramus superior ossis pubis | ***Pars acetabularis (rami oss. pubis)*** |
| Raphe pterygomandibularis | ***Raphe buccopharyngica*** |
| Recessus duodenojejunalis | ***Recessus duodenomesocolicus cranialis et caudalis*** |
| Recessus ellipticus | ***Recessus utriculi*** |
| Recessus sphaericus | ***Recessus sacculi*** |
| ***Regio retromandibularis*** | Fossa retromandibularis |
| Rete calcaneum | ***Rete calcaneare*** |
| | |
| Septum intermusculare (humeri) laterale | ***Septum intermusc. brachii radiale*** |
| Septum intermusculare (humeri) mediale | ***Septum intermusc. brachii ulnare*** |
| Septum intermusculare anterius (fibulare) | ***Septum intermusc. cruris anterius*** |
| Septum intermusculare posterius (fibulare) | ***Septum intermusc. cruris posterius*** |
| ***Septum nuchae*** | Ligamentum nuchae |
| Sinus epididymidis | ***Bursa testicularis*** |
| ***Sinus ethmoidei*** | Cellulae ethmoidales |
| Sinus paranasales | ***Sinus nasales*** |
| Spatium interfasciale (Tenoni) | ***Spatium circumbulbare*** |
| Spina angularis | ***Spina ossis sphenoidis*** |
| Spina iliaca anterior inferior | ***Tuberculum ilicum*** |
| Spina iliaca anterior superior | ***Spina ilica ventralis*** |
| Spina iliaca posterior inferior | ***Spina ilica dorsalis caudalis*** |
| Spina iliaca posterior superior | ***Spina ilica dorsalis cranialis*** |
| Spina ischiadica | ***Spina ossis ischii*** |
| Spina mentalis | ***Spinae mandibulae*** |
| ***Spongium anguli iridocornealis*** | Ligamentum pectinatum iridis |
| ***Stratum perichorioideum*** | Lamina suprachorioidea |
| ***Striae medullares corticis renis*** | Pars radiata renis (Proc. Ferreini) |
| Substantia corticalis (lentis) | ***Cortex lentis*** |
| Substantia corticalis (ossis) | ***Cortex (ossis)*** |
| Substantia nigra (Sömmerringi) | ***Nucleus niger*** |
| Substantia perforata anterior | ***Area olfactoria*** |
| Substantia perforata posterior | ***Substantia perforata intercruralis*** |
| Sulcus chiasmatis | ***Sulcus fasciculi optici*** |
| Sulcus longitudin. anterior (cordis) | ***Sulcus interventricularis ventralis*** |
| Sulcus longitudin. posterior (cordis) | ***Sulcus interventricularis dorsalis*** |
| Sulci paraglenoidales | ***Sulcus juxtaauricularis*** |
| Sulcus petrosus superior | ***Sulcus cristae pyramidis*** |
| Sutura squamosa | ***Sutura squamalis*** |
| Synchondrosis sternalis | ***Symphysis sterni*** |

Tendo calcaneus (Achillis) . . . . . . . . *Tendo m. tricipitis surae (Achillis)*
*Truncus brachiocephalicus* . . . . . . Arteria anonyma
Tuba auditiva . . . . . . . . . . . . *Tuba pharyngo-tympanica*
Tuber ischiadicum. . . . . . . . . . . *Tuber ossis ischii*
*Tuberculum ilicum* . . . . . . . . . Spina iliaca anterior inferior
Tuberculum intervenosum (Loweri) . . . . *Torus intervenosus*
Tuberculum scaleni (Lisfranci) . . . . . . *Tuberculum m. scaleni*
Tuberositas infraglenoidalis . . . . . . . *Tuberositas infraarticularis*
Tuberositas supraglenoidalis . . . . . . . *Tuberositas supraarticularis*
Tuberositas ossis metatarsalis V. . . . . . *Tuberositas ossis metatarsi V.*
Tunica vaginalis propria testis . . . . . . *Periorchium + Epiorchium*

Vaginae mucosae . . . . . . . . . . . *Vaginae synoviales*
*Vallecula cerebri lateralis* . . . . . . Fossa cerebri lateralis (Sylvii)
Valvulae semilunares aortae . . . . . . *Valvula aortae*
Valvulae semilunares a. pulmonalis . . . . *Valvula a. pulmonalis*
Valvula semilunaris dextra aortae . . . . *Velum semilunare ventrale*
Valvula semilunaris posterior aortae . . . *Velum semilunare dextrum*
Valvula semilunaris sinistra aortae . . . . *Velum semilunare sinistrum*
Valvula semilunaris anterior a. pulm. . . . *Velum semilunare sinistrum*
Valvula semilunaris dextra a. pulm. . . . *Velum semilunare dextrum*
Valvula semilunaris sinistra a. pulm. . . . *Velum semilunare dorsale*
Vas afferens (glomeruli renis) . . . . . . *Arteriola afferens*
Vas efferens (glomeruli renis). . . . . . . *Arteriola efferens*
Vena anonyma . . . . . . . . . . . . *Vena brachiocephalica*
*Venae anales* . . . . . . . . . . . . Venae haemorrhoid. inferiores
Vena aquaeductus vestibuli . . . . . . . *Vena canaliculi vestibuli*
Venae auditivae internae . . . . . . . . *Venae labyrinthi*
Venae auriculares anteriores . . . . . . . *Venae praeauriculares*
Vena auricularis posterior . . . . . . . . *Vena retroauricularis*
Vena azygos . . . . . . . . . . . . . *Vena thoracica longitudinalis dextra*
Vena cava inferior . . . . . . . . . . *Vena cava caudalis*
Vena cava superior . . . . . . . . . . *Vena cava cranialis*
Venae cerebelli . . . . . . . . . . . . *Venae cerebellares*
Venae cerebri. . . . . . . . . . . . . *Venae cerebrales*
Venae cordis anteriores . . . . . . . . *Venae cordis ventrales*
Vena cordis media . . . . . . . . . . *Vena interventricularis dorsalis*
Vena facialis anterior . . . . . . . . . *Vena facialis*
Vena facialis posterior. . . . . . . . . *Vena retromandibularis*
Venae haemorrhoidales inferiores . . . . . *Venae anales*
Vena haemorrhoidalis superior . . . . . . *Vena rectalis cranialis*
Vena hemiazygos . . . . . . . . . . . *Vena thoracica longitudinalis sinistra*
Vena hemiazygos accessoria . . . . . . . *Vena thoracica longitudinalis sin. access.*
Vena hypogastrica . . . . . . . . . . *Vena ilica interna*
Vena iliaca communis . . . . . . . . . *Vena ilica communis*
Vena iliaca externa . . . . . . . . . . *Vena ilica externa*
Vena jugularis anterior . . . . . . . . *Vena jugularis superfic. ventralis*
Vena jugularis externa . . . . . . . . *Vena jugularis superfic. dorsalis*
Vena mammaria interna . . . . . . . . *Vena thoracica interna*
*Vena rectalis cranialis* . . . . . . . . Vena haemorrhoid. superior
*Vena retromandibularis* . . . . . . . . Vena facialis posterior
*Vena suprascapularis* . . . . . . . . . Vena transversa scapulae
Vena terminalis. . . . . . . . . . . . *Vena thalamostriata*
*Vena thoracica interna* . . . . . . . . Vena mammaria interna
*Vena thoracica longitudin. dextra*. . . Vena azygos
*Vena thoracica longitudin. sinistra* . . Vena hemiazygos
Vena transversa scapulae . . . . . . . *Vena suprascapularis*
Ventriculus lateralis (cerebri) . . . . . . *Pars lateralis ventriculi telencephali*
Vertebrae coccygeae. . . . . . . . . . *Vertebrae caudales = coccygicae*
Vesica urinaria . . . . . . . . . . . . *Vesica urinalis*
Vesicula seminalis . . . . . . . . . . *Glandula vesiculosa*

Zonula ciliaris (Zinnii) . . . . . . . . . *Apparatus suspensorius lentis*

# Sachverzeichnis für Text und Abbildungen.

Arteria (Arteriae):
— carotis communis 9 E,
12 E, 15, 58, 62, **283**, 300
Tb, 513, *10 E, 12 E, 13,*
*22, 60, 61 E,* **244,** *272,*
*291 E, 293, 295.*
— — externa, 8 E, 282, **286,**
300 Tb, 514, *7 E,*
*10 E, 12 E, 57 E,*
*61 E,* **244,** *253, 291 E,*
*293.*
— — interna 8 E, 60 E, 239,
281 Tb, 282, 284, 301
Tb, 514, *6 E, 7 E,*
*10 E, 12 E, 57 E,*
*61 E, 237,* **244,** *246,*
*249, 253, 291 E.*
— carpica dorsalis 173 Tb,
175 Tb.
— — volaris 173 Tb, 175 Tb.
— centralis retinae 282 E,
302 Tb, 397, 404, *394,*
*395, 396, 397, 403, 405,*
*406.*
— cerebellares 170 Tb, *285.*
— cerebrales 170 Tb, 302 Tb,
*285.*
— cervicalis ascendens 62,
171 Tb, **59,** *124, 132,*
*133.*
— — profunda 35, 156, 171
Tb, *59, 60, 61 E, 124,*
***133.***
— — superficialis 62, 171 Tb,
*59, 124,* **132,** *133.*
— chordae uteroinguinalis, A.
lig. teretis uteri 218 Tb.
— chorioidea (cerebri) 302 Tb,
*285.*
— chorioideae (oculi) (A. ciliares post. brev.) 302 Tb,
*420.*
Aa. ciliares 302 Tb, 420.
— — posteriores breves
s. A. chorioideae.
— — — longae s. Art. iridis.
— und Vv. ciliares anteriores
s. Ramuli ciliares.
— circumflexa femoris fibularis (lat.) 191,
214 Tb, 219 Tb,
*186, 190, 204.*
— — — tibiialis (medialis)
191, 215 Tb, 219
Tb, *186, 190, 204,*
205.
— — humeri dorsalis (post.)
150, 157, 172 Tb,
*124, 132, 133.*
— — — volaris (ant.) 150,
157, *124, 132.*
— — ilium profunda 191, 218
Tb, *182, 190, 204.*

Aa. circumflexa ilium:
— — — superficialis 191,
219 Tb, *190, 204.*
— — scapulae 149, 157, 172
Tb, *124, 133.*
— clitoridis 54, 218 Tb.
— coeliaca 32, 99 Tb, 515, *22,*
*57 E,* **76,** *85, 204, 535.*
— colica dextra 78, 99 Tb, *77.*
— — media 78, 99 Tb, *77.*
— — sinistra 78, 100 Tb, *77.*
— collateralis media 151, 173
Tb, *124, 133, 162.*
— — radialis 150, 151, 173
Tb, *124, 132, 162.*
— — ulnaris distalis (inf.)
150, 160, 173 Tb,
*124, 133, 136, 137,*
*151, 168.*
— — — proximalis (sup.)
150, 160, 173 Tb,
*124, 132, 133, 162.*
— comitans nervi ischiadici
216, 217 Tb.
— communicans anterior 302
Tb, *285.*
— — posterior 302 Tb, *285.*
— conjunctivales ant. 302 Tb.
— coronaria (cordis) 97 Tb.
— — labii mandibularis (inferioris) *253, 287.*
— cubitalis 123, 174 Tb, *4,*
*124, 136, 151.*
— cystica s. A. vesicae felleae.
— deferentialis 83, 217 Tb,
*182.*
— digitales dorsales manus
152, 174 Tb.
— — pedis 191, 220 Tb, *212.*
— — volares manus 153, 174
Tb, *124,* **125,** *136,*
*137,* ***139,*** *145.*
— dorsalis clitoridis 54, 218
Tb.
— — linguae 288, 300 Tb.
— — pedis 191, 219 Tb, *186,*
*190,* **208.**
— — penis 54, 218 Tb, *182.*
— epigastrica caudalis (inf.)
45, 191, 218 Tb, *182,*
*190, 204.*
— — cranialis (sup.) 41, 45,
170 Tb, 218.
— — superficialis 191, 218
Tb, *204.*
— episclerales 302 Tb.
— ethmoidales 285, 302 Tb.
— facialis, A. maxillaris externa 292, 300 Tb, *253,*
*264, 287, 293.*
— femoralis 4 E, 189, **191,**
192 E, 207, 214 Tb, 218
Tb, ***186, 190,*** *204, 207,*
*209.*

Aa. fibularis, A. peronaea 191,
215 Tb, 220 Tb, *186, 190,*
*208,* **209,** *211.*
— frontalis lateralis, A. supraorbitalis 286, 302 Tb,
*264, 287.*
— — medialis 285, 302 Tb,
*264, 287.*
— gastricae breves 83, 99 Tb,
*76.*
— — dextra 76, 99 Tb, *76.*
— — sinistra 76, 99 Tb, ***76,***
*85, 204.*
— gastroduodenalis 76, 99 Tb,
*76.*
— gastro-epiploica dextra 76,
99 Tb, *76.*
— — sinistra 76, 83, 99 Tb, *76.*
— genus 210, 219 Tb.
— — descendens (suprema)
192, 219 Tb, *186, 190,*
*202.*
— — distalis fibularis (inferior lateralis)
219 Tb, *186, 190,*
*208, 209.*
— — — tibialis (inferior medialis) 219 Tb,
*186, 190, 209.*
— — media 219 Tb, *209.*
— — proximalis fibularis (superior lateralis)
219 Tb, *190, 208,*
*209.*
— — — tibialis (superior
medialis) 219 Tb,
*186, 190, 209.*
— glutaea caudalis (inf.) 189,
192, 215 Tb, 217 Tb,
*182, 186, 204,* **205.**
— — cranialis (superior) 189,
215 Tb, 217 Tb, *82,*
*182, 186, 204,* **205.**
— haemorrhoidalis inferior
s. Art. analis.
— — media s. Art. rectalis
caudalis.
— hepatica communis 76, 99
Tb, *76, 204, 516.*
— — propria 76, 80, 99 Tb,
*76, 80.*
— hyaloidea 433, 444, 446,
*446.*
— hypogastrica s. A. ilica
interna.
— ileocolica 78, 100 Tb, *77,*
*536.*
— ilica communis 23, 217 Tb,
*22, 182, 186, 190,*
*204.*
— — externa 189, 214 Tb,
218 Tb, *22, 82, 182,*
*186, 190,* **204.**

---

Alle Zahlen bedeuten Seitenzahlen. Gewöhnlicher Druck: Texthinweise; *kursiv:* Abbildungshinweise;
**fett: Haupthinweise.** E: betrifft Entwicklung; Var: betrifft Varietäten; Tb: Tabelle.